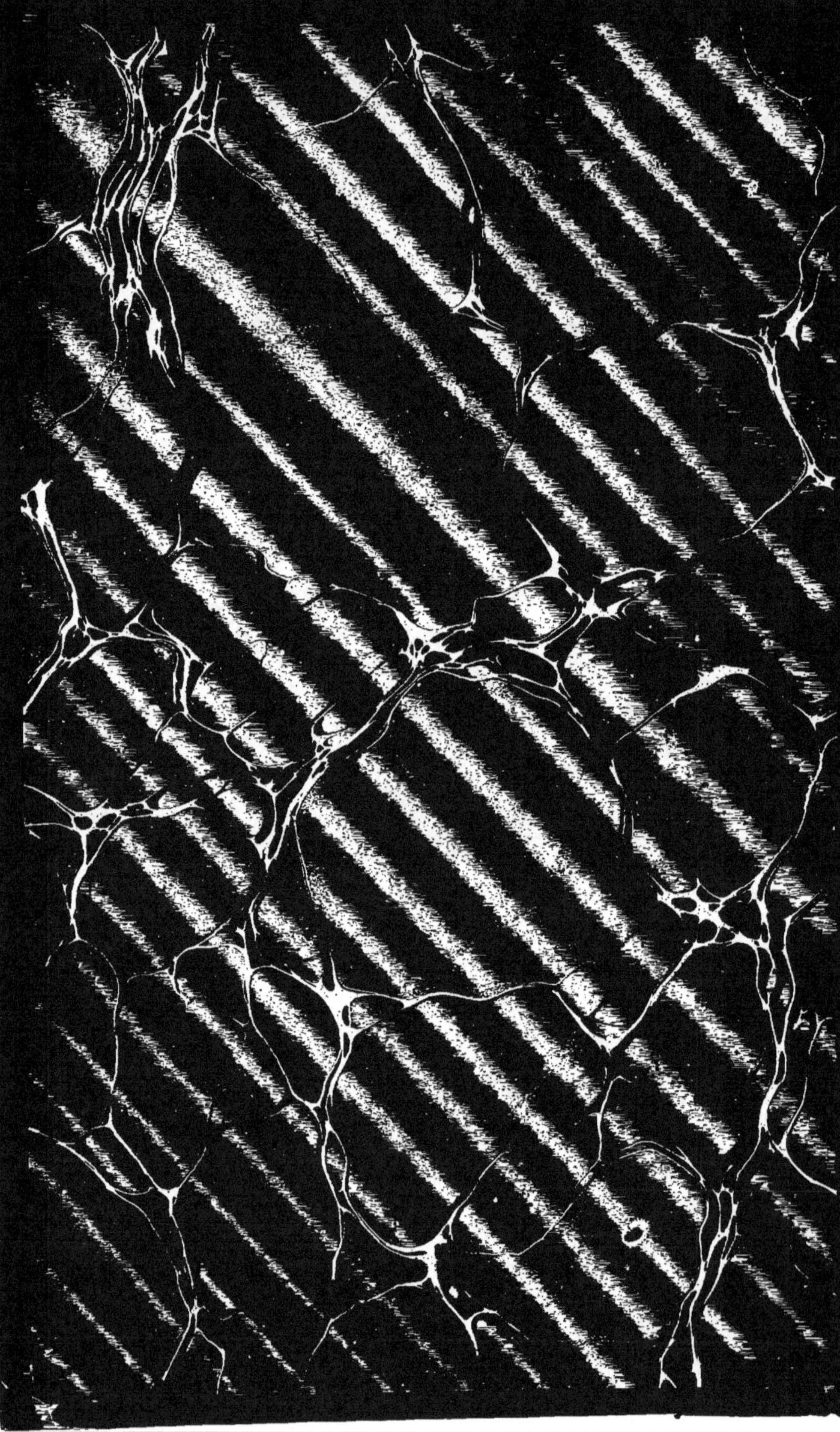

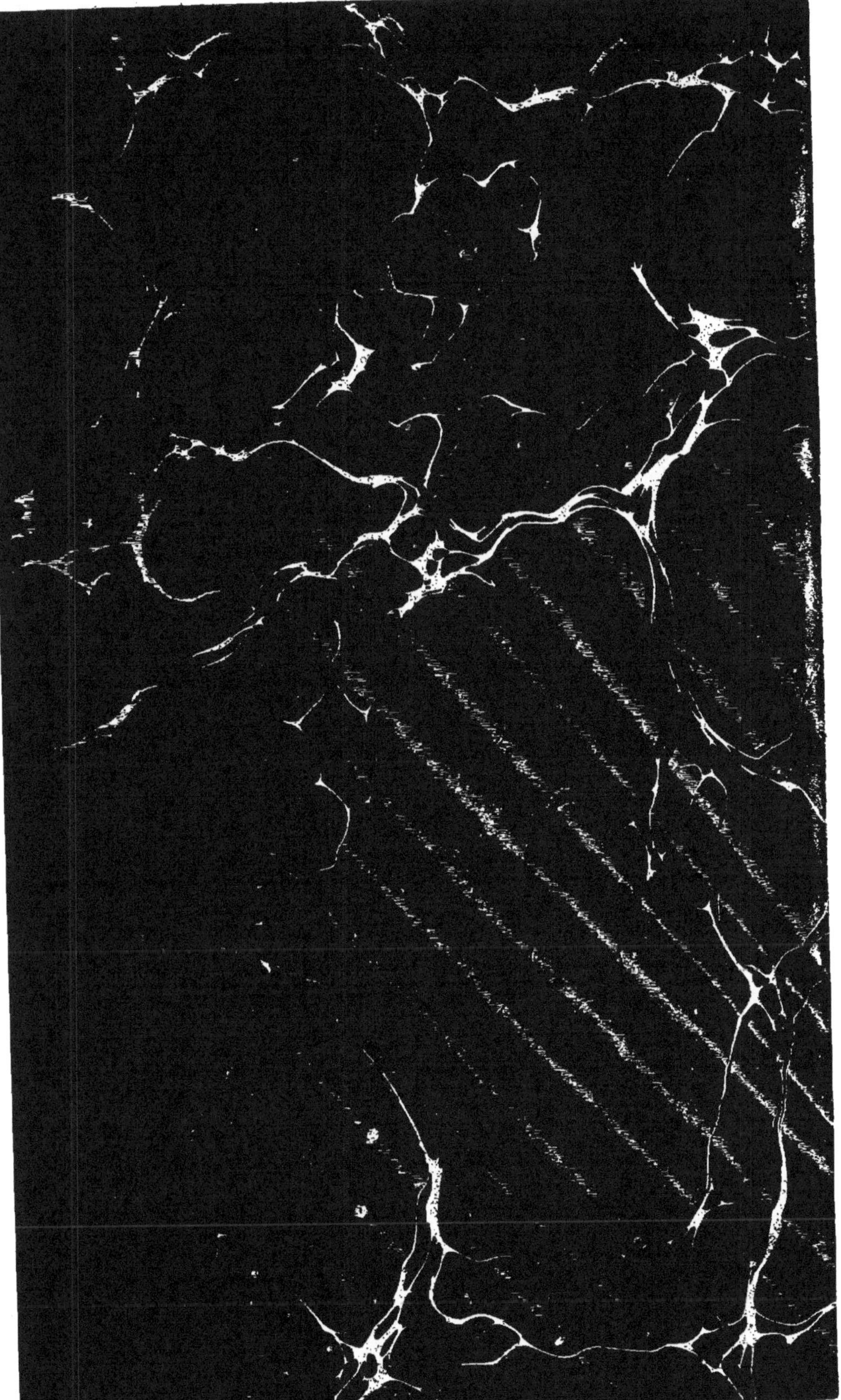

LEÇONS

SUR

LES HUMEURS

NORMALES ET MORBIDES

DU CORPS DE L'HOMME

OUVRAGES DE M. CH. ROBIN

CHEZ LES MÊMES LIBRAIRES

Anatomie et physiologie cellulaires ou des cellules animales et végétales, du protoplasma et des éléments normaux et pathologiques qui en dérivent. Paris, 1873, in-8 de XXXVIII-640 pages, avec 83 figures intercalées dans le texte.

Traité du microscope, son mode d'emploi, ses applications à l'étude des injections, à l'anatomie humaine et comparée, à la pathologie médico-chirurgicale, à l'histoire naturelle animale et végétale et à l'économie agricole. Paris, 1871, in-8 de XX-1028 pages, avec 371 figures intercalées dans le texte et 3 planches gravées.

Traité de chimie anatomique et physiologique normale et pathologique, ou des Principes immédiats normaux et morbides qui constituent le corps de l'homme et des mammifères (en collaboration avec M. VERDEIL). Paris, 1853. 3 volumes in-8, accompagnés d'un atlas de 45 planches dessinées d'après nature, gravées, en partie coloriées.

Histoire naturelle des végétaux parasites qui croissent sur l'homme et sur les animaux vivants. Paris, 1853. 1 vol. in-8 de 700 pages, accompagné d'un bel atlas de 15 planches, dessinées d'après nature, gravées, en partie coloriées.

Programme du cours d'histologie professé à la Faculté de médecine depuis 1862. Paris, 1870. 1 vol. in-8 de VII-280 pages. 2e édition.

Tableaux d'anatomie, comprenant l'exposé de toutes les parties à étudier dans l'organisme de l'homme et dans celui des animaux. Paris, 1851, in-4, 10 tableaux.

Mémoire sur les objets qui peuvent être conservés en préparations microscopiques transparentes et opaques, classés d'après les divisions naturelles des trois règnes de la nature. Paris, 1856. in-8 de 64 pages, avec figures.

Mémoire contenant la description anatomo-pathologique des diverses espèces de cataractes capsulaires et lenticulaires (Mémoires de l'Académie de médecine). Paris, 1859. 1 vol. in-4 de 62 pages, et tirage à part.

Mémoire sur les modifications de la muqueuse utérine pendant et après la grossesse (Mémoires de l'Académie de médecine). Paris, 1861. in-4, avec 5 planches lithographiées.

Mémoire sur l'évolution de la notocorde, des cavités, des disques intervertébraux et de leur contenu gélatineux. Paris, 1868. in-4 de 212 pages, avec 12 planches.

Dictionnaire de médecine, de chirurgie, de pharmacie et des sciences. Treizième édition, entièrement refondue, par E. LITTRÉ et CH. ROBIN; ouvrage contenant la synonymie grecque, latine, anglaise, allemande, italienne et espagnole, et le Glossaire de ces diverses langues. Paris, 1873. 1 volume grand in-8 de 1836 pages à deux colonnes, avec 562 figures intercalées dans le texte.

Journal de l'anatomie et de la physiologie normales et pathologiques de l'homme et des animaux, publié par CH. ROBIN, commencé en 1864, paraissant tous les deux mois par livraison de 7 feuilles avec planches.

PARIS. — IMPRIMERIE DE E. MARTINET, RUE MIGNON, 2.

LEÇONS

SUR

LES HUMEURS

NORMALES ET MORBIDES

DU CORPS DE L'HOMME

PROFESSÉES A LA FACULTÉ DE MÉDECINE DE PARIS

PAR

CHARLES ROBIN

MEMBRE DE L'INSTITUT (ACADÉMIE DES SCIENCES)
ET DE L'ACADÉMIE DE MÉDECINE
PROFESSEUR D'HISTOLOGIE A LA FACULTÉ DE MÉDECINE DE PARIS, ETC.

Avec 35 figures intercalées dans le texte.

DEUXIÈME ÉDITION, REVUE ET AUGMENTÉE

PARIS
LIBRAIRIE J.-B. BAILLIÈRE ET FILS
Rue Hautefeuille, 19, près le boulevard Saint-Germain.

LONDRES	MADRID
Baillière, Tindall and Cox.	C. Bailly-Baillière.

1874

PRÉFACE

DE LA DEUXIÈME ÉDITION

I

Les Leçons dont je publie aujourd'hui la seconde édition contiennent la description de tous les fluides de l'économie humaine, souvent comparés à ceux des animaux domestiques; elle a été l'objet d'une partie de mon enseignement à la Faculté de médecine, depuis 1863.

L'ordre dans lequel ces leçons ont été faites est indiqué par le tableau de la page 13; c'est celui que trace rigoureusement la méthode pour un traité dogmatique d'hygrologie. Mais l'exposition orale entraîne souvent à suivre, dans l'examen de ces parties de l'organisme, une marche qui n'est pas absolument identique pour chacune d'elles, contrairement à ce qui devrait être dans un Traité. Les inconvénients de cette infraction à la règle sont diminués par l'indication, à chaque page, de la nature des caractères dont il y est question.

Le classement des humeurs adopté ici est celui que j'ai donné en 1850, dans mes *Tableaux d'anatomie* (8ᵉ tableau) et que j'ai toujours cherché à perfectionner depuis lors. Les deux divisions fondamentales sont celles que déjà de Blainville avait proposées en 1829.

La connaissance de la composition immédiate des humeurs, de leur origine et de leur fin, conduisant à l'examen du rôle qu'elles remplissent et des altérations qu'elles peuvent subir, marquent nettement, soit la marche à suivre dans la description de chacune d'elles, soit le but que l'anatomiste, le physiologiste et le médecin se proposent d'atteindre en étudiant ces parties constituantes de l'économie. La comparaison des unes aux autres sous ces divers points de vue amène inévitablement à les classer d'une manière logique et scientifique. Aussi n'est-ce pas sans étonnement que l'on voit dans tous les écrits que leur sujet appelait à étudier les liquides de l'organisme, les descriptions se succéder d'une manière à peu près arbitraire.

Il a été difficile d'éviter dans ces leçons quelques empiétements sur des questions du domaine de la physiologie, en ce qui regarde la formation des humeurs surtout et le rôle rempli par certaines d'entre elles ; mais ils n'interviennent guère que lorsqu'il fallait combler quelques-unes des lacunes rendues fréquentes dans les Traités par l'absence de notions nettes sur celles de ces questions dont l'Anatomie générale rend seule possible la solution.

Le texte de la première édition de ces Leçons était la reproduction de la sténographie de chacune d'elles, faite avec une exactitude remarquable par M. le docteur Moricourt, ancien interne des hôpitaux, que j'avais chargé de ce soin. Ce mode de rédaction entraîne des redites inévitables dans un enseignement oral, sur un sujet que la nature même des choses rend abstrait. Il reproduit aussi des incorrections de style, d'abord inaperçues, que l'impression met en évidence; toutes peut-être n'ont-elles pu disparaître dans la révision attentive à laquelle chaque sujet a été soumis. Mais cette révision m'a conduit à combler de nombreuses lacunes, ainsi qu'il sera facile de le voir dans les leçons consacrées à l'étude du sang, des sérosités, du mucus, de la bile, des excrétions, etc., qui avec plusieurs autres ont subi d'importantes additions.

J'ai dû souvent rapprocher les documents empruntés aux travaux des chimistes et des physiologistes de ceux que j'ai recueillis. Parmi ces derniers, les uns me sont propres, les autres avaient été rassemblés par Verdeil et moi, de 1849 à 1853, dans notre laboratoire, pendant l'exécution de notre *Traité de chimie anatomique* ou *Traité des principes immédiats*. La plupart n'avaient pas été publiés avant la première édition de ce livre (1867). Ils consistaient surtout en données fournies par la recherche de la nature et de la quantité d'un ou de plusieurs des principes immédiats constitutifs de diverses humeurs et de leurs éléments anatomiques.

J'ai ajouté des citations toutes les fois que j'ai été amené à le faire par la vérification bibliographique de l'origine de quelques-unes des données exposées ou par la nécessité de compléter par des intercalations les parties trop abrégées; mais on comprend qu'il est impossible dans un *Cours* de mentionner tous les écrits relatifs au sujet traité. Là, plus encore que dans un ouvrage dogmatique, l'exposé de ce qui est connu à une époque donnée doit être séparé de l'examen de ce qui a été dit, quelque intérêt que présente cependant l'histoire particulière de toute division d'une science, aussi bien que celle de son ensemble. On trouvera du reste dans cette Préface l'indication rapide de la manière dont les anciens envisageaient les fluides animaux, et, page 30, le résumé des classifications qui ont précédé celle que j'ai proposée et suivie.

II

Dans tous les animaux, l'ovule avant la fécondation est représenté par un élément anatomique demi-solide ou solide, une cellule seulement ; ou encore, chez ceux qui sont ovipares ou ovovivipares surtout, à cette première portion essentiellement *embryogène* en est surajoutée une autre qui est *embryotrophe*. Celle-ci est également demi-solide ou même formée de cellules, comme sur les oiseaux, etc. La portion embryogène, le *vitellus*, renferme un *noyau vésiculeux* plein de liquide ; mais cette vésicule et ses analogues disparaissent, s'évanouissent par rupture et quelques heures ou quelques jours avant la fécondation, le vitellus, dit alors arrivé à *maturité*, est ainsi ramené à l'état d'une masse homogène demi-solide. L'intervention des spermatozoïdes du mâle en déterminant la segmentation de celle-ci ou la gemmation blastodermique de sa surface chez divers articulés, fait bien constater la disparition de toutes les complications de structure, vésiculaires ou autres, que peut avoir antécédemment présenté cette portion embryogène d'origine femelle. Cette segmentation met en évidence d'une manière frappante les différences qui existent entre les dispositions organiques qui sont transitoires, temporaires, et celles qui sont permanentes. Son début permet de démontrer nettement que nulle de ces parties vésiculaires ayant existé dans le vitellus avant sa maturité et sa fécondation n'est *embryogène*, que nulle n'est persistante, qu'il n'y a d'embryogène que la masse vitelline avec les dispositions structurales apparaissant dans son intérieur comme conséquence des changements nutritifs qui deviennent manifestes aussitôt après l'intervention de la substance des spermatozoïdes, de la substance du mâle, dans celle que fournit la femelle. Cette intervention fécondante amène le vitellus à présenter des changements nouveaux et incessants, de constitution moléculaire d'une part, de structure de l'autre ; ils aboutissent : 1° à la production des globules polaires, puis du noyau vitellin ; 2° à la segmentation de celui-ci et du vitellus entier, laquelle conduit à la formation du blastoderme. Avec la genèse du noyau vitellin commence l'apparition des parties élémentaires qui sont propres au nouvel être, au descendant, toujours temporairement représenté d'abord par les cellules solides ou demi-solides, dont la segmentation vitelline amène graduellement l'individualisation, avec juxtaposition en amas ou en feuillets blastodermiques.

De ces cellules dérive par exosmose sécrétoire un premier liquide, dont l'existence ne sera que temporaire ; c'est l'humeur de la vésicule ombilicale, siégeant d'abord au centre de l'œuf et distendant le blastoderme ; bientôt après, entre les cellules remplissant d'abord le cylindre cardiaque se montre le *plasma* sanguin, rendant flottantes celles-ci sous forme de globules du sang. Ici encore le fluide dérive moléculairement du solide qui l'a précédé; mais il ne doit pas être assimilé au *protoplasma* que chaque cellule peut contenir. Il en est aussi de même : 1° pour les liquides amniotique et allantoïdien, dans la production desquels l'intervention maternelle est manifestement nulle chez les ovipares, puis, 2° pour les liquides urinaire, biliaire, muqueux, séreux et autres du fœtus, du nouveau-né et de l'adulte. Par un mécanisme moléculaire de même ordre, mais inverse, une liaison endosmo-exosmotique s'établit entre le plasma et chaque élément anatomique en particulier, à mesure que, durant l'évolution, les capillaires se multipliant le conduisent parmi ces éléments.

Ainsi s'établit dès l'origine et se maintient la liaison moléculaire, la plus intime qu'on puisse concevoir, entre la constitution des parties solides de l'organisme naissant et, soit celles des humeurs qui en dérivent pour en sortir, soit celles, à plus forte raison, pour lesquelles cette liaison est continûment réciproque, comme on le voit pour le plasma sanguin.

La méconnaissance des modes d'apparition graduelle et des conditions de la permanence évolutive de cette minutieuse corrélation a été pour les anciens, et reste encore pour plus d'un moderne la source de bien des hypothèses, insoutenables aujourd'hui, tant sur la nature et les sources de la vie que sur les modes de ses perturbations et de son extinction.

Ce qu'il y a essentiellement d'ordre organique dans ce qui caractérise la nutrition, c'est que partout où il y a assimilation coexiste la désassimilation, l'une ou l'autre pouvant être, ou non, réduite à un minimum nécessaire. La nutrition, et par conséquent tous les autres phénomènes d'ordre organique, disparaissent dès que dans l'un et l'autre cas ce minimum disparaissant, l'acte chimique assimilateur continue seul ou au contraire et plus souvent l'acte de décomposition désassimilatrice. Réduit à un certain minimum, l'acte désassimilateur laisse l'assimilation conduire les éléments anatomiques à l'hypertrophie ou à l'incrustation, selon la nature organique ou minérale des principes immédiats fixés. Lorsqu'au contraire c'est l'acte assimilateur qui décroît en énergie, la désassimilation persistant conduit à l'atrophie et peut aller jusqu'à être représentée par de complets dédoublements des principes non cristallisables fondamentaux en leurs composants alcaloïdes solubles, qui sont éliminés, et graisseux insolubles qui restent dans les éléments figurés; phénomènes dont la décomposition cadavérique n'est que l'excès, survenant dans toute partie dès qu'y cesse l'acte inverse de l'assimilation.

Dès lors aussi des microphytes peuvent s'assimiler tels et tels des composants de ces principes immédiats complexes; de la nutrition de ces êtres résulte la formation de *ferments solubles*, agents modificateurs chimiques qui par antagonisme d'affinité amènent le dédoublement, etc., des principes immédiats des tissus ou des humeurs. Par ce fait ils portent la décomposition à son maximum, quant à la simplicité des molécules mises en liberté.

Les liquides, le plasma sanguin surtout, ne pouvant être modifiés sans que tous les solides qui lui empruntent et lui restituent ne changent aussi moléculairement, rien n'est plus facile à suivre aujourd'hui que les cas dans lesquels la modification intime et substantielle de chaque cellule, etc., peut aller jusqu'à cessation de leurs actions physiologiques particulières, avant même que la forme, le volume, etc., de ces éléments anatomiques, aient varié. Les cas intermédiaires sans nombre, concernant ces échanges réciproques rénovateurs si souvent constatés et causes de la permanence de ces parties organiques, se conçoivent trop facilement pour que des exemples aient besoin d'être cités.

On saisit déjà par là, comment par toutes ses hypothèses, l'humorisme physiologique et pathologique tourne en fait entièrement autour de la connaissance de ces phénomènes de rénovation moléculaire assimilatrice et désassimilatrice nutritive, subordonnés à l'état et à la nature des principes apportés par le plasma sanguin à chaque élément anatomique, dont alors on ne pouvait encore faire directement l'examen.

Dutrochet, par la découverte de l'endosmose, M. Chevreul, par l'étude des principes immédiats d'origine organique et des changements qu'ils éprouvent dans leurs relations réciproques, sous l'influence de la chaleur, de la lumière, etc., sont les premiers qui, sur ces points dominants et plus que tous les autres, ont commencé à nous faire connaître la véritable nature de cette profonde solidarité statique et dynamique entre les principes immédiats constitutifs des humeurs et ceux des cellules, des fibres, etc.; solidarité à laquelle sont subordonnés tous les autres actes organiques, jusqu'à ceux de l'innervation dans ce qu'elle a de plus élevé.

C'est au fond pour se donner une explication tant de cette liaison entre les *contenants* et les *contenus* que de ses conséquences, que les anciens avaient imaginé une *humeur radicale* ou de *vie* : « *humor vitae* seu *ra-* » *dicalis* omnia viventia, ne arescant, sustentans, fomentum et pabu- » lum calidi naturalis, cum ipso semine insitus ». Dès longtemps aussi, et jusqu'après Bordeu même (1752), ils admettaient *une liqueur aqueuse générale*, base de toutes les humeurs, qui pénètre tout, sans être elle-même une sécrétion.

C'est manifestement de la préconception de cette intime liaison entre les principes immédiats du sang et ceux des éléments anatomiques qu'il est arrivé que, dès les temps hippocratiques, un même mot, *mélancholie* (et *atrabile* chez les Latins), a servi d'une part à désigner un liquide du corps humain, dérivant du sang vicié, *fæcem sanguinis*, et à indiquer d'autre part les *intempéries du cœur et du cerveau* provenant de cette viciation, avec *obstruction des viscères*. De même, par une généralisation des plus simples, *humor* et *humeur* ont, dès les origines de notre langue, servi à indiquer aussi bien les liquides de l'organisme que les variations du caractère pouvant se produire chaque jour sous telle ou telle des influences que représentent : 1° pour le médecin, le cours ou la composition du sang ; ou 2° ceux de tels ou tels fluides dont l'existence et le transport sont l'objet d'hypothèses incessantes dans l'esprit du vulgaire. En fait, la justesse de ces expressions ne saurait être niée, dès qu'on sait avec quelle promptitude, à la substance de chacun des facteurs directs des actes nerveux et musculaires extérieurement manifestés, va s'unir, et modifier simultanément l'agent et l'acte, tout ce que nous introduisons dans le sang, tout ce qui modifie en bien ou en mal son plasma ou ses globules.

Ce sont, d'autre part, les principes qui, en même temps, entrent et sortent du sang en un même point du système capillaire et des éléments anatomiques extra-vasculaires correspondants, qu'abstraitement les anciens prenaient pour un suc distinct des humeurs proprement dites, *succus nutricius;* il est vrai que, pour la plupart, il n'était que d'existence virtuelle, représenté *par la meilleure portion du chyle* (Linden), abondant chez les bien portants, et sucé par les solides qui s'en remplissent pour leur réfection. Le fait mérite d'être cité, car le nom de *suc nourricier*, donné à cette conception abstraite, perd encore son sens figuratif sous la plume de quelques modernes, qui trop peu au courant des notions précédentes, le prennent comme désignant une humeur réelle qu'ils cherchent en vain à isoler.

Très-réels encore sont les principes immédiats cédés au sang par la rate, à la lymphe par les glandes lymphatiques; mais fictif au contraire est leur isolement sous les noms de *succus* ou *secretio lienalis*, etc... Même remarque naturellement pour les prétendus *sucs* des *capsules surrénales*, du *thymus*, des *plaques de Peyer*, de la *glande pituitaire* et de la *pinéale*. Ici, en effet, comme pour le *suc* dit *cancéreux*, ce que l'on isole est le parenchyme glandulaire même, cadavériquement ramolli ou artificiellement réduit en pulpe.

Parmi les *humeurs naturelles* dites *vitales* et *utiles*, les anciens rangeaient le sang, *utile par excellence* et, plus tard, la *lymphe* des conduits lymphatiques, considérée comme élaborée et séparée par leurs glandes conglobées, lymphe alors distinguée du *serum*, *orrhos*, *ochema* ou *lympha sanguinis*. Mais ils en rapprochaient aussi *une double fiction* anatomique, la *lymphe* ou *liqueur nerveuse*, circulant dans les nerfs avec les *esprits animaux* et dont le *fluide nerveux* de plus d'un moderne n'est qu'un reste. Dans les humeurs naturelles dites *excrémentitielles*, ils distinguaient les *très-utiles* ou semence mâle et femelle, et les *utiles*, tels que le *phlegme* ou *pituite*, la bile, puis l'urine ou *excrément inutile séreux*. Mais, jusque dans le dernier siècle, ils y plaçaient aussi l'*humeur mélancholique*, *bile noire* ou *atrabile*, liquide fictif que, d'après Galien, quelques-uns disaient naturellement sécrété et accumulé dans la rate, d'autres dans les *capsules surrénales* ou *atrabilaires*, ou encore acide et incolore accumulé dans le pancréas, pour de là être mêlé à la bile dans le duodénum.

Malgré ce que le langage vulgaire et même médical conserve encore de toutes ces conceptions, il n'est plus nécessaire aujourd'hui de les discuter, non plus que les suppositions qui ont été faites sur les causes pouvant amener tous ces liquides réels ou fictifs à l'*état contre nature* féculent, froid, d'orgasme ou d'irritation, acide, âcre, vitriolique, corrosif, ulcératif, etc...

Par comparaison aux exhalations pulmonaire et sudorale ou cutanée, les anciens avaient encore les *aura* ou *vapeurs diverses*, toutes fictives, mais de l'admission desquelles il reste de profondes traces. La vapeur du sang, *aura* ou *spiritus sanguinis* et *vitalis*, formée surtout dans le ventricule gauche, distribuée dans tout le corps par la grande artère, servait à expliquer la turgescence vitale des tissus, l'état de force et de santé, la plénitude des vaisseaux de la face ou des viscères. Ces hypothèses furent admises longtemps encore, après que Leeuwenhoek, Joblot et d'autres eurent montré que ces tubes microscopiques conduisent du sang et non des gaz, et de telle sorte que dans la profondeur de la peau, etc., s'établit entre ce liquide et les solides une relation intime et continue, avec réplétion et évacuation alternatives. Mais, en raison de la nature de notre éducation, la difficulté qu'éprouve le plus grand nombre à se soumettre aux nécessités de l'observation directe des choses a retardé d'un siècle la diffusion de la vérité sur toute cette partie de la physiologie.

En 1829, de Blainville a encore été obligé de faire justice de cette *aura sanguinis* fictive, aussi bien que de la supposition d'une *aura seminalis* et même de celle d'une *vapeur* dans les séreuses, dans le tissu cellulaire (que ressuscitent les *espaces lymphatiques*, sans lymphe, de quelques modernes), ou humectant les fibres de tous les tissus (Bordeu, 1752). Du reste, pourquoi s'étonner de ces rêveries et de celles sur les *souffles* et les *vapeurs* comme causes des maladies convulsives et hystériques, lorsqu'on voit de nos jours réintroduire sous le nom d'*action trophique des nerfs*, de véritables *aura* ou *esprits vitaux*, qui étendraient au delà des terminaisons de ces nerfs une influence rectrice directe sur les actes chimiques de la nutrition assimilatrice et désassimilatrice, tant de leur propre substance, nécessairement, que de celle du derme, de l'épiderme, des cartilages, etc; — lorsqu'on voit ainsi continuer en fait à attribuer à de telles fictions ce qui est dû à des variations du cours du sang, d'origine vaso-motrice, puis à des actions bien plus simples encore dans l'embryon, dans les protozoaires et dans les plantes; — comme si un état fonctionnel des nerfs pouvait faire perdre aux affinités chimiques leurs droits, pouvait changer la manière dont les éléments qu'ils touchent prennent et abandonnent des principes corrélativement à leur composition immédiate propre; la manière dont corrélativement aussi ils font de l'osséine, de la kératine, de la névrine, de l'urée, de la créatine, etc.

A côté de ce retour singulier à des fictions d'une époque où manquaient les données de l'analyse immédiate et de l'embryogénie viennent se placer d'autres vues qui ne sont pas moins fictives, dans l'état actuel de nos connaissances. Sans tenir compte des phénomènes de nutrition dans chaque sorte d'élément, du mode de génération embryonnaire de ceux-ci, de ce qui se passe en eux dans les greffes végétales et animales, quelques auteurs disent en effet que, *par une action de présence*, *une action catalytique*, tout leucocyte, etc., qui arrive au contact des épithéliums, par exemple, se transforme en une cellule épithéliale, et ainsi des autres; de telle sorte que les ongles et les cheveux, dont la provenance épithéliale n'est pas douteuse, et la kératine, principe des mieux connus, ne seraient autre chose que des globules blancs du sang, dont une action catalytique a changé non-seulement la structure et les réactions, mais encore les proportions de carbone, d'hydrogène, d'azote, d'oxygène et de soufre. C'est, on le voit, méconnaître on ne peut plus ce qu'est une *action de contact*, dont le propre est que la mousse de platine, l'acide, la pepsine, la pancréatine, etc., qui en sont l'agent, déterminent une décomposition ou une combinaison dont les produits sont dissemblables à eux; mais une fois lancé dans le côté fictif des choses, la connaissance de la réalité gêne peu; venant troubler ces rêveries, on se garde de s'en trop pénétrer, car ici elle détournerait du but à atteindre, qui est de chercher à faire croire que les éléments anatomiques sont dépourvus d'autonomie au point de vue de leur apparition, de leur nutrition, etc., ce qui implique, inévitablement en fait, qu'ils en manquent aussi sous le rapport fonctionnel en tant que facteurs de tels ou tels actes, nerveux, musculaire, élastique, sécréteur ou autres.

La confusion est manifestement à son comble lorsque méconnaissant les faits indiqués page VII et VIII, on en vient à dire soit que les cellules ne sont ni solides ni fluides, soit que le sang est un *tissu liquide*. Alors aussi le sujet ne mérite plus discussion.

Avril 1874.

LEÇONS

SUR LES

HUMEURS NORMALES ET MORBIDES

PREMIÈRE LEÇON

DE L'HYGROLOGIE ET DES CARACTÈRES QUE PRÉSENTENT LES HUMEURS CONSIDÉRÉES DANS LEUR ENSEMBLE.

Pendant la première moitié de ce semestre, nous avons étudié les parties dites élémentaires qui prennent part à la constitution de l'organisme, ce sont les *principes immédiats* et les *éléments anatomiques*. Leur description est le sujet de la première division de l'anatomie générale (1).

Nous devons décrire maintenant les espèces de parties complexes que forment en s'associant, d'une manière déterminée, soit les principes immédiats, soit les éléments anatomiques. Ces parties sont, les unes liquides, ce sont les *humeurs*, les autres sont solides et constituent les *tissus*. L'étude des premières porte le nom d'*hygrologie*, celle des secondes s'appelle *histologie;* c'est là le sujet de la deuxième division de l'anatomie générale, comme on peut le voir en jetant les yeux sur le tableau ci-après, qui donne l'énumération des parties constituantes de l'économie humaine, depuis les plus simples jusqu'aux plus complexes.

(1) Voy. Ch. Robin, *Tableaux d'anatomie*. Paris, 1850, in-4, premier tableau. — *Programme du cours d'histologie*, 2ᵉ édit. Paris, 1870, in-8, p. 3 et suivantes; Ch. Robin et Verdeil, *Chimie anatomique*. Paris, 1853, in-8, t. I, p. 1 et suivantes.

		Objet de ses études.		Attributs statiques à rattacher à ces objets.	Attributs dynamiques à rattacher à ces objets (physiologie).
Anatomie	Générale.	I. Parties simples du corps ou *éléments organiques* (mérologie).	1° Principes immédiats (stœchiologie).	1° Composés chimiques peu stables de trois classes distinctes, combinés en substance organisée.	1° Propriétés physico-chimiques.
			2° Éléments anatomiques amorphes et figurés (élémentologie).	2° *Structure* propre à chaque espèce de partie élémentaire solide.	2° Propriétés d'ordre organique ou vital, qui les escortent dans toutes les parties complexes du corps.
		II. Tissus et humeurs.	1° Humeurs (hygrologie).	1° État de dissolution réciproque des principes immédiats composant les plasmas et les sérums.	1° Propriétés physico-chimiques d'où leur rôle comme milieu pour les éléments.
			2° Tissus (histologie proprement dite ou anatomie de texture).	2° *Texture* ou arrangement réciproque spécial d'éléments de plusieurs espèces.	2° Propriétés de tissus.
	Descriptive ou spéciale.	III. Systèmes organiques.	Ensemble des parties similaires formées d'un même tissu (homœomérologie).	Association des tissus à telle ou telle humeur et conformation générale des parties similaires ou organes premiers, dont l'ensemble constitue chacun des systèmes.	Usages ou attributs généraux.
		IV. Organes.	Organologie ou organographie.	Association de *parties similaires* de plusieurs systèmes sous une forme spéciale.	Usages spéciaux.
		V. Appareils.	Ensemble d'organes concourant à une même fonction.	Continuité médiate ou immédiate d'organes distincts, mais solidaires.	Fonction.
		VI. Organisme.	Étude du corps considéré comme un tout. (morphologie).	Configuration générale déterminée, résultant de la solidarité des appareils.	Vitalité et résultats physiologiques généraux des actes élémentaires.

Si nous voulions poursuivre l'analyse anatomique dans une direction inverse de celle qui est tracée ici, c'est-à-dire si nous l'examinions en procédant du composé au simple, nous reconnaîtrions qu'après avoir fait la description de chaque système d'organes premiers, il est nécessaire d'étudier la *texture* des parties similaires qui les composent. Cet examen montre que l'organisme ne se compose pas de solides seulement, et qu'un certain nombre de systèmes n'existent pas sans des humeurs, qui en font partie essentielle; que ces systèmes ne sauraient être considérés comme connus si l'on ne tient compte des fluides sans lesquels leurs usages ne pourraient être remplis. Il faut donc, à côté de l'histologie et sur le même plan, ranger l'*hygrologie* ou étude de la constitution des humeurs ; car tout ce qui est étude de l'organisation est anatomie. C'est à tort et faute de méthode scientifique que les anatomistes abandonnent aux chimistes et aux physiologistes cette partie de leur science, et se bornent à nous décrire un organisme qui, s'il était tel qu'ils nous le font connaître, ne saurait accomplir un acte quelconque. Les graves inconvénients de cette lacune se font sentir dans l'ouvrage de Bichat, et de Blainville l'a bien saisi. Ils se font sentir davantage encore dans nos traités d'anatomie pathologique, car il est à peine nécessaire d'indiquer que ces divisions de l'anatomie normale en entraînent de semblables dans l'anatomie pathologique.

C'est peu à peu que les progrès de l'analyse anatomique ont conduit à découvrir que les humeurs peuvent, par simple séparation mécanique, sans destruction chimique, être reconnues comme composées par un *liquide* tenant parfois en suspension des *éléments anatomiques* solides. Par des procédés analogues, mais variés et appropriés à la nature solide des tissus, on a vu que ces derniers sont formés par une ou par plusieurs espèces de parties élémentaires offrant dans chacun d'eux une *texture* ou *arrangement réciproque* déterminé. Ce sont ces parties, dernières divisions auxquelles l'anatomiste puisse physiquement ramener les tissus et les humeurs sans destruction mécanique, ni décomposition chimique, qui ont reçu le nom générique d'*éléments anatomiques*.

Et réciproquement lorsque, procédant en sens inverse, après avoir étudié les éléments anatomiques au point de vue de leur structure, de leur développement et de leurs modes d'altérations, on observe leur groupement, on constate que le sérum ou le plasma, d'une part avec des éléments anatomiques, qu'il tient en suspension, d'autre part, forment les humeurs, dont l'étude constitue l'*hygrologie*.

Pendant longtemps les procédés chimiques sont restés trop peu parfaits pour que les délicates analyses qu'exige leur étude pussent être exécutées. A l'époque où Bichat créait l'*anatomie générale* on ne pouvait encore déterminer avec précision les altérations du sang, de la lymphe, du liquide des séreuses, etc. ; on ne pouvait non plus connaître la nature des dépôts de la plupart des sécrétions, tant sous le rapport de leur origine que sous celui de leur composition. Or, toute cette partie de l'anatomie générale, qui s'est développée depuis quelques années, devra tenir une place importante dans l'enseignement ; car l'ébauche qui en est faite dans les traités de physiologie, au point de vue de l'explication de certaines fonctions, est loin de satisfaire à toutes les données des problèmes que le médecin doit résoudre, au double point de vue de la connaissance des phénomènes de la nutrition et des sécrétions à l'état normal, et de la production des maladies générales.

Toute cette partie de l'anatomie générale n'a pu se constituer d'une manière positive que depuis le moment où M. Chevreul (1814-1824) a donné à l'étude des principes immédiats une puissante impulsion. Il faut se garder de considérer comme ayant une valeur scientifique réelle et encore moins une importance pratique quelconque les divers traités publiés à propos des liquides de l'économie, depuis Galien jusqu'à ce siècle, y compris même celui Vieussens (1). Les articles de dictionnaires sur les *humeurs* et la partie des prolégomènes des traités de physiologie qui s'occupe du même sujet, ne contiennent que de simples remarques sur la distribution de ces parties constituantes, dans des cavités closes, avec ou sans translation d'un point à un autre, ou dans des organes en communication avec le dehors. D'autres avec Chaussier, imité par la plupart des physiologistes qui l'ont suivi, les distinguent plus exactement au point de vue de leur origine, en tant que produites par absorption ou par action sécrétoire; mais ces auteurs ne nous apprennent rien sur leur composition immédiate, ni par suite sur les conditions de leur origine et de leur fin ou aptitude, soit à remplir tel rôle plutôt que tel autre, soit à subir telle ou telle altération.

De Blainville donne une classification plus rationnelle, plus philosophique et surtout plus complète des *éléments liquides* ou *fluides de l'organisme*, et de ses *produits gazeux, liquides, semi-liquides et médiats*, tant normaux qu'anormaux (2).

(1) Gallien, Περι χυμῶν.

Schenk (J. Th.), *Humorum corporis humani historia.* Iéna, 1603, in-4.

Lister (Mart.), *Tractatus de humoribus in quo veterum ac recentiorium medicorum ac philosophorum opiniones ac sententiæ examinantur.* Amsterdam, 1711. in-18.

Vieussens, *Traité des liqueurs du corps humain.* Toulouse, 1715, in-4.

Plenck (Jos. Jac.) *Hygrologia corporis humani, sive doctrina chemico-physiologica de humoribus in corpore humano contentis.* Vienne, 1794, in-8.

Quesnay, *Mémoire sur les vices des humeurs*, dans les mémoires de l'Académie royale de chirurgie, t. I, 1747, in-4, p. 1.

Bordeu, *Analyse médicinale du sang*, 1775, I à XCV.

Fourcroy, *Mémoire sur la nature des altérations qu'éprouvent quelques humeurs animales par l'effet des maladies et par l'action des remèdes*, dans les Mémoires de la Société royale de médecine, année 1782, et première partie de 1783, p. 468.

Schreger (Henr. Ch. Th.) *Fluidorum corporis animalis chemiæ nosologicæ specimen.* Erlangen, 1800, in-8.

Becker, *De humorum mutationibus primariis.* Gottingen, 1802, in-8.

Chaussier, *Table synoptique des fluides du corps humain.* Paris, 1819, in-fol. in-plano.

(2) De Blainville, *Cours de physiologie générale et comparée.* Paris, 1833, in-8, t. I, p. 148, et t. III, p. 1 et suivantes. — Ses leçons, très-méthodiques, présentent des lacunes rendues inévitables par le petit nombre d'analyses publiées alors; néanmoins on ne se rend compte de l'oubli dans lequel sont tombés ses enseignements sur ce sujet, qu'en se rappelant l'esprit étroit et peu scientifique qui a régi la biologie pendant bien des années. Il est facile de voir que les Traités de

Les faits que je vais exposer maintenant prouveront que s'il est vrai que l'hygrologie est indispensable à l'étude de la physiologie, il ne l'est pas moins qu'elle constitue l'une des subdivisions naturelles de l'anatomie.

A. *L'étude des humeurs fait partie de l'anatomie au même titre que celle des tissus* (1).

Les tissus sont formés par la réunion de plusieurs éléments anatomiques d'une même espèce ou de plusieurs espèces différentes comme dans les composés chimiques; mais les premiers sont associés par contiguïté physique ou mécanique avec ou sans enchevêtrement, et non par union molécule à molécule ou chimique, ce qui permet l'isolement et la dissociation artificielle de ces éléments sans ségrégation anatomique; ce qui permet aussi de suivre les modifications normales ou accidentelles que chacun d'eux peut subir dans une masse au sein de laquelle ce mode d'association lui permet de conserver toute son individualité propre.

Les humeurs ont, comme les tissus, pour *attribut anatomique*, un certain mode d'association complexe des parties élémentaires qui les constituent. Mais, dans les humeurs, ce n'est plus l'idée de *texture*, c'est-à-dire d'enchevêtrement avec arrangement particulier, qui se présente à l'esprit, c'est celle de *mélange* avec *dissolution* réciproque de principes immédiats nombreux *et maintient en suspension* d'éléments anatomiques proprement dits, dans un liquide résultant de l'association moléculaire des principes immédiats dont il vient d'être fait mention.

En appliquant aux *humeurs* la marche analytique déjà appliquée aux tissus, on arrive à reconnaître qu'eux aussi ne sont pas des parties simples ou élémentaires, mais qu'ils sont décomposables en parties moins complexes. Ce sont : 1° un *liquide* qui a reçu le nom de *plasma* pour le sang, la lymphe et le chyle, et de *sérum* pour les *sérosités* le pus et beaucoup de liquides normaux ou pathologiques; 2° des éléments anatomiques proprement dits en suspension dans ce liquide.

L'histoire des plasmas, des *sérums* et des liquides analogues repose presque entièrement sur l'emploi des moyens chimiques. En effet, une

physiologie et même les Traités dits de chimie physiologique les plus modernes, autant en Allemagne qu'ailleurs, à propos de chaque humeur, décrivent bien moins ses caractères propres de sa constitution, sa provenance et le rôle rempli par chacun de ses composants que tel ou tel de ces derniers en particulier, envisagé, soit au point de vue chimique, soit au point de vue anatomique proprement dit. Quant au classement des humeurs, il n'en est pas question. Du reste, de Blainville, à l'exemple de ses contemporains et de beaucoup de ses successeurs, a considéré l'étude de la constitution des liquides de l'organisme comme faisant partie de la physiologie.

(1) Voy. Ch. Robin, *Tableaux d'anatomie*. Paris, 1850, in-4, préface du huitième tableau : *Des humeurs*.

fois la couleur, la transparence et le plus ou moins de fluidité de chacun constatés, on ne peut plus, comme on le fait pour les éléments anatomiques proprement dits, tirer parti du volume, de la forme et de la structure pour les ranger en espèces distinctes. L'emploi des moyens chimiques dans cette branche de l'anatomie conduit à acquérir, dès l'histoire des humeurs, la notion des *principes immédiats*, dont l'étude ne peut être faite qu'en traitant des *parties constituantes du corps*, tant éléments que principes immédiats.

Il n'est plus besoin aujourd'hui de longs détails pour démontrer que l'*histoire des humeurs* appartient à l'anatomie au même titre que celle des tissus proprement dits. N'est-il pas facile de voir que les unes et les autres font au même titre partie des corps vivants, et qu'ils ont le même degré d'importance. Si les derniers sont les agents, ils ne peuvent agir sans la présence des liquides au milieu d'eux ; nul ici n'a la prééminence ; l'un agit, l'autre maintient en état d'agir.

Si l'on voulait essayer de construire de toutes pièces un être organisé avec les matériaux dont l'histoire se trouve faite dans nos traités, on arriverait à avoir un corps qui ne renfermerait que des solides, c'est-à-dire, du côté de l'agent, la moitié des conditions nécessaires. Il faut excepter cependant les traités récents d'anatomie générale qui contiennent l'histoire de la lymphe, du sang et parfois celle du pus. Mais la salive, la bile, le suc pancréatique, le lait, les mucus et beaucoup d'autres liquides normaux et pathologiques, où trouveront-ils leur place? Sont-ils moins indispensables pour l'accomplissement des fonctions que la glande elle-même ou tout autre organe? Sont-ils assez peu importants pour que l'histoire en soit faite seulement dans les dictionnaires, quand toutefois on n'omet pas d'en parler ; ou bien dans les traités de physiologie, à propos des fonctions de l'organe qui les sécrète? Est-ce qu'au contraire on n'a pas besoin de connaître aussi bien ces liquides que les organes qui les fabriquent, pour arriver à connaître le mécanisme de leur formation? Si, vu leur état liquide, on ne peut plus employer le scalpel ou les aiguilles pour analyser, mais bien seulement des capsules et des filtres, ce n'est certes pas là un motif suffisant pour les rejeter hors de l'anatomie et en faire une branche de la chimie ou de la physiologie : or ce sont pourtant les seules raisons qui font maintenir un pareil déplacement. Mais c'est mettre d'une manière par trop puérile l'instrument à la place de la science, et il est temps que les anatomistes en viennent à faire eux-mêmes cette étude en apprenant à se servir d'instruments pour l'usage desquels on a forcément dû jusqu'à présent recourir aux chimistes, ce qui ne veut pas dire qu'on doive toujours procéder ainsi.

B. *Les parties constituantes élémentaires du corps sont des éléments anatomiques et des principes immédiats. Leur étude fait partie de l'anatomie aux mêmes titres que celle des tissus et des humeurs.*

L'histoire des *parties constituantes élémentaires*, ou simplement des *parties élémentaires* du corps, forme la dernière branche de l'anatomie au point de vue historique et la première au point de vue scientifique.

Elle embrasse la description de toutes *les parties du corps irréductibles en parties plus simples*, *anatomiquement parlant*, c'est-à-dire sans décomposition chimique. Ce sont, par conséquent, les corps que conduit à reconnaître le dernier degré de la saine analyse anatomique.

Ces parties du corps irréductibles sont celles qu'on appelle PARTIES CONSTITUANTES ÉLÉMENTAIRES, ou simplement *parties constituantes*, par la raison qu'une fois ces parties connues en suivant la marche scientifique, on n'a réellement plus de parties nouvelles à étudier, mais seulement leurs nouveaux groupements et arrangements sous forme de tissus, systèmes, organes et appareils. L'étude de ces parties véritablement élémentaires pour les corps organisés, est le dernier degré auquel on puisse pousser l'*analyse anatomique*. Ce sont les derniers corps formant un tout unique, et nettement déterminés, en lesquels on puisse ramener tous les êtres organisés ; et, dans le système des spéculations *organiques*, ils constituent le véritable équivalent logique de l'idée *molécule*, exclusivement adoptée dans les spéculations d'ordre inorganique.

1. — *Éléments anatomiques.* On arrive, avons-nous dit, à reconnaître l'existence et les caractères de ces corps irréductibles anatomiquement par l'emploi de deux moyens principaux empruntés aux sciences organiques, équivalents l'un à l'autre, mais applicables essentiellement, l'un aux tissus, l'autre aux humeurs. Le premier est physique, l'autre est chimique, et tous deux, étant appliqués à l'étude statique des corps organisés, font par conséquent partie des procédés anatomiques. Dans la pratique, ces deux procédés sont constamment combinés l'un avec l'autre, mais suivant l'état solide ou liquide des substances étudiées, c'est toujours l'emploi de l'un ou de l'autre qui domine.

1° L'un de ces procédés, c'est l'*usage du microscope*, dont l'emploi est complétement indispensable, vu la petitesse de ces corps qui tous sont invisibles à l'œil nu. Appliqué à l'étude des solides, il fait reconnaître qu'ils sont formés de *corps très-petits, irréductibles sans décomposition chimique, les derniers auxquels on puisse ramener les tissus par l'analyse anatomique, doués de caractères géométriques, physiques et chimiques, comme tous les corps quelconques, mais caractères qui n'appartiennent qu'à eux et qu'on étudie à l'aide du microscope.* Ils ont de plus des caractères spéciaux de *structure*, ainsi que des propriétés d'ordre organique ou vital corrélatives à ces caractères.

Au point de vue scientifique, ce sont : *des corps très-petits, formés par la combinaison de plusieurs principes immédiats très-complexes, présentant un ensemble de caractères géométriques et physiques tout à fait nouveaux et sans analogues dans le règne minéral, caractères qui, quoique variables de l'un à l'autre, leur sont propres.* On leur a donné le nom d'*éléments anatomiques* ou *organiques proprement dits*, ou simplement d'*éléments*.

Les éléments anatomiques sont les véritables facteurs des phénomènes manifestés par les corps organisés; ce sont eux qui, réunis de diverses façons, agissent en eux, qui jouissent des propriétés fondamentales que manifestent ces êtres. Tous sont solides ou demi-solides. En partant du simple au composé, une fois les éléments anatomiques connus, il n'y a plus rien de nouveau à étudier dans les solides que les arrangements nouveaux que prennent ces éléments par leur disposition sous forme de tissus, de ceux-ci en systèmes, de ces derniers en organes, des organes en appareils, et des appareils en *organisme unique*.

2. — *Principes immédiats.* L'autre moyen d'exploration consiste à appliquer les *procédés d'analyse chimique* à l'étude des parties constituantes, en les modifiant d'une manière qui convienne à la nature des substances à analyser.

C'est d'abord et principalement aux humeurs que s'appliquent les procédés chimiques. Leur état liquide permet, en effet, de séparer plus facilement les unes des autres les substances qui s'y trouvent. Dans cette étude, les procédés physiques, c'est-à-dire l'emploi du microscope, s'unissent constamment aux procédés chimiques. Cet instrument amène d'abord à reconnaître dans les produits liquides des éléments anatomiques semblables à ceux étudiés parmi les produits solides, et dont l'histoire est déjà faite. Il montre de plus dans le sang et la lymphe des éléments analogues à ceux des tissus, mais non étudiés, et dont la description doit être faite en élémentologie.

Dans l'un et l'autre cas, il faut d'abord séparer ces éléments qui sont en suspension, à l'aide de procédés physico-chimiques, tels que la filtration, etc. Pour continuer l'analyse de l'autre partie des humeurs qui est purement liquide, on ne se borne plus à des moyens purement mécaniques, comme pour isoler les éléments des tissus et les placer sous le microscope, ni comme pour séparer les éléments en suspension dans un sérum. Il faut faire usage du feu pour isoler par coagulation d'abord, par filtration et évaporation ensuite, les substances en dissolution dans ces liquides.

Une fois ces séparations effectuées, l'analyse anatomique ne peut plus se borner à des procédés aussi simples; il faut encore extraire les substances en dissolution dans le liquide restant. C'est ici que l'évaporation graduelle amène le dépôt successif des substances les moins solubles d'abord, puis de celles qui le sont davantage, mais qui deviennent relativement insolubles ou à peu près par addition d'éther, d'alcool, etc...

Or, comme on le voit, on ne fait que procéder à des divisions successives, à des séparations de substances en suspension d'abord, en dissolution ensuite, et au fur et à mesure on observe leur forme, leur volume, leurs caractères physiques, chimiques, leur distribution anatomique dans les différentes régions du corps. Et cela toujours en s'aidant du microscope, vu la petite quantité des substances, qui sont très-nombreuses et qui se déposent en cristaux isolés ou groupés.

C. *Le mode d'analyse qui nous fait connaître les principes immédiats est de l'analyse anatomique.* — Y a-t-il rien là qui, au fond, scientifiquement, soit différent des séparations faites à l'aide du scalpel et des aiguilles, et qu'on nomme *dissections*. Fait-on autre chose que de l'anatomie en appliquant ces procédés à l'analyse de l'urine, de la bile, du sang, etc.? Fait-on de la chimie parce qu'au lieu de scalpels et de pinces on est obligé, vu l'état liquide des corps, d'employer des capsules, des filtres et des éprouvettes dont se servent les chimistes? Certainement ce n'est pas de la *dissection;* mais c'est de l'*anatomie,* c'est-à-dire une *division,* une *séparation successives,* et la signification du mot n'en est en aucune façon altérée (ἀνὰ, en composition, marque réduplication; τέμνειν, *diviser, séparer, couper, partager*). Que, pour plus de précision, on dise *analyse anatomique* de la bile, de l'urine, du sang, il n'y a rien que de naturel; mais dire *analyse chimique, chimie* du sang, de l'urine, etc., *micro-chimie, chimie physiologique* de la bile, ou *microscopique,* etc., c'est mettre l'instrument à la place de la chose de la manière la plus ridicule et en même temps de la manière la plus nuisible aux progrès de la science.

Les corps que nous venons de séparer des humeurs ont des propriétés très-remarquables. La plupart sont, comme les éléments anatomiques, des corps entièrement nouveaux, c'est-à-dire n'existant pas dans les corps bruts; plusieurs sont sans analogues, telles sont la sérine, la plasmine, etc.; il en est qui, quoique nouveaux, ne sont pas sans *analogues* dans le règne inorganique, et qu'on peut former de toutes pièces (acétates, oxalates, forminates, urée, etc.); enfin, ceux qui se trouvent à la fois parmi les minéraux et les corps vivants ont été introduits du dehors en nature, ou du moins, si ce sont des sels, la base et l'acide ont été fournis séparément (carbonates alcalins, etc.).

En un mot, les principes immédiats sont *les derniers corps solides, liquides ou gazeux auxquels on puisse, par la saine analyse anato-*

mique, ramener sans décomposition, mais par coagulation et cristallisations successives les diverses humeurs et secondairement les éléments anatomiques.

Ces corps, les uns gazeux comme l'acide carbonique, l'oxygène, etc.; les autres liquides (plasmine, sérine, caséine, eau, oléine, etc) ou solides, mais en dissolution (créatine, urée, divers sels, etc.), sont bien certainement des *parties constituantes du corps.*

Ils forment réellement un deuxième et dernier groupe des parties constituantes auxquelles on a donné le nom de *principes immédiats*, *principes organiques*, ou simplement de *principes*. On peut désigner l'histoire des principes immédiats par le mot *stœchiologie* (στοιχεῖον, ου, *principe* ou *élément*, tels que les entendaient les anciens, savoir : l'eau, l'air, le feu, la terre), qui sont des principes constituants et non des éléments, formant une branche de la mérologie analogue à l'élémentologie (1).

L'histoire de ces principes immédiats (plasmine, sérine, urée, créatine, acide urique, urates, lactates, etc.) prise au point de vue de leur distribution quantitative dans l'économie, de leur état solide ou liquide par dissolution directe ou indirecte, au point de vue de la part qu'ils prennent à la constitution des solides ou des humeurs description faite en signalant, quand il y a lieu, les particularités qu'ils présentent suivant les races, les âges, les diverses espèces animales, les divers états morbides, appartient à l'anatomie. Ce doit en être la dernière subdivision au point de vue historique, et la première en procédant du simple au composé; elle appartient à l'anatomie au même titre que l'élémentologie. Celle-ci donne la description des parties élémentaires en lesquelles se subdivisent les tissus. La stœchiologie traite des parties élémentaires dont se composent les humeurs, parties qui, vu l'état liquide de ces fluides, sont des corps solides ou liquides, mais solubles les uns dans les autres, et non des corps essentiellement solides et insolubles comme les éléments anatomiques proprement dits. Or en définitive ces derniers ne pouvant être formés par des principes autres que ceux des humeurs auxquelles ils empruntent les matériaux d'accroissement et dans lesquelles ils rejettent ceux qui ont suffisamment vécu, il en résulte que, par extension, la stœchiologie étudie également les principes que l'on retire en décomposant les éléments anatomiques.

(1) La *stœchiométrie* est la mesure des quantités dans lesquelles se combinent les parties constituantes simples ou composées des corps. On sait que le premier ouvrage de Richter est intitulé *Stœchiométrie chimique*. Il eût par conséquent appelé cette subdivision de l'anatomie *stœchiométrie anatomique* ou organique, puisque nous étudions aussi, quand il est possible, les quantités dans lesquelles se combinent les parties constituantes simples ou composées des corps organisés, et de plus la manière dont ces trois parties constituantes s'unissent.

Ainsi, *en résumé*, chacun des ordres de parties de l'économie a son mode d'analyse anatomique qui lui est propre, parce que la nature des procédés d'exploration doit toujours être appropriée à la nature simple ou complexe du corps qu'on étudie.

Le premier degré d'analyse anatomique, celui qu'on emploie pour l'étude de l'organisme pris dans son ensemble et de ses parties extérieures, n'est pas encore de la *dissection* (ἀνατέμνειν, *dis-secare*); c'est le plus simple : les yeux et le toucher suffisent. Il nous fait connaître que le corps se divise en parties extérieures : la tête, le cou, le tronc, etc., et celles-ci en régions.

Cette analyse de l'organisme comprend ensuite, dans un deuxième degré, l'analyse ou séparation anatomique des parties intérieures ou profondes du corps. Ici les procédés se compliquent; ils diffèrent selon que les parties sont simplement contiguës et encore plus ou moins complexes, séparables en parties plus simples, comme les organes, tissus et éléments anatomiques; ou bien selon que ces parties sont irréductibles en parties plus simples autrement que par décomposition chimique, mais sont réunies entre elles intimement, de manière à former une substance dont il faut les retirer.

Pour l'étude des appareils, organes et systèmes, l'analyse anatomique prend le nom de dissection, car il s'agit en effet de séparer, de disséquer les parties, afin de pouvoir en constater la situation, l'étendue, la forme, la consistance, la couleur, etc.

Dans l'étude des tissus et des humeurs, c'est encore à l'aide de la dissection qu'on les extrait et parvient à les isoler; mais les changements, sous l'influence de l'action chimique, des agents physiques et des réactifs divers, prennent déjà de l'importance, ainsi que l'étude des impressions tactiles, de l'odeur, de la saveur; aussi, à l'inspection que permet de faire la dissection proprement dite, s'ajoute l'emploi de moyens divers, comme la filtration, pour séparer les éléments en suspension dans le sérum, la détermination de la densité et de l'indice de réfraction, la coagulation, la dessiccation, l'emploi des acides, des alcalis, etc.

Pour l'étude des éléments anatomiques et des principes immédiats, ce sont encore les mêmes moyens; seulement, par leur petit volume ou leur petite quantité, les parties devenant invisibles à l'œil nu, il faut interposer entre le corps étudié et l'œil le microscope ou la loupe. Mais lors de leur extraction, de celle des principes du moins, ce n'est plus la dissection qu'on emploie comme pour les humeurs, les tissus, etc. : l'union des parties est trop intime, ce moyen ne suffit plus; les procédés d'extraction deviennent principalement analogues à ceux dont on use en chimie; leur institution repose sur la connaissance de la disposition anatomique des parties d'abord, et ensuite sur celle de la chimie tant théorique que pratique.

Du nombre des humeurs et de leur quantité.

Les *humeurs* sont les parties liquides ou demi-liquides de l'économie, formées par le mélange et la combinaison de principes immédiats nombreux, et tenant ordinairement des éléments anatomiques en suspension.

Les *tissus* et les *humeurs* présentent un degré de complication presque égal dans leur organisation, et ne diffèrent que par leur état solide ou liquide et le mode d'union de leurs parties ; état qui est en rapport avec les différences physico-chimiques des principes immédiats et des éléments anatomiques : leur étude appartient donc à une même branche de l'anatomie. Les humeurs ont pour attribut statique l'état de combinaison par dissolution réciproque et mélange de principes immédiats nombreux, ainsi que l'état de suspension dans lequel se trouvent les éléments anatomiques qu'elles renferment.

Le nombre des espèces de parties liquides qui prennent part à la constitution de l'organisme de l'homme et de la plupart des mammifères est de cinquante-cinq.

Ce nombre, du reste, ne saurait être déterminé aujourd'hui d'une manière absolue ; car, il y a des mucus et des produits sécrétés par les glandes en forme de follicules dont la composition n'est pas assez nettement connue, pour qu'il soit possible de dire s'ils diffèrent ou non les uns des autres. Mais il n'en reste pas moins démontré que les espèces de parties liquides de l'économie sont plus nombreuses que les tissus. On compte, en effet, seulement environ quarante-deux espèces de ces derniers et de trente-quatre à trente-cinq espèces d'éléments anatomiques.

Il y a des humeurs dans tous les appareils de l'économie ; il n'est pas une fonction à l'accomplissement de laquelle ne prenne part quelqu'une des parties constituantes liquides de l'organisme. Les unes sont situées dans les cavités closes ou profondes, sans communication avec le dehors. Pour le plus grand nombre, au contraire, ce dernier fait caractérise un état morbide, car la plupart sont produites dans des cavités communiquant avec le dehors par l'intermédiaire de conduits, ou de réservoirs offrant cette particularité. Or, avec ces différences de siége, coexistent des dissemblances plus frappantes encore entre les humeurs, au point de vue de leur composition et du rôle qu'elles remplissent ; elles avaient depuis longtemps attiré l'attention des anatomistes et particulièrement de de Blainville.

Ce tableau contient l'énumération des *humeurs naturelles* de l'homme ;

mais indépendamment des précédentes, il y a encore des *humeurs accidentelles* trop nombreuses pour qu'il soit possible de les énumérer.

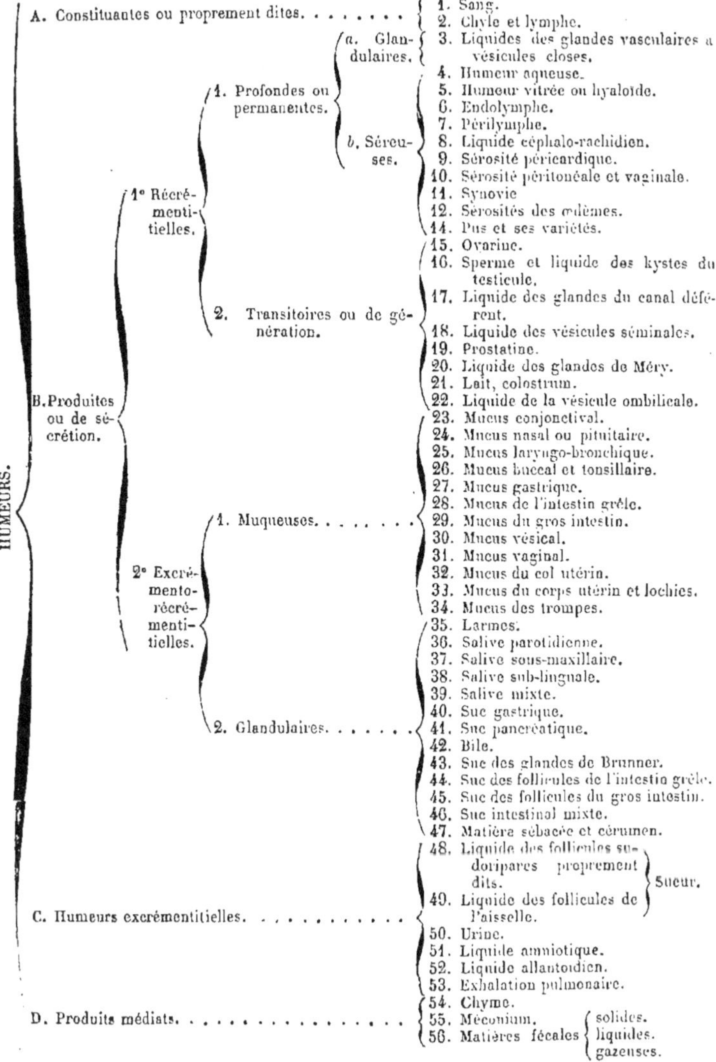

HUMEURS.

- A. Constituantes ou proprement dites.
  - 1. Sang.
  - 2. Chyle et lymphe.
- B. Produites ou de sécrétion.
  - 1° Récrémentitielles.
    - 1. Profondes ou permanentes.
      - *a.* Glandulaires.
        - 3. Liquides des glandes vasculaires à vésicules closes.
      - *b.* Séreuses.
        - 4. Humeur aqueuse.
        - 5. Humeur vitrée ou hyaloïde.
        - 6. Endolymphe.
        - 7. Périlymphe.
        - 8. Liquide céphalo-rachidien.
        - 9. Sérosité péricardique.
        - 10. Sérosité péritonéale et vaginale.
        - 11. Synovie.
        - 12. Sérosités des œdèmes.
        - 14. Pus et ses variétés.
    - 2. Transitoires ou de génération.
      - 15. Ovarine.
      - 16. Sperme et liquide des kystes du testicule.
      - 17. Liquide des glandes du canal déférent.
      - 18. Liquide des vésicules séminales.
      - 19. Prostatine.
      - 20. Liquide des glandes de Méry.
      - 21. Lait, colostrum.
      - 22. Liquide de la vésicule ombilicale.
  - 2° Excrémento-récrémentitielles.
    - 1. Muqueuses.
      - 23. Mucus conjonctival.
      - 24. Mucus nasal ou pituitaire.
      - 25. Mucus laryngo-bronchique.
      - 26. Mucus buccal et tonsillaire.
      - 27. Mucus gastrique.
      - 28. Mucus de l'intestin grêle.
      - 29. Mucus du gros intestin.
      - 30. Mucus vésical.
      - 31. Mucus vaginal.
      - 32. Mucus du col utérin.
      - 33. Mucus du corps utérin et lochies.
      - 34. Mucus des trompes.
    - 2. Glandulaires.
      - 35. Larmes.
      - 36. Salive parotidienne.
      - 37. Salive sous-maxillaire.
      - 38. Salive sub-linguale.
      - 39. Salive mixte.
      - 40. Suc gastrique.
      - 41. Suc pancréatique.
      - 42. Bile.
      - 43. Suc des glandes de Brunner.
      - 44. Suc des follicules de l'intestin grêle.
      - 45. Suc des follicules du gros intestin.
      - 46. Suc intestinal mixte.
      - 47. Matière sébacée et cérumen.
- C. Humeurs excrémentitielles.
  - Sueur.
    - 48. Liquide des follicules sudoripares proprement dits.
    - 49. Liquide des follicules de l'aisselle.
  - 50. Urine.
  - 51. Liquide amniotique.
  - 52. Liquide allantoïdien.
  - 53. Exhalation pulmonaire.
- D. Produits médiats.
  - 54. Chyme.
  - 55. Méconium.
  - 56. Matières fécales: solides, liquides, gazeuses.

La part que les liquides au point de vue de leur masse relative prennent à la constitution de l'organisme ne saurait être déterminée, en raison même de ce que certains d'entre eux sont versés à la surface de la peau ou dans des cavités communiquant avec le dehors.

Le volume et le poids de chacune d'elles en particulier ne peut être fixé que pour un petit nombre. Pour celles-ci même, telles que le sang, la lymphe, les humeurs aqueuse et vitrée, il varie non-seulement avec l'âge, mais encore d'un sujet à l'autre pris au même âge; cela est manifeste pour les deux premières, particulièrement en raison de l'échange incessant de leurs principes avec les tissus et avec les milieux ambiants.

Même lorsqu'il s'agit des sérosités sécrétées dans des cavités closes, la quantité de la plupart des humeurs autres que le sang, etc., n'est jamais très-grande à un moment donné, en dehors de quelques conditions morbides. Elle varie d'un état fonctionnel à l'autre. Elle peut être nulle par instants, comme lorsqu'il s'agit du lait, ou représentée par des traces presque inappréciables, comme on le voit pour bien des sérosités à l'état normal. Elle peut enfin, pendant un certain temps, amener un écoulement considérable, qui diminue et disparaît ensuite, après l'étalement des liquides sur telle ou telle membrane, après leur accumulation dans des réservoirs, etc.

La sérosité céphalo-rachidienne, les humeurs aqueuse et vitrée, la périlymphe et l'endolymphe, offrent seules une fixité remarquable par rapport aux autres humeurs, tant au point de vue de leur durée à compter du moment de leur apparition, que sous le rapport de l'égalité de leur quantité proportionnelle, à partir de la jeunesse jusqu'à un âge avancé.

La durée de l'existence de chaque humeur, par rapport à celle de l'organisme dont elles font partie, varie singulièrement de l'une à l'autre.

On sait que dans la formation de tout organisme nouveau, la production du solide précède celle des humeurs qui prennent part à sa constitution. La substance du vitellus qui s'individualise par segmentation en cellules qui se groupent et se juxtaposent en feuillets blastodermiques est primitivement solide. En même temps que ces cellules en s'appliquant à la face interne de la membrane vitelline circonscrivent une cavité, celle-ci se remplit d'un liquide hyalin, finement granuleux, produit par le plus interne des feuillets limitants. Ce liquide, qui plus tard sera celui de la *vésicule ombilicale*, est ainsi la première des humeurs de l'économie qui soit sécrétée. Sa production a lieu avant même qu'un contenu fluide ou protoplasma soit formé dans telles ou telles des cellules du corps embryonnaire (1).

La seconde des humeurs qui se montre est le *plasma sanguin ;* mais sa

(1) Voy. Ch. Robin, *Anatomie et physiologie cellulaires*. Paris, 1873, in-8, p. 200, 241 et 298.

production n'est pas seulement postérieure à l'individualisation du vitellus en cellules du blastoderme, par segmentation graduelle; elle est encore postérieure à la genèse de la gaîne de la notocorde, à l'apparition des cartilages des premiers corps vertébraux, à celle des myélocytes de l'axe nerveux central et même à la naissance des premières fibres musculaires du cœur. Le troisième des fluides se montrant dans l'économie est le liquide amniotique, puis bientôt celui de l'allantoïde, et, plus tard, la lymphe, l'humeur aqueuse, l'humeur vitrée, les sérosités, l'urine, le mucus intestinal, la matière sébacée, la bile et parfois momentanément le colostrum.

Les liquides salivaire et pancréatique, le suc gastrique, les larmes, la sueur, et, plus tard, l'ovarine, les humeurs concourant à former le sperme et le lait, apparaissent successivement après la naissance.

Ainsi, parmi les humeurs, les unes ont une durée très-courte, comme le liquide allantoïdien qui, chez divers animaux, disparaît avant la fin de l'évolution fœtale, comme l'eau de l'amnios qui s'écoule lors du part, comme le lait et les humeurs jouant un rôle dans les actes de la génération; d'autres, au contraire, telles que le sang, la lymphe, les humeurs aqueuse et vitrée, l'endolymphe et la périlymphe, etc., ont une existence dont la durée est à peu près égale à celle des parties solides de l'économie.

Sur les caractères d'ordre physique des humeurs.

Les caractères d'ordre physique des humeurs offrent de l'une à l'autre des particularités remarquables qui seront signalées généralement lors de la description de chaque espèce. Notons cependant que si leur poids spécifique est proportionnel à la quantité des principes fixes qui entrent dans leur composition, il n'en est pas toujours de même de leur consistance, de leur degré de fluidité, ou, au contraire, de leur état plus ou moins sirupeux, filant ou visqueux.

Ces modes de leur résistance au mouvement sont principalement sous la dépendance de la nature et de la quantité des espèces de principes coagulables qui prennent part à leur constitution. Il en est de même de leurs qualités organoleptiques concernant les impressions tactiles qu'elles causent. Au contraire, lorsqu'ils ont une saveur et une odeur nettement appréciables, fait dont le sang, la lymphe, le lait, la bile, l'urine et la sueur offrent à peu près seuls des exemples assez tranchés, ces propriétés organoleptiques sont dues à la présence d'espèces de principes immédiats cristallisables ou volatils sans décomposition, qui les apportent avec eux dans l'espèce étudiée. Ces derniers sont tantôt d'origine minérale, comme le chlorure de sodium, qui donne au sang et à la lymphe leur saveur saline; le plus souvent ils sont d'origine organique, comme le sucre et les corps gras dans le lait, le taurocholate de soude dans la bile, l'acide ou les acides gras volatils de la sueur, etc. D'autres fois cette sapidité est due à un mélange de ces deux ordres de principes, comme dans l'urine, qui doit sa saveur dite urineuse aux chlorures et à l'urée tout à la fois. Du reste, en ce qui touche cette propriété des liquides organiques, l'influence particulière exercée par les principes coagulables associés aux précédents demande encore à être mieux étudiée, en se soumettant aux règles tracées avec tant de sagacité et de profondeur par M. Chevreul.

Nous aurons à étudier dans chaque espèce d'humeur une partie fluide qui est la partie fondamentale, et dans plusieurs, mais non dans toutes, une partie accessoire représentée par les éléments solides qui sont en suspension dans le liquide. Or, l'étude de la couleur que présentent diverses humeurs se rattache à cette particularité touchant leur constitution physique et anatomique.

La bile et l'urine seules, en effet, reçoivent leur coloration de la préférence d'un principe coloré propre, liquide ou en dissolution ; d'autres, comme le sébum, la doivent à la nature même de leurs principes constitutifs dominants, qui sont de nature graisseuse; mais encore est-il que le plus souvent encore, dans les conditions normales, les cellules épithéliales mélangées à cette tumeur modifie cette coloration (1).

Le sang, le pus et beaucoup d'humeurs accidentelles ou accidentellement colorées, doivent leur couleur aux éléments anatomiques qui s'y trouvent en suspension et qui réfléchissent la lumière en lui donnant la teinte qui leur est propre; celle-ci varie par suite facilement avec le nombre et l'état normal ou pathologique de la structure des éléments qui flottent dans le fluide. Quelques-uns enfin, comme le lait, le chyle et parfois l'urine, le sérum du sang, etc., reçoivent leur couleur de quelques-uns des principes constitutifs même de l'humeur qui, n'étant pas miscibles aux autres, se réunissent en gouttelettes qui restent en suspension émulsive, flottant dans le fluide comme le font ailleurs des éléments anatomiques. La coloration est encore due ici à ce que l'humeur est rendue ainsi physiquement hétérogène, seulement ce ne sont plus des éléments anatomiques ayant leur individualité organique propre qui s'y trouvent et qui réfléchissent la lumière en lui donnant telle ou telle teinte ; ce sont quelques-uns des principes immédiats, constitutifs même, qui ne sont pas susceptibles de se combiner avec les autres.

(1) Pour les caractères des humeurs dans les animaux autres que les mammifères, voyez Ch. Robin, *Des tissus et des sécrétions*. Paris, 1869, in-8, p. 62, et article Hygrologie, du *Dictionnaire d'histoire naturelle* de d'Orbigny, 2e édit., 1869.

En dehors de ces conditions, les autres humeurs sont généralement transparentes, incolores ou à peine teintées par les principes, soit liquides soit dissous, qui concourent à les composer.

Les humeurs réfractent la lumière comme tous les autres corps transparents, lorsqu'elles sont translucides et, lorsque ne l'étant pas naturellement, elles le deviennent après qu'on a séparé les corps en suspension qui les colorent ou les troublent. Leur pouvoir réfringent est à peu près proportionnel à la quantité de leurs principes constituants, comme dans toutes les autres espèces de dissolutions. Mais, comme dans celles-ci également, la lumière réfractée par ces liquides éprouve, de la part de quelques-uns d'entre eux, des phénomènes de polarisation, ils sont dus particulièrement à la présence de certains principes immédiats, les uns cristallisables, mais d'origine organique, et les autres coagulables comme l'albumine. La direction et l'intensité de la déviation éprouvée par la lumière servent même de la manière la plus utile et la plus précise à déterminer la nature et la proportion de ces principes, dans leurs variations normales et accidentelles, ainsi que Biot l'a démontré le premier (1).

Toutes les humeurs sont décomposables par la chaleur portée à 100°; la plupart le sont même à 70° ou environ, en raison de la présence de principes qui ne sont ni volatils, ni cristallisables, mais sont déjà modifiés isomériquement de manière à se coaguler à cette température, et cette coagulation rend ces liquides entièrement impropres à remplir leurs usages ordinaires. Les humeurs sont aussi décomposées par l'électricité qui agit primitivement et particulièrement sur leurs principes d'origine minérale, mais reste sans effet sur les principes d'origine organique, en dehors des combinaisons qui s'opèrent entre ceux-ci et les acides provenant des premiers qu'elle a décomposés.

Sur les caractères d'ordre chimique et les réactions des humeurs.

Tous les liquides de l'économie sont légèrement alcalins aux papiers réactifs; trois seulement font exception à cette règle. Ils doivent leur alcalinité, non pas à des alcalis ou à des alcaloïdes libres, mais à des sels basiques. Aucun n'est constamment neutre, mais plusieurs peuvent l'être temporairement, sans devenir jamais acides. Parmi les trois liquides acides, un seul appartient aux humeurs excrémento-récrémentitielles, c'est le suc gastrique, à qui un acide libre, l'acide lactique, donne la propriété de rougir le tournesol, etc. Les deux autres sont des fluides excrémentitiels, la sueur et l'urine. La première doit sa réaction à un acide

(1) Voy. *Chimie anatomique*. Paris, 1853, t. I, p. 425 et suiv.

volatil, et la seconde à des sels acides de soude, qui normalement à certaines heures de l'excrétion sont remplacés par des sels neutres, puis par des sels alcalins de la même base. Il n'est pas question ici de la réaction alcaline due à la décomposition ammoniacale accidentelle de son principe prédominant, l'urée; il n'est pas question non plus des réactions acides momentanément communiquées à la salive mixte ou au liquide du cæcum, par les produits de la décomposition de certaines matières alimentaires, en voie de décomposition.

La manière dont les composés chimiques modifient les humeurs n'est remarquable et digne d'être notée qu'en ce qui touche celles qui renferment des principes coagulables, albuminoïdes ou colorants. Les divers modes d'après lesquels ils changent la teinte de ces derniers, et précipitent les premiers après les avoir fait passer à l'état solide, sont mis à profit dans un grand nombre de circonstances. Ces mêmes actions coagulantes, etc., sont encore utilisées pour découvrir la présence accidentelle des substances albuminoïdes dans les liquides qui n'en renferment pas normalement, comme l'urine et la sueur. En dehors de ces circonstances, ces derniers fluides ne présentent au contact des acides, des bases et des sels que des phénomènes de déplacement, de double décomposition ou de réduction avec ou sans précipité, comme dans toute solution saline. Comme dans toutes les solutions de cet ordre également, ces phénomènes sont en rapport avec la nature des composés cristallisables, d'origine minérale ou d'origine organique en dissolution.

Il n'en est pas de même pour les fluides contenant des substances coagulables. L'intervention, dans la composition des humeurs, d'un troisième ordre de principes si distincts des corps cristallisables ou volatils sans décomposition, vient compliquer singulièrement l'action que les réactifs exercent ordinairement sur ces derniers. La raison de ce fait se trouve dans la manière dont les corps coagulables fixent moléculairement les composés définis; elle est telle qu'elle empêche l'action sur ces derniers, soit des sels, soit même des acides et des bases faibles qui les décomposaient, et servaient ainsi à déceler leur présence, tant qu'ils étaient dissous dans un véhicule cristallisable ou volatil sans décomposition.

Bien que ce fait soit empiriquement reconnu comme très-général, la loi d'après laquelle il s'accomplit n'est malheureusement pas déterminée scientifiquement, et cela tient à l'état encore peu avancé de la chimie, en ce qui touche la constitution des corps coagulables.

Quoi qu'il en soit, ce fait sur lequel M. Claude Bernard a insisté est facile à prouver.

Prenez d'un côté du sérum du sang, mettez-y du lactate de fer, puis du ferro-cyanure de potassium qui a la propriété de se combiner avec le sel de fer : prenez de l'autre côté de l'eau et ajoutez successivement les deux sels précédents. Les choses ne se passeront pas de la même façon dans le premier que dans le second liquide. Dans l'eau, la réaction a lieu, le bleu du ferro-cyanure de fer se produit ; dans le sérum, rien de semblable ne se voit. Pourquoi ? Parce que les solutions métalliques ne se trouvent jamais à l'état libre dans le sang ; si l'on introduit un sel de fer dans le sang, il se combine avec les substances coagulables spécialement, et présente alors des particularités importantes. Le fer doit être précipité par les liquides alcalins ; or, le sérum est alcalin et pourtant le fer n'y est pas précipité ; on a dit qu'il se produisait là un albuminate : cette combinaison est assez stable pour ne pas être détruite lorsqu'on ajoute du ferro-cyanure de potassium : elle ne se produit que lorsqu'on introduit d'abord le fer dans le sérum. Si c'est ce ferro-cyanure qu'on introduit d'abord, lorsqu'on ajoute ensuite le chlorure de fer, la réaction a lieu : c'est qu'ici la combinaison du fer avec le sang n'a pas eu le temps de s'opérer ; il a rencontré aussitôt le sel de potasse et s'est combiné avec lui.

C'est donc une propriété des liquides animaux de fixer en les rendant solubles beaucoup de matières inorganiques qui, sans eux, ne seraient pas solubles. Le fer que l'on administre en médecine ne peut pénétrer dans le sang qu'après s'être combiné avec des substances coagulables. C'est aussi grâce à cette propriété que le fer ne sera pas éliminé du sang.

Un autre fait entièrement corrélatif est la propriété que possèdent ces principes de dissoudre certains composés qui ne sont pas ou qui du moins sont très-peu solubles dans l'eau. C'est ainsi que l'albumine a la propriété de fixer, en les rendant liquides comme elle, non pas en grande quantité, mais plus que l'eau, de la silice, du phosphate de chaux, du carbonate de chaux, des urates, etc... (1). On savait du reste, depuis longtemps, que la dextrine, que la cellulose, que l'amidon rendu soluble sans être encore à l'état de dextrine ou de sucre, que le sucre lui-même et quelques corps analogues, ont la propriété de dissoudre une certaine quantité de silice, de carbonates calcaires, de silicates, de phosphates, et que lorsqu'on vient à mettre en fermentation du sucre qui a dissous de ces corps, ces sels retournent à l'état insoluble et se déposent. Cette particularité mérite d'être retenue ; c'est en effet à l'aide des substances non cristallisables que pénètre la plus grande partie de la silice dans l'or-

(1) Toutes les substances organiques laissent à l'incinération un résidu fixe formé surtout de phosphates de chaux et de fer, dont la quantité peut dépasser 7 pour 100 de la substance ramenée à l'état sec. 100 parties de fibrine sèche donnent 2,151 de cendres contenant 0,046 de fer métallique. L'albumine du sang donne 8,715 de cendres contenant 0,086 de fer (Boussingault, 1873). On sait depuis longtemps que les phosphates terreux accompagnent les matières albumi-

ganisme des animaux et des végétaux. Les phosphates calcaires sont introduits autant par ces principes non cristallisables que par l'intermédiaire de l'acide carbonique, souvent indiqué comme étant seul l'agent essentiel de leur dissolution.

Notons une autre conséquence de ce fait; c'est que lorsque le rein vient à excréter outre mesure de ces principes peu solubles dans l'eau, comme ils passent du sang, qui renferme beaucoup de substances coagulables, dans l'urine, qui n'en renferme pas du tout, ils se déposent dans le rein à l'état de graviers ou de calculs. C'est de la même manière que se produisent les calculs biliaires, à l'exception des calculs de cholestérine, qui ont un autre mode de formation, sur lequel je reviendrai à propos de la bile. Il en est de même pour la salive mixte; elle est limpide lorsqu'elle est fraîche; mais avant qu'elle entre en putréfaction, avant qu'elle commence à répandre l'odeur de l'hydrogène sulfuré, dès que la ptyaline s'altère, la salive est troublée par la formation d'un dépôt de carbonate de chaux, lequel était, auparavant, tenu en dissolution par la substance coagulable et l'acide carbonique.

Le liquide pancréatique présente des particularités du même genre.

Dans plusieurs humeurs la totalité de l'eau que l'on en chasse par évaporation à chaud ou dans le vide sec appartient à ces substances coagulables auxquelles elle était fixée, comme *eau de constitution*, et elles peuvent reprendre la totalité de cette eau. Dans d'autres humeurs, comme le lait, une partie seulement de l'eau chassée par évaporation est fixée aux substances organiques, et le reste appartient bien à l'humeur même; alors le *coagulum* formé par ces substances flotte dans le résidu fluide du sérum qu'il abandonne avec les autres composants solubles;

noïdes et n'en peuvent être séparées que très-difficilement. Dès 1775, Scheele insista sur cette association dans les albuminoïdes des animaux et Berthier (*Société d'Agriculture*, 1852) sur ce qui la concerne dans les albuminoïdes des graines. Avant d'être absorbés et assimilés les sels ammoniacaux pris par les plantes sont très-probablement transformés en azotates; car il est prouvé que les azotates employés avec mesure et dans certaines conditions contribuent à l'accroissement en quantité des matières azotées formées par les plantes. Le gaz azote peut aussi être fixé directement par les plantes. L'observation montre que c'est vers les spongioles des racines placées dans une terre non submergée, mais légèrement humide que ce fait a lieu. Là se trouvent réunies les conditions les plus favorables à la nitrification, et l'on ne saurait dire d'une manière certaine que l'azotate est assimilé par les plantes autrement qu'en passant par l'état intermédiaire d'azotate. Entre les azotates et les matières albuminoïdes il se produit des principes immédiats intermédiaires dont on ne connaît pas encore les espèces. Le soufre existe comme élément essentiel dans toutes les matières albuminoïdes naturelles. Sa présence semble aussi indispensable à la constitution de ces principes que le carbone, l'azote, l'oxygène et l'hydrogène. Le soufre emprunté par les plantes, paraît provenir de la réduction des sulfates. On ne connaît aucun des termes intermédiaires de cette synthèse. Il en est de même pour le phosphore.

en d'autres termes, dans ce cas, le liquide ne se prend pas en masse par la coagulation, comme dans le premier qui est celui du sang, du suc pancréatique, etc.

A l'exception d'un petit nombre d'humeurs, principalement composées de principes graisseux, tels que le sébum et le cérumen, toutes les autres humeurs constituent un fluide d'autant plus mobile qu'elles renferment moins de substances coagulables; et c'est à la nature moléculaire propre de celles-ci, à la quantité d'eau qu'elle fixe, etc., que sont dues les particularités concernant la viscosité, la propriété de rendre glissantes les surfaces que mouillent les humeurs.

Pour se rendre compte de la signification des chiffres qui indiquent le poids des substances organiques, il ne faut pas oublier qu'ils sont de 4 à 6 fois trop faibles quand elles sont indiquées comme pesées à l'état sec. La fibrine contient en effet les 4 cinquièmes de son poids d'eau, et l'albumine (celle de l'œuf du moins) en contient les 6 septièmes. M. Chevreul a montré que :

100 parties de fibrine du sang artériel (de vache) se réduisent à 18,35 dans le vide sec, et la même quantité de celle du sang veineux se réduit à 21,05 seulement.

100 parties d'albumine d'œuf de poule se réduisent à 19,90 centièmes par la dessiccation à 100° et à 13,85 centièmes dans le vide sec, soit les 6 septièmes. *Ces résultats sont les mêmes, soit que l'albumine ait été coagulée préalablement, soit qu'elle ne l'ait pas été;* et cependant le résidu de l'*albumine coagulée* est très-peu soluble dans l'eau, tandis que le résidu de l'*albumine non coagulée*, qui lui est semblable extérieurement, reste soluble dans l'eau, reprend au contact de ce liquide les 86,15 qu'elle en avait perdu, et reproduit un liquide coagulable par la chaleur, possédant toutes les autres propriétés du blanc d'œuf frais (1).

Ces substances, les tendons, et quelques autres tissus perdent toujours plus d'eau dans le vide sec, puis reprennent mieux ensuite leur aspect primitif dans l'eau, que lorsqu'on les dessèche à 100 degrés; ce liquide montre que la chaleur en modifie l'état moléculaire. L'eau salée, l'huile d'olive, ne rendent pas à ces matières leur aspect primitif, ce qui prouve que l'eau est fixée aux substances organiques ou coagulables par affinité, ou en d'autres termes, qu'elle en fait moléculairement ou chimiquement partie (2).

(1) Chevreul, *De l'influence que l'eau exerce sur plusieurs substances azotées solides* (*Annales de physique et de chimie*). Paris, 1821, in-8, p. 37 et suiv.

(2) Pour la constitution chimique de ces substances, voy. Berthelot, *Traité élémentaire de chimie organique*. Paris, 1872, in-8, p. 572; Ch. Robin, *Anatomie cellulaire*, 1873, in-8, p. 35, et *Dict. de médecine*, par Littré et Robin, 1873,

Pour se rendre compte de la nature des phénomènes dont les substances coagulables des humeurs sont le siége, il est plusieurs faits qu'il importe d'avoir toujours présents à l'esprit et qu'il est utile de rappeler.

1° Tout porte à faire admettre (Sterry-Hunt, Berthelot) que les *substances albuminoïdes* animales et végétales sont des amides complexes formés par l'association de la glycolammine, de la leucine, de la tyrosine, etc., avec divers principes acides oxygénés qui appartiennent d'une part à la série acétique et autres acides à 4 équivalents d'oxygène ou acides gras, et d'autre part à la série benzoïque. Les différences qui existent entre les divers albuminoïdes résultent de celles des amides et des corps oxygénés générateurs, de leurs proportions relatives et de leurs degrés de condensation, comme pour les polyglycosides végétales. Il en est qui, comme la chitine et la cartilagéine, résultent de l'association des corps précédents avec de la glycose, qu'elles cèdent sous l'influence des acides, tandis que

13e édition, art. SUBSTANCES ORGANIQUES. Ces principes sont très-nettement caractérisés par la propriété de rester toujours amorphes, par leur composition indéfinie, très-peu stable, par leur formation dans l'économie (voyez la note p. 19), par leur séjour permanent dans l'organisme une fois qu'ils sont assimilés, et enfin par la rénovation, molécule à molécule, de leurs matériaux, au lieu de sortir tels qu'ils sont. Ils n'ont pas encore pu être formés artificiellement comme l'urée et autres corps cristallisables. Les principes cristallisables d'origine minérale ou de la première classe entrent et sortent tels qu'ils sont entrés; ceux de la deuxième ou cristallisables d'origine organique se font et sortent; les principes coagulables ou de la troisième classe se font et se défont dans l'économie même, restent tels que; les premiers leur apportent des matériaux, les deuxièmes les emportent; eux sont le centre de rénovation de toute substance organisée. Leur facile altération isomérique et décomposante a une grande importance pathogénique. Ils sont plus différents que les autres principes des composés du règne minéral. Des principes immédiats de ces trois classes, ceux des deux premières ne peuvent varier qu'en plus ou en moins, quelles que soient les conditions dans lesquelles se trouve l'économie; leur rénovation et leurs propriétés ne sauraient changer sans qu'elles passent d'un état spécifique à un autre. Mais les espèces de la troisième classe sont susceptibles de présenter, en outre, des modifications dans leur constitution moléculaire et dans quelques-unes de leurs propriétés, sans que leur composition élémentaire varie, sans que disparaissent leurs caractères spécifiques fondamentaux. Ces modifications sont très-diverses et nombreuses; elles sont amenées lentement ou brusquement par suite de l'influence des conditions extérieures ou de milieu dans lesquelles se trouve l'économie, où sont transmises directement par inoculation. Elles sont le point de départ, la cause commune de ceux des phénomènes morbides dits *symptômes généraux* dont l'ensemble caractérise les *maladies générales*. Ces troubles sont très-variés, ce qui tient au genre de chaque modification d'une part, et de l'autre à ce que sont les substances organiques du sang ou de la lymphe qui sont altérées seules, ou bien à ce que sont celles des solides. Ces troubles changent, ou d'autres apparaissent pendant leur durée, parce qu'à mesure aussi l'altération se transmet des liquides aux substances organiques des solides, ou même *vice versa*. Les substances organiques offrent une propriété remarquable : c'est que si elles sont altérées, elles transmettent aux substances organiques saines, par simple contact, le genre d'altération qu'elles présentent, ou un genre d'altération analogue.

celle-ci ne se retire ni de l'albumine, ni de la géline, etc. Les composés générateurs ci-dessus sont ceux qu'on en retire sous l'influence des acides, des alcalis, de certains acides et de la putréfaction. Parmi les substances albuminoïdes qui spontanément ou sous l'influence de la chaleur, des acides, etc., se dédoublent en deux ou plusieurs autres composés, coagulables également, il est probable que ces substances-là sont des *polymères* de celles en lesquelles elles se dédoublent. On entend par là que chaque équivalent des premières est un multiple d'un composé à équivalent plus simple condensé, c'est-à-dire combiné avec lui-même deux ou plusieurs fois, avec ou sans perte ou fixation de quelques équivalents d'eau. Le composé qui se dédouble peut encore être représenté par la combinaison l'une avec l'autre de deux ou plusieurs substances de même composition chimique centésimale, mais seulement isomères sans être identiques par les propriétés qui dérivent de leur état moléculaire propre.

2° Beaucoup de substances albuminoïdes liquides ou demi-solides sont susceptibles d'*hydratation* dite *physique* ou *mécanique*, c'est-à-dire que, soit à froid, soit à chaud, ou seulement après l'action de certains acides, etc., elles fixent une quantité d'eau souvent considérable sans se dissoudre véritablement dans ce liquide, telle est la *mucosine*. C'est un phénomène analogue à celui qui se passe dans l'amidon, qui, dans l'eau à 70°, se gonfle et fixe jusqu'à trente fois son volume d'eau. Elles perdent ensuite cette eau par simple exposition à l'air sec ou dans le vide, et peuvent la reprendre. Ce fait ne doit pas être confondu avec l'*hydratation chimique*, c'est-à-dire avec les cas dans lesquels l'oxygène et l'hydrogène viennent à être fixés à une substance dans les proportions où ils représentent un ou plusieurs équivalents d'eau. Il en résulte alors une espèce chimique nouvelle différant d'une manière tranchée et permanente de celle qui a servi à la former par ses réactions comme par sa composition. L'hydratation ou la déshydratation physiques suffisent pour changer, souvent très-profondément, les actes dont les substances organiques sont le siége dans l'économie, sans que pour cela leurs réactions au contact des agents chimiques qui servent à les étudier soient sensiblement modifiées.

Dans les humeurs, les principes non cristallisables, mais coagulables, existent toujours à l'état liquide. Ce fait est important, parce qu'on a l'habitude de dire que la fibrine, par exemple, est en dissolution dans le sérum sanguin, ce qui n'est pas exact; car l'état naturel de la fibrine est l'état liquide, si tant est qu'elle préexiste dans le sang (1), ce qui n'est

(1) Verdeil et moi avons été des premiers à insister sur ce fait (*Chimie anatomique*. Paris, 1852, in-8, t. III, p. 198, 199, etc. Bien que portant la date de 1853, cet ouvrage a paru en 1852. Voy. *Comptes rendus de l'Acad. des sciences*, 1852, t. 35, p. 750-751).

certainement pas ; la pancréatine et la ptyaline ne sont également pas en dissolution dans l'eau de la salive ou du pancréas ; l'état propre de ces principes est encore l'état liquide. Ces substances non cristallisables offrent cette particularité qu'elles sont coagulables, soit spontanément, comme la fibrine, soit sous l'influence d'une certaine élévation de température, soit par l'action de quelques réactifs chimiques, tant d'origine viscérale que d'origine organique, tels que le tannin en particulier.

Notons à propos des principes immédiats coagulables que, dès 1826, Stéphane Robinet (1), classant les principes immédiats végétaux et animaux, dans un travail très-remarquable, les a divisés en principes *immédiats incristallisables* ou *amorphes*, et en *principes immédiats cristallisables*. Il subdivise les premiers en ternaires ou *non azotés* et en quaternaires ou *azotés*, parmi lesquels sont rangés le *mucus*, la *fibrine*, l'*albumine*, le *gluten*, etc. Il place aussi avec ces derniers l'osmazôme, mais avec doute parce qu'il lui paraît qu'elle *résulte de l'action des agents employés à son extraction*. Il montre que ces composés incristallisables ne se combinent pas entre eux, qu'ils sont essentiellement nutritifs, communs aux végétaux et aux animaux, fixes et infusibles ; que ce sont eux qui composent essentiellement les tissus animaux et végétaux, et leurs *humeurs nutritives* ; que la *perméabilité* sans fissures ni orifices ou pores capillaires et la *viscosité* ne se rencontrent que dans les principes non cristallisables ou dans les matières qui en sont formées.

S. Robinet a fait voir, de plus, que dans les *principes immédiats cristallisables* seuls, on en trouve qui sont fusibles ou volatils sans décomposition chimique ; qu'ils se combinent entre eux, que l'*imperméabilité* est la conséquence de leur passage à l'état de cristallisation ; qu'ils composent les excrétions et se distinguent essentiellement par ces caractères de ceux qui forment les organes et les humeurs nutritives.

Il montre que si les principes immédiats amorphes ne forment point entre eux de combinaisons chimiques, ceux qui sont cristallisables peuvent s'unir aux premiers, et que ces combinaisons peuvent être de nature à troubler la nutrition, *nutrition dont la chaleur animale est un résultat*. Il distingue très-nettement à cet égard les composés qui deviennent des poisons corrosifs, etc... en prenant de l'eau et se combinant avec les matières animales de différentes manières, des *principes immédiats cristallisables qui produisent des désordres en s'assimilant*.

(1) S. Robinet, *Essai sur l'affinité organique*. Paris, 1826, in-8, p. 13 à 77.

Sur la constitution, les altérations et le rôle des humeurs dans l'économie.

Comme les autres parties de l'organisme, le fluide de chaque humeur se compose : 1° de principes d'origine minérale ou semblables à ceux-ci, volatils ou cristallisables comme eux ; 2° de principes d'origine organique dont : *a* les uns sont cristallisables ou volatils comme les précédents ; *b* les autres coagulables, *tous naturellement liquides*. Ils diffèrent en espèces et en quantité absolue et relative d'une humeur à l'autre, et les humeurs varient en conséquence. Ils sont dissous les uns par les autres, et parfois ceux qui sont insolubles dans l'eau et soit d'origine minérale (calcaires, etc.), soit cristallisables d'origine organique, sont dissous par les substances coagulables naturellement liquides ; d'où vient que souvent lors de leur issue du sang dans lequel ils se trouvent particulièment dans ces conditions pou⁻ tomber ensuite dans des conditions différentes, ils cessent d'être dissous et se déposent sous forme de *calculs ;* aussi l'urine pauvre en substances organiques ou coagulables en présente des exemples plus souvent que les autres humeurs.

Par l'étude de chacun des principes immédiats composant les divers liquides de l'économie, on peut arriver à une description d'ensemble qui permet de se rendre compte de chacun des phénomènes observés et des modifications graduelles que subit ce principe, depuis le point où il se forme et tombe dans le fluide jusqu'à celui où il est rejeté, ou bien disparaît en remplissant tel ou tel usage dans son parcours si l'humeur circule, comme le sang.

Après les notions relatives à la situation et à la durée de l'existence des humeurs dans l'économie, celles que la science emprunte à la connaissance de leur composition immédiate sont les plus importantes et servent de base à leur classification.

Les caractères physico-chimiques des humeurs, leur rôle physiologique et leur mode de production diffèrent de la manière la plus frappante selon qu'elles se trouvent constituées en proportions à peu près égales, par des principes immédiats de chacune des trois classes, comme les plasmas du sang et de la lymphe ou *humeurs constituantes* en offrent des exemples ; ou, au contraire, que les principes de la première et de la troisième classe l'emportent, comme dans les *sécrétions proprement dites*- sauf le cas où, comme dans le lait, abondent des principes des deux dernières tribus de la deuxième classe, ou principes graisseux et sucrés dits récrémentitiels.

Ils diffèrent encore plus dans les liquides *excrémentitiels*, ou les composés de la première et de la seconde classe existent à l'exclusion des substances organiques ou coagulables, qui jouent un rôle si important au sein des autres fluides de l'économie.

Aussi voit-on toutes les données qui concernent l'histoire générale et particulière des humeurs normales et altérées, venir incessamment appuyer cette division fondamentale.

C'est à la présence des principes coagulables ou de la troisième classe que les humeurs des deux premiers groupes doivent en grande partie leurs propriétés essentielles; elles lui doivent aussi de présenter des modes nombreux d'altérations accidentelles par suite de modifications isomériques de ces substances organiques. C'est à ces modifications des composés coagulables, par exemple, qu'elles doivent la faculté de devenir virulentes, de transmettre cet état dit virulent aux éléments anatomiques, etc., faits qui ne s'observent jamais sur les liquides dépourvus des principes de cet ordre.

D'autres modifications isomériques portant également sur ces principes font qu'ils ne fixent plus la même quantité de l'eau qui prend une grande part à leur constitution; de là toute une série d'altérations particulières des humeurs. Cette source de lésions de la substance des fluides, du sang en particulier, est très-peu prise en considération faute de notions suffisantes sur les attributs des principes de la troisième classe; elle est pourtant des plus importantes à connaître; car, en l'absence de ces données, ces altérations et les symptômes coexistants sont généralement attribués soit à l'introduction, dans l'économie, de corps microscopiques doués de propriétés d'une mystérieuse énergie, soit à l'absorption de principes accidentels, dits toxiques, susceptibles d'être éliminés comme les poisons, etc.

Pour se rendre compte de cette transmission de l'état virulent, il faut se rappeler que les principes immédiats coagulables jouissent de la propriété d'amener, par simple contact avec des substances organiques saines semblables ou d'une autre espèce, l'état *moléculaire* particulier que quelque circonstance accidentelle a produit chez elles. Or, par suite de cette propriété de communiquer d'une manière lente, mais continue, leur état moléculaire, aux substances qu'elles touchent, il est évident que toutes les parties solides ou liquides qui s'imbiberont de ces premières molécules altérées seront modifiées, selon l'état que celles-ci présentaient elles-mêmes.

Le temps, la durée de l'action du corps modifié, sur la substance saine qu'il modifie progressivement à son tour, remplace ici, sous le nom de période d'*incubation*, la simultanéité des actions réciproques des corps bruts les uns sur les autres. Dans ces derniers, les réactions sont simultanées, et par suite proportionnelles aux masses mises en rapports réciproques. Sur les autres, en raison de la nature lente et progressive des actes, ils ont lieu pourvu qu'il y ait matière, et la masse de celle-ci ne change que fort peu leur intensité. De là cette action exercée sur les tissus vivants par des quantités imperceptibles d'une humeur virulente, dont les effets n'ont rien de mystérieux, mais sont disproportionnés comparativement à ce que nous voyons sur les composés définis, quoiqu'ils soient en rapport avec la constitution chimique et avec les propriétés des substances coagulables.

On comprend donc comment les spermatozoïdes ou cellules embryonnaires mâles pourront transmettre au vitellus d'où dérivent les cellules embryonnaires femelles ou blastodermiques, les états particuliers dont eux-mêmes sont affectés, et qui sont propres aux mâles dont ils proviennent : d'où la transmission héréditaire ; transmission modifiée plus ou moins par l'état propre à l'ovule, et à l'organisme entier de la mère. On comprend, en outre, que si les aptitudes peuvent se transmettre ainsi, les affections pathologiques qui auront modifié l'organisme jusque dans ses plus intimes éléments agiront de même (1).

Nous voyons donc pourquoi, tant que sont restées ignorées les conditions de formation et d'existence des substances organiques et les propriétés spéciales dont elles jouissent, nous ne pouvions comprendre la rénovation moléculaire de la matière organisée et la transmission hérédi-

(1) Voy. la note p. 21. — Il est fort important pour l'étude de cet ordre de phénomènes normaux et accidentels de rappeler que dans nul d'entre eux la chimie ne perd ses droits ; que les actes et les états moléculaires dont il est question ici ne sont pas différents au fond ni en fait de ceux dont la chimie générale a déterminé les lois fondamentales. Ils ne constituent nullement un ordre à part de phénomènes chimiques. Il n'y a de particulier que la complexité des conditions dans lesquelles s'accomplissent ces phénomènes, complexité apportée précisément par cet état de la matière dit d'organisation. Ces modifications moléculaires naturelles ou accidentelles des principes immédiats dont il s'agit consistent en effet, soit en des modifications isomériques proprement dites, en des condensations polymériques, ou inversement en des dédoublements des composés polymères en leurs générateurs, cristallisables ou non, en abandon d'un ou de plusieurs équivalents d'eau, etc. Sans entraîner la ségrégation chimique des composés, ce passage graduel à des états nouveaux a pour conséquence, soit de les rendre plus ou moins hydratables qu'ils n'étaient, soit surtout dialysables et diffusibles ou osmotiques, alors qu'auparavant ils comptaient parmi les corps colloïdes ou non exosmo-endosmotiques. De là leur passage plus ou moins rapide en quantité variable d'un système de solides ou d'humeurs, dans quelque autre où ils n'existaient pas ; de là des changements inévitables dans les actes d'assimilation et de désassimilation rénovatrices, amenant nécessairement aussi des modifications graduelles dans la constitution immédiate même de toute l'économie ou au moins des éléments de tel ou tel système organique et des lésions dont jusqu'alors on ne pouvait se rendre compte. Voy. Littré et Robin, *Dict. de médecine*, 11e édit., 1858 et 13e édit., 1873, art. HÉRÉDITÉ.

taire; alors aussi la production des maladies par le contact des humeurs virulentes et l'absorption des miasmes, ne pouvait être rattachée à sa véritable cause.

Nulle étude que celle de la nature des précédentes ne prouve davantage l'exactitude et l'importance de la division des principes immédiats en trois classes. En même temps la lumière que cette division jette sur la composition des humeurs, donne à la classification de celles-ci un intérêt dont elle manque dans les classements proposés avant qu'on eût envisagé ces principes au point de vue de leurs rapports avec la substance qu'ils forment, et non plus seulement au point de vue chimique.

Aussi dans l'analyse anatomique de ces liquides comme dans l'examen de la composition immédiate de toute autre partie du corps, ce qu'il importe de connaître d'abord c'est la proportion générale des principes de chacune de ces classes, pour signaler ensuite autant que possible la quantité de chacune des espèces en particulier. Rien ne frappe plus, en effet, à cet égard, que de voir dans la plupart des analyses publiées jusqu'à ce jour l'absence complète d'indications sur la présence des principes de la deuxième classe, en dehors des mélanges confus réunis sous les dénominations vagues et empiriques de *graisses* et d'*extractifs*.

Ainsi la raison de l'importance de la classification des principes immédiats, se tire de ce qu'elle résume les données de la chimie sur leur nature élémentaire, sur leurs propriétés et leur constitution moléculaire et celles de la biologie sur leur provenance eu égard à l'organisme considéré en lui-même et dans ses rapports avec les milieux ambiants.

Elle résume plus nettement encore les données de l'analyse anatomique immédiate et de la physiologie expérimentale sur le rôle qu'ils remplissent dans l'économie, tant au point de vue de la part que chacun d'eux prend à la constitution de la substance organisée que comme générateurs les uns des autres dans les actes de rénovation moléculaire de celle-ci.

A cet égard, l'étude des caractères et de la nature des humeurs, au point de vue de leur composition et de leur mode de production, reçoit de cette connaissance des principes immédiats une netteté qui se fait sentir jusque dans leur classification et par des motifs analogues à ceux qui viennent d'être signalés.

D'un autre côté, l'hygrologie nous fait envisager sous une forme synthétique les principes immédiats, antérieurement décrits chacun séparément, et cela sous un jour plus net et simple que ne le fait l'examen de la substance organisée amorphe ou figurée. Par là elle lie intimement la stœchiologie anatomique à l'étude de la substance organisée d'une part, et de l'autre à l'histologie. Or, le médecin devenu familier avec les questions de cet ordre, peut seul, en voyant les modifications normales et accidentelles d'une humeur, se reporter exactement aux conditions de rénovation moléculaire des éléments anatomiques qui ont amené ces modifications pathologiques. C'est faute de le pouvoir faire que tant de richesses anatomo-pathologiques concernant les humeurs, et précieuses pour la pratique autant que pour la science, passent inaperçues, aucune des notions générales sur toutes les questions mentionnées ici ne venant susciter l'idée d'une étude ou d'une application possible.

Il s'agit dans tout ce qui précède, comme on le voit, de ce qui établit, des solides aux liquides de l'économie, et réciproquement, la corrélation intime qui les rend solidaires, tant au point de vue de leur composition immédiate, que sous celui de leur rénovation moléculaire et de leur formation.

On sent ainsi combien, dans ces circonstances, il importe de prendre en considération la question de savoir si le fluide étudié est de ces humeurs, qui, comme le *sang et la lymphe*, ne font que prêter et emprunter des principes immédiats aux éléments anatomiques et aux milieux ambiants, sans que les parois qui les contiennent jouent dans ces actes autre chose qu'un rôle physique; ou si, comme pour les *sécrétions* proprement dites, c'est dans la paroi sécrétante même que se forment les principes essentiels du liquide; ou enfin si cette liaison des liquides aux solides de l'économie n'est qu'éloignée, comme dans les *excrétions* telles que l'urine et la sueur, dont les principes sont formés loin de l'organe qui les prend au sang et les élimine en vertu d'un simple acte d'exosmose dialytique.

Le fluide joue dans les humeurs le rôle rempli dans les tissus par l'élément fondamental, et les éléments en suspension celui d'élément accessoire. D'où il résulte qu'il est inexact d'appeler le plasma substance intercellulaire des humeurs, c'est-à-dire partie constituante accessoire, et de répéter que les humeurs sont des tissus coulants.

Ainsi, dans l'examen du rôle rempli par les humeurs, il faut distinguer : 1° le *fluide*, partie fondamentale statiquement, auquel sont immanents les attributs dynamiques essentiels d'ordre physique, chimique ou organique et qui a reçu des noms divers; 2° des solides ou éléments anatomiques, qui sont en suspension et accessoires quant à la masse et au rôle physiologique, sans être inutiles pourtant et qui vivent à l'aide et aux dépens du fluide dans lequel ils flottent; mais ce liquide n'est pas nécessairement vivant lui-même pour cela, non plus que l'eau et l'atmosphère ne sont vivantes par rapport aux animaux et aux plantes; tel est le cas des mucus, des liquides des kystes, de l'urine, etc., qui n'ont que des propriétés physico-chimiques.

Quant au *rôle spécial* rempli par chaque liquide, il varie de l'une à l'autre, comme la *composition immédiate* du fluide dont ce rôle dépend. Ainsi, après avoir étudié l'humeur en elle-même, il faut la suivre au point de vue des rapports qu'elle offre avec les autres régions de l'économie.

Sur les principales divisions autrefois établies dans l'ensemble des humeurs.

Il était nécessaire que la science fût fixée sur toutes ces données, avant de pouvoir en venir à saisir nettement quelles sont les propriétés fondamentales dont jouissent les humeurs comparativement aux éléments anatomiques et aux tissus ; avant de pouvoir enfin déterminer nettement l'origine et le rôle particulier de chaque groupe et de chaque espèce des fluides ; sujets développés dans le cours de ces leçons. C'est leur connaissance qui a permis de constater avec précision que les plasmas du sang et de la lymphe seuls, sont doués du mouvement de rénovation moléculaire continu, qui caractérise la nutrition, comme seuls aussi ils offrent l'état moléculaire caractéristique de l'état d'organisation.

Quant aux autres fluides, ils ne jouissent que de propriétés physiques et de propriétés chimiques en rapport avec leur composition immédiate, et par suite bien différentes dans les sécrétions de ce qu'elles sont dans les excrétions ; de là des différences plus grandes encore dans le rôle particulier que remplit chaque espèce lors de leur concours à l'accomplissement de telle ou telle fonction. Or pendant leur séjour dans l'économie, nul de ces fluides ne présente trace de ce mouvement régulier de composition et de décomposition incessantes, si remarquablement caractérisé dans les plasmas sanguins et lymphatiques.

Examinons maintenant comment se divisent les humeurs, lorsqu'on vient à les comparer entre elles au point de vue de leur situation, de leur mobilité ou parcours, de leur durée transitoire ou permanente et de leur composition ; notions qui, au point de vue physiologique, se lient à la connaissance de leur origine et de leur fin, c'est-à-dire du rôle qu'elles remplissent.

Tant que les questions précédentes sont restées sans solution, et il n'y a eu qu'hypothèses et contradictions sur ces divers points de la physiologie et de la pathologie ; car ceux qui, tout en ignorant les attributs réels, statiques et dynamiques, des humeurs, admettaient qu'elles jouent un rôle dans l'économie et dans ses troubles fonctionnels, ne procédaient que par suppositions. A son tour l'inanité de celles-ci conduisait d'autres auteurs à nier toute intervention des liquides dans les actes d'ordre organique dont les solides sont le siége.

Aussi y a-t-il loin des conséquences à tirer, dans l'ordre pathologique de nos connaissances sur les humeurs, à la doctrine de l'école de Cos, sur la *crase*, qui est le juste tempérament des quatre humeurs fondamentales ou *cardinales* (sang, bile, atrabile, pituite) ; sur la *coction*, qui, à l'aide de la chaleur naturelle, transforme ces fluides l'un dans l'autre, et, à l'aide de la chaleur morbide, amène à maturité les humeurs viciées ; sur la *crise*, qui élimine les humeurs cuites, et enfin sur la *prognose*, qui, fondée sur la crase, la coction et la crise, prétend prévoir la marche des maladies, du moins celle des maladies aiguës (1).

Il y a loin aussi des données que nous possédons actuellement à l'humorisme des chimiatres qui succéda au précédent, et dont les analyses ne faisaient voir, dans les liquides d'origine animale, que des acides, des alcalis et des ferments, puis dans les causes des maladies, que des effervescences, des fermentations, des putrescences, etc. Elles ne sont guère moins éloignées non plus de l'humorisme des vitalistes qui, accordant aux liquides de l'économie le pouvoir de se transporter dans tel ou tel organe, faisait dépendre l'équilibre fonctionnel de la régularité de ce transport, même en ce qui touche les facultés cérébrales ; et cela au point que le mot *humeur* désigne aujourd'hui aussi bien l'état régulier du fonctionnement cérébral que les fluides de l'organisme. Seulement, aux ferments et aux acides, cet humorisme avait substitué les *âcretés*, les *virus* et les *miasmes*, comme causes des maladies, par suite, il avait remplacé les préparations chimiques par les sudorifiques, les dérivatifs, les révulsifs, les exutoires, les médications destinées à l'élimination de ces causes morbifiques, et il y avait mis en avant toutes les hypothèses physiologiques destinées à en justifier logiquement l'emploi.

Toutefois, lorsqu'on examine ces classements au point de vue des divisions principales qu'ils renferment, on reconnaît que plusieurs d'entre elles sont exactes.

Ainsi de très-bonne heure le sang, la lymphe et le chyle ont été séparés des liqueurs sécrétées. Depuis longtemps aussi celles-ci ont été divisées en *récrémentitielles* et en *excrémentitielles*. Or, cette division physiologique peut être conservée dans l'étude anatomique des humeurs, car j'ai déjà dit que les *fluides de l'économie* offrent une particularité

(1) On n'en reste pas moins étonné en lisant les anciens observateurs, tels que Vieussens, etc., de voir le nombre considérable d'expériences proprement dites, d'observations et de réactions chimiques qu'ils ont tentées sur les humeurs. Mais il n'en sort aucune donnée positive. Faute, en effet, de notions analytiques sur les espèces de principes immédiats et sur leur mode d'union, et par suite sur ce qui caractérise l'état d'organisation, ils ne parviennent pas à les bien instituer d'une part, et d'autre part à bien interpréter les résultats obtenus.

remarquable que ne présentent pas les *tissus*, c'est que : en raison même de leur fluidité et de leur composition dont cette fluidité est la résultante, toute manifestation de leurs propriétés ou attributs physiologiques, tout accomplissement de leurs usages entraîne leur *fin*, leur disparition par destruction ou décomposition, soit partielle, molécule, à molécule comme pour le sang, soit complète et en masse comme pour la lymphe, et ainsi des autres pour les sécrétions. Il y a par suite destruction ou décomposition, soit partielle, soit complète. Il y a par suite une corrélation directe entre leurs *attributs physiologiques* et leur *composition immédiate* ou constitution anatomique d'une part et leur origine ou mode de production d'autre part.

De là vient que les classifications des humeurs doivent en venir à se correspondre nécessairement, quel que soit celui de ces trois points de départ auquel elles se rattacheront.

Mais la *fin*, le mode de disparition des humeurs ayant été suffisamment connu bien avant que l'aient été leur composition et leur mode de production (qui offrent encore plus d'un point obscur), il n'y a pas lieu de s'étonner de voir celle de ces classifications qui s'appuie sur ce premier ordre de notions, être la plus ancienne et être encore aujourd'hui celle de toutes qui répond le mieux à la nature des choses observées.

La division des humeurs dont je viens de parler est ainsi exposée par Vieussens : « Le sang, première source de la santé, quand il est bien conditionné, première source aussi des maladies internes, quand il dégénère de son tempérament naturel, se forme dans le cœur des sucs naturels tirés des aliments, il s'y fermente plus fortement que dans ses vaisseaux propres, et il est poussé à reprises par ce viscère à ressort dans les veines qui le rapportent dans ses cavités. A mesure que le sang circule dans ses vaisseaux, il jette de sa propre masse différentes liqueurs dont les unes, qui concourent avec lui à soutenir l'économie du corps, sont appelées *récréments*, et les autres, qui en troublent souvent les fonctions par un défaut de séparation ou par leur retour dans les vaisseaux sanguins, s'appellent *excréments* (1). »

« Les sucs excrémenteux du sang sont des humeurs superflues et en partie inutiles, qu'il chauffe continuellement de sa masse, pour empêcher qu'elles ne troublent l'économie du corps. »

« Les sucs excrémenteux du sang sont purement excrémenteux ou en partie excrémenteux, et en partie récrémenteux. J'appelle sucs purement excrémenteux ceux qui par les lois de la nature ne doivent jamais rentrer dans sa masse, tels sont l'urine et la chassie, par exemple. Les sucs en

(1) Vieussens, *Traité nouveau des liqueurs du corps humain*. Toulouse, 1715, in-4, p. 131, 326 et 327.

partie excrémenteux et en partie récrémenteux sont ceux dont une partie rentre naturellement dans les vaisseaux sanguins ; telle est la bile, comme nous l'avons marqué dans le chapitre précédent. »

A côté de l'urine Vieussens range encore parmi les liqueurs excrémenteuses la matière de l'insensible transpiration et la sueur et le suc des gros intestins. Parmi les récréments il place également (page 131) à juste titre avec la bile le suc visqueux des articulations, le lait, la salive, l'humeur douce qui arrose la surface intérieure de l'œsophage, de la trachée-artère, l'humeur aqueuse du globe des yeux, la sérosité qui se ramasse dans le péricarde, le sperme, le levain de l'estomac et des boyaux grêles, etc.

Il y ajoute, à tort il est vrai, des *récréments insensibles* qui n'existent pas, comme l'*esprit animal*, et des *récréments sensibles* qui ne sont pas des produits de sécrétion, comme la *graisse*, ainsi que la moelle renfermée dans la cavité des os. Cette confusion du contenu de certains éléments anatomiques avec les produits de sécrétion que l'on comprend chez les prédécesseurs et les contemporains de Vieussens, et qui se retrouve pourtant encore dans les écrits de certains physiologistes de nos jours, n'a plus besoin d'être relevée après ce que je vous ai dit des éléments du tissu adipeux et de la moelle osseuse.

Il serait inutile et sans intérêt de passer en revue ici les diverses classifications des sécrétions proposées depuis Haller, qui divise les humeurs en *humores aquei*, *mucosi*, *gelatinosi*, *oleosi* et *miscellanei* (2) ; ou celles des physiologistes modernes qui les partagent en *perspirées*, *glandulaires*, *folliculaires*, car, plus éloignés de la réalité que leur prédécesseur Vieussens, ils placent la sueur et l'urine à côté du suc gastrique, de la bile, du sperme, etc.

Il serait injuste de ne pas citer ici Borden qui dans son *Analyse médicale du sang* (1775), passe en revue toutes les humeurs y compris les matières excrémentitielles. Mais en fait, il ne traite que de leur rôle physiologique ou plutôt de leur physiologie pathologique. A part quelques remarques d'une grande sagacité, ce qu'il en dit est tellement loin de la réalité que son travail n'est utile à lire que parce qu'il prouve jusqu'à quel point la connaissance de la composition immédiate des humeurs et des tissus est indispensable à tout médecin qui veut interpréter exactement les phénomènes qui se passent sous ses yeux.

Sous une forme aphoristique et en cent et quelques pages, Plenck (3)

(1) Haller, *Elementa physiologiæ*. Lausannæ, 1760, in-4, t. II, p. 360, art. HUMORES.

(2) Plenck, *Hygrologia corporis humani sive doctrina chemico-physiologica de humoribus, in corpore humano contentis*. Lovanii, 1797, in-18, p. 5 et suiv.

a donné une description abrégée, très-méthodique et très-exacte pour l'époque, des caractères extérieurs de toutes les humeurs du corps humain. Seulement il ne nous apprend rien sur leur composition en dehors de l'indication de l'existence de la *gélatine*, de l'albumine ou *gluten albuminosum*, du *gluten fibrosum*, de l'eau, du sel marin, du phosphate de chaux, de la soude, du sel ammoniacal et de l'huile, seules matières que la chimie permettait alors d'en extraire. Mais après avoir décrit le sang et la lymphe en tant qu'humeurs communes à tout le corps, il passe en revue successivement toutes les humeurs en les prenant par régions, telles que les cavités crânienne, rachidienne, nasale, buccale, oculaire, auriculaire, thoracique, abdominale, génitales, utérine, articulaires et la surface tégumentaire. Il n'oublie ainsi aucun mucus ni quelque autre liquide que ce soit, mais il est amené à parler du chyle après avoir décrit la bile, et à ranger les *fèces* à côté de l'urine et du liquide des glandes surrénales. Il considère encore les sérosités ventriculaire, intra-rachidienne, péricardique, etc., comme étant des vapeurs qui ne passent à l'état liquide que dans les cas d'hydrocéphale, d'hydrorachis, d'hydropéricarde, etc. (1).

Quant à Hünefeld (2), après avoir décrit d'après les chimistes de son temps les principes immédiats connus alors, il divise les parties complexes de l'organisme en se plaçant aux points de vue chimique et physiologique. Il est amené ainsi à les classer en parties de *première métamorphose animale*, comprenant tous les liquides versés dans l'intestin, le chyle, la lymphe et les excréments; puis en parties de *deuxième métamorphose animale* comprenant le sang et les produits de la respiration, et enfin en parties de *troisième métamorphose animale*. Ce groupe comprend toutes les parties liquides animales autres que les précédentes, et d'autre part les solides.

Les notions qu'il donne sur la composition de ces diverses parties sont toutes empruntées à Fourcroy, Berzelius et autres chimistes; mais elles sont tellement abrégées, qu'elles sont moins complètes même que celles que nous ont laissées ces derniers auteurs (3).

(1) Chaussier (*Table synoptique des humeurs ou fluides animaux*. Paris, an XI, in-folio) classe ainsi les humeurs dont il ne fait que donner l'énumération : Fluides, 1° circulatoires; 2° respiratoires (graisse, moelle des os, liquide des glandes sans conduits excréteurs, pigment); 3° folliculaires; 4° glandulaires; 5° produits par la digestion.

(2) Hünefeld, *Physiologische Chemie der menschlichen Organismus*. Leipzig, 1827, in-8, t. II, p. 175 et suiv.

(3) On m'a reproché de n'avoir pas cité Ribes parmi les auteurs qui ont insisté sur l'importance que présente pour la médecine l'étude des humeurs; mais quiconque lira l'écrit même dans lequel cet auteur a traité de ce sujet verra que, com-

De Blainville (1), ainsi que je vous l'ai déjà dit, a séparé plus nettement encore que ne l'avaient fait ses prédécesseurs les *liquides constituants*, comme le sang, la lymphe et le chyle des *produits liquides* et *semi-liquides*, tels que la matière sébacée. Mais les *sécrétions récrémentitielles profondes* ou généralement *permanentes* que nous allons étudier, il les place près du sang et de la lymphe, sous le nom d'*éléments liquides non circulants*, et parmi elles il range à tort le liquide des ovisacs qu'il nomme *ovarine*.

En outre, il ne sépare pas l'urine et la sueur des autres produits liquides ou sécrétions proprement dites des parenchymes glandulaires, tels que la salive, la bile, etc., malgré les différences qui pourtant les distinguent (2).

De Blainville place dans un groupe à part, sous le nom de *produits anormaux*, la sérosité des hydropisies, le pus et les calculs biliaires, urinaires et arthritiques. Il s'exprime ainsi sur ce point : « Avant tout, je diviserai les *produits* en deux grandes sections; la première comprendra les *produits normaux* et la deuxième les *produits anormaux*. L'histoire de ceux-ci ne saurait être omise dans un cours de physiologie qui doit suivre la vie jusqu'aux dernières limites de variations dont elle ests usceptible, soit en plus, soit en moins. »

Caractères des principales divisions des humeurs.

Les *humeurs constituantes*, les *sécrétions* et les *excrétions* diffèrent les unes des autres, au point de vue de leur origine, de leur mode de formation, autant que sous le rapport de leurs propriétés générales et de leur composition immédiate. Les humeurs constituantes comme le sang, la lymphe et le chyle, empruntent tout formés leurs matériaux constitutifs aux *milieux* dans lesquels ils sont plongés ; ces derniers sont représentés, soit par le milieu ambiant dans lequel l'animal respire et puise ses aliments, soit par les éléments anatomiques des tissus entre lesquels rampent les capillaires. Les parois des conduits contenants et vecteurs ne jouent, dans cette formation, qu'un rôle purement physique d'endosmo-

parativement aux travaux publiés avant le sien, son mémoire ne contient réellement rien de nouveau pour l'époque à laquelle il a été publié. Voy. Ribes, *Sur quelques points de physiologie appliqués à la connaissance de la pathologie et de la thérapeutique* (*Revue médicale*. Paris, 1829, in-8, t. II, p. 177, et *Recueil de ses mémoires*, 1845, t. I, p. 83.)

(1) De Blainville, *Cours de physiologie*. Paris, 1833, t. I, p. 153, et t. III, p. 19.

(2) La classification que je suis dans ces leçons est celle que j'ai donnée dans mes *Tableaux d'anatomie*, en 1850, tableau VIII.

exosmose, pour donner entrée et sortie aux principes immédiats constitutifs de ces liquides.

Les humeurs sécrétées, ou sécrétions, dans ce qu'elles ont de caractéristique, viennent des parois même qui les contiennent avant qu'elles soient excrétées. Car, dans leur production, il y a : 1° formation de leurs principes essentiels par les parois mêmes des tubes du tissu qui les fournit, de sorte qu'on ne trouve ces principes ni dans le sang artériel, ni dans le sang veineux, mais dans la sécrétion seule, ainsi que dans les éléments du tissu dont les actes désassimilateurs amènent la formation de ces composants; 2° il y a, en outre, emprunt au sang, par exosmose dialytique, d'une certaine quantité de principes préexistants dans celui-ci.

Quant aux liquides excrétés, tout dans leur formation se borne à un choix dans le sang, par simple exosmose dialytique, de principes formés ailleurs que dans le parenchyme excréteur, et que dans le sang lui-même; principes ayant pénétré dans celui-ci et pris part à sa constitution avant d'arriver à ce parenchyme et avant d'être séparés par lui.

Rien donc n'est plus inexact que de dire du sang qu'il est une *sécrétion interne*, car sa composition immédiate n'a aucun rapport avec celle des parois vasculaires, et celles-ci ne prennent aucune part à sa formation, ne fabriquent spécialement aucun des principes qui le constituent. Ces derniers se forment ou se perdent dans l'épaisseur des éléments anatomiques des tissus, ou dans les milieux ambiants, mais toujours hors des parois du contenant et sans intervention de parties fournies par celles-ci. Ce fait qui lie le sang à ces milieux d'une part et de l'autre aux agents immédiats des actes qui se passent en nous, ce fait est capital aux points de vue de la transmission pathogénique de l'état des milieux au sang et de l'état du sang aux éléments anatomiques.

Quant aux *sécrétions*, au contraire, leur composition immédiate est liée à celle des parois qui les fournissent, parce que leurs principes caractéristiques sont des produits de la désassimilation, relativement excessive, des éléments anatomiques de celles-ci même. C'est par désassimilation de ce qui est hors de la paroi des vaisseaux que se forme une partie des principes immédiats constitutifs du sang, ce qui lie ce fluide aux tissus plus qu'à ses parois, et ce sont ces principes mêmes qui, avec d'autres venus du dehors, composent les excrétions urinaires et sudorales; celles-ci n'ont donc en fait de liaison directe qu'avec le sang et non avec les parois des tubes qui les empruntent à ce dernier, pour les éliminer aussitôt.

Ainsi la fluidité seule rapproche le sang des autres humeurs, sa composition et sa rénovation moléculaire le liant plus encore aux tissus qu'aux sécrétions et même qu'aux excrétions. Rien de plus important pour l'étude de la pathogénie que la connaissance exacte de cette liaison du sang aux tissus et aux milieux ambiants, et que celle des sécrétions aux parois sécrétantes permettant une réaction de l'économie sur les milieux et sur les substances qui leur sont empruntées, telles que les aliments. Rien de plus saisissant encore que cette relation originelle directe des excrétions avec le sang seulement, et non avec les parois excrétrices ; relation complétant ainsi la liaison de ce dernier aux milieux ambiants.

De là cette facile transmission au sang des altérations de ces milieux et de celles du sang aux tissus, ainsi qu'aux liquides excrétés. Quant aux sécrétions proprement dites, l'individualité qui leur est donnée, par le fait de la formation de leurs principes caractéristiques dans le tissu même qui les verse, les rend plus indépendantes de ces lésions générales, et fait qu'on les trouve moins modifiées durant les maladies que les liquides précédents.

Car, en effet, ou le sang est altéré à ce point que la nutrition cesse, et alors la sécrétion cesse également ; ou bien l'altération est telle que la nutrition ne cesse pas, et dès lors la désassimilation restant la même à peu de choses près, l'humeur produite conserve ses caractères, ses relation moléculaires avec la paroi formatrice restée sans changements.

Les données précédentes, aujourd'hui fixées par l'observation et l'expérience, nous montrent que les questions de pathogénie qu'ont essayé de résoudre les hypothèses de l'humorisme, se lient en fait à la connaissance de la composition du sang d'une part, et à celle de la nutrition de l'autre. Les questions qui touchent à l'état des sécrétions proprement dites (bile, atrabile et pituite), qui ne doivent pas être confondues avec les excrétions (urine et sueur), ne sont, en fait, que des conséquences des premières.

La connaissance de la réalité réduit de plus en plus la place à laisser à ces hypothèses ; car cette analyse des faits relatifs à la constitution et à la provenance des fluides de l'économie, nous faisant de mieux en mieux connaître les causes de leurs propriétés d'ordres physique, chimique et organique, ne laisse plus de prise à l'intervention des entités qu'on supposait venir leur apporter telles ou telles propriétés ; elle n'en laisse pas non plus à celle des qualités occultes qu'on leur attribuait.

Cette analyse, comme on le voit, doit aller plus loin que la simple détermination de la quantité en poids d'un nombre restreint de principes immédiats, comme le faisaient les recherches chimiques publiées dans la première moitié de ce siècle. Il est question ici des principes auxquels on attribuait arbitrairement toutes les propriétés essentielles, normales ou morbides de l'humeur étudiée, alors que la notion de principe immédiat n'était pas même nettement définie, et que par suite, celle de leur séparation naturelle en trois classes distinctes l'était encore moins.

Aussi ne trouve-t-on dans ces analyses chimiques aucune mention des différences anatomiques et physiologiques qui séparent les excrétions des sécrétions, et celles-ci des humeurs constituantes, comme le sang et la lymphe. Il n'y est aucunement question, à plus forte raison, des modifications isomériques des principes de la troisième classe ou coagulables, survenant au sein même de ces fluides; or, cette notion nouvelle a donné les premières indications réelles qu'ait possédées la science : 1° sur les modes d'après lesquels a lieu la transmission des altérations des milieux extérieurs au sang et de celles de ce dernier aux solides, 2° sur la nature de la virulence du sang et des sécrétions, 3° sur les causes de l'absence constante de cette virulence dans les excrétions, et 4° enfin sur le mécanisme de sa transmission d'une humeur aux solides ou à d'autres liquides.

La nécessité pour le médecin d'une éducation expérimentale physique et chimique, pour arriver à comprendre l'importance des notions précédentes, fera longtemps encore le succès de la tendance à attribuer toutes les maladies miasmatiques et virulentes à l'introduction dans l'économie d'animaux ou de végétaux invisibles, mais doués d'une action d'une merveilleuse énergie. Longtemps encore elle fera considérer, comme cause primitive et essentielle des symptômes observés, les êtres de cet ordre dont le développement n'est qu'un épiphénomène de l'altération primordiale. Ces vues ont, en effet, un avantage des plus séduisants, mais malheureusement illusoire ; elles suppriment toute nécessité de la connaissance des faits relatifs à la constitution de la substance organisée, à celle de ses états, de sa naissance, de son évolution, de ses propriétés spéciales, et des altérations qui résultent du jeu même des parties qu'elle forme. Il n'y a plus, en ce cas, à se préoccuper beaucoup de ces questions, puisque : 1° la matière organisée est alors considérée à peu près comme passive devant les attaques des corps étrangers vivants qui s'y implantent, et 2° comme ne pouvant se modifier, par le fait même de ses actions propres et de ses relations moléculaires avec les milieux ambiants, par l'intermédiaire des fluides étudiés ici.

Nous voyons, d'un autre côté, comment, en ces questions, l'étude des parties liquides ou solides doit être étendue de l'état normal jusqu'à l'état morbide. Cette extension amenant une comparaison de l'un à l'autre de ces états, constitue un complément, une contre-épreuve scientifique indispensable et des plus utiles, en nous montrant les mêmes parties sous un nouveau jour, celui de la diminution, de l'excès ou de l'aberration. Cette extension est surtout nécessaire lorsqu'il s'agit de corps, de dispositions et d'actes en voie incessante de modifications, et variant sous de si faibles influences, qu'on ne peut bien juger de leur état normal, ou moyen, que par la connaissance des extrêmes, touchant à leur origine et à leur fin.

Nous voyons d'après ce qui précède que, selon les justes remarques d'Auguste Comte (1), un premier coup d'œil jeté sur l'ensemble de la nature organique, depuis l'homme jusqu'au végétal, montre clairement que tout corps vivant est formé d'une certaine association de parties solides et de parties fluides, dont les proportions varient entre des limites très-écartées d'une espèce à l'autre. La nutrition ou rénovation moléculaire continue, acte organique le plus général, ne saurait persister sans une suffisante harmonie entre ces deux ordres de parties constituantes mutuellement indispensables. Ce double mouvement intestin de composition et de décomposition permanentes, qui caractérise essentiellement la vie générale, ne saurait à aucun degré être conçu dans un système dont les parties seraient entièrement solides. D'un autre côté une masse purement liquide, et à plus forte raison gazeuse, ne pourrait exister sans être circonscrite par une enveloppe solide. Cette corrélation nécessaire entre les solides et les fluides exclut comme également irrationnels l'humorisme et le solidisme absolus.

On ne saurait douter, ajoute Auguste Comte, que les liquides appartenant au groupe des constituants ne manifestent une rénovation moléculaire continue tout aussi réelle que celle des éléments anatomiques solides. Le sang cesse de vivre aussitôt qu'il est sorti des vaisseaux; car il perd presque immédiatement son organisation en se coagulant, et il ne présente alors que les réactions chimiques compatibles avec sa composition immédiate, et avec la nature du milieu où il se trouve placé. Mais il n'en est pas de même des sécrétions et des excrétions ou *produits liquides*, qu'il importe tant de séparer des fluides précédents. La question serait mal posée, et, par suite, resterait l'objet de discussions interminables si, ne prenant en considération que de la fluidité, on rapprochait les humeurs les unes des autres, sans tenir assez compte de leur composition immédiate à laquelle elles doivent leurs propriétés essentielles.

Cette séparation capitale établie, il reste donc incontestable aujourd'hui que les fondateurs de la physiologie pathologique et de la pathologie moderne, dans leur réaction si nécessaire contre l'antique humorisme, ont beaucoup trop négligé d'avoir égard, pour la théorie des maladies, aux altérations, soit indirectes, soit directes et spontanées, dont

(1) A. Comte, *Cours de philosophie positive*. Paris, 1838, in-8, t. III, 3e édit., 1869, p. 354 et suiv.

les plasmas sanguins et lymphatiques sont susceptibles en vertu de leur composition complexe et du rôle qu'ils remplissent.

Il est de plus une autre question d'un haut intérêt philosophique, concernant l'état d'organisation et la nutrition du sang et de la lymphe qui est aujourd'hui résolue. On sait en effet que le plasma ainsi que les éléments anatomiques qui s'y trouvent en suspension sont en voie de rénovation moléculaire continue, et présentent les caractères essentiels de l'état d'organisation. En outre, dans le plasma non plus que dans les éléments anatomiques figurés, cette rénovation moléculaire n'a pas pour siége certains principes immédiats à l'exclusion des autres, tous y participent, bien qu'à des degrés divers, au point de vue de la quantité et de la rapidité, selon qu'ils sont coagulables ou cristallisables, et d'origine organique ou d'origine minérale. Enfin, l'eau que les uns et les autres laissent échapper, lorsqu'on les soumet à la dessiccation, n'appartient pas à ces derniers principes, mais fait partie essentielle des substances organiques ou non cristallisables, comme eau de constitution.

Ces données positives sur les divers groupes de principes immédiats, et sur la part que prennent les espèces de chaque groupe à la constitution et à la rénovation moléculaire de la substance organisée, amorphe et figurée, rendent incontestable que l'étude des humeurs fait partie de l'anatomie au même titre que celles des tissus. Il est certain que l'étude statique des corps vivants serait radicalement incomplète et ne constituerait qu'une très-insuffisante préparation à leur examen dynamique, si cet ordre de parties constituantes n'était pas compris dans le domaine de l'analyse anatomique.

L'état de la physique et celui de la chimie rendaient inévitable cette lacune et celle que laissait l'absence de l'étude des éléments anatomiques dans le traité de Bichat. Mais malgré l'évidente nécessité de ce complément capital, il n'en faut pas moins continuer à regarder, dans l'ordre rationnel des spéculations biologiques, l'anatomie de la substance organisée en général, et celle des éléments anatomiques en particulier, comme devant toujours précéder et préparer l'anatomie des fluides.

Sous le point de vue dynamique ou physiologique, la prise en considération du rôle rempli par les humeurs devient aussi importante que celle des propriétés des solides, tant en ce qui concerne la nutrition et la génération des parties, que sous le rapport de l'influence des premières, comme condition physique et chimique de l'accomplissement des actes des seconds. Sous le point de vue purement anatomique, au contraire, l'étude des solides doit être nécessairement prépondérante, car nous savons que celles des humeurs qui, comme les plasmas sanguin et lymphatique, présentent l'état d'organisation, ne l'offrent qu'au degré le plus rudimentaire; tandis que ces degrés sont de plus en plus élevés, de plus en plus nettement saisissables, à compter des éléments anatomiques, des tissus, etc. Par conséquent, indépendamment de ce que les éléments anatomiques entrent comme partie constituante accessoire des humeurs, organisées ou non, ils demandent à être connus d'abord aux points de vue de leurs caractères propres, de leur origine, etc. On comprend que ce qui est nettement caractérisé doit être étudié avant ce qui est rudimentaire, afin de juger exactement la valeur de ce dernier degré.

Cela est surtout important au point de vue de la méthode, en raison de ce fait, que les obstacles caractéristiques que présente l'exploration anatomique des fluides de l'organisme qui offrent l'état d'organisation, résultent d'une sorte de cercle vicieux, tenant, d'une part, à l'impossibilité d'analyser ces parties dans l'organisme même, et d'autre part à la désorganisation par dédoublement et coagulation spontanés de certains de leurs principes essentiels, dédoublement qui suit presque immédiatement leur extraction. Il faut donc, avant l'exploration à l'aide des moyens d'ordre chimique, qui sont pourtant les plus précieux et les plus décisifs, recourir d'abord à l'examen microscopique pour distinguer ce qui est élément en suspension de ce qui est plasma, et pour suivre les phases de la coagulation, en déterminer la signification, etc. C'est faute de suivre cette marche logique, et parce qu'ils ne séparent pas nettement les *constituants* des *produits*, que les chimistes nous donnent habituellement des notions si incomplètes et si incohérentes sur la vraie constitution moléculaire des humeurs aussi bien que sur celle des tissus.

En résumé, les parties constituantes liquides du corps sont, comme les solides, de deux ordres bien distincts anatomiquement et physiologiquement, ou, si l'on veut, au point de vue de leur constitution et de leurs propriétés. Les unes appartiennent au groupe des *constituants;* les autres à celui des *produits.* Notons ici un fait analogue à ceux que nous montrent les solides; la masse des parties constituantes liquides prédomine toujours à l'état normal sur celle des produits, si ce n'est pendant un court espace de la durée de la vie où l'on voit la quantité du liquide amniotique l'emporter sur celle du sang fœtal. Ces constituants liquides ne sont pourtant qu'au nombre de deux, le sang et la lymphe.

Sous ce rapport, le nombre des produits liquides est bien plus considérable que celui des produits solides; les constituants solides, au contraire, sont bien plus nombreux que les produits correspondants.

Nous retrouvons donc dans ce livre la séparation des humeurs en deux grandes divisions, celle des *constituants* et celle des *produits*, séparation analogue à celle que nous avons déjà rencontrée en étudiant les éléments anatomiques, et à celle que nous retrouverons en histologie. Seulement, ici, cette séparation est infiniment plus tranchée, malgré que dans les plasmas l'état d'organisation reste des plus rudimentaires; car, tandis que les éléments anatomiques et par suite les tissus, appartenant au groupe des produits, présentent nettement l'état d'organisation, nous ne retrouvons celui-ci que dans le plasma des humeurs constituantes. Les produits liquides, au contraire, ne le possèdent pas; ils diffèrent par suite du sang et de la lymphe, au point de vue de leur constitution et de leurs propriétés, plus que les produits solides, épithélium, ivoire, etc., ne s'écartent sous ces divers rapports des constituants qui leur correspondent.

Les produits liquides, à leur tour, se subdivisent en *sécrétions* et en *excrétions*, qu'il importe on ne peut plus de ne pas confondre anatomiquement et physiologiquement. A ces deux groupes de produits, il faut enfin en ajouter, comme complément, un troisième qui, sous le nom de *produits médiats*, comprend des matières formées d'un mélange intime de résidus provenant de diverses sécrétions modifiées par leur action réciproque sur les aliments et restant associées aux résidus alimentaires.

Cette division entre les *humeurs constituantes* et les produits tant *sécrétés, excrétés,* que *médiats* est des plus naturelles et fondée, comme on le voit, non-seulement sur des différences physiques et chimiques, de composition immédiate et d'arrangement moléculaire, mais encore sur des dissemblances relatives à leur origine et au rôle qu'elles remplissent en vertu de leurs propriétés spécifiques.

Les premières, en effet, n'entrent ni ne sortent normalement de l'économie, elles s'y forment et y remplissent leur rôle sans sortir du cercle qu'elles parcourent, et, fait important, sans se détruire; pas plus que ne se détruisent en agissant les éléments anatomiques solides du groupe des constituants. Dans les produits liquides quels qu'ils soient, nous ne retrouvons rien d'analogue.

Nous voyons les sécrétions se subdiviser d'abord en deux groupes, selon que restant immobiles, comme les *sérosités*, elles jouent un rôle purement physique, ou qu'à la manière des plus nombreuses, les *sécrétions proprement dites*, elles ne remplissent leur rôle qu'en se détruisant, au moins partiellement; car la disparition de quelques-uns de leurs principes essentiels, ou certains changements moléculaires survenant dans ces derniers, par le fait même de leur action, représentent précisément la condition essentielle de l'accomplissement de ce rôle.

Enfin les excrétions et les produits médiats une fois formés ne jouent un rôle que par le fait même de leur expulsion intégrale, sans se modifier ni modifier quelque partie que ce soit de l'économie, comme le font, au contraire, les sécrétions.

Tels sont, en abrégé, les caractères essentiels des humeurs.

En fait, dans l'étude de chaque humeur il faut se préoccuper : 1° de ses caractères physiques, puis de sa composition ; 2° des rapports que présente chaque humeur avec les parties solides dont elle vient; 3° du rôle qu'elle remplit. Tels sont les trois points essentiels à considérer. Il y a de plus à étudier, chemin faisant, soit les altérations que présente sa composition, et surtout celles qui sont en corrélation avec les lésions existant dans les solides dont elle provient; il faut signaler enfin les modifications consécutives qui résultent de ces altérations, quant au rôle rempli par cette humeur.

DEUXIÈME LEÇON

ÉTUDE DE CHAQUE ESPÈCE D'HUMEURS EN PARTICULIER ET SPÉCIALEMENT DU SANG.

A. — Première division. — Des humeurs constituantes.

Le premier groupe des liquides de l'économie comprend ce qu'on appelle les *humeurs constituantes*, etc., liquides qui prennent part d'une manière directe à la constitution d'un certain nombre d'appareils de l'organisme, et qui offrent comme caractère important d'être contenus dans des cavités ou dans des conduits qui ne sont jamais mis normalement en communication directe avec l'extérieur.

Les sérosités péritonéales et péricardiques sont aussi contenues dans des cavités closes qui ne sont jamais en communication avec le dehors. Cela est vrai pour les animaux à température constante; mais pour bien des poissons le péricarde communique avec le péritoine, et le péritoine communique avec l'extérieur par des conduits particuliers qui mettent ainsi ces séreuses en continuité avec la peau, de la même manière que la cavité du péritoine se continue avec celle des trompes chez les femelles des mammifères, etc.

Les fluides du groupe des constituants sont organisés, et ils sont doués d'une seule propriété d'ordre organique ou vital, la nutrition, la plus simple de toutes, et même cette rénovation moléculaire continue est bien plus énergique dans les fluides sanguins et lymphatiques que dans les éléments anatomiques solides. C'est en raison même de cette énergie des qualités d'assimilation et de désassimilation, que ce fluide peut servir d'intermédiaire entre le milieu extérieur et les parties solides qui sont les agents directs des actions essentielles qui se passent dans l'économie. Les liquides du groupe des constituants servent en quelque sorte de *milieu intérieur* pour l'organisation, en ce sens qu'ils fournissent incessamment des matériaux d'assimilation aux parties solides, et ils reçoivent incessamment les principes qui ont suffisamment servi dans l'épaisseur des éléments anatomiques.

L'importance de la notion de *milieu intérieur* se juge par le nombre des écrits scientifiques et médicaux dans lesquels elle est reproduite depuis vingt années à propos du rôle général rempli par le chyle, la lymphe et le sang, en tant qu'intermédiaires entre le milieu ambiant et les éléments anatomiques, agents essentiels des actes d'ordre organique. Plusieurs auteurs s'attribuent la priorité de cette donnée scientifique. Mais en fait Verdeil et moi sommes les premiers qui l'avons introduite dans la science en nous exprimant ainsi à ce sujet : « Il est impossible de concevoir un être organisé vivant sans un milieu dans lequel il puise et rejette ; l'un est l'agent, l'autre fournit les conditions d'activité. L'agent, à son tour, se subdivise en plusieurs ordres de parties aussi indispensables les unes que les autres : d'une part les *solides* qui agissent, et de l'autre les humeurs qui maintiennent ceux-ci en état d'agir, qui sont les conditions d'action, qui jouent, par rapport aux *solides*, le rôle que le *milieu extérieur* joue par rapport à l'organisme total, et enfin par lesquelles s'établit la liaison entre l'intérieur et l'extérieur, entre le milieu général et l'être organisé. Que le milieu général disparaisse ou s'altère, l'agent cesse d'agir; que s'altèrent les humeurs (*ce milieu de l'intérieur*), et tout cesse dans les solides aussi bien que si l'agent disparaissait, aussi bien si ces derniers étaient détruits (1). »

Le sang et la lymphe sont contenus dans un appareil qui ne laisse aucune communication de ces humeurs considérées en masse, avec le dehors et avec l'épaisseur des tissus; mais comme il permet au contraire l'issue et l'entrée simultanée de tous les principes constitutifs, individuellement ces fluides sont en voie incessante de modifications, et leur composition diffère d'un point à l'autre de l'économie. Cet ensemble de conditions mécaniques, physiques et chimiques, fait qu'ils prennent part, plus que les autres, à la constitution de l'organisme, et comme leur quantité l'emporte sur celle de tous les autres, comme leur existence est constante et permanente on leur donne le nom d'*humeurs constituantes*.

On y trouve en proportion presque égale des principes immédiats des trois classes, à savoir : des principes d'origine minérale, des principes cristallisables d'origine organique et des principes d'origine organique,

(1) Ch. Robin et Verdeil, *Chimie anatomique ou traité des principes immédiats*. Paris, 1853, in-8, t. I, p. 13 et 14.

naturellement liquides, non cristallisables, mais coagulables. Ces derniers y prédominent.

Ces divers composants sont à l'état de dissolution et de combinaison réciproque, de telle manière qu'ils composent un liquide homogène qu'on appelle *plasma*.

Le sang, le chyle et la lymphe tiennent en suspension des éléments anatomiques qui leur sont propres, surtout le sang, et ce sont les seules humeurs qui présentent ce caractère. Ainsi, les hématies ou globules rouges sont des éléments anatomiques solides qui n'appartiennent qu'au sang.

Dans les autres humeurs, on voit quelquefois des éléments anatomiques en suspension; mais ce sont des éléments détachés de la paroi du conduit qu'elles ont parcouru ou de la surface de la paroi qui les a produites. A côté des hématies ou éléments anatomiques prédominants du sang, on trouve une autre espèce d'éléments accessoires, à savoir, les leucocytes, qui se rencontrent dans beaucoup d'autres liquides. Ce n'est que par suite de modifications accidentelles qu'on les voit quelquefois augmenter de nombre, de manière à changer la coloration du sang.

Ce fait de l'existence d'un élément anatomique propre dans ces humeurs a tellement frappé certains anatomistes, qu'ils ont prétendu que le sang n'était pas une humeur, mais un tissu et même un organe dans lequel le plasma avait le rôle de la substance intercellulaire. C'est là une erreur au point de vue anatomique et au point de vue physiologique.

Dans le sang, le chyle et la lymphe, la portion fluide, le plasma, représente la partie constituante essentielle et fondamentale. C'est en vertu de l'existence du plasma, et non point en raison de l'existence d'une espèce d'élément anatomique en suspension, que les plasmas peuvent remplir tel ou tel rôle physiologique. La portion fluide ne joue nullement, dans la constitution des humeurs, un rôle d'élément anatomique accessoire comme le fait la substance amorphe qui existe entre les cellules des plantes, entre les fibres des disques intervertébraux, entre les cellules de la moelle des os, ou entre les cellules de la substance grise cérébrale. Les plasmas ne sont nullement comparables à ces substances interposées à des éléments anatomiques solides dans les tissus.

En effet, les substances amorphes sont des éléments anatomiques accessoires dans tous ces tissus, c'est-à-dire qu'elles ne remplissent qu'un rôle secondaire, relatif à la nutrition de ces éléments. Dans les humeurs constituantes, au contraire, le plasma joue par rapport à elles un rôle analogue à celui des fibres musculaires, en tant qu'élément anatomique fondamental de ce tissu musculaire; c'est grâce à la fluidité de ce plasma, de cette partie composante essentielle, que les humeurs peuvent remplir leur rôle, qui, dans le groupe dont il s'agit, est de présider à la rénovation moléculaire incessante des principes immédiats de toute l'économie. En effet, grâce à cette liquidité de leur partie constituante fondamentale, ces humeurs peuvent être transportées d'une manière continue d'une région du corps à l'autre, qu'elles renferment ou non des éléments anatomiques en suspension.

Grâce à cette fluidité, on voit le plasma sanguin être dans un rapport incessant avec des principes liquides ou solides en dissolution, qui viennent du dehors et qu'ils empruntent au tube digestif. Pour ces matériaux, quels qu'ils soient, le plasma sanguin s'en charge, il se les assimile, et c'est par son intermédiaire que se trouve mis en rapport l'intérieur de l'économie avec l'extérieur. Il se les assimile d'une manière indirecte, à travers l'épaisseur de l'épithélium intestinal et la paroi des capillaires. Puis, si l'on considère ce plasma, non plus dans ses rapports avec l'extérieur de l'organisme, mais au contraire avec l'intimité des tissus, on voit qu'il cède d'une manière continue aux parties solides (comme les éléments cartilagineux, musculaires, nerveux, osseux, etc.) les principes immédiats dont il est formé, et qu'il emprunte à ces mêmes éléments de la créatine, de l'urée et d'autres principes qui se sont produits dans les éléments anatomiques.

Le sang artériel arrive ainsi partout égal à lui-même devant tous les éléments anatomiques les plus divers, musculaires, nerveux, glandulaires, etc. ; là il cède à chacun des principes différents selon sa composition immédiate individuelle, et en reçoit d'autres qui sont partout divers, dès lors il devient partout différent de lui-même dans les capillaires qui représentent ses points de départ pour revenir vers le cœur. Là est l'origine des différences existant entre chaque sang veineux sur lesquelles Legallois a insisté dès 1801 dans sa thèse inaugurale.

S'agit-il des gaz avec lesquels le plasma est en relations incessantes, c'est par les globules que s'opère cette relation avec l'extérieur ; ici, ce sont les éléments anatomiques en suspension, c'est-à-dire les hématies qui remplissent surtout ce rôle.

Ce sont donc surtout les plasmas du sang et du chyle qui jouent le rôle essentiel dans les relations qui sont établies entre l'économie et l'extérieur d'une part, par l'intermédiaire du tube digestif, et l'intimité des tissus d'autre part.

En résumé, les humeurs du premier groupe (*sang*, *chyle* et *lymphe*) ont comme attribut anatomique ou statique l'état de combinaison par dissolution réciproque et mélange de principes immédiats nombreux, ainsi que l'état de suspension dans lequel se trouvent les éléments anatomiques qu'elles renferment. Elles ont pour attribut dynamique deux ordres aussi de propriétés : 1° une seule *propriété vitale*, la plus élémentaire et la plus générale aussi, celle de *nutrition*, caractérisée par le double mouvement ou acte continu de composition et de combinaison, de rénovation moléculaire de leurs principes immédiats; 2° les propriétés d'humeurs, ou physiques et chimiques que peuvent présenter les liquides suivant leur degré de fluidité et de complexité dans leur composition. Elles sont normalement situées dans des conduits sans communication à l'extérieur et circulant avec *retour* au même lieu, grâce à leur fluidité.

Seules elles sont organisées, mais au degré le plus simple. Seules elles sont douées de *nutrition* ou rénovation moléculaire continue, mais au degré le plus énergique, par emprunt et rejet incessant et indirect (c'est-à-dire avec mouvement circulatoire sans communication directe avec le dehors, fait important et propre à elles seules) de matières liquides ou de solides et de gaz dissous; emprunt et rejet dans le milieu extérieur, suivis d'un phénomène inverse par rapport aux éléments anatomiques dans l'intimité des tissus. Ce fait n'a pas son analogue dans les autres humeurs, d'où résulte que celles dont je parle peuvent servir de *milieu intérieur* pour ces tissus, comme l'atmosphère pour l'économie entière, et d'intermédiaire entre les éléments anatomiques et les milieux extérieurs. De là leur facile altération directe d'une part, sous l'influence de ces derniers, et d'autre part la transmission de cette altération aux éléments avec lesquels elles échangent incessamment leurs principes constitutifs. D'où les maladies générales et la mort dite sans lésion apparente, parce qu'au delà des lésions visibles il y a les altérations moléculaires invisibles, plus graves que les autres; car des humeurs où elles commencent elles se transmettent à la totalité des tissus (*infection, généralisation*) qui empruntent et rejettent, et de plus aux autres humeurs, celles qui *sont produites, sécrétées, non constituantes* (quand toutefois leur sécrétion n'est pas suspendue), lesquelles sont altérées d'une manière corrélative (page 22).

Première espèce. — DU SANG.

Le sang est le liquide contenu dans les vaisseaux qui partent des cavités du cœur ou s'y jettent.

L'étude du sang consiste à déterminer d'abord quels sont les caractères physiques généraux qu'il présente, et ensuite à étudier, comme nous l'avons fait pour les éléments anatomiques, la constitution en principes immédiats ou en éléments anatomiques de ce liquide. Cette constitution, une fois étudiée, il devient possible de donner une description d'ensemble synthétique de cette partie du corps. Alors aussi il est possible de se rendre compte exactement, grâce aux connaissances antécédemment acquises, de chacun des phénomènes que peut présenter ce liquide, selon qu'on l'examine dans la veine-porte, dans les vaisseaux pulmonaires, dans les capillaires généraux ou dans ceux des parenchymes glandulaires ou non glandulaires (1).

Nous avons déjà vu (page 14) que le sang n'apparaît dans l'économie qu'après le liquide de la vésicule ombilicale, alors que déjà se sont produits : 1° l'épaississement du feuillet blastodermique interne en deux ou trois rangées de cellules qui se replie en l'involution qui forme l'axe cérébro-spinal; 2° la notocorde et sa gaîne; 3° les premiers faisceaux striés des lames dorsales; 4° les premiers faisceaux musculaires du cœur lui-même.

Des deux ordres essentiels de parties composantes du sang, ce sont les globules et spécialement les hématies, qui apparaissent les premiers (2). Le plasma ne se montre que quelques heures ou un jour environ plus tard, selon la rapidité du développement des espèces observées; mais il en existe déjà sur les batraciens et les poissons dès que surviennent les premières contractions du cœur. Avant l'apparition de ce fluide qui écarte un peu les globules les uns des autres, ces derniers sont simplement juxtaposés sans adhésion réciproque dans le centre du cylindre cardiaque et ils n'y sont pas rendus polyédriques par pression mutuelle comme le sont les cellules épithéliales, celles de la notocorde et des autres tissus de l'embryon. Aussi même pendant les quelques heures où les globules rouges remplissent à eux seuls la cavité où sera le sang, on ne peut pas dire sous ce rapport qu'ils composent un tissu, comme on le peut dire au contraire des cellules assez fortement adhérentes les unes aux autres et différentes

(1) Beaucoup d'auteurs disent avec Bordeu que le sang est de la chair coulante et croient ainsi avoir défini le sang. Or, il n'y a pas de plus mauvaise définition du sang que celle-là, attendu que le sang est aussi bien de l'urine ou de la bile coulantes que de la chair coulante ; car il y a un échange incessant entre les principes venant des aliments et de la respiration, et ceux qui sont restitués au sang par les parties solides comme les muscles, les nerfs, etc. ; matériaux qui, une fois qu'ils ont accompli leur rôle, deviennent nuisibles et sont destinés à être rejetés par les urines, la sueur, ou par l'exhalation pulmonaire, lorsqu'il s'agit de l'acide carbonique. Ceux-là méconnaissent encore plus ces données fondamentales sur le rôle des milieux en général et sur celui de milieu intérieur que remplit le sang, qui disent que ce dernier est un tissu, où même chose plus absurde s'il est possible, qui l'appellent un organe. Il importe d'être bien fixé sur les caractères relatifs à la constitution de ces liquides et de savoir que ce n'est pas par un mot plus ou moins poétique qu'on définit une humeur, un solide ou quelque autre partie du corps que ce soit. C'est grâce à sa fluidité que le sang peut remplir ses usages physiologiques, et il n'y a là rien qui puisse faire comparer une humeur à un tissu et encore moins à un organe. Vouloir assimiler le sang à un tissu, c'est anatomiquement et physiologiquement méconnaître deux choses : ce qu'est le sang d'une part, ce que sont les tissus d'autre part.

(2) Voy. Ch. Robin, *Anat. et physiologie cellulaires*, 1873, p. 316.

des hématies qui forment la paroi cardiaque dont ces derniers remplissent la cavité (1).

A compter de l'époque de l'apparition du plasma, la quantité de celui-ci augmente plus rapidement que celle des globules et finit par l'emporter sur celle des éléments anatomiques qu'il tient en suspension. Toutefois ce n'est qu'après la naissance et à une époque qui n'est pas encore déterminée que cette prédominance existe. Denis a en effet montré qu'à l'époque de l'accouchement la quantité des globules est encore à celle du plasma : : 722 : 278. Mais sur l'adulte elle est en moyenne : : 446 : 554. Chez l'adulte sain ou malade on ne connaît pas d'exemple de retour à un état de prédominance des globules sur le plasma, mais au contraire dans un grand nombre de circonstances tant accidentelles que morbides proprement dites, la quantité des globules descend à 400 grammes pour 1000 et au delà. Après la mort le plasma se décompose, s'infiltre et l'on ne retrouve plus guère que des globules avec ou sans traces de fibrine.

Sur les caractères extérieurs et sur la composition du sang en général.

Le sang est un liquide qui, parti du cœur, remplit les artères, passa par les capillaires, puis par les veines pour rentrer dans le premier. Sur les vertébrés il est d'une couleur rouge, tantôt vermeille, tantôt foncée, virant au pourpre, moins mobile que l'eau, sans viscosité ni état sirupeux et dont chez l'homme la densité varie de 1052 à 1057 en moyenne. Il est donc plus lourd que l'eau de cinq centièmes environ. 1045 et 1075 sont les nombres extrêmes indiqués pour la densité trouvée en diverses circonstances.

Ces nombres indiquent la densité moyenne du mélange des globules et du plasma ; or, celle des hématies est de 1088 à 1105 et celle du *sérum*, après coagulation de la fibrine, est de 1028 seulement. Du reste les gaz et quelques corps gras du sang sont les seuls principes constituants de cette humeur qui soient moins denses que l'eau.

La comparaison du poids du corps avant, puis après la mort par hémorrhagie, a donné sur les suppliciés 5540 grammes de sang sur un homme pesant 60 kilog. (Lehmann et Weber), 5550 ou un peu plus de 5 litres sur un autre pesant 63 kilog. (Vierordt), ce qui donne environ 1 kilog. de sang pour 11 et pour 12 kilog. du poids total du corps. D'après les observations analogues de Bischoff la masse du sang est le treizième ou le quatorzième du poids du corps. D'après Welcker cette quantité est seulement de 1 pour 19 sur les nouveau-nés. Ces nombres méritent d'être rappro-

(1) Voy. Ch. Robin, *loc. cit.*, 1873, p. 293 et 314.

chez des observations au nombre de plusieurs centaines, faites par M. Colin sur presque tous les animaux domestiques. Elles montrent que l'homme est de tous les animaux celui qui a le plus de sang relativement au poids de son corps. Cette quantité est en moyenne de 1 pour 17 sur le chien, pour 18 sur le cheval, pour 24 sur le mouton, pour 26 dans le porc, pour 29 sur le bœuf, pour 31 chez le lapin, pour 33 sur le chat, etc. Elle est généralement un peu moindre sur les jeunes animaux. Comme Valentin, Panum, etc., il a vu que l'abstinence diminue mais très-peu la quantité de sang, contrairement à ce qu'on avait autrefois supposé (1).

La couleur rouge caractéristique du sang des vertébrés est due aux hématies en suspension. Nous venons de voir (p. 49) quelle est la proportion en poids et presque en volume des globules relativement au plasma chez l'homme. Quant au nombre des hématies ces données correspondraient à environ 5 millions d'hématies par millimètre cube du sang humain d'après Welcker, et par suite il y aurait de 15 à 16 000 leucocytes pour ce même volume du sang. Malassez (2) a employé un procédé qui semble donner des résultats plus justes, et n'a trouvé que 4 300 000 hématies par millimètre cube du sang des capillaires des doigts, au maximum, et 4 000 000 dans celui des veines de l'avant-bras. Sur les chiens et les lapins ce nombre atteint et dépasse 5 et 6 millions par millimètre cube dans le sang des veines. Sur ces animaux ce nombre est moindre dans les artères dans la proportion de 100 : 109 sur le chien et à 110 sur le lapin. Déjà dans les analyses du sang humain d'Andral et Gavarret, etc., le nombre des globules rouges du sang artériel étant représenté par 100 : il est de 109 dans le sang veineux. De plus sur l'homme et les animaux précédents le nombre des globules rouges est plus grand dans les capillaires cutanés où ont lieu les déperditions de liquides que dans les veines revenant de ces régions, de telle sorte que le nombre des hématies étant représenté par 100 dans les veines, varie de 107 à 117 dans les capillaires.

La couleur rouge du sang n'est pas troublée par les leucocytes dont on compte 1 pour 300 à 400 globules rouges chez l'adulte; mais elle est changée légèrement et tire à la teinte lie de vin, quand il y a plus de 1 leucocyte pour 50 hématies ou environ. Les variations de couleur du rouge vif au rouge pourpre foncé sont dues aux changements de couleur des hématies sous l'influence des gaz. La couleur et la composition qui sont constantes dans les artères diffèrent d'une veine à l'autre, et aussi dans la même veine, selon que le sang remplit ou non un rôle molécu-

(1) Colin, *Physiologie comparée*. Paris, 1873, 2e édit., t. II, p. 516.
(2) Malassez, *De la numération des globules rouges du sang*. Paris, 1873, in-4, p. 46.

laire actif autre que le mouvement de transport, dans les capillaires de l'organe, en repos ou actif lui-même quant à ses usages propres. On a constaté que ce sont les différences de quantité des gaz qui sont la cause principale de ces variations de couleur, je dis la cause principale, car il y a d'autres causes secondaires.

Quant aux différences de ton qu'il y a entre le *sang artériel* ou *rouge* et le *sang veineux* ou *noir*, on sait aujourd'hui que ce sont des différences qui ne sont pas absolues. Cl. Bernard a montré en effet que le sang qui sort noir d'un organe comme un muscle peut sortir rouge du même muscle, sans qu'il y ait de maladie; il suffit pour cela qu'il y ait dilatation des vaisseaux, et cette dilatation on peut la produire à volonté expérimentalement. Or, lorsque cette dilatation permet au sang d'affluer et d'avoir un cours rapide dans un organe, le sang sort par les veines avec la couleur qu'il avait dans les artères, de sorte que la coloration rouge caractéristique du sang artériel à l'état normal peut être conservée par le sang veineux dans certaines conditions physiologiques. On voit qu'il reste encore plus important que par le passé d'étudier les causes qui font que le sang est dans certains cas d'un rouge rutilant et dans d'autres cas d'un rouge pourpre violacé.

Le sang a une saveur légèrement salée, qu il doit à ce que le principe salin et sapide le plus abondant de ceux qu'il renferme est le chlorure de sodium (3 à 4 pour 1000 du plasma).

Le sang a une odeur propre, mais très-peu prononcée, fait déjà indiqué par Deyeux, Parmentier, Baumé, etc... Elle ne devient saisissable en général que lorsqu'on le chauffe ou quand on le mêle à un volume égal d'acide sulfurique, ainsi que l'a montré Barruel. Cette odeur est la même que celle de la sueur de chaque espèce animale observée. Elle est due à l'évaporation graduelle d'acides gras volatils existant, soit à l'état libre, soit en voie de séparation, des combinaisons dans lesquelles ils entraient. Ce paraissent être les acides butyrique, hircique, caproïque, valérianique ou amylique, etc. (1).

Le sang réagit alcalin chez tous les animaux, tant à l'état normal que dans toutes les conditions morbides où il a été examiné. Cette réaction est due aux carbonate et phosphate basiques de soude du plasma.

(1) Voy. Ch. Robin et Verdeil, *Chimie anatomique*. Paris, 1853, in-8, t. III, p. 89 et 482. Nous verrons plus loin quelles sont les conditions physiologiques qui font que quelle que soit la fétidité morbide de l'haleine, de la sueur, etc., jamais le sang n'offre une odeur correspondante sensible, parce que les composés odorants l'abandonnent dès qu'ils arrivent au poumon. Dans les empoisonnements par l'alcool, l'essence d'absinthe, l'éther, le chloroforme, l'acide cyanhydrique, etc., ces agents laissent seuls leur odeur à un très-faible degré.

100 grammes de sang exigent 50 centigrammes d'acide lactique pour être ramenés à l'état neutre (Quevenne). Scherer affirme avoir trouvé parfaitement neutre le sang qui venait d'être extrait de la veine par une saignée. Vogel, qui rapporte ce fait sans le nier, et sans même le discuter, remarque cependant qu'il n'a jamais rien observé de semblable. « Pour ma part, remarque M. Andral, je dois noter que l'état d'alcalinité du sang est, à mes yeux, une loi générale à laquelle jusqu'à présent je n'ai pas trouvé d'exception. Quant aux cas dont Vogel a également parlé, et dans lesquels on aurait trouvé le sang acide, je ne saurais les admettre; il va d'ailleurs sans dire que ma négation ne s'applique qu'au cas où le sang examiné était celui d'individus vivants. Vogel affirme, en effet, avoir quelquefois trouvé le sang acide après la mort; mais cette acidité était alors un résultat de la décomposition éprouvée par le sang : ce n'était plus un fait de maladie (1). »

Nous verrons plus loin que l'état d'alcalinité du sang étant la condition d'existence de la dissolution par le plasma de l'acide carbonique emprunté aux tissus représente aussi celle de son emprunt par le sang aux tissus dans lesquels il se forme. Cet état alcalin représente, par conséquent, l'une des conditions essentielles d'existence de la nutrition, de la vie en un mot. Tout porte à penser que, dans les affections dites typhoïdes et autres, où sur le cheval, etc., on trouve le sang acide dans la veine porte, les veines sus-hépatiques, etc., presque aussitôt après la mort, celle-ci est survenue dès que le sang est arrivé à l'état neutre, après avoir graduellement perdu son alcalinité pendant la durée du mal.

Lorsqu'on abandonne le sang à lui-même, il se sépare spontanément en deux parties distinctes, une partie solide qu'on appelle le *caillot* et une partie liquide qu'on appelle le *sérum*, dans la proportion indiquée p. 49. Ce caillot est constitué en très-grande partie par des éléments anatomiques en suspension qui sont des hématies et des leucocytes. Puis il est composé, en outre, par une petite quantité de *fibrine.*

Si, au contraire, on examine le sang dans l'intérieur des vaisseaux, on remarque que là il n'est réellement constitué que par deux parties fondamentales, par une partie fluide, le *plasma*, puis par des éléments anatomiques en suspension, les leucocytes et les hématies. On peut, en se plaçant dans certaines conditions expérimentales, séparer les leucocytes et les hématies du plasma.

On reconnaît alors que c'est un des principes du plasma, appelé *plasmine*, qui en se décomposant par dédoublement, donne lieu à la forma-

(1) Andral, *Comptes rendus de l'Académie des sciences*, 1848.

tion d'une substance solide, la fibrine. Celle-ci, en passant, à mesure qu'elle se forme, à l'état solide qui lui est propre, englobe les éléments anatomiques en suspension dans le plasma. Le résidu liquide constitue le *sérum*, qu'il importe conséquemment de ne pas confondre avec le plasma.

C'est au plasma que doivent être rapportés tous les attributs du sang dont il a été question plus haut ; car les globules ne font que lui donner sa couleur, qui varie en outre avec la nature des gaz que dissolvent, soit leur substance propre, soit même celle du plasma.

Quant à l'étude anatomique des hématies et surtout à celle des leucocytes, elle appartient absolument à celle des éléments anatomiques. Il n'en sera par conséquent pas question ici. Elle sera toujours supposée connue. Ce n'est qu'au point de vue de leur rôle physiologique normal et morbide qu'il en sera parlé, parce que souvent il ne fait qu'un avec celui du sang en général.

Rappelons seulement qu'au lieu de 320 parties de globules rouges sur 1000 parties de sang frais chez l'homme que donnent les analyses anciennes, Denis a montré (1856 et 1859) que leur quantité varie de 400 à 489, selon que les individus sont de constitution faible ou forte. Le reste est représenté par le plasma. Depuis lors, Schmidt a aussi indiqué 413 parties de globules d'une densité de 1089, pour 587 parties de plasma d'une densité de 1028 (1). D'après Hoppe, le sang veineux du cheval donne, en nombre rond, 326 parties de globules dans 674 parties de plasma.

Nous avons déjà vu qu'au moment de la naissance la proportion des globules peut s'élever à 722 pour 1000, puis au fur et à mesure qu'on s'éloigne de cette époque, la quantité de plasma devient de plus en plus abondante par rapport à la quantité des cellules en suspension. Si, au contraire, on remonte dans la vie intra-utérine, plus on se rapproche de l'état embryonnaire, plus on voit la quantité des globules être considérable.

Chez le fœtus, en effet, pendant la durée de la vie intra-utérine, le plasma (mais non les globules) est fourni entièrement par la mère, et c'est un plasma qui est apte immédiatement à l'assimilation et que le fœtus n'élabore que très-secondairement. Aussi, au fur et à mesure qu'il est cédé, il est assimilé de telle manière que le plasma n'a pas le temps, en quelque sorte, d'augmenter de quantité proportionnellement à l'augmentation du nombre des éléments anatomiques solides. Au contraire, à partir du moment de la naissance, le nouveau-né absorbe une quantité de liquides et de matières solides dissoutes de plus en plus grande au fur et à mesure qu'il avance en âge. Alors on voit la quantité de plasma

(1) D'après Welcker, la densité des globules rouges de l'homme est de 1105.

l'emporter graduellement sur la quantité des cellules en suspension. C'est là un des faits qu'il importe le plus de prendre en considération parce qu'il est en rapport avec des phénomènes physiologiques très-importants eux-mêmes, lorsqu'on vient à les étudier comparativement pendant la vie intra-utérine et pendant la vie extra-utérine. Je veux parler des phénomènes de nutrition proprement dits, de ceux de développement et de sécrétion.

Il y a donc dans le sang, chez le fœtus, une quantité de plasma inférieure à celle des éléments anatomiques, par la raison que ce plasma est fourni par la mère tout prêt à être assimilé, et qu'il l'est en effet aussitôt.

Les globules n'en constituent pas moins dans le sang des parties constituantes accessoires à côté du plasma. En raison de cela, bien qu'ils jouent un rôle important dans le transport et l'échange des principes gazeux du sang, l'étude de la constitution de ce liquide doit précéder celle des gaz du sang. Cela est d'autant plus indispensable que la composition du plasma a une grande influence sur les phénomènes que présentent ces fluides élastiques, et que ces derniers sont en quelque sorte dissimulés tant dans les hématies que dans le plasma.

Outre les hématies et les leucocytes, le plasma tient encore parfois en suspension, et en particulier toujours pendant ou après la digestion, des gouttelettes graisseuses extrêmement fines (1).

Indépendamment de ces éléments, Riess (1872) a fixé l'attention sur des globules vus déjà par bien des observateurs qui ne prenaient pas en considération leur présence. Riess les considère comme morbides, et on les a même indiqués comme se trouvant spécialement dans le sang des syphilitiques. M. Vulpian (1873) les regarde comme existant normalement. Il est de fait qu'avec un peu d'attention on en trouve sur presque tous les sujets, bien qu'en très-petit nombre. On en voit même circuler de loin en loin entre les hématies et les leucocytes, sur les batraciens et les poissons vivants. Ces corpuscules se trouvent, soit isolés, soit réunis en petits groupes. Ils sont larges de $0^{mm},002$ à $0^{mm},006$, c'est-à-dire que certains atteignent presque le volume des hématies et même des leucocytes. Ils sont incolores, hyalins, homogènes ou à peine grenus. Parmi ceux-ci, il en est qui se déforment lentement comme les leucocytes. Pour ces derniers, l'action de l'eau et de l'acide acétique sous un fort grossissement montre aisément qu'il ne s'agit là que des leucocytes encore petits et en voie d'évolution, qu'il s'agit en d'autres termes de ceux des leucocytes que M. Donné (1844) a décrits sous le nom de *globulins*, larges de $0^{mm},003$, etc. Il en est qui paraissent n'être autre chose que

(1) Robin et Verdeil, *Chimie anatomique*. Paris, 1853, in-8, t. III, p. 12.

des gouttelettes d'exsudations, telles qu'en émettent les leucocytes et même les hématies lorsqu'ils se trouvent arrêtés dans les vaisseaux engorgés, etc. (1).

Le tableau ci-contre résume l'ensemble des données fournies par l'analyse en ce qui touche la composition générale du sang :

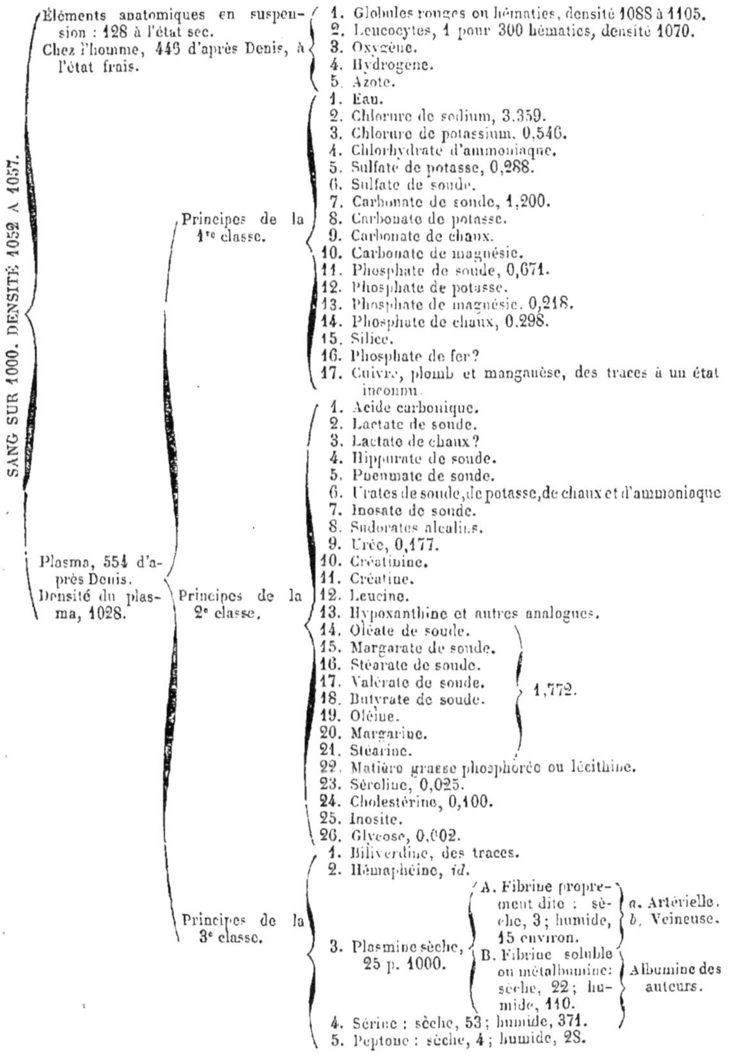

SANG SUR 1000. DENSITÉ 1052 A 1057.

- Éléments anatomiques en suspension : 128 à l'état sec. Chez l'homme, 446 d'après Denis, à l'état frais.
  1. Globules rouges ou hématies, densité 1088 à 1105.
  2. Leucocytes, 1 pour 300 hématies, densité 1070.
  3. Oxygène.
  4. Hydrogène.
  5. Azote.
- Plasma, 554 d'après Denis. Densité du plasma, 1028.
  - Principes de la 1re classe.
    1. Eau.
    2. Chlorure de sodium, 3.359.
    3. Chlorure de potassium, 0,546.
    4. Chlorhydrate d'ammoniaque.
    5. Sulfate de potasse, 0,288.
    6. Sulfate de soude.
    7. Carbonate de soude, 1,200.
    8. Carbonate de potasse.
    9. Carbonate de chaux.
    10. Carbonate de magnésie.
    11. Phosphate de soude, 0,671.
    12. Phosphate de potasse.
    13. Phosphate de magnésie. 0,218.
    14. Phosphate de chaux, 0.298.
    15. Silice.
    16. Phosphate de fer?
    17. Cuivre, plomb et manganèse, des traces à un état inconnu.
  - Principes de la 2e classe.
    1. Acide carbonique.
    2. Lactate de soude.
    3. Lactate de chaux?
    4. Hippurate de soude.
    5. Pneumate de soude.
    6. Urates de soude, de potasse, de chaux et d'ammoniaque
    7. Inosate de soude.
    8. Sudorates alcalins.
    9. Urée, 0,177.
    10. Créatinine.
    11. Créatine.
    12. Leucine.
    13. Hypoxanthine et autres analogues.
    14. Oléate de soude. } 14 à 21 : 1,772.
    15. Margarate de soude.
    16. Stéarate de soude.
    17. Valérate de soude.
    18. Butyrate de soude.
    19. Oléine.
    20. Margarine.
    21. Stéarine.
    22. Matière grasse phosphorée ou lécithine.
    23. Séroline, 0,025.
    24. Cholestérine, 0,100.
    25. Inosite.
    26. Glycose, 0,002.
  - Principes de la 3e classe.
    1. Biliverdine, des traces.
    2. Hémaphéine, *id.*
    3. Plasmine sèche, 25 p. 1000.
       - A. Fibrine proprement dite : sèche, 3 ; humide, 15 environ. — *a.* Artérielle. *b.* Veineuse.
       - B. Fibrine soluble ou métalbumine : sèche, 22 ; humide, 110. — Albumine des auteurs.
    4. Sérine : sèche, 53 ; humide, 371. — Albumine des auteurs.
    5. Peptone : sèche, 4 ; humide, 28.

(1) Voy. *Anatomie et physiol. cellulaire*, 1873, p. 529, en note.

Plasma du sang.

Dans les anciens auteurs, les plasmas sont nommés *liquor sanguinis, lympha et ochema seu vehiculum nutritionis*. C'est Schultz qui a donné le nom de *plasma* au liquide dans lequel nagent les cellules du sang (de πλάσμα, formation; πλασσω, former) (1); ils ont été aussi appelés *substance ou fluide intercellulaire du sang et de la lymphe* (2).

Les plasmas sont ces parties organisées que représente la portion fluide des humeurs qui circulent en vaisseaux clos, c'est-à-dire dans les systèmes vasculaires sanguin et lymphatique.

Entièrement homogènes, incolores, fluides, ils présentent le degré d'organisation le plus simple; aussi leur qualité de corps organisé a-t-elle été souvent niée; comme conséquence ont été aussi niées les altérations dont ils sont le siége si fréquemment. Ces altérations, qui entraînent un ensemble de troubles des plus graves par leur généralité, étant méconnues, on s'est ainsi trouvé maintes fois conduit à expliquer par des hypothèses gratuites les perturbations dont elles étaient cause.

Anatomiquement, l'état d'organisation des plasmas se reconnaît à leur composition par des principes immédiats appartenant aux trois classes ou groupes de principes qu'on retrouve dans les éléments anatomiques de structure complexe. Ces principes sont: 1° des *substances* organiques (3),

(1) Schultz et Brünner, dans Brünner, *De vesicularum sanguinis naturâ, observationes microscopicæ et chemicæ*, Berlin, 1835, in-8, n° 11; et Schultz, *Das System der Circulation in seiner Entwickelung durch die Thierreiche*. Stuttgardt, 1836, in-8. — C'est à tort qu'on a étendu la dénomination de plasma à la désignation du *sérum* de diverses humeurs (Henle, *Anat. gén.*, 1844, t. II, p. 518), de liquides sécrétés tels que le lait, la bile, etc. Vogel (*Anat. pathol. génér.*, trad. par Jourdan, Paris, 1847, p. 90), détourne aussi ce mot de son acception et l'applique à toute substance liquide ou solide aux dépens de laquelle se produisent les tissus normaux et morbides sans indication du siége occupé par ces substances. Le mot *plasma* désigne ainsi, pour lui, une classe de liquides qui se divise en *blastèmes* pouvant donner naissance à des formations organiques, en *eaux mères* ne pouvant donner lieu qu'à des formations inorganiques et en *plasma mixte* qui est celui qui peut donner lieu à ces deux ordres de formations à la fois. Mais cette interprétation ne peut être admise, car elle a l'inconvénient de détourner un mot de son acception première pour l'appliquer aux *blastèmes*, ce qui peut conduire à à confondre des objets différents. Sous divers prétextes plus ou moins mal fondés, par méconnaissance de la constitution des humeurs ou sans aucune raison, beaucoup d'écrits modernes confondent encore souvent la signification des mots *plasma*, *sérum*, etc.

(2) Funke, *De sanguine venæ lienalis, dissertatio inauguralis*. Leipzig, 1851, in-8.

(3) Vieussens, distingue les *principes éloignés* ou insensibles des *principes immédiats* ou sensibles des *mixtes;* il reconnaît que le sang est formé du mélange et de l'union des *principes immédiats;* il distingue dans le sang une

principes naturellement liquides coagulables, qui en composent la plus grande partie, tant en masse qu'en poids, quand on les envisage non desséchées, telles qu'elles sont dans les plasmas (fibrine, albumine, albuminose); 2° des principes cristallisables d'origine organique, les uns salins, les autres alcaloïdes, graisseux et sucrés; 3° des principes cristallisables d'origine minérale, soit gazeux, soit salins. En outre, ces divers principes offrent dans les plasmas le même mode d'union moléculaire que dans les éléments anatomiques d'organisation la plus complexe.

Physiologiquement, c'est-à-dire au point de vue dynamique, les plasmas peuvent être reconnus comme corps organisés en ce qu'ils jouissent d'une propriété qui est exclusivement propre aux matières douées d'organisation, savoir : la nutrition.

Placés dans un milieu convenable, ils présentent d'une manière continue et sans se détruire un double mouvement de composition et de décomposition simultanées. Toutefois leur nature fluide fait qu'ils peuvent emprunter directement au milieu ambiant et rejeter directement les matériaux nécessaires à leur composition et ceux de décomposition. Ces rapports directs font qu'ils s'altèrent bien plus aisément que les portions solides de substance organisée, et qu'ils transmettent leur altération à ces dernières bien plus facilement encore que l'inverse n'a lieu.

L'augmentation de masse ou développement des plasmas, ainsi que leur production, se confondent en un même phénomène, avec celui d'assimilation, dans laquelle des matériaux sont empruntés, d'une part au contenu de l'intestin et à l'atmosphère, et d'autre part aux tissus eux-mêmes.

Nous reviendrons plus loin sur cette importante question.

Le *plasma du sang* est la partie liquide du sang encore contenu dans les vaisseaux et tenant en suspension les diverses sortes d'éléments anatomiques ou de globules du sang.

Il a été appelé particulièrement *lymphe du sang*, *lympha sanguinis* et *liquor sanguinis; liquide* ou *substance intercellulaire du sang*.

C'est un liquide homogène, incolore, ainsi que le montre l'examen de la circulation du sang. Il est interposé aux globules sanguins et les tient séparés les uns des autres à des intervalles différents, suivant leur nombre, le volume des vaisseaux et selon les régions du corps.

Pour étudier convenablement le plasma il faut le séparer des globules avant que se forme et que s'en sépare la fibrine par coagulation.

partie rouge formée de globules arrondis, découverts par Leeuwenhoeck, et d'*une partie blanche* ou *séreuse*. Mais il, n'a encore aucune notion des substances coagulables de ce liquide, car la distillation est le seul moyen d'analyse des humeurs qu'il connaisse (Vieussens, *Traité nouveau des liqueurs du corps humain*. Toulouse, 1715; in-4, p. 15, 42 et 116).

Le procédé le plus simple et le plus ancien est celui de J. Müller, qui consiste à prendre le sang des grenouilles qui au printemps se coagule lentement, et à le faire tomber sur un filtre. Le plasma passe et les globules restent sur le filtre. En faisant tomber le sang dans de l'eau contenant 1,2 ou 1 pour 100 de sucre il obtenait un liquide se coagulant assez lentement pour qu'il fût possible de le filtrer. Mais on n'a ainsi que fort peu de plasma, et la fibrine se coagulant après la filtration peut seule être étudiée.

En 1838, Denis, utilisant une observation de Berzelius, reconnut que les solutions de sels neutres à base de soude empêchent ou retardent la coagulation de la fibrine. Aussi Lecanu, MM. Andral et Gavarret (1843), Donné (1844), Figuier (1845), Dumas (1), etc., pour séparer les globules et le plasma, ont utilisé le procédé qui consiste à recevoir le sang dans un vase contenant une solution saturée de sulfate de soude. Le sang, mêlé au septième ou au sixième de son volume de cette solution, reste sans se coaguler; les globules rouges se déposent en quelques heures au fond du vase, le plasma translucide surnage sans traces de coagulation, et à la surface des premiers les leucocytes forment une mince couche grisâtre, bien décrite pour la première fois par M. Donné (1844). On peut séparer le plasma par décantation et l'étudier séparément, en tenant compte de la quantité de sel de soude ajoutée.

Hunter (2) avait observé et expliqué par la différence de pesanteur spécifique des globules et du plasma (*lymphe coagulable du sang*), qu'après quelques instants de repos on peut isoler par décantation la couche supérieure encore liquide et devenue incolore du sang de la saignée; la portion recueillie transparente, sans globules rouges, se coagule ensuite. On a reconnu depuis (Davy, Trousseau et Leblanc, 1832) qu'en recevant le sang dans une éprouvette refroidie à 0° ou un peu au-dessous, le sang reste liquide tant qu'on le maintient à cette température. Au bout d'une heure ou deux les globules rouges se sont déposés en une couche occupant un peu plus du tiers de la hauteur de la colonne totale. La mince couche grisâtre des leucocytes la recouvre (Donné).

Cette expérience a été transformée en un procédé de séparation du plasma (Hoppe), qu'on décante, et des globules qui restent et ne retiennent entre eux que des traces du liquide précédent. Aussi à l'aide d'une

(1) Dumas, *Recherches sur le sang*. (Comptes rendus des séances de l'Acad. des sc. Paris, 1846, t. XXII, p. 900.)

(2) Hunter, *Traité du sang et de l'inflammation*, 1794. Il importe de noter ici que Hunter insiste sur ce qu'une *forte solution de sel de Glauber* mêlée au sang de la saignée du bras, le *fait passer au rouge vermeil* et *empêche sa coagulation*. (*Œuvres*, trad. fr. t. III, p. 161.)

éprouvette graduée on peut ainsi déjà déterminer assez exactement les quantités relatives des éléments anatomiques solides et du plasma (1).

Le plasma sanguin décanté se présente pour l'homme, le chien, le cheval, le bœuf, sous l'aspect d'un liquide transparent, incolore ou légèrement citrin, un peu visqueux sans être filant. Maintenu à 0° il reste liquide et peut être décanté sans coagulation et même filtré quoique lentement.

Au-dessus de la température de la glace fondante, et d'autant plus vite que la température est plus voisine de 12° à 14°, il prend une consistance de gelée, devenant peu à peu plus ferme et perd de sa transparence. Après l'arrivée du tout à la consistance de chair molle on voit un peu de liquide s'interposer au solide et aux parois du vase. Le liquide est le sérum, le solide la fibrine. A mesure que celle-ci se rétracte davantage elle devient opalescente, puis de plus en plus opaque, blanchâtre et plus ferme. La quantité du sérum augmente proportionnellement et le caillot nage plus tard dans celui-ci. En d'autres termes, les phénomènes se passent ici comme dans le cas de la formation du caillot de la saignée dont il sera question plus loin.

Le tableau ci-contre peut servir de guide pour l'étude des principes qui constituent le plasma.

Principes de la première classe.

1. Eau, 779 pour 1000, chez l'homme, en moyenne ; 791 chez la femme.
2. Chlorure de sodium, 3 à 4 pour 1000.
3. — de potassium, 0,359 pour 1000.
4. Chlorhydrate d'ammoniaque.
5. Sulfate de potasse.
6. — de soude.
7. Carbonate de potase.
8. — et bicarbonate de soude, 1,200 pour 1000.
9. — de chaux.
10. — de magnésie.
11. Phosphate de chaux des os et phosphate neutre. }
12. — de magnésie. } 1,500.
13. — basique et phosphate neutre de soude. }
14. — de potasse. }
15. — de fer probablement.
16. Silice, probablement.

(1) C'est le procédé d'Alex. Schmidt, qu'il ne faut pas confondre avec celui de C. Schmidt (1850) qui a pour base essentielle l'isolement des globules rouges par dépôt dans le sérum du sang défibriné, et comparaison de leur poids à celui du sérum décanté et de la fibrine primitivement enlevée.

Principes de la deuxième classe.

PREMIÈRE TRIBU. — *Principes salins.*

1. Acide carbonique en dissolution.
2. Lactate de soude.
3. — de chaux probablement.
4. Hippurate de soude.
5. Pneumate de soude.
6. Inosates.
7. Oxalates.
8. Urate de soude.
9. — de potasse, probablement.
10. — de chaux, probablement.
11. — de magnésie, quelquefois.
12. — d'ammoniaque.
13. Sudorates de soude, etc.

DEUXIÈME TRIBU. — *Principes alcaloïdes d'origine animale.*

14. Urée. — 0,177 dans les artères; 0,088 dans la veine rénale.
15. Créatine.
16. Créatinine.
17. Hypoxanthine. — Rate, etc.
18. Leucine (foie, poumon), et principes azotés analogues.

4 pour 1000 (extractif *des anciennes analyses*).

TROISIÈME TRIBU. — *Principes analogues aux alcools et aux éthers.*

17. Séroline, 0,025 } Normalement combinées avec un acide non dé-
18. Cholestérine, 0,100 à 0,566. } terminé; rendues libres par l'analyse.
19. Lécithine dite matière grasse phosphorée, 0,400.

QUATRIÈME TRIBU. — *Principes graisseux et savonneux.*

19. Oléate de soude.
20. Margarate de soude.
21. Stéarate de soude.
22. Valérate de soude.
23. Butyrate de soude.
24. Oléine.
25. Margarine.
26. Stéarine.

(19 à 26 :) 1,475 pour 1000.

CINQUIÈME TRIBU. — *Principes sucrés.*

27. Inosite (muscles).
28. Glycose, 0,002.
29. Glycogène.

Principes de la troisième classe.

Substances organiques ou coagulables.

1. Plasmine. 25 p. 1000. { A. Fibrine proprement dite à l'état sec. 3 { *a.* Artérielle ou concrète. *b.* Veineuse ou pure. — B. Métalbumine. . 22 } Albumine des auteurs.
2. Sérine. 53 pour 1000 à l'état sec........... } Albumine des auteurs.
3. Peptone.
4. Biliverdine. } Hémaphéine.
5. Hématosine. } Hémaphéine.

La logique exige en fait que l'étude analytique du plasma commence par celle des principes qui prennent la plus grande part à sa constitution. Ces principes fondamentaux prédominants quant à la masse et au poids sont ceux de la troisième classe. Pour que cette étude conduise à des résultats utiles à la physiologie et à la médecine, il faut chercher à connaître ces principes tels qu'ils sont au moment où chacun remplit son rôle dans l'économie, tels qu'ils sont dans le sang fluide. Aussi leur examen à l'état de dessiccation, séparément de leur eau de constitution, ne constitue qu'un procédé indirect pour arriver à cette connaissance, mais ne représente pas le but à atteindre.

L'usage veut, en effet, qu'à propos de la constitution du sang on parle de l'eau comme prenant directement part à cette constitution. Mais il importe beaucoup de savoir qu'il n'y a pas d'eau à proprement parler dans cette humeur. Nous verrons, et particulièrement en parlant du lait, que l'eau chassée du sang par évaporation ne s'y trouve pas à l'état libre, mais seulement, soit comme eau de constitution de ses principes albuminoïdes, soit fixée par hydratation dans les *substances organiques* ou principes coagulables du sang, etc.

Celle-ci peut les abandonner pour devenir réellement libre dans les reins, les glandes sudoripares, les poumons, la bile, etc. ; elle peut être reprise directement par le sang dans l'intestin, etc., mais dès qu'elle est dans les vaisseaux, on ne peut plus la séparer des substances coagulables, l'obtenir à l'état libre, sans faire perdre à celles-ci leurs propriétés organiques essentielles (voy. p. 21). Ajoutons que les principes des deux autres classes sont en proportions minimes et unis à ceux de la troisième, de telle sorte qu'on peut faire toute l'étude de ceux-ci sans presque se douter de l'existence des autres.

L'eau que les substances coagulables fixent ainsi par hydratation physique (page 21) vient des aliments. Elle ne se forme pas dans l'organisme. Du moins, on n'a pas encore pu prouver qu'il se formât de l'eau par la combinaison directe de l'oxygène à l'hydrogène, bien qu'on l'ait admis à différentes reprises. Elle s'échappe régulièrement de l'organisme par les diverses sécrétions, mais surtout par l'urine, la sueur, et par l'évaporation pulmonaire. Telles sont les trois principales sources de la déperdition de l'eau. Quant aux autres humeurs, comme la salive et le liquide pancréatique, la plus grande partie de l'eau qu'elles contiennent est réabsorbée. Ce sont des humeurs récrémentitielles. De sorte que ces liquides, parmi lesquels il faut comprendre la bile, ne sont la source que d'une déperdition minime d'eau.

La quantité d'eau qu'on trouve dans le sang artériel, comparativement au sang veineux, varie notablement selon qu'il s'agit du sang de la veine rénale ou de celui de toute autre veine. Dans 1000 parties de sang de l'artère rénale, par exemple, il y a 12 parties d'eau de plus que dans un poids égal de sang de la veine rénale. Ainsi, dans 1 kilogramme de sang de l'artère rénale, on trouve 12 grammes d'eau de plus que dans 1 kilogramme de sang tiré de la veine rénale. On le voit, dans les expériences que l'on fait sur les chiens, les chevaux et les autres animaux. Il y a donc une déperdition d'eau dans le sang de la veine rénale ; proportionnellement il y existe une plus grande quantité de parties fixes, bien qu'il en cède aux tubes rénaux.

On trouve chez la femme enceinte une plus grande proportion d'eau, soit dans le sang artériel, soit dans le sang veineux, que chez les femmes non enceintes et chez l'homme, par la raison que des principes immédiats, solides, dissous, sont fournis par la mère au fœtus en quantité considérable. Il résulte de là que plus la grossesse avance plus on voit prédominer l'eau dans le sang de la femme enceinte par rapport au sang de la femme hors l'état de grossesse. On a remarqué aussi que chez les jeunes sujets, dont les tissus sont en voie de développement, le sang veineux renferme plus d'eau que le sang artériel, parce que les tissus solides, tant qu'ils sont en voie d'accroissement, retiennent une plus grande proportion de principes immédiats solides qu'ils fixent et s'assimilent. D'où résulte là une prédominance d'eau dans le sang veineux par rapport au sang artériel (A. Becquerel.)

Plus tard, au contraire, chez l'adulte et chez le vieillard, il y a un léger excès ou à peu près égalité d'eau dans le sang artériel par rapport au sang veineux, qu'il s'agisse du sang d'un muscle ou du sang des veines sous-cutanées des membres. Aussi à l'âge adulte il y a presque égalité entre la quantité des principes assimilés et celle des principes désassimilés.

Des principes coagulables du sang en particulier.

Nous avons vu dans le tableau de la page 60 quels sont les principes coagulables qui entrent dans la composition du plasma sanguin. Ce sont les principes qui sont appelés *principes coagulables* ou *non cristallisables d'origine organique*, qui se font et se défont dans le sang ou au moins qui passent du plasma dans l'épaisseur des tissus. Ce sont là ses principes constitutifs les plus abondants. Nous ne retrouverons aucune autre humeur qui en renferme autant que le sang ; car il ne faut pas oublier que les analyses publiées jusqu'à présent n'indiquent pas la quantité réelle de ces substances, puisqu'elles nous les donnent privées de leur eau de constitution, c'est-à-dire desséchées et non telles qu'elles sont dans l'état où elles remplissent leur rôle physiologiques (voy. p. 21).

Nous verrons que quels que soient les noms divers donnés à ces substances, ce sont en fait celles qui ont reçu de Denis d'abord, et autres ensuite, les noms de *plasmine*, *sérine* et *peptone*. Ramenées à l'état sec leur poids est de 78 grammes, en moyenne, pour 1000 grammes de sang.

De la plasmine (Denis). — Si le sang d'une saignée tombe dans une solution concentrée de sulfate de soude, rien ne se coagule. Notons déjà que normalement le sang des veines sus-hépatiques et rénales, sans addition de sels, reste ainsi sans se coaguler. Le chlorure de sodium surajouté en poudre coagule et précipite 25 parties dans 1000 de sang (sur 78) d'une substance blanche, pâteuse, isolable, mais pulpeuse et non tenace comme la fibrine. — C'est la *plasmine*. Il reste dans le liquide 53 seulement d'une substance ayant plusieurs des caractères de ce qu'on appelait l'albumine du sang, mais qui en diffère pourtant notablement, et que Denis a appelée la *sérine* (1). Ainsi précipitée, la plasmine est soluble dans 10 à 20 parties de son poids d'eau; mais au bout de cinq minutes ou immédiatement, par le battage, elle se dédouble, et donne par la coagulation qui a lieu alors, de 3 à 4 parties d'un corps ayant tous les caractères de la fibrine ordinaire du sang de la saignée. — C'est la *fibrine concrète* de Denis.

Après l'action du sulfate de soude, que le sang vienne des veines des capillaires ou des artères, cette fibrine est insoluble dans la solution de chlorure de sodium au dixième. Denis l'appelle alors *fibrine concrète modifiée*. La *fibrine naturelle du sang artériel* obtenue directement par le battage du sang à sa sortie est de même insoluble. La fibrine naturelle du sang veineux obtenue par le battage et celle de la *couenne inflammatoire* de la saignée sont solubles dans la solution de chlorure sodique au dixième (c'est la fibrine concrète pure de Denis); mais elle devient insoluble ou modifiée dès qu'on la chauffe à 100°.

Ainsi il y a modification isomérique des substances coagulables en passant du sang artériel dans le sang des veines sous-cutanées et autres au travers des capillaires. Il en est de même à plus forte raison s'il s'agit du foie, du rein, etc., au sein desquels s'accomplissent des actes moléculaires plus nombreux et plus actifs encore. Ces différences entre la fibrine artérielle et la veineuse naturelle prouvent bien que la fibrine ne préexiste pas à la coagulation, que la plasmine n'est pas un mélange de fibrine et de quelque autre principe, mais un composé unique qui se dédouble en un composé qui se coagule spontanément, et en un second

(1) Denis, *Nouvelles études chimiques*. Paris, 1856, in-8, et *Mémoire sur le sang*, 1858.

qui reste liquide. C'est la *fibrine dissoute pure* de Denis dans la proportion de 23 environ sur 25 de plasmine précipitée, puis redissoute comme il vient d'être indiqué (1).

Nous avons déjà dit (page 21) que depuis longtemps M. Chevreul a vu que la fibrine du sang artériel n'est pas semblable à celle du sang veineux, puisqu'elle renferme 3 pour 100 d'eau de plus que cette dernière. Aussi, pour éviter les confusions qui, dans la lecture des écrits de Denis, résultent de la répétition des expressions *fibrine concrète modifiée*, *fibrine concrète pure*, etc., j'appellerai :

1° *Fibrine modifiée* (Denis), celle qui est obtenue après l'action du sulfate de soude, puis du chlorure sodique sur le sang.

2° *Fibrine artérielle*, celle qui donne le sang artériel spontanément coagulé. Elle réagit comme la précédente (Denis). Il en est de même de celle des pseudo-membranes du croup et des vésicatoires (Denis).

3° *Fibrine veineuse*, celle du sang veineux ou de la saignée et de la couenne, qui est soluble dans la solution de chlorure de sodium au dixième, tandis que les deux autres variétés ne sont pas solubles ainsi (2).

4° *Métalbumine*, le principe appelé *fibrine dissoute pure* par Denis. C'est le principe non spontanément coagulable qui reste à l'état fluide quand la plasmine s'étant dédoublée, dans l'une des conditions expérimentales précédentes, a fourni les 2 à 3 pour 1000 de fibrine fibrillaire. Le nom de *métalbumine* donné par Scherer en 1852, est plus ancien que celui de *fibrine dissoute pure*, qui, en outre, appliqué à un composé naturellement fluide, est certainement impropre.

Ce principe a été distingué de l'albumine par Moyse et moi en 1852 dans le liquide de la sérosité péritonéale et pleurale, d'où le nom d'*hydropisine*, qu'il a aussi reçu (Gannal et Robin, 1857). C'est ce même corps que, sous le nom de *fibrine dissoute*, Denis a observé encore : 1° dans les sérosités pleurale et péritonéale; 2° dans celle du pus, où, mêlé à la sérine, il représente ce qu'on a nommé la pyine; 3° dans

(1) Notons ici que dans le sang qui ne se coagule pas spontanément au sortir de la veine, comme celui des veines rénales, etc., ce n'est pas de la plasmine qui s'y trouve, mais bien cette *fibrine dissoute*, c'est-à-dire un principe non coagulable spontanément.

(2) La *fibrine* n'existant pas dans le sang naturel, dans le sang qui circule, il n'y a pas lieu d'en parler ici. C'est en traitant des modifications expérimentales, accidentelles ou pathologiques du sang qui amènent sa *formation*, que ses caractères devront être exposés. Cette formation est un dédoublement de la plasmine en ses *polymères*, *fibrine* et *métalbumine*. Le propre de la première est l'état solide qu'elle prend dès qu'elle existe en tant que composé chimique, en tant qu'amide complexe. On ne la connaît qu'à l'état solide, qu'à l'état coagulé et elle ne préexiste pas à cette solidification, sauf le cas de dissolution expérimentale dans des sels, etc. Ces derniers mêmes la modifient sans doute, car on ne peut encore la retirer de ses dissolutions sous l'état qu'elle offrait avant cette opération chimique.

l'urine albuminurique (1). Il n'y a donc aucune raison de lui donner un nom autre que le plus ancien reçu. Nous aurons à revenir sur ses caractères propres en parlant des sérosités.

On comprend déjà, d'après ce qui précède, que dans le sérum du sang coagulé naturellement, il y a encore le reste du dédoublement de la plasmine, c'est-à-dire la *métalbumine* (23 pour 1000). Elle est coagulable par le sulfate de magnésie, qui laisse passer un liquide qui est la *sérine* dans la proportion de 53 pour 1000. Le caillot de cette *métalbumine* ainsi *coagulée*, est soluble dans la solution de chlorure de sodium au dixième, comme la fibrine du sang veineux.

Dans le sérum de la saignée filtré sur le sulfate de magnésie, il reste 53 pour 1000 de *sérine*, que ne coagule pas ce sel, mais que coagulent en entier la chaleur, l'alcool, les acides. C'est son mélange avec le reste ci-dessus du dédoublement de la plasmine (reste dit *fibrine dissoute*) qui est décrit sous le nom d'*albumine du sang*. Ainsi, ce que l'on appelle de ce nom n'est pas un principe immédiat unique (qui serait analogue à l'albumine de l'œuf), mais un mélange de deux espèces de principes immédiats différents, bien qu'ayant quelques propriétés communes : savoir la *sérine* (53 pour 1000 à l'état sec), et la *fibrine dissoute* ou *métalbumine* (23 pour 1000 à l'état sec).

Quelquefois au lieu de plasmine (2) se dédoublant spontanément, il n'y a dans le plasma de certaines veines que de la métalbumine (ou fibrine dissoute) non spontanément coagulable. C'est ce qui s'observe dans le sang veineux du rein (Simon), du foie (Lehmann), et c'est là ce qui fait qu'on n'y trouve pas de *fibrine*, qu'il ne donne pas de caillot. C'est pour n'avoir pas connu les faits précédents de dédoublement de la plasmine qu'on a dit que la fibrine se détruisait dans ces organes; mais elle ne se détruit nullement, et par le sulfate de magnésie on en retire à l'état coagulé la substance appelée métalbumine ou *fibrine dissoute* de Denis. Aussi ne faut-il pas dire d'une manière absolue que l'augmentation de la quantité de fibrine est susceptible de causer un état morbide, puisqu'elle ne préexiste pas à sa coagulation, puisqu'elle n'existe pas comme fibrine dans le sang, mais comme plasmine, et que ce n'est qu'après la saignée que celle-ci fournit la fibrine en se dédoublant en deux parts, variables quant à la quantité.

(1) Denis, *Mém. sur le sang*, 1859, in-8, p. 47, 182, 194, 197 et 200. Toutes les fois donc que l'on trouve indiquée la présence de l'*albumine* dans un liquide animal autre que le blanc d'œuf, c'est de la *métalbumine* seule ou le plus souvent mêlée de *sérine* dont il s'agit.

(2) Denis avait déjà entrevu les caractères essentiels de la plasmine dans ses recherches de 1842, époque à laquelle il l'appelait *séro-fibrine*.

On sait que le sang de la veine rénale et de la veine sus-hépatique ne se coagule pas. Lorsqu'on traite ce sang de la manière que je viens d'indiquer tout à l'heure, il fournit la même quantité de substances albuminoïdes que les autres sangs. Seulement ici il n'y a pas de plasmine comme dans le sang des autres veines. Elles sont représentées en totalité par le mélange de sérine et de ce que Denis avait appelé *fibrine dissoute* (la métalbumine). Pour se rendre compte de ce phénomène, il faut toujours se rappeler que, lorsqu'on prend le sang artériel ou veineux du bras, qu'on en a retiré la plasmine et qu'on l'abandonne à elle-même après l'avoir redissoute dans l'eau, celle-ci se dédouble en une partie solide ou fibrine concrète et en une partie liquide (métalbumine) qui ne coagule que par le sulfate de magnésie. Or, lorsqu'on prend le sang de la veine sus-hépatique ou de la veine rénale, on ne trouve avec la sérine que cette partie qui se coagule par le sulfate de magnésie et qui, n'étant pas la plasmine même, ne se dédouble pas spontanément en fibrine d'une part et en métalbumine d'autre part. Il est donc inexact de dire que la fibrine a été détruite lorsque le sang a traversé le rein et le foie, attendu que la fibrine ne préexiste pas. La plasmine seule a subi une modification telle qu'au delà du rein elle n'est plus de la plasmine, mais en entier de la métalbumine ou *fibrine dissoute*. Maintenant lorsqu'à l'état normal on prend le sang veineux de la rate, la plasmine qu'on retire se dédouble, et une fois qu'on a retiré le premier produit fibrineux solide de ce dédoublement, on voit habituellement au bout de quinze à vingt minutes, plus ou moins, se produire un nouveau coagulum ; puis la portion de *fibrine dissoute* qui est restée passe peu à peu à l'état de plasmine et se dédouble plus tard encore en fibrine concrète ou proprement dite avec résidu de *fibrine dissoute* ou métalbumine.

Ce fait rend compte de cette observation déjà ancienne, que lorsqu'on retire le sang veineux de la rate et qu'un coagulum s'est formé, si l'on enlève ce coagulum le sérum qui reste se coagule de nouveau une demi-heure ou une heure après. Il se passe donc dans ces substances coagulables une succession de modifications isomériques qui peuvent les amener à prendre des états moléculaires nouveaux, de telle nature qu'elles peuvent rester à l'état liquide ou se séparer en deux portions distinctes, l'une liquide l'autre solide.

Ces faits sont en rapport avec les modifications que présentent les principes immédiats du sang lorsqu'ils traversent les vaisseaux capillaires, après être arrivés des artères (qui ont une paroi très-épaisse et très-peu endosmotique) dans les capillaires, qui ont au contraire une paroi mince et très-endosmotique. Le sang, en passant d'un de ces ordres de vaisseaux dans l'autre, est aussitôt le siége d'une série d'échanges réciproques entre le plasma et les tissus, qu'il ne subit ni dans les artères, ni dans les veines. Cette série d'échanges, qui se rapportent aux phénomènes de la nutrition, porte non-seulement sur les principes de la première et de la seconde classe, sur les principes d'origine minérale et sur les principes cristallisables d'origine organique, mais encore sur les principes coagulables qui forment la partie fondamentale du plasma. Ces échanges sont différents d'un tissu à l'autre.

Ils diffèrent dans la rate de ce qu'ils sont dans le foie, et ils diffèrent dans le foie de ce qu'ils sont dans les reins, dans les poumons et dans les muscles, etc. ; par suite les principes coagulables qui sortent de tel ou tel de ces tissus présentent des dissemblances dont l'étude est délicate, il est vrai, mais qui sont parfaitement observables. En même temps on trouve des proportions différentes de cholestérine, de créatine, de créatinine, d'inosite, de leucine, etc. Pour les substances coagulables ces modifications portent non-seulement sur leur quantité, mais encore sur leur état moléculaire.

La *métalbumine* (*fibrine soluble* de Denis) se distingue de la *sérine* parce qu'elle est coagulée par le sulfate de magnésie, tandis que cette dernière ne l'est pas. Ses autres caractères seront étudiés plus loin.

Quant à la *sérine*, l'éther n'y cause aucune coagulation, l'alcool la coagule complétement, l'alcool faible bouillant ne lui prend rien. Elle ne présente jamais l'état strié sous le microscope que présente le blanc d'œuf, ni l'état fibrillaire qu'augmente l'agitation de celui-ci, ainsi que l'a noté Denis. De plus, l'albumine d'œuf est coagulée en grande partie par l'éther.

Nous avons déjà vu que l'étude du mélange de *sérine* et de *métalbumine*, qu'on décrit sous le nom d'*albumine du sang* (et aussi de *sérosine*, Commaille), dans la proportion de 78 pour 1000 (après dessiccation), n'offre aucun intérêt scientifique en raison de ce qu'il s'agit là d'un mélange et non d'un principe immédiat réel. Toutefois, pour suivre l'usage, il faut noter que ce mélange et la fibrine du caillot sont des corps isomères quant à la quantité de carbone, d'azote, de soufre, d'oxygène et d'hydrogène et de phosphore qu'ils renferment; mais 100 parties de la première ne contiennent que 80 pour 100 d'eau, tandis que 100 parties de la seconde, coagulée ou non, en renferment de 85 à 87 (1).

(1) Le mélange ci-dessus appelé *albumine du sang* est souvent considéré comme semblable à l'albumine du blanc d'œuf; mais c'est là une erreur chimique et physiologique ; cette dernière seule mérite de recevoir le nom d'*albumine*. Elle donne 1 gr., 8 de soufre pour 100, tandis que l'autre n'en renferme que 0,60. Le pouvoir rotatoire de l'albumine d'œuf est de 35°, tandis que celui de l'albumine du sang s'élève à 56° (Hoppe-Seyler). Toutes deux dévient à gauche le plan de polarisation. On ne comprend guère que l'on ait assimilé l'albumine du sang à l'albu-

Peptone du plasma sanguin. — Presque toutes les analyses du sang reconnaissent que lorsqu'on a coagulé le sérum par l'acide acétique chaud et qu'on jette la masse sur le filtre, il passe un liquide qui contient des traces (1 à 4 millièmes ou environ) d'une matière réellement albuminoïde et ayant les principales réactions des *peptones* ou *albuminoses*. Les caractères de ces substances seront donnés à propos de l'étude du suc gastrique et du chyme. La peptone se rapproche du corps que Mulder (1846) avait indiqué sous le nom de *bioxyprotéine*. Les analyses du sang de la veine porte faites comparativement sur des animaux nourris de viandes et à jeun, dans le but de savoir si réellement ce liquide contient plus de peptone dans le premier cas que dans le deuxième, seraient certainement utiles au point de vue de la détermination de la provenance des principes coagulables du plasma.

Les principes coagulables du sang lui sont fournis par les aliments, peut-être sous forme de *peptones ;* d'autre part, dans les conditions normales, ils disparaissent du sang en traversant les capillaires pour être fixés et assimilés par les éléments anatomiques propres de chaque tissu.

Là les modifications moléculaires véritablement assimilatrices qu'ils subissent, consistent essentiellement en ce qu'ils deviennent semblables aux substances albuminoïdes de chaque espèce de cellules, de fibres, etc. Ces dernières se font et se défont dans l'épaisseur même de ces éléments.

Matières colorantes du plasma. — Il y a dans le plasma une petite quantité d'un mélange de matières colorantes qui sont analogues à celles des globules rouges de la bile et peut-être de l'urine. La quantité de ces substances n'a jamais pu être dosée, mais presque tous ceux qui ont analysé le plasma en ont constaté l'existence depuis que M. Chevreul en a parlé (1827).

C'est ce mélange de substances en dissolution dans le plasma qui

mine du blanc d'œuf qui est un mucus analogue à celui qui est sécrété par les glandes du col de l'utérus ; il est en effet sécrété par les glandes analogues de l'oviducte des oiseaux. C'est un produit de sécrétion qui se forme à l'aide et aux dépens des substances mêmes qu'on trouve dans le sang. Ajoutons que l'albumine d'œuf injecté dans les veines des animaux passe rapidement et abondamment dans les urines (Cl. Bernard), tandis que le mélange de sérine et de métalbumine composant le sérum après formation du caillot n'apparaît pas dans les urines après injection dans les veines. A. Bouchardat (*Des matières albuminoïdes*. Paris, 1872, in-4, p. 64), Millon et Commaille appellent *lactalbumine* l'albumine du lait en raison de quelques légères variétés de réactions qu'elle présente comparativement à celle du sang ; mais on voit déjà que ce qu'on désigne sous le nom d'albumine du sang, des sérosités, etc., n'étant qu'un mélange de deux principes différents et en proportions diverses de l'une à l'autre des humeurs qui en renferment, les propriétés du mélange ainsi considéré en masse doivent naturellement varier avec les proportions de chacun de ses composants. Il n'y a donc pas lieu de s'inquiéter beaucoup, jusqu'à plus ample information, des théories émises touchant la constitution moléculaire de ce mélange, donné à tort comme un composé défini.

donne, soit à ce liquide, soit au sérum, la coloration légèrement jaunâtre avec ou sans teinte verdâtre qui leur est habituelle. Ce mélange a reçu divers noms propres de la part des auteurs qui l'ont pris pour une espèce à part de principe immédiat (1). Mais sans connaître encore les proportions des corps qu'il renferme, on sait aujourd'hui que ce n'est pas un composé chimique défini.

Théories diverses relatives aux substances coagulables du plasma sanguin.

Les procédés à l'aide desquels Denis a isolé les uns des autres les principes coagulables du sang comptent parmi ceux qui altèrent le moins ces substances. L'analogie des résultats obtenus à leur aide dans l'analyse des plasmas et des sérosités diverses du pus, etc., donnent à ces résultats une bien plus grande validité qu'à ceux de ses prédécesseurs et même qu'à ceux de ses successeurs. Tout se tient dans ces résultats bien mieux que dans ceux de la plupart des autres auteurs, pour ce qui concerne l'*albumine* du sang en particulier.

Toutefois, tant que la science ne sera pas aussi nettement fixée sur la nature chimique des composés coagulables qu'elle l'est sur celle des sucres, des urées, etc., tous les procédés employés peuvent être considérés comme sujets à des erreurs dont les limites ne peuvent pas encore être déterminées. Aussi est-il utile, jusqu'à plus ample informé, de résumer la manière bien plus compliquée dont les auteurs allemands modernes envisagent les substances organiques du plasma et leurs relations réciproques. On y verra que comme toutes les fois où des sujets mal définis sont abordés, chaque auteur arrive à des résultats qui ne se relient presque par rien à ceux de ses prédécesseurs ou en diffèrent même du tout au tout, sans offrir de sérieux éléments d'une plus grande validité.

Matière fibrinoplastique et matière fibrinogène. — D'après Alexandre Schmidt (2), le plasma sanguin contiendrait une *substance fibrinoplastique* qui servirait à la séparation de la fibrine et une *substance fibrino-*

(1) Voy. Ch. Robin et Verdeil, *Chimie anatom.* Paris, 1853, in-8, t. III, p. 571.

(2) Al. Schmidt, *Ueber den Faserstoff*, etc. (*Archiv fuer Anat. und Physiol.* Berlin, 1861, in-8, p. 544, 560 et 1862, p. 428 et 533). Il est à remarquer que les notes de Denis ont précédé de loin celles de Schmidt. La théorie de Denis se trouve aux *Comptes rendus de l'Acad. des sciences*, tomes XXXXII, XXXXVII, LII. Ce n'est qu'au tome LIII (1861, p. 976) qu'apparaît le premier travail de Schmidt et le rudiment de sa théorie. Si quelqu'un a pu s'inspirer des idées d'un prédécesseur ce n'est assurément pas Denis. (Henri Lescœurs, *Considérations sur la fibrine*. Paris, 1873, in-4, p. 28).

gène (1) qui est celle qui deviendrait la *fibrine. Le sérum serait le plasma moins la fibrinogène* (Kühne).

La *substance fibrinoplastique* (paraglobuline) s'obtient en faisant passer un courant d'acide carbonique dans le sérum rendu presque neutre par quelques gouttes d'acide acétique et étendu d'eau. On la voit bientôt se précipiter en flocons qu'on recueille sur un filtre.

On peut encore l'obtenir en faisant passer un courant de gaz carbonique dans du plasma étendu de dix fois son volume d'eau glacée.

Lorsqu'on a filtré ce liquide pour en séparer la matière précipitée, si l'on continue à y faire passer un courant prolongé d'acide carbonique, il se produit des masses gluantes adhérentes aux parois, qui sont la *matière fibrinogène.* On peut encore la précipiter en ajoutant aux solutions qui en contiennent trois parties d'alcool et une d'éther.

La *fibrine dissoute ou métalbumine*, que Denis préparait en ajoutant au sérum du sulfate de magnésie, semble identique avec la matière dite *fibrinoplastique.*

La *substance fibrinoplastique* est insoluble dans l'eau privée d'air; elle donne avec l'eau chargée d'oxygène une solution d'où la précipite l'acide carbonique. Elle est soluble dans les alcalis, les carbonates alcalins, la solution faible de chlorure de sodium et les acides étendus. Ses dissolutions ne se coagulent ni par la chaleur, ni par l'addition d'alcool. Chauffée à 60 degrés elle devient insoluble. Comme ces caractères la rapprochent du corps que Berzelius a retiré des *globules rouges* du sang sous le nom de *globuline*, et aussi du cristallin, Kühne a donné sans plus ample informé le nom inutile de *paraglobuline* à cette matière (2).

(1) Le mot *fibrinogène* est de Virchow. Il admet qu'il y a dans le sang une *substance fibrinogène* qui est un produit des tissus lymphatiques et particulièrement du tissu cellulaire, des glandes lymphatiques et de la rate. Elle arriverait tôt ou tard au contact de l'oxygène; elle formerait alors la fibrine coagulable dont la coagulation peut avoir lieu pathologiquement aussi bien dans les tissus que dans les exsudats et les vaisseaux sanguins et lymphatiques. Normalement la substance fibrinogène serait vraisemblablement transformée et détruite (Virchow, *Ueber den Ursprung des Faserstoffs*, etc. (*Gesammelte Abhandlungen*, Frankfurt, 1856, in-8°, p. 104-138).

(2) La confusion est encore augmentée lorsque : 1° on admet avec Eichwald que ce corps n'est autre lui-même que celui que Panum a autrefois décrit sous le nom de *caséine du sérum*; 2° lorsqu'avec Kühne on appelle *caséine du sang ou albuminate de soude* un albuminoï le différent de celui-ci. Chaque modification subie par ces composés (voy. p. 22) au contact de l'eau soit pure, soit acidulée, alcalinisée, etc , étant décrite sous un nom spécifique propre, cette confusion ne peut que devenir infinie. Le sérum du sang, conservé plusieurs mois sous une couche d'éther, devient fluide comme de l'eau et prend également toutes les propriétés de la caséine ou des albuminates alcalins. (Bouchardat, *Répertoire de pharmacie* t. V, p, 466.) Le corps appelé *caséine du sang* par MM. Dumas et Cahours (1842), et *caséine du sérum* par Panum (1850), est un composé coagulable par l'acide acétique et que redissout un

De là vient sans doute qu'on trouve la *fibrinogène* appelée aussi *métaglobuline*.

Il est à remarquer que la plupart de ces propriétés avaient déjà été vues par Denis avant 1859 (1).

La propriété la plus remarquable attribuée à la matière fibrinoplastique est celle de produire rapidement la coagulation quand on l'ajoute au liquide de l'hydrocèle ou à la sérosité non coagulable spontanément que donne une ponction du péritoine ou du péricarde. Le sérum du sang séparé du caillot produit le même effet, mais plus lentement. (Ce fait implique nécessairement la présence de la fibrinogène dans ces sérosités).

Les caractères *physico-chimiques* de la *substance fibrinogène* sont tout à fait analogues à ceux de la *matière fibrinoplastique*. Elle est peut-être un peu moins soluble dans tous les véhicules. Comme signe distinctif le sulfate de cuivre donne avec la fibrinogène un précipité insoluble dans un excès de réactif, et sa solution dans l'eau chargée d'oxygène est moins rapidement précipitée par l'acide carbonique.

Mélangée avec une solution de fibrinoplastique elle donne de la fibrine. Lorsque l'on fait dissoudre séparément les deux substances dans des liqueurs faiblement alcalines et que l'on mélange les solutions à la température de 20 degrés, on voit au bout d'un certain temps la masse se concréter et la fibrine se produire. Cette réaction ne réussit pas toujours. Hoppe Seyler l'obtient avec plus de facilité en mettant l'un des corps en suspension dans l'eau et y ajoutant l'autre substance précipitée récemment par le chlorure de sodium et encore humide. Dans ces circonstances la coagulation se produit assez rapidement.

D'après les mêmes auteurs il faut excessivement peu de fibrinoplastique pour transformer en fibrine une grande quantité de fibrinogène. Le sang contient un excès de matière fibrinoplastique qui reste dans le sérum. Aussi la fibrinogène ajoutée au sang défibriné s'y coagule et produit une nouvelle quantité de fibrine.

Le mélange des deux générateurs de la fibrine paraît subir, dans le temps nécessaire à sa coagulation, les mêmes influences que le sang. La congélation arrête toute réaction. De 0 degré à 37 degrés, le temps employé à la formation de la fibrine va en diminuant. Il est au minimum à la température du corps humain. L'action cesse à 50 degrés. L'addition d'un peu d'alcali empêche la production de fibrine qui reparaît si l'on

excès de l'acide. On trouve cette *caséine du sang* ou du *sérum* dans le liquide qui filtre quand on a coagulé par la chaleur le sérum additionné d'eau. D'après Panum il y en aurait 4 pour 1000 de sang et jusqu'à 12 pour 1000 dans celui des femmes en couches.

(1) Denis, *Mémoire sur le sang*. Paris, 1859, p. 184, et ailleurs.

acidifie avec l'acide acétique. Le battage accélère la coagulation du mélange des deux générateurs aussi bien que du plasma lui-même (1).

Cette théorie paraît au premier abord bien rendre un compte exact des faits. Il semble que la fibrine soit formée de la réunion des substances fibrinoplastique et fibrinogène. Mais il restera toujours à montrer comment il peut se faire que bien que les deux générateurs existent dans l'organisme, la fibrine ne s'y produise qu'exceptionnellement. Pour expliquer ce fait on a été forcé de supposer que la membrane interne des vaisseaux, tant qu'elle reste saine (Brücke), détruirait la paraglobuline à mesure qu'elle se produit; l'altération de la paroi empêchant cette destruction, la fibrine se formerait là; d'où les coagulations intra-vasculaires. C'est là une hypothèse gratuite qu'il s'agirait de démontrer. Pour ces auteurs le *sérum* serait le *plasma* moins la *fibrinogène*. Mais nul d'entre eux n'a dosé celle-ci ni la fibrinoplastique qu'ils disent exister en excès dans le sérum après la formation du caillot.

Dans un travail plus récent Alexandre Schmidt (1872) considère dans le phénomène de la coagulation trois éléments comme indispensables, la matière fibrinoplastique, la substance fibrinogène et un ferment. Les deux substances productrices de la fibrine ne réagissent pas l'une sur l'autre quand elles sont pures; le troisième élément serait indispensable; mais ce troisième corps est difficile à isoler, et l'imagination de l'auteur paraît jouer un grand rôle dans ses propriétés. Ce ferment n'agirait que par sa présence. Les deux générateurs de la fibrine étant en quantité donnée, il se formerait toujours autant de fibrine qu'ils peuvent en fournir par leur réunion; mais la rapidité de la réaction dépend de la quantité du ferment. On peut, l'opération terminée, séparer par le filtre la solution de ferment; bien qu'un peu moins active ses propriétés sont conservées. L'action du ferment nulle à 0 degré est détruite par l'ébullition.

(1) Suivant Kühne, quand du sang de cheval refroidit on sépare le plasma incolore d'une part et celui qui contient les globules de l'autre, si l'on agite celui-ci on le voit se coaguler plus vite que le premier. Il admet que cela est dû à ce que, bien que le sérum contienne un excès de fibrinoplastique suffisant pour précipiter toute la fibrinogène du plasma, néanmoins les globules *fourniraient eux-mêmes une quantité adjuvante de fibrinoplastique* (*paraglobuline*); la seule preuve à l'appui de cette hypothèse est que le sang dont les globules ont été détruits par congélation avant sa coagulation, se solidifie plus vite quand il est dégelé que la portion du même sang qui n'a pas été gelée. Si cette hypothèse était vraie, dès l'instant où il faut *excessivement peu de fibrinoplastique* pour coaguler *une quantité relativement considérable de fibrinogène*, le sang qui se mêle aux sérosités péritonéales et de l'hydrocèle devrait amener la coagulation de ces liquides comme dans les expériences citées p. 71; or on sait qu'on tire souvent de ces fluides sanguinolents qui ne se coagulent pas, tandis que d'autres incolores sont assez souvent coagulables (ascite, pleurésie). D'une hypothèse aussi peu fondée Kühne tire néanmoins la conclusion que bien que non cristallisable la fibrinoplastique peut dialyser du globule au plasma, tandis que l'hématoglobuline ne le peut pas.

Pour obtenir le ferment isolé on coagule une partie de sérum avec 15 parties d'alcool faible. On filtre et l'on dessèche. Cette opération qui peut durer quinze jours, étant terminée, on dissout dans de l'eau distillée, on filtre et l'on a une solution de ferment du plasma.

Étant admise l'existence du ferment, rien de plus simple d'après Schmidt que la non-coagulation du sang dans les vaisseaux vivants, malgré la présence des éléments générateurs de la fibrine. C'est que le troisième élément nécessaire à la formation de la fibrine manque, et le ferment n'y existe pas, les parois des vaisseaux ne permettant pas son développement. C'est donc entre le moment où le sang sort de la veine et celui où il commence à se concréter, fort à propos comme on le voit, qu'apparaît le ferment. Il paraît naître spontanément et les globules du sang n'ont rien à voir à sa production. La présence de l'oxygène serait indispensable à la réaction. Or on sait que le sang se coagule dans le vide comme à l'air, qu'il y ait ou non des hématies dans le liquide. L'hémoglobine, le charbon, le platine et la fibrine elle-même auraient une action analogue à celle du ferment.

Cette théorie n'explique rien. Même en l'admettant il faudrait rendre raison de la naissance du ferment. Ces expériences peuvent être exactes; mais rien ne paraît moins établi que l'existence dans le sang, au moment de la coagulation, de la matière active que Schmidt a isolée. Ce produit pourrait bien n'être que le résultat d'un commencement de la putréfaction d'une matière albuminoïde dans l'*alcool faible*. Ces recherches ont remis en question un certain nombre de points que les partisans de la matière fibrinogène et fibrinoplastique présentaient comme hors de doute (1). L'action de l'oxygène serait indispensable à la production artificielle de la fibrine. Je relève ensuite cette assertion de Schmidt que les deux générateurs de la fibrine ne réagissent pas l'un sur l'autre, quand ils sont purs.

Il est assez remarquable de voir l'inventeur d'une théorie sur laquelle on a vécu pour ainsi dire pendant dix ans en Allemagne, apporter lui-même à ses idées de telles modifications qu'elles équivalent presque à la mise à néant de ses premiers travaux. Il est pourtant difficile de ne pas reconnaître quelques fondements à la manière dont, au début, Schmidt envisageait la question. L'action du sérum sur le liquide de l'hydrocèle est un fait à poursuivre que Denis n'avait pas constaté. Quant aux corps que

(1) Les chimistes considèrent la séparation de la fibrinogène et de la fibrinoplastique comme très-aléatoire, et ces matières comme offrant les caractères de substances altérées. (A. Bouchardat, *loc. cit.*, 1872, in-4, p. 68.) La théorie de Schmidt a été combattue aussi par Eichwald (1873) dont les publications n'apportent aucun élément nouveau dans cette question et surtout ne l'éclairent nullement.

Schmidt a isolés et dont il a donné la présence dans le sang comme cause de la coagulation, il y a des réserves à faire au sujet des propriétés qui leur sont attribuées, et même de leur existence dans le plasma sanguin. Le fait, que ces deux générateurs de la fibrine ont besoin de l'oxygène de l'air pour se combiner, s'il est démontré, n'est pas applicable au sang puisque celui-ci se coagule dans le vide, l'acide carbonique et après l'expulsion de l'oxygène par l'oxyde de carbone (1). Or on ne voit pas non plus comment les rugosités des vaisseaux, les corps étrangers, etc., feraient apparaître le ferment voulu pour que les deux autres corps se combinent et forment les caillots intravasculaires, etc.

Comme conclusion, il ne semble pas que la question soit aussi avancée qu'on a pu le croire au moment où la théorie de Schmidt régnait sans conteste. Le dernier travail de Schmidt donne le droit d'avoir peu de confiance dans ces théories, et peut-être même dans l'exactitude de certaines des expériences sur lesquelles ce savant a édifié ses systèmes. Ce ne sont encore là que des séries d'explications subtiles substituées aux démonstrations possibles, que ces auteurs cherchent à faire prendre pour de la science.

Il faut donc revenir aux idées de Denis. Le corps qu'il a isolé sous le nom de plasmine, qu'il soit un composé spécial, qu'il soit un mélange de plusieurs corps, est à n'en pas douter le principe existant dans le sang et qui donne la fibrine. Est-ce par dédoublement comme le veut Denis? Est-ce une combinaison comme l'ont affirmé d'une manière prématurée les Allemands? Si l'on doit se faire une opinion sur le phénomène qui nous occupe, la théorie de Denis présente le plus haut degré de probabilité. La plasmine existe dans le sang à l'état de fluide; lors de la formation des diverses sortes de caillots elle se partage en polymères, qui sont la *fibrine concrète* et la fibrine dissoute ou *métalbumine*, comme par exemple le *sucre de canne interverti* du raisin ($C^{24}H^{24}O^{24}$) se dédouble dans diverses

(1) Il ne se développe ni chaleur (Hunter, etc.), ni électricité pendant la coagulation. Suivant Al. Schmidt, la réaction alcaline du plasma et des autres liquides donnant de la fibrine augmenterait pendant la coagulatiou, même quand on les a neutralisés complétement avant. D'après cela, il suppose que les deux générateurs de la fibrine agissent à la manière des sels à acides faibles, tels que les silicates d'alumine et de potasse; que chacun d'eux a naturellement une réaction faiblement alcaline; que mis en présence l'un de l'autre les deux générateurs s'unissent pour former la fibrine qui se solidifie et qu'alors la réaction alcaline du sérum des sérosités de l'hydrocèle, etc., augmente. Il ne manque à ces inventions qu'une chose, c'est la preuve de la mise en liberté d'un corps alcalin, aussi bien que celle de la combinaison l'un à l'autre des deux générateurs (fibrinogène et fibrinoplastique). Il est pourtant des auteurs auxquels elles suffisent et qui les prennent pour de la science. On remarquera qu'au moins Denis a rendu tangibles la plasmine, la fibrine, la fibrine dissoute ou métalbumine, la sérine, et que chacun peut les isoler comme il l'a fait.

conditions en un équivalent de *glycose* fermentescible ($C^{12}H^{12}O^{12}$) et en un autre de *lévulose*, isomère, mais infermentescible. De nombreux exemples de ces phénomènes se voient en chimie; ils donnent sur la constitution des matières albuminoïdes des enseignements nouveaux. Ces données rendent compte de tous les faits sans qu'on puisse encore leur opposer aucune objection sérieuse.

Albuminates du sang. — Pour les auteurs dont nous venons de parler le *sérum* se composerait de *matière fibrinoplastique*, *d'albuminate de soude*, *d'albumine* et de *peptone* (1); ils en parlent du reste sans indiquer leurs proportions. Ils admettent que l'*albumine* de l'œuf et celle du sang, par exemple, coagulées, se redissolvent dans les solutions alcalines faibles d'une part; que de l'autre elles laissent plus alcaline, après coagulation par la chaleur, la liqueur qui les contenait qu'elle ne l'était avant. Ce fait prouverait suivant diverses chimistes qu'*une portion de l'alcali était neutralisée par l'albumine*. De là cette théorie de Gerhardt et adoptée par ces auteurs, d'après laquelle *un principe unique*, l'*albumine coagulée pure*, en se combinant, soit avec des bases, soit avec des phosphates terreux, formerait tous les albuminoïdes animaux et végétaux. Dans l'œuf et le sang il serait sous l'état de *bi-albuminate de soude*, sous celui d'*albuminate neutre de potasse* dans la caséine du lait, d'albumine insoluble phosphatée dans la fibrine, etc. Mais on sait aujourd'hui que la composition albuminoïdes (voy. p. 22) est telle qu'elle ne se prête nullement à l'admission d'un principe unique rendu différent d'un point à l'autre de l'économie par l'intervention de traces seulement de tel ou tel principe minéral (2).

Malgré cela Kühne et d'autres chimistes appellent *albuminate de soude du sang* une matière qui reste dans le sérum sanguin étendu de dix fois son poids d'eau, après qu'un courant d'acide carbonique a précipité la

(1) Kühne, *Lehrbuch der physiologischen Chemie*. Leipzig, 1868, in-8.

(2) L'analyse des cendres laissées par la caséine du lait, comparativement à celles que laissent les autres albuminoïdes, ne montre pas qu'elle soit un sel à base de potasse, plutôt qu'à base de chaux, de soude, etc. Aussi la précision que semblait apporter en ces questions les expressions *albuminate de potasse*, *albuminate de soude* etc., n'est-elle qu'illusoire et il n'y a pas lieu de suivre l'exemple de ceux qui s'en servent. Ce sont de singuliers sels en effet que ces composés dont jamais la quantité, ni même la nature de la base n'ont été dosés. Les albuminoïdes fixent du reste aussi bien certains acides que certaines bases. C'est avec les sels métalliques qu'ils se combinent le mieux en proportions définies; on sait par exemple, comme l'a bien prouvé Lassaigne, que 93,45 d'albumine du sérum fixent toujours 6,55 de bichlorure de mercure. Plus tard Millon et Commaille (1866) se sont servis du chlorure de platine combiné avec les albuminoïdes pour montrer que des amides, telles que la leucine et la tyrosine associées en diverses proportions, représentent la molécule primitive de chacune de ces substances; que ces amides sont des composés qui peuvent jouer les deux rôles d'acide et de base, etc.

substance dite fibrinoplastique; on isole cet *albuminate de soude* en le précipitant par l'acide acétique (1).

Pour Kühne et Hoppe l'*albumine du sérum* est la matière que l'acide carbonique et l'acide acétique n'ont pas précipitée dans le sérum étendu de dix fois son poids d'eau, mais que la chaleur coagule.

La décomposition désassimilatrice des albumidoïdes a pour résultat la formation du plus grand nombre des espèces de principes cristallisables azotés que l'on trouve dans le plasma. Cette formation consiste essentiellement en un dédoublement avec fixation ou élimination d'eau d'une portion de la masse des substances albuminoïdes qui composent chaque élément. En d'autres termes une portion de cette masse se dédouble en ses composants chimiques (voy. p. 22) qui sont des corps cristallins que nous devons actuellement étudier. Nous aurons du reste à revenir sur ces phénomènes de dédoublement (voy. p. 94).

TROISIÈME LEÇON

DES PRINCIPES IMMÉDIATS CRISTALLISABLES DU SANG.

Principes du sang salins et alcaloïdes d'origine organique.

Les principes immédiats de la seconde classe, c'est-à-dire les principes cristallisables qui se forment dans l'économie (voy. le tableau p. 60) existent dans le sang dans la proportion de 6 à 7 grammes pour 1000 grammes de sérum. Leur quantité est un peu au-dessous de celle des sels d'origine minérale. Ils viennent pour la plupart de l'organisme lui-même. Ils entrent dans le sang au travers des parois des capillaires qui se distribuent dans les tissus. Ce sont des principes formés par désassimilation de la substance des éléments anatomiques de chaque tissu; puis ils passent de là dans le sang pour être rejetés ensuite au dehors par l'urine et la sueur; il en est ainsi pour la plupart d'entre eux, du moins (2).

On les a divisés en plusieurs tribus, dont une première comprend les principes cristallisables d'origine organique, qui sont salins, tels que les lactates, les hippurates, les urates, les sudorates, les inosates.

(1) Kühne l'appelle également *caséine du sang* (voy. la note p. 70) parce que la *caséine du lait* n'est pas non plus coagulée par un courant d'acide carbonique, ni par la chaleur, et l'est au contraire aussi par les acides acétique, lactique, etc.

(2) Pour le mécanisme moléculaire de la formation de ces principes immédiats, voy. Ch. Robin et Verdeil, *Chimie anatomique*. Paris, 1853, t. I, p. 250.

Le pneumate de soude vient particulièrement du tissu pulmonaire. Il se produit par décomposition désassimilatrice des éléments anatomiques solides de ce tissu.

A l'égard de ces sels, il importe de savoir que certains d'entre eux ont pour acides ce qu'on appelle des acides copulés, et des acides représentés, comme l'acide pneumique, par un équivalent d'un acide fixé à un équivalent d'un corps neutre. C'est ainsi, par exemple, que Verdeil a démontré par des recherches dont sa mort a empêché la publication, que l'acide pneumique est représenté par un équivalent de taurine combiné avec un équivalent d'acide lactique. Ces deux derniers corps combinés entre eux donnent un composé très-différent de chacun des corps composants. Ce composé est encore acide et fixé dans l'organisme à une base qui est la soude. Ce fait est important, parce que dans quelques conditions morbides, on voit ces deux corps composants se séparer chimiquement, et alors au lieu de rencontrer, comme à l'état normal, du pneumate de soude, on trouve des cristaux de taurine d'une part, et du lactate de soude d'autre part. La taurine s'est séparée de l'acide lactique qui est resté fixé à la soude. A l'état normal, c'était du pneumate de soude ; à l'état pathologique, ou dans certaines conditions expérimentales, c'est du lactate de soude et de la taurine que l'analyse fournit. Plusieurs acides des différents sels qu'on trouve dans la bile sont dans le même cas. Ainsi la taurine qu'on observe quelquefois dans la bile se produit par la décomposition d'un des sels normaux de la bile qui a pour acide un acide copulé.

Les principes d'origine organique azotés dits alcaloïdes, tels que l'urée, la créatine, la créatinine, etc., peuvent se combiner avec les acides, pour former des sels, mais on ne les trouve pas à l'état de sels dans l'économie ; ils sont toujours à l'état libre dans le sang.

Ces principes sont en dissolution dans le sang et sont excrétés par le rein, mais ils ne sont pas fabriqués par lui. Tous tirent leur origine de l'épaisseur des éléments anatomiques solides ; ils se forment par dédoublement désassimilateur de leurs substances organiques fondamentales et de leurs sels également, puisque ceux qui sont acides et non alcaloïdes ne sont jamais à l'état libre, mais à l'état de sels dont la base est empruntée aux carbonates, phosphates, etc., et on les trouve à cet état dans les tissus mêmes. Ce sont les principes essentiels de la désassimilation des éléments anatomiques dans la rénovation moléculaire; ils leur sont empruntés par tous les capillaires. Les urates viennent du tissu fibreux proprement dit, et sont formés en plus ou moins grande quantité, selon l'état de la nutrition de ces tissus. Les lactates, les hippurates, les inosates, l'inosite, la créatine, la créatinine, viennent des muscles.

L'urée vient de tissus divers et par la lymphe qui l'emprunte tant au plasma qu'à ceux-ci puis la ramène au sang. Elle existe en moyenne dans le sang dans la proportion de 0gr177 à 0gr,180 pour 1000 à l'état normal. On en trouve moitié plus dans l'artère rénale du chien que dans la veine (Cl. Bernard). Ainsi toute l'urée contenue dans le sang ne s'échappe pas par le rein, et il reste toujours dans le sang veineux du rein, la moitié environ de celle qui existe dans le sang artériel. Cette quantité varie un peu d'une espèce animale à l'autre.

En résumé, les produits de désassimilation des éléments anatomiques directement actifs sont représentés par les principes de la 2e classe, qui sont les uns salins, les autres alcaloïdes ou du moins analogues aux alcaloïdes azotés, comme l'urée, la créatine, la créatinine, l'inosite, la leucine, l'hypoxanthine et autres encore.

Il est essentiel de savoir dans quels tissus ils sont formés chimiquement pour se rendre compte de l'importance que présente pour le médecin l'étude des modifications de l'urine. Il faut que ce dernier sache d'où viennent les principes qu'il rencontre dans celle-ci, et il convient de ne plus étudier tous ces faits empiriquement, comme on l'a fait jusqu'à présent. Ainsi, il ne suffit pas de constater qu'il y a beaucoup d'urate ou de phosphate ammoniaco-magnésien, par exemple, dans l'urine ; il faut savoir remonter de la constitution morbide de ce liquide aux modifications intimes des tissus qui ont amené ces modifications dans sa composition, quant à ses principes fondamentaux, tels que les urates, hippurates, l'urée, la créatine, la créatinine, l'inosite, etc. Voilà pourquoi l'étude de ces principes cristallisables d'origine organique est des plus importantes, bien qu'elle soit complétement laissée de côté ou fort négligée dans les traités de chimie physiologique allemands, aussi bien que celle des autres principes de la 2e classe dont il va être question.

De la cholestérine et de la séroline du sang.

Les travaux de Berthelot ont montré que la *cholestérine*, et probablement la *séroline*, devaient être séparées des corps gras, parce qu'elles se rapprochent plus des *alcools* que de ces derniers, bien qu'on les signale très-souvent comme corps gras.

Il importe de savoir qu'ils n'existent pas à l'état libre dans le sang, que ce n'est que par suite de la décomposition de certains de ces principes, par les moyens physiques et chimiques de l'analyse, qu'on les obtient. C'est en raison de décompositions analogues que la cholestérine est mise en liberté dans divers produits morbides, solides et liquides.

Ces corps-là, en effet, sont insolubles dans le plasma comme dans l'eau. Ils ne sont solubles que dans l'alcool, l'éther et quelques autres dissolvants analogues. Mais, comme tous les autres alcools, ces corps peuvent se combiner avec un grand nombre d'acides, tels que les acides lactique, stéarique, benzoïque, margarique, oléique, pour former alors des éthers souvent plus solubles que les composants, ou au moins plus solubles que la séroline et la cholestérine considérées individuellement. Ce sont ces éthers, c'est-à-dire ces corps qui résultent de la combinaison d'un acide et d'alcool, avec élimination d'un équivalent d'eau, qui en fait existent dans les humeurs ou les tissus, où l'analyse indique de la cholestérine et de la séroline.

Mais le contact des acides ou même quelquefois simplement d'une température élevée, pendant la durée de l'analyse, suffit pour produire ce dédoublement en acide gras ou en acide lactique, par exemple, d'une part, et en cholestérine ou en séroline d'autre part, qui, devenues libres, se déposent à l'état cristallin. En attendant qu'on soit fixé sur la question de savoir quel est exactement le composé chimique à la constitution duquel elles prennent part, et, par suite, dans quel état elles sont dans le sang, il est important de constater leur existence dans ce liquide ; car on les retrouve dans quelques humeurs sécrétées.

Fréquemment aussi, mais seulement à l'état morbide, cette décomposition qu'on obtient sous de très-légères influences, pendant l'analyse s'accomplit dans les humeurs au moment de la sécrétion qui les élimine du sang, et alors il y a séparation d'une part d'acides lactique, margarique ou oléique, et, d'autre part, cristallisation de cholestérine. C'est ce que l'on voit dans la bile, sous l'influence de certaines conditions morbides, de même que souvent dans des kystes, le pus, etc.

L'alcool cholestérique (Berthelot) ou *cholestérine* est, suivant M. Flint, un produit excrémentitiel formé en grande partie par la désassimilation du cerveau et des nerfs, séparé du sang par le foie et déversé à la partie supérieure de l'intestin grêle avec la bile. Ce produit est transformé, dans son passage à travers le canal alimentaire, en *stercorine* ou séroline qui est rejetée par le rectum. Plusieurs auteurs ont déjà dit que la cholestérine est une substance *usée.* Parmi ces auteurs, les uns croient que, formée dans le cerveau, elle est emportée par le sang ; tandis que les autres pensaient que, formée dans le sang, elle est déposée dans le cerveau où elle existe, ainsi que dans les nerfs en plus grande quantité que partout ailleurs. Elle s'en sépare à l'état cristallin dans les pièces conservées depuis longtemps. Bien qu'on l'ait signalée dans le foie (probablement à cause de la bile que cet organe contient toujours) et surtout dans le cristallin, c'est dans le système nerveux et dans le sang qu'elle prédomine. Pour opter entre les deux opinions qui précèdent, M. Flint a pensé, et avec raison, qu'il fallait rechercher quelle est la quantité de cholestérine dans le sang qui se rend au cerveau et dans celui qui sort de cet organe. Dans ce but, il a analysé sur des chiens le sang de la veine jugulaire interne, celui de la carotide, de la veine cave, des veines hépatiques, de l'artère hépatique et de la veine porte.

Le sang de la carotide contenait au premier aspect un grand nombre de cristaux de stercorine (séroline), mais point de cholestérine. Ce n'est qu'en soumettant ce même résidu, onze jours plus tard, à un nouvel examen, qu'il a pu y trouver quelques cristaux de cholestérine. M. Flint a aussi constaté, comme je l'avais fait en 1852, que les cristaux provenant du sang du cerveau sont plus minces et plus allongés que ceux obtenus des autres parties du corps. Il a vu surtout que le sang de la veine jugulaire était plus riche en cholestérine que celui de l'artère carotide primitive dans la proportion de $0^{gr},801$ à $0^{gr},774$. Dans les veines du bras de l'homme, Becquerel et Rodier en indiquent $0^{gr},090$ seulement, et Flint de $0^{gr},445$ à $0^{gr},751$.

D'après Carter, le sang des veines sus-hépatiques contient beaucoup moins de cholestérine que le sang de l'artère hépatique. Donc, à mesure que la cholestérine est formée par le système nerveux, elle serait reprise par le sang qui s'en débarrasserait en traversant le foie. W. Marcet (1857) a constaté que le sang de la veine splénique et le tissu de la rate sont relativement riches en cholestérine, c'est-à-dire en ce principe encore à déterminer qui la fournit en se décomposant. Hoppe-Seyler en indique $0^{gr},450$ dans 1000 parties de globules rouges.

D'après Berthelot, les acides des sels propres de la bile paraissent dériver de la cholestérine par simple oxydation.

La *séroline* est un corps qui existe dans le plasma sanguin dans la proportion de $0^{gr},020$ à $0^{gr},060$ pour 1000 (Becquerel et Rodier). Découverte en 1833 dans le sérum sanguin par Boudet, elle a été appelée *stercorine* par Flint (1862), qui l'a bien étudiée dans les fèces où elle existe en plus forte proportion ($0^{gr},675$ dans les fèces d'un seul jour). Comme la cholestérine, ce composé semble exister dans ces parties à un état autre que celui sous lequel on le retire.

Quoiqu'on ait obtenu la séroline à l'état cristallin aciculaire, on ne connaît pas encore sa composition. Elle fond et reste liquide à 36° ou 37°, mais quoiqu'elle ait un peu l'aspect extérieur des corps gras, elle n'est pas saponifiée par la potasse, ni émulsionnable. Elle est neutre, insoluble dans l'eau, très-soluble dans l'alcool et peu à froid. L'acide sulfurique lui fait prendre une couleur rouge semblable à celle qu'il produit avec la cholestérine.

Lécithine. — La lécithine est le principe qui a été indiqué depuis très-longtemps sous le nom de *substance grasse phosphorée*, dans le sérum sanguin, puis dans le cerveau, le jaune d'œuf, les hématies surtout, et dans beaucoup d'autres parties du corps. Le nom de *lécithine* lui a été donné par M. Gobley. C'est ce même principe mal préparé, impur, c'est-à-dire encore mêlé à d'autres matières, qui a été pris par Liebreicht pour un véritable principe immédiat qu'il avait appelé *protagon*. Les chimistes allemands et leurs imitateurs ont fait à propos de ce corps plus de bruit que la chose ne le méritait.

Du plasma de 1000 grammes de sang, on retire environ $0^{gr},400$ de lécithine. C'est particulièrement dans la fibrine après coagulation qu'on la trouve (Chevreul, 1824); on sait, du reste, que la fibrine, en se coagulant et se rétractant, entraîne, outre les globules, toutes les fines particules graisseuses qui peuvent être en suspension dans le plasma.

La *lécithine* ($C^{88}H^{90}AzPhO^{18}$) est un éther formé par la *choline* ou *névrine*, alcaloïde jouant le rôle d'alcool, qui perd 2 équivalents d'eau en se combinant avec des acides; ceux-ci se substituent de la sorte aux 2 équivalents d'eau de l'alcool choline. Les acides dont il s'agit sont toujours l'acide phosphoglycérique, et d'un animal ou d'une partie à l'autre de l'organisme les acides oléique, stéarique, margarique, palmitique ou autres acides gras. Il existe ainsi plusieurs espèces de lécithines, souvent mélangées ensemble au nombre de deux, trois, etc., dans le sang, le cerveau, etc.; c'est toujours à cet état de mélange qu'on retire ces lécithines. Chacune offre une composition complexe et comme, d'autre part, ces lécithines se décomposent facilement en choline et en acides sous l'influence des moyens d'analyse, leur extraction et leur étude sont des opérations minutieuses et longues.

Les lécithines se solidifient à des températures différentes selon que ce sont des dioléine lécithine, di-margarine lécithine, etc., que l'on sépare du mélange obtenu d'abord (Diakonow, Strecker, etc.).

En étudiant la bile, nous aurons à parler de la *choline* ou *névrine*, qui s'y trouve à l'état libre d'après quelques chimistes.

Des principes graisseux du sang.

Dans le sang, les principes graisseux sont presque tous à l'état d'oléates et de margarates de soude. On y a signalé aussi l'oléine et la margarine. Mais il est possible que ces principes ne se produisent que par la décomposition de quelques autres.

Si la plupart d'entre eux viennent des aliments, et arrivent dans le sang par le chyle versé dans la veine sous-clavière, il en est un certain nombre aussi qui peuvent venir des éléments anatomiques solides constituant les tissus.

Ils sont fournis assez abondamment, pendant un certain temps, pour venir donner une teinte laiteuse au sang (*sang blanc*). Le sérum du sang laiteux doit cette teinte à ce que le chyle qui a été versé dans le sang a fourni une assez grande quantité de gouttelettes en émulsion pour que le sérum réfléchisse la lumière en lui donnant une teinte blanchâtre.

Cependant, il y a une certaine quantité de corps gras qui ne viennent pas des aliments. Tels sont les butyrates, les valérates de soude et la lécithine ou matière grasse phosphorée, que retient en partie la fibrine en se coagulant.

Dans le plasma, il y a de 1 à 3 grammes de principes gras pour 1000, à l'état normal; quelquefois, pendant la digestion, ces principes sont plus abondants encore. Dans certaines conditions morbides, surtout chez les sujets en voie d'émaciation rapide, à la suite de graves maladies comme le choléra et la fièvre typhoïde, on en obtient une plus grande quantité (4 à 7 grammes), parce qu'il y a une partie de ces principes qui sont empruntés au tissu adipeux par résorption, et que l'on retrouve dans le sang pendant la durée de cette résorption. Mais alors ils n'existent pas à l'état d'émulsion, et ne changent pas la couleur du plasma; ils sont probablement à l'état de sels, à base alcaline ou savonneux, et par suite à l'état de dissolution.

Les principes gras du sang ont donc deux origines : la principale est le chyle par lequel ils arrivent dans le sang à l'état émulsif; la seconde est la résorption dans l'épaisseur des tissus qui les cèdent molécule à molécule à l'état de combinaison saline, savonneuse et soluble.

Ces corps gras disparaissent, soit par les sécrétions sébacées, soit par d'autres produits sécrétés qui en contiennent toujours un peu. Il se peut cependant qu'il y en ait d'assimilés par les éléments du tissu adipeux, de la moelle des os et peut-être de quelques autres tissus encore.

Des principes sucrés du sang.

Il y a quelque affectation à ne citer le nom de Cl. Bernard qu'une seule fois ou pas du tout à propos de la glycogénie. Elle frappe le lecteur dans beaucoup d'ouvrages de chimie et de physiologie allemands et dans ceux de leurs copistes français ; mais quiconque aura été amené à s'occuper de cette question dans un laboratoire sera forcé de répéter à peu près mot à mot, comme je vais le faire, ce que ce savant a écrit sur cet important sujet, toutes les fois qu'il voudra le faire connaître.

Les expériences de M. Cl. Bernard datant de 1849 ont établi ce fait capital que la présence du sucre dans le sang ou *glycémie* est un phénomène constant. Elle existe chez le fœtus avant la naissance, et elle persiste jusqu'à la mort sans interruption. Ce phénomène permanent reconnaît une cause permanente.

A côté de cette formation constante du sucre dans le sang, ses expériences ont appris qu'il y avait une destruction incessante de ce principe, et comme sa proportion y reste sensiblement fixe, il faut par conséquen qu'il s'y renouvelle.

Dans quels points de l'organisme le sucre se renouvelle-t-il ?

Les dosages de matière sucrée dans les divers sangs veineux des organes fournissent les éléments pour la solution de ce problème.

Les proportions de glycose dans le sang normal ne sont pas très-considérables. Chez le chien, elles ne dépassent point à l'état normal 1gr,5 en moyenne pour 1000 dans le sang artériel.

Les expériences prouvent que sur les vaisseaux des membres et de la tête le sang veineux s'y montre toujours moins sucré que le sang artériel. Ainsi, dans la veine crurale et l'artère crurale, Cl. Bernard a trouvé en glycose pour 1000 grammes de sang :

Expériences.	Sang artériel.	Sang veineux.
1°	1 gr. 51	1 gr. 95
2°	1 25	0 99
3°	1 45	0 73
4°	1 17	0 93

Pour la carotide et la veine jugulaire, il a trouvé :

Expériences.	Artériel.	Veineux.
1°	1 gr. 13	0 gr. 93
2°	1 10	0 96

Ce n'est donc pas dans les membres, ni dans la tête qu'il faut chercher la source du sucre, car le sang s'appauvrit en traversant ces parties. Les expériences faites comparativement sur le sang du cœur droit et du cœur gauche donnent les résultats suivants :

Expériences.	Cœur droit.	Sang artériel.
1°	1 gr. 12	1 gr. 17
2°	1 56	1 06
3°	1 08	1 27

On voit par ces chiffres qu'il y a sensiblement égalité dans la quantité de sucre du ventricule droit et du ventricule gauche. Cela prouve que le sucre ne se détruit pas notablement dans le poumon et qu'il passe à peu près intégralement du cœur droit au cœur gauche (Cl. Bernard).

Il a donc fallu que le sang veineux de la tête et celui des membres aient gagné du sucre durant leur trajet dans la veine cave supérieure ou dans la veine cave inférieure.

On a constaté chez le cheval que la lymphe est plus sucrée que le sang; toutefois la quantité qui arrive par cette voie est relativement trop faible pour augmenter sensiblement la richesse du sang. C'est ce que résume le tableau suivant :

Veine jugulaire........	0 gr. 91	de sucre pour 1000 de sang.
Veine cave supérieure...	0 90	—
Cœur droit............	1 25	—

Sang de la veine cave inférieure au-dessous des veines rénales 0gr,54 de sucre pour 1000;

Sang de la veine cave inférieure au-dessus du diaphragme 1gr,12 pour 1000.

Ainsi il y a un point dans la veine cave inférieure, vers le diaphragme, où le sucre augmente. Les vaisseaux qui apportent cette substance, ce ne sont pas les veines rénales dont le sang est, au contraire, pauvre en sucre; ce sont les veines sus-hépatiques qui viennent déboucher au-dessus du diaphragme précisément dans le point où nous avons constaté l'augmentation du sucre. C'est le foie, en un mot qui est la véritable source où le sang vient incessamment puiser le sucre qui lui est nécessaire pour subvenir aux besoins de la nutrition.

L'examen comparatif des deux sangs, l'un venant de l'intestin, l'autre venant du tissu hépatique, donne toujours les mêmes résultats. Toujours le sang sortant du foie est fortement sucré, tandis que celui qui vient des intestins pendant la digestion de viande ne l'est pas. Seulement, dans le cas de digestion de matières sucrées ou féculentes, le sang de la veine porte contient du sucre, mais constamment en plus faible proportion que le sang du tissu hépatique (1).

(1) Cl. Bernard, *Mémoire sur l'origine du sucre dans l'organisme* (*Archives générales de médecine*, 1849, et *Revue des cours scientifiques*, avril et mai 1873). Le meilleur procédé pour obtenir le sang du tissu hépatique est celui qui consiste à introduire une sonde de gomme élastique par la veine jugulaire ou par la veine crurale. On pousse cette sonde à diverses profondeurs, soit de haut en bas, soit de bas en haut, et l'on constate toujours que c'est au niveau de l'abouchement des veines sus-hépatiques que le sang veineux renferme le plus de sucre. Ici il importe de savoir qu'il ne serait pas exact de croire que le sang de la veine porte circule comme le ferait le sang artériel. Loin de là, le sang hépatique reflue facilement des veines hépatiques vers la veine porte. Il en résulte que la circulation dans la veine porte est en général très-lente, très-paresseuse et subit beaucoup d'oscillations. En raison de ce reflux à l'entrée de la veine porte, Cl. Bernard a pu recueillir par le bout supérieur des veines rectales du sang de la veine porte, renfermant des traces à peine dosables de sucre, tandis qu'en poussant une petite sonde par la même veine jusqu'à l'entrée du foie dans le tronc de la veine porte, il aspirait du sang qui prove-

Une des conséquences de beaucoup de maladies est de faire disparaître après la mort le sucre du tissu du foie comme du liquide sanguin. C'est pour cela que les recherches faites sur le foie des sujets morts dans les hôpitaux sont le plus souvent négatives. On examine après vingt-quatre ou quarante-huit heures le foie d'un homme chez qui le sucre a diminué graduellement dans les derniers moments et a disparu à l'instant de la mort. Au contraire, si l'on pratique l'examen, comme il m'a été donné de le faire dans des cas de mort violente, le sucre se manifeste avec la plus grande évidence. L'action glycogénique du foie est donc atteinte d'une façon plus ou moins profonde dans l'état pathologique, et cette altération se traduit par la diminution ou l'absence de glycose dans le liquide sanguin lui-même, aussi bien que dans le tissu hépatique. Si donc on trouve un foie dépourvu de sucre, on peut affirmer qu'il provient d'un homme ou d'un animal malades (Cl. Bernard).

Aussitôt que les découvertes de Cl. Bernard furent connues, plusieurs hypothèses se succédèrent, chacune avec la prétention d'expliquer le phénomène.

La première à signaler par ordre chronologique est celle de Schmidt (de Dorpat), qui admit que le sucre se forme dans l'organisme par suite du dédoublement des matières grasses.

Lehmann, en répétant les expériences de Bernard avait remarqué que le sang qui se charge de sucre en traversant le foie donne peu ou pas (voy. p. 65) de fibrine. Le sang de la veine porte contient moins de sucre et plus de fibrine que le sang des veines sus-hépatiques. Lehmann en conclut qu'il y avait une corrélation intime entre ces deux phénomènes, et que c'était aux dépens de la fibrine que se formait la matière sucrée dans le foie.

Frerichs modifia un peu l'explication de Lehmann, tout en conservant ce qu'elle avait d'essentiel, à savoir la formation du sucre aux dépens des matières albuminoïdes. Le dédoublement de ces substances protéiques

nait réellement du tissu hépatique et en contenait jusqu'à 3 à 4 pour 1000. Cl. Bernard a montré de plus que le tissu du foie renferme constamment du sucre chez l'homme et les animaux sacrifiés en état de santé. L'absence du sucre est un caractère morbide, un état de maladie. Ce rapprochement est important à établir relativement aux idées qu'on se fait du diabète. Dans cette maladie, en effet, les médecins pensaient que la présence du sucre est liée à l'état pathologique, tandis que la physiologie nous montre que c'est précisément le contraire. La présence du sucre est l'indice de l'état normal, de l'état de santé; l'absence du sucre est le caractère morbide par excellence. On voit là ce que valent ces distinctions qu'on a voulu chercher à établir entre l'état pathologique et l'état physiologique. Il prouve que ces distinctions n'existent réellement pas dans le sens où l'on veut les entendre. Il n'y a jamais au fond que des phénomènes physiologiques, dont il faut chercher à connaître les conditions variées à l'infini.

donnait naissance, selon cet auteur, à de la glycose et de l'urée. Il donna même une formule hypothétique de cette réaction. Mais bientôt (1854-1855) Bernard prouva que toutes ces hypothèses ne répondaient pas à la réalité. Il arriva, en effet, après quelques tâtonnements, à découvrir le mécanisme véritable de la formation du sucre dans le foie, et vit que cette matière ne se produisait pas directement par le dédoublement d'un principe du sang, mais aux dépens d'une matière préexistante dans le foie qu'il isola, dont il détermina tous les caractères. Il lui donna le nom de *matière glycogène* et E. Pelouze détermina sa composition chimique ($C^{12}H^{10}O^{10}2HO$), qui complète les données de Cl. Bernard sur son isomérie avec l'amidon végétal.

La glycogène peut subir les mêmes espèces de tranformations diurétiques que toutes les matières amylacées. Le suc pancréatique, la salive, la font passer à l'état de dextrine, puis de glycose ($C^{12}H^{12}O^{12}$). Il suffit de mêler une partie d'une infusion de tissu pancréatique à cette décoction opaline de glycogène pour voir la liqueur devenir limpide. Le réactif de Barreswill manifeste alors la présence du sucre par la réduction de l'oxydule cuivrique. Cl. Bernard a constaté que la matière glycogène était plus abondante chez les petits animaux où le foie à une trame moins résistante. Ainsi sa proportion est au moins trois fois plus grande dans le lapin que chez le cheval.

Quand on veut obtenir cette substance absolument pure, il faut la débarrasser par des lavages à l'alcool du sucre qu'elle fournit quand on la retire, et des matières albuminoïdes par la potasse ; du carbonate de potasse par l'acide acétique. Enfin, un dernier lavage à l'alcool l'isole à l'état *pur*. La matière glycogène est précipitée à l'état de grande pureté par l'acide acétique cristallisable; seulement, l'acide agit sur la matière glycogène et la rend comme gommeuse et difficile à dessécher. (Claude Bernard.)

La dextrine, qui est une matière soluble, isomère avec l'amidon, présente sous l'influence de l'iode, suivant son mode de préparation, une teinte qui varie du violet au rouge et qui n'est pas le beau violet de l'amidon.

Or, la glycogène, traitée par l'iode, donne une coloration violette qui est intermédiaire entre le bleu de l'amidon et le rouge de la dextrine obtenue par l'acide sulfurique.

La matière glycogène existe dans le foie en grande quantité. C'est elle qui donne à la décoction filtrée du tissu hépatique l'opalinité qu'elle présente. Ce qui prouve qu'il en est bien ainsi, c'est que l'opalinité disparaît si l'on ajoute quelques gouttes d'un ferment diastasique capable de changer l'amidon en sucre. Dans le foie, il existe un ferment de cette nature, le *ferment hépatique* qui, à chaque instant, fait passer à l'état de glycose une partie du glycogène formé au sein des tissus de la glande. Ce qui change la glycogène en sucre n'est donc qu'un phénomène d'ordre purement chimique qui a lieu pendant la vie et après la mort (Claude Bernard). L'agent ou ferment glycosique hépatique peut être obtenu comme tous les autres ferments par dissolution dans l'eau, puis précipitation par l'alcool. Le froid ralentit son action. L'eau bouillante le coagule, et c'est pour obtenir ce résultat et pour le réduire à l'impuissance qu'on saisit par l'eau bouillante le tissu du foie d'où l'on veut retirer la glycogène. Si l'on n'agissait pas ainsi, une partie de la glycogène se transformerait en sucre pendant l'échauffement graduel de l'eau, et l'on n'en retrouverait plus les quantités normales.

La formation du sucre dans le foie s'accomplit donc en deux actes : l'un de ces actes ne peut pas encore être réalisé en dehors de l'organisme, c'est la production de la matière glycogène dans le foie par formation assimilatrice; l'autre s'accomplit dans l'organisme vivant, aussi bien qu'en dehors de lui après la mort.

En d'autres termes :

L'acte *chimique*, c'est la transformation de la glycogène en sucre.

L'acte de formation assimilatrice ou nutritive, c'est la production de la glycogène au sein du tissu vivant. Comme tous les actes nutritifs ou assimilateurs et désassimilateurs, ces deux actes sont inverses l'un de l'autre. L'un, la production du glycogène, est un phénomène d'assimilation; l'autre, la production du sucre, est un phénomène de décomposition désassimilatrice.

En recherchant l'origine du sucre contenu dans le sang, on voit qu'elle doit être double. En effet, il est impossible que l'alimentation n'introduise pas de la matière sucrée dans le sang; d'une autre part, le sucre qui persiste chez un animal soumis à une abstinence prolongée de solides pendant huit, dix, quinze jours et plus, ne provient pas de l'alimentation et doit avoir une autre source. L'alimentation peut contribuer de deux manières à entretenir de sucre le liquide circulatoire. Par la digestion des matières féculentes et par la digestion des matières sucrées proprement dites, de la glycose, de la saccharose et de la lactose.

On savait que le sucre pouvait provenir d'une digestion régulière; on savait qu'une portion des aliments, les aliments féculents, était susceptible de se transformer en matière sucrée. Mais on admettait de plus que ce devait être l'origine unique de la glycémie normale. Cl. Bernard a établi que ce n'est là qu'une origine accessoire. Les matières féculentes peuvent entrer dans l'intestin sous deux états : à l'état cuit, hydraté, comme dans le pain et dans l'amidon qui a subi l'action de la chaleur, et à l'état cru non hydraté comme dans certains légumes et un grand nombre des végétaux dont les animaux se nourrissent. Sous quelque forme que les matières féculentes existent, elles sont insolubles et ne peuvent prendre part aux actes assimilateurs qu'à la condition d'être liquéfiées, puis absorbées après avoir été transformées en dextrine, puis en glycose. Cette transformation est déjà commencée dans le pain, elle se continue dans les premières parties du tube digestif, dans la bouche, dit-on, sous l'influence de la sécrétion salivaire, si tant est que si peu de temps suffise.

La fécule crue ou même cuite de la pomme de terre et des légumes n'est, au contraire, attaquée que plus loin, après une macération préalable dans l'estomac, sous l'influence du suc gastrique, puis du liquide pancréatique et des fluides intestinaux.

Ainsi s'explique la contradiction entre certains auteurs qui placent le siége de la digestion des féculents dans la bouche et d'autres qui le placent dans l'intestin. Les uns et les autres ont partiellement raison. Mais leurs opinions ne s'appliquent pas au même fait. (Cl. Bernard.)

Cl. Bernard a montré que le suc pancréatique, et non point les acides de l'estomac, transforme l'aliment féculent en matière sucrée. Son action est très-énergique et aussi efficace que celle des acides minéraux. Elle s'accomplit parfaitement en dehors de l'être vivant et ne suppose aucune intervention quelconque venant influencer *sponte suâ* les phénomènes, à la façon du principe *vital* des anciens. Il suffit de faire une infusion du pancréas, pour voir l'amidon se transformer en sucre très-rapidement s'il a été hydraté préalablement, mais très-lentement si la fécule est à l'état non hydraté.

Le sucre de fécule ainsi formé dans l'intestin passe ensuite dans le sang.

L'alimentation introduit dans l'organisme des quantités plus ou moins considérables de saccharose ou sucre de canne ou de betterave. Or, la saccharose se distingue facilement de la glycose : elle ne réagit pas sur la liqueur cupro-potassique ; elle ne fermente pas immédiatement. La saccharose est soluble ; elle est absorbable, et cependant elle ne passe pas dans le sang ; lors même qu'on en fait ingérer à l'homme sain ou à l'homme diabétique de grandes quantités, jamais on n'en trouve dans le sang ni dans les urines.

La saccharose alimentaire se transforme en glycose dans le tube digestif, comme font les matières féculentes. La saccharose, $C^{12}H^{11}O^{11}$, ou sucre de canne, est changée par les acides en *sucre interverti*. Celui-ci est un mélange à parties égales de *glycose* ordinaire ou sucre de raisin, et d'une autre variété, la *lévulose* ou sucre de fruits acides (Berthelot).

La lévulose, comme la glycose, a pour formule $C^{12}H^{12}O^{12}$; elle est fermentescible, mais plus lentement. Elle a les autres caractères chimiques généraux de la glycose, mais elle se distingue de la glycose par un caractère physique important : elle possède un pouvoir rotatoire considérable (106°), déviant à gauche la lumière polarisée, au lieu de présenter comme la glycose ordinaire une déviation de 52° à droite. Le mélange des deux sucres dévie à gauche, parce que le pouvoir rotatoire gauche de la glycose est le plus considérable (1).

De même que la diastase (ferment glycosique) peut transformer l'amidon hydraté en glycose, de même il y a un ferment saccharique (*ferment inversif* de Claude Bernard) qui transforme la saccharose en deux glycoses : lévulose et glycose ordinaire. La diastase et le ferment saccharique ou inversif n'existent donc pas seulement chez les végétaux ; ils se rencontrent tous deux dans les animaux : le ferment glycosique est représenté surtout par le suc pancréatique, le ferment saccharique par le suc intestinal. Une infusion de pancréas et une infusion de la membrane muqueuse intestinale renferment chacune un de ces ferments qu'on peut séparer et isoler par l'alcool, suivant la méthode de préparation des ferments diastasiques.

Il y a donc réellement digestion des matières féculentes et saccharoïdes, et cette digestion donne naissance à des glycoses qui seules sont aptes à se détruire dans le sang par les actes moléculaires de la nutrition. Ajoutons que les glycoses fraîchement digérées sont plus destructibles que du sucre de fécule ordinaire, et qu'au lieu d'être changées en d'autres principes dans le sang, il se peut très-bien qu'elles soient prises et assimilées par des éléments anatomiques extravasculaires dans lesquels elles restent plus ou moins longtemps.

(1) Il y a déjà longtemps que Cl. Bernard a montré que pour disparaître, le sucre de canne doit nécessairement passer par le canal intestinal. Voulant distinguer les substances qui étaient *aliment* de celles qui ne l'étaient pas, il injectait pour cela la substance dans le sang ; si elle y restait, s'y détruisait, il en concluait qu'elle se comportait comme un aliment ; si elle traversait l'organisme en circulant avec le sang, sans se détruire, et s'éliminant par l'urine, il en tirait la conclusion que la substance ne se comportait point comme un aliment. Or, il avait déjà reconnu que la glycose disparaît dans le sang comme un aliment, tandis que la saccharose injectée s'élimine par le rein ; il avait vu en outre que la saccharose, mise en contact avec les liquides intestinaux, acquérait la propriété de se comporter comme un aliment. Le suc gastrique n'agit que très-lentement et très-faiblement sur le sucre de canne ; de même la bile, le suc pancréatique, la salive, n'agissent pas sur le sucre de canne pour l'intervertir. Le sang n'a pas non plus d'action ; on peut laisser plusieurs jours du sang en contact avec le sucre de canne, sans y voir survenir d'altération inversive. Les infusions des glandes salivaires, du pancréas, des ganglions lymphatiques, celles des membranes muqueuses de la bouche, de l'œsophage, de l'estomac, du gros intestin, de la vessie, n'ont aucune action inversive sur les solutions de la saccharose (Cl. Bernard). Mais il en est tout autrement de l'intestin grêle, dans toute son étendue, depuis le pylore jusqu'au cæcum ; c'est au suc intestinal qu'est particulièrement dévolue cette transformation de la saccharose en sucre interverti.

Magendie a montré que l'absorption ne se faisait pas exclusivement par les lymphatiques, et qu'elle s'opérait d'une façon prépondérante par la voie veineuse. En plaçant un poison dans une anse d'intestin, si l'on vient à lier les veines en conservant les lymphatiques intacts, l'intoxication ne se produit pas : si au contraire on lie les lymphatiques en conservant la perméabilité des veines, l'animal est empoisonné. Les matières alibiles ne sont donc pas entraînées et absorbées seulement par les chylifères; une portion seulement de ces matières prend la voie des lymphatiques, à savoir, les matières grasses mêlées à la lymphe (1).

Le foie retient donc, fixe et modifie le sucre digéré dans l'intestin (Cl. Bernard, 1872-1873) en l'amenant à l'état de glycogène. Lorsqu'on examine le sang au delà du foie, dans la veine cave inférieure, dans le cœur, dans les artères, on y trouve toujours une proportion à peu près égale de sucre (glycose), quel que soit le genre d'alimentation; quand on examine le sang de la veine porte avant le foie, on y trouve au contraire une proportion de sucre variable selon l'alimentation. Mais pour que le sucre soit retenu par les cellules glycogènes du foie, il faut qu'il y arrive en quantité modérée, sans quoi il en passe au delà. La diversité des résultats dans les cas où l'injection du sucre de canne est lente, peu concentrée et successive comparativement à ceux dans lesquels elle est brusque et concentrée, le montre.

Ces faits rapprochent la nutrition des animaux de la nutrition de celle des végétaux. Ils expliquent pourquoi on trouve toujours chez les animaux nourris avec des féculents une plus grande proportion de glycogène que dans les animaux nourris exclusivement à la viande.

Le foie est donc un organe d'une importance capitale dans la question de la *glycémie*. Il empêche ou modère l'entrée du sucre alimentaire dans le sang, de manière que la proportion de cette substance reste à peu près constante dans le sang artériel nourricier qui se distribue directement aux tissus. Ainsi se trouve expliquée la fixité quantitative de sucre dans le sang artériel, malgré la diversité de l'alimentation (2).

En résumé, la glycémie est un phénomène constant chez l'homme et

(1) Pour rester dans le sang et être assimilées, les matières grasses (en presque totalité versées dans les veines sous-clavières) n'ont pas besoin de traverser le foie, comme cela est nécessaire pour le sucre de canne et les albuminoïdes. Émulsionnées avec le suc pancréatique et injectées dans les veines, elles ne passent pas dans les urines, comme le font le sucre, l'albumine d'œuf, etc. (Cl. Bernard, *Mém. sur le pancréas*, 1848.) Ces faits portent à penser que les albuminoïdes sont fixés au moins temporairement dans les cellules du foie, comme les matières dextriniques et sucrées, avant d'être rendues au sang à l'état de composés assimilables.

(2) Cl. Bernard, *Cours de médecine expérimentale*. (*Revue scientifique*, Paris, 1873, in-4, p. 1017, 1060, etc.)

chez les animaux. Le sucre ne disparaît du sang qu'au moment où la nutrition s'arrête complétement, et lorsque la nutrition s'arrête ainsi, la mort survient nécessairement. Dans les maladies qui font diminuer et disparaître le sucre dans le sang, on trouve cependant toujours des traces appréciables qui persistent jusqu'à la mort. Mais, après la mort, ces traces de sang disparaissent très-vite. Si, au lieu de faire l'examen du liquide sanguin immédiatement après la mort, on attend une heure ou deux, on n'en trouve plus.

Le tableau suivant contient l'ensemble des résultats d'expériences diverses de M. Cl. Bernard.

Pour 1000 *grammes de sang.*

	ARTÈRE crurale.	VEINE crurale.	ARTÈRE carotide.	VEINE jugulaire.	VENTRICULE droit.	VEINE CAVE inférieure.
	gr.	gr.	gr.	gr.	gr.	gr.
A. Chien en digestion de viande.	1,45 1,32	0,73				
B. Chien en digestion de viande.	1,25	0,99		0,67	1,56	1,28
— — de pommes de terre. .	1,53			1,17 (abouchement au cœur.)		1,38
C. Chien en digestion de viande.	»		1,10	0,91	1,25	
D. Chien, digestion de viande et de sucre candi	1,51			0,96		
E. Chien à jeun.	1,17				1,81	

Le sang tiré de la veine du bras, chez un sujet en bonne santé et dosé immédiatement, lui a donné $1^{gr},17$ pour 1000 grammes de sang (1).

Le tableau précédent montre que l'alimentation féculente accroît d'une manière peu sensible la proportion de glycose du sang.

L'observation générale la plus importante se rapporte à la proportion du sucre dans le sang artériel et veineux. Si nous comparons l'artère et la veine d'un membre, c'est-à-dire le sang qui pénètre dans les tissus avec le sang qui en sort, nous voyons qu'il y a toujours moins de sucre à la sortie qu'à l'entrée. Le sucre disparaît donc dans le sang des capillaires, ou plutôt, comme le pense M. Cl. Bernard, dans l'intimité des tissus, et il y en a qui le font disparaître plus vite que d'autres.

(1) MM. Chauveau et Delore ont fait sur le cheval, à l'aide du procédé de la fermentation, des dosages de sucre dans le sang artériel et veineux qui concordent entièrement avec les nôtres. Ils ont en effet toujours trouvé le sang veineux périphérique moins riche en sucre que le sang artériel. (Voy. *Comptes rendus de l'Acad. des sc.*, t. XLII, p. 1008. Paris, 1856.)

Il ne faut pas oublier que les chylifères absorbent du sucre quand il y en a dans l'intestin, mais on ne sait en quelles proportions. Les lymphatiques du foie empruntent aussi du sucre à cet organe, de sorte qu'il y a de la glycose dans la lymphe. J'aurai occasion d'en reparler. Cette glycose empruntée au foie par la lymphe finit toujours par arriver au sang par le canal thoracique, et il y a un peu de sucre qui se trouve ainsi versé dans la veine cave supérieure, comme il y en a de versé dans la veine cave inférieure par les veines sus-hépatiques. Ce sucre-là subit, en définitive, les mêmes modifications que le sucre versé dans les veines sus-hépatiques (1).

Lorsqu'il se produit outre mesure de la glycose ou lorsqu'elle est prise comme aliment en excès, elle ne se décompose pas en totalité dans le sang ou dans les tissus; il en passe dans l'urine et même dans d'autres sécrétions, mais surtout dans l'urine. Pour que ce sucre ingéré en quantité exagérée normalement ou versé en excès dans le sang à l'état pathologique, passe dans l'urine, il faut qu'il y en ait dans le sang artériel au moins 1 à 2 grammes pour 1000. Tant que la quantité de glycose qui se trouve dans le sang artériel, quelle qu'en soit l'origine, n'atteint pas cette proportion, la glycose parcourt le système circulatoire sans être éliminée par les reins, et alors il n'y a pas diabète. Il y a quelques conditions accidentelles autres que les modifications du système nerveux et du foie, comme on en a cité beaucoup d'exemples depuis les travaux de Cl. Bernard, qui produisent le diabète. S'il arrive que pendant quelques heures cette quantité de glycose atteigne 1 à 2 grammes pour 1000 dans le sang, il y a diabète accidentel, glycosurie momentanée, comme on l'a vu dans certains cas d'éclampsie, de convulsions hystériques, etc.

Ainsi, outre le sucre introduit du dehors dans le sang, à l'état de glycose, l'économie animale produit dans le foie de l'homme et des animaux

(1) Je rappellerai qu'à l'époque où l'on ne savait pas qu'il y avait de la matière glycogène dans les cellules du foie, les auteurs qui avaient reconnu que dans le sang de la veine sus-hépatique il y a moins de globules que dans celui de la veine porte, avaient admis que le foie était chargé de détruire les globules rouges; alors pour expliquer ce qu'ils devenaient (et il est toujours facile de donner des explications) on avait dit que la matière rouge du sang, l'hématosine, se transformait en sucre, parce qu'on pourrait, en traitant par les corps oxydants la matière colorante du sang, obtenir du sucre; mais la réalité du fait est mise en doute par les chimistes, et il y a bien des espèces de substances qu'on peut transformer en sucre en les oxydant. C'était là une production chimique artificielle et rien ne disait qu'elle avait lieu dans le foie. En admettant cela d'ailleurs, on avait oublié que les animaux invertébrés et les mollusques en particulier qui ont un foie très-volumineux, fabriquent du sucre avec ce foie sans avoir d'hématies dans le sang. Ces hypothèses, qu'on retrouve encore dans quelques ouvrages copiés les uns sur les autres, ne sont plus guère soutenues du reste par les auteurs même qui les avaient produites, depuis qu'ils ont appris qu'il y a comme principe constitutif dans le foie de la matière glycogène. (Voy. Lehmann, *Comptes rendus des séances de l'Acad. des sc.* Paris, 1855, t. XL, p. 585.)

supérieurs de l'amidon animal, se transformant d'une manière continue en glycose, laquelle, arrivée dans le sang, va concourir à la nutrition générale.

Quels sont les générateurs directs de la glycose produite en dehors de toute alimentation amylacée? Le dédoublement des substances albuminoïdes, s'accomplissant dans certaines conditions, peut produire des glycoses donnant la glycogène par voie de condensation, condensation qui s'opère en vertu des mêmes lois chimiques que pour l'amidon végétal (voy. p. 22).

Comme la glycose, provenant, soit des matières amylacées et sucrées élaborées dans le tube digestif, soit du dédoublement de la glycogène formée dans le foie, va-t-elle concourir à la nutrition générale, telle que la formation des principes albumidoïdes?

Dans l'état actuel de la science, il ne serait possible de répondre que par des suppositions. La production d'un sucre par la décomposition de la chondrine, la formation directe d'un composé azoté, la dulcitammine par l'action de l'ammoniaque sur la dulcite, les résultats nombreux déjà acquis par la voie synthétique pour des corps de fonctions chimiques moins élevées, font prévoir la possibilité de résoudre la question. Mais ce serait une illusion d'assigner au problème une pareille simplicité. Tous les principes qui pénètrent dans le sang après la digestion subissent une série de changements par hydratation, dédoublements, isomérismes, se succédant de telle façon que les éléments qui les composent peuvent, sans s'éliminer immédiatement, faire partie successivement de combinaisons variées.

Un énoncé contraire à tous les faits physiologiques et chimiques consiste à regarder les matières amylacées et sucrées comme des aliments respiratoires, en réservant aux substances azotées le rôle d'aliments plastiques. Par cette distinction, qui a longtemps régné dans la science, on supposait qu'à leur arrivée dans le sang les matières amylacées subissaient une combustion immédiate, produisant la chaleur animale, exclusivement destinée à entretenir la température de l'animal; dans cette hypothèse, le travail mécanique produit par les muscles résultait de la transformation de la chaleur engendrée par l'action de l'oxygène sur la fibre musculaire.

Mais l'expérience, en dehors de toute autre considération, a démontré le peu de fondement de cette théorie en apparence séduisante. Fick et Wliscenius, après avoir pris une nourriture exempte d'azote, ont déterminé le travail extérieur utile effectué dans leur ascension au Faulhorn, déduit de la connaissance de leur poids et de la hauteur verticale parcourue : ainsi calculé, ce travail est un minimum irréalisable pratiquement. Par la détermination de l'azote éliminé dans leurs urines et la connaissance du travail utile capable d'être produit par une quantité correspondante de matière albuminoïde ramenée à l'état d'urée, ils ont déterminé le travail utile correspondant. Or le rapprochement des nombres précédents les a conduits à ce résultat, que la combustion des substances albuminoïdes ne représentait qu'environ la moitié du travail mécanique produit pendant leur ascension. La chaleur animale n'est donc pas exclusivement produite par les changements chimiques des matières ternaires, et en particulier des substances amylacées et sucrées; le travail mécanique produit par les muscles ne peut donc pas provenir non plus tout entier de leur combustion propre.

Les matières amylacées et sucrées concourent, avec les autres substances ternaires, et surtout les matières grasses, à la production de la chaleur animale, mais elles partagent ce rôle avec les substances quaternaires. Cette portion de chaleur ne provient pas uniquement de la combustion directe dans le sang de la glycose venue du dehors ou produite par le dédoublement de la glycogène; car dans la transformation des sucres en alcool et acide carbonique effectuée sans oxydation, il y a dégagement de chaleur. S'il n'est pas démontré qu'une pareille réaction se produit réellement, d'autres du même genre ont certainement lieu, et l'on doit en tenir compte (1).

Relations de provenance entre les principes azotés cristallisables et les substances albuminoïdes.

Les données les plus précises sur ce sujet concernent les principes immédiats cristallisés donnant de l'urée par leurs dédoublements, ou présentant avec elle de l'analogie de composition (voy. p. 75). Notons qu'il existe des faits qui rattachent l'asparagine au dédoublement des matières albuminoïdes; peut-être pourrait-on en dire autant de la solanine. Ces principes azotés sont :

Tyrosine $C^{18}H^9AzO^6$; acide hippurique $C^{18}H^9AzO^6$ (ou mieux les hippurates); leucine $C^{12}H^{13}AzO^4$; xanthine $C^{10}H^{13}AzO^4$; guanine $C^{10}H^5AzO^2$; choline $C^{10}H^{13}AzO^2$; acide urique $C^{10}H^4Az^4O^6$ et dérivés; créatine $C^8H^9Az^3O^4$; créatinine $C^8H^7Az^3O^2$; allantoïne $C^8H^6Az^4O^6$; asparagine $C^8H^6Az^2O^6$; glycocolle $C^4H^5AzO^4$; urée $C^2H^4Az^2O^2$.

Depuis l'expérience classique de MM. Prevost et Dumas, qui a établi que par rapport à l'urée le rein ne jouait que le rôle d'organe excréteur, on admet généralement que ce composé résulte de l'oxydation des ma-

(1) Voy. Byasson, *Des matières amylacées et sucrées*. Paris, 1872, in-8, p. 99 et suiv.

tières azotées entrant dans la composition du corps des animaux. Cependant, dans leur mémoire, on trouve déjà des doutes exprimés sur les conditions de la formation de l'urée dans l'économie vivante. Ces auteurs disent : « si quelque chose pouvait nous tirer de cette obscurité, nous avons lieu de penser que c'est l'examen des urines dans des cas pathologiques bien décidés ». C'est la voie qui a été suivie par M. Bouchardat pour chercher à déterminer les conditions principales de la production de l'urée dans l'économie vivante (1).

Les observations se rapportant à l'augmentation de la quantité d'urée contenue dans les urines ont été divisées en cinq groupes : 1° par alimentation azotée trop abondante ; 2° dans les accidents de goutte rétrocédée ; 3° par la transformation de plusieurs principes immédiats azotés cristallisés (urates, créatine, alloxane, etc.) ; 4° chez les malades atteints d'ictère de cause dite morale ; 5° chez les glycosuriques non soumis à un régime spécial.

Dans aucun de ces cinq groupes, on n'a pu constater une augmentation dans les phénomènes d'oxydation correspondant à une augmentation d'urée. On a été ainsi amené à conclure que la production de l'urée dans l'économie ne résulte point uniquement de l'oxydation, mais du dédoublement des principes immédiats azotés. Les chimistes et les physiologistes reconnaissent aujourd'hui que F. Verdeil et moi avons été les premiers à émettre cette opinion (2), plus fortement encore appuyée par les travaux de Berthelot.

Les matières albuminoïdes, avant de se transformer en urée, doivent, comme nous l'avons vu, passer par des états intermédiaires. Plusieurs principes immédiats cristallisés (acide urique, créatine, créatinine, alloxane), par leur dédoublement ou leur oxydation, peuvent donner naissance à de l'urée.

Est-ce par ces états intermédiaires ou par d'autres que passent les matières albuminoïdes pour fournir l'urée excrétée ? nous ne saurions le dire. Si la production de l'urée ne peut pas être considérée comme un simple phénomène d'oxydation des matières albuminoïdes, il est certain que l'oxygène introduit dans le sang par la respiration, intervient, soit comme agent des dédoublements, soit peut-être aussi pour oxyder quelques uns des principes résultants de ces dédoublements et contribuer ainsi à la production de la chaleur animale.

Les changements qu'éprouvent les matières albuminoïdes contenues

(1) Bouchardat, *Mémoire sur les conditions principales de la production de l'urée dans l'économie vivante*. (*Annuaire de thérapeutique*, 1869, p. 225.)

(2) Ch. Robin et F. Verdeil, *Traité de chimie anatomique et physiologique, etc.* Paris, 1853, t. II, p. 509.

dans les plantes présentent les plus remarquables analogies avec celles qui se passent dans l'économie des animaux. Pendant la germination des graines, les matières albuminoïdes donnent naissance à des ferments qui ont les caractères essentiels de quelques-uns des ferments fournis par les organes des animaux. La diastase produite par la germination des céréales se rapproche beaucoup du ferment que représentent les substances coagulables des salives mixtes ou du liquide pancréatique. Si une portion des matières albuminoïdes des graines qui germent est transformée en principes nouveaux, une autre est détruite, comme cela s'observe chez les animaux. Ce n'est plus de l'urée qui est produite dans ces conditions, mais une autre matière azotée cristallisée, l'*asparagine*. M. Boussingault a fait ce rapprochement intéressant entre l'urée et l'asparagine (1).

Pendant que s'accomplissent dans l'économie les formations chimiques dont il vient d'être parlé, les animaux absorbent continuellement de l'oxygène et d'autre part ils rejettent au dehors de l'acide carbonique et les principes cristallins dits excrémentitiels, alcaloïdes et salins dont il vient d'être parlé comme prenant part à la constitution du plasma sanguin. Ce ne sont là que les deux termes extrêmes et opposés de toute la série des changements chimiques dont sont le siége les principes constitutifs des éléments et ceux qui sont ingérés comme aliments. A ces actes chimiques répondent certains effets calorifiques. Les actes chimiques sont corrélatifs avec la somme des travaux extérieurs accomplis par l'animal et des travaux moléculaires représentés par la chaleur que cet animal produit. On a calculé la chaleur produite en supposant que la production de l'acide carbonique a dégagé la même quantité de chaleur que si elle avait lieu au moyen du carbone et de l'oxygène libres. On a trouvé ainsi une quantité de chaleur égale aux neuf dixièmes environ de la chaleur réellement cédée par l'animal au calorimètre pendant les expériences (2); mais ce résultat ne peut pas être regardé comme la démonstration d'une rigoureuse équivalence (3). De plus, Berthelot a fait voir qu'une même quantité d'oxygène en s'unissant aux corps d'origine organique peut dégager des quantités de chaleur qui varient du simple au double dans les oxydations complètes et presque du simple au triple dans les oxydations incomplètes. Le maximum de chaleur est dégagé dans l'oxydation incomplète des corps gras. On retrouve ces mêmes variations si l'on compare la chaleur développée au poids de l'acide carbonique alors produit, quand même son volume est égal à celui de l'oxygène absorbé. Berthelot a

(1) Voy. A. Bouchardat, *Des matières albuminoïdes*. Paris, 1872, p. 92 et suiv.

(2) Gavarret, *De la chaleur produite par les êtres vivants*. Paris, 1855, p. 221.

(3) Berthelot, *Sur la chaleur animale*. (*Journal d'anat. et de physiologie*. Paris, 1865, in-8, p. 654.)

prouvé de plus, fait important, que les phénomènes physiologiques d'hydratation et de dédoublement, généralement négligés dans l'étude de la chaleur animale, peuvent donner lieu à des dégagements de chaleur considérables. Ce fait est d'autant plus essentiel à connaître ici, que la plupart des substances alimentaires sont susceptibles de produire des phénomènes, soit d'hydratation, soit de déshydratation avec dégagement de chaleur; la déshydratation n'étant du reste qu'un dédoublement qui a pour résultat la mise en liberté de l'eau. Tous les faits constatés par Berthelot concourent à établir que la production de l'eau et la formation de l'acide carbonique ont lieu en dehors de toute oxydation directe, mais au contraire par dédoublement des composés complexes, surtout coagulables, et ne doivent pas être attribués à une combustion interne. Et parmi ces divers dédoublements il en est qui répondent à une production de chaleur, d'autres à une absorption que l'observation directe permet seule de constater et de classer.

Principes du sang d'origine minérale.

Nous devons actuellement étudier les principes d'origine minérale du sang, tels que le chlorure de sodium, dont on trouve environ 3 à 5 grammes pour 1000 dans le plasma; le chlorure de potassium, dont on n'extrait que 2 à 5 décigrammes. Il y a d'autres sels libres, tels que le chlorhydrate d'ammoniaque, puis le sulfate de potasse, dont il n'y a guère que 1 à 3 décigrammes; le carbonate de soude basique, dont la quantité est de 1 à 2 grammes pour 1000 de sérum; du phosphate de soude dans la proportion de 2 à 5 décigrammes pour 1000 environ; du phosphate de magnésie et du phosphate de chaux tribasique semblable à celui des os (2 à 3 décigrammes de chacun). Il y a des traces de carbonate de chaux, de magnésie, de potasse, de sulfate de soude, de sulfate de chaux et de silice. La silice est toujours fixée aux substances coagulables azotées qui la retiennent dans le plasma, et la fibrine, en se coagulant, en entraîne un peu. La proportion des sels directement solubles dans l'eau est de 6 à 7 pour 1 de composés minéraux insolubles.

La quantité de ces sels varie de 6 à 8 grammes d'une veine et d'une condition alimentaire à l'autre. Cette quantité réunie à celle des principes cristallisables de la deuxième classe ne forme guère que 14 à 16 grammes pour 1000 de sérum : ainsi, il y a 14 à 16 grammes environ de principes cristallisables autres que l'eau dans 1000 grammes de plasma. W. Marcet a constaté que par la dialyse on retire 7gr,30 de principes minéraux de 1000 grammes de sang, et 9gr,25 de 1000 grammes de sérum (1871).

Ces faits montrent que les globules du sang restent intacts dans le plasma et dans le sérum, non pas à cause de la quantité des sels qui s'y trouvent, mais bien en raison de l'existence des principes de la troisième classe. Car lorsqu'on vient à dissoudre 14 grammes de sels ou d'autres corps cristallisables, comme de l'urée, de la créatine, de la créatinine, dans de l'eau, cette eau attaque encore les globules du sang, rouges et blancs. En sorte que si ces globules restent intacts dans le sérum, ce n'est pas à cause de la présence de ces sels, mais bien à cause de l'existence des principes coagulables qui prédominent dans le plasma. Tandis qu'il n'y a dans le sérum du sang que 14 à 16 grammes de principes cristallisables en dissolution, on en trouve dans l'urine 28 à 34 et même quelquefois davantage à l'état normal. Aussi ce liquide ne dissout pas les hématies.

Pour que l'eau n'attaque pas les globules blancs et les globules rouges auxquels on la mélange, il faut qu'elle renferme au moins 25 à 30 gram. de sels. Tant qu'elle ne contient pas cette proportion de sels en dissolution, elle gonfle les hématies, les rend sphériques et les dissout peu à peu. Elle gonfle également alors les leucocytes et finit par les dissoudre.

Ainsi, dans le plasma et dans le sérum lui-même, ce sont surtout les principes de la troisième classe qui jouent le rôle essentiel, comme principes conservateurs des globules rouges et blancs en suspension.

Dans toutes les variétés de sang et dans celui de tous les animaux, les sels à base de soude l'emportent sur ceux qui ont la potasse pour base dans la proportion de plus de 2 pour 1. Les sels qui possèdent ces bases l'emportent en quantité sur les sels terreux dans la proportion de 10 pour 1 environ. Les chlorures l'emportent sur les phosphates (qui sont presque tous tribasiques) et surtout sur les sulfates. Ces derniers et les chlorures sont tous alcalins et non terreux.

Les composés salins d'origine minérale se rencontrent dans les proportions de 6 à 8 grammes pour 1000 de plasma de sang veineux, y compris le chlorure de sodium qui entre pour moitié environ dans cette quantité. Dans le sang de la veine porte on trouve 7 à 9 grammes de sels au moment de la digestion en particulier. Ces principes, en effet, viennent tous des aliments, et ils sont plus ou moins abondants, selon qu'on fait l'analyse du sang d'un animal pris au moment de la digestion ou pris plus ou moins longtemps après, lorsque déjà une certaine quantité de ces composés a disparu par les sécrétions. Le plasma du sang artériel en contient de 6 grammes à 8gr,50.

Ces différents sels jouent un rôle très-important dans la constitution du plasma, parce qu'ils servent de dissolvants les uns par rapport aux autres. C'est ainsi, par exemple, que les solutions des chlorures et des sulfates alcalins servent de dissolvants pour les sulfates, les carbonates et les phosphates calcaires, qui prennent une grande part à la constitution de certains tissus tels que les os, les dents, l'épiderme et le tissu cartilagineux, qui en renferme lui-même en proportion notable.

Ces différents sels disparaissent du sang en partie par les sécrétions, et aussi parce qu'une certaine proportion de leur quantité est cédée aux éléments anatomiques solides. Il y a toujours, en effet, une certaine proportion de ces sels qui se trouve décomposée pendant les phénomènes d'assimilation.

Mais comme en fait ces principes d'origine minérale fixés dans les tissus y subissent, lors des actes désassimilateurs, des changements qui les font passer à l'état de sels solubles divers qui rentrent dans le sang pour être ensuite rejetés par l'urine, la sueur, etc., on voit qu'on est en droit de dire des principes d'origine minérale qu'ils entrent et sortent de l'économie; qu'ils ne font que traverser celle-ci, bien qu'ils y séjournent plus ou moins longtemps et y passent par des états divers de fixation à l'état solide et de retour à l'état de dissolution.

Ainsi il y a des carbonates et des phosphates qui cèdent une portion de leurs bases à des acides d'origine organique, tels que l'acide urique, etc., au moment de la formation chimique de ceux-ci. Les urates, par exemple, se forment par la désassimilation d'éléments anatomiques solides, tels que les éléments des tissus fibreux, musculaires, etc.

L'acide urique de ces sels est fourni par les éléments chimiques des principes non cristallisables albuminoïdes des muscles et des tissus fibreux; quant à leurs bases comme la chaux et la soude, elles viennent des principes d'origine minérale qui ont cédé une partie de leurs bases à cet acide au moment de sa formation.

Il y a une autre quantité de ces sels qui est rejetée par les excrétions, comme l'urine et la sueur. Il y en a qui s'échappent par la salive, par le liquide pancréatique et par la bile; mais dans ces dernières sécrétions la plus grande partie des sels se trouve réabsorbée, ces produits de sécrétion étant récrémentitiels.

En *résumé*, nous trouvons des sels de la 1re classe dans la proportion de 6 à 8 parties pour 1000 dans le sérum veineux; 7 à 8 parties pour 1000 dans le sérum artériel, et de 7 grammes à 9,50 parties pour 1000 dans la veine porte. Ils viennent des aliments, séjournent à l'état de dissolution, puis se perdent en minime partie dans les tissus, où ils sont assimilés et remplacés par les principes de la 2e classe, en cédant une portion de leur base pour concourir à former des sels de cette classe. Ils sortent du sang surtout par le rein, les glandes sudoripares, la bile, et moins par les autres glandes, et en quantité différente d'une glande à l'autre. Pathologiquement, ils sortent par l'intestin. Les chlorures, les sulfates et les phosphates alcalins jouent le rôle de dissolvants et de véhicule pour les sels insolubles de chaux et de magnésie des os, etc., et pour les urates, oxalates, etc., mais non pour les substances organiques.

Ce ne sont pas les sels qui dissolvent les substances coagulables, puisque celles-ci s'en séparent par coagulation spontanée dans le cas de la fibrine, et ne s'en séparent pas dans le cas de coagulation de l'albumine par la chaleur, les acides, l'alcool, etc. (1).

Les sels alcalins favorisent la dissolution du gaz carbonique et, par suite, son emprunt aux tissus dès qu'il est formé. Ce fait est d'autant plus important, que toutes les fois que l'acide carbonique s'accumule en trop grande quantité, la désassimilation des autres principes est troublée, et il en résulte une altération nutritive générale. La théorie de la combustion respiratoire a toujours fait négliger l'étude de cette question physiologique sur laquelle je n'ai jamais cessé d'insister depuis 1852.

Le phosphate de magnésie en particulier, dont il existe dans le sang de 1 gramme à 1^{gr},50 pour 1000, est un sel qui, ainsi qu'on le sait, fixe de l'ammoniaque partout où il rencontre ce dernier composé. Celui-ci remplace un de ses équivalents d'eau et forme du phosphate ammoniaco-magnésien, sel neutre, facilement dialysable, bientôt éliminé par l'urine. Le premier de ces phosphates devient ainsi une condition d'existence de l'organisme animal, en s'emparant de l'ammoniaque ou du carbonate d'ammoniaque partout où il s'en forme pendant les phénomènes de désassimilation des tissus, et il joue ainsi un rôle physiologique important (2).

Causes de l'alcalinité du sang.

Les phosphates et les carbonates de soude remplissent un rôle très-important, en ce que c'est grâce à leur présence dans le plasma du sang que celui-ci devient avide d'acide carbonique. Ce sont ces phosphates et ces carbonates qui donnent un pouvoir dissolvant énergique au sang par rapport à l'acide carbonique, et favorisent ainsi la dissolution de ce gaz pendant la durée des phénomènes de la circulation (3).

Ces différents sels, ces carbonates et ces phosphates, sont plus ou moins

(1) Marcet a démontré ce fait expérimentalement, en retirant par dialyse tous les sels du sang (7,3 pour 1000), y compris ceux qui lui donnent son alcalinité, de manière à n'avoir plus dans le dialyseur que les globules et un sérum neutre non diffusible, non coagulé, mais ayant pris la consistance d'un sirop au bout de deux à trois jours. (W. Marcet, *Recherches sur la constitution du sang*, dans *Comptes rendus des séances de l'Acad. des sc.*, Paris, 1871, t. LXXII, p. 771.)

(2) Voy. Ch. Robin et Verdeil, *Chimie anatomique*, 1853, t. II, p. 320.

(3) Sur les sels comme condition d'accomplissement des phénomènes de cet ordre, voyez *Chimie anatomique*, Paris, 1853, t. I, p. 206, 241, 255, 258, etc.

abondants suivant les espèces animales. Ainsi les carbonates de soude et de potasse prédominent chez les herbivores ; les phosphates au contraire prédominent chez les carnivores. Chez les animaux omnivores, ces deux sortes de sels sont en quantité à peu près égale avec légère prédominance des phosphates, toutefois tant que dans l'alimentation les matières animales et végétales entrent pour une quantité à peu près équivalente. Quand on vient à faire prédominer l'alimentation végétale, on voit les carbonates prédominer (Liebig, Dumas).

Ce sont ces deux sels, le phosphate de soude basique et le carbonate de soude, qui donnent au sang sa réaction alcaline.

Ce sont les deux sels que je viens de signaler qui donnent au plasma la propriété de ramener au bleu la teinture de tournesol légèrement rougie, et celle de verdir légèrement le sirop de violette, comme certains sels alcalins. Ainsi, c'est à leur présence dans le plasma que le sang doit sa réaction alcaline. Ce qui le prouve bien, c'est qu'on rend le sang neutre quand on les enlève avec les autres sels à l'aide de la dialyse, comme l'a fait W. Marcet (1).

Des métaux existant dans le sang.

Millon (2) a montré que le sang de l'homme contient constamment de la silice, du manganèse, du plomb et du cuivre. La proportion de silice et des métaux est suffisante pour que leur analyse n'exige aucune modification particulière. Après avoir évaporé à siccité le liquide que livre l'action coagulante du chlore sur le sang, on calcine quelques instants le résidu pour faire disparaître la petite quantité de matière organique que le chlore n'a pas rendue insoluble. On traite ensuite la partie insoluble des cendres comme un minerai dans lequel on voudrait doser la silice, le

(1) La séparation des sels du plasma à l'aide du dialyseur, sans les ramener à l'état de cendres par combustion des principes coagulables, non diffusibles, pratiquée comme l'a fait W. Marcet, deviendra certainement un procédé des plus utiles pour l'analyse du sang. Il permettra de déterminer l'état réel de ces principes dans le sang et leurs proportions ; tandis que jusqu'à présent on ne connaît qu'imparfaitement ces particularités, la combustion des substances organiques sulfurées et phosphorées devant certainement amener la formation de sels qui n'existent pas à l'état naturel dans le sang, ou du moins elle doit en changer les proportions. Marcet a reconnu : 1° Que les globules rouges renferment quatre fois plus d'acide phosphorique et de potasse qu'un volume égal de sérum, et dans les proportions du phosphate tribasique. 2° Ces corps se trouvent dans les globules à l'état moléculaire dit colloïde, c'est-à-dire non diffusible. 3° Cet état cesse d'exister et le sel traverse le dialyseur, quand on mélange les globules à l'eau qui, comme on le sait, les dissout.

(2) Millon, *De la présence normale de plusieurs métaux dans le sang de l'homme, et de l'analyse des sels fixes contenus dans ce liquide* (*Comptes rendus de l'Acad. des sc.*, Paris, 1848, in-4, t. XXVI, p. 41).

plomb, le cuivre, le manganèse (1000 grammes de sang, globules et plasma, laissent de 3 à 8 décigrammes de cendres insolubles dans l'eau). Millon a trouvé que, sur 100 parties de ce résidu insoluble que donnent les cendres du sang :

La silice varie de	1	à	3	pour 100.
Le plomb	1	à	3	
Le cuivre	0,5	à	2,5	
Le manganèse	10	à	24	

Après cette détermination, Millon a recherché si le cuivre et le plomb sont disséminés dans toute la masse du sang, ou bien si, à l'exemple du fer, ils sont rassemblés dans les globules sanguins. 1 kilogr. de caillot sanguin, séparé avec soin du sérum de plusieurs saignées, lui a fourni 83 milligrammes de plomb et de cuivre. 1 kilogr. de sérum isolé du caillot précédent lui a fourni seulement 3 milligrammes de ces deux métaux, et Millon pense que ces 3 milligrammes de plomb et de cuivre contenus dans le sérum doivent être attribués aux globules sanguins qui peuvent rester dans le sérum. Ainsi, dit-il, le cuivre et le plomb ne sont pas à l'état de diffusion dans le sang; ils se fixent avec le fer dans les globules.

Mais on ne sait pas encore de quels principes immédiats chacun d'eux fait partie comme *principe médiat*, comme *élément chimique*, ou, en d'autres termes, dans quel état de combinaison ils se trouvent. Ainsi, en fait, la silice exceptée, c'est aux hématies plus qu'au plasma qu'appartiennent les métaux dont on parvient à retirer une certaine quantité (fer) ou des traces (plomb, etc.) dans les analyses du sang.

Les recherches de M. Boussingault (1) ont montré que sur la vache le fer extrait à l'état métallique se trouve dans les proportions suivantes dans les cendres de 100 grammes de :

	Cendres.	Fer.
Globules secs	1gr,325	0,350
Fibrine sèche	2gr,151	0,046
Sérum sec	8gr,715	0,086

Le poids du fer obtenu par le calcul d'après sa répartition dans les

(1) Boussingault, *Sur la répartition du fer dans les matériaux du sang* (*Compt. rend. des séances de l'Acad. des sc.*, Paris, 1872, t. LXXV, p. 229). Pour l'*hématosine*, les analyses de M. Boussingault confirment nettement celles de ses prédécesseurs. 100 grammes d'hématosine de bœuf lui ont donné :

Matière organique		89,25	
Cendres.	Sesquioxyde de fer	9,04,	dont fer, 6,33
	Acide phosphorique	1,45	
	Chaux	0,32	

Ce qui répond à 63,30 de fer pour 1000 d'hématosine, alors que chez l'homme la proportion est 67,50.

globules, le sérum et la fibrine, s'accorde avec celui que donne le dosage direct. Pour 1000 grammes de sang humain on indique de 0gr,51 de fer (Boussingault), à 0gr,53 (Pelouze), alors que, d'après sa répartition, on obtient 0gr,50, dont 0gr,44 dans les globules (Dumas). Les deux procédés mènent à une moyenne de 0gr,48 pour le sang de bœuf.

On calcule : 1° Qu'il existe à peu près 7500 grammes de sang en moyenne chez un homme adulte (voy. page 49).

2° Que la moyenne des globules secs étant de 128 grammes pour 1000 grammes de sang (voy. page 55), il y aurait environ 952 grammes de globules.

3° L'hématosine existant dans la proportion de 16,75 pour 1000 de globules en poids, il en résulte qu'il y aurait dans l'organisme adulte à peu près 16 grammes de l'hématosine $C^{44}H^{22}Az^{3}O^{6}Fe$.

QUATRIÈME LEÇON

DES GAZ ET DES PRINCIPALES VARIÉTÉS DU SANG.

Des gaz du sang en général.

C'est la quantité de gaz en dissolution qui est la cause principale des changements de couleur que peut présenter le sang, du cœur droit dans le cœur gauche, et des artères dans les veines. Ces gaz sont particulièrement l'oxygène, l'acide carbonique et l'azote. Les traces d'hydrogène et d'hydrogène protocarboné qu'on trouve dans les gaz expirés, indiquent de plus la présence de corps gazeux dans le sang. Nous y reviendrons en parlant de l'haleine.

L'oxygène est dissous à peu près exclusivement dans les globules rouges (Dumas, 1846), tandis que l'acide carbonique est en dissolution plus dans le plasma que dans les globules (1). C'est un fait qui a été démontré dans ces dernières années par différents observateurs, et surtout par M. E. Fernet (2).

Aux déterminations de la présence de l'acide carbonique et de l'oxy-

(1) Voyez pour les détails concernant ce sujet, Robin et Verdeil, *Chimie anatomique* (Paris, 1853, in-8), t. II, art. OXYGÈNE, p. 27 et suiv. ; art. AZOTE, p. 67 et suiv., art. ACIDE CARBONIQUE, p. 77 et suiv. ; HYDROGÈNE CARBONÉ, p. 108.

(2) E. Fernet, *Rôle des éléments du sang dans la respiration, etc.* (*Compt. rend. des séances de l'Acad. des sc.*, Paris, 1855, in-4, t. XLI, p. 1237; t. XLVI, 1858, p. 620 et 674, et *Ann. des sc. nat.*, ZOOLOGIE, 1857, t. VIII, p. 125).

gène dans le sang faites par Vauquelin, Hoffmann (1833), Stevens (1835), Bischoff (1837), Magnus (1837) ajouta celle de leurs proportions relatives, bien que d'une manière incomplète. Il indiqua aussi la proportion d'azote d'une manière très-exacte. Il fit remarquer que la solution de bicarbonate de soude cède de l'acide carbonique à un courant d'hydrogène, et que, par suite, dans le sang, une partie du gaz carbonique cédé peut avoir été combinée et non simplement dissoute physiquement. Marchand (1845) détermina de plus qu'à la température de 38°, le bicarbonate de cette solution est de la sorte ramené, à peu de chose près, à l'état de carbonate de soude. Plus tard Lothar Meyer (1857) détermina quelles sont les proportions des gaz qui se trouvent sous ces deux états. Dès 1855, et surtout en 1857, M. E. Fernet fit connaître un appareil à l'aide duquel il put démontrer que pour l'acide carbonique en particulier, indépendamment de celui qui fait partie des carbonates de soude (CO^2NaO) et de chaux, qui par conséquent est à l'état de combinaison chimique stable, qui ne peut être chassé que par les acides, qui donc ne joue, aucun rôle dans la respiration, il faut distinguer : 1° l'acide carbonique qui est à l'état de *dissolution proprement dite*, suivant la loi de Dalton (1), lequel se dégage, soit dans le vide, soit à l'aide d'un courant d'hydrogène ; 2° l'acide carbonique qui est soumis à une loi d'*absorption* plus compliquée, c'est-à-dire qui est chimiquement à l'état de sesquicarbonate ou de bicarbonate de soude, ou qui est combiné avec le phosphate bibasique de soude ; acide carbonique qui néanmoins peut être à la longue enlevé par le vide ou plus rapidement à l'aide d'un courant d'hydrogène, surtout à la température du corps (2).

Il était nécessaire de rappeler ces faits, car si les traités de chimie physiologique et de chimie actuels signalent les distinctions précédentes, ils ne disent pas quel en est l'auteur, et il en est qui semblent même faire croire que M. E. Fernet n'y est intervenu pour rien.

Le tableau suivant indique les quantités de gaz en volume chassées de 100 volumes de sang supposé à zéro, sous une pression d'un mètre, en séparant ceux qui sont obtenus à l'aide du vide et d'un courant gazeux de ceux qu'on obtient ensuite en traitant le sang par l'acide tartrique.

(1) Cette loi se formule ainsi : Les quantités d'un gaz que dissout un volume donné de liquide sont proportionnelles à la pression que ce gaz exerce sur ce liquide.

(2) L'action de l'hydrogène sur le sang n'a d'intérêt qu'au point de vue expérimental. Depuis longtemps les chimistes, et surtout Allen et Pepys, Regnault et Reiset, etc., ont montré que ce gaz n'est pas vénéneux, qu'il peut remplacer l'azote dans les atmosphères artificielles ; qu'après son action, les globules restent intacts, assez fermes, d'un rouge sombre, mais qu'ils deviennent alors encore plus foncés au contact de l'acide carbonique, et rutilants au contact de l'oxygène. (Voyez aussi Enschut, 1836.)

	O.	CO^2.	Az.	Total.	CO^2 chassé par les acides.	
Sang veineux humain...	16,41	28,28	1,20	45,88	2,32	Setschenow.
Sang veineux du chien..	4,15	29,32	3,05	36,52	5,49	Schœffer.
Sang artériel du chien..	11,39	30,08	4,18	45,65	1,90	—
Sang veineux du mouton.	3,78	27,04	0,99	31,81	8,71	Preyer.
Sang artériel du mouton.	11,31	24,19	2,01	37,41	4,68	—

Des tableaux publiés par Ludwig, d'après les analyses faites par plusieurs de ses élèves, il résulte que la quantité moyenne serait pour :

1° Le sang artériel : 0,15,03 ; CO^2 extrait par la pompe : 27,99 ; Az, 1,60.

2° Le sang veineux : 0,8,17 ; CO^2 extrait par la pompe : 31,27 ; Az, 1,36.

Ces nombres et ceux qu'ont donnés L. Meyer, Pflüger et autres, font qu'on indique 45 centim. cubes comme le volume moyen des gaz tenus en dissolution dans le sang. Mais la prédominance constante et considérable de l'acide carbonique sur l'oxygène, même dans le sang artériel, comparée aux échanges qui ont lieu dans le poumon, porte à penser qu'on ne doit considérer comme prenant part normalement aux phénomènes d'échanges gazeux du sang que l'acide carbonique dissous d'après la loi de Dalton.

Examinons actuellement chacun de ces gaz séparément.

De l'oxygène du sang.

L'oxygène, principe de la première classe, vient du poumon, qui l'emprunte à l'atmosphère (1). Sur 21 d'oxygène que renferme l'air pour 79 d'azote à peu près, nous prenons à l'air inspiré 4,87 d'oxygène et nous ne lui rendons que 4,26 d'acide carbonique. L'air expiré ne renferme ainsi plus que 15,13 d'oxygène.

Cet oxygène traverse par endosmose les parois des capillaires, puis le plasma, sans s'y dissoudre à proprement parler, et ce sont les hématies qui s'en emparent. Berzelius avait déjà vu que le sérum dissout bien moins d'oxygène que le sang défibriné. Le sérum en dissout 2 à 3 centimètres cubes pour 100, c'est-à-dire guère plus que l'eau (2 c.c., 28 à 20°). Ce sont les globules qui le dissolvent surtout, mais plus ou moins, selon leur température et selon la composition du plasma.

Le sang le plus rutilant naturel n'en est pas saturé et en prend encore 8, 9 et 10 centimètres cubes pour 100 sous la cloche à expérience; le sang dissout ainsi 5 fois plus d'oxygène que le sérum privé de globules

(1) Cet emprunt à l'atmosphère, avec restitution d'acide carbonique, est la *respiration proprement dite* ou *externe;* la cession de l'oxygène aux éléments anatomiques extra-vasculaires, avec emprunt d'acide carbonique, est la *respiration interne* ou *profonde*. Quelques auteurs confondent à tort la première avec l'*hématose*, qui est la fixation de l'oxygène par les globules rouges.

rouges (Fernet, Cl. Bernard) et que les solutions diverses de sels neutres ou alcalins, analogues à ceux qui sont dans le plasma (1).

Le sang naturel est susceptible d'en prendre plus ou moins selon les diverses veines, tant d'après sa température que selon la composition du plasma ; la veine porte en dissout encore 30 centim. cubes pour 100 (c'est elle qui a le sang le plus noir); la jugulaire, 16 centim. cubes pour 100, et le cœur droit 21 centim. cubes pour 100 (Cl. Bernard).

M. Gréhant a montré aussi que le sang de l'artère carotide ou le sang qui vient des poumons ne contient pas toute la quantité d'oxygène qu'il pourrait absorber; tandis, en effet, que 100 centimètres cubes de sang normal contiennent 16,3 d'oxygène, la même quantité de sang suroxygéné en contient 26,8. Le rapport 16/26 dépend évidemment de la rapidité du cours du sang à travers les poumons, de l'activité des mouvements respiratoires qui renouvellent plus ou moins bien l'air contenu dans les poumons; il doit dépendre aussi de l'état de santé ou de maladie de ces organes, et les différences individuelles doivent être très-grandes : il faut donc bien se garder, dans les recherches sur l'extraction des gaz du sang, de faire la moyenne des résultats obtenus chez différents animaux, résultats qui ne sont pas du tout comparables. Le nombre qui représente le rapport du volume d'oxygène contenu dans 100 centimètres cubes de sang artériel, au volume maximum que ce sang peut absorber, donne une idée assez exacte de l'*effet utile* de la respiration pulmonaire (Gréhant).

Il faut tenir compte ici non-seulement des globules dissolvants, mais du liquide qui les tient en suspension, qui, en influant naturellement sur l'état des globules, influe aussi sur leur pouvoir dissolvant à l'égard de l'oxygène. Le sang artériel est celui qui en absorbe le moins par le contact direct entre l'air et le sang. Celui des *animaux à jeun a toujours absorbé moins d'oxygène que le sang des animaux en digestion.* L'expérience montre que le sucre diminue ce pouvoir dissolvant, tandis que le sel marin l'augmente. L'élévation jusqu'à 45 degrés de la température du sang chez les mammifères fait augmenter le pouvoir dissolvant des globules, contrairement à ce qui a lieu pour les liquides ordinaires par rapport aux gaz. Passé cette température, le sang devient noir, l'oxygène ne peut plus être chassé des hématies, et elles perdent la propriété de s'artérialiser, de fixer de nouveau de l'oxygène (Cl. Bernard).

Si maintenant on observe avec M. Fernet que, dans le poumon comme sous la cloche, la pression de l'oxygène dissous n'entre que pour un cin-

(1) 100 centimètres cubes de sang défibriné prennent de 10 à 13 centimètres cubes d'oxygène (Magnus, 1845).

quième dans la pression exercée par la totalité des gaz de l'air inspiré, on voit que le pouvoir dissolvant des globules rouges relativement à l'oxygène est 25 fois plus grand que celui du sérum (1). Les observations de Liebig (2), et les expériences de MM. Fernet et Cl. Bernard, ont prouvé que c'est à cette propriété des hématies que les vertébrés doivent la possibilité d'absorber à très-peu près la même quantité d'oxygène, quelle que soit la pression sur le sommet des montagnes (une demi-atmosphère à Quito) et au niveau de la mer. On sait toutefois que la proportion d'oxygène dissous dépasse le chiffre normal, quand la pression dépasse 2 ou 3 atmosphères (3). C'est ainsi qu'on a vu depuis plusieurs années que le sang veineux est rutilant chez les ouvriers qui travaillent dans l'air comprimé pour la construction des ponts, etc. Il est évident qu'alors le plasma, comme l'eau, doit en dissoudre plus que sous la pression de $0^m,76$ ou environ, et en céder aux hématies à mesure que le leur est consommé, sans compter que les globules doivent en dissoudre plus également sous ces fortes pressions qu'à l'ordinaire.

Beaucoup de chimistes, tels que Liebig, Magnus, etc., pensaient, d'après la manière dont se comportent les globules au contact de l'oxygène, que celui-ci est uni autrement que par une simple dissolution d'après la loi de Dalton (voy. page 104). Ce fait est devenu certain depuis l'expérience dans laquelle M. Cl. Bernard a montré, en 1856, que l'oxygène n'est pas enlevé aux hématies par l'acide pyrogallique, qui pourtant s'empare rapidement de l'oxygène dans les solutions alcalines qui en renferment et dont les chimistes se servent dans ce but. Mis au contact de cet acide hors du contact direct de l'air, le sang artériel reste rutilant; mais dès que l'air extérieur est introduit, l'acide pyrogallique s'oxyde, noircit, et par suite noircit le sang, aussi bien quand celui-ci traverse le poumon que dans un tube (4). Ce fait prouve nettement que l'oxygène n'était pas

(1) Les mammifères et les oiseaux prennent à l'air, par rapport à la masse de leur corps, bien plus d'oxygène que les reptiles, les batraciens, les poissons et surtout que les invertébrés, dans la proportion de 10 et même 15 à 1. Chez les invertébrés qui manquent d'hématies, le faible pouvoir dissolvant du plasma suffit à la fixation de la quantité d'oxygène nécessaire à leur nutrition, à moins que leurs leucocytes ne jouent un rôle dans ces importants phénomènes de dissolution, ce qui n'est pas démontré. On sait, du reste, que du sérum sanguin dépourvu de globules rouges, chargé de la quantité d'oxygène qu'il peut dissoudre, ranime les battements du cœur des grenouilles et les entretient, alors qu'ils avaient cessé sous l'influence d'un sérum privé d'oxygène.

(2) Liebig, *Lettres sur la chimie*, trad. franç., 1852, in-12.

(3) La pression s'élève à 4 ou 5 atmosphères dans les tubes ou caissons servant à construire les piles de pont.

(4) Cl. Bernard, *Leçons sur les effets des substances toxiques*. Paris, 1857, in-8, p. 213 et 223.

resté libre, à l'état de simple dissolution dans le sang où il coexistait avec l'acide, mêlé au plasma, puisque celui-ci s'empare de tout oxygène nouveau, dès qu'on en surajoute. L'acide pyrogallique est en outre éliminé par l'urine, où on le retrouve. Cette démonstration est directe et péremptoire; nous aurons à citer d'autres faits qui la confirment.

M. Cl. Bernard a montré de plus (1857 et 1858) que l'oxyde de carbone a la propriété de se fixer énergiquement aux hématies, d'en chasser tout l'oxygène, et il les rend incapables de fixer une nouvelle quantité d'oxygène (1). De là précisément la cause directe de son action toxique. Quoi qu'il en soit, ce moyen a permis à M. Cl. Bernard de déterminer avec précision la quantité d'oxygène que les globules renferment dans les sangs de diverses provenances.

Le tableau suivant indique ces quantités. Les chiffres en sont empruntés à diverses leçons de M. Cl. Bernard.

Gaz du sang chassés par l'oxyde de carbone indiqués en centim. cubes pour 100.

		O.	CO^2.
I.	Sang veineux du cœur, à jeun	12,66	1,53
	— artériel	21,06	3,40
II.	Sang veineux du cœur, pendant la digestion	9,93	2,81
	— des veines sus-hépatiques	2,80	6,53
	— artériel	18,93	3,00
III.	Sang de la veine cave inférieure	5,93	4,40
	— artériel du rein	19,46	3,00
	— veineux rénal rouge ou normal	17,26	3,13
	— veineux rénal noir	6,40	6,40
IV.	Sang artériel de chien (18,28 O. à)	7,31	0,81
	— veineux normal (8,42 O. à)	5,00	2,50
	— veineux rouge d'un muscle immobile	7,20	0,50
	— veineux noir du même en contraction	4,28	4,28
	— de la veine porte	4.40	3,40

L'oxyde de carbone ne chasse qu'incomplétement l'acide carbonique, et il en laisse la plus grande partie (voy. page 105) en dissolution, précisément parce qu'il offre cette particularité, qu'il se fixe avec une grande énergie aux globules rouges, et non au plasma; la portion d'acide carbonique restant alors dissoute dans le plasma ne peut être expulsée que par la chaleur et le vide ou par un courant d'hydrogène.

Il n'y a que l'oxyde de carbone qui, sans attaquer les globules, à proprement parler, sans attaquer leur substance, leur partie solide, chasse l'oxygène énergiquement et complétement. La chaleur ne peut expulser

(1) Cl. Bernard, *loc. cit.*, 1857, p. 171. Une petite quantité d'acide carbonique seulement est chassée; 100 centimètres cubes de sang fixent 47 centimètres cubes d'oxyde de carbone.

l'oxygène comme l'acide carbonique, parce que, lorsqu'elle dépasse 45 à 50 degrés, elle hâte la combinaison de l'oxygène avec les principes constituants des globules; elle ne chasse plus ce gaz, parce qu'elle le fait se combiner avec la substance même des globules.

Ainsi 100 centim. cubes de sang artériel contiennent une moyenne de 15 à 18 centim. cubes d'oxygène ramené à l'état gazeux (1). C'est une quantité bien plus considérable que celle qui a été indiquée autrefois par Magnus et quelques autres auteurs; cela tient à ce que les moyens qu'ils employaient n'étaient pas aussi parfaits, les gaz étant moins exactement chassés par le vide et par la chaleur qu'ils ne le sont par l'oxyde de carbone. L'oxyde de carbone se fixe très-énergiquement aux globules et ne peut plus être remplacé par un autre gaz; il ne décompose pas les globules, qui conservent leur forme; il leur donne seulement une couleur d'un rouge-cerise intense et persistante, une fermeté et une résistance remarquables. Ils se conservent même plus longtemps sans se déformer dans ces conditions qu'à l'ordinaire.

Dans le sang veineux lui-même, on trouve toujours de l'oxygène. D'une manière générale on peut dire qu'il reste environ 8 centimètres cubes d'oxygène pour 100 dans le sang veineux; mais cette quantité est susceptible de varier beaucoup d'une veine à l'autre, ainsi que le montre le tableau ci-contre. Ces variations sont accompagnées de celles de l'acide carbonique, sur lesquelles nous reviendrons.

Les conditions qui peuvent faire varier la quantité de gaz contenue dans le sang, et par suite amener les changements de coloration dont je parlerai page 132, sont nombreuses.

La quantité d'oxygène dissous peut être plus ou moins considérable, selon la composition du plasma; de sorte que dans le sang tout est solidaire, les globules et le plasma, même au point de vue de l'échange des gaz. Ce fait, sur lequel ont insisté MM. Dumas (1846), Cl. Bernard, E. Fernet (1858), etc., se manifeste par cette particularité que le même sang peut absorber une plus grande quantité d'oxygène quand l'animal est régulièrement alimenté, et en voie de digestion que lorsqu'il est à jeun (2). M. Cl. Bernard a vu que pour la veine porte le sang qui n'a pas traversé le foie peut absorber 30 centimètres cubes d'oxygène pour 100. Celui de la veine jugulaire du même animal n'en dissout que 16,6; mais dans le cœur droit, où il a été mélangé au sang des sus-hépatiques,

(1) Trois expériences de L. Meyer lui ont donné 12,14 et 18 centimètres cubes d'oxygène pour 100.

(2) Déjà MM. Regnault et Reiset avaient observé que les animaux à jeun consomment moins d'oxygène et rejettent moins d'acide carbonique que ceux qui sont en digestion.

de la veine cave supérieure qui apporte la lymphe, il a pris 21 d'oxygène pour 100, en sus, bien entendu, de celui qu'il contenait déjà.

Spécifions de nouveau ce fait important, savoir, que le sang artériel n'est jamais saturé d'oxygène, ainsi que l'a montré M. Cl. Bernard. Le sang du cœur gauche, mis au contact de ce gaz, peut encore en absorber 9 à 10 pour 100 de son volume, à plus forte raison le sang veineux peut-il en absorber aussi, et cette quantité varie d'une veine à l'autre (1).

Le sang artériel, quoique devenu rouge, renferme toujours plus d'acide carbonique que d'oxygène (voy. page 105 et page 132), le sang qui revient du poumon n'ayant jamais perdu tout son acide carbonique. Dans le sang artériel d'un chien, on avait trouvé 7,31 d'oxygène et pas tout à fait un centim. cube d'acide carbonique; dans le sang veineux sous-cutané, il y avait 5 d'oxygène et 2,50 d'acide carbonique. Or, dans le sang veineux d'un muscle immobile dont M. Cl. Bernard avait coupé les nerfs, ce muscle laissait passer tout le sang rouge, et le sang était à peu près aussi rouge dans la veine que dans l'artère de ce muscle; le sang qui dans l'artère donnait 7,31 d'oxygène, donnait dans la veine 7 centim. cubes d'oxygène dans le muscle et 0,50 d'acide carbonique. Ainsi le sang veineux de ce muscle renfermait la presque totalité de l'oxygène qui se trouvait dans le sang artériel, du même muscle et la quantité d'acide carbonique qui se trouvait dans ce sang veineux était moindre que dans le sang veineux sous-cutané. Ce sang veineux était rouge parce qu'il n'avait pas perdu son oxygène et parce qu'il n'avait pas gagné d'acide carbonique. Il en est ainsi toutes les fois qu'un muscle ne fonctionne pas et lorsque le sang traverse rapidement les capillaires (2). Mais, lorsqu'on eut fait contracter le muscle en irritant le nerf avec l'électricité, le sang est sorti noir, et alors on a trouvé dans le sang veineux devenu noir, autant d'acide carbonique que d'oxygène. Le simple acte de la contraction du muscle avait fait perdre au sang artériel la moitié de son oxygène et lui avait fait gagner autant d'acide carbonique qu'il avait perdu d'oxygène, ainsi que l'a fait voir M. Cl. Bernard. C'est surtout la quantité relative des gaz

(1) Tous les tissus jouissent aussi de la propriété d'absorber et de fixer de l'oxygène en quantité qui varie de l'un à l'autre, ainsi que l'a montré Spallanzani. Les muscles (Spallanzani), les reins, le cerveau (Bert), en prennent même plus que le sang, les muscles surtout. Ces derniers en fixent de 50 à 60 centimètres cubes par 100 grammes, plus sur les adultes que sur le fœtus, les muscles rouges plus que les muscles pâles (tels que ceux du lapin, etc.), ceux des animaux à température constante plus que ceux des batraciens et des poissons (P. Bert). Nous aurons à revenir souvent sur ces faits.

(2) C'est un fait de même ordre que celui qui en sens inverse est cause que plus le courant sanguin s'accélère dans le poumon, moins il absorbe d'oxygène et moins il dégage d'acide carbonique, ainsi que l'ont vu Mathieu et Urbain (*Recherches sur les gaz du sang*, dans *Archives de physiologie*, Paris, mars et décembre 1872).

qu'il faut prendre en considération dans les études de cet ordre ; aussi, bien que le tableau précédent n'indique pas la quantité réelle de l'acide carbonique des artères et des veines, la valeur comparative des chiffres qu'il a obtenus reste tout entière. Lors même qu'il s'agit du sang pris dans une veine, si ce sang est resté rutilant, il donne toujours presque autant d'oxygène que celui des artères et la quantité d'acide carbonique est peu augmentée ; n'ayant pas perdu d'oxygène ni gagné d'acide carbonique, il reste rouge.

Il y a une autre particularité importante qui est relative à ce qu'on observe dans le rein. Dans un cas, le sang artériel donnait 19 centimètres cubes d'oxygène et 3 d'acide carbonique pour 100. Sur le même chien, le sang de la veine rénale sortait rouge ; et dans le rein il en est toujours ainsi lorsqu'il fonctionne. Or, ce sang veineux qui sortait rouge du rein renfermait 17 d'oxygène pour 100 ; il n'avait perdu que 2 centimètres cubes d'oxygène en traversant le rein, et il n'avait point gagné d'acide carbonique, il en contenait toujours 3 pour 100. Ainsi, le sang veineux du rein est rouge parce que là il ne perd presque pas d'oxygène et ne gagne pas d'acide carbonique. Il en perd au contraire en traversant le rein, car on trouve un peu de cet acide dans l'urine. Sur ce même animal on a enlevé le tissu adipeux autour du rein, ce qui a fait cesser la sécrétion rénale. Alors le sang qui sortait par la veine était noir, et il n'a plus présenté que 6 centimètres cubes d'oxygène. Ainsi de 19 centimètres cubes pour 100 l'oxygène est tombé à 6, et le sang a gagné autant d'acide carbonique qu'il avait perdu d'oxygène ou à peu près.

Ni dans le sang artériel, ni dans le sang veineux, les deux gaz ne disparaissent complétement, de sorte que l'on trouve toujours un peu d'oxygène dans le sang veineux noir, et il y en a beaucoup dans le sang veineux rouge ; dans le sang artériel, il y a toujours beaucoup d'oxygène et un peu d'acide carbonique, parce que tout l'acide carbonique n'a pas disparu par le poumon.

Il importe maintenant d'indiquer un peu plus en détail les conditions de la dissolution et de l'expulsion de l'oxygène.

Parmi les données à signaler pour l'étude des phénomènes respiratoires d'une espèce animale à l'autre et d'un même animal dans des conditions diverses, il faut spécifier celui-ci : savoir, que l'élévation de la température ne diminue pas le pouvoir absorbant des globules envers l'oxygène. M. Cl. Bernard a en effet montré qu'ils en prennent d'autant plus que leur température est plus élevée, mais seulement jusqu'à 40 ou 45 degrés ; car au delà de 45 degrés, les globules sont modifiés, ou plutôt on amène la combinaison de l'oxygène avec leur substance même, et ils ne peuvent plus se réoxygéner (Cl. Bernard). C'est là certainement une des causes de la mort par insolation, laquelle offre souvent les signes de l'asphyxie lors de l'autopsie. Toutefois à cette température les globules ne perdent pas encore la propriété de reprendre de l'oxygène, si on les met en contact avec lui. Ce qui montre encore que dans la fixation de l'oxygène par les globules, il y a autre chose qu'une simple dissolution, c'est que la dissolution d'un gaz est d'autant plus considérable que la température est plus basse; or, pour le sang, c'est l'inverse, et elle augmente jusqu'à ce qu'on arrive à 45 degrés.

Il y a certains sels qui, quoique dissous dans le plasma seulement, favorisent plus ou moins la dissolution de l'oxygène par les hématies. Ces faits sont importants à signaler, car nous avons vu que selon qu'on prend le sang dans telle ou telle veine, les globules absorbent plus ou moins d'oxygène.

On remarque, en effet, que les sulfates, carbonates, phosphates alcalins et les sels à acide organique, comme les tartrates et les acétates de soude, favorisent beaucoup l'absorption de l'oxygène par les globules rouges, tandis que les chlorures de sodium et de potassium, par exemple, et les autres sels, dès qu'ils dépassent la proportion de 4 à 5 pour 1000 dans le liquide, sont défavorables à l'absorption de l'oxygène par les globules (Dumas, 1846). Ces faits sont importants à prendre en considération, lorsqu'on a à étudier l'influence de certains sels sur les phénomènes respiratoires et d'assimilation.

Rôle de l'hémoglobine dans la dissolution de l'oxygène. — Les travaux de Hoppe-Seyler ont montré que les hématies sont surtout composées par une matière rouge, l'hémoglobine, qui constitue à elle seule près des 9 dixièmes du poids des principes fixes de ces globules. On peut retirer l'hémoglobine amorphe du sang de tous les vertébrés ; on l'obtient cristallisée (Kölliker, Funke), sous les noms de *cristaux du sang*, d'*hématocristalline*, etc., dans le sang du chien, du chat, du hérisson, du hamster, du cochon d'Inde, du rat, de l'oie, etc. L'eau, l'alcool, l'éther, le chloroforme, les sels des acides biliaires, la congélation, les décharges électriques, l'épanchement du sang dans les tissus, détruisant les globules sanguins, mettent une matière colorante en liberté, l'*hématosine* (à tort dite *hématine*) ; mais elle n'est autre qu'un des produits de décomposition de l'hémoglobine dans la proportion de 4 pour 100 et de 96 pour 100 d'une matière albuminoïde dépourvue de fer (1). Les acides

(1) La matière albuminoïde des hématies, mais non pure, a été appelée *globuline* (Berzelius), *caséine des globules* (Lehmann). Al. Schmidt et Kühne appellent *paraglobuline* la matière albuminoïde qui, dans la trame des hématies (1 p. sur 10), n'est pas l'*hémoglobine* (9 p. sur 10). Ce dernier l'appelle aussi *matière active des globules* et *substance fibrino-plastique*, parcequ'elle serait susceptible de déterminer la

et les alcalis font de même et ne sauraient être employés dans la préparation de l'hémoglobine. En ajoutant à une goutte de sang défibriné une ou deux gouttes d'alcool étendu d'eau, on obtient déjà des cristaux d'*hémoglobine* en quantité suffisante pour l'examen microscopique.

L'hémoglobine, au contact de l'air, absorbe une quantité d'oxygène pouvant atteindre 1,3 centimètres cubes par gramme d'hémoglobine, c'est-à-dire autant qu'un même poids d'hématies (1). Les agents réducteurs, le vide, lui enlèvent facilement la plus grande partie de cet oxygène ; au contact de l'air, elle absorbe de nouveau ce gaz. L'hémoglobine contenant de l'oxygène absorbé est désignée sous le nom d'*oxyhémoglobine* ou *hémoglobine artérielle* ou *oxygénée*. Lorsque cet oxygène lui a été enlevé, on dit qu'elle est réduite, et on la désigne sous le nom d'*hémoglobine réduite* ou *du sang veineux*. L'hémoglobine oxygénée a une couleur rouge vif de sang artériel ; l'hémoglobine réduite est *dichroïque* : verte en couche mince ; rouge foncé à la lumière réfléchie, ou lorsqu'on l'examine en couche épaisse à la lumière réfractée.

A proprement parler, c'est l'hémoglobine réduite qui représente réellement la matière colorante du sang ; seulement, l'état sous lequel cette substance se présente habituellement, c'est-à-dire son état de combinaison avec l'oxygène, est souvent considéré comme constituant lui-même le principe colorant du sang, et désigné simplement sous le nom d'hémoglobine, elle contient du fer dans la proportion de 0 gr, 43 pour 100 (Hoppe-Seyler) (2).

la formation de la fibrine avec la *fibrinogène*, comme la *fibrinoplastique* du plasma (voy. p. 70) ou une *métaglobuline*, celle qui se produit quand l'hémoglobine se décomposant fournit de l'*hématosine*. Panum repousse avec raison l'emploi du mot *paraglobuline* pour désigner la substance albuminoïde propre des globules et la *caséine du sang*. Ces dénominations ne s'appuient en effet que sur des analogies superficiellement observées ou sur des vues hypothétiques sans appui scientifique.

(1) Quinquaud utilisant ces données et le procédé de dosage de l'oxygène dans le sang dû à Schützenberger et Müller (*Comptes rendus des séances de l'Académie des sciences*, Paris, 1873, in-4, t. LXXVI) a montré que la dose maxima d'oxygène absorbée par le sang agité dans l'air peut servir à mesurer la quantité d'hémoglobine et par suite celle des globules contenue dans les diverses sortes de sang, employés à la dose de 2 à 4 centigrammes seulement. Ce maximum correspondant à 125 grammes d'hémoglobine est de 260 centimètres cubes chez l'homme. Il est de 240 centimètres cubes chez le bœuf où il correspond à 120 grammes d'hémoglobine pour 1000 grammes de sang.

(2) D'après les calculs de Quinquaud (*Comptes rendus des séances de l'Academie des sciences*, Paris, 1873, in-4, t. LXXVI, p. 1489 et t. LXXVII, p. 447), il y aurait de 125 à 130 grammes d'hémoglobine pour 1000 de sang humain et 120 pour 1000 de sang de bœuf. Si ces données se confirmaient, le poids des globules secs indiqué par les anciennes analyses (Andral, Gavarret, Dumas, Becquerel, etc.) comme étant de 128 grammes (voy. p. 55 et 103), serait trop faible, et devrait être élevé à 138 et 143 environ. D'après Quinquaud, le poids de l'hémoglobine par litre peut descendre à 115 grammes sans qu'il y ait état morbide, à 62 grammes dans la chlorose, à 48 grammes dans la dernière période de la phthisie, etc.

L'apport ou le départ de l'oxygène ne changent rien à la constitution chimique de l'hémoglobine. Cet oxygène de *combinaison* n'a rien de commun avec l'oxygène de *constitution* de l'hémoglobine. L'hémoglobine réduite se combine avec l'oxygène, comme elle paraît se combiner avec d'autres substances, sans que sa constitution chimique soit pour cela modifiée. La combinaison formée se compose simplement de deux agents combinés l'un à l'autre : oxygène et hémoglobine réduite. L'acide carbonique *réduit* l'oxyhémoglobine et la décompose ensuite.

L'hémoglobine perd avec la plus grande facilité une partie de l'oxygène qu'elle a absorbé, mais elle retient l'autre partie avec une assez grande ténacité. Cette propriété explique les difficultés qu'on rencontre lorsqu'on veut obtenir de l'hémoglobine tout à fait réduite. Le moyen le plus simple d'effectuer cette préparation consiste à soumettre les cristaux d'hémoglobine oxygénée à l'action du vide ; mais, en pareil cas, il reste toujours une certaine quantité d'oxygène fixée à la matière colorante, dont il est difficile de la débarrasser. Kühne dit avoir obtenu des cristaux d'hémoglobine réduite en faisant cristalliser des solutions d'hémoglobine concentrée dans un courant d'hydrogène ; mais Hoppe-Seyler, soit par le procédé de Kühne, soit autrement, n'a jamais pu obtenir que des traces de cristaux d'hémoglobine réduite.

L'hémoglobine réduite se distingue pourtant par quelques propriétés de l'hémoglobine oxygénée. On peut voir déjà ces différences sur l'hémoglobine imparfaitement privée d'oxygène par l'action du vide ; les cristaux sont alors d'un rouge bleu foncé, avec des arêtes vertes. Ils sont beaucoup plus solubles dans l'eau que les cristaux d'oxyhémoglobine. Aussi, dès qu'une solution concentrée d'hémoglobine réduite est mise en contact avec l'air, elle se prend instantanément en une masse de cristaux enchevêtrés ensemble. Les acides faibles, y compris l'acide carbonique, décomposent rapidement l'hémoglobine en dissolution. L'hydrogène sulfuré ne la décompose pas, mais décompose l'oxyhémoglobine (Hoppe-Seyler).

L'oxygène fixé par l'hémoglobine préalablement privée de tout l'oxygène absorbé, pourrait y être ou simplement absorbé, ou bien à l'état de combinaison ; mais on n'arrive à débarrasser, soit l'hémoglobine, soit le sang, de tout son oxygène qu'en faisant le vide à plusieurs reprises, et encore à condition d'élever la température jusqu'à 40 degrés. Les gaz absorbés ne résistent pas ordinairement avec autant de ténacité à l'action du vide ; il y a donc lieu de supposer que l'oxygène n'est pas simplement absorbé par l'hémoglobine, mais qu'il forme avec elle une combinaison. Cependant il ne s'agit là que d'une combinaison peu stable. Il y a toujours, en effet, une partie de l'oxygène que l'action du vide enlève très-facilement, ce qui n'aurait pas lieu s'il s'agissait réellement d'une combinaison *fixe* de ce gaz avec l'hémoglobine. On admet par suite que l'oxygène forme avec l'hémoglobine une combinaison, mais seulement une *combinaison instable* (1). L'oxygène ainsi fixé par la matière colorante du sang est désigné par les auteurs allemands sous la dénomination d'oxygène *faiblement lié*, d'*oxygène de tension*, ils pensent que c'est sous cet état que se trouve dans les globules l'oxygène du sang. Toutes les fois que l'on prépare cette substance en présence de l'air, elle fixe de l'oxygène; dans le sang artériel et dans le sang veineux, elle en contient toujours; l'état d'oxygénation (oxyhémoglobine) constitue donc l'*état habituel* de l'hémoglobine, aussi bien dans le globule sanguin qu'à l'état isolé.

L'oxyde de carbone chasse l'oxygène de l'hémoglobine oxygénée, et prend sa place pour se combiner avec cette substance. Cette combinaison peut être obtenue à l'état cristallisé. Hoppe-Seyler (2) propose le procédé suivant : on fait passer pendant quelques minutes un courant d'oxyde de carbone (CO) dans la solution d'hémoglobine, en ayant soin d'agiter la solution à plusieurs reprises, pour la saturer du gaz. Après quoi, on la refroidit à 0°; on y ajoute ensuite 1/4 de son volume d'alcool, et, après avoir bien agité le mélange, on l'abandonne à une température de 0° pendant vingt-quatre heures. Au bout de ce temps, on trouve ordinairement un dépôt de cristaux, plus gros que ceux de l'hémoglobine oxygénée.

Les cristaux ainsi obtenus présentent une couleur rouge clair, tirant sur le bleu. Leur forme paraît identique avec celle des cristaux d'hémoglobine. Ils sont un peu moins solubles dans l'eau, ou dans l'eau alcoolisée, que l'hémoglobine oxygénée; ils se décomposent moins facilement qu'elle. Il en est de même des solutions. L'oxygène joue un grand rôle dans cette décomposition, car des solutions d'hémoglobine oxycarbonée, qui se décomposent à l'air au bout de quelques jours, peuvent être conservées des années, si elles sont soustraites à l'action de l'oxygène de l'air (H.-Seyler) (3).

Il est très-difficile d'enlever à l'hémoglobine oxycarbonée tout cet oxyde de carbone (4). Hoppe-Seyler n'a pu extraire par le vide, aidé

(1) Toutes ces vues : 1° sur la fixation de l'oxygène par la matière colorante des hématies; 2° sur l'état de combinaison de ce gaz à cette matière, sont données comme nouvelles dans la plupart des écrits allemands et même français modernes; mais Berzelius, Dumas, Regnault et Reiset, Liebig, ont traité avec soin ces questions depuis longtemps. Voyez leur résumé dans Ch. Robin et Verdeil, *Chimie anatomique*. Paris, 1853, in-8, t. II, p. 32 à 40 et passim.

(2) Hoppe-Seyler, *Med. chem. Untersuchungen*, 1867-68, in-8, p. 201.

(3) *Loc. cit.*, p. 102.

(4) La fixation de l'oxygène par les muscles et par les autres tissus colorés ou non (p. 110) ne doit pas être attribuée à la présence de l'hémoglobine dans ces par-

d'une chaleur de 90 à 100 degrés, que la dixième partie de l'oxyde de carbone combiné. Toutefois Gréhant a démontré que dans l'empoisonnement par ce gaz non suivi de mort, il sort de l'organisme tel qu'il était entré sans passer par d'autres combinaisons. Cette combinaison résiste également à l'action de tous les gaz, sauf à celle du bioxyde d'azote. Ce gaz déplace l'oxyde de carbone pour se combiner avec l'hémoglobine. Un courant de bioxyde d'azote, traversant une solution d'hémoglobine, lui enlève d'abord son oxygène, et l'hémoglobine réduite se combine avec le bioxyde d'azote qui n'a pas été transformé en peroxyde d'azote ou acide hypoazotique. D'après Preyer, c'est le fait de cette combinaison de l'oxyde de carbone avec l'hémoglobine qui amène l'expulsion de l'oxygène hors des globules dans les cas d'asphyxie et dans les analyses du sang, ainsi que les modifications des globules indiquées plus haut. Nous aurons à y revenir plus loin.

Suivant Schœnbein l'oxygène fixé par les globules est comparable à l'ozone par l'énergie de ses propriétés oxydantes à une température où l'oxygène ordinaire est sans action. Comme l'ozone, ils bleuissent la teinture de gayac en présence de l'air. Mais Gréhant, puis Pokrowsky, ont montré que le sang ne transforme pas l'oxyde de carbone en acide carbonique, que ce gaz ressort du sang tel qu'il y était entré, ce qui n'aurait pas lieu s'il se trouvait en présence de l'ozone dans les globules qui le dissolvent.

On comprend du reste difficilement la présence de l'ozone dans l'hémoglobine lorsqu'on tient compte de ce qu'elle est énergiquement attaquée par l'ozone. Les bandes d'absorption de son spectre disparaissent presque instantanément. L'hémoglobine est oxydée et décolorée, sans qu'il se forme d'hématosine. La solution colorée ne contient pas d'urée, mais de la leucine. L'eau oxygénée produit le même effet sur les solutions d'hémoglobine, acides ou alcalines, mais n'agit pas sur les solutions neutres.

L'ozone oxyde également l'hématosine, mais plus lentement que l'hémoglobine (Huizinga, 1867).

Si l'on soumet au spectroscope une couche peu épaisse d'oxyhémoglobine dissoute, on voit d'une part que la portion du spectre la plus réfrangible (violet et bleu) est uniformément obscurcie ; d'autre part, et c'est là le point important, dans la *partie jaune*, entre les lignes D et E de

ties, car M. Bert a montré que l'oxyde de carbone ne se combine pas avec les divers tissus comme avec l'hémoglobine, car il ne leur enlève pas la propriété d'absorber l'oxygène, comme il le fait pour les hématies. Ce fait, comparé à l'action de l'oxyde de carbone sur les hématies, montre d'autre part que c'est bien l'hémoglobine qui, dans ces éléments, fixe essentiellement l'oxygène.

Frauenhofer, on voit deux raies obscures ; ce sont les *bandes d'absorption* du sang artériel. Si l'on réduit l'oxyhémoglobine, ces deux bandes se confondront en une seule noire et plus large, comme si elle résultait du déplacement et de la fusion des deux premières. Cette dernière prend le nom de *bande de réduction de Stokes*. Les substances que l'on emploie généralement pour obtenir la réduction sont le fer récemment réduit par l'hydrogène ou le sulfhydrate d'ammoniaque. Aucune matière colorante autre que celle du sang ne donne cette réaction spectroscopique. Elle est donc vraiment *caractéristique* et peut servir en médecine légale à constater la présence de quantités presque infinitésimales de sang (1).

Les raies d'absorption du spectre se constatent non-seulement par l'interposition d'une couche d'hémoglobine *dissoute;* on les observe aussi en examinant les globules *intacts* vus au microspectroscope et même le sang contenu dans les vaisseaux sur la membrane interdigitale de la grenouille (Fumouze), sur l'oreille du lapin et de l'homme (Hoppe-Seyler).

Ainsi, l'hémoglobine donne un spectre d'absorption parfaitement distinct, caractérisé surtout par la présence de deux bandes obscures dans l'espace D E. Ces raies se retrouvent dans le spectre du sang observé dans les conditions les plus différentes, pourvu que la matière colorante n'ait subi aucun changement chimique et que le véhicule, solide ou liquide, dans lequel elle est contenue ait une transparence suffisante. De là la possibilité de reconnaître le sang par ce seul caractère et de constater la présence de l'hémoglobine dans le sang des animaux qui en contiennent. C'est ainsi que l'on a reconnu la présence de ce principe colorant non-seulement dans le sang des vertébrés, mais aussi dans le sang d'un certain nombre d'invertébrés, tels que le ver de terre, les larves de Chironomus, etc. (Hoppe-Seyler, 1862).

Le sang de tous les *vertébrés* fournit ce spectre d'absorption. Il n'en est pas de même du sang des *invertébrés*. Lorsque le sang des invertébrés est coloré, la matière colorante, au lieu de résider dans des globules analogues aux hématies des vertébrés, est uniformément répandue dans le plasma, qui la tient en dissolution. La plupart du temps, cette matière colorante du sang des invertébrés paraît différer de l'hémoglobine ; mais l'examen spectroscopique a révélé cependant, pour un assez grand nombre d'espèces, une certaine similitude entre la matière colorante dissoute dans leur fluide nourricier et l'hémoglobine du sang des vertébrés.

(1) L'examen spectroscopique est aussi un moyen pour constater l'empoisonnement par l'oxyde de carbone. Coze et Feltz ont examiné au spectroscope des solutions de sang provenant d'hommes ou d'animaux ayant succombé à des maladies infectieuses (septicémie, variole grave, etc.), le sang n'a offert aucune modification *Recherches cliniques et expérimentales sur les maladies infectieuses, étudiées spécialement au point de vue de l'état du sang*. Paris, 1872.

Ainsi, le sang du ver de terre contient, en dissolution dans le plasma, une substance rouge fournissant un spectre tout à fait identique avec celui de l'hémoglobine. Hünefeld ayant retiré du fer de cette matière colorante du sang du ver de terre, avait entrevu, dès 1839, l'identité de cette substance avec la matière colorante du sang des vertébrés.

Lankester (1) a fait des expériences sur le sang des invertébrés, desquelles il semblerait résulter que l'hémoglobine existe non-seulement chez les invertébrés à sang coloré, mais aussi chez un certain nombre de ces animaux dont le sang est généralement considéré comme incolore, bien qu'il y ait réellement une coloration légèrement rosée.

Parmi les *crustacés*, le phyllopode (*Branchipus stagnalis*) a le sang d'une couleur rose jaunâtre très-peu marquée. En examinant ce liquide en couche suffisamment épaisse, on peut cependant observer le spectre de l'hémoglobine. Mais, par contre, dans un certain nombre de crustacés à sang rouge (entomostracés, *Bronchipus*), Lankester n'a pu constater la présence de l'hémoglobine par l'examen spectroscopique. Paul Bert a vu que : « Le sang des crabes, tel qu'on l'obtient en coupant les pattes, est de teintes variéees; tantôt presque incolore, tantôt un peu rose jaunâtre, lilas ou même un peu brun. Mais si on l'expose à l'air, il prend une teinte brune noirâtre analogue à celle de l'encre diluée. Cette teinte arrive d'autant plus vite que la surface de contact est plus étendue; elle arrive plus vite dans l'oxygène que dans l'air. Une petite quantité de sang jaunâtre ayant été placée avec une certaine quantité d'air dans une éprouvette renversée sur le mercure, ce sang a bruni, et l'air ne contenait plus que 14,5 pour 100 d'oxygène. Maintenant, en vase clos, le sang reste jaunâtre; un courant d'acide carbonique ne le fait pas changer de couleur, même lorsqu'il a bruni à l'air. Enfin, lorsqu'il commence à se putréfier, il redevient jaunâtre. » Ces phénomènes ont une certaine analogie avec les phénomènes d'oxydation dont le sang des vertébrés est le siége. Il est probable que l'étude des spectres correspondant à ces changements de teinte jettera quelque jour sur la nature des modifications chimiques qu'elles accusent. Lankester a observé le spectre de l'hémoglobine sur le sang extrait d'un certain nombre d'*annélides*, ainsi que sur le sang provenant de quelques larves d'insectes.

Le sang des *mollusques* présente certaines particularités intéressantes observées depuis longtemps déjà. Le sang des *Octopus* et des sèches est bleu verdâtre; celui de l'*Unio pictorum* est bleuâtre. Selon Paul Bert (3), pour le sang d'un blanc un peu bleuâtre qu'on retire des vastes sinus

(1) Lankester, *Quarterly Journ. of microsc. Sc.*, July 1869, p. 296 et 298.
(2) Paul Bert, *Leçons sur la physiologie de la respiration*. Paris, 1870, in-8, p. 149 et 150.

veineux des sèches, la couleur bleue ne se produit qu'à l'air. Si le sang exposé à l'air est en couche épaisse, la couche superficielle seule bleuit, et ce changement de couleur doit être attribué à l'absorption de l'oxygène de l'air. H. Müller et Schlossberger avaient déjà observé des faits analogues sur le sang du colimaçon (*Helix pomatia*). Il bleuit, en effet, dans une atmosphère d'oxygène. Selon les auteurs précités, l'acide carbonique le rend de nouveau incolore. Le contraire aurait lieu pour le sang du calmar (*Loligo vulgaris*) et de l'*Eledon;* chez ces mollusques céphalopodes, le sang ne serait pas coloré par l'oxygène, tandis que l'acide carbonique le colorerait en bleu intense. Ces faits demandent à être étudiés de plus près (1).

Le sang des invertébrés, très-souvent incolore, peut être coloré, chez un certain nombre d'entre eux, par un principe colorant identique avec l'hémoglobine (un certain nombre d'annélides), mais dissous dans le plasma, au lieu d'être imprégné dans la substance de globules spéciaux, comme cela a lieu chez les vertébrés; enfin, le sang des invertébrés peut contenir un principe colorant différent de l'hémoglobine et ne se développant quelquefois que sous certaines influences (sèches, limaçons, etc.).

D'après Lankester, les invertébrés dont le sang renferme le plus d'hémoglobine seraient précisément ceux qui vivent dans les boues les plus fétides, dans l'eau presque entièrement privée d'oxygène dissous, et renfermant même de l'hydrogène sulfuré et de l'acide carbonique en excès. C'est grâce à l'hémoglobine dissoute dans leur sang que ces animaux pourraient s'emparer du peu d'oxygène qu'ils rencontrent dans ces milieux presque irrespirables. Tels seraient le *Planorbis corneus* (gastéropodes); la larve du *Chironomus plumosus* (insecte diptère, *ver rouge* ou de *vase*, des pêcheurs); plusieurs espèces d'*Oligochœta* (annélides); le *Branchipus* (crustacés), qui vit dans les étangs dépourvus de végétation.

Il ne faut pas oublier toutefois que s'il est manifeste (voy. la note, p. 113) qne l'hémoglobine fixe d'une manière spéciale l'oxygène, sa présence n'est nullement nécessaire pour que les tissus et les liquides l'absorbent; plusieurs tissus rouges ou non en fixent même plus qu'elle (p. 110, note). Il est même important de tenir compte de cette propriété des divers tissus de se combiner directement avec l'oxygène dans l'étude de la respiration des divers animaux dépourvus manifestement d'hémoglobine comme les échinodermes, les polypes, les infusoires, etc., aussi bien que dans l'examen de celle des champignons et de quelques algues non colorées.

(1) Victor Fumouze, *Sur les spectres d'absorption du sang*. Paris, 1870, in-4, p. 50-55.

Disparition de l'oxygène du sang.

Le sang artériel dégage, sous la simple influence du vide et à la température de 37 degrés, une quantité d'oxygène supérieure à celle que le plasma peut dissoudre. La combinaison du gaz aux globules est donc faible, au moins pour une partie de l'oxygène, et quand il n'est pas fixé depuis longtemps.

Au moment où le sang est recueilli, il existe pour les gaz qu'il contient un certain équilibre entre la triple influence de l'affinité des globules pour le gaz, la force élastique de celui-ci et de l'action moléculaire du plasma sur l'un et l'autre. L'intervention dans ce liquide d'un sel capable de modifier cette action la détruira ou la fera varier, soit dans un sens, soit dans un autre. Ainsi, le chlorure de sodium, le sulfate de soude, etc., diminuent la solubilité de l'oxygène dans le plasma; ils dégagent une portion de la petite partie de ce gaz qu'il retenait en dissolution, lequel se fixe aux globules non saturés. Le sang rougit alors comme si on lui avait ajouté de l'oxygène, même en agissant sur du sang couvert d'une couche d'huile (Roucher et Coulier, 1848). Le phosphate et le carbonate de soude, ajoutés de la même manière, font rougir le sang (mais moins) en s'emparant de l'acide carbonique et diminuant son influence noircissante sur les hématies. Ce qui prouve qu'il en est ainsi, c'est que l'action de ces sels n'a pas lieu si les gaz ont été chassés par l'hydrogène; de plus le phosphate et le carbonate de soude rougissent à eux seuls le sang quand l'acide carbonique a remplacé les autres gaz (Fernet).

L'oxygène disparaît graduellement dans l'économie en se fixant : 1° partiellement à la substance des globules eux-mêmes. En effet, si l'on met les hématies en contact avec l'oxygène, et qu'on ne renouvelle pas ce gaz, on voit que les éléments qui avaient d'abord rougi deviennent noirs petit à petit, et au lieu de l'oxygène qu'ils avaient absorbé, on retrouve de l'acide carbonique. Il y a donc eu combinaison d'une certaine quantité d'oxygène à quelqu'autre principe dans les globules même. Il y a même toujours un excès d'acide carbonique formé relativement à l'oxygène consommé. Les analyses que A. Schmidt a faites sur le sang des chiens, recueilli et tenu à l'abri du contact de l'air, ont démontré qu'au bout de deux heures, à une température de 37 à 40 degrés, ce sang avait perdu 0,36 d'oxygène et gagné un excès d'acide carbonique de 2,19. Au bout de quatre heures, il avait perdu 0,71 d'oxygène et acquis 3,01 d'acide carbonique. Même en maintenant le sang à la température de zéro, ce changement se produit toujours, quoique plus lentement (1867). 2° Mais la plus grande cause de la disparition de l'oxygène dans le sang qui traverse les organes, c'est l'emprunt de cet oxygène par les éléments anatomiques solides et ces éléments-là sont doués d'une énergie d'absorption très-considérable à l'égard de l'oxygène. On sait expérimentalement que les tissus, comme les muscles surtout, le cerveau, le cœur, les poumons, les reins, mis au contact de l'oxygène, absorbent cet oxygène rapidement et rendent à la place de l'acide carbonique (1).

Pour que cet emprunt d'oxygène au sang par les éléments anatomiques solides s'accomplisse, il faut un certain temps. Aussi toutes les fois que les capillaires viennent à se dilater sous l'influence des nerfs, le cours du sang dans les capillaires devenant extrêmement rapide, l'oxygène n'est plus emprunté par les tissus et le sang sort rouge par les veines, comme je l'ai indiqué tout à l'heure (syncope, hibernation, mort par le froid, par le système nerveux épuisé, par dilatation des capillaires après section du sympathique, des muscles, des glandes, etc.). Cet emprunt d'oxygène par les éléments anatomiques solides, n'a donc lieu qu'à la condition que le cours du sang se fera avec une certaine vitesse donnée (voy. p. 110).

Quand normalement le sang veineux reste rouge (sang veineux du rein en sécrétion normale, sang veineux des glandes salivaires en sécrétion normale), l'oxygène a diminué, mais peu, et l'acide carbonique a peu augmenté ; mais ce sang devient ensuite plus vite noir dans l'air non renouvelé que le sang artériel (Cl. Bernard).

La cause de la non-disparition de l'oxygène dans les cas accidentels et aussi dans les cas normaux (comme le prouvent les expériences), est la dilatation des vaisseaux et par suite la rapidité du cours sanguin, qui ne permet pas l'échange gazeux. Aussi la couleur noire reparaît quand on ralentit le cours par resserrement artificiel, naturel ou par surexcitation du nerf sympathique.

C'est en modifiant le calibre des vaisseaux et le cours du sang, c'est-à-dire le phénomène mécanique de transport du sang et par suite les

(1) L'affinité des tissus pour l'oxygène semble même être plus grande que celle des hématies pour ce gaz, car les muscles et le tissu splénique enlèvent l'oxygène du sang dans lequel on les tient plongés (Bert) aussi bien qu'à l'eau dans laquelle ils baignent ou qui les sépare de l'air (Spallanzani). Les muscles étant de tous les tissus ceux qui fixent le plus d'oxygène (Spallanzani) et ayant à eux seuls un poids qui est à celui du corps au moins : : 2 : 5, M. Bert en conclut avec raison que la plus grande partie de l'oxygène porté par le sang aux tissus est fixé par le système musculaire. Il y a de l'acide carbonique exhalé en même temps que fixation d'oxygène. Pour les muscles, le cerveau, le testicule cette quantité est même plus grande que celle que donne un même poids de sang Mais la quantité abandonnée n'est pas en rapport avec la quantité d'oxygène fixée comme pour le sang ; elle est plus considérable pour certains tissus et moindre pour d'autres (Bert.) M. Bert a fait remarquer à juste titre que cette constante irrégularité appuie l'opinion de ceux qui soutiennent que l'oxygène n'est pas directement employé pour brûler le carbone et que l'acide carbonique n'est qu'un produit ultime d'une succession d'autres actes chimiques (voy. p. 96).

échanges gazeux (et les actes nutritifs simultanés) que les troubles nerveux modifient l'état général de l'organisme, et non par l'action directe d'un fluide indéterminé. Ici encore le phénomène essentiel ou d'ordre supérieur est dominé par des conditions mécaniques ou d'ordre inférieur.

L'oxygène disparaît accessoirement en se combinant aux principes du sang, car celui-ci devient noir dans les artères entre les deux ligatures et sous une cloche, si l'air n'est pas renouvelé (1).

Ce fait a lieu plus vite pour le sang veineux rouge du rein, etc., que pour le sang veineux noir qu'on a oxygéné ou que pour le sang artériel. L'oxygène ne se combine pas seulement avec les globules (2), mais avec des principes du sérum; car le sang défibriné dont les globules sont désoxygénés et rendus inertes par l'oxyde de carbone absorbe un peu d'oxygène qui est remplacé par de l'acide carbonique. De plus le sérum du sang veineux dans lequel on met un caillot artériel noircit très-vite ce dernier (Cl. Bernard), et cela pourtant sans que dans ces conditions l'acide carbonique dissous par le sérum chasse l'oxygène qui est fixé par les hématies.

L'acide carbonique déplace et chasse de l'oxygène du sang artériel dès qu'il prédomine dans l'atmosphère ambiante (Magnus), et en même temps il entrave l'élimination de celui qui est dans le plasma (Liebig). L'acide pyrogallique ne prend pas l'oxygène aux globules; il en disparaît en raison de l'affinité pour ce gaz des principes constitutifs des substances coagulables et surtout des éléments anatomiques.

(1) A lire quelques auteurs il semblerait que c'est à Pflüger que l'on doit la priorité du fait du passage du sang artériel à la couleur du sang veineux entre deux ligatures de la carotide, etc., en peu d'heures. Mais c'est Hunter (1794) qui le premier a fait cette expérience (*Œuvres*, trad. franç., t. III, p. 109). Il cite les cas dans lesquels le sang revenant lentement par le bout inférieur d'une artère coupée, déjà liée ou comprimée au-dessus, ce sang sort noir, après avoir traversé les vaisseaux anastomotiques de petit volume. De ces observations et expériences il conclut que le sang prend la couleur veineuse, même dans les artères, en proportion du ralentissement du cours du sang ou par le repos, et qu'il revient vermeil par les veines de la saignée, dans la syncope ou durant les opérations si le sang passe promptement des artères dans les veines. Ce que Pflüger a vu toutefois c'est que le sang devient plus vite noir dans l'artère que dans un tube de verre à la température du corps. Ast. Cooper et Hodgkin ont montré que le froid excessif laisse passer le sang dans les veines avec sa couleur artérielle. Priestley avait vu que dans le vide le sang artériel passe au noir (1774), et que le sang veineux y devient à la longue plus foncé. Thompson (1807) dit qu'enfermé dans l'oxygène le sang y devient noir à la longue et ne peut plus devenir rouge au contact de l'oxygène, bien que l'addition d'un sel neutre alcalin le rougisse alors.

(2) Suivant Marchand, l'absorption de l'oxygène par le sang s'accompagne d'une élévation sensible de la température, mais pas d'une formation immédiate d'acide carbonique (1845). Cependant le courant d'oxygène se prolongeant donne de l'acide carbonique, qu'il dit venir de la fibrine. Harless (1846) pense avoir montré au contraire que dans ces conditions les globules rouges finissaient par se détruire. Il est probable qu'à cet égard ils ne font pas exception à ce que montrent les autres espèces d'éléments anatomiques.

Acide carbonique du sang.

Nous avons vu déjà (tableau de la page 108) qu'il y a d'une manière constante de l'acide carbonique en dissolution dans les deux variétés de sang aussi bien que de l'oxygène, et la quantité de ces gaz s'y trouve indiquée. Bien qu'il y ait plus d'acide carbonique dans le sang veineux que dans le sang artériel, cette prédominance n'est guère que d'un huitième environ et dans le sang artériel l'acide carbonique l'emporte encore sur l'oxygène de plus d'un tiers.

On sait que pendant la durée de chaque respiration le ventricule droit chasse au moins 3 fois son sang dans le poumon. La capacité de ce ventricule est en moyenne de 180 grammes sur l'homme (Ch. Robin et Hiffelsheim), il ne se vide pas complétement à chaque systole (Hiffelsheim), mais la quantité de sang qui reste est peu considérable (Ch. Robin, Colin). Il résulte de là qu'il passe au moins 500 grammes de sang par le poumon pendant la durée de chaque inspiration et expiration; quantité qui, d'après les moyennes (31 c.c. pour 100) du tableau précédent (p. 108), contiendrait environ 155 c.c. d'acide carbonique. Or à chaque expiration l'air rendu contient entre 19 et 29 c.c. d'acide carbonique, et en moyenne environ 25 c.c. (24,80, Allen et Pepys, c'est-à-dire 5 c.c. sur 31 c.c. que l'on dit être contenus dans chaque centaine de c.c. de sang. Ces chiffres, dont ceux-là seuls qui concernent le gaz expiré sont forcés de près d'une unité, montrent que tout l'acide carbonique chassé du sang par le vide et de la chaleur, d'après les procédés de Bunsen, Baumert, etc., n'est pas de l'acide *respiratoire*, c'est-à-dire devant être éliminé après sa formation désassimilatrice. Il n'est pas douteux que par ces procédés l'on enlève au sang non-seulement de l'acide carbonique en simple dissolution, d'après la loi de Dalton, et dont la quantité, par suite, change avec la pression exercée à la surface du liquide, mais encore celui de ses bicarbonates alcalins; sels qui remplissent comme tels d'autres usages encore que ceux qui sont relatifs à la respiration (voy. p. 99). Aussi le tableau ci-contre, déjà produit page 108, conserve-t-il toute sa valeur, parce que, sans indiquer exactement la quantité absolue d'acide carbonique du sang, il montre d'une manière comparative d'une veine à l'autre les quantités relatives du gaz qui s'échappe quand un courant d'un autre gaz inerte traversant le liquide dissolvant change les conditions de pression; quantités relatives sur lesquelles Cl. Bernard a tant insisté et à si juste titre, ce que j'ai fait à son exemple depuis le début de mon cours (1).

(1) Voyez *Programme du Cours d'histologie*, 1re édition, 1864, et *Leçons sur les Humeurs*, 1re édition, 1867, p. 65.

Gaz du sang chassés par l'oxyde de carbone indiqués en centimètres cubes p. 100.

		O	CO^2
I.	Sang veineux du cœur, à jeun	12,66	1,53
	— artériel	21,06	3,40
II.	Sang veineux du cœur, pendant la digestion	9,93	2,81
	— des veines sus-hépatiques	2,80	6,53
	— artériel	18,93	3,00
III.	Sang de la veine cave inférieure	5,93	4,40
	— artériel du rein	19,46	3,00 à 6
	— veineux rénal rouge ou normal	17,26	3,13
	— veineux rénal noir	6,40	6,40
IV.	Sang artériel de chien (18,28 O. à)	7,31	0,81
	— veineux normal (8,42 O. à)	5,00	2,50
	— veineux rouge d'un muscle immobile	7,20	0,50
	— veineux noir du même en contraction	4,28	3,28
	— de la veine porte	4,40	3,40

Plusieurs données découlent de la connaissance des phénomènes de dégagement de l'acide carbonique qui se passent lorsque le sang et les tissus se trouvent directement au contact et durant son passage dans le poumon et les bronches. Ces phénomènes ont réellement lieu comme si les molécules de l'acide carbonique étaient à l'état de simple pénétration parmi les molécules du liquide, etc., proportionnellement à la pression exercée à la surface de celui-ci. Ce gaz, comme tout autre dans ces conditions, conserve sa force expansive qui se maintient toujours en équilibre avec la force expansive du gaz extérieur d'une part et de l'autre, avec les actions physiques moléculaires qu'il éprouve de la part du liquide lui-même. Toujours dans ces conditions l'action du vide ou le passage continu d'un gaz étranger dégage complétement le gaz dissous.

Mais, en outre, dans le sang il ya une certaine quantité d'acide carbonique qui ne varie pas proportionnellement à la pression, qui en est indépendante et qui dépend du titre de la solution saline qui la tient en combinaison. Il est digne de remarque, ainsi que l'apprécie M. Fernet, que le *coefficient de solubilité* du gaz carbonique simplement dissous dans l'unité de volume est moindre dans les solutions de chlorures que dans l'eau pure et diminue à mesure que la quantité de sel augmente.

Pour les solutions de 1 dix-millième à 1 centième de phosphate de soude, au contraire, la présence du sel augmente le pouvoir absorbant total du liquide envers le gaz carbonique, de telle sorte qu'un équivalent du premier amène la fixation de deux équivalents du second.

Le carbonate de soude a une action de même ordre, mais seulement équivalent par équivalent. Tous deux interviennent par conséquent comme causes de l'emprunt de l'acide carbonique par le sang aux parties qui en contiennent ; de telle sorte que le composé $PhO^5 2NaO.HO$ en forme un autre en fixant $2CO^2$, et $CO^2NaO\ HO$, également en fixant CO^2, devient un bicarbonate. Les solutions de ces composés sont ramenées à l'état de phosphate bibasique et de carbonate par dégagement complet de l'acide carbonique sous l'influence du vide parfait et de la température de 40°, ainsi que Marchand l'avait déjà constaté (1845). Le sérum se comporte comme ces solutions envers l'acide carbonique, et la présence des principes albuminoïdes n'augmente que fort peu la quantité de gaz dissoute par un poids donné de sérum comparativement au même poids des solutions précédentes. Le volume de gaz carbonique non chimiquement combiné que peut dissoudre l'eau étant de 98 pour 100 à 16° (Bunsen), est de 96 pour le sérum (Fernet). Le gaz ainsi en dissolution proprement dite dans le sérum est néanmoins en proportion suffisante pour donner à ce liquide comme à l'eau une légère réaction acide. Le volume du gaz chimiquement combiné, indépendamment de toute pression, serait de 47 pour 100 du sérum pur, et de 59 pour 100 dans le sang contenant ses globules, d'après M. Fernet. Cette quantité est notablement plus forte que celle que donnent les analyses directes du sang (voy. p. 124) ; mais elles ne changent rien à la valeur des expériences de cet auteur qui montrent que la présence des globules augmente seulement d'un peu plus du dixième le pouvoir absorbant du sang et que la partie d'acide carbonique fixée par les globules est indépendante de la pression (1).

(1) M. P. Bert a montré que, lorsque des animaux sont maintenus en vases clos sous l'influence de pressions différentes de la pression normale, pour les pressions comprises entre deux et dix atmosphères, la mort arrive par suite d'un empoisonnement dû à l'acide carbonique exhalé par l'animal lui-même. Si l'on place des moineaux dans des vases clos, remplis d'air comprimé au-dessus de deux atmosphères, ils meurent lorsque la proportion centésimale de l'acide carbonique de l'air ambiant est telle que, multipliée par le nombre des atmosphères, elle donne un produit qui varie entre 24 et 28. On trouve ce même nombre lorsqu'on laisse périr un moineau à la pression normale, dans une atmosphère assez riche en oxygène pour que l'animal en ait toujours assez à sa disposition, et la mort a lieu avec les mêmes symptômes et pour la même cause que dans l'air comprimé. M. Bert, devant mettre en expérience des chiens afin d'analyser les gaz du sang aux divers moments de l'expérience, a substitué à l'air comprimé l'atmosphère suroxygénée. Pour cela, il force l'animal à respirer dans un sac de caoutchouc contenant 50 litres d'air suroxygéné. La mort survient en quatre ou cinq heures, et l'on voit alors que l'air du sac contient de 35 à 45 pour 100 d'acide carbonique. Voici le phénomène que présente l'animal : Le sang artériel reste riche en oxygène jusqu'à la mort ; à ce moment, il en contient encore 10 à 12 volumes pour 100 volumes de sang. L'acide carbonique augmente, mais de moins en moins rapidement ; quelques instants avant la cessation des mouvements respiratoires, il arrive à l'énorme proportion de 110 à 120 volumes, limite voisine de la saturation du sang qui paraît être comprise entre 130 et 140 volumes. Le nombre des respirations diminue assez rapidement, sans que leur amplitude augmente en proportion ; vers la fin, elles deviennent très-rares ; elles ne se présentent quelquefois que toutes les deux ou trois minutes. Les pulsations tombent encore plus vite ; mais elles persistent pendant plusieurs

Relations de l'acide carbonique des tissus avec le sang.

La plus grande partie de l'acide carbonique des tissus est produite dans l'épaisseur des éléments anatomiques solides par désassimilation. C'est un principe de désassimilation, de décomposition nutritive des éléments anatomiques solides y compris les hématies. Ce n'est donc pas essentiellement dans les capillaires, dans le plasma sanguin qu'il se forme. Sa production n'est pas le résultat d'actions intravasculaires, comme l'admettent encore quelques chimistes et même des médecins. Il n'est pas non plus essentiellement un produit de phénomènes d'oxydation directe et de combustion dite respiratoire, qui aurait lieu dans le sang lors de son passage des artères dans les veines (1). Le sang n'est pas le producteur de l'acide carbonique, il n'en est que le véhicule, au même titre que pour l'urée, la créatine, les urates, etc. Le lieu de sa formation est l'intimité de la substance des éléments anatomiques qui sont les agents immédiats des phénomènes d'assimilation et de désassimilation.

Ce gaz, ayant l'origine que je viens d'indiquer, entre dans le sang. Le plasma peut en dissoudre encore une quantité (instantanément à 39 degrés, lentement à 10 degrés, Cl. Bernard) plus considérable que celle qu'il contient ordinairement. Ainsi, en mettant le sang veineux au contact de l'acide carbonique, il en dissout encore 48 centimètres cubes pour 100, en sus de la quantité qu'il contenait déjà (2). Le plasma dans le sang n'est donc jamais saturé d'acide carbonique, et il reste ainsi partout avide

minutes après que la respiration a cessé. La température s'abaisse avec une rapidité extrême. A la mort, le milieu ambiant étant de 15 à 18 degrés, elle n'est plus, dans le rectum, que de 24 à 28 degrés. Au moment où le sang artériel contient environ 80 volumes d'acide carbonique, l'animal devient complétement insensible. Il demeure parfaitement calme pendant toute la durée de l'expérience, sans présenter de convulsion. Après la mort, les nerfs moteurs et les muscles conservent comme à l'ordinaire leurs propriétés. Les tissus sont chargés d'acide carbonique. Les animaux qui périssent par suite du confinement dans l'air comprimé présentent les mêmes phénomènes. En étudiant la composition de l'air confiné et celle du gaz du sang aux divers moments de l'asphyxie ordinaire, le maximum de la richesse du sang en acide carbonique précède notablement la mort; dans les derniers moments, ce gaz sort du sang pour se répandre dans l'air extérieur. (*Compt. rend. des séances de l'Acad. des sc.* Paris, 1872 et 1873, t. LXXV et LXXVI.)

(1) Voyez sur ce point ci-dessus p. 139; *Chim. anat.*, t. II, p. 51 et suiv.; Béraud, *Éléments de physiologie*. Paris, 1856, in-12, 2e édit., t. II, p. 250, et Berthelot, *Sur la chaleur animale* (*Journ. d'anat. et de physiol.* Paris, 1865, in-8, p. 654). Il est probable que le sang de la veine porte peut emprunter un peu d'acide carbonique aux gaz intestinaux (voy. *Chim. anat.*, t. II, p. 95).

(2) Cette quantité peut même s'élever à 74 centimètres cubes d'acide carbonique pour 100 centimètres cubes de sang du cœur droit sur les chiens en digestion, avec expulsion de moins de 1 centimètre cube d'oxygène (Cl. Bernard, *Leçons sur les substances toxiques*. Paris, 1857, p. 177).

de ce composé. Ce fait est important à noter, parce que le sang est toujours apte à emprunter aux éléments anatomiques solides l'acide carbonique qui se forme dans leur épaisseur, en raison précisément de cette énergie dissolvante du plasma à son égard.

C'est là une donnée capitale au point de vue de la nutrition. Car il en résulte qu'à l'état normal il n'y a jamais, en quelque sorte, d'excès d'acide carbonique dans l'épaisseur des éléments anatomiques solides; toujours il tend à être dissous incessamment et d'une manière très-énergique, par le plasma qui traverse constamment les tissus.

Lorsque dans certaines conditions la circulation devient trop rapide dans quelques tissus, comme on le voit après la section des nerfs contenant des filets vaso-moteurs, chez les animaux soumis à la congélation, ou chez l'homme lorsqu'il se trouve soumis à une température très-basse pendant trop longtemps, comme aussi dans la syncope, à la suite de certaines émotions morales vives, le sang des veines, au lieu de revenir noir revient rouge; on constate alors qu'il doit cette coloration rouge à ce qu'il n'a pas absorbé la quantité d'acide carbonique qu'il absorbe habituellement. Cette absorption n'a pas eu lieu parce que les vaisseaux capillaires, pourvus de fibres musculaires, se trouvent dans l'état de relâchement maximum qu'ils puissent offrir, par le fait de ces circonstances. Alors le sang traverse plus rapidement qu'à l'état normal l'épaisseur des tissus, et cette rapidité est assez grande pour que l'échange entre l'oxygène et l'acide carbonique n'ait plus lieu. N'empruntant plus l'acide carbonique, ne cédant plus son oxygène, il reste tel qu'il était dans les artères et revient rouge par les veines. Il résulte que les éléments anatomiques solides restent imprégnés d'acide carbonique d'une manière anormale. Leur désassimilation ne se fait plus d'une manière régulière et consécutivement si cet état dure longtemps, il survient une altération générale de la nutrition.

C'est ainsi qu'agissent les influences nerveuses sur la constitution. Ce n'est pas en vertu d'une action mystérieuse et indéterminée que les émotions morales, que certaines altérations des centres nerveux entraînent une modification générale de l'économie. C'est uniquement parce que dans ces conditions qu'on ne peut déterminer très-exactement à l'époque actuelle, les vaisseaux capillaires dilatés laissent passer le sang trop rapidement pour que l'échange normal entre les gaz ait lieu. Ce que je dis pour les gaz survient à plus forte raison pour des principes immédiats solides en dissolution.

Ainsi, ces actions nerveuses commencent par amener un changement physique dans la circulation, et comme les échanges chimiques sont subordonnés à ces conditions physiques, il en résulte que petit à petit la nutrition ne s'accomplit plus normalement; alors les éléments anatomiques, agents essentiels des actes fondamentaux de l'organisme, finissent par ne plus fonctionner d'une manière régulière.

Autrefois quelques auteurs ont admis :

1° Qu'il suffit qu'il y ait dans le plasma autant d'acide carbonique dissous que d'oxygène dans les hématies pour que sa coloration soit changée ;

2° Que s'il y a moins d'acide carbonique que d'oxygène, la coloration du sang vire au rouge artériel plus ou moins prononcé;

3° Que si au contraire il y a prédominance de l'acide carbonique dans le plasma sur la quantité d'oxygène, plus cette prédominance est considérable, plus le sang tend à tourner au noir;

4° Que cette coloration foncée peut avoir lieu sans que l'oxygène soit chassé, parce que l'acide carbonique ne chasse presque pas d'oxygène des globules du sang dans les conditions ordinaires;

5° Qu'il suffit qu'il y ait dans le plasma une quantité d'acide carbonique en dissolution, plus considérable que celle de l'oxygène qui se trouve dans les globules, pour que la coloration soit modifiée. Mais depuis longtemps on sait (voy. p. 132) que ces vues ne sont plus admissibles.

Élimination de l'acide carbonique.

Lorsqu'à chaque inspiration nous empruntons à l'air 4,87 d'oxygène, nous ne rejetons que 4,26 d'acide carbonique. Dans l'acide carbonique exhalé, on ne retrouve donc jamais tout l'oxygène absorbé. C'est principalement par le poumon que l'acide carbonique est rejeté; mais pourtant il s'en échappe une certaine quantité par la peau, c'est-à-dire par la sueur ; il en passe aussi par les urines et avec la salive.

L'acide carbonique vient des tissus par échange contre l'oxygène, et sa présence rend foncés les globules, puis les ramollit, tandis que l'hydrogène les rend rouge sombre, les laisse fermes, l'oxyde de carbone rouge-cerise et durs.

L'acide carbonique se dissout dans le sérum d'un sang saturé d'oxyde de carbone, mais les globules unis à celui-ci restent rutilants et n'absorbent ni oxygène ni acide carbonique.

Il s'en échappe par l'urine, d'où la couleur rouge du sang veineux rénal, mais ce dernier conserve la tendance à vite noircir. Le rein rougit aussi le sang noir des veines portes rénales des oiseaux, des reptiles et des poissons, par issue d'acide carbonique et d'autres principes (Cl. Bernard.)

Nous avons vu que, suivant Hoppe-Seyler, etc., c'est l'hémoglobine du globule rouge qui fixe particulièrement l'oxygène, non pas par une simple dissolution mais par une véritable *combinaison chimique* (oxyhémoglobine). D'après Preyer, cette oxyhémoglobine serait acide, et en se formant dans le poumon elle agirait comme telle sur les bicarbonates alcalins en solution dans le sérum du sang et mettrait en liberté une partie de leur acide carbonique qui la ramènerait à l'état d'hématoglobuline réduite, neutre et qui se dégagerait par suite d'une action chimique, par une véritable effervescence. On voit, d'après ces auteurs, que la respiration pulmonaire (fixation d'oxygène et dégagement d'acide carbonique) ne serait pas, comme on le croyait encore il y a peu de temps, un simple phénomène physique d'échanges gazeux, mais un acte chimique dont le globule rouge serait le principal agent (voy. p. 112).

Quelques auteurs ont même rapproché ce phénomène de celui que Verdeil et moi avons constaté touchant l'acidité du tissu pulmonaire qui est assez prononcée pour faire dégager du gaz des solutions de carbonate de soude. Mais nous avons bien fait remarquer que si l'acide pneumique auquel elle est due ne peut pas ne pas produire cet effet dans le sang lorsqu'il y pénètre par suite des actes de rénovation moléculaire du tissu pulmonaire, il ne peut mettre en liberté qu'une minime proportion du gaz carbonique expiré (1).

Mais d'après Zuntz (1868), la réaction acide ne s'observerait que sur les cristaux d'hémoglobine en voie de décomposition. D'autre part, bien qu'il serait fort intéressant de voir l'action même de la fixation de l'oxygène devenir la cause du dégagement de l'acide carbonique, il est plus d'une autre raison qui s'oppose à l'admission de ce fait. D'après cette hypothèse, l'oxyhémoglobine, bien que restant fixée dans les globules, viendrait sans en sortir ni s'épandre dans le plasma décomposer les bicarbonates en dissolution dans celui-ci. Ce serait là un fait absolument nouveau dans la chimie que de voir un acide (l'oxyhémoglobine) décomposer un sel, en chasser l'acide sans se fixer à sa base ou au protosel restant

(1) Voy. *Chim. anat.* Paris, 1853, t. II, p. 87, 89 et 460. Nous avons fait observer aussi dans ce livre que partout où les actes désassimilateurs des substances coagulables ont pour résultat la formation des acides hippurique, sudorique, urique, lactique, taurocholique, etc., dans les tissus ou dans les humeurs, ces acides ne peuvent pas ne pas chasser de l'acide carbonique qui passe ensuite dans le sang, lorsque les sels qui leur fournissent les bases qui les font passer à l'état d'hippurates, etc., sont des carbonates (p. 90). En tenant compte de la quantité de soude, de potasse et de chaux qui, dans la bile, l'urine et la sueur de vingt-quatre heures est combinée avec les acides précédents, et de la quantité d'acide carbonique qu'il faudrait pour en faire des carbonates, on voit que le volume de ce gaz qui peut ainsi être mis en liberté lors de la formation des acides précédents, est de 3 à 4 litres au plus sur 400 à 450 litres d'acide carbonique rejetés en vingt-quatre heures par les poumons.

pour former avec eux un composé correspondant au premier, sans sortir non plus de la place qu'il occupe. Ici vraiment le besoin de trouver une *explication* nouvelle d'un phénomène a par trop fait oublier la démonstration correspondante.

Toutes les hypothèses qui concernent les causes de l'élimination de l'acide carbonique du sang par l'hémoglobine oxygénée, plusieurs des points qui touchent à la spécificité de l'action de l'hémoglobine sur l'oxygène tombent devant les faits qui concernent la respiration des tissus telle que l'a fait connaître Spallanzani. J'ai développé ce sujet avec insistance depuis 1852 (1) et dans la 1re édition de ces leçons, en tenant compte de toutes les influences de température et autres qui influent sur les quantités de gaz exhalé par les tissus, qu'ils soient vasculaires ou non, comme les coquilles, les cartilages, etc.

Ces faits vérifiés et précisés expérimentalement par M. Bert peuvent être résumés ainsi en ce qui concerne le sujet qui nous occupe. Tout tissu vasculaire ou non contenant des principes albuminoïdes, non-seulement absorbe de l'oxygène, mais encore dégage de l'acide carbonique en quantité, soit moindre, soit supérieure à celle de l'oxygène absorbé (Bert). Mais, fait important, l'exhalation d'acide carbonique a lieu alors même qu'il n'y a pas d'oxygène absorbé, comme on le voit quand on les tient dans le vide, l'hydrogène ou l'azote (Spallanzani); les tissus donnent de nouveau du gaz carbonique sous le mercure après qu'on a enlevé par le vide tout celui qu'ils contenaient ainsi que les bicarbonates. Dans tous les cas, la quantité exhalée est d'autant plus grande que la température est plus élevée; elle devient nulle à 8 degrés au-dessous de 0 (Spallanzani). Donner lieu à la production et au dégagement d'acide carbonique est donc une propriété naturelle des substances organiques humides, corrélative à l'instabilité de leur composition et qui se maintient après comme pendant la durée de leur rénovation moléculaire nutritive, bien qu'elle soit moindre alors que pendant la vie (Spallanzani). Fixer de l'oxygène est une autre de leurs propriétés, assez énergique même pour

(1) Voy. Ch. Robin et Verdeil, *Chim. anat.* Paris, 1853, in-8, t. II, p. 39, 49, 79, 88, 89, 90 et *passim*. M. P. Bert (*Leçons sur la respiration*. Paris, 1870, in-8, p. 36) dit qu'on est vraiment étonné de voir les auteurs modernes rapporter à G. Liebig le mérite d'avoir constaté le premier la *respiration des tissus*, bien qu'il soit resté bien en arrière de Spallanzani. La portée critique de ce reproche si juste deviendra plus grande encore pour qui, lisant les pages auxquelles je viens de renvoyer, verra l'insistance avec laquelle je suis revenu à tout instant dans ce livre et dans la 1re édition de celui-ci sur l'importance des travaux de Spallanzani, de Goodwin (1798) et de Will. Edwards concernant ce sujet. Rien en effet ne justifie la méconnaissance dans les ouvrages de physiologie des travaux de Spallanzani et de l'importance qu'ils ont en ce qui touche l'interprétation des phénomènes intimes de la respiration.

qu'ils le prennent aux hématies ou à l'eau qui le tiennent en dissolution. On comprend d'autre part que dans le poumon le passage de l'oxygène au travers du plasma et l'évaporation de l'eau suffisent pour déterminer le dégagement de celui qui est à l'état de simple dissolution dans le plasma sanguin.

Azote du sang.

Il y a un autre principe gazeux qu'on observe dans le sang en petite quantité, c'est l'azote. On en trouve toujours 1 à 4 c.c. pour 100, tant dans le sang artériel que dans le sang veineux. Le sérum n'en dissout que 1 pour 100, et comme il y en a 2 à 3 pour 100, il est probable que les globules en dissolvent. L'azote peut être emprunté à l'atmosphère, ou bien au contraire il peut y en avoir une certaine quantitée de rejeté par la respiration dans l'atmosphère. Il y en a d'emprunté à l'atmosphère, lorsqu'on tient les animaux dans l'état d'inanition pendant longtemps. Il y en a au contraire de rejeté au dehors, lorsqu'on fournit une alimentation azotée très-abondante aux animaux (Regnault et Reiset). L'hydrogène chasse du sang tout l'azote qu'il contient (Regnault et Reiset). Il n'est pas impossible que comme pour l'acide carbonique, l'azote du sang ait une double origine, c'est-à-dire qu'il en vienne de celui qu'on trouve dans les gaz de l'estomac et de l'intestin et qui est entraîné physiquement avec les aliments. Le contact de l'azote avec le sang n'en change pas sensiblement la couleur.

L'agitation du sang avec l'acide carbonique qui se dissout dans le sérum amène l'expulsion de tout ou presque tout l'azote du sang et de 1 pour 100 au plus de l'oxygène, en raison sans doute de ce que ce dernier est fixé aux globules. Il se pourrait, d'après cela, que l'azote se trouvât dissous par le plasma plutôt que par les globules.

Les globules du sang, au contact de l'hydrogène, deviennent d'un rouge plus foncé que dans le plasma du sang veineux. Par le simple contact avec le sang il chasse un peu d'acide carbonique, mais peu ou pas d'oxygène. Il a la propriété de rendre les hématies dures et résistantes, moins il est vrai que l'oxyde de carbone; au contraire, l'acide carbonique, lorsqu'il imbibe les globules rouges et qu'il leur donne la couleur propre au sang veineux, les ramollit (Donné, Dumas) et leur donne petit à petit une consistance oléagineuse, de telle sorte que, en glissant les uns contre les autres et au contact des obstacles offerts par la lame de verre ou par des poussières sous le microscope, ils s'allongent comme des gouttes d'huile et ne reprennent que lentement ou mal leur forme discoïdale.

On trouve dans le sang ou du moins dans les gaz expirés des traces d'hydrogène et des traces aussi d'hydrogène protocarboné. Il est possible que ces gaz ne soient autres que les petites proportions de ceux que le sang peut emprunter aux gaz intestinaux, qui contiennent ordinairement un peu de ces corps-là. Quant à l'ammoniaque et à ses sels on n'en obtient qu'en décomposant par la chaleur, etc., le chlorhydrate d'ammoniaque ou d'autres principes du plasma.

Résumé des caractères distinctifs des principales variétés de sang.

Sang des artères et sang des veines générales.

Le sang artériel diffère du sang veineux par sa couleur plus rutilante, sa température un peu moindre, etc. Il contient environ moitié plus d'oxygène que celui-ci (:: 15:8) et à peu près 4 pour 100 de moins d'acide carbonique qui se retrouvent dans l'air expiré (voy. p. 105).

Influence de l'oxygène sur la couleur du sang. — La couleur d'un rouge clair, transparent, monochromatique du sang artériel tient à ce que l'hémoglobine des hématies offre cette teinte.

La couleur d'un rouge foncé du sang veineux, vu à l'aide de la lumière réfléchie, d'un vert violacé lorsqu'il est en couches minces (dichroïsme), dépend de ce que l'hémoglobine réduite l'emporte dans ses hématies sur l'oxyhémoglobine (Stokes).

C'est dans cette couleur des deux sangs qu'est la différence la plus frappante. L'état rutilant, écarlate, d'une teinte beaucoup moins foncée que celle du sang veineux dans le sang artériel n'est pourtant pas générale; cette différence est tranchée dans les animaux à respiration aérienne et à double circulation ; le mélange des deux sangs chez les reptiles s'efface presque complétement. Dans les capillaires, les deux teintes se confondent plus ou moins, selon les organes.

La prédominance dans toutes les variétés de sang rouge ou noir de la quantité de l'acide carbonique dissous dans le plasma (p. 104 et 105) sur celle de l'oxygène fixé par les hématies déjà constatée par Magnus (1845), etc., montre bien que l'influence de l'oxygène sur la *rutilance* du sang est directe en quelque sorte, qu'elle n'est pas couverte et dominée par l'influence du gaz carbonique; qu'elle dépend surtout de la quantité d'oxygène fixée par les globules et par l'hémoglobine dans les globules. La rutilance amenée par la fixation de l'oxyde de carbone montre que cette couleur dépend aussi de la nature du gaz absorbé par ces éléments; car ce sont eux qui sont ici directement en jeu.

La perte de l'oxygène des globules est une des causes de la perte de la rutilance, du passage du sang artériel au ton du sang veineux (voy. la note page 122). Quand dans les capillaires le sang ne perd pas son oxygène il reste plus ou moins rutilant ou artérialisé dans les veines, alors même qu'il prend encore (voy. p. 126) plus d'acide carbonique qu'à l'état normal. La perte d'oxygène est la cause principale du passage du sang à la couleur dite veineuse, mais ce n'est pas la seule. L'état du plasma a une influence à cet égard et parmi les divers principes du plasma, la principale doit être attribuée à l'acide carbonique.

Influence du gaz carbonique sur la couleur du sang. — Il y a toujours environ une fois plus d'acide carbonique en dissolution dans le plasma artériel qu'il n'y a d'oxygène fixé par les globules (:: 28:15); mais que le sang soit dans les artères ou dans les veines (voy. la note p. 122) il suffit que la quantité d'acide carbonique du plasma dépasse d'une certaine proportion la moyenne habituelle pour que les hématies prennent la teinte propre au sang veineux. C'est ainsi que l'acide carbonique ajouté au sang artériel le rend noir et ajouté au sang veineux le rend plus noir qu'il n'était sans en expulser même 1 c. c. pour 100 d'oxygène (voy. la note 2, p. 126). C'est pour cela que, lorsqu'on prend un caillot du sang artériel et qu'on le transporte dans le sérum du sang veineux, il prend très-rapidement le ton rouge noir du caillot de la saignée veineuse, bien qu'alors il ne perde pas d'oxygène (Cl. Bernard) et que l'acide carbonique de ce sérum ne l'abandonne pas pour se fixer aux globules du caillot. Réciproquement la diminution de la quantité d'acide carbonique dans le plasma, rend le sang plus rutilant, en dehors de toutes variations de la quantité d'oxygène. C'est ainsi que le caillot du sang veineux mis dans le sérum artériel ou dans celui du sang de la veine rénale (qui a perdu de l'acide carbonique et autres principes de désassimilation) y prend le ton du sang artériel.

C'est, d'une manière analogue, bien qu'en sens inverse, que les sels neutres de soude, autres que les chlorures, ajoutés au plasma, rougissent les globules, sans que les gaz jouent alors un rôle. Ici encore l'influence de l'acide carbonique n'est que relative et de même ordre que celle de certains sels (tels que les sels à base d'ammoniaque) concourant comme ce gaz à composer le plasma sanguin, qui aussi tendent par leur prédominance à rendre plus foncée l'hémoglobine dès qu'ils imbibent les globules.

En général, le sang veineux du cœur droit est un sang qui contient environ 4 c. c. p. 100 d'acide carbonique de moins que le sang artériel.

On saisit ainsi nettement quelle est l'influence relative et réciproque de l'oxygène en ce qui concerne directement les globules, de l'acide carbonique et d'autres principes dans le plasma, sur la différence des deux sangs artériel et veineux au point de vue de la couleur.

Rappelons que plus la coloration du sang veineux est foncée plus il peut absorber d'oxygène, et cela dans l'ordre suivant : veine porte (30 c.c. pour 100), cœur droit (21), veine jugulaire externe (16,6). Le sang artériel rutilant du même animal n'absorbait que 8 c.c.,9 d'oxygène pour 100 c.c. (Cl. Bernard). L'absorption de l'oxygène par le sang veineux tombe à 7 c.c. pour 100 quand il arrive presque rutilant dans les veines après la section du grand sympathique.

Sur les animaux soumis à l'abstinence et sur les animaux en voie d'hibernation (Regnault et Reiset) le sang veineux est plus rouge que dans les conditions ordinaires et que sur les animaux bien nourris, et ce fait coïncide avec un moindre pouvoir absorbant envers l'oxygène. Le sang, dans ces conditions, absorbe moins d'oxygène et il se charge d'une moindre quantité d'acide carbonique; de là sa couleur plus rouge dans les veines. Mais toutes les fois que le sang reste plus ou moins rouge dans les veines (veine rénale, section du sympathique, etc.), il devient bien plus rapidement noir dans les vases que le sang artériel placé dans les mêmes conditions. Ce sang ne doit donc pas être considéré comme étant resté purement artériel (Cl. Bernard).

Nous avons déjà vu enfin qu'il est au contraire des circonstances dans lesquelles, en dehors de l'asphyxie, le sang des artères peut avoir le ton foncé du sang veineux (p. 184, en note). P. Bérard a indiqué qu'il en est encore de même dans les affections chirurgicales qui s'accompagnent de prostration, comme dans la hernie étranglée (1).

Il est, de plus, bien démontré par les expériences d'Estor et Saintpierre, que la couleur rouge des parties enflammées est due à l'état rutilant que conserve le sang dans les veines qui reviennent de ces parties. Ce sang retient une quantité d'oxygène plus grande du double que celle qu'on trouve dans le sang veineux du membre sain. Cette prédominance de l'oxygène suffit pour rendre rouge ce sang, bien qu'il contienne environ un quart d'acide carbonique de plus que le sang veineux normal (2), quantité empruntée aux tissus enflammés malgré une cession d'oxygène moins considérable qu'à l'état normal.

Les différences entre le sang artériel et le sang veineux (p. 50 et 65), tenant à la couleur et à la proportion d'acide carbonique, ne sont pas absolues; car le sang veineux des glandes, qui est noir quand elles ne sécrètent pas (glandes salivaires), devient rouge lorsque leur sécrétion est active, tandis qu'on observe l'inverse dans le sang des veines des muscles pris pendant qu'ils sont à l'état de contraction (Cl. Bernard).

Il en est de même quand les vaisseaux capillaires dilatés sous l'influence du froid, de la section du pneumogastrique, etc., laissent passer rapidement le sang. Dans ce dernier cas, sur le cheval, le sang, qui des artères

(1) P. Bérard, *Cours de physiologie*. Paris, 1851, t. III, p. 370.

(2) Estor et Saintpierre, *Sur les causes de la coloration rouge des tissus* (*Journ. d'anat. et de physiol.* Paris, 1864, p. 410).

a passé rouge dans les veines, se coagule presque aussi vite que le sang artériel et le caillot ne forme plus de couenne (Cl. Bernard).

L'*odeur* du sang artériel est dit-on un peu plus forte, et sa *saveur* plus prononcée que dans le sang veineux.

M. Cl. Bernard a prouvé un fait soupçonné par Legallois, Collard de Martigny, Magendie et M. Malgaigne, c'est que le sang du ventricule droit est toujours plus chaud de 2 à 4 dixièmes de degré que celui du ventricule gauche, contrairement à ce qu'on croyait. Cela tient à l'arrivée du sang des veines sus-hépatiques, le plus chaud de toutes les parties du corps, par la veine cave inférieure; mais, sauf les veines rénales et cave inférieure, partout ailleurs le sang veineux est un peu moins chaud que celui des artères.

Berthold et Blundell disent que le sang artériel se coagule plus promptement que le sang veineux. Les hippiatres ont depuis longtemps constaté que le sang artériel du cheval se coagule plusieurs minutes plus tôt que le sang veineux, et que son caillot est plus rétractile (Trousseau et Leblanc, 1832). D'après Blundell, il y aurait une différence de même ordre, de deux minutes, dans le sang de l'homme. La différence a été de une à quatre minutes chez les agneaux, selon J. Davy, et d'une demi-minute chez des veaux et des chèvres, d'après Berthold. La même différence a été trouvée par Saissy. Ces faits cités par Burdach (1) se rapportent assez exactement à ceux qui ont été signalés depuis.

Quant à la *proportion des parties liquides aux solides dans les deux sangs*, tous les auteurs reconnaissent que chez l'adulte le sang artériel contient un peu moins d'eau et moins de matières fixes solides que le sang veineux. Il y a moins de graisse, moins de globules, moins d'albumine, moins de matières dites extractives et moins de sels, moins de carbonates naturellement.

Le tableau suivant, emprunté à MM. Poggiale et Marchal (de Calvi), résume assez bien les différences touchant la composition des deux sangs artériel et veineux. Il contient, outre l'analyse du sang placentaire, les résultats obtenus par l'analyse du sang de l'artère temporale et de celui de la saignée du bras, recueillis en même temps chez un malade atteint d'encéphalite (2).

	Sang artériel.	Sang veineux.	Sang placentaire.
Eau	822,46	818,41	744,25
Matières solides	177,54	181,59	255,75
Chlorure de sodium	3,15	3,29	5,06
Autres sels solubles	2,10	2,19	2,62

(1) Burdach, *Physiologie*, trad. franç., 1838, t. VI, p. 445.

(2) Poggiale et Marchal (de Calvi), *Compt. rend. de l'Acad. des sc.* Paris, 1848, in-8, in-4, t. XXVI, p. 143; 1847, t. XXV, p. 198.

	Sang artériel.	Sang veineux.	Sang placentaire.
Phosphate de chaux.....	0,79	0,76	0,44
Matières grasses........	1,10	1,20	2,15
Fibrine...............	6,17	6,08	1,90
Albumine.............	66,03	61,37	69,26
Globules secs..........	97,46	106,05	172,15

On regrette ici, comme dans la plupart des recherches de cet ordre, de voir que les principes cristallisables d'origine organique ne soient pas indiqués (1).

Sang fœtal et placentaire.

Le sang fœtal est plus riche en globules et en principes immédiats divers que le sang de l'adulte (p. 53). La troisième colonne du tableau précédent résume ces données.

Denis (2) a trouvé dans le sang :

	I. Veineux de l'adulte.	II. Artérioso-veineux du nouveau-né.
Globules frais..........	458,300	722,940
Plasma................	541,700	277,060

Il a confirmé aussi les faits déjà formulés en ces termes par M. Poggiale :

1° L'eau du sang du fœtus présente une moyenne peu élevée, tandis que la proportion des matières fixes est considérable; 2° le sang des nouveau-nés est très-riche en globules et pauvre en fibrine; 3° la quantité d'albumine et de matières grasses semble être à peu près la même chez le nouveau-né et chez l'adulte; 4° le fer est plus abondant dans le sang du nouveau-né (3). MM. Andral, Gavarret et Delafond ont également observé que, chez cinq agneaux âgés de trois à quatre-vingt-seize heures, la petite quantité de la fibrine était manifeste, tandis que les globules étaient très-abondants.

(1) D'après les observations de Malassez (*loc. cit.*, 1873, p. 49), le sang artériel d'un chien contenant 5 600 000 hématies par millimètre cube, celui de la veine fémorale correspondante en contenait 6 100 000; sur d'autres animaux le rapport a été de même qu'ici :: 100 : 109. Même richesse du sang veineux d'un muscle en contraction, mais il y en avait moins dans le sang du muscle à l'état de repos et moins encore dans le sang sortant rouge après section du nerf allant au muscle :: 100 : 77. Pour les glandes sous-maxillaires toutes les influences qui ont produit la contraction des vaisseaux et ralenti la circulation ont amené une augmentation du nombre des globules dans leur sang veineux. Toute activité circulatoire (coïncidant avec une activité sécrétoire) a diminué le nombre des globules dans ce sang veineux, c'est-à-dire a plus facilité le cours du plasma que le transport des globules solides qu'il entraîne.

(2) Denis, *Mémoire sur le sang*. Paris, 1859, in-8, p. 159 et *passim*.

(3) Poggiale, *Compt. rendus des séances de l'Acad. des sc.* Paris, août 1847.

Mais il importe ici de rappeler, avec M. Cl. Bernard, que c'est à tort qu'on voit répéter partout qu'il y a un sang rouge et un sang noir chez le fœtus comme chez l'adulte. Chez le fœtus, le sang de la veine ombilicale revient du placenta presque avec la couleur qu'il avait dans les artères aorte et placentaire. La coloration des deux sangs c'est pas sensiblement différente. Partout elle est un peu plus claire que celle du sang veineux général de l'adulte et plus foncée que celle du sang artériel des animaux qui respirent. Ce n'est que lorsque la respiration a commencé que s'établit cette différence de coloration des deux sangs qui fait appeler l'un rutilant, l'autre noir ou violacé (voy. p. 132).

Notons la plus grande mollesse du caillot du sang fœtal, dont la plasmine fournit toujours moins de fibrine que chez l'adulte.

Sang de la veine rénale.

Le sang des veines rénales n'est pas d'un rouge violacé, comme le sang veineux général, mais d'un rouge analogue à celui du sang artériel, quoiqu'un peu moins rutilant. Il contient plus d'oxygène et moins d'acide carbonique que celui des autres veines, parce qu'il en cède à l'urine. Sa température est de 39°,30, celui du sang de la veine porte étant 39°,40, et celui des veines sus-hépatiques 39°,80. C'est donc le sang le plus chaud de l'économie après ces deux derniers. Il contient, en outre, moins d'eau que le sang artériel et que les autres sangs veineux dans la proportion de 10 à 12 pour 1000 (voy. p. 62), beaucoup moins d'urée, d'urates, de créatine, de créatinine, de chlorure de sodium, etc.; mais il contient plus de principes coagulables (1).

Parmi ceux-ci la plasmine semble le moins abondant. Cl. Bernard a montré que le sang de la veine rénale donne un caillot qui, lorsqu'il se rétracte, est très-mou, très-petit, abandonne beaucoup de sérum comparativement à ce qu'on voit sur le sang des veines jugulaires du même animal. L'agitation dissocie ce petit caillot et le fait disparaître ; les globules se déposent ensuite sans réapparition du caillot. Ces particularités font comprendre comment quelques auteurs ont pu dire que ce sang manquait de fibrine (Simon). Le caillot noir de la veine jugulaire devient rouge dans le sérum rénal à peu près comme dans celui du sang artériel (2).

(1) Sur le chien, le nombre des globules du sang artériel a été à celui du sang veineux rénal : : 100 : 102 et 103 (Malassez), augmentation dont la perte d'eau par le rein rend aisément compte.

(2) Cl. Bernard, *Leçons sur les liquides de l'organisme*. Paris, 1857, t. I, p. 260-272.

Sang des veines porte et sus-hépatique.

Le sang de la veine porte est de teinte plus foncée encore que celui de toutes les autres veines. Il est même un peu plus foncé que le sang des sus-hépatiques. Il peut dissoudre plus d'oxygène que toutes les autres variétés du sang (p. 59), y compris celui des veines sus-hépatiques, qui n'est pourtant que le même liquide ayant traversé le foie (1).

Le sang qui sort du foie est de 0°,40 plus chaud que celui qui s'y rend par la veine porte ; il est de 0°,60 plus chaud que celui de l'aorte (39°,20). La température du sang de la veine porte étant de 39°,40, celui des veines sus-hépatiques est de 39°,80, et cette température prise au point d'abouchement des sus-hépatiques dans la veine cave, est la plus élevée du corps (Cl. Bernard).

Pendant la digestion, le sérum du sang qui sort du foie offre l'état dit *laiteux* ou *chyleux* toutes les fois que les animaux ont fait un repas abondant de légumes ou de matières sucrées et de matières féculentes, sans graisse. L'alimentation azotée ne donne que faiblement cet état au sang sus-hépatique.

La substance qui blanchit le plasma est composée de matière glycogène, bien plus que de principes graisseux, tandis que le plasma du sang de la veine cave supérieure, etc., devient lactescent par une autre cause, le déversement des graisses en émulsion dans le chyle. A certains moments, cette matière glycogène se produit dans les cellules hépatiques en telle quantité qu'elle tombe dans le sang. C'est ce qui arrive, même pendant l'alimentation azotée, lorsque l'animal est en pleine digestion (voy. p. 86).

Lorsque cette matière glycogène est en quantité considérable dans le plasma sanguin, elle est susceptible de lui donner une légère coloration opaline, comme le font les corps gras. C'est ce qui fait que quelquefois, lorsqu'on retire du sang des veines sus-hépatiques, on voit le sérum de ce sang opalin (Cl. Bernard), comme s'il s'agissait du sérum du sang de la veine sous-clavière au delà de l'abouchement du canal thoracique. En un mot, deux influences peuvent faire que le plasma sanguin soit lactescent, l'une habituelle, lorsque du chyle est versé dans le sang en grande quantité ; l'autre, moins importante, coexistant avec la première, ne s'ob-

(1) Pendant la durée de l'absorption et des sécrétions digestives, Malassez a trouvé comme M. Béclard une diminution des globules rouges du sang de la veine mésentérique du chien, comparativement à celui de la carotide, dans le rapport de 97 à 100 ; mais sur l'animal à jeun le rapport était : : 100 : 105, 106 et 107, c'est-à-dire à peu près ce qu'il est dans le sang des veines des membres (100 : 109 et 110).

serve que lorsque la matière glycogène est formée en grande quantité dans le foie, et se trouve versée dans le sang. Comme elle n'est pas soluble, elle est à l'état de fines granulations moléculaires, n'ayant pas un millième de millimètre de large en suspension, qui agissent alors comme tous les corps en suspension dans un liquide, elles le troublent et lui donnent une teinte opaline. C'est un fait normal, mais qui ne s'observe que pendant la digestion d'aliments féculents et sucrés pris abondamment. Car on sait que M. Cl. Bernard a démontré que les matières sucrées (1), comme les albuminoïdes, sont principalement absorbées par les réseaux de la veine porte et non par les lymphatiques comme on l'a parfois dit, que le sang de celle-ci en contient par conséquent plus que les autres veines pendant la digestion (voy. aussi p. 90).

Les analyses du sang de cheval, par Lehmann (1853), prouvent qu'il y a plus de graisse dans le sang des veines sus-hépatiques (2,84 pour 1000 de sérum) que dans celui de la veine porte (2,72), lequel du reste en contient plus que celui de la veine jugulaire (1,30) et de l'artère carotide (0,70, Schmidt). Du reste, M. Cl. Bernard a montré par l'inspection microscopique et expérimentalement, que si la graisse est principalement absorbée par les lymphatiques (voy. p. 134), les réseaux de la veine porte en absorbent aussi. Sur les chiens nourris de graisse, pendant la digestion le sang de la veine porte contient presque autant de graisse émulsionnée que le canal thoracique; seulement les hématies empêchent de la voir dans les premiers. Mais si on laisse le sérum se séparer du caillot, celui-là est rendu blanchâtre, lactescent par la substance grasse qu'il retient en émulsion comme elle est dans le chyle. Sur les oiseaux, du reste, et les vertébrés à température variable dépourvus de chylifères, c'est dans le sang de leur veine porte qu'on trouve la graisse émulsionnée, et même en ne les nourrissant que de graisse, on ne voit pas sur l'intestin ni sur le mésentère des lymphatiques devenus blancs et chylifères (2). Ces faits sont importants et l'on s'étonne de les voir si peu pris en considération par les physiologistes.

Bien que les matières grasses disparaissent en partie en traversant le foie, le plasma des veines sus-hépatiques est néanmoins plus riche en principes solides; ce qui est dû surtout à l'augmentation des principes dits *extractifs*, dans la proportion des deux tiers aussitôt après le repas, et de moitié dans l'intervalle des repas; car la quantité de leurs sels reste à peu près la même.

(1) Cl. Bernard, *Leçons de physiologie expérimentale*. Paris, 1856, in-8, p. 310; *Mémoire sur le suc pancréatique*, 1848.

(2) Cl. Bernard, *Leçons de physiologie*, 1856, t. II, p. 316-326. Pour les quantités de gaz du sang des veines porte et sus-hépatique, voyez le tableau p. 108.

Lehmann admet que le sang des veines sus-hépatiques contient plus de globules rouges que celui de la veine porte : ces globules, étant dans le premier au sein d'un plasma plus dense, y sont resserrés, plus petits d'un millième de millimètre au moins (1).

Lehmann a vu encore que, tandis que le sang de la veine porte donne de la fibrine par le battage, celui des veines sus-hépatiques n'en produit pas. Lehmann et d'autres auteurs en concluent que la fibrine disparaît dans le foie. Ce point, comme celui de son augmentation dans la rate et de la diminution de quantité de l'albumine dans le sang sus-hépatique, par rapport à celui de la veine porte, était une question à reprendre, d'après les connaissances que nous possédons aujourd'hui sur la plasmine et la métalbumine (voy. p. 65). Lehmann a néanmoins constaté que le sang sus-hépatique laissé en repos finit par se coaguler. Ce dernier fait a été vérifié par Kühne (1868), qui reconnaît que la fibrine est moins abondante et plus lente à se coaguler que dans le sang de la veine porte.

Sang veineux de la rate.

Le sang veineux de la rate diffère sous quelques rapports de celui des autres portions de la veine porte.

M. Cl. Bernard a montré (2) que pendant la digestion le sang veineux de la rate est plus foncé que pendant l'abstinsnce.

MM. Estor et Saintpierre ont constaté de plus que sur les animaux à jeun le sang de la veine splénique rutilant renferme en moyenne 11 centimètres cubes d'oxygène pour 100 centimètres cubes, le sang de l'artère donnant 13 centimètres cubes. Au contraire, pendant la digestion, le sang veineux de la rate devient noir et ne renferme plus que 6 centimètres cubes d'oxygène en moyenne (3).

On a signalé dans le sang de la rate l'*augmentation et la modification de la fibrine* par rapport au sang de la veine jugulaire ; néanmoins le *coagulum* y est beaucoup plus mou que celui du sang veineux des autres parties du corps ou que celui du sang artériel. La coagulation se fait aussi plus lentement, mais c'est à tort qu'on a dit ce sang incoagulable et qu'il manquait de fibrine. La fibrine du sang splénique est peu élastique, elle ne se prend point en filaments ; elle se liquéfie facilement. M. Béclard a

(1) Ch. Robin, *Journ. de la physiol.* Paris, 1858, p. 286.

(2) Cl. Bernard, *Leçons sur les liquides de l'organisme*, 1859, t. II, p. 420.

(3) Estor et Saintpierre, *Sur les fonctions de la rate* (*Journ. d'anat. et de physiol.* Paris, 1865, p. 194) ; *Analyse des gaz du sang*, etc. (*Ibid.*, 1872). Ces physiologistes pensent que si la rate fonctionne à la manière des autres glandes, l'état rutilant de son sang sur l'animal à jeun montre que c'est dans l'intervalle des digestions qu'elle agit.

remarqué aussi que le sérum de la veine splénique d'un cheval, séparé du caillot s'est de nouveau pris en masse après vingt-quatre heures d'abandon à lui-même. Il n'en est pas de même du sérum de la jugulaire.

Beaucoup d'auteurs insistent aussi sur la *diminution dans le nombre des globules rouges du sang sortant de la rate.* Ainsi, sur 1000 parties de sang artériel chez le chien, renfermant environ 150 parties de globules secs, la diminution de ceux-ci est, pour la première expérience, de 16,54; pour la deuxième, de 37,11; pour la troisième, de 19,43; pour la quatrième, de 12,82; pour la cinquième, de 13,92, etc. Ces nombres varient de 8,51 à 37,11, et la moyenne est de 16,08 (1).

L'*augmentation de l'albumine dans le sang de la veine splénique* a été notée par M. Béclard (la moyenne de seize expériences a été de 13,02 pour 1000) et par Funke. Ce dernier a fait voir que ce sang renferme plus de sels et de principes dits *extractifs* que celui des artères du même animal. Marcet a vu qu'il contient plus de cholestérine que celui des autres portions de la veine porte.

Rapprochons actuellement les uns des autres les faits suivants relatifs à la quantité des globules du sang à l'état sec de diverses régions, de la veine splénique, de la veine porte et des veines sus-hépatiques.

SANG DE CHEVAL (Béclard). Globules rouges dosés à l'état sec.	Sang de l'artère carotide d'un cheval. .	132,31	p. 1000
	— de la veine jugulaire du même. .	122,94	—
	— de la veine jugulaire d'un cheval entier vieux et usé	128,44	—
	— de la veine splénique du même. .	113,53	—
	— de la veine jugulaire d'un cheval entier vigoureux, âgé de 15 ans.	119,39	—
	— de la veine splénique du même. .	109,99	—
	— de la veine jugulaire d'un cheval vieux et usé, à jeun depuis 24 h.	128,44	—
	— de la veine porte du même.....	128,40	—
	— de la veine jugulaire d'un cheval vigoureux tué par accident, à jeun depuis 8 heures.........	119,39	—
	— de la veine porte du même.....	136,41	—
PRÉVOST et DUMAS. Globules rouges secs.	Sang de la veine porte d'un supplicié.	114,2	p. 1000
	Moyenne du sang veineux pris au bras.	129,2	—

	Veine porte. Globules humides.			Veines sus-hépatiques.		
SANG DE CHEVAL, 5 h. après la pâture (2).	I...	600,520	p. 1000	I. ..	776,396	p. 1000
	II...	572,632	—	II...	743,400	—
SANG DE CHEVAL, 10 h. après la pâture.	III..	256,928	—	III..	578,366	—

(1) Béclard, *Arch. gén. de méd.*, 1848, in-8, t. XVIII, p. 143 et 325.

(2) Lehmann, *Einige vergleichende Analysen der Pfortader und Lebervenenblutes* (*Verhandlungen der K. Sachs. med. Gesellsch. der Wissensch.*, 1850; et Canstatt's *Jahresbericht*, Würzburg, 1851, in-4, p. 83).

		Artère splénique. Globules humides.		Sang de la veine splénique.
SANG DE CHEVAL (1).	I...	303,840 p. 1000	I. ..	796,000 p. 1000
	II...	750,440 —	II...	431,190 —
	III..	642,440 —	III..	705,160 —

Cette plus grande quantité des globules dans le sang des sus-hépatiques comparativement à la veine porte rend compte de ce que Lehmann a trouvé de 8 à 9 pour 100 d'eau de plus dans le premier que dans le second de ces deux liquides, alors que pour le sérum séparé des globules cet excès de l'eau se réduit à 2 ou 3 pour 100. Le nombre et le volume des lymphatiques du foie auxquels la veine porte cède des principes riches en eau de constitution, rend compte de cette diminution de l'eau dans le plasma sus-hépatique.

On voit que dans les veines splénique et sus-hépatique la quantité des globules comparée à celle du plasma prédomine non-seulement sur celle qu'on trouve dans les artères, mais encore dans la veine porte. Je parle ici des analyses dosant les globules humides qui, aujourd'hui, doivent être considérées comme les plus exactes (2).

Quant aux globules blancs, d'après Hirt, leur quantité relative est la suivante :

Artère splénique 1 pour 218 hématies.

Veine splénique 1 pour 70 hématies.

Veine porte 1 pour 524 hématies.

Veine sus-hépatique 1 pour 136 hématies (3).

(1) Funke, *De sanguine venæ lienalis*. Lipsiæ, 1850 ; et Canstatt's *Jahresbericht*. Würzburg, 1851, in-4, p. 81.

(2) Il est difficile, d'après cela de comprendre comment on a pu considérer le foie comme un organe destructeur des globules rouges du sang ; car ces analyses montrent le sang qui en sort contenant plus de globules que de plasma, et non-seulement plus riche en globules que celui qui le pénètre, mais même que celui qui vient de la rate. On sait que Reichert (1841) considère le foie du fœtus comme formateur des globules rouges. Bischoff (1842) combat cette hypothèse aussi bien que celle des auteurs qui considèrent cet organe comme destructeur de ces éléments et suppose que le thymus aurait plutôt ce rôle formateur, ainsi que le placenta. D'après les numérations de M. Malassez (voy. p. 50) le nombre des globules du sang artériel chez le chien est à celui des hématies du sang veineux splénique :: 100 : 111 sur l'animal à jeun dont le sang sort rouge et :: 100 : 121 sur l'animal en digestion. Ces données coïncident avec celles de Funke indiquées à la fin du tableau précédent et sont en opposition avec les résultats obtenus par M. Béclard. Il est par suite porté à considérer la rate comme un organe formateur des globules rouges. Par contre il a trouvé, inversement à Lehmann, que sur le lapin le sang de la veine sus-hépatique contenait moins de globules que celui de la veine porte, dans la proportion de 100 à 106, mais exactement autant que celui de la carotide du même animal. Il en conclut qu'on doit admettre que le foie sert à la destruction des globules rouges.

(3) Les résultats des analyses contenus dans les tableaux précédents ne laissent guère de doute sur la prédominance des globules rouges dans les veines sus-hépatique et splénique, comparativement aux sangs porte et artériel. Sans tenir compte

Veine sus-hépatique 1 pour 120 à 150 hématies (Ch. Robin, 1858).

Vierordt dit avoir trouvé un globule blanc pour cinq globules rouges dans le sang de la veine splénique d'un supplicié.

Du sang blanc, laiteux ou chyleux.

On a décrit sous ces noms et sous ceux de *lipaemie* (H. Bennett; de λιπὸς, graisse) (1) et de *piarrhémie* (*piarrhæmia*, de πῖαρ, graisse, et αἷμα, sang), l'état du sang ou de la graisse en émulsion dans le plasma qui lui donne une teinte opaline, lactescente ou *chyleuse* qui se retrouve dans le *sérum* de la saignée. Ce n'est point là un état morbide, mais bien un état normal temporaire du sang, qui se reproduit chaque jour, et dure tant que l'animal est en pleine digestion, pour disparaître ensuite peu à peu. On l'a considéré comme morbide, parce que ce n'est qu'à l'occasion de saignées faites après le repas qu'on s'en est aperçu chez l'homme. Mais, de temporaire, cet état peut devenir exagéré, permanent, et, par suite, pathologique, durant certaines affections du foie dans les pays chauds, durant celles dans lesquelles il est affecté secondairement sur les ivrognes, etc. C'est alors qu'on voit quelquefois se manifester la *chylurie*, qui n'est point une maladie particulière, mais un symptôme extérieur de la piarrhémie permanente et morbide. Nous venons de dire (p. 220 et 221) qu'elles sont les principes qui, dans les veines sus-hépatiques, puis dans les veines générales, se montrent à l'état de granulations excessivement fines, mais excessivement nombreuses et en suspension dans le plasma, mais non dissoutes, lui donnent l'aspect chyleux. Nous verrons que pendant la digestion, lorsque le chyle est très-chargé de fines gouttes grais-

de ce fait, Kühne conclut : 1° du rapport des leucocytes aux hématies dans les veines porte et sus-hépatique, que *probablement le foie détruit les globules rouges du sang*, de là *l'augmentation relative des globules blancs* (fait contredit par les chiffres ci-dessus de Lehmann). *Cela serait suivant lui un motif pour émettre l'hypothèse que l'hémoglobine se détruit dans le foie et fournit à la formation de la bilirubine biliaire.* 2° Malgré les données ci-dessus, il admet comme possible que la rate serve à la destruction des globules rouges (mais sans dire où va leur hémoglobine plus considérable que dans le foie), et que de plus elle serve à la formation des leucocytes dont dérivent les hématies. En somme, on ne voit pas que ces hypothèses soient plus fondées que celle de Hewson (1777) qui, de ses observations microscopiques concluait que l'office de la rate est de former les particules rouges du sang, mais que, de plus, le système lymphatique concourt de son côté à en former. Quant à cette destruction des globules rouges par le foie, pour former la bilirubine, etc., elle ne saurait être admise lorsqu'on voit l'énorme foie des mollusques, des crustacés et autres animaux privés d'hématies produire de si grandes quantités de bile verte et brune.

(1) Il ne faut pas confondre ce mot avec *liphæmie* (de λείπω, je perds) qui désigne l'opposé de la pléthore, l'oligæmie.

seuses, c'est une condition de plus et la principale de celles qui donnent au sérum l'aspect laiteux.

De la graisse a été trouvée dans le sang chez des personnes affectées de choléra asiatique, de pneumonie et d'hépatite. En ce cas, le sérum est aussi laiteux, et des globules de graisse s'aperçoivent aisément au microscope. Simon, dans un cas d'abcès mammaire, a trouvé 11 pour 100 de graisse dans le sang, et, selon quelques auteurs, cette proportion a été surpassée en certains cas de choléra. Au lieu de 4 à 5 parties pour 1000 qui sont données comme moyenne pour les corps gras du sérum, les nombreuses analyses de *sang blanc* qui ont été publiées donnent de 10 à 117 parties de matières graisseuses (Lecanu, 1835).

Haller (1) avait bien étudié ces faits déjà signalés par Lower. Thomas Schwenke, J. Bohn, J. G. de Berger, Walœus et Olaus Borrichius, et reconnu dans ses vivisections que le sérum du sang devenait *laiteux* ou *chyleux*, c'est-à-dire trouble, opaque, blanchâtre, pendant le travail de la digestion et qu'il se couvre alors d'une couche blanche tout à fait analogue à la crème. Buchanan (2) a démontré le même fait par deux expériences directes sur l'homme, et M. J. Béclard l'a constaté plusieurs fois sur des animaux (3). Enfin M. Cl. Bernard (4) a montré que cette matière chyleuse se produit chez les animaux, même nourris exclusivement de matières féculentes et sucrées, quand on les saigne pendant le cours de la digestion (6). Quelques auteurs considèrent comme pathologiques les cas bien authentiques où le sang est sorti de la veine blanc comme du lait. Sans parler des faits anciens rapportés par Haller (7), on peut citer l'observation de Fion (8) ; l'analyse du sang a été faite par Lecanu, qui y a trouvé 117 millièmes de matières grasses ; l'observation de G. L. Zaccarelli (9), où le sang présenta le même caractère pendant quatre saignées consécutives; celle de Mareska (10), où l'on trouva 42 millièmes de matières grasses; l'observation de MM. Ch. Chatin et Sandras (11),

(1) Haller, *Elementa physiolog.*, t. II, p. 15 et 65.

(2) Buchanan, *London med. Gaz.*, t. XXXV, p. 11 ; *Gaz. med.*, 1845, p. 442.

(3) J. Béclard, *Recherches expérimentales sur les fonctions de la rate.* Paris, 1848, p. 32.

(4) Cl. Bernard, *Leçons de physiologie expérimentale.* Paris, 1855, t. I, p. 157 et suivantes.

(5) Voy. aussi Robin et Verdeil, *Chimie anatomique.* Paris, 1853,

(6) P. Bérard, *Cours de physiologie.* Paris, 1851, t. III, p. 119 à 125. t. III, p. 12.

(7) Haller, *Elementa physiol.*, t. II, p. 15.

(8) Fion, *Arch. gén. de méd.*, 2e sér., t. VIII, p. 218 ; *Journ. de pharm.*, 1835.

(9) G. L. Zaccarelli, *Annali universali di medicina*, 1835, t. XXIV, p. 144 ; *Arch. gén. de méd.*, 1839, 2e sér., t. VIII, p. 218.

(10) J. Mareska, *Soc. de méd. de Gand* et *Gaz. méd. de Paris*, 1835, p. 510.

(11) Ch. Chatin et Sandras, *Gaz. des hôp.*, 1849, n° 72, p. 289.

qui ont aussi constaté l'augmentation des matières grasses. Ces malades avaient présenté en général des troubles respiratoires plus ou moins considérables, et se rétablirent assez promptement (1).

CINQUIÈME LEÇON

PHYSIOLOGIE DU SANG.

Au point de vue où nous place le sujet de ces leçons, la physiologie du sang comprend deux ordres de faits. Les premiers concernant les actes propres ou moléculaires dont le plasma est le siége, les autres concernant les globules du sang envisagés sous ce même point de vue.

Quant aux phénomènes de transport, d'état électrique, calorifique et autres du sang, ils se rattachent de trop près à l'étude des usages du cœur, des vaisseaux et des parenchymes glandulaires et non glandulaires pour qu'ils puissent être examinés ici.

Physiologie du plasma du sang.

Indiquons d'abord comment les actes dont le plasma sanguin est le siége diffèrent suivant les régions de l'économie où il se trouve.

Cours général du plasma du sang.

Chez les mammifères, le sang qui circule des capillaires vers d'autres capillaires est celui de la veine porte. Ce sang est noir; c'est celui qui se charge par absorption, dans l'intestin, des principes généralement assimilables empruntés aux aliments. Ce sont : 1° des principes de la première classe; 2° des gommes et des sucres et d'un peu de graisse chez les herbivores et les omnivores, des principes azotés coagulables divers chez tous, mais surtout chez les carnivores : c'est la circulation alimentaire; 3° il y a de plus le chyle qui se charge surtout des graisses

(1) Le cas de M. Caventou (*Ann. de chim. et de phys.*, 1828, t. XXXIX, p. 288) paraîtrait se rapprocher de la leucocythémie, l'auteur ayant noté la diminution des globules rouges, et expliqué la coloration blanche par la présence d'une matière albuminoïde spéciale. M. Raspail (*Nouveau système de chimie organique*, 2e édit., t. III, p. 187) l'a expliquée par la précipitation de l'albumine, et M. Mareska a recueilli sur un filtre de linge des grumeaux qui ont présenté tous les caractères chimiques de l'albumine. Ne s'agissait-il pas plutôt dans ce cas de cette fibrine grumeleuse rencontrée plus tard par Isambert et moi? (Voyez ci-après le paragraphe sur la leucocythémie).

et aussi d'un peu de sucre, d'alcool et des principes analogues s'il en entre dans les aliments; il marche aussi des capillaires vers le centre circulatoire, mais sans traverser de nouveau les capillaires.

Durant sa circulation dans les capillaires du foie, ce sang abandonne certains principes à la partie glycogène de cet organe (voy. 90); mais il y prend du sucre, etc., perd de la graisse et progresse alors dans les veines sus-hépatiques, des capillaires vers la veine cave, où il se mêle au sang veineux général; sa température présente là le degré le plus élevé de toute l'économie. Ici donc se passent les modifications les plus considérables, quant à sa composition intime, de toutes celles qu'il présente dans son parcours. Or, arrivé là : 1° ou bien il entre en totalité dans le ventricule droit; 2° ou bien, selon certaines conditions de quantité et de l'état des organes de la circulation, il peut, lors de la systole auriculaire, refluer vers le rein où il concourt à la sécrétion de l'urine, pour arriver au cœur débarrassé de divers principes, qui sont surtout des sels et de l'eau qu'il avait empruntés aux aliments (voy. aussi la note de la page 84).

Ce mélange de sang des veines générales, rénales et sus-hépatiques, est celui qui suit la première moitié du cercle appelé *petite circulation*, c'est-à-dire qui va du cœur droit aux capillaires du poumon, sans manifester d'autres phénomènes que ceux de transport mécanique. Durant son cours dans les capillaires du poumon (cours que la disposition de ces capillaires rend différent sous quelques rapports de celui des autres capillaires), le sang complète le premier degré d'assimilation des principes dont s'est chargée la veine porte; il le fait en prenant de l'oxygène qui chasse et remplace l'acide carbonique dans les globules. De rouge foncé, le sang devient rouge vif, de veineux il devient artériel; là se passent ses changements les plus considérables de couleur (qualités physiques du sang et chimiques des hématies), mais non dans sa composition intime; car c'est en traversant le rein et le foie que le plasma subit les plus notables changements de cet ordre. Dans le poumon, sa température s'abaisse en même temps qu'il perd de 3 à 4 centigrammes d'eau à chaque expiration ou 70 centigrammes environ par minute.

Des capillaires du poumon au cœur, c'est-à-dire dans les veines pulmonaires, le sang complète le parcours dit petite circulation; il n'y présente que des phénomènes mécaniques de transport. Du cœur gauche aux terminaisons des artères (circulation artérielle ou première moitié de la *grande circulation*), le sang rouge n'offre aussi que des phénomènes mécaniques de translation, qui sont simultanés avec ceux de la première moitié de la petite circulation.

Dans les capillaires généraux, le sang circule d'une manière qui est en rapport avec leur disposition spéciale au sein de chaque tissu musculaire, nerveux, fibreux, glandulaire, rénal, etc. Là il cède des principes pour l'assimilation réparatrice des tissus d'une part, pour les sécrétions d'autre part. Pour l'assimilation, ces principes appartiennent à la première classe et à la troisième; ce sont aussi des traces de corps gras et peut-être du sucre (deuxième classe). Ces principes sont assimilés par chaque tissu, c'est-à-dire sont changés en des principes identiques avec ceux de la substance de chacun de leurs éléments (assimilation) ou en des principes spéciaux différents qui sont rejetés, ce qui caractérise les sécrétions proprement dites.

Dans le rein, le sang ne fait que céder certains principes qui normalement sont de la deuxième classe surtout et aussi de la première classe, de sorte qu'il n'y a ici qu'élimination.

Dans les capillaires des tissus non glandulaires et des glandes vasculaires surtout, le sang, en même temps qu'il cède les principes ci-dessus, reçoit par échange endosmotique divers principes. Ces derniers sont peu connus pour le cas des glandes vasculaires, mais pour les autres tissus ce sont les principes des deux premières tribus de la deuxième classe surtout, rejetés par les urines, ou principes produits par désassimilation. En même temps que le sang se charge de ces *principes désassimilés*, cristallisables, sa couleur rouge vif repasse au rouge foncé; mais dans le rein, où le sang artériel abandonne ces composés sans en reprendre d'analogues, le sang de la veine rénale devient moins violet que celui des tissus proprement dits et reste un peu rutilant.

De même qu'en passant des artères dans les capillaires, les phénomènes du cours du sang avaient changé en même temps que survenaient les changements de composition intime que nous venons de signaler, de même, en passant des capillaires dans les veines, ces changements moléculaires cessant, d'autres phénomènes de transport du sang se manifestent. Le sang progresse des capillaires vers le cœur par un mode particulier dit cours du sang veineux, différant en plus d'un point de celui de la veine porte. Le cours du sang veineux se modifie graduellement à mesure que les veines deviennent plus larges, leurs parois plus épaisses, etc., et à mesure aussi le sang qui les parcourt devient de plus en plus différent de ce que, pour chaque veine, il était à la sortie de ses capillaires; parce que chemin faisant il se mêle à celui des veines d'autres organes : à celui de la thyréoïde pour les jugulaires; à celui du rein, des capsules surrénales, des sus-hépatiques, etc., pour le cas de la veine cave inférieure (1).

(1) Voyez aussi Béraud, *Éléments de physiologie*. Paris, 1857, in-8, 2e édit., t. II, 270.

Des actes moléculaires dont le plasma sanguin est le siége.

Le plasma sanguin est doué de la vie; il se nourrit, se compose et se décompose simultanément sans se détruire, et cela rapidement et énergiquement. C'est sa vie, jointe à celle des diverses espèces de globules sanguins, qui constitue la vie du sang. Son état fluide et la distribution des organes qui le renferment font même qu'à cet égard il offre une particularité qui n'appartient qu'à lui et qu'on ne retrouve pas sur les autres parties formées de substance organisée.

Ce fait est que le plasma sanguin offre un double *mouvement de composition*, à savoir : 1° l'un avec le dehors, acte réparateur dans lequel il emprunte des principes solides en dissolution, ou liquides, n'ayant pas encore servi ; il les emprunte aux matières ingérées dans l'intestin (1), celui-ci est, à proprement parler, l'acte d'assimilation réparatrice du plasma sanguin, l'acte primitif d'assimilation pour la nutrition générale. Il faut y joindre la réassimilation des principes ayant déjà servi; sécrétés par les glandes de l'appareil digestif, ils sont repris par absorption récrémentitielle, et facilitent l'assimilation des principes qui n'avaient pas encore été introduits.

2° Le second de ces phénomènes d'assimilation, dont le plasma est le siége, a lieu aux dépens de principes empruntés aux tissus mêmes. C'est un acte à l'aide duquel ce plasma prend les principes qui ont déjà servi aux autres éléments anatomiques; cet acte, qui est assimilateur pour le plasma, a pour condition la désassimilation des éléments anatomiques. Pas plus que le précédent, chez les êtres d'organisation complexe du moins, cet acte n'est simple, c'est-à-dire ne s'opère exclusivement sur des principes ayant déjà servi; car la glycose versée dans les veines sus-hépatiques, puis les principes, que d'une manière analogue fournissent les glandes vasculaires ou sans conduits excréteurs, modifient le plasma d'une façon particulière.

Le plasma offre en outre un double mouvement de désassimilation ou de décomposition, savoir :

1° L'un avec le dehors, ou *dépurateur*, s'opérant surtout par le rein, et accessoirement par la bile (il faut y joindre le poumon pour l'acide carbonique). Celui-ci est l'acte de désassimilation commune ou *dépurative*, correspondant à la nutrition générale, par lequel sont rejetés des prin-

(1) Il faudrait y joindre le poumon si l'on ne savait que l'oxygène est presque exclusivement dissous par les *hématies* et non par le *plasma*, et que celles-là, comme le dernier, offrent un double mouvement d'assimilation, l'un dans lequel elles empruntent l'oxygène qui sert à la nutrition générale, l'autre par lequel elles empruntent des principes au plasma pour leur nutrition propre.

cipes qui ont déjà servi. Parmi ceux-ci il en est qui, provenant de la bile, des sécrétions mammaire, salivaire, intestinale et pancréatique, sont repris, réassimilés de nouveau; ils constituent des principes récrémentitiels.

2° L'autre acte de désassimilation, dont le plasma est le siége, est *réparateur* pour la substance de nos tissus ; c'est celui par lequel il fournit les matériaux qui n'ont pas encore servi aux divers éléments anatomiques et aux glandes sans conduits excréteurs. Ce deuxième mouvement de désassimilation du plasma coïncide avec celui d'assimilation de chaque espèce d'élément anatomique.

La simultanéité de ces actes est un fait qui ne s'observe que sur les corps organisés, et cette simultanéité caractérise essentiellement la différence qui existe entre les actes d'ordre organique ou vital offerts par le plasma et les actes purement physiques et chimiques dont il est le siége. Mais chacun d'eux, pris à part, est subordonné pour son accomplissement à des conditions physiques et chimiques; chacun même présente dans cet accomplissement des phénomènes qui s'opèrent d'après les lois de la physique et de la chimie.

Les actes élémentaires de la nutrition, envisagés dans le plasma, sont des plus intéressants, parce que là se trouve en quelque sorte le résumé de tous les autres actes de ce genre se passant dans les diverses parties du corps. Le plasma est, en effet, le lien qui établit d'une part les rapports des actes animaux, et réciproquement, d'autre part, entre ces éléments, entre le milieu et les éléments solides qui sont essentiellement les agents et le milieu. Il est, en un mot, le point de départ et le point de retour des matériaux nutritifs et excrémentitiels, le centre de cet ensemble d'actes : c'est faute d'une analyse exacte que ces actions ont été souvent désignées assez improprement sous le nom de *tourbillon vital*, expression qui indique bien plus l'état de l'esprit de ceux qui l'ont employée, que la réalité, le trouble qu'ils croyaient exister dans cet ensemble, que des notions précises sur ces phénomènes.

Comme tous les actes qui se passent dans les êtres organisés, ceux-ci ont un *siége*, s'opèrent dans un *lieu* dont la désignation entraîne, pour l'anatomiste, la connaissance des conditions de leur accomplissement, ou du moins indique le point précis où doivent être recherchées ces conditions. *Locus regit actum.*

Ils ont en outre tel ou tel composé pour *agent;* ils sont accomplis par telles ou telles parties du corps spécialement : ce sont ici certains des *principes immédiats* qui composent la substance organisée, dite *plasma*, comme ailleurs ce sont tels ou tels éléments anatomiques, tissus, etc. Enfin, ces actes sont de telle ou telle *nature*, c'est-à-dire de tel ou tel ordre, physique, chimique ou vital.

Selon le but qu'on se propose, ces actes peuvent être examinés en prenant pour point de départ le siége, l'agent ou la nature de l'acte.

Comme il s'agit ici de la physiologie du plasma, bornée au phénomène de *nutrition*, c'est la nature de l'acte plutôt que l'agent ou le siége, qui doit servir de guide dans cette étude et sur laquelle doivent se fonder les subdivisions si elle en exige.

La *nutrition dans le plasma* offre à examiner les phénomènes d'assimilation, puis ceux de désassimilation. Il est remarquable de voir que jamais ni le siége, ni les agents, ni même les résultats de l'acte assimilateur ou désassimilateur ne sont uniques, mais bien toujours doubles ou triples. Toujours l'un d'eux l'emporte sur les autres et peut servir de type pour fixer l'esprit relativement à l'ensemble du phénomène; tandis que les faits accessoires qui s'y rattachent, bien que de même ordre, modifient le fait principal en quelques points, sous des influences souvent fort légères, en sorte que nul d'entre eux n'a rien d'absolu ni de fixe qui puisse être comparé à ce qui se voit sur les corps bruts.

Tous les phénomènes décrits successivement à la suite les uns des autres et séparément, s'opèrent simultanément, et en général deux phénomènes de nom contraire (assimilation et désassimilation) se passent simultanément et au même lieu. Ils ont pour siége réel le plasma du sang des capillaires, c'est-à-dire du sang qui n'est, à proprement parler, ni *artériel*, ni *veineux*. Mais comme précisément le résultat de ces actes est le passage du sang artériel à l'état veineux ou réciproquement, comme c'est par la perte de matériaux du sang artériel et par l'acquisition simultanée des principes qu'on trouve dans le sang veineux, que le sang des capillaires offre pour caractère de n'être semblable ni à l'un ni à l'autre, on peut dire figurément : 1° de l'un de ces actes, qu'il a lieu dans le plasma des capillaires qui proviennent de la subdivision des artères, et 2° de l'autre, qu'il se passe dans le plasma des capillaires, d'où proviennent les veines. On peut le dire d'autant mieux que, pour celles-ci du moins, quelques-uns des phénomènes commencés dans le plasma des capillaires se continuent dans celui des grosses veines.

A. — Assimilation

Elle a pour siége le plasma veineux, principalement du sang noir, et accessoirement celui des capillaires, d'où naissent les veines pulmonaires ou à sang rouge; elle établit des rapports entre ce plasma et le *dehors* ou *milieu extérieur* d'une part, puis le *dedans*, c'est-à-dire les *éléments anatomiques* d'autre part.

a. — Assimilation établissant les rapports moléculaires du plasma avec le milieu extérieur.

Elle a pour siége : 1° principalement le plasma des capillaires veineux de la veine porte; 2° accessoirement celui des capillaires à sang noir du poumon.

Les *principes* qui sont les *agents* du phénomène sont tous ceux des aliments qui sont *absorbables* et dits aussi *assimilables*, bien qu'accidentellement il s'en trouve qui puissent être absorbés sans être assimilés, tels que certains sels, vénéneux ou non, la gélatine, etc.

Les principes dont se charge le plasma sont :

1° Tous les principes de la première classe, gazeux, liquides ou solubles provenant des aliments (1); puis ceux de la troisième classe, liquides, dissous ou fluidifiés, par suite des actions digestives (2). Ce sont aussi, accessoirement, des principes de la quatrième tribu de la deuxième classe (3).

2° Accessoirement, le plasma reprend des principes qui sont dits *récrémentitiels*, parce que, semblables à ceux du plasma dont ils proviennent par sécrétions salivaire, gastrique, biliaire, etc., ou dissemblables, mais produits par sécrétions aux dépens de ceux du plasma, ils rentrent pour prendre part de nouveau à sa constitution (ptyaline, pancréatine, etc.).

Tous ces principes sont, au point de vue physiologique, dits *réparateurs*, parce que, par suite du mélange du sang de la veine porte au sang veineux général, ils réparent les pertes qu'éprouve le plasma artériel par la désassimilation dont il est le siége, lorsqu'il fournit des matériaux pour l'assimilation nutritive des éléments anatomiques et pour les sécrétions.

Les *actes* accomplis par ces matériaux dans le plasma de la veine porte prennent le nom d'*assimilation réparatrice*, parce qu'elle donne lieu ainsi à la formation des principes nécessaires au maintien de la constitution du plasma d'abord, et indirectement à celui des éléments anatomiques eux-mêmes; ces actes sont essentiellement des changements isomériques (4). Suivant la nature des principes introduits, cette assimilation peut toutefois devenir *destructrice* (sels métalliques et autres poisons). Toujours l'assimilation réparatrice est précédée de phénomènes d'absorption, s'opérant principalement dans les parois des capillaires du système porte intestinal, et accessoirement des phénomènes purement endosmotiques qui ont lieu dans les capillaires du poumon.

(1) Voy. *Chimie anatomique*, t. I, p. 29.
(2) Voy. *Ibid.*, t. III, p. 112.
(3) Voy. *Ibid.*, t. III, p. 1; t. II, p. 539.
(4) Voy. *Ibid.*, t. I, p. 235, 478 et 511.

L'assimilation réparatrice s'opère par union moléculaire des principes cristallisables absorbés, à ceux de même espèce contenus dans le plasma des capillaires d'où naît la veine porte; puis, chemin faisant elle se complète par changements isomériques ou condensations polymériques des substances organiques absorbées comme espèces autres que celles du plasma; elle achève de se compléter par le dédoublement et par la combinaison directe des principes cristallisables absorbés, soit d'origine organique, soit d'origine minérale, qui arrivent au contact de ceux qui existent naturellement dans le plasma.

Les aliments, qui contiennent des principes d'espèce autre que celles qu'on trouve dans le sang, qui sont assimilables, ou au moins sans action nuisible, déterminent généralement, presque aussitôt qu'ils sont ingérés, des sécrétions salivaire, gastrique et biliaire abondantes; celles-ci, en se combinant avec ses principes, neutralisent l'action acide ou alcaline des uns qui serait nuisible, ou modifient l'état d'altération par putréfaction ou fermentation non moins nuisible, s'il s'agit de substances organiques azotées. Mais cette action bienfaisante et utile des liquides versés dans l'intestin est fort limitée. Aussi l'acte de réparation assimilatrice du plasma de la veine porte offre-t-il un côté fatalement nuisible, parfois même mortel, si l'animal ne sait ou n'apprend à diriger convenablement son accomplissement. Cet acte réparateur peut donc être aussi fatalement le point de départ d'actes morbides ou même destructeurs, connus sous le nom d'*empoisonnements* pris dans le sens propre du mot, lorsque viennent à être ingérés des principes non assimilables ou ayant une action décomposante sur les principes du plasma ou sur les éléments anatomiques en particulier. Réparation et maladies peuvent avoir les mêmes actes pour point de départ, si les matériaux, à l'aide desquels ceux-ci s'accomplissent, ne sont choisis. En partant de l'étude des actes accomplis par l'espèce la plus simple de substance organisée, nous voyons tout soumis à des lois fatales au fond, bien que modifiables entre des limites assez écartées, et à chaque instant la thérapeutique déplore ce qu'elles ont de restreint; car l'utilité qu'elle retire de leur connaissance se trouve extrêmement bornée par suite de ce fait même que les principes immédiats accidentels ou médicaments s'unissent d'abord aux principes qui composent le plasma sanguin et changent souvent de nature ou sont rejetés avant d'arriver aux tissus lésés sur lesquels on se propose d'agir.

Les notions précédentes suffisent et au delà pour faire comprendre à quel degré d'empirisme grossier se trouvent réduits dans l'exercice de l'art médical ceux qui repoussent, en tant que connaissances accessoires à l'étude de la médecine, l'examen de la constitution du sang et des autres humeurs, puis celle de tous les tissus.

Qu'y a-t-il, en effet, de plus important à connaître que la nature cristallisable ou coagulable des principes qui composent le plasma du sang et celui de la lymphe, puis les caractères de chaque espèce, lorsqu'il s'agit d'introduire dans ce plasma tel ou tel principe médicamenteux ? Il ne suffit pas de savoir quels sont la solubilité et les autres caractères de ce principe ; il faut encore connaître ceux des corps qui vont le recevoir et le dissoudre ou se mêler à lui. Ce n'est point théoriquement que ces faits doivent être étudiés, mais expérimentalement ; car ici les corps mis en présence sont trop nombreux, de caractères trop variés, pour qu'on puisse songer à deviner ou prévoir ce qui va se passer.

Qu'y a-t-il, d'autre part, de plus important que d'examiner non-seulement les principes coagulables et cristallisables des éléments anatomiques qui empruntent et rendent au plasma leurs matériaux de nutrition, mais encore les réactions et autres caractères de ces éléments anatomiques eux-mêmes ? Car une fois connu ce que devient un principe immédiat introduit dans le sang, il faut savoir encore par expérience ce qu'il devient en arrivant molécule à molécule au contact des tissus.

b. — Assimilation établissant des rapports moléculaires du plasma avec les éléments anatomiques extra-vasculaires.

Elle a pour siége : 1° principalement le plasma des capillaires des veines générales, y compris les sus-hépatiques ; 2° accessoirement celui des capillaires des glandes sans conduits excréteurs.

Les *principes immédiats agents* du phénomène d'assimilation qui se passe là sont : 1° surtout des principes formés essentiellement par désassimilation, aux dépens des principes constituants qui ont déjà servi ; ce sont des principes des deux premières tribus de la deuxième classe (1) et le sucre du foie ; 2° accessoirement des principes formés de toutes pièces dans les glandes sans conduits excréteurs, et le mode de formation, non plus que les espèces, ne sont pas encore bien connus. Tous ces composés reçoivent le nom de *principes désassimilables*, car ils ne peuvent plus rentrer dans la substance organisée solide pour faire partie des éléments anatomiques, et pourtant ils ne sont pas encore désassimilés ; ils font partie du plasma, ils tiennent une place dans sa constitution ; il en est, tels que le sucre, l'acide pneumique des pneumates, qui subissent probablement encore des phénomènes de dédoublement et ne sont pas désassimilés tels qu'ils avaient été versés dans le plasma. Il faut joindre à ces principes sans doute quelques-uns de ceux de la première classe qui, ayant fait partie de la substance des éléments anatomiques, sont repris par le plasma, en même temps qu'il s'assimile ceux de la deuxième classe qui viennent de l'intimité des tissus.

(1) *Chimie anatomique*, t. II, p. 362 et 478.

Les phénomènes d'assimilation des gaz, dont le plasma est le siége, a lieu aux dépens d'une portion de l'acide carbonique formé par désassimilation dans l'épaisseur même des tissus, échangé par ceux-ci contre de l'oxygène au travers des parois des capillaires. C'est un acte par lequel le plasma prend un principe immédiat désassimilable, c'est-à-dire formé aux dépens de composés ayant déjà servi dans les éléments anatomiques, mais non encore désassimilé. Cet acte est assimilateur pour le plasma qui traverse les capillaires généraux (p. 131). Mais cette assimilation est viciante pour lui, elle concourt à rendre la coloration rouge des hématies plus foncée, violacée, et à rendre leur consistance moindre ; mais elle est vivifiante pour les autres éléments anatomiques qui cèdent l'acide carbonique. Cette assimilation caractérise au point de vue de la couleur, pour les hématies, le passage du sang de l'état artériel à l'état veineux, de l'état de sang rouge à l'état de sang noir (voy. p. 132).

Une fois opéré, au travers des parois des capillaires généraux, l'échange endosmotique du gaz carbonique et de l'oxygène qu'il remplace, les phénomènes de cette assimilation consistent en une dissolution du premier par le plasma alcalin (voy. p. 125).

Les *actes* accomplis par les principes venus de la profondeur des tissus et qui s'unissent au plasma sont dits : *assimilation viciante* pour le plasma, qu'elle modifie d'une manière nuisible pour lui, tandis qu'elle devient vivifiante pour les éléments anatomiques à l'état normal. Mais elle peut devenir atrophique pour ceux-ci dans certaines conditions accidentelles. L'action nuisible de cette assimilation est modifiée en bien par celle qui se passe dans le plasma des capillaires veineux des glandes sans conduits excréteurs, et dans celui des veines sus-hépatiques. Une fois opéré l'échange endosmotique au travers des parois des capillaires, le phénomène est borné à un simple mélange avec les principes constituant le plasma, auquel se joignent ces composés. C'est dans le plasma des capillaires, d'où naissent les veines dites générales, que se passe ce phénomène. Dans les veines sus-hépatiques a lieu en outre le mélange de la glycose venant du foie ; puis peu à peu le dédoublement de ce principe immédiat en acide lactique, peut-être. Dans le plasma des veines spléniques, thyréoïdiennes et autres veines des glandes sans conduits excréteurs, s'opère un fait analogue pour les principes qu'elles versent, et qui présentent sans doute des phénomènes du genre de ceux offerts par la glycose, c'est-à-dire modifiant le plasma de telle sorte qu'il concourt d'une manière plus efficace à l'accomplissement de telle ou telle fonction.

Que cet acte, assimilateur pour le plasma sanguin, désassimilateur pour les éléments anatomiques, s'exécute plus rapidement que dans les conditions ordinaires, il en résultera une diminution dans la masse de chacun des éléments anatomiques et des actes qu'ils accomplissent; qu'il s'opère moins rapidement que dans les conditions normales, les forces n'en seront point augmentées pour cela : bientôt les principes désassimilés s'accumuleront dans les tissus et nuiront à leurs actes plus encore que l'excès inverse. Que l'acte réparateur d'assimilation étudié précédemment vienne à cesser, celui-ci n'en continuera pas moins d'une manière fatale et deviendra ainsi la cause de l'affaiblissement et même de la mort, au même titre que son accomplissement régulier, lorsque le précédent s'opère, est une condition d'existence de la substance organisée des solides.

Il en est de même, par rapport aux fonctions de respiration et autres, de l'excès ou de l'absence d'assimilation des principes que fournissent les glandes sans conduits excréteurs.

Cet acte assimilateur pour le plasma, désassimilateur pour les éléments, a pour condition physique d'accomplissement la propriété d'endosmose; c'est ce qui lui a fait donner quelquefois les noms d'*absorption interne*, *nutritive*, *organique*, *moléculaire*, *interstitielle* ou de *décomposition*; mais ce phénomène ne doit point être confondu avec l'absorption. Il y a en effet là assimilation pour le plasma, désassimilation pour les éléments, en même temps que s'opère ce phénomène on observe que les éléments anatomiques *enlèvent* au plasma des matériaux qu'ils *s'assimilent*; or c'est cet ensemble de phénomènes simultanés qui caractérise la nutrition, dont chaque fait isolé est un acte d'assimilation ou de désassimilation et ne saurait être confondu avec l'absorption ou la sécrétion, car dans l'exemple auquel il est fait allusion, on pourrait aussi bien dire qu'il y a sécrétion interne par les éléments anatomiques qu'absorption interne par les capillaires.

B. — Désassimilation.

Elle a pour siége principalement le plasma des capillaires, qui font suite aux subdivisions artérielles et accessoirement celui des capillaires qui sont la continuation des branches hépatiques de la veine porte intestinale et la veine porte rénale chez les animaux qui en possèdent une. Elle établit des rapports entre le plasma et le dedans, c'est-à-dire les éléments anatomiques ou les cavités closes d'une part, entre le plasma et le dehors d'autre part.

a. — Désassimilation établissant des rapports moléculaires du plasma avec le dedans.

Elle a pour *siége :* 1° principalement le plasma des capillaires artériels dits généraux; 2° celui des capillaires artériels de glandes sans conduits excréteurs; 3° celui des capillaires faisant suite aux branches hépatiques de la veine porte intestinale.

Les *principes immédiats* qui sont les agents de ce phénomène sont dits d'une manière générale assimilables ou trophiques; ce sont : 1° surtout ceux de la troisième classe (1), et de la première classe (2) pour le plasma des capillaires artériels généraux; 2° on ne connaît pas encore d'une manière précise quels sont ceux qui concourent à ce phénomène dans les capillaires des artères des glandes sans conduits excréteurs, non plus que de la veine porte. Pour les premières, pourtant, il semble que ce sont aussi les principes de la troisième classe surtout, et ceux des deux dernières tribus de la seconde classe accessoirement (3).

Les *actes* accomplis par ces principes abandonnant le plasma ont lieu en même temps que ceux de l'assimilation viciante pour le plasma et vivifiante pour les éléments anatomiques. Ils sont dits : 1° *désassimilation appauvrissante* du plasma sanguin, lorsqu'elle a lieu dans les capillaires faisant suite aux artères générales, tandis qu'elle devient bientôt *trophique* ou *nutritive* pour les éléments anatomiques; 2° elle est également appauvrissante pour le plasma des capillaires hépatiques de la veine porte et pour celui des artères des glandes sans conduits excréteurs; là elle coexiste avec l'assimilation, qui modifie en bien le plasma veineux correspondant (voy. ci-dessus, p. 234, *b*, 2°).

Un fait analogue se passe dans le plasma du sang des capillaires des séreuses, mais plus particulièrement dans certaines conditions accidentelles, d'où résulte la production des liquides séreux morbides; il est également le siége de phénomènes analogues dans les kystes.

b. — Désassimilation du plasma au dehors.

Le *siége* de cet acte est : 1° le plasma des capillaires artériels du parenchyme rénal surtout, et accessoirement celui des capillaires artériels ou à sang noir des parenchymes placentaire et pulmonaire; 2° celui des capillaires artériels des glandes à conduits excréteurs.

Les *principes immédiats*, qui sont les *agents* de ce phénomène, prennent d'une manière générale, par rapport à cet acte, le nom de *principes récrémentitiels*, et en particulier : 1° celui d'*excrémentitiels*, qui sont (α) ceux des deux premières tribus de la deuxième classe (4), (β) une partie de toutes les espèces de la première classe (5); 2° celui d'*excrémento-récrémentitiels*, qui sont : (α) plusieurs des principes de la troisième classe (caséine, pancréatine, ptyaline); (β) quelques-uns des

(1) *Chimie anatomique*, t. III, p. 112.
(2) Voy. *Ibid.*, t. II, p. 5.
(3) Voy. *Ibid.*, t. III, p. 1.
(4) *Chimie anatomique*, t. II, p. 362 et 478.
(5) Voy. *Ibid.*, t. II, p. 5.

principes salins de la première classe, et (γ) quelques-uns de ceux des trois dernières tribus de la deuxième classe (1).

L'acte désassimilateur du gaz carbonique est vivifiant ou dépurateur pour les plasmas, et viciant pour l'atmosphère ou pour l'eau (si la respiration est aquatique) dans lesquelles l'animal rejette de l'acide carbonique. Il s'opère entre la substance du plasma des capillaires et le milieu extérieur, il coïncide avec le mouvement d'assimilation d'oxygène par les hématies et concourt avec ce phénomène à leur donner la couleur rutilante qui indique l'accomplissement de l'hématose et la révivification du sang du plasma. Le plasma cède ainsi aux gaz pulmonaires ou à l'eau (si la respiration est branchiale), de l'acide carbonique, composé binaire qui dès lors devient principe désassimilé, et désassimilable qu'il était jusque-là, et se mélange avec les composants du milieu extérieur.

Cet acte se passe dans le plasma qui parcourt les capillaires faisant suite aux divisions de l'artère pulmonaire; l'acide carbonique, principe excrémentitiel, en est l'agent; ses phénomènes sont l'issue de ce dernier hors du plasma, son exosmose au travers des parois des vaisseaux précédents, ainsi que de l'épithélium pavimenteux qui les recouvre dans les canalicules respirateurs.

Les *actes* accomplis par ses principes, abandonnant le plasma, sont d'une manière générale, dits *actes de désassimilation dépurative*, et ils sont immédiatement suivis des actes sécréteurs qui varient selon le lieu où ils s'opèrent. Ces actes désassimilateurs constituent : 1° la *désassimilation excrémentitielle ou excrétrice* dans les parenchymes rénal, sudoripares et pulmonaire, parce qu'il y a simplement élimination de principes tout formés; 2° la *désassimilation excrémento-récrémentitielle* ou *sécrétrice*, lorsqu'elle a lieu dans le plasma des capillaires artériels des glandes à conduits excréteurs, parce qu'elle est immédiatement suivie de la formation de principes nouveaux à l'aide des principes désassimilés.

Cet acte désassimilateur donne issue normalement, par les capillaires du rein, aux principes salins d'origine organique et aux alcaloïdes animaux, toujours accompagnés d'une forte proportion des principes de la première classe.

L'excès et la diminution dans la sortie de ces principes deviennent la cause de symptômes généraux graves et de nature bien connue (2).

(1) Voy. *Ibid.*, t. II, p. 539; t. III, p. 1.

(2) Il en est de même des cas où, indépendamment de toute question de quantité, quelqu'un des principes habituellemnt abandonnés par le plasma n'en sort pas, ou plus fréquemment du cas où l'un des principes du plasma, tel que l'albumine, vient à s'échapper. Ici, comme pour les phénomènes précédents, dont le plasma est le siége, nous voyons les mêmes phénomènes, qui sont une condition d'existence de l'économie, devenir en quelques circonstances une condition de mort fatale, lorsque n'intervient pas la sagesse humaine pour en maintenir la régularité.

Mais ici il devient nécessaire d'étudier avec plus de détails que nous ne l'avons fait ce qui concerne l'origine et le mode de disparition hors du plasma des principes albuminoïdes.

Origine et fin des principes coagulables dans le plasma.

Ces substances considérées en masse sont fournies au sang de la veine porte par les aliments à la suite de leur liquéfaction digestive sous la forme de peptone ou albuminose.

C'est là un principe isomère avec les précédents, mais qui n'est pas coagulable par la chaleur comme eux.

Chemin faisant dans les vaisseaux, cette substance subit les modifications qui la font passer à l'état de plasmine et de sérine. Telle est l'origine de ces principes. Ils viennent du dehors et sont fournis par les aliments.

Rappelons ici que, le premier, Magendie a vu que si l'on prend un chien, le saigne, puis réinjecte dans le système circulatoire de l'animal le sang défibriné, cette opération peut être répétée un certain nombre de fois, sans que la fibrine diminue; mais elle prend, à mesure que l'expérience avance, une consistance toute spéciale, plus molle et moins élastique qu'à l'état normal. Abandonnée dans de l'eau tiède elle finit par se dissoudre en donnant une solution présentant tous les caractères d'un liquide albumineux. On a appelé *pseudo-fibrine* ce corps différent ainsi un peu de la fibrine ordinaire. La fibrine fournie par des animaux jeunes ou épuisés (dite parfois à tort *fibrine hémiorganisée*) paraît présenter quelques-uns des caractères de celle-ci.

Bischoff (1) a montré depuis que les globules rouges sont les éléments révivifiants du sang; qu'ils ne sont pas altérés par le battage, et qu'au contraire dans sa transfusion il faut défibriner le sang pour éviter l'introduction des caillots dans le torrent circulatoire, et par conséquent pour l'employer avec plus de chances de succès; que le sang ne peut être utilement employé que d'une espèce à la même espèce et que, toutefois, le sang d'une espèce différente n'empoisonne que lorsqu'on emploie du sang veineux et non artériel.

Les expériences de Brown-Séquard montrèrent que l'efficacité du sang employé dépend de la quantité et de la nature des gaz qu'il contient; que le sang veineux a la même force révivifiante que le sang artériel, si on le rend rouge par l'introduction de l'oxygène, ou si on l'injecte assez lentement pour lui permettre de s'artérialiser dans les poumons; qu'au contraire, le sang artériel agit comme poison, si on le change en sang

(1) Bischoff, *Zur Lehre von dem Blute* (*Archiv f. Anat. und Physiol.* Berlin, 1835, p. 347; 1838, p. 351).

veineux sous l'influence de l'acide carbonique ; que c'est alors que l'intoxication et la mort peuvent se produire. Ces expériences et celles de Panum, ont démontré que l'on peut employer avec succès le sang défibriné pour la transfusion, et que la fibrine n'est pas une partie essentielle du sang. Cette fibrine peut être retranchée impunément : elle est reproduite en quarante-huit heures, et son absence n'a aucune influence sur la quantité d'urée évacuée (1).

Ces faits semblent prouver que par suite des échanges subis dans les capillaires par le plasma qui circule, la plasmine qui en se dédoublant en fibrine et métalbumine peut être reformée chimiquement par cette dernière. En d'autres termes, la métalbumine (ou peut-être la sérine?) du sérum chargé de globules qu'on injecte dans les expériences précédentes, subit des changements moléculaires tels que de la plasmine susceptible de fournir de la fibrine est formée de nouveau. La fibrine produite alors peut facilement offrir quelques différences dans certains de ses caractères comparativement à la fibrine ordinaire, différences tenant alors à de véritables états d'isomérie (2).

D'après H. Smée (3), on peut expérimentalement à 36 ou 37 degrés

(1) Brown-Séquard, *Compt. rend. de la Soc. de biol.*, 1849, 1850 ; *Compt. rend. de l'Acad. des sc.*. 1851, 1855, 1857 ; *Journal de la physiologie de l'homme et des animaux*, 1858, vol. I. — Panum, *Experimentelle Untersuchungen über die Transfusion, Transplantation oder Substitution des Blutes* (*Virchow's Archiv*, 1863, XXVII, p. 249).

(2) On trouve à chaque instant dans les traités de pathologie la phrase suivante : *Le caractère propre du sang vivant est la fluidité ; solidifié il n'existe plus, il est frappé de mort.* Il est certain que solidifié il ne circule plus, il représente un corps étranger parce qu'il a pris les caractères physiques d'un tissu et n'est plus une humeur. Mais il ne faut pas oublier ici que ce qui s'est solidifié c'est un corps nouveau, la fibrine, qui vient de se former dans la proportion de 3 pour 1000, et qu'il nuit parce qu'il retient les autres parties du sang à l'état d'immobilité. Mais les expériences de transfusion montrent qu'on peut dédoubler la plasmine et enlever la fibrine formée sans rendre le sang organiquement inerte, comme l'est au contraire la fibrine qui, une fois formée, ne subit plus que des modifications physiques et moléculaires ou chimiques, variées autant que les circonstances dans lesquelles elle se trouve placée. Quant aux leucocytes ils présentent là diverses modifications organiques (hypertrophie, passage à l'état granuleux, etc.). Quant aux hématies elles se résorbent.

(3) H. Smée, *Proceedings of the Royal Society*, t. XII, p. 399. Les analyses de Lehmann donnent jusqu'à un certain point le droit de conclure que la fibrine diffère de l'albumine par la substitution de 1,5 pour 100 d'oxygène à pareille quantité des éléments de l'albumine ; que par suite la fibrine est de l'albumine oxydée. Smée a entrepris une série de recherches pour démontrer expérimentalement ce résultat théorique. L'appareil employé se compose d'un système producteur d'oxygène (bioxyde de manganèse), d'un laveur à potasse, puis d'un récipient où la matière albuminoïde soumise à l'action du gaz est maintenue à 37° ou 40°, enfin d'un dernier flacon où le gaz en s'échappant vient barboter dans cette même substance albuminoïde maintenue à la température ordinaire. On emploie du sérum obtenu par défibrination du sang afin qu'il contienne beaucoup de globules, donnant à l'oxygène une large surface d'action.

transformer graduellement l'albumine en fibrine. Cette dernière se sépare au bout de trente-six heures en flocons ayant l'apparence de la fibrine ordinaire. L'albumine d'œuf additionnée d'un peu d'acide acétique et filtrée se comporte de même. La présence de la mousse ou de fils de platine dans la solution facilite beaucoup la formation de la fibrine qui se dispose alors sur le platine en beaux filaments blancs. Les alcalis s'opposent à la formation de la fibrine. L'albumine digérée artificiellement produit aussi de la fibrine, par son oxydation, même quand elle a traversé un dialyseur. Le gluten dissous dans le suc gastrique donne aussi en s'oxydant de la fibrine même à la température ordinaire. De l'examen détaillé des expériences de Smée, il ressort que de toutes les matières albuminoïdes, c'est précisément le sérum du sang qui paraît s'oxyder le plus difficilement (1). La présence des globules paraît indispensable. Or qui peut dire ce qui se passe dans ce mélange assez complexe, soumis à la température de 37 degrés pendant trente-six heures ? L'expérience n'a point été faite avec de l'albumine pure, mais toujours avec des matières albuminoïdes contenant un certain nombre de principes étrangers. En outre ici, l'examen microscopique du coagulum produit ne suffit nullement pour prouver que c'est de la fibrine qui a ainsi été formée. On sait en effet que les substances coagulables prennent en passant à l'état solide, soit un état homogène, soit des aspects striés, onduleux ou non selon la manière dont ils ont été coagulés, faits bien déterminés depuis longtemps pour la caséine, le blanc d'œuf, etc. (2). Ce qui a été pris ici pour de la fibrine ne semble donc être autre chose qu'une simple coagulation albumineuse plus ou moins striée.

Nous avons vu que d'une manière générale les principes coagulables du sang sont empruntés tout faits par les animaux aux plantes ou à d'autres animaux, selon qu'il s'agit d'herbivores ou de carnivores. Lorsqu'ils sont solides ou demi-solides, ils sont rendus liquides ou demi-liquides par l'action des sucs gastrique, pancréatique et biliaire, et alors ils s'introduisent en grande partie dans les vaisseaux de la veine porte et en partie aussi dans les chylifères, sous la forme de *peptones*. Ces principes quittent le sang pour pénétrer dans les éléments anatomiques solides, et leur issue du sang à l'état normal s'accomplit par les capillaires qui se distribuent entre les éléments anatomiques, musculaires, lamineux, de la moelle des os, des

(1) Les alcalis et les sels alcalins empêchent ici la formation de la fibrine par l'oxygène. La plus grande production de fibrine a lieu dans l'albumine neutre ou un peu acide. La viscosité de la matière employée aide la formation de la fibrine.

(2) Voy. *Chim. anat.*, 1853, t. III, p. 130 et 329. Ces états ont souvent même été pris pour un caractère d'organisation et comme démontrant une formation artificielle de tissus, à l'aide de l'albumine d'œuf, etc., tout aussi singulièrement que l'on voit encore prendre les caillots fibrineux pour des tissus.

os, du cerveau, etc. Ce sont ces principes (mais on ne sait pas encore si c'est davantage la sérine que la plasmine) qui servent à la rénovation assimilatrice des éléments anatomiques auxquels ils se fixent en se modifiant isomériquement : éléments auxquels ils cèdent une partie de leur matière fixe, mais non toute leur eau de constitution ; aussi le sang veineux est-il plus riche en eau que le sang artériel. C'est donc ainsi qu'une partie de ces principes tend à disparaître du sang.

Il y en a de plus une certaine quantité qui sert à la production de la mucosine ou substance caractéristique des mucus ; une autre partie sert à la production de la ptyaline, de la pancréatine, des substances coagulables en un mot, qu'on trouve dans quelques produits de sécrétion que nous verrons aussi dans le liquide des sérosités de la plèvre, du péricarde, etc., et suivant qu'il s'agit de telle ou telle sécrétion d'une glande ou d'une séreuse, les corps coagulables sont encore des composés plus ou moins analogues à ceux-ci ; et toujours en passant à travers des parois des capillaires des tissus sécréteurs, il y a eu une modification dans leurs réactions.

Ainsi, voilà deux modes issus de ces substances qui prennent part à la constitution du sang. La principale est la cession des matériaux d'assimilation aux éléments anatomiques solides ; une autre, secondaire, consiste à fournir des matériaux pour la formation de la ptyaline, de la pancréatine et d'autres substances. Remarquons que dans tous ces produits de sécrétion il s'agit toujours de liquides récrémentitiels, de sorte qu'une portion de celles de ces substances qui passent par la salive, le suc gastrique, le suc pancréatique, rentre dans le sang et l'on n'en retrouve qu'une moindre quantité dans les matières fécales. On ne voit point à l'état normal de substances analogues dans l'urine, sauf une très-petite portion fournie par la muqueuse vésicale à l'état de mucus ; il n'y en a pas non plus dans la sueur, etc. ; dans ces liquides essentiellement excrémentitiels chargés de l'expulsion des principes cristallisables de désassimilation, on ne trouve pas ces substances, sauf dans les cas morbides, et alors le passage seul de ces matières dans les liquides excrémentitiels est un fait pathologique important qui dénote une lésion anatomique et physiologique grave.

De plus, ces substances jouent un rôle dissolvant relativement énergique à l'égard des sels calcaires et pour la silice même, et cette quantité dissolvante se fait remarquer jusque dans la sueur et l'urine : car, lorsque les sels cristallisables qui passent dans l'urine se trouvent en quantité un peu exagérée par rapport à ce qui a lieu à l'état normal, comme il n'y a pas de substance coagulable qui vienne ici jouer le rôle de dissolvant, ces sels très-peu solubles, comme les urates en particulier et les oxalates, se déposent à l'état cristallin et forment des calculs urinaires. S'il y avait là une plus grande quantité de substances coagulables, ces dépôts seraient beaucoup moins fréquents. Les applications que l'on peut faire de ces connaissances sont évidentes.

Mais il y en a encore d'autres. Ces substances coagulables ont la propriété de fixer une certaine proportion de principes salins, surtout les sels calcaires et minéraux. Or, en pénétrant au travers des capillaires dans l'épaisseur des fibres musculaires, des fibres élastiques, etc., ces principes coagulables entraînent des sels minéraux. Mais qu'est-ce qui est rendu au sang à leur place ? Ce sont de l'urée, de la créatine, de la créatinine, des urates, des inosates, etc. ; autant de sels, autant de corps que ces substances n'ont pas la propriété de fixer et auxquels elles ne se combinent pas. Ces particularités relatives à la constitution du sang sont, on le voit, des conditions essentielles d'accomplissement de la nutrition ou rénovation moléculaire des tissus. Car la propriété qu'ont ces substances de fixer des principes d'origine minérale et de les entraîner avec elles dans l'épaisseur des éléments anatomiques, ce fait, dis-je, n'est pas combattu par un fait inverse, et il le serait si ces substances coagulables avaient la propriété de se combiner avec la créatine, avec la créatinine, avec les urates, etc. Si ces substances avaient la propriété de se combiner avec ces différents principes de désassimilation, ces derniers resteraient là où ils se sont formés, c'est-à-dire dans l'épaisseur des fibres musculaires, élastiques, des cellules de la moelle des os. C'est là ce qui arriverait s'ils avaient la propriété de se fixer aux matières organiques comme les sels calcaires et quelques autres d'origine minérale, tels que les sels métalliques. Or, les substances organiques lorsqu'elles sont assimilées par ces éléments anatomiques solides, sont remplacées dans le plasma par les principes cristallisables venant d'un dédoublement désassimilateur des principes coagulables, et qui retournent dans le sang parce qu'ils n'ont pas la propriété de se combiner avec cette substance organique, d'être fixés par elle.

Ce fait là est un des plus importants de tous ceux qui sont relatifs à l'étude de la constitution du sang, et il montre combien il est nécessaire de classer méthodiquement, d'après les données chimiques, anatomiques et physiologiques, les principes qui prennent part à sa constitution.

Applications physiologiques de ces faits.

Notons un fait du même ordre que les précédents et qui en constitue une application intéressante. Lorsqu'on vient à introduire dans le sang des sels de fer qui ne sont pas vénéneux, ou lorsqu'on y injecte du lactate de fer, que l'on peut introduire en certaine quantité sans tuer l'animal, si l'on veut le déceler dans le plasma sanguin à l'aide du prussiate de potasse, on ne le peut, on ne trouve pas de fer, il ne se forme pas de bleu de Prusse. Ce fait là est encore de l'ordre de ceux que je signalais en disant que les substances coagulables ont la propriété de fixer d'une manière énergique une certaine quantité de ces sels minéraux ou calcaires qui sont combinés dans le sang comme le sont naturellement à l'état normal les phosphates et les carbonates par la plasmine, la sérine et la peptone. C'est un fait du même ordre que ceux qu'on observe à l'état normal, que cette impossibilité de déceler le fer introduit par l'injection dans le sang même en quantité assez considérable.

Pour démontrer la présence d'un sel à base de fer dans ces conditions, on est obligé de procéder comme pour découvrir les phosphates et les carbonates dans la fibrine et dans l'albumine, et d'employer, soit l'incinération, soit les acides énergiques.

Nous savons que les principes cristallisables, d'origine organique comme les lactates, les hippurates, l'urée, la créatine, etc., qui prennent part à la constitution du plasma sanguin, n'ont pas la propriété d'être fixés par les substances coagulables. Or le ferro-cyanure de potassium qui est un sel analogue aux sels d'origine organique, lorsqu'on l'injecte dans le sang, n'est pas fixé par ces substances organiques; il en est de même des lactates et des tartrates alcalins et d'un grand nombre d'autres sels à acides organiques; il en est de même des alcaloïdes végétaux qui, analogues en cela aux alcaloïdes animaux, ne sont pas dissimulés par leur combinaison avec les principes coagulables. Voilà autant de données qu'il faut mettre en parallèle avec celles qui concernent la constitution naturelle du sang, parce qu'il y a des applications incessantes à en faire à la thérapeutique et à la toxicologie.

Lorsque dans les expériences, ainsi que l'a fait M. Cl. Bernard le premier, on injecte d'abord le prussiate de potasse et qu'on injecte ensuite le lactate de fer, comme ce ferro-cyanure de potassium n'a pas été fixé par la sérine et la plasmine, le bleu de Prusse se forme aussitôt que l'injection a lieu, parce que le sel de fer rencontre aussi bien le ferro-cyanure en dissolution que la plasmine et la sérine. Si, au contraire, on injecte d'abord le sel de fer et ensuite le ferro-cyanure, il n'y a point de réaction, excepté lorsque les deux sels sortent ensemble dans des sécrétions où il n'y a pas de principe albuminoïde comme dans l'urine.

Aussi, chez l'animal où le ferro-cyanure de potassium n'a été injecté qu'après le lactate de fer, et chez lequel ces deux sels circulent ensemble sans donner aucune réaction, l'urine est colorée par du bleu de Prusse et le rein aussi, parce que le sel de fer s'est séparé molécule à molécule de la matière coagulable qui l'avait fixé, et que sa réaction n'est pas dissimulée par cette substance coagulable, laquelle n'existe plus.

Il y a sans cesse des données de cet ordre à prendre en considération dans l'étude des sécrétions, et c'est ce qu'on ne fait pas, parce qu'on n'étudie pas la constitution du sang avant d'étudier les sécrétions ou parce qu'on l'étudie d'une manière empirique. Les alcaloïdes végétaux, composés cristallins d'origine organique, qui ne se fixent pas à ces principes coagulables, subissent très-facilement des décompositions dans le sang au contact des substances organiques Si au lieu d'injecter des sels de fer on injecte de l'amygdaline et de l'émulsine, l'émulsine qui joue le rôle d'agent dédoublant par rapport à l'amygdaline détermine aussitôt dans le sang la division de cette amygdaline ou acide cyanhydrique en essence d'amandes amères et en sucre, et l'animal est tué en peu d'instants. Dans ce cas, comme il s'agit d'émulsine et d'amygdaline, et de deux composés d'origine organique qui ne sont pas fixés et dissimulés par les substances coagulables, peu importe qu'on injecte l'une avant l'autre, le dédoublement de l'amygdaline a toujours lieu, et l'animal est fatalement empoisonné.

Certaines de ces notions ont des applications à la toxicologie. En effet, beaucoup des sels minéraux, de plomb, de mercure, que l'on introduit dans le sang, restent très-longtemps fixés aux substances coagulables du sang avant de passer dans les sécrétions et avant de se fixer aux éléments anatomiques des tissus.

En *résumé*, les principes albuminoïdes se produisent dans le plasma sans en sortir normalement, si ce n'est pour servir à l'assimilation des tissus. Ils sont les principes constituants fondamentaux de ce liquide.

Les matériaux de leur production arrivent par la veine porte, sous forme de substances azotées diverses, liquides ou liquéfiées (peptone), et se modifient isomériquement ; il en arrive aussi un peu par le chyle. Il y en a moins dans le sang veineux que dans le sang artériel, et le premier a plus d'eau, dans certaines veines, parce qu'elles ont cédé aux tissus une portion de leur partie fixe, mais non toute la portion correspondante de leur eau de constitution.

Les principes coagulables sortent accessoirement du sang en fournissant aux humeurs récrémentitielles leurs substances organiques (caséine, pancréatine, mucosine) et aux *sérosités*. En sortant des capillaires pour fournir à l'assimilation de tous les tissus, ils entraînent les sels d'origine minérale, qui presque tous ont la propriété d'être fixés par elles (silice, sels de fer et calcaires, etc. ; à 4 pour 100). — En échange, les capillaires reçoivent des principes de la 2ᵉ classe que ces substances n'ont pas la propriété de retenir ni de fixer chimiquement ; fait chimique expérimental important, car sans cela les principes de la 2e classe resteraient combinés avec les substances coagulables des éléments dont ils proviennent par leur propre dédoublement; sans cela encore les substances coagulables du sang n'iraient pas se fixer aux précédentes et ne seraient pas remplacées par ces principes cristallisables d'origine organique qu'ils remporteraient d'où ils viennent. A leur tour, ces derniers, en sortant, n'entraînent pas les substances coagulables dans l'urine et la sueur où ils abondent, tandis que là précisément il y a le moins de substances organiques; mais là aussi n'ayant plus ces corps coagulables pour dissolvant, ils s'y précipitent à l'état d'urates, d'oxalates, de carbonates, etc., dès qu'ils dépassent une certaine quantité, malgré l'excès d'eau et de sels minéraux très-solubles par rapport à ce qui existe dans le sang. Ainsi il y a un rapport inverse de quantité entre les principes de la 2e classe et ceux de la 3e (dont les premiers proviennent) dans l'urine et la sueur, d'une part, puis dans le sang et quelques sécrétions récrémentitielles d'autre part.

Les principes coagulables ne fixent pas de la même manière les sels alcalins à acides organiques (prussiates, tartrates, etc., de potasse, de soude), vénéneux ou non, ni les chlorures, iodures, bromures à base de potasse de soude, etc., qui sortent ensuite par telle ou telle sécrétion, et pénètrent dans les éléments dont ils modifient la nutrition.

C'est en fixant les sels de fer, de *plomb*, de *cuivre*, de *mercure*, comme les phosphates, etc., qu'ils masquent certaines réactions qui les décèlent, et ne se manifestent qu'autant qu'un acide (acétique, chlorhydrique, etc.), surajouté s'est emparé du métal. Du fait précédent et de celui-ci il résulte que si l'on injecte du lactate de fer inoffensif le premier dans le sang, et ensuite le ferro-cyanure de potassium inoffensif aussi, il n'y a pas combinaison, sauf dans le suc gastrique acide et l'urine non albumineuse (Cl. Bernard). Si, au contraire, le ferro-cyanure non dissimulé par les substances coagulables est injeccé le premier, il se forme du bleu de Prusse dès que le fer est ingéré ou injecté. Il importe de connaître ces conditions d'action des médicaments pour interpréter exactement leurs effets. Si ce sont deux sels alcalins et non métalliques, ou des composés cristallisables d'origine organique que les substances coagulables ne fixent pas, non plus que l'*urée*, la décomposition a lieu, que ce soit l'une ou l'autre, etc., qui pénètre la première, comme on le voit pour l'*émulsine*, qui dédouble l'amygdaline en acide cyanhydrique, en glycose et essence d'amandes amères.

Résumé sur la physiologie du plasma sanguin.

Si maintenant, pour résumer cet ensemble de phénomènes on prend pour base de leur subdivision, non plus les actes eux-mêmes (assimilation double et double désassimilation), mais le mode de relation qu'ils établissent avec le milieu extérieur d'une part, et le milieu intérieur ou les tissus d'autre part, on obtient le tableau suivant :

A. *Avec le dedans.*

a. Ces phénomènes ont pour siége le plasma des capillaires de la veine porte principalement, et secondairement le plasma des capillaires du poumon.

Ils ont pour agents les *principes* : 1° absorbables non assimilés surtout; 2° les principes récrémentitiels ensuite, c'est-à-dire ceux de la première et de la troisième classe; ceux de la troisième et de la cinquième tribu de la deuxième classe.

Comme *actes*, ils offrent l'*assimilation réparatrice* (ou destrutrice accidentellement) pour le plasma d'abord, pour les éléments ensuite.

Voilà pour le premier phénomène dont le plasma sanguin est le siége.

b. D'autre part, ils ont pour siége le plasma : 1° des capillaires artériels du rein surtout, et accessoirement ceux de l'artère pulmonaire ou à sang noir; 2° des capillaires des glandes à conduits excréteurs ensuite.

Comme *agents*, les principes : 1° désassimilés, excrémentitiels surtout (alcaloïdes animaux); 2° les principes assimilés récrémentitiels ensuite, c'est-à-dire ceux de la première et de la deuxième classe surtout; ceux de la première et de la troisième classe accessoirement.

Comme *actes*, il s'y passe la désassimilation dépuratrice ou destructive pour le plasma d'abord, pour les éléments anatomiques ensuite.

Tel est le deuxième phénomène dont le plasma sanguin est le siége.

B. *Avec le dedans*, c'est-à dire avec la profondeur des tissus, le plasma sanguin offre les phénomènes suivants :

a. En premier lieu, ils ont pour *siége* le plasma : 1° des capillaires des veines générales surtout; 2° des glandes sans conduits excréteurs accessoirement.

Les agents de ces actes sont : 1° les principes désassimilés de la première classe surtout; 2° ensuite ceux qui sont produits de toutes pièces, savoir : les principes des deux premières tribus de la deuxième classe surtout, et des deux autres tribus accessoirement.

L'acte est l'*assimilation* viciante pour le plasma, mais vivifiante ou nutritive (ou accidentellement atrophique et appauvrisante) pour les éléments.

Tel est le troisième phénomène dont le plasma sanguin est le siége.

b. Enfin le quatrième et dernier phénomène dont le plasma est le siége se passe : 1° dans les capillaires artériels généraux d'abord; 2° dans les glandes sans conduits excréteurs ensuite.

Les *principes* assimilables ou trophiques, c'est-à-dire : 1° ceux de la troisième et de la première classe surtout; 2° ceux de la troisième tribu de la deuxième classe en sont les agents.

L'acte est la désassimilation destructive ou atrophique pour le plasma seul, mais utile aux éléments à l'égard desquels elle devient trophique.

Tel est le cercle des actes accomplis par le plasma sanguin.

Du rôle rempli par les hématies dans le plasma sanguin.

Examinons maintenant quel est le rôle rempli dans le plasma sanguin par les hématies en particulier.

Les phénomènes du renouvellement nutritif matériel des hématies sont peu connus pour chacun de leurs principes spécialement (1).

En ce qui concerne leurs principes solides et liquides, ils sont, d'une manière générale, les mêmes que ceux que nous avons observés sur tous les éléments anatomiques. Les hématies offre cette particularité toutefois que, plongées et flottantes dans le plasma sanguin, elles lui empruntent d'une manière directe les principes qu'elles s'assimilent, et rejettent directement aussi les principes formés en elles par désassimilation ; tandis que, dans ce double mouvement nutritif, les principes qui *entrent* et qui *sortent* des autres éléments anatomiques ont préalablement traversé *du dedans au dehors* et *du dehors au dedans* les parois propres des capillaires.

Indépendamment des propriétés de nutrition, de développement et de génération que les hématies partagent avec toutes les autres espèces d'éléments anatomiques, elles remplissent en outre un rôle spécial bien déterminé. Ce rôle n'est pourtant dû ni à une quatrième propriété végétative, ni à une des propriétés de la vie animale qu'elles posséderaient, car elles sont tout à fait dépourvues de cet ordre d'attributs. Il est relatif à la dissolution particulière ou mieux à l'assimilation temporaire de l'oxygène. Cette propriété consiste, d'une part, à dissoudre l'oxygène pendant que le plasma abandonne de l'acide carbonique pour distribuer le premier dans toute l'économie à mesure qu'a lieu la translation du sang. Celui de ces actes qui se passe dans les poumons est un des phénomènes élémentaires et caractéristiques de la respiration. La physiologie des hématies, comme celle du plasma, est donc des plus remarquables et des plus intéressantes (voy. p. 105).

Par la propriété précédente, les hématies lient d'une manière frap-

(1) Voy. *Chimie anatomique*. Paris, 1853, in-8, t. III, p. 430, et atlas, pl. XLIII, fig. 4 et 5; pl. XLIV, fig. 3; t. II, p. 35 et 82, § 738; et *Hist. nat. des végétaux parasites*. Paris, 1853, in-8, atlas, pl. XII, fig. 1, *m*, *n*, *y*.

pante la fonction de respiration à celle de circulation, non pas au point de vue du mouvement de translation ou autres phénomènes mécaniques, ni des actes d'innervation, mais sous celui des actes intimes ou moléculaires de la nutrition. Il existe, en effet, une solidarité entre toutes les fonctions à l'égard des propriétés végétatives de nutrition, de développement et de génération, comme à l'égard des actes de contractilité et d'innervation. D'un appareil à l'autre, ce sont des espèces différentes d'éléments anatomiques qui remplissent ce rôle important, et ce sont les hématies qui l'accomplissent, pour les deux fonctions précédentes spécialement.

Ce rôle, relatif à la dissolution des gaz du sang, repose entièrement, comme les autres actes de nutrition, sur les propriétés physiques d'endosmose et d'exosmose dont jouissent tous les éléments, sur les propriétés d'ordre chimique relatives à la dissolution que tous possèdent aussi. C'est en vertu du grand développement de ces propriétés dans les hématies qu'elles le remplissent. Ce phénomène n'est en outre qu'un développement plus grand dans ces cellules que dans les autres éléments, des phénomènes de rénovation moléculaire nutritive, en ce qui concerne les principes gazeux spécialement; rénovation des principes gazeux mais dissous, dont toutes les espèces d'éléments offrent aussi des exemples; seulement les hématies la présentent au plus haut degré qu'il soit possible de concevoir dans l'économie animale (1).

A. — Assimilation.

a. — *Assimilation établissant des rapports moléculaires entre les hématies et le plasma dans lequel elles sont en suspension.* — Elle a pour agents les principes immédiats liquides ou solides dissous, dont nous avons parlé plus haut (pages 105 et suiv.); elle a lieu dans toutes les parties du corps où les hématies flottent dans le plasma sanguin.

Les *phénomènes* dont les hématies sont le siége dans ce cas sont les mêmes que ceux que présentent tous les éléments anatomiques durant l'assimilation; il est donc inutile que nous nous y arrêtions.

Mais en outre les hématies, comme nous l'avons dit, s'assimilent par un peu de l'oxygène dont elles se chargent dans le poumon.

b. — *Assimilation établissant les rapports moléculaires entre le milieu extérieur et les hématies.* — L'un de ces actes d'assimilation des gaz est celui dans lequel les hématies empruntent au milieu atmosphérique qui nous entoure l'oxygène gazeux ou dissous, selon que la respiration est aérienne ou aquatique. Elles s'emparent ainsi d'un corps

(1) Voy. Ch. Robin, *Sur quelques points de l'anatomie et de la physiologie des globules rouges du sang* (*Journ. de physiol.* Paris, 1858, in-8, p. 283) et *Anat. et physiol. cellulaires.* Paris, 1873, in-8, p. 547.

simple, aliment fluide qui, dès l'instant de sa dissolution, devient l'un de leurs principes immédiats et solide. C'est un des actes primitifs de la nutrition assimilatrice générale par lequel pénètre dans l'économie un principe n'ayant pas encore servi à l'être qui s'en empare, acte vivifiant et réparateur normalement, mais qui peut devenir destructeur dès que l'oxygène extérieur est remplacé par quelque autre gaz, ou se trouve mélangé de vapeurs toxiques ou infectieuses.

C'est principalement lorsque les hématies sont transportées dans les capillaires du parenchyme pulmonaire que se passe ce phénomène : là est son siége, l'oxygène en est l'agent. C'est par endosmose au travers de l'épithélium pulmonaire, des parois des capillaires et de la substance même des hématies, puis par dissolution de ce gaz que s'opère cet acte d'assimilation réparatrice.

Il correspond pour les gaz, dans la nutrition générale, au phénomène qui se passe dans les capillaires de la veine porte intestinale pour les aliments liquides ou solides en dissolution (page 128). Il a pour résultat le remplacement par l'oxygène de la portion d'acide carbonique dissoute par les hématies et le passage de celles-ci à la *coloration rouge rutilante ;* il caractérise ce qu'on appelle l'*oxygénation* des globules du sang. Il est vivifiant pour ses éléments et vicie l'atmosphère par ablation de l'un de ses composants essentiels.

Rien de plus important à connaître pour le médecin et l'hygiéniste comme pour le physiologiste, que le lieu, les agents et la nature des actes moléculaires de ce côté de la vie des hématies ; car dès que l'agent vient à être changé ou modifié, dès qu'il est remplacé par un gaz inerte, par un poison, accompagné d'un miasme, les hématies sont aussi modifiées, et bientôt, par suite, la nutrition de tous les autres éléments anatomiques, tous leurs autres actes enfin le sont également ; c'est de la sorte que, de réparatrice, une action naturelle peut devenir destructrice. C'est de la sorte, par exemple, qu'agissent les gaz oxyde de carbone et acide cyanhydrique (voy. p. 114 et suiv.).

B. — Désassimilation.

a. — *Désassimilation établissant les rapports moléculaires entre les hématies et le plasma dans lequel elles sont en suspension.* — Elle a pour agents les principes immédiats formés dans ces éléments eux-mêmes ou d'origine organique, mais entraînés avec les précédents après avoir suffisamment servi, pour être remplacés par d'autres qui ne se sont pas encore trouvés dans ces conditions. Les autres remarques faites plus haut à propos de l'assimilation s'applique ici en tous points.

b. — *Désassimilation des hématies établissant les rapports moléculaires entre elles et les éléments anatomiques des tissus.* — L'un des deux actes de désassimilation des hématies est réparateur pour les éléments de nos tissus : c'est celui par lequel il leur fournit l'oxygène, principe assimilable, mais pas encore assimilé, n'ayant pas encore servi aux divers éléments anatomiques; il s'opère entre les hématies et la profondeur des tissus; il coïncide avec le mouvement d'assimilation nutritive des éléments autres que les hématies (voyez page 125, 2°, et page 130).

Ce phénomène a pour les hématies des résultats exactement inverses de ceux produits en elles par le premier acte assimilateur des gaz dont il a déjà été question. Les globules rouges cèdent ainsi aux tissus un corps simple, l'oxygène, qui se combine aussitôt avec quelqu'un de leurs principes immédiats. Cet acte d'assimilation, réparateur et *vivifiant* pour les tissus dans les conditions ordinaires, peut devenir destructeur si, au lieu d'oxygène ou avec lui, les hématies ont emprunté à l'atmosphère et dissous des gaz toxiques, etc. (voy. p. 130).

Cette désassimilation destructrice pour les globules rouges a pour siége les capillaires généraux, pour agent l'oxygène; les actes que celui-ci accomplit en abandonnant les hématies ont lieu en même temps que l'assimilation de l'acide carbonique par le plasma, assimilation viciante pour ces cellules, vivifiante pour les éléments des tissus. Ces actes sont des phénomènes d'issue de l'oxygène hors de la substance des globules rouges, d'exosmose au travers des parois des capillaires, et de dissolution et de fixation de ce gaz par les éléments anatomiques extra-vasculaires.

SIXIÈME LEÇON

DE LA COAGULATION DU SANG.

Nous savons déjà que dans la manière dont les faits qui concernent les principes coagulables du sang ont été exposés, on a toujours beaucoup plus tenu compte des données fournies par la physique et par la chimie que de celles qu'on doit aux expériences fondées sur une connaissance plus exacte du rôle rempli par le sang. Un grand nombre de ces faits sont négligés, on ne sait pourquoi, à la fois par les physiologistes et par les médecins, malgré l'importance qu'ils présentent pour l'interprétation d'un très-grand nombre de phénomènes pathologiques.

Les faits exposés pages 65 et 67 montrent que la fibrine ne préexiste pas dans le sang. Ainsi, lorsque apparaît ce corps solide sous forme fibrillaire, il faut bien savoir qu'il n'existait pas à l'état de dissolution, ni même à l'état liquide avant son apparition; dès qu'il apparaît, en tant que composé distinct, il passe à l'état solide. Ce corps, la fibrine, est en un mot le résultat du dédoublement moléculaire de la plasmine (1).

Ce fait est un exemple des phénomènes de dédoublement qu'on observe très-fréquemment sur un grand nombre de corps d'origine, soit végétale, soit animale (voy. 123) et dont on est obligé de tenir compte à chaque instant pour la description exacte d'un très-grand nombre de phénomènes normaux et pathologiques observés depuis très-longtemps, mais mal interprétés.

De la production du caillot de la saignée.

Lorsqu'on doit étudier le sang d'une saignée, il faut se rappeler que la fibrine ne préexiste pas; que ce qui sort c'est la plasmine qui est fluide, laquelle se dédoublera plus ou moins vite en deux substances, en deux de ses composants, jusque-là condensés; l'un la métalbumine, reste naturellement liquide, l'autre prend l'état solide dès qu'elle apparaît, c'est la *fibrine* proprement dite ou *fibrine concrète;* le caractère propre de ce polymère de la plasmine, c'est de prendre l'état solide (voy. p. 67).

Cette solidification n'a pas lieu seulement hors des vaisseaux; elle a lieu aussi dans leur intérieur, où elle présente un très-grand nombre de particularités. Les causes de ce dédoublement dans les vaisseaux de la plasmine en une substance solide et en une autre liquide qui s'en va dans le sang, sont analogues à celles qui produisent ce phénomène à l'extérieur. Il en sera question ci-après (2).

(1) Burdach, et d'autres avant lui ont dit que *nous ne connaissons la fibrine qu'à l'état solide;* mais tous les auteurs, jusqu'à Denis, ont cru à la préexistence de ce corps, soit à l'état de *suspension*, soit à l'état de *dissolution* dans le plasma.

(2) Le dédoublement de la plasmine hors des vaisseaux a lieu plus ou moins vite selon les sujets et les espèces animales, et aussi selon les conditions normales ou morbides de l'individu. Il y a des animaux chez lesquels le sang se coagule au bout de une ou deux minutes (oiseaux). Il y en a d'autres chez lesquels, à l'état normal, il faut attendre jusqu'à six minutes avant que la coagulation débute. On dit que le sang est *plus* ou *moins coagulable* selon que ce dédoublement de la plasmine en un corps solide et en un autre qui reste liquide est plus ou moins rapide, et un sang est dit *très-coagulable*, lorsque ce dédoublement y a lieu très-vite. Il y a des auteurs qui, au lieu de *coagulabilité* rapide, disent *plasticité du sang.* Ils font le terme *plasticité* synonyme du mot *coagulabilité;* or, c'est là une des erreurs physiologiques les plus grossières qu'on puisse commettre, attendu que c'est confondre ce phénomène de formation et de passage à l'état solide d'un principe qui n'existait pas (phénomène qui est brutal, si l'on peut dire ainsi, et qui a lieu dans la palette, comme chez l'individu vivant dans certaines poches anévrysmales), c'est, dis-je, confondre ce phénomène avec ceux de génération des éléments anatomiques, ou avec cette rénovation moléculaire qu'on a autrefois appelée plasticité, du mot grec πλαστικός, qui veut dire formateur. Confondre deux phénomènes de cet ordre, l'un

Dans le cas de la saignée le dédoublement de la plasmine et la coagulation de la fibrine ont lieu de trois à cinq minutes après la sortie du sang; au bout de 7 à 14 minutes toute la masse est gélatiniforme, et a perdu toute fluidité. Ces phénomènes ne sont complétement achevés qu'après dix-huit à vingt minutes. Alors commence le retrait s'il a lieu, le sang tombant dans un mélange réfrigérant à 0 degré, reste sans se coaguler à cette température (Denis, 1828). La coagulation est de plus en plus rapide, de 0° jusqu'à 12 à 14 degrés. La rapidité du phénomène reste la même jusqu'à 30, et de 30 à 40 degrés elle devient plus tardive; elle n'a plus lieu dans le sang qui a été chauffé au delà de 45 degrés et sur les animaux tués à cette température (1).

L'agitation favorise le dédoublement, l'étalement et la largeur du vase ainsi que les rugosités ou la porosité des corps sur lesquels il tombe la hâtent aussi.

La potasse, la soude au 1000e, les carbonates, phosphates et sulfates et les sels à acides organiques de soude (de 7 à 15 pour 1000 ou au-dessus) retardent ou empêchent ce phénomène. Les acides organiques ou minéraux étendus qui sont sans action sur l'albumine le retardent également.

La solidification est uniforme partout, elle entraîne les globules et de là vient la production du caillot rouge. La lenteur du dédoublement amène la formation de la couenne en laissant aux globules le temps de tomber et de se séparer du plasma qui alors se coagule seul. Il ne se coagule plus sur les animaux tués par la foudre (Hunter, Honoré, 1823), ni sur les animaux morts après avoir été surmenés (Hunter), non plus que lorsqu'on le mélange à la bile (Hunter). Le sang amené à l'état de glaçon avant la coagulation se coagule lorsqu'il est dégelé (Hewson, Hunter). Il n'y a ni changement de température (Denis), ni changement de volume lors de la coagulation (Van der Kolk).

Ce dédoublement et cette coagulation ont lieu généralement de trois à cinq minutes après l'issue du sang, dans la saignée ordinaire et dans le sang veineux; dans le sang artériel, ce dédoublement s'accomplit une à deux minutes plus tôt. Mais, fait important à signaler, la plasmine dans le sang artériel donne un peu plus de fibrine que dans le sang veineux; et la différence peut aller à ce point que la fibrine produite est nulle dans les veines rénales et sus-hépatiques (voy. p. 136 et 139). En d'autres

qui est purement physique et l'autre qui est d'ordre vital, la génération des éléments anatomiques, leur nutrition ou rénovation moléculaire continue, c'est confondre la formation du caillot avec la génération des éléments anatomiques qui apparaissent successivement dans l'embryon et pendant la cicatrisation. Mais il n'y a aucune espèce d'analogie entre ces deux phénomènes. Voyez page 135, ce qui est relatif aux sangs artériel et veineux à cet égard.

(1) Cl. Bernard, *Leçons de physiologie*, 1856, t. I, p. 416-438.

termes, le sang artériel donne un caillot un peu plus volumineux que le sang veineux; pour 1000 grammes de caillot il donne 15,18 et, chez quelques animaux, 20 de fibrine de plus. Ce fait là est en rapport avec ce que j'ai dit sur la nécessité de tenir compte des échanges qui s'accomplissent dans l'épaisseur des tissus, pendant que le sang passe de vaisseaux imperméables, comme les artères, dans des vaisseaux extrêmement endosmotiques comme les capillaires; car aussitôt qu'a lieu ce passage ou ce changement dans les conditions physiques du sang, il survient des échanges moléculaires qui dominent tous les phénomènes de la nutrition des tissus. Par suite, ils dominent l'interprétation des données de l'ordre de celles que je viens de signaler et de celles qui concernent le sang qui sort par les veines rénales sus-hépatiques ou spléniques (voy. p. 139). Ils dominent, en d'autres termes toutes les données qui concernent l'absence ou la présence de la plasmine, qui peut être remplacée par de la métalbumine, non dédoublable, non coagulable spontanément, ou remplacée par elle (voy. p. 65); ils dominent donc tous les faits qui concernent la coagulation du sang, de la lymphe ou de diverses sérosités morbides tant que ces humeurs sont encore dans l'économie en voie de mouvement ou en repos soit naturel, soit par suite de ligatures vasculaires.

Lorsqu'on prend la fibrine qui provient du dédoublement de la plasmine du sang artériel, cette fibrine ne se dissout pas dans la solution de chlorure de sodium au dixième. La fibrine du sang veineux, au contraire, celle qui provient du dédoublement de la plasmine veineuse, se dissout en dix ou quinze minutes, quelquefois seulement au bout d'une heure, dans la solution de chlorure de sodium au dixième.

Ainsi, en traversant les capillaires la plasmine subit des modifications moléculaires assez importantes, et selon qu'on la prend avant son entrée dans les capillaires ou à sa sortie de ces conduits, elle se dédouble d'une manière un peu différente; sa quantité et sa constitution moléculaire intime diffèrent, puisque celle des artères est insoluble dans la solution de chlorure de sodium au dixième, tandis que celle des veines est soluble dans cette même solution.

Mais si l'on vient à chauffer à 70 ou 80 degrés la fibrine du sang veineux, on la rend insoluble dans la solution de chlorure de sodium au dixième, comme est insoluble naturellement la fibrine tirée du sang artériel (Denis).

Conditions qui hâtent ou qui retardent la formation du caillot.

L'agitation du sang, au fur et à mesure qu'il tombe de la veine, favorise le dédoublement de la plasmine ou, en d'autres termes, favorise la formation de la fibrine, en augmente la rapidité. Si le sang coule en bavant, s'il s'échappe lentement de la veine et vient s'étaler sur une grande surface, ce dédoublement et la coagulation ont lieu beaucoup plus vite que s'il sort par un jet énergique et bien limité. Lorsque le sang est reçu dans un vase extrêmement large, la coagulation a lieu plus rapidement que s'il est reçu dans un vase très-allongé comme une éprouvette.

Ce dédoublement s'accomplit, d'une manière graduelle, comme tous les actes chimiques de ce genre. Il commence en général au bout de trois à cinq minutes; mais, pour qu'il soit complet dans une masse de sang donnée, il faut quinze à vingt minutes dans le sang humain.

Le sang ne se coagule guère moins vite dans le vide qu'au contact de l'air. Il se coagule au contact de l'oxygène, de l'hydrogène et de l'acide carbonique comme au contact de l'air (Schrœder). On a fait beaucoup d'expériences sur ce point à l'époque où l'on croyait que la fibrine préexistait dans le sang, qu'elle y était dissoute. Ce n'est pas que les gaz ne puissent être sans influence sur ce phénomène, comme le sont divers contacts des corps inertes ou non en poudre jetés dans le sang ou dans le plasma (voy. p. 63). M. Cl. Bernard a constaté en effet que le sang traité par l'oxyde de carbone se coagule plus vite qu'il ne le faisait avant et donne un caillot qui se sépare plus promptement et mieux du sérum (1), ce que ne fait pas l'oxygène.

Ces faits et la lenteur avec laquelle se coagule la lymphe, montrent qu'il n'est pas exact d'admettre avec Kühne que la coagulation a lieu *avec lenteur dans tout sang très-foncé, riche en acide carbonique et très-pauvre en oxygène.*

La forme et la nature du récipient influeraient aussi d'après Thackrah, sur la promptitude de la coagulation, qui varierait en raison directe de la surface du vase et en raison inverse de sa capacité.

La chaleur accélère la coagulation dans la même proportion que le froid la retarde. D'après les expériences de Scudamore, du sang qui commençait à se concréter au bout de quatre minutes et demie à 11°,5 centigrades, subit le même changement en deux minutes et demie à 35° cent., devint solide en une minute à 48°,8 cent. Du sang qui se coagulait en quatre minutes et demie à 35° cent. devint solide en une minute à 48°,8 cent. Du sang qui se coagulait solidement en cinq minutes à 15° cent., exigea vingt minutes pour commencer à se concréter à 4°,4 cent., et plus d'une heure pour se coaguler complétement (2). Nous avons déjà vu que la température de 0° est capable

(1) Cl. Bernard, *Leçons sur les substances toxiques*, 1857, p. 191.
(2) Ce fait, ainsi que l'a noté M. Cl. Bernard, se trouve être une des conditions

de maintenir pendant longtemps le plasma à l'état fluide, sinon indéfiniment. Ce fait est important parce qu'il rapproche le dédoublement de la plasmine de beaucoup d'autres phénomènes chimiques de même ordre ; il montre que la question de température n'est pas indifférente aux phénomènes de coagulation, bien que l'examen du sang circulant prouve que ce n'est pas la seule. L'agitation accélère la coagulation dans des proportions difficiles à déterminer. Si l'on agite du sang dans un flacon, la séparation de la fibrine paraît complète au bout de cinq minutes. Le sang qui se coagule à une basse température et celui qui se coagule vers 45°, donne moins de fibrine que dans les conditions ordinaires (Cl. Bernard). L'addition au sang d'un certain nombre de sels a pour effet de retarder ou même d'empêcher la formation du caillot; comme la magnésie, le carbonate de magnésie, le tartre stibié, le nitrate, le tartrate de potasse ; le chlorure de baryum, le nitrate de baryte, le borax, le chlorure d'ammonium, le carbonate d'ammoniaque, le carbonate de soude, les sulfates de zinc, de cuivre, etc. ; 1 millième de soude ou de potasse caustique mélangé au sang d'une saignée l'empêche de se coaguler.

D'autres substances ont un effet contraire : ce sont l'acide tartrique, le chlorate de potasse, la chaux, le calomel, les acides minéraux concentrés et les oxydes métalliques.

Le jour où une théorie absolument satisfaisante de la coagulation sera donnée, l'intervention de ces circonstances dans la formation du caillot sera du même coup expliquée de la manière la plus simple et la plus heureuse; mais jusqu'à présent on ne peut que constater des faits. Tous montrent que la cause de la coagulation résulte de la formation d'un corps solide qui ne préexistait pas, et cela par dédoublement d'un liquide, la plasmine, en ses polymères composants, savoir la fibrine qui est solide et la métalbumine qui est fluide.

D'après Marchal (de Calvi), les circonstances qui accompagnent l'émission du sang influeraient non-seulement sur le temps nécessaire à la coagulation; mais encore sur la quantité de caillot formé (1). Si l'on fait coaguler du sang en variant la température, on constate que la proportion de fibrine augmente sous l'influence de la chaleur. La proportion de fibrine diminue par l'agitation. C'est ainsi que le sang d'une même saignée paraît toujours plus riche en fibrine, quand on le laisse se coaguler au repos, que quand on le défibrine par le battage.

Ces observations sont confirmées par une série de recherches de

d'existence des animaux à température variable qui passent les mois d'hiver engourdis à une température voisine de 0°. D'après Kühne, le sang gelé, puis dégelé, se coagule plus vite que le sang qui n'a pas été soumis au froid.

(1) Marchal (de Calvi), *Comptes rendus de l'Acad. des sc.*, 1850, in-4, t. XXX.

M. Corne (1); leur exactitude ne peut donc être contestée; mais comme elles sont importantes, elles mériteraient d'être reprises.

Rappelons que le sulfate de soude empêche ce dédoublement et que c'est le moyen qu'on emploie pour obtenir la plasmine à l'état de pureté.

Lorsque le dédoublement a lieu, on peut constater que la fibrine se forme dans toute la masse à la fois, que ce n'est pas la surface plutôt que la profondeur qui commence à se solidifier la première, pourvu que le vase ait des parois lisses; car, s'il a des rugosités, c'est contre elles que la solidification commence. Quelque chose d'analogue s'observe très-fréquemment dans l'étude de la cristallisation des sels; on sait combien l'agitation et l'état lisse ou rugueux des parois du vase hâtent ou retardent l'apparition de tel ou tel composé qu'on cherche à faire cristalliser.

Dans ce passage à l'état solide au fur et à mesure qu'elle se produit, la fibrine offre une particularité des plus utiles à connaître pour le médecin et pour l'anatomiste: c'est qu'elle prend une forme, si l'on peut dire ainsi; aussitôt que la plasmine se dédouble, la portion concrète appelée fibrine se présente dès son apparition sous l'aspect de filaments d'abord, puis, petit à petit, elle passe à l'état de masse uniformément striée dans toute son étendue.

Au début, ces stries sont rectilignes, entrecroisées dans toutes les directions, et donnent sous le microscope l'apparence de fibrilles; mais, je le répète, ce ne sont pas des fibrilles; c'est une masse uniformément striée; cet état strié, cette apparence de fibrilles, se manifestent dès l'apparition de la substance et simultanément dans toute son étendue. C'est cet état grossier d'enchevêtrement qui se manifeste en quatre à six minutes dans une palette, que l'on a voulu considérer comme étant un fait d'organisation; or, cet état fibrillaire est primitif dans le cas du dédoublement de la plasmine et de l'apparition de la fibrine; il se montre dès que la coagulation commence; il en est le premier signe. Mais dans le cas de l'organisation et de l'apparition d'éléments anatomiques ayant la forme de fibres comme dans une cicatrice ou dans une tumeur, ou lors de la formation des fibres musculaires dans l'embryon, l'état fibrillaire ne se manifeste que très-lentement; il faut pour cela des heures et des jours, comme on le voit dans la cicatrisation du derme. Ainsi, les éléments anatomiques que l'on trouve sous la forme de filaments allongés ou sous celle de fibres ont commencé par avoir un volume déterminé, une configuration nucléaire, puis de cellule fusiforme qui n'ont aucune analogie avec l'état strié des masses ou des couches que représente la fibrine (2).

(1) Corne, *Ibid.*, 1850, p. 1316.

(2) Toutes ces particularités sont tellement frappantes pour l'observateur, qu'on

La comparaison des phénomènes, de la coagulation avec les phénomènes les plus élémentaires de la génération des éléments anatomiques, montre qu'il n'y a aucune espèce d'analogie entre la fibrine et un tissu quelconque, entre la coagulation et l'organisation, c'est-à-dire la génération successive d'éléments anatomiques cellulaires et autres. A chaque instant, dans les observations qui se publient dans les journaux de médecine et dans les ouvrages les plus récents et les plus classiques, ces deux phénomènes sont confondus, de même que l'on confond la coagulabilité avec la plasticité. Or, c'est là une erreur physiologique des plus grossières et des plus nuisibles, parce qu'elle entraîne une succession d'erreurs dans les interprétations, comme celle qui consiste à admettre la génération des tumeurs, etc., par organisation d'un épanchement sanguin, malgré que ces suppositions soient contredites par les faits les plus faciles à constater lorsqu'on suit les modifications successives offertes par la fibrine après sa formation.

Des causes de la coagulation.

Nous avons vu (p. 171) que la cause de la coagulation est la formation d'un composé solide, la fibrine, par dédoublement d'un fluide, la plasmine et ses polymères. Nous avons vu aussi quelles sont les diverses conditions qui amènent ce dédoublement. Il en est qui sont d'ordre physique, comme l'étalement en surface et surtout le contact de corps rugueux ou poreux et certains modes d'agitation. Toutes ces conditions sont aussi de celles qui amènent la décomposition de certains composés cristallisables ou la cristallisation de certaines dissolutions sursaturées. Certaines sont encore peu connues et font dire que le dédoublement est alors *spontané*, comme toutes les fois qu'il s'agit de la décomposition d'un composé chimique peu stable en ses composants, tels que l'eau oxygénée, l'acide cyanhydrique, et tant d'autres sous la simple action chimique de la lumière, etc.

On a émis de nombreuses et complexes hypothèses pour expliquer ce phénomène très-simple, mais aucune de ces explications n'est appuyée sur une démonstration. Dans les unes, on fait intervenir comme cause la sortie de quelques gaz hors du sang ; dans d'autres, c'est tel ou tel corps dont on suppose la pénétration dans le plasma. Rien n'est mieux déterminé que ce fait que dans leur coagulation le sang et les autres humeurs ne perdent ni ne fixent quoi que ce soit.

Richardson (1858) attribue à l'existence de l'ammoniaque libre dans

peut avec certitude dire de ceux qui admettent la transformation des caillots en tissus normaux ou accidentels qu'ils n'ont observé ni la formation des caillots et leurs modifications, ni les phases de la génération embryonnaire des cellules, etc. Voy. Ch. Robin, *Anat. et physiol. cellulaires*, 1873, in-8, p. 384 et suiv.

le sang, sa fluidité dans les vaisseaux. Dans des circonstances morbides ou hors de l'organisme l'ammoniaque disparaissant, la fibrine reprendrait son état naturel, qui est la forme solide. Mais on a démontré par des procédés chimiques pouvant déceler 1/1000000 d'ammoniaque que, s'il existait dans le sang des composés ammoniacaux, il ne s'y trouvait pas trace de gaz ammoniac. Une petite quantité d'ammoniaque ajoutée à une saignée n'en empêche pas la coagulation. Enfin si l'on reçoit le sang de la veine dans une éprouvette sur le mercure, la coagulation se fait sans que le sang dégage de gaz. Cette opinion n'est donc pas fondée. Il en est de même par suite de celle de Scudamore, qui tente d'expliquer le phénomène de la coagulation du sang par le dégagement de l'acide carbonique qu'il contient; de plus, le sang se coagule quand il est reçu dans une atmosphère d'acide carbonique, et surtout il ne se coagule pas plus vite dans le vide qui lui enlève ce gaz qu'à l'air libre ou qu'en vase clos, comme l'éprouvette de la cuve à mercure.

La théorie de Virchow qui veut que la coagulation soit due à une oxydation de la *fibrinogène* (p. 70), n'a jamais été qu'une pure hypothèse appuyée sur d'autres suppositions. Elle tombe du reste devant ce fait que le sang dont on chasse l'oxygène par l'oxyde de carbone se coagule plus vite qu'à l'ordinaire alors que l'oxygène n'a pas d'action de ce genre (p. 174) et devant bien d'autres encore. C'est ainsi que nulle analyse ne signale la présence de l'oxygène dans la lymphe et que pourtant elle se coagule dans le vide, l'hydrogène et l'acide carbonique (Leuret et Lassaigne). Il est difficile aussi de comprendre l'action de l'oxygène dans les cas où la coagulation de ce liquide se propage d'un tube métallique jusque dans le vaisseau à l'ouverture duquel il a été adapté, ou encore lorsqu'on voit la coagulation se produire d'une manière inégale de la surface à la profondeur d'un seau plein de liquide de l'ascite.

L'observation directe, les faits précédents et tant d'autres analogues déjà cités, montrent aussi qu'il n'y a pas lieu de s'arrêter à l'hypothèse de Cohn (1860), qui fait du *globule sanguin* l'agent essentiel de la coagulation. Pour lui, le premier temps de cet acte consisterait en un accollement, en une agglomération des globules tant blancs que rouges du sang ; c'est autour de ce corps étranger microscopique que se formerait le dépôt de fibrine. Les globules sanguins déformés et agglomérés servent donc de centre, de noyau au coagulum. Suivant lui, plus les globules gagnent rapidement le fond du vase, plus la coagulation du sang est lente et imparfaite, les couches supérieures étant privées de ces corps devenus étrangers et sur lesquels la fibrine n'a pas eu le temps de se déposer. La lymphe et le chyle, qui ne renferment que des globules blancs, se coagulent beaucoup plus difficilement que le sang. Bref, pour Cohn, la cause efficiente de la coagulation serait l'agglomération des globules sanguins en une petite masse, sur laquelle la fibrine se précipite. Quant aux autres causes invoquées, tels que le ralentissement ou la suppression de la circulation, l'exposition à l'air, l'inégalité des parois vasculaires, ce ne seraient que des causes éloignées, agissant sur les globules sanguins, altérant leur modalité, et déterminant leur déformation et leur accollem les uns avec les autres.

Au nombre des fictions explicatives les plus subtiles qui aient été imaginées, compte celle qui veut (voy. p. 71) que la fibrine soit le produit de la combinaison de la substance fibrinoplastique (ou paraglobuline, voy. p. 70) avec la fibrinogène. Kühne l'admet, bien qu'il reconnaisse avec raison qu'on ne peut guère se faire une idée de la nature des phénomènes chimiques qui ont lieu alors, *parce que, selon toute apparence, il faut excessivement peu de paraglobuline pour transformer en fibrine une quantité de fibrinogène relativement considérable.* Si l'on vient à remarquer que cette quantité relativement considérable est au dessous de 2 à 3 pour 1000 de sang, on se demande ce que peut être la quantité *excessivement petite* de fibrinoplastique dont on voudrait voir prouvée l'intervention autrement que par des raisons de ce genre.

Quant à l'hypothèse d'après laquelle la fibrinogène viendrait des globules, au moins en partie, nous avons vu qu'elle n'est pas soutenable (note, p. 72). Elle n'est surtout pas applicable aux sérosités limpides spontanément coagulables, non plus qu'à la lymphe, ni surtout au sang des invertébrés. Ici non plus qu'ailleurs (p. 72), on ne peut voir comment les rugosités des vaisseaux, les corps étrangers introduits dans le sang, etc., pourraient amener : 1° la formation et la combinaison des composés que l'on suppose être ici en jeu sans en prouver l'existence ; 2° les variations de ces formation et combinaison dans le sang des veines rénales, spléniques, etc., comparativement à ce qui a lieu dans les artères.

Le propre de la plasmine et des autres albuminoïdes du sang, de la lymphe, des sérosités inflammatoires, c'est la fluidité. Les circonstances qui font qu'elles existent, qu'elle ne se décompose pas par dédoublement, qu'elles ne subissent pas les modifications isomériques qui de l'état fluide les font devenir solides (coagulation) : telles sont les causes qui font que le sang se maintient à l'état liquide. De ces causes les unes sont d'ordre physique et agissent au dehors comme au dedans des vaisseaux, et le contact de leurs parois n'a rien à faire ici ; tel est l'abaissement de leur température à 0°. D'autres sont d'ordre chimique, comme le montre l'action du sulfate de soude. D'autres enfin sont d'ordre organique et, au fond, sont aussi d'ordre chimique, mais relatives aux modifications isomériques et autres, assimilatrices et désassimilatrices des principes constitutifs du sang.

C'est ce que prouve l'examen de la fibrine dans les veines rénale, splénique et sus-hépatiques comparativement à celle du sang artériel, au point de vue du temps qu'elle met à se produire, des différences de consistance et autres qu'elle présente. La manière dont le sang se coagule spontanément (*inopexie* de Vogel) dans les veines des cachectiques, sans rugosités des parois, etc., montre d'autre part que la plasmine peut subir des modifications moléculaires inverses (comptant parmi celles qui étaient appelées crases du sang) qui, arrivées à leur summum, font que ce corps se dédouble en fibrine et en métalbumine, d'une manière analogue moléculairement à ce qui a lieu dans une solution saline simple ou complexe (1) qui, lorsqu'elle arrive à saturation, abandonne à l'état solide une partie de ses composants dont le reste demeure à l'état liquide.

C'est aux particularités de cet ordre concernant la plasmine seule qu'il faut toujours se reporter toutes les fois qu'il s'agit d'interpréter et de préciser les modifications de la *crase du sang* qui, dans tant de maladies, amènent dans celui de la saignée la production d'une quantité de fibrine, soit supérieure, soit inférieure à celle qui s'y forme normalement.

Ces notions plus précises sur les principes coagulables du sang amèneront des recherches et des découvertes nouvelles qui pourront devenir l'origine de progrès réels dans l'art de guérir. Malheureusement on n'a point encore appliqué à ces déterminations les renseignements que nous ont apportés sur la nature de la fibrine de récentes recherches. Il semble résulter des analyses encore peu nombreuses de Denis, que la plasmine ou les produits de son dédoublement augmentent dans les maladies où MM. Andral et Gavarret ont noté l'augmentation de la fibrine, et à peu près dans les mêmes proportions. Mais à mesure que la quantité de plasmine augmente, la quantité de sérine diminue, de manière qu'elles soient en quelque sorte complémentaires l'une à l'autre. Il y aurait une extrême importance à rechercher dans le sang malade non-seulement les variations de la quantité de fibrine, mais celle de la qualité de cette substance. D'après Denis, la fibrine recueillie dans le cours d'une fièvre typhoïde ne se distingue pas par ses propriétés de la fibrine normale.

(1) Kühne et autres pensent que les fibres musculaires du cœur et des vaisseaux empêcheraient la combinaison de la fibrinoplastique (que les parois vasculaires décomposeraient à mesure qu'elle se forme), tant qu'elles seraient vivantes, pour ne la laisser qu'après la mort s'unir à la fibrinogène. Pour ces auteurs, ce fait prouverait que le contact des parois vasculaires vivantes (Brücke) serait la *cause du maintien à l'état liquide du sang en circulation*. Mais cette subtile intervention des fibres musculaires tombe devant le fait du maintien à l'état liquide du sang dans tous les sinus veineux et celui des sérosités fibrineuses pleurétique, ascitique, etc.

La fibrine recueillie dans un rhumatisme articulaire aigu présente des caractères différents de ceux qui caractérisent l'état de santé. L'action de l'eau salée sur la couenne formée dans ce cas a prouvé que cette couenne était composée presque en totalité de *fibrine concrète pure*. On sait que la fibrine qui fournit ordinairement le caillot est de la *fibrine modifiée* (p. 64).

Il se produit également de la *fibrine concrète pure* dans la pneumonie et en général partout où se produit cette altération du sang qui donne lieu à la formation d'une couenne. La surabondance de formation de la fibrine (*hypérinose*) facilite la formation de la couenne, elle influe aussi sur le retrait qu'éprouve le caillot. C'est ainsi que tandis que, à l'état de santé, la couenne peut être représentée par une mince pellicule irisée, au contraire la couenne qui se produit dans le rhumatisme articulaire aigu est épaisse, résistante et se rétracte fortement.

Inversement l'état de mollesse du caillot et cet état gélatiniforme signalés dans quelques maladies (fièvres typhoïdes, fièvres puerpérales, fièvres graves, maladies virulentes) semblent coïncider avec la diminution de la fibrine (*hypinose*). Dans ce cas, la rétraction du caillot n'a pas lieu ou est moins appréciable.

Retrait du caillot.

Consécutivement à son apparition à l'état solide, la fibrine subit un autre phénomène très-important, c'est ce qu'on appelle la *rétraction de la fibrine* ou la rétraction du caillot (1). Peu à peu la masse qui occupait toute l'étendue d'un vase ou d'un vaisseau, s'il s'agit d'une poche anévrysmale, revient sur elle-même, se rétracte, diminue de masse, et alors elle expulse molécule à molécule le liquide qu'elle avait englobé d'une manière uniforme et qui l'imbibait. C'est ce que dans la saignée on appelle le *sérum*, qui est composé par la sérine et la métalbumine, par des sels, etc. Quand le caillot se forme dans les vaisseaux, tout cela rentre dans le courant sanguin; si c'est dans la palette que le caillot s'est produit, ce *sérum* entoure le caillot. Ce retrait dure de douze à quarante heures suivant les espèces animales et selon l'état de santé ou de maladie.

Il ne faut pas confondre ce retrait avec la formation de la fibrine et

(1) Voy. *Chimie anatomique*, t. III. Paris, 1853, RÉTRACTION DE LA FIBRINE, p. 228. *Grumus*, *coagulum*, *thrombos*, θρόμβος, dans les auteurs anciens désignent le caillot; *grumescentia*, *coagulatio*, *thrombosis*, θρόμβωσις, indiquent la coagulation (voy. Castelli, *Lexicon medicum*. Genevæ, 1746, in-4). Il faut donc se garder d'employer le mot *thrombose* pour désigner, soit le fait de l'épanchement sanguin, soit le caillot résultant de la coagulation, comme le font quelques auteurs.

son passage à l'état solide, car il y a des conditions dans lesquelles le phénomène de la *rétraction* n'a pas lieu, bien qu'il y ait eu coagulation. Ainsi, on obtient avec le sang de la veine splénique un caillot dont la fibrine ne se rétracte pas. La fibrine se forme là sous un état moléculaire tel, qu'elle conserve son état primitif et reste avec des stries entrecroisées en tous sens, mais peu onduleuses ou rectilignes.

Dans certaines maladies, comme la fièvre typhoïde, la fièvre puerpérale, les fièvres graves en général et les maladies virulentes, la rétraction est moins prononcée que dans la pneumonie ou dans la pleurésie, par exemple. Dans quelques-uns de ces états morbides, comme dans l'infection purulente, il y a peu ou pas du tout de rétraction; mais le passage à l'état solide n'en a pas moins eu lieu. Il y a des animaux chez lesquels elle a lieu plus énergiquement que sur d'autres. Ce phénomène est normalement plus marqué sur la fibrine insoluble dans la solution de chlorure de sodium au dixième ou fibrine artérielle que sur la fibrine veineuse.

Lorsque survient la rétraction, les stries entrecroisées les unes sur les autres, qui étaient rectilignes, deviennent extrêmement flexueuses à flexuosités anguleuses et donnent un aspect des plus caractéristiques à cette masse striée que forme la fibrine.

La finesse des stries et leurs ondulations à angles brisés, très-rapprochées les unes des autres, sont difficiles à décrire, mais frappent quand on les a vues même une seule fois. Il est nécessaire de les connaître, parce que les médecins sont appelés à observer à chaque instant des produits morbides constitués par des caillots fibrineux ou par de la fibrine infiltrée entre diverses espèces d'éléments anatomiques; on retrouve aussi ces particularités sur les fausses membranes diphthéritiques.

On les voit encore lorsque la coagulation du sang a lieu, dans le cœur, sur le cadavre ou dans un épanchement sanguin un peu vaste, sous la peau par exemple, ou dans une cavité séreuse, telle que la tunique vaginale. Dans un certain nombre d'affections morbides, le retrait n'ayant pas lieu, la fibrine peut n'avoir qu'un très-petit nombre de stries et le reste de la masse offre un état finement grenu. Cela coïncide en général avec une modification générale de la nutrition, et avec un changement qui est survenu dans les échanges moléculaires entre le plasma sanguin et les tissus; changement qui a modifié la composition de la plasmine, de telle manière que la fibrine qu'elle produit alors ne présente plus un retrait ni un état fibrillaire aussi net que celui que j'indiquais tout à l'heure.

Formation de la couenne.

Lorsque la fibrine s'est ainsi formée dans la palette ou dans une cavité naturelle ou accidentelle de l'économie, la coagulation a lieu dans toute l'étendue de la masse simultanément, parce que la plasmine étant partout, se dédouble simultanément partout, et que le passage de la fibrine à l'état solide s'accomplit aussi partout. Il en résulte que dans ce passage à l'état solide tout corpuscule en suspension se trouve englobé par la fibrine, telles sont, en particulier, toutes les hématies ; lorsque la rétraction a lieu, la fibrine, en diminuant de masse, en expulsant tout le liquide qu'elle avait englobé, retient avec elle les globules.

Si le dédoublement de la plasmine a lieu tard, de manière à laisser aux hématies le temps de se déposer, la plasmine qui se dédouble dans la partie du plasma qui est devenue incolore donne lieu à la formation de la couenne ou portion de fibrine débarrassée des globules rouges. Non-seulement alors il y a une différence de couleur entre la portion du caillot que compose la fibrine qui se trouve ainsi séparée des hématies et celle qui les englobe, mais on remarque aussi une différence de consistance dans le caillot. La fibrine séparée des hématies est blanche, incolore, élastique et tenace ; elle se déchire assez facilement en filaments, ce qui lui a fait donner le nom de fibrine ; toutefois, à parler exactement, elle n'est pas composée de fibres : elle présente seulement la propriété de se déchirer en petites lames et en filaments fibrillaires dans le sens des stries qu'elle présente. La fibrine incolore, qui est blanche, brillante en quelque sorte, qui ne retient qu'un très-petit nombre de leucocytes, est plus résistante que celle qui forme le caillot rouge et se trouve mêlée à une grande quantité d'hématies. Dans ce dernier, en effet, ces dernières étant interposées à la fibrine, la masse de celle-ci est moins considérable que dans le caillot blanc, et la rupture en est plus facile.

Nous verrons que les phénomènes qui sont consécutifs à la production d'un caillot dans les tissus varient beaucoup, quant à la lenteur des modifications du caillot, selon que la fibrine s'est coagulée pure, comme à la face interne d'un anévrysme, ou selon qu'elle s'est coagulée en englobant les hématies. Il y a là, en effet, deux ordres de phénomènes, l'un qui concerne la résorption graduelle des hématies, et l'autre qui concerne la résorption de la fibrine. Si la fibrine est pure ou si elle est mélangée avec les hématies, il en résulte nécessairement des différences dans la marche des modifications que présentent les masses ainsi constituées. C'est pour n'avoir pas connu ce fait qu'autrefois on a donné en ce qui le touche tant d'interprétations erronées en anatomie pathologique.

Lorsque la rétraction survient, si le caillot se met en cupule, il surnage au lieu de tomber au fond du sérum. S'il se forme à sa surface des bulles d'air, elles le retiennent à la superficie du sérum. Dans la palette, le caillot tend à prendre la forme de cupule toutes les fois que la fibrine se rétracte un peu fortement; prendre cette forme est inévitable alors et d'autant plus que les hématies sont tombées davantage au fond de la palette; les globules gênent d'autant moins le retrait à la surface du caillot qu'ils y manquent ou qu'ils y sont moins abondants que vers le fond; le contour de cette surface, en se rétrécissant, amène une dépression vers le centre de celle-ci.

Production des caillots après la mort.

Le dédoublement de la plasmine en fibrine et en sérine a lieu sur le cadavre de la même manière que dans le cas de la saignée, mais plus ou moins tôt, selon les espèces animales. Ainsi sur les chiens les cavités du cœur se remplissent d'un caillot solide au bout d'une heure. Chez l'homme, cette coagulation a lieu également plus tard que dans la palette, il est vrai, mais elle s'accomplit de la même manière sur les vaisseaux qui ne peuvent pas revenir sur eux-mêmes graduellement. Aussi trouve-t-on des caillots dans l'aorte, parce qu'en général, surtout chez les animaux dont les poumons sont adhérents aux parois thoraciques, l'aorte thoracique et la crosse de l'aorte ne reviennent pas complétement sur elles-mêmes; alors on voit un long caillot qui remplit la portion de l'aorte que sa rétraction ne peut amener à une complète oblitération. On voit aussi constamment à l'état normal des caillots dans des vaisseaux beaucoup plus petits, comme ceux de la moelle des os et de la cavité crânienne, parce que là les vaisseaux ne peuvent revenir sur eux-mêmes, les parois du crâne et des os étant incompressibles. Au contraire, au fur et à mesure que les artères des membres reviennent sur elles-mêmes, ces parties diminuent de volume, mais il n'en est pas de même dans le crâne. Dans les capillaires et autres vaisseaux de la pie-mère et de la substance cérébrale remplis de fibrine, celle-ci prend l'aspect d'un réseau de fibrilles, souvent écartées, englobant dans son épaisseur des globules rouges ou blancs en plus ou moins grande quantité.

Ceci est utile à connaître lorsqu'il s'agit d'interpréter un certain nombre d'altérations pathologiques de ces tissus. Si, en effet, le passage de l'état liquide à l'état solide a été rapide, le caillot des gros vaisseaux est rouge noirâtre, englobant les hématies; s'il a été lent, ce qui est presque constant (car on sait que le dédoublement est généralement plus tardif après la mort que dans le cas de la saignée), les globules se sont déposés et on les trouve accumulés sur un des côtés du caillot dans les parties déclives; mais dans le reste de son étendue, il est grisâtre ou blanchâtre, comme le sont les portions de caillots qui se prolongent dans l'aorte ou dans l'artère pulmonaire. Là on constate tous les caractères de la fibrine pure, élastique, incolore, résistante; elle offre l'état strié avec des stries flexueuses, comme dans le cas du caillot rétracté de la saignée.

Chez tous les individus âgés, lorsqu'il y a des concrétions qui rendent un peu rugueuse la face interne des artères, il y a une couche de fibrine contre cette face; on a pris parfois ces couches pour des fausses membranes dues à de l'artérite. Or cela se rencontre sur les cadavres d'un grand nombre d'individus âgés, lors même que l'artère est revenue sur elle-même, lorsqu'elle offre des rugosités. Ces couches de fibrine sont plus ou moins étendues. Mais partout où les artères ont pu se rétracter, en raison de l'élasticité de leur tissu lorsque le vaisseau est revenu complétement sur lui-même, il ne contient pas de sang. Ceci se voit de la manière la plus nette sur tous les animaux vertébrés, surtout chez les jeunes sujets. Ainsi une fois que le cœur ne chasse plus le sang dans les artères, celles-ci reviennent sur elles-mêmes en poussant le sang dans les capillaires. Au fur et à mesure que ce sang arrive dans les capillaires, le plasma passe dans l'épaisseur des tissus et il ne reste dans les premiers que les globules rouges et les globules blancs; l'excédant passe dans les veines et celles-ci restent pleines, car elles ne sont pas pourvues d'une paroi élastique tendant à revenir sur elle-même incessamment jusqu'à les oblitérer. Alors, suivant les conditions qui ont causé la mort, on trouve le sang ou coagulé ou liquide.

On obtient ce retrait des artères chez les animaux lorsqu'on en lie une et qu'il n'y a pas d'anastomose ou d'inosculation pouvant facilement rétablir la circulation. Alors le vaisseau se vide graduellement au-dessous de la ligature, jusqu'à ce que les anastomoses aient ramené le sang.

Cela a une certaine importance dans les cas par exemple où lors des luxations du coude l'humérus comprime l'artère; alors ses divisions se rétractent et se vident lorsque la compression est trop énergique. Il en est de même lorsque les artères sont rompues par une cause analogue. Ce fait doit être pris en considération lorsqu'on étudie des caillots qui se forment dans les artères, pendant la gangrène sénile et pour l'interprétation des faits qui se rattachent aux embolies.

Sur le cadavre, le cœur droit est plein de sang coagulé, plus ou moins ferme, suivant les circonstances qui ont amené la mort, parce que les veines cave inférieure et supérieure continuent à lui en amener après la dernière des contractions ventriculaires, tant que le retrait des artères chasse le sang dans les capillaires, et de ceux-ci par trop pleins dans les veines (*vis a tergo*). Et c'est précisément à cause de la continuation de ce déversement du sang dans l'oreillette droite, après la dernière systole ventriculaire, que l'oreillette continue à présenter encore quelques faibles contractions qui l'ont fait appeler l'*ultimum moriens*. Cette particularité, en effet, n'est pas due à ce que la contractilité persisterait plus longtemps dans ces fibres que dans celles des autres parties du corps; elle est due à la prolongation ici de la persistance des conditions physiques ordinaires, qui suscitent toute contraction naturelle des parois auriculaires et ventriculaires; prolongation subordonnée elle-même aux dispositions anatomiques des veines, par rapport au cœur et aux artères, sans que la contractilité ou les fibres qui en sont douées présentent quoi que ce soit de mystérieux; rien ne les distingue ici de ce qu'elles sont dans les autres parties du cœur, contrairement à ce que sembleraient faire croire certains passages des écrits de quelques physiologistes (1).

Chez les individus morts par décapitation, la cavité du ventricule droit s'efface aussi bien que celle du ventricule gauche, car les artères étant privées de sang ne peuvent, par leur retrait, en chasser dans les capillaires et par trop-plein dans les veines. L'oreillette droite en communication avec l'extérieur (par la veine cave supérieure dont les aboutissants jugulaires sont coupés) se vide elle-même de sang et laisserait écouler ensuite le sang, si la veine cave inférieure lui en amenait.

Résumé des faits concernant la fibrine.

En résumé, nous venons de voir que la fibrine ne préexiste pas à sa coagulation. Elle n'est pas quelque temps liquide sans se coaguler. Dès qu'elle existe comme fibrine, dès que la plasmine se dédouble, la fibrine se forme et passe à l'état solide. Son apparition, sa coagulation sont signes de sa formation.

En fait, elle n'existe pas dans le sang comme fibrine; c'est la plasmine qui s'y trouve, qui s'y forme, qui y joue un rôle normal, qui est assimilée par les tissus; mais la fibrine se montre dans les vaisseaux comme hors

(1) L'état habituel de vacuité, sur le cadavre, tant de l'oreillette que du ventricule gauches, suite de leurs dernières contractions sans réplétion ultérieure possible est important à noter pour se rendre compte des faits dont il sera question plus loin. Il permet de constater si quelque cause a déterminé la formation de caillots dans ce ventricule plus ou moins longtemps après la mort. D'autre part, on sait qu'il est des cas d'empoisonnements, etc., où, par suite de paralysies cardiaques, soit musculaires, soit nerveuses, la dernière contraction du cœur étant suivie d'une réplétion de ses cavités par du sang sur lequel l'organe ne se contracte plus, on trouve ces quatre cavités pleines de sang. Celui-ci est coagulé ou non suivant les circonstances. Mais dans tous les cas l'analogie des caillots avec ceux de la saignée quant à la couleur et à la consistance, l'absence de leurs adhérences, etc., les distingue aisément des caillots fermes, élastiques, à déchirure fibrillaire ou lamelleuse, soit de la couleur de la couenne ou fibrine proprement dite, soit plus ou moins rougeâtre, etc. Voyez sur ce point les Traités des maladies du cœur, celui de M. Bouillaud en particulier, etc.

des vaisseaux lorsque quelque circonstance accidentelle détermine le dédoublement de la plasmine en une *substance spontanément coagulable ou fibrine concrète* (Denis), avec de la *fibrine dissoute* (Denis) ou métalbumine qui reste liquide dans le sérum, si on ne l'extrait pas par le sulfate de magnésie.

Le médecin est appelé à voir ce dédoublement hors des vaisseaux et dans les vaisseaux, où il faut l'étudier et où il porte le nom de *coagulation du sang* (dont il est la cause élémentaire), bien qu'il n'y ait que cette portion de l'un des principes *du sang* qui se coagule. Les qualités nutritives et formatrices ou plastiques du sang ne sont pas proportionnelles à la quantité ni à la rapidité de ce dédoublement, aussi y a-t-il erreur à dire *plasticité* et *hyperplastie* pour coagulabilité.

Dédoublement de la plasmine et coagulation de la fibrine hors des vaisseaux. Ce qui prouve qu'il y a modification isomérique amenant ce dédoublement de la plasmine, c'est que la quantité de fibrine concrète donnée par le sang de la saignée varie normalement d'une veine à l'autre, au point même que ce dédoublement n'a pas lieu au sortir du foie et du rein, d'où vient qu'on a dit que la fibrine s'y détruisait quand on croyait qu'elle préexiste (en tant que fibrine) à ce dédoublement ; ce qui n'est pas. Ce qui le prouve aussi, c'est que la fibrine, produit du dédoublement de la plasmine artérielle, est insoluble dans la solution de chlorure sodique au 10e, tandis que celle qui vient du sang veineux est soluble (Denis) ; c'est que ce dédoublement est plus ou moins prompt, selon les vaisseaux dont vient le sang, selon les sujets morbides, etc. ; il est plus ou moins abondant selon la nature des aliments, la proportion et la nature des sels qui leur sont ajoutés (Poggiale).

Tous ces faits sont du reste en rapport avec les modifications moléculaires dont le plasma est le siége durant l'échange nutritif dans les capillaires.

Rétraction de la fibrine concrète ou du caillot après coagulation. Il ne faut pas confondre cette rétraction avec la rapidité du dédoublement et de la coagulation qui indique le degré de coagulabilité. La rétraction de la fibrine est plus ou moins grande des artères aux veines, d'une veine à l'autre, d'un animal à l'autre, d'un état morbide à l'autre, selon l'état moléculaire de la plasmine. Ces faits sont en rapport avec les modifications moléculaires dues aux échanges dont elle est incessamment le siége durant le cours du sang. La rétraction est plus grande dans la couenne où manquent les globules que dans le *cruor* ou caillot rouge.

Le caillot surnage si la rétraction amène l'état de cupule, ou s'il y a des bulles à sa surface, autrement il tombe au fond à cause des globules, qui sont plus denses que les autres parties constituantes. Les globules se déposent plus vite dans le sang non défibriné, dont le dédoublement est empêché, que dans le sang défibriné. Le sang défibriné est plus dense que le sang non défibriné (Poli). On comprend facilement l'importance de la connaissance de tous ces faits pour l'interprétation des cas morbides.

Prise de forme par la fibrine durant le dédoublement de la coagulation. La fibrine prend l'aspect filamenteux, à stries rectilignes primitivement, dans toute l'étendue de la masse simultanément, tandis que durant les phases de l'organisation ce n'est que graduellement que se montre l'état fibreux. Elle passe ainsi à l'état de masse continue striée, à stries rectilignes d'abord quand le dédoublement est achevé dans une masse donnée. Le passage de l'état strié rectiligne à l'état strié entrecroisé, irrégulier, non pas onduleux, mais à angles brisés, très-rapprochés, très-caractéristiques, a lieu à mesure que se fait la rétraction; c'est là une conséquence de celle-ci qui est plus ou moins marquée d'une variété de sang et d'un caillot à l'autre; quelquefois la masse est finement grenue, selon la nature des modifications antécédentes qu'a subies la plasmine.

Dédoublement de la plasmine et coagulation de la fibrine dans les vaisseaux sur le cadavre. Le propre de la fibrine est de passer à l'état solide partout où elle se forme et aussitôt. Ce fait s'observe une heure après la mort chez les chiens, plus tard chez l'homme, plus tard dans les veines que dans les artères. Ces phénomènes ont lieu dans tout vaisseau qui ne revient pas sur lui-même, tels que l'artère pulmonaire, l'aorte non rétractée, les gros et les petits vaisseaux des os, de la moelle, de la pie-mère et de l'encéphale, où la fibrine forme un réseau fibrillaire remarquable, avec globules sanguins saisis dans ce réseau.

Il n'y a pas ou presque pas de dédoublement dans le sang des veines, alors leur sang reste liquide et gêne les dissections. Partout ailleurs les vaisseaux, revenant sur eux-mêmes, se vident en chassant le sang dans les veines par les capillaires, et là le plasma passe, molécule à molécule, dans les tissus, où il s'infiltre et disparaît, laissant les globules surtout, soit dans les petits vaisseaux, soit dans les veines. Il y a formation de couenne ou de filaments incolores dans les vaisseaux, si le dédoublement est lent. Il y a prise de forme fibrillaire ou en masse homogène striée, facile à déchirer (dans le sens des stries) et à réduire en fibrilles dans les cavités comme dans les vases hors des vaisseaux, sans qu'on puisse dire qu'il y a là organisation. Les caillots offrent d'importantes différences de consistance, d'élasticité, comme de couleur, selon que la substance a englobé ou non les hématies.

Dédoublement de la plasmine et coagulation de la fibrine dans les vaisseaux sur le vivant.

1° Dans les artères ombilicales et les artères en général liées.

Après la rupture du cordon ombilical et après qu'on en a opéré la ligature, les artères reviennent graduellement sur elles-mêmes. Vers la face interne de ces bouts de l'artère a lieu la production d'un caillot qui se forme entre les lèvres rapprochées de l'artère, entre les bouts de la tunique élastique revenus sur eux-mêmes, et présentant une petite surface rugueuse. On peut constater sur le sang de l'artère ombilicale qui vient frapper contre cet obstacle que petit à petit la plasmine se dédouble en fibrine qui se coagule et forme un caillot qui adhère à ces rugosités.

Sur tous les mammifères à l'état normal, un petit coagulum se forme et s'allonge de plus en plus; une fois produit, il subit comme dans le sang de la saignée un phénomène de rétraction; il diminue de volume, il revient sur lui-même et en se rétractant il expulse la portion de sérum qu'il avait retenue.

En revenant ainsi sur lui-même, il ne cesse pas d'être très-adhérent à la face interne de l'artère, et cette adhésion il est important de la noter. Lorsque la plasmine en se dédoublant produit la fibrine, ces phénomènes s'accomplissent dans toute l'épaisseur des vaisseaux, au contact de la face interne de l'artère sans qu'il y ait interposition de quoi que ce soit entre la fibrine qui devient solide, et la paroi artérielle. Il y a donc adhésion molécule à molécule, adhésion aussi intime que celle qui existe entre la colle-forte et une planche, entre toute espèce de surface immédiatement appliquée contre toute autre surface, sans interposition de gaz ni de poussière, ni de corps étrangers quelconques. Il résulte de là que ces caillots sont très-adhérents à la face interne des artères dans lesquels ils se sont formés, parce que le liquide, en passant directement à l'état solide, n'a rien eu d'interposé entre lui et la paroi qui le contenait. De là vient que dans ce cas et dans tous ses analogues il y a toujours adhérence entre la face interne de la paroi artérielle et le caillot; cette adhérence ne cesse pas lorsque le caillot revient petit à petit sur lui-même, parce que alors encore le liquide est expulsé molécule à molécule et rentre dans le courant sanguin.

Dans le cas de ligature des artères à la suite d'une opération, le phénomène est identiquement le même que lorsqu'il s'agit de la ligature de l'artère ombilicale. Le caillot se produit de la même manière d'abord contre les lèvres rugueuses de la paroi élastique des artères; ensuite petit à petit ce caillot s'allonge et remplit la totalité de l'artère jusqu'au niveau ou à peu près au niveau de la première collatérale qui se trouve au-dessus de la ligature.

Il arrive quelquefois que ce caillot se prolonge au delà de la première collatérale, cela dépend un peu de l'intensité du courant artériel et de particularités diverses relatives au mode de bifurcation des artères, etc. Mais si ce caillot se prolonge au-dessus de la première collatérale, c'est en s'amincissant en une espèce de prolongement filiforme du caillot principal qui remplit le bout de l'artère au-dessous de cette collatérale. De sorte que, étant donnée ici cette artère avec une collatérale en ce point, lorsque la ligature a rapproché ainsi les bords irréguliers de la tunique moyenne, le caillot commence à se produire contre ces irrégularités, remplit le calibre artériel jusqu'à ce niveau, puis à partir de là prend une figure conique et quelquefois se prolonge sous la forme d'un petit filament très-grêle au-dessus de cette première collatérale.

Ce caillot adhère très-intimement à la face interne de l'artère ; il joue par suite le rôle d'hémostatique dans de certaines limites en raison de son adhésion, mais c'est un rôle plus ou moins mécanique. Cela s'accomplit même sans ligature, car dans les artères rompues par traction il se forme un caillot absolument comme s'il y avait une ligature, et le caillot n'est pas chassé , 1° parce que la tunique adventice, très-élastique, s'est allongée beaucoup et que les fibres par conséquent se sont intriquées les unes avec les autres; 2° parce que, de plus, le caillot adhère. C'est là un nouvel hémostatique mécanique, mais le caillot ne joue pas ici un rôle autre que dans le cas de ligature.

Le caillot ne concourt en rien à la cicatrisation de l'artère, il ne s'organise pas. Empêchant le sang de frapper contre les parois artérielles rompues, liées ou déchirées par traction dans le cas de rupture des artères, il peut favoriser la cicatrisation, mais d'une manière indirecte. Ce qui se cicatrise c'est toujours la tunique advendice et la tunique élastique; car il se forme une petite cicatrice entre les bords rapprochés de la tunique élastique(1).

Le caillot qui se produit d'une manière constante dans le cas de ligature comme dans le cas déjà cité de l'artère ombilicale ne joue donc d'autre rôle que celui d'un bouchon mécanique. Mais ce rôle il le remplit d'une manière assez énergique en raison de son adhésion à la face interne de la paroi artérielle; adhésion telle que lorsqu'on veut enlever, détacher le caillot de la face interne de l'artère qu'on fend, on entraîne toujours

(1) Voy. Robin et Ollier, *Mémoire sur quelques points de la cicatrisation en général et sur celle des artères en particulier* (*Compt. rend. et Mém. de la Soc. de biol.* Paris, 1858, in-8, p. 19).

avec lui des lambeaux de la tunique interne. Cette adhésion mécanique est assez forte pour qu'elle dépasse les limites de la résistance de la tunique interne des artères. Mais cela n'indique en aucune façon l'existence de connexions vasculaires entre le caillot et la face interne des vaisseaux, comme on l'a dit quelquefois. Ces connexions n'existent pas, non plus que les intrications entre la fibrine et la tunique interne des artères ; cette dernière, du reste, n'a pas de fibres ; mais comme on voyait des filaments, on prenait cela pour des fibres, et l'on avait conclu de là l'existence de connexions, soit vasculaires, soit fibrillaires entre la tunique interne des artères et le caillot qui est produit au bout de celles-ci.

A la longue, ce caillot subit certaines modifications, se résorbe graduellement en deux ou trois ans, quelquefois un peu plus vite ; chez certains sujets, dix-huit mois suffisent. Souvent dans l'artère ombilicale, on trouve encore des filaments, restes du caillot, ayant un aspect fibrillaire sur des sujets de quatre à cinq ans.

Dans le principe, cette fibrine a tous les caractères indiqués précédemment dans la couenne ou dans le caillot qui se produit dans la crosse de l'aorte ou dans l'artère pulmonaire. Il est formé d'une masse élastique d'un gris blanchâtre, se déchirant facilement dans le sens des stries que présente la masse considérée dans son ensemble. Mais petit à petit cette substance se résorbe, disparaît graduellement et au fur et à mesure que le caillot est plus ancien, l'aspect strié qui se manifeste au moment de la coagulation et de la prise de forme de la fibrine diminue de plus en plus, devient de moins en moins net ; la fibrine tend à prendre un aspect homogène, tantôt elle est parsemée de granulations, d'autres fois elle est réellement homogène. On ne sait pas encore exactement quelles sont les conditions qui font que tantôt il y a beaucoup de ces granulations et tantôt il n'y en a pas, ou presque pas.

Quand il y a eu des hématies englobées par la fibrine, au moment de sa coagulation, ce qui là n'est pas habituel, ces éléments se résorbent graduellement, le caillot reste légèrement coloré par les grains d'hématosine, et il prend une teinte ardoisée qu'on a quelquefois regardée comme morbide. C'est une erreur qu'il faut éviter, car on rencontre cette teinte ardoisée d'une manière constante ou presque constante, huit ou neuf fois sur dix dans le caillot qui se forme au bout de l'artère ombilicale (1).

Le caillot intra-artériel est généralement incolore. Ce n'est que dans l'artère ombilicale qu'il est assez commun de trouver certaines portions

(1) Voy. Ch. Robin, *Mémoire sur la rétraction et la cicatrisation des vaisseaux ombilicaux et sur le système ligamenteux qui lui succède* (*Mém. de l'Acad. de méd.* Paris, 1860, in-4, t. XXIV, p. 387 et suiv.).

de ce caillot dans lesquelles des hématies ont été englobées et qui le rougissent plus ou moins.

C'est contre les irrégularités produites vers le bout de l'artère liée, que d'abord il s'est coagulé un peu de fibrine très-lentement, graduellement. Cette fibrine se dépose par couche de 1 ou 2 millièmes de millimètre à la fois, autant qu'on en peut juger, à chaque impulsion cardiaque, à chaque systole. Alors la couche de fibrine est trop mince pour englober des hématies et le caillot augmente de longueur sans jamais retenir ces éléments, si ce n'est dans certains cas où, vers l'extrémité du caillot, on aperçoit quelques masses de globules sanguins sous forme de petites taches. C'est alors qu'on retrouve encore après un certain nombre de mois ou d'années, la portion du caillot non résorbée colorée d'une teinte bleuâtre ardoisée.

A la longue, ce caillot se résorbe d'une manière complète. Quoi qu'on ait pu dire et écrire sur l'organisation du caillot, il est facile de constater que tous les jours on peut le voir se former dans l'artère ombilicale et sans qu'il s'organise jamais.

Caillots des anévrysmes.

On observe dans d'autres conditions encore la production de caillot dans les artères : c'est dans les dilatations anévrysmatiques. Ici on voit deux ordres de caillots : les uns, blancs ou grisâtres, jaunâtres ou à peine rosés, sont dits incolores; les autres sont rouges. Les premiers, qui se trouvent aussi bien dans les petites poches que dans les grandes, sont composés de couches ou lames accolées, épaisses de quelques millimètres à quelques fractions de millimètre, distinctes les unes des autres par de légères nuances dans leur teinte, etc. On peut les séparer les unes des autres, mais par déchirure plutôt que par décollement, comme on déchire en lamelles la couenne ou les caillots cadavériques se prolongeant dans l'aorte. Les couches épaisses peuvent elles-mêmes être ainsi réduites en minces feuillets. La couche extérieure adhère assez intimement au sac anévrysmal. La couche interne, plus molle, est en rapport avec le courant sanguin et colorée en rouge sur le cadavre dans une épaisseur variable. La couche la plus extérieure est parfois décollée de la poche anévrysmale, et M. Cloquet a cité un cas dans lequel ce décollement, étant complet, laissait le caillot flottant dans cette poche. Ces couches sont relativement incolores, parce qu'elles se sont produites en quelque sorte molécule à molécule, comme je viens de l'indiquer pour les caillots des artères liées (p. 191-192).

Ces caillots subissent à la face interne des anévrysmes des modifications qui sont les mêmes que celles des caillots produits après la ligature. Ils tendent à se résorber de plus en plus sur place, mais cette résorption est toujours plus lente que la production du caillot à la face interne. Lorsqu'on vient à examiner successivement ces couches de fibrine depuis la face externe jusque vers la face interne, c'est-à-dire du côté du courant sanguin, on peut constater que les couches fibrineuses sont d'autant plus homogènes, ont perdu d'autant plus leur aspect fibrillaire qu'on se rapproche davantage de la paroi de l'anévrysme. Au contraire, plus on se rapproche des couches fibrineuses récemment déposées, plus l'aspect fibrillaire est encore net.

Les couches fibrineuses les plus anciennes, celles qui adhèrent immédiatement à la poche, ont presque toujours pris un aspect homogène comparable à celui de la substance fondamentale du cartilage, sauf la consistance, mais d'une homogénéité remarquable.

Il est rare de rencontrer des stries colorées dans les caillots jaunâtres des anévrysmes comme ceux des carotides, qui durent assez longtemps ; comme ceux de l'aorte, qui durent encore plus longtemps. Là les couches fibrineuses ont presque toujours pris une teinte légèrement jaunâtre, une demi-transparence particulière qui tranche sur la teinte gris blanchâtre que présente la fibrine récemment coagulée. Néanmoins, dans cette fibrine homogène, on trouve quelquefois des leucocytes qui avaient été englobés par la fibrine pendant qu'elle s'est coagulée, et ces leucocytes qui sont demeurés là immobiles pendant des mois ou des années sont hypertrophiés et ont subi le passage à l'état granuleux.

Comment se fait-il que ces leucocytes soient englobés par ces couches de fibrine à la face interne des cavités anévrysmales, tandis que les hématies ne le sont pas ? Cela vient de ce que les leucocytes en couche discontinue, mais existant constamment contre la face interne des vaisseaux et immédiatement appliqués contre cette face interne sont englobés nécessairement par la fibrine qui se coagule graduellement contre cette paroi.

Lorsqu'on examine un anévrysme sur le cadavre, on voit que la face de cette couche incolore ou d'un gris blanchâtre et jaunâtre, qui limite extérieurement la cavité anévrysmale, se trouve tapissée par des caillots plus ou moins épais, qui sont rouges comme le caillot du fond de la palette dans le cas d'une saignée. Ce caillot rouge s'est formé dans les derniers temps de la vie, quelquefois même sur le cadavre, mais ce sont des déterminations qui ne peuvent être données qu'à l'autopsie. Toujours est-il que c'est un caillot qui se produit dans des conditions un peu différentes de celles dans lesquelles se sont formées les couches anévrysmales non colorées dites *caillots actifs* par Broca.

Toutes les fois que la fibrine ainsi coagulée seule à la face interne des anévrysmes, est lente à se résorber, elle ne disparaît pas aussi vite que le caillot dans lequel le sang, s'étant coagulé en masse, a englobé en même temps les hématies. Les caillots qu'on a appelés *actifs* sont donc ceux dans lesquels la fibrine s'est coagulée seule, graduellement, lentement. On les a nommés ainsi parce qu'au point de vue de la guérison de l'anévrysme ils jouent un rôle plus actif que les caillots rouges dans lesquels les hématies ont été englobées; mais en fait au point de vue de leur propre disparition ils sont moins actifs que les précédents; ils se résorbent moins vite que les caillots rouges mous, parfois comme floconneux, dont il vient d'être question.

Quoi qu'il en soit, ces caillots incolores jouent le rôle d'oblitérateurs beaucoup plus énergiquement que les autres, parce qu'après sa coagulation cette fibrine pure est le siége de phénomènes de rétraction sans cesser d'adhérer aux parois naturelles ou accidentelles contre lesquelles elle s'est coagulée et durcie molécule à molécule. Leur adhérant intimement, elle peut mettre obstacle à une impulsion venue du dedans vers le dehors. C'est en quoi elle joue un rôle actif comme hémostatique mécanique, et par suite pour la guérison des anévrysmes au point de vue de l'oblitération des poches anévrysmales. Mais si le caillot s'est formé en masse, il contient une bien plus grande quantité d'hématies que de fibrine. Dès lors la rétraction n'a lieu que sur peu de fibrine, elle est empêchée par les globules; elle n'a presque pas lieu. Les hématies tendent à se résorber, à disparaître rapidement, comme nous le verrons plus loin; entre elles il ne reste plus qu'une trame fibrineuse, lâche, sans résistance, qui ne joue pas le rôle d'hémostatique.

Il est donc nécessaire, dans le cas où l'on veut déterminer la coagulation du sang dans un anévrysme, que cette coagulation s'accomplisse lentement. C'est ce qu'on obtient par la compression digitale. Si elle a lieu trop vite, subitement dans toute la poche à la fois, le caillot n'est pas hémostatique, n'est pas actif au point de vue de la guérison.

Formation des caillots dans le cœur.

Il est d'autres conditions dans lesquelles on observe la production des caogulations fibrineuses. Ce sont les productions des caillots à la face interne du cœur, sur les piliers ou sur les valvules (1).

(1) Les caillots du cœur ont été très-étudiés dans le XVIIe siècle sous les noms de *polypes du cœur*, *concrétions polypiformes*, *concrétions sanguines*, *concrétions cardiaques*, etc., se formant pendant la vie, pouvant être entraînées dans les artères et causer des troubles nutritifs et la mort subite (W. Gould, 1684, Fréd. Hoffmann fils, Van Swieten). Kerkringins, Pasta (1739) et autres firent abandonner l'idée que ces concrétions se forment pendant la vie. Corvisart, Burns (1809), Testa,

Les conditions de la coagulation sont très-remarquables ici, car les caillots se produisent à la face interne des cavités dans lesquelles il y a un courant à peu près continu, et les colonnes charnues ainsi que les valvules ne restent, soit immobiles, soit contiguës, que quelques fractions de secondes.

Là on voit que toujours ces caillots adhèrent à des surfaces un peu rugueuses. Une fois qu'un caillot a commencé à se produire, il peut augmenter de quantité plus ou moins. On trouve de ces caillots moins gros qu'une tête d'épingle; d'autres sont gros comme une noisette, une noix et au delà; ils sont pédiculés ou non. Quelquefois ils sont ramifiés avec prolongement dans la cavité cardiaque voisine, ou au contraire réguliers ou un peu aplatis en forme d'amande. Il en est de très-irréguliers, disposés en choux-fleurs, ou ressemblant un peu, quant à la forme, à des condylomes. Ces caillots sont incolores ou plus ou moins rougeâtres avec ou sans taches sanguines. A l'état cadavérique, s'ils sont restés plongés dans du sang avant l'autopsie, ils sont teintés par lui. Ces caillots sont ce qu'on appelle des *caillots autochthones*, c'est-à-dire formés à la place où on les trouve. En les examinant sous le microscope, on voit qu'ils ont l'état fibrillaire, ou d'autres fois la fibrine est déjà passée à l'état homogène, grenu ou non.

Ce sont ces différentes particularités de résistance, de demi-transparence, ou cet aspect filamenteux, qui ont fait dire par quelques auteurs que ces caillots n'étaient que des végétations de la face interne du cœur ou des valvules. Mais l'examen de la structure, soit du caillot lui-même, soit de la coupe portant à la fois sur la valvule et sur la masse fibrineuse, montre qu'il s'agit de fibrine déposée sur place du dedans au dehors et non pas d'une végétation du tissu même du cœur ou de l'endocarde (1).

Laennec, Bouillaud, Andral, Cruveilhier, Legroux (1827), démontrèrent de nouveau que ces productions sont fibrineuses et formées pendant la vie; presque tous ces auteurs les donnent comme organisées ou susceptibles de s'organiser. Bien que Van Swieten et autres, et plus tard Legroux, Alibert, Pigeaux, etc., eussent dit qu'elles peuvent être détachées et transportées dans les artères qu'elles oblitèrent, de manière à déterminer la gangrène; Virchow est le premier qui, depuis qu'on possède les moyens de déterminer exactement la nature des productions fibrineuses, ait établi les relations de cause à effet de ces phénomènes. Peu après M. Cruveilhier, que nul auteur ne cite, a noté aussi que la *projection des caillots* ou des fragments de caillot du cœur dans les diverses artères peut causer la gangrène (*Bull. de la Soc. anat.*, 1849, observ. de Laugier, et *Anat. pathol. générale*, t. II, p. 201, 296 et 388).

(1) Sans revenir ici sur les faits qui prouvent la non-organisation du caillot aussi bien dans les vaisseaux qu'au dehors (voy. *Anat. et physiol. cellulaires*, Paris, 1873, in-8, p. 421), je noterai au point de vue historique que Virchow est cité comme le premier auteur qui ait dit que *dans les caillots les globules blancs se transforment en fibres du tissu cellulaire d'abord étoilées et que dans l'organisation de ceux-ci le tissu dérive de parties préexistantes et ne doit pas être considéré*

Indépendamment de leur passage à l'état homogène après avoir eu un aspect fibrillaire, ces caillots peuvent présenter certaines altérations qu'on observe surtout dans ceux qui se produisent dans les cavités des oreillettes. Il n'est pas rare de voir leur centre, quand ils atteignent le volume d'une noisette ou environ, se ramollir, et la fibrine passer de l'état homogène granuleux à l'état demi-liquide, de consistance purulente. C'est ce qu'on a appelé la suppuration des polypes du cœur. En effet, le liquide est d'aspect purulent, il ressemble à du pus plus ou moins lié (*caillots purulents libres ou adhérents du cœur*. Cruveilhier).

Quelquefois c'est une substance pulpeuse presque demi-solide qui occupe leur centre, d'autres fois c'est une matière franchement liquide ou de consistance muqueuse, de teinte rougeâtre et parfois jaunâtre ou même jaune verdâtre tout à fait *puriforme*. Tous les auteurs qui n'ont étudié cette matière qu'à l'œil nu l'ont appelé du pus; mais lorsqu'on vient à examiner sa constitution on ne trouve qu'une matière liquide tenant en suspension beaucoup de fines granulations moléculaires, granulations que présente généralement la fibrine dans les dernières phases de ses modifications. Ce sont ces granulations en nombre considérable qui troublent le liquide, lui donnent l'aspect jaunâtre de la même manière que ce sont les leucocytes en suspension qui troublent le sérum du pus et lui donnent l'aspect purulent; c'est de la même manière que les granules de graisse entrant dans les chylifères donnent à ce liquide la coloration blanche lactescente, parce que la superficie de chacun de ces granules en suspension réfléchit la lumière. C'est là du *pseudo-pus fibrineux* et nullement du pus (1). Il s'agit là d'une modification de la fibrine passée à

comme une nouvelle formation particulière (Virchow, *Gesammelte Abhand.* Frankfurt, 1856, in-8, p. 67-327). Déjà du reste en 1848 M. Frédault, sans s'expliquer sur l'origine des cellules, avait spécifié que les caillots formés pendant la vie s'organisent à la manière des pseudomembranes des séreuses par la production d'une matière pseudomembraneuse formée de cellules nouvelles, aplaties, de forme irrégulière, qui se changent successivement en fibres. Il en resterait souvent sans changement, mêlées au tissu nouveau (Frédault, *Des polypes du cœur*, *Arch. gén. de méd.*, Paris, 1847, t. XIV, p. 69). Ces prétendues cellules nouvelles vues par Frédault sont manifestement les leucocytes du caillot. Du reste ni l'une ni l'autre de ces hypothèses ne reposent sur des observations exactes.

(1) Voy. *Chimie anatomique*, Paris, 1853, t. III, p. 262, PSEUDO-PUS FIBRINEUX. Gulliver est le premier qui ait montré que la fibrine à l'état de suspension purement mécanique donne un liquide absolument semblable au pus pour l'œil nu, mais qui peut en être distingué aisément à l'aide du microscope. Il a montré, de plus, que dans la majorité des cas dits de phlébite suppurée le liquide pris pour du pus n'était autre que de la fibrine ainsi ramollie : que dans les caillots cardiaques, artériels et veineux, le liquide appelé pus qu'on y trouve parfois est de même nature, c'est-à-dire essentiellement distinct du pus. La fibrine coagulée tenue à la température du corps se ramollit en prenant la consistance et la couleur du pus (Gulliver, *Medico-chirurgical Transactions*. London, in-4, 1839, t. XXVII, p. 136). Personne n'ad-

l'état de granulations, troublant un liquide. On peut rencontrer dans cette matière puriforme (*caillots purulents du cœur*, Cruveilhier) quelques leucocytes granuleux ou non, qui avaient été englobés par la fibrine, comme le fait a lieu à la face interne des poches anévrysmales. Notons encore que ce passage à l'état de pseudo-pus se rencontre parfois dans les couches fibrineuses concentriques des anévrysmes de l'aorte, etc. Ce pseudo-pus est sous forme de *foyers* dont il ne faut pas confondre e liquide avec celui du pus des véritables abcès qui peuvent se former contre ces tumeurs.

Il est très-important de tenir compte des modifications successives indiquées ci-dessus, que présente la fibrine à partir du moment de la coagulation, modifications d'autant plus prononcées qu'on s'éloigne davantage de l'instant de cette coagulation; car lorsque certains de ces caillots se détachent de la face interne du cœur et sont transportés dans des artères, on peut juger de l'âge de ces caillots d'après le degré d'avancement des modifications indiquées p. 195-196. Plus le coagulum est ancien plus il est grenu, moins il a l'aspect franchement fibrillaire. Dans le cas où il est transporté loin dans une artère qu'il oblitère et dans laquelle il détermine la production de nouveaux caillots, ces caillots récents sont très-franchement d'aspect fibrillaire et se distinguent facilement quant à leur structure de celui qui est venu de loin et ancien.

Ce *pseudo-pus* fibrineux renferme souvent quelques fines granulations graisseuses, mais leur existence n'est pas constante et leur quantité n'est que rarement assez considérable pour qu'on puisse les considérer comme colorant ce liquide. Aussi ce serait commettre une véritable erreur de fait que de considérer avec quelques médecins le passage de ces caillots à l'état fluide comme un exemple de ce qu'ils nomment transformation ou *régression graisseuse*, comparable par exemple à ce qui survient dans les concrétions graisseuses artérielles passant à l'état d'athérome, puis de fluidité plus ou moins prononcée. Nous avons déjà vu que normalement la fibrine de tous les caillots retient de la graisse, de la lécithine en particulier qu'on y retrouve à l'état de gouttelettes d'autant plus nombreuses dans chaque préparation que le caillot était plus ancien, la fibrine même s'est résorbée davantage.

Ces caillots venus du cœur sont ce qu'on appelle des embolies, du mot *embolus*, qui veut dire piston, bouchon. Ils sont toujours plus avancés dans leurs modifications que les caillots périphériques. Quand on veut

mettra avec M. Jaccoud que les qualités septiques des produits ramollis peuvent donner quelquefois au ramollissement simple un caractère putride, et que dans ce cas, la masse centrale du thrombus, au lieu de ressembler à du pus de bonne nature, prend tous les caractères du pus sanieux.

déterminer si la production accidentelle des caillots dans une artère est due à un caillot venu de loin, il faut avoir soin de déterminer l'âge du caillot producteur, et celui des nouveaux caillots produits. Toute observation de ce genre, dans laquelle ces deux déterminations ne sont pas aites, doit être mise en doute, et sur plusieurs centaines d'observations d'embolies qui ont été publiées, il n'y en a qu'un petit nombre dans lesquelles l'ancienneté du caillot ait été ainsi démontrée.

Rappelons que les caillots intra-cardiaques peuvent être adhérents ou libres. Depuis longtemps M. Cruveilhier les a bien étudiés sous ce rapport et sous celui de leurs divers modes d'adhérences. Il a montré que ceux qui sont libres ont été primitivement adhérents et se sont détachés comme le placenta se détache de l'utérus lorsqu'il se contracte (1).

Causes de la production des caillots sur la face interne du cœur et des artères.

Il n'est pas rare de voir des caillots se produire sur place à la face interne des artères rugueuses. Dès qu'on observe fréquemment la formation des caillots à la face interne des cavités du cœur qui sont larges, sur les points où se présentent quelques rugosités, il n'est pas étonnant de voir se former aussi des caillots sur le trajet des artères, quand elles ont des rugosités analogues à celles que peut offrir la face interne du cœur; ils sont dits caillots autochthones, c'est-à-dire produits sur place; caillots qui s'épaississent graduellement de la face interne du vaisseau vers son axe et peuvent finir par oblitérer le conduit.

Quelques auteurs semblent considérer tous les caillots oblitérants comme des caillots venus du cœur et chassés par lui après s'y être formés où être venus des veines. Mais il y en a davantage qui sont autochthones, produits sur place, aussi bien dans l'artère basilaire que sur la longueur de celles des membres, etc. La couche de fibrine la plus homogène, la plus ancienne, est celle qui adhère à la face interne de ces conduits ; vers le centre du vaisseau, le caillot offre le caractère fibrillaire le plus net et le plus caractéristique quand il ne renferme pas trop de globules en cet endroit.

Les caillots qui se forment dans ces conditions arrivent souvent jusqu'à oblitérer complétement l'artère. De là, par suite, un certain nombre d'ac-

(1) J. Cruveilhier, *Atlas d'anat. pathol.*, in-folio, 28e livr., 1842 ; *Anat. pathol.* Paris, 1852, in-8, t. II, p. 392. M. Cruveilhier regarde avec raison les caillots libres et adhérents comme des corps morts, se modifiant physiquement et non organiquement. Considérant alors comme du pus le liquide que contient divers d'entre eux, il pense que ce pus est venu des parois cardiaques enflammés pendant qu'ils adhéraient; pour lui la minceur de la paroi de ces caillots kysteux peut rendre compte de leur rupture et de l'infection purulente possible comme suite. Mais l'étude des caillots à l'aide du microscope a fait changer l'interprétation de ces faits.

cidents qui se manifestent plus ou moins brusquement dès que le sang cesse de passer en suffisante quantité et qui pourtant ne sont pas toujours dus à des embolies ou caillots transportés.

Il est important, pour ces caillots, de déterminer quel est le degré d'avancement que présentent les modifications de la fibrine, depuis la face interne du vaisseau jusque vers son centre ; de rechercher sur toute la longueur du caillot s'il y a des parties limitées, formées par des grumeaux de fibrine ancienne, entourés par des couches de fibrine récente, seul cas dans lequel on peut dire qu'il y a embolie.

Parmi les modifications des caillots autochthones qu'il importe de signaler, bien qu'on ait peu souvent l'occasion de l'observer, compte leur incrustation par les sels calcaires, qui rend dure, blanchâtre et cassante la partie qu'elle occupe. C'est en général la portion du caillot la plus anciennement formée, adhérente à la paroi vasculaire qui est ainsi modifiée. Cette paroi peut ou non être incrustée plus ou moins. Au voisinage de l'incrustation la fibrine est homogène, a perdu son état strié et souvent n'a plus une disposition stratifiée.

Les couches extérieures des anévrysmes de l'aorte ayant duré longtemps offrent parfois aussi des incrustations de ce genre, sur une épaisseur et une largeur variables. J'en ai vu dans lesquelles existaient des cristaux de phosphate de chaux près des masses calcaires amorphes. Dans les couches plus profondes des foyers de pseudo-pus fibrineux peuvent exister en même temps quelques modifications précédentes.

Quel que soit le point de vue auquel on peut être appelé à étudier le sang, on est inévitablement obligé de déterminer les causes de la formation des caillots dans le cœur et autres vaisseaux. Après ceux qui normalement se voient sur tout mammifère au bout des artères ombilicales, les moins rares sont ceux des cavités du cœur, les anévrysmes exceptés. Ici le ralentissement du cours sanguin ni l'étroitesse des conduits ne sauraient être invoqués; beaucoup en effet sont de formation ancienne et datent de plusieurs mois ou de plusieurs années avant la mort ; beaucoup également sont fixés aux parois auriculaires et ventriculaires aussi bien que sur les valvules ou entre les colonnes charnues.

On sait trop aujourd'hui que la substance amorphe des bourgeons charnus des plaies et des néomembranes n'est pas formée de fibrine (voyez plus loin la leçon sur les *exsudats*) pour qu'il soit nécessaire de discuter l'opinion qui voulait que ces caillots fussent une production fibrineuse exsudative, ni même celle qui voulait que par sa nature même, soit fibrineuse, soit irritative, cette exsudation phlegmasique localisée déterminât la production de ces caillots.

Mais il faut reconnaître que quelque petit que soit un caillot du cœur ce n'est que très-rarement qu'il adhère à l'épithélium endocardique; presque toujours ce dernier manque où est fixé le caillot; c'est le tissu fibreux érodé ou déchiré des valvules, ou le tissu élastique et lamineux de l'endocarde, soit normal, soit pathologiquement épaissi, que touche la fibrine du caillot. Jamais en effet on ne trouve quoi que ce soit d'interposé entre ce corps étranger et le tissu précédent. Les pathologistes ont depuis longtemps observé que dans les dilatations proprement dites, aortiques et autres, il ne se produit pas de couches fibrineuses tant que la paroi reste lisse.

La cause de la formation de la fibrine et de sa coagulation premières se ramène par conséquent à ce qu'elle est dans les artères ombilicales et autres liées ou déchirées (p. 172 et 189); c'est-à-dire que toutes conditions égales d'ailleurs quant au plasma sanguin, il suffit que ce dernier se trouve au contact d'un corps rugueux, d'une surface autre que celle de certains éléments anatomiques tels que les épithéliums, les hématies, etc., pour que la plasmine se dédouble, sans que la cause première du phénomène nous soit absolument connue. Tant que le sang renferme de la plasmine dans un tel état qu'elle est comparable à cet égard à une solution saline saturée (voy. p. 180), la fibrine agit sur elle comme le sel déjà cristallisé sur celui qui est en dissolution ; la fibrine en un mot amène la formation de la fibrine. Les traces de celle qui vient d'être mise en liberté augmentent de masse par additions infinitésimales, mais incessantes, formant ce que l'on appelle les couches fibrineuses apposées chacune successivement à l'extérieur de la masse qui existe déjà et qui forme ainsi une saillie plus ou moins grosse de forme variable. Dans les poches anévrysmales ces additions se font au contraire à l'intérieur des couches déjà produites, mais d'une manière absolument analogue. Dans l'un et l'autre cas, en raison des particularités précédentes, les globules rouges ne sont pas entourés par la fibrine et les leucocytes surtout, plus particulièrement appliqués contre les parois vasculaires, sont englobés par elle (voy. p. 283).

Toutes ces indications s'appliquent nettement encore aux diverses formes d'endocardite rhumatismale ou non, aiguë ou chronique, ulcéreuse ou non, de cause diphthéritique ou autre à la suite desquelles on trouve des caillots analogues aux précédents et autres encore. Sans même qu'il y ait ulcération ni production de néomembranes, la desquamation de l'épithélium peut devenir cause de coagulation et de formation de ces caillots adhérents incolores ou à peu près, tenaces, élastiques, avec prolongements dans les artères pulmonaire et aorte (et même dans leurs branches); ces caillots sont manifestement formés pendant la vie; c'est ce que montrent les irrégularités des mouvements cardiaques et la dyspnée qui précèdent la mort de quelques heures ou de peu de jours ;

c'est ce que montre aussi ce fait que ces caillots manquent dans les maladies où la mort n'a pas été précédée d'accidents de ce genre.

Il n'est pas douteux que dans les endocardites aiguës rhumatismales et autres, à l'état de l'endocarde s'ajoute comme cause de la formation de ces caillots l'état de la plasmine indiqué page 180, qui amène son dédoublement et la formation de la fibrine. Il n'est guère douteux non plus que ce soit cet état particulier de la plasmine qui amène la formation de caillots de cet ordre, en l'absence de toute lésion de l'endocarde, dès que le cours du sang se ralentit, parce que le cœur se contracte faiblement et se vide incomplétement, soit par d'autres causes. Je veux parler ici des caillots analogues à ceux qui se forment pendant la vie et amènent la mort dans divers cas de pneumonie, de pleurésie et d'autres affections de poumons que MM. Bouillaud, Legroux, Grisolle et tant d'autres pathologistes ont très-bien étudié.

Ici la forte adhésion de ces caillots très-tenaces, aux parois du cœur, avec ou sans intrication dans les colonnes charnues, a lieu directement sur l'endocarde sain par le mécanisme que j'ai déjà indiqué (p. 189) et qui est une conséquence de la manière dont se forme et se solidifie la fibrine. Toutefois il est certain qu'on ne sait nullement pourquoi le caillot se forme et adhère sur tel point du cœur plutôt que sur tel autre lorsqu'à ce niveau on ne trouve pas de lésion de l'endocarde, telles que desquamation épithéliale, épaississement et rugosités par multiplication des noyaux du tissu cellulaire, augmentation de quantité de la substance amorphe qui se trouve normalement dans le tissu de cette membrane, etc.

Au lieu d'une masse fibrineuse saillante dans le ventricule, le remplissant plus ou moins, envoyant ou non des prolongements dans ses orifices, ce peuvent être parfois des plaques ou couches qui se forment; mais ce fait a lieu surtout dans les artères dont la face interne est érodée ou réellement ulcérée au niveau des plaques athéromateuses ramollies, quand les artères sont grosses particulièrement, comme l'aorte. L'oblitération peut alors être complète ou incomplète suivant les circonstances (1) avec retrait dans le premier cas des parois artérielles sur le caillot (2) à mesure que la fibrine de celui-ci abandonne du sérum et se résorbe. Dans l'aorte ces concrétions fibrineuses peuvent être parfois pédiculées, en forme de polype comme dans le cœur. Comme ici également elles peuvent devenir kysteuses à parois minces par passage de leur centre à l'état puriforme, ainsi que M. Ball l'a bien montré (1862). Ce n'est pas seulement dans

(1) Voy. Cruveilhier, *Anat. pathol.* Paris, 1852, t. II, p. 291-302; 1862, t. IV, p. 487.

(2) Barth, *Oblitération complète de l'aorte* (*Arch. gén. de méd.* Paris, 1835, in-8, t. VIII, p. 26).

l'aorte qu'on a vu des caillots oblitérant une partie seulement du canal sans qu'on puisse invoquer ici un arrêt embolique comme cause. L'artère pulmonaire et ses branches en ont offert des exemples. H. Bennett en a publié (1) et j'en ai eu moi-même sous les yeux, dont un avec enkystement du caillot retenu appliqué contre la face interne du vaisseau, ainsi que M. Lancereaux et autres observateurs en ont décrit.

J'ai indiqué depuis longtemps que les mêmes circonstances (rugosités, érosions) amènent à plus forte raison l'oblitération des petites artères (2) comme le tronc basilaire, etc., par des caillots dont la formation autochthone est rendue évidente par l'étude de leur structure faite de leur centre vers leur surface adhérente. Bennett en a également cité un exemple très-probant (3). M. Charcot en a aussi observé plusieurs dans les artères sylviennes, fémorales et humérales absolument saines comme l'étaient le cœur, l'aorte et les vaisseaux pulmonaires. Il attribue avec raison la coagulation à la même cause qui la détermine dans les veines des individus cachectiques, les sujets qu'il a observés se trouvant dans cet état et sans qu'il fût possible de trouver trace d'embolie à l'autopsie (4).

Aux causes précédentes de la coagulation intra-vasculaire qui sont d'autant plus énergiques que les surfaces sont plus larges, comme on le voit dans les poches anévrysmales, il faut joindre aussi l'influence adjuvante à cet égard du ralentissement du cours sanguin. Indépendamment des circonstances pathologiques et expérimentales qui le montrent (p. 174), l'influence de la compression digitale dans la formation des caillots devenant obturateurs des poches anévrysmales vient encore le prouver.

Production de caillots dans l'état sénile.

Les *gangrènes sèches* ou *gangrènes séniles* ne surviennent pas exclusivement chez les vieillards, mais elles se présentent plus fréquemment sur les personnes âgées que chez les autres. Là on voit se former des concrétions depuis les petits vaisseaux jusqu'aux plus gros, depuis ceux du pied, par exemple, en remontant dans l'artère fémorale, jusqu'au voisinage du pli de l'aine ou environ.

Parfois un état général morbide précède l'apparition de ces lésions, ou bien le point de départ de la production du caillot est l'existence de rugosités; quelquefois, en même temps, la rétraction des artères est gênée par des concrétions graisseuses ou calcaires.

(1) H. Bennett, *Leçons cliniques*, trad. franç., 1873, in-8, t. II, p. 511.
(2) *Programme du cours d'histologie*. Paris, 1864, in-8, p. 101; 1870, 2e édit.
(3) H. Bennett, *loc. cit.*, p. 500.
(4) Charcot, *Arch. gén. de méd.*, 1866, t. VII, p 742.

Ces caillots sont fermes, d'autant plus tenaces qu'on les prend dans un vaisseau plus volumineux. Ils sont d'un gris ou bleu jaunâtre ou plus ou moins rougeâtre, soit sur place, soit dans toute leur étendue. Si la fibrine s'est coagulée un peu rapidement, il y a un certain nombre d'hématies englobées dans cette fibrine; mais souvent ces caillots sont incolores ou très-peu colorés, et l'on peut toujours juger de leur ancienneté d'après l'aspect fibrillaire plus ou moins prononcé qu'ils présentent. Ces caillots, en général, sont d'autant plus anciens qu'on se rapproche davantage de l'extrémité des membres; plus on s'éloigne de la racine du membre pour aller vers les extrémités, plus le caillot est grenu, jaunâtre, plus il a perdu son état fibrillaire, ce qui indique que le caillot s'est formé petit à petit, graduellement, des capillaires vers le tronc artériel (1).

Il y a donc à étudier la structure du caillot avec soin pour rechercher si quelque part il existe une petite masse fibrineuse, plus ancienne que les autres, ou quelque dépôt calcaire détaché de la surface des valvules ou des grosses artères, comme on en a vu divers exemples depuis longtemps et qui ont formé embolie. La cause de la production du caillot est facile à déterminer quand un produit calcaire s'est ainsi détaché de la surface interne du cœur ou des valvules; mais les exemples de ce genre sont plus rares dans les gangrènes de l'ordre de celles qui sont dites séniles que les oblitérations des artérioles.

Il faut se garder d'appeler embolies toutes les oblitérations des artères quand on ne trouve pas dans l'artère du membre le caillot ou le fragment calcaire ou autre qui a pu être poussé jusque-là; d'autant plus que dans les caillots de cet ordre qu'on a signalés, pour le poumon par exemple, les expériences montrent que des animaux peuvent vivre assez longtemps avec une des branches de l'une des artères pulmonaires oblitérées; il y a bien des morts subites qu'on attribue à un caillot projeté dans une des branches des artères pulmonaires qui ont certainement une autre source (2).

(1) Les oblitérations fibrineuses des petites artères remontant vers le tronc ont été bien décrites depuis longtemps, par M. Cruveilhier en particulier (*Atlas d'anat. pathol.*, et *Anat. pathol.*, 1852, t. II, p. 305 et suiv.; t. IV, p. 283 et 285). Malgré qu'il en attribue à tort la cause à une artérite, M. Cruveilhier rapproche aussi de ces faits ceux dans lesquels la gangrène sénile est causée par des incrustations graisseuses et séniles des artérioles amenant leur oblitération, à ce point que, comme l'avait remarqué Haller, elles ne laissent pas couler de sang durant l'amputation au-dessus de la partie gangrenée. Il signale aussi, après Dupuytren, etc., ce fait dans les cas de gangrène par oblitération fibrineuse des artérioles. L'identité des accidents de mortification dans ces deux ordres d'oblitérations montre bien que dans le dernier la présence des caillots ne suffit pas pour prouver l'existence d'une embolie.

(2) MM. G. Colin, professeur à l'École vétérinaire d'Alfort, et Verneuil ont montré que les embolies capillaires ne produisent pas par elles-mêmes, c'est-à-dire par

Quoi qu'il en soit, dans cette interprétation il faut tenir compte des particularités qu'il me reste à noter. Quand on vient dans les expériences à comprimer ou à lier une artère, le premier phénomène consécutif à la ligature est que la portion d'artère, qui est au-dessous du point lié, revient sur elle-même en raison de la contractilité unie à l'élasticité dont elle est douée (voy. p. 185). Après la ligature, le membre devient froid, parce que le sang ne lui est plus apporté; il reste froid jusqu'à ce que les anastomoses se soient dilatées pour ramener le sang. Ce n'est que consécutivement à cette particularité qu'on voit cette artère reprendre son diamètre. Dans le cas, par exemple, d'oblitération sénile depuis le pied jusqu'au creux poplité ou jusqu'au pli de l'aine, le caillot remplit l'artère comme une injection de suif, depuis le pied jusqu'en haut, et l'on sent le cordon dur et douloureux au toucher qu'elle forme s'allonger de bas en haut sur le vivant. Là on ne peut pas admettre que c'est un bouchon venu du cœur qui aurait oblitéré l'artère du côté de la racine du membre, et qui, après l'avoir bouchée là, aurait déterminé la coagulation de la fibrine de haut en bas, comme le suppose le cas d'une embolie; le caillot, alors, ne peut pas exister au-dessous du bouchon, il existe au-dessus. C'est ce qu'on voit dans le cas de déchirure des artères. Lors de certaines luxations du coude, s'il y a compression artérielle ou rupture de la tunique élastique de l'artère humérale, celle-ci est vide au-dessous de la déchirure, et non pas remplie par le caillot du sang qu'elle renfermait; parce que, revenue graduellement sur elle-même, elle a chassé le sang dans les capillaires, comme on le voit dans le cas de ligature des membres.

Nous avons déjà vu (p. 191, etc.) quelle est la cause de la coloration jaunâtre que présentent parfois les caillots artériels et autres. J'ajouterai que cette couleur est particulièrement prononcée dans les caillots qui se produisent dans les artères de tel ou tel membre du cheval, amènent la claudication, puis la mort. Des gouttes huileuses s'y voient alors en plus grande quantité que sur l'homme.

Caillots dans les petits vaisseaux et embolies capillaires.

Tous ceux qui ont fait des injections et ont examiné la manière dont

oblitération pure et simple, de symptômes graves ou mortels; il faut, pour qu'il en soit ainsi, que les lésions emboliques se compliquent de septicémie. Du petit plomb de chasse ayant été injecté dans les veines jugulaires d'un cheval et d'un chien (Goubaud), il n'en résulta aucun trouble pathologique appréciable. Chez un de ces animaux, tué peu de temps après, on trouva les grains de plomb fixés dans le tissu pulmonaire. Chez l'autre animal autopsié beaucoup plus tard, on trouva le plomb dans le tissu pulmonaire, mais enkysté et isolé des parties saines. Les embolies viscérales n'apportent, quand elles sont simples et indépendantes de toute complication septicémique, aucune perturbation redoutable dans la santé (*Bull. de l'Acad. de médecine*. Paris, in-8, 1871, p. 303).

sont distribués les vaisseaux larges d'un quart de millimètre et au-dessous comprendront que le ramollissement du cerveau ou une nécrose partielle du rein ou de la rate ne sont pas causés nécessairement par l'arrivée dans une artériole de quelques fragments de fibrine gros au plus d'un à quelques dixièmes de millimètres; car tous les vaisseaux qui ont un demi-millimètre de diamètre et au-dessous présentent des anastomoses tellement fréquentes que l'oblitération d'un ou deux de ces vaisseaux voisins les uns des autres est relativement peu importante.

Du reste, en étudiant la circulation des animaux, on voit même des faits de ce genre-là. On trouve des grenouilles et des oiseaux chez lesquels certains vers qui vivent dans le sang bouchent une artériolle d'un quart de millimètre et plus pendant des heures et peut-être des jours sans déterminer du tout les accidents qu'on attribue aux embolies. On sait de plus que l'action sur les tissus des corps durs qu'on peut injecter dans les vaisseaux diffère beaucoup, selon qu'ils sont tout à fait lisses ou rugueux et qu'elle diffère toujours de celle des corps de nature et de consistance organique, demi-solides comme la fibrine, qui restent sans influence sur la paroi même du conduit.

On observe pourtant la production de caillots autochthones autour des ulcères du col de l'utérus, par exemple des ulcères à marche lente. On l'observe aussi quelquefois dans des cas de gangrène à marche assez rapide. On voit, dans le voisinage du point mortifié, de petits vaisseaux remplis par des caillots, dans l'étendue d'un centimètre ou environ. Il en est de même dans des tumeurs glandulaires ou de toute autre nature, qui ont pris un aspect phymatoïde. Dans le cas de tumeurs volumineuses de la mamelle, du testicule, de la parotide, il y a presque toujours à la périphérie de ces portions des capillaires, sur l'étendue d'un centimètre, qui sont pleins de caillots fibrineux. L'étude de leur structure montre, là comme ordinairement dans le cerveau, qu'ils se sont produits sur place.

On observe des faits de ce genre consécutivement à certaines altérations du tissus de la rate, et du tissu du rein en particulier, quelquefois aussi dans quelques altérations du poumon que je n'ai pas à décrire ici. Autour d'elles on rencontre de petits caillots qui oblitèrent des artérioles et des veinules et qui sont parfaitement fibrillaires. Ils ont tous les caractères de caillots nouvellement solidifiés et non pas de caillots anciennement formés dans le cœur, et qui auraient été projetés dans les vaisseaux capillaires. Du reste, ces caillots existent dans les petites veines aussi bien que dans les artérioles du tissu qui entoure la portion mortifiée ou devenue *phymatoïde*.

A ces faits dont il faut nécessairement tenir compte, j'ajouterai un court résumé des données qui concernent ce que l'on décrit sous le nom d'*embolies capillaires*.

D'après divers auteurs le mot d'*embolies capillaires* serait dû à Senhouse Kirkes, qui démontra leur existence dans quelques nécropsies, et décrivit bien les symptômes et les lésions qu'elles déterminent par leur présence (1853). Toutefois ce mot ne se trouve pas dans la traduction condensée de son travail donné par les *Archives de médecine*.

Ce savant anglais a d'abord étudié les effets principaux qui résultent, soit du détachement de concrétions fibrineuses développées dans le cœur, soit du mélange de leur détritus microscopique avec le sang. Il a constaté sur les mêmes malades le ramollissement cérébral avec hémiplégie subite par oblitération de l'artère sylvienne. Il a constaté l'existence des *infarctus* de la rate et du rein coïncidant avec une oblitération des gros troncs vasculaires de ces organes. Les petites ecchymoses de la peau et des muqueuses, épanchements sanguins, au centre desquels il avait trouvé une petite tache de couleur jaune ou chamois, étaient pour lui le résultat de l'arrivée de bouchons fibrineux dans les capillaires. Enfin il a été conduit à penser que la fibrine divisée provenant des kystes fibrineux ouverts pouvait donner lieu à une infection du sang, qui se traduisait par des symptômes typhoïdes.

Après Kirkes, plusieurs auteurs ont attribué à cette cause mécanique les symptômes dits de l'*infection purulente* sur lesquels j'aurai à revenir. D'autres ont admis que les athéromes artériels très-fluides versés dans le vaisseau (1), ce dont on connaît plusieurs exemples, ainsi que le contenu

(1) Parmi les contradictions les plus singulières qu'on puisse citer au milieu de celles qu'on trouve dans les écrits des médecins qui réintroduisent l'*irritation* comme cause première de tout ce qui se passe dans l'économie, on doit citer celles qui concernent la manière de décrire et de nommer les altérations des artères qu'ils empruntent à Virchow. Après Trousseau, Rigot, Notta, etc., ce médecin montre qu'il n'y a pas d'*artérite*, c'est-à-dire d'inflammation exsudative des membranes non vasculaires des artères, contrairement à ce qu'admettaient les écoles de Franck, de Broussais, Cruveilhier, etc.; il signale, de plus (1847), que les prétendus exsudats inflammatoires de la face interne des artères ne sont que des coagulations fibrineuses; qu'il n'y a d'inflammation à la manière de ce qu'on voit dans les tissus vasculaires que dans la tunique vasculaire des artères (*péri-artérite suppurative*) ; que le microscope montre que la matière athéromateuse des artères n'est sous aucun rapport une variété de pus, etc. Néanmoins, pour Virchow et ses imitateurs, les altérations des membranes interne et jaune élastique qui *ne sont pas susceptibles de s'enflammer* sont des *artérites ;* c'est ainsi que pour eux les *plaques tant graisseuses ou athéromateuses* que *calcaires* des artères sont des *artérites noueuses, déformantes*, etc., ce sont des *productions inflammatoires d'origine irritative* malgré la lenteur de leur formation jusque dans l'âge le plus avancé : malgré aussi leur existence dans les capillaires, (formés d'une rangée unique de cellules épithéliales) aussi bien que dans la tunique élastique. Quoi qu'on fasse le même nom, la même origine, la même cause attribués à des phénomènes aussi radicalement distincts que la production du pus et des granules, tant graisseux que calcaires, dans

des kystes fibrineux pouvaient causer des accidents analogues à ceux des infections générales les plus graves (Charcot, Vulpian). Cependant il faut remarquer que dans ces cas-là nulle des lésions données comme suite de l'embolie n'a été observée; c'est ainsi que dans une observation de M. Vulpian, aucune lésion viscérale n'a été constatée dix-sept jours après le début des accidents typhoïques (1) suivis de morts attribués au déversement d'un kyste fibrineux cardiaque dans le sang.

D'après les publications de Kirkes, Virchow, Cohn, etc., on admet généralement que l'embolie capillaire détermine la production de ce qu'on appelle un infarctus, c'est-à-dire à proprement parler un farcissement d'une portion de tissu. Celle-ci forme un coin, un cône irrégulier, un prisme triangulaire du tissu de l'organe atteint qui présente là une consistance plus résistante, comme carnifiée; l'infarctus se rencontre surtout dans le poumon, la rate et le rein. Il résulte d'une extravasation sanguine produite, soit par des embolus rugueux qui éraillent les capillaires, soit par l'effort du sang sur les bouchons fibrineux ou autres qui, s'enfonçant de plus en plus, finissent par déchirer les parois vasculaires. Cohn admet une fluxion collatérale rompant les capillaires voisins de l'infarctus et permettant l'irruption du sang. Ludwig attribue l'infarctus non à des embolies des capillaires, mais à l'embolie d'une petite artériole, dont les ramifications forment précisément le pinceau qui se distribue dans la masse que représente l'infarctus.

On admet aussi que l'infarctus peut aboutir à la nécrose; il peut s'abcéder; l'extravasation sanguine peut au contraire se résorber, et le tissu reparaître à l'état normal.

Si la circulation collatérale ne parvient pas à s'établir, la gangrène est inévitable; si elle est très-active, la résolution peut en être la conséquence.

Il est aussi admis que pour les systèmes pulmonaire et aortique les embolies peuvent venir du dehors ou se former dans le courant sanguin lui-même. Les embolies de cette dernière catégorie sont incontestablement les plus nombreuses. Les autres ne peuvent se produire que par l'introduction brusque de corps étrangers par une plaie artérielle, ou par rupture d'un foyer purulent ou autre dans un vaisseau artériel (Schützenberger, 1856, etc.). On peut encore trouver dans les parois artérielles des détritus graisseux et autres, la cholestérine, des tumeurs athéromateuses ramollies ou mélicériques qui se vident assez souvent à l'intérieur

les artères ou ailleurs, impliquent une méconnaissance de la nature des phénomènes organiques par trop prononcée pour qu'on puisse les accepter; car on le voit, tout alors devient artérite dans les altérations des artères.

(1) Vulpian, *Arch. gén. de méd.*, 1866, t. VII, p. 740 (voy. la note p. 198).

du vaisseau, et deviennent ainsi la source d'embolies capillaires. Il en est de même (1) des caillots polypiformes à centre ramolli et devenu liquide, ouverts dans le cœur droit ou gauche (Kirkes). Les caillots eux-mêmes, les dépôts fibrineux, les résidus inflammatoires, les détritus de valvules ou de tuniques, les produits crétacés ou d'autre nature, formés dans le cœur ou sur les parois des vaisseaux, telles sont les sources habituelles des bouchons capillaires. Suivant ces auteurs il peut y avoir des embolies et des infarctus sans qu'il soit possible d'en découvrir le point de départ (2). L'endocardite, par exemple, peut être tout à fait passagère et déterminer, dit-on, pendant sa durée, des exsudats entraînés par le sang vers les viscères ou la périphérie, d'où des embolies et des infarctus, sans qu'il soit possible de retrouver, à l'autopsie, les traces de l'inflammation primitive du cœur. Les lésions périphériques et l'observation clinique bien prise suffisent en ce cas aux cliniciens pour porter le diagnostic anatomique.

Frerichs et Cohn admettent encore des embolies capillaires pigmentaires et graisseuses. Weber prétend avoir trouvé des embolies graisseuses dans les artères pulmonaires de malades atteints de phthisie et de maladies chroniques des os. D'après Frerichs, les petites granulations noires dites de la mélanémie, s'en iraient par la veine splénique dans le foie, les poumons et finalement dans le torrent circulatoire aortique. Ces granuations se déposeraient successivement dans les capillaires de tous les organes viscéraux, même dans ceux de la peau, des muqueuses et des séreuses. De ces dépôts successifs résulteraient finalement des accidents emboliques. Feltz se refuse à croire qu'il y ait embolie en pareille occurrence, car d'après Frerichs lui-même, les granulations sont si petites qu'elles passent par tous les points de l'organisme; la première condition

(1) Il faut spécifier pourtant que dans le cas du contenu puriforme des concrétions athéromateuses artérielles ramollies (mélicériques), les cristaux de cholestérine, quelques cellules du tissu de la paroi arrivées à l'état de *corps granuleux* et quelques granules graisseux restés cohérents en petits groupes irréguliers sont les seuls corps qui soient là plus gros que les hématies et les leucocytes et qui puissent boucher les capillaires. Dans le pseudo-pus fibrineux des caillots cardiaques il n'y a absolument que quelques très-rares *leucocytes granuleux* qui soient dans ce cas. Les granulations en lesquelles est réduite la fibrine colorant le liquide sont infiniment trop petites ($0^{mm},001$) pour ne pas traverser aisément les capillaires, à moins que leur mélange au plasma ne cause la formation de caillots, ce qui n'est prouvé encore par rien. Même remarque à propos des abcès du cœur ouverts dans ses cavités, ou autres ouverts dans les veines; les *leucocytes granuleux* hypertrophiés, toujours peu abondants, sont ici les seules particules qui puissent boucher les capillaires. Quant aux leucocytes devenus nombreux dans le sang des opérés ou des accouchées atteints d'*infection purulente*, ils ne forment pas plus des embolies que ceux des leucocythémiques (voy. ci-dessus, p. 293).

(2) Voyez l'exposé complet de l'état actuel des données admises sur ces divers sujets dans V. Feltz, *Traité clinique et expérimental des embolies capillaires*. Paris, 1870, 2e édit., in-8, 11 pl.

de l'embolie c'est au contraire de s'arrêter dans les vaisseaux d'un diamètre plus petit que le sien : il ne peut donc, dans ces cas, être question d'*embolies pigmentaires*. Du reste dans aucune des observations de Frerichs on ne trouve de lésions ressemblant plus ou moins à des infarctus. Tout se borne à des colorations plus ou moins foncées des organes.

D'après Cohn, cité par Feltz, « certains globules de graisse, en raison de leur volume ou par suite de leur agglomération, forment embolie dans les capillaires du foie, et s'allient au parenchyme par voie d'exosmose. Pour que cette absorption puisse se faire, il faut que les globules graisseux aient été un certain temps en contact avec le même point de la paroi vasculaire. Autour du bouchon graisseux dans les capillaires, on observe toujours la congestion des parties voisines, comme dans toute autre embolie. Des désordres plus graves ne s'observent pas, en raison de l'innocuité de ces corpuscules et de leur petit volume. »

Si l'on voulait admettre la manière de voir de Cohn, il faudrait expliquer par des embolies toutes les surcharges graisseuses qui surviennent dans les organes dans les cas d'augmentation de la graisse dans le sang, comme chez les ivrognes par exemple (1) on ne saurait admettre qu'il en puisse être ainsi, car alors tous les phénomènes d'assimilation deviendraient plus ou moins des phénomènes emboliques (V. Feltz).

Wagner aurait trouvé à la suite de vieux abcès, dans des cas de traumatisme portant sur les os, les capillaires du poumon pleins de matière grasse. On explique alors facilement le passage de la graisse liquide dans l'intérieur des veines déchirées, et de là un transport dans les cavités droites du cœur et les divisions de l'artère pulmonaire.

Dans quelques cas d'infection purulente, à côté de l'embolie graisseuse, Wagner aurait trouvé une réplétion d'un certain nombre de capillaires par une substance albumineuse homogène, d'aspect mat, parsemée çà et là de granulations graisseuses, réfractaire à l'action de l'acide nitrique et de la potasse caustique. Cette substance, de même que la graisse, remplissait entièrement les capillaires et les distendait considérablement. Cette matière ressemblait à tous égards à celle que l'on rencontre dans ces foyers d'embolies capillaires provenant d'une endocardite ulcéreuse aiguë. Wagner ajoute qu'il a trouvé la même substance à la face interne de l'utérus et dans les veines de cet organe dans des cas d'endométrite et de phlébite utérine.

(1) On a supposé aussi que des embolies dans les affections dites *infections purulentes* pouvaient être dues à l'adhésion et à l'arrêt des leucocytes contre la face interne des capillaires, de manière à oblitérer ceux-ci, etc. Mais ce fait n'a jamais été vu en réalité, sauf peut-être dans quelques cas de leucocythémie dans lesquels même ils restent encore peu certains.

Quant aux tumeurs épithéliales, glandulaires et autres qui perforent les veines et deviennent ainsi la source d'embolies capillaires venues du dehors, Virchow et Cohn en ont admis la possibilité. Les observations de Wagner, de Coze, Lancereaux (1858), Vidal (1861), etc., prouvent la réalité de ce fait.

Plusieurs auteurs pensent que les coagulations intra-capillaires causées par la congélation et la brûlure peuvent se détacher, rentrer dans le courant sanguin veineux et arriver ainsi aux poumons pour en boucher les capillaires et amener des infarctus avec les accidents mortels ou non. D'autres admettent que les embolies pulmonaires déterminent, soit la mort subite si elles ont lieu dans le cerveau, soit souvent des ramollissements cérébraux, qui diffèrent, du moins au début, par leur forme anatomique, des ramollissements dus à des embolies de gros troncs ou à des thromboses veineuses. Les ramollissements de la moelle épinière, dus à la même cause, ressemblent en tous points, dit-on, à ceux du cerveau.

Les embolies capillaires, partant du cœur, peuvent, dans les membranes, déterminer des ecchymoses qui peuvent suppurer ou se résorber; dans les viscères, elles donnent lieu à des lésions, dont le premier terme est l'infarctus hémorrhagique, le dernier la réduction en détritus plus ou moins mous, plus ou moins granuleux et graisseux, blanchâtre, dit parfois infarctus suppurés, bien que ce ne soit pas du pus.

L'infarctus consécutif aux embolies capillaires est toujours hémorrhagique, parce que la rupture des capillaires est presque forcée, vu la minceur de leurs parois d'une part, les efforts du sang sur les bouchons d'autre part. Si l'embolus reste engagé dans un capillaire sans qu'il y ait rupture de vaisseaux, il n'y a pas infarctus, car la circulation collatérale est très-facile. Le bouchon peut même se résorber. Il peut y avoir abcès par inflammation, mais alors la marche du phénomène est tout autre que dans l'infarctus proprement dit, où les phénomènes inflammatoires sont toujours secondaires (V. Feltz).

Feltz dit avec raison que l'arrêt simple de la circulation dans un organe, sur une petite étendue, n'a pas de conséquences graves, s'il n'y a pas d'hémorrhagie concomitante, parce que la circulation collatérale aura bientôt substitué son action réparatrice au défaut de quelques capillaires (1). Alors, l'embolie pourra cependant altérer les usages de

(1) Plusieurs auteurs ont fait observer que la possibilité des phénomènes emboliques du poumon et de ses infarctus ne s'explique qu'autant qu'il n'y a pas d'anastomoses entre les divisions terminales de l'artère pulmonaire destinées à chaque lobule, c'est-à-dire d'une artère lobulaire à l'autre. Conheim et Rindfleisch semblent penser qu'ils sont les premiers qui aient montré l'absence d'anastomose d'une artère lobulaire à l'autre, ou en d'autres termes que chacune de ces artérioles est unilobulaire. Mais les descriptions et les figures publiées en France sur ce sujet ont

l'organe, en ce sens que si elle n'est pas susceptible de passer à l'état graisseux pour être résorbée, elle jouera le rôle de corps étranger et deviendra le point de départ d'une inflammation qui pourra amener diverses sortes d'accidents. Dans les cas, au contraire, où il y a infarctus, les accidents qui se produiront seront le résultat immédiat du foyer; l'embolie elle-même ne sera qu'au second plan. Il ne pense pas qu'une embolie capillaire puisse provoquer des accidents par le seul fait d'une coagulation du sang dans quelques capillaires; que les accidents, si toutefois il y en a, sont toujours la conséquence d'un infarctus ou du corps étranger lui-même. Il croit que l'infarctus est à la fois le résultat de l'arrêt de la circulation capillaire et de la rupture de quelques petits vaisseaux; que les lésions secondaires sont toujours dues aux infarctus, c'est-à-dire à une induration, résultant d'un petit foyer hémorrhagique, de la coagulation du sang dans certains vaisseaux soustraits à l'action du cœur par l'embolus ou bouchon migrateur (1), de l'hypérémie d'autres vaisseaux avoisinants, mais non oblitérés, et enfin de l'exsudation d'une certaine quantité de sérum causée par l'augmentation de pression dans les rameaux capillaires hypérémiés. A partir de ce moment les divers cas sus-indiqués peuvent se présenter sans qu'on puisse savoir d'avance lequel.

D'après Feltz l'examen attentif des artérioles et des veinules autour des abcès du foie, etc., montre qu'il se forme toujours, dans ces cercles inflammatoires, des coagulations qui peuvent parcourir les différentes phases des caillots.

S'appuyant sur cette disposition du système vasculaire autour des foyers des viscères, il admet, jusqu'à un certain point, que les lésions éloignées dépendent de la migration de fragments de ces caillots entraînés et de leur arrêt dans les différentes parties consécutivement lésées. Il pense aussi avec d'autres auteurs que les abcès métastatiques de l'infection purulente ne sont autre chose, au point de vue anatomique du moins, que des infarctus ramollis, en tout semblables à ceux que l'on provoque par les injections de poussières organiques ou inorganiques. On a bien

toujours montré que les choses sont ainsi. M. Sappey en particulier, après avoir insisté sur ce point, termine en disant : *Lorsque le rameau artériel qui se distribue au même lobule s'oblitère, le sang cesse d'y arriver; mais celui qui s'y trouve peut en sortir librement parce que les veinules qui le recueillent à sa source s'anastomosent avec celles des lobules voisins et sont trop multipliées pour pouvoir s'oblitérer toutes à la fois* (Sappey, *Anatomie descriptive*. Paris, 1864, 1re édit., t. III, p. 439).

(1) Divers auteurs désignent spécialement par le mot *embolus* le caillot déplacé puis projeté formant bouchon, et appellent *thrombus* les caillots autochthones, c'est-à-dire observés dans le lieu où ils se sont formés (voy. la note, p. 181); mais au point de vue étymologique, tout caillot est un thrombus et sa formation une thrombose, quelque lieu qu'il puisse occuper ensuite.

démontré la similitude des caillots trouvés dans les artérioles pulmonaires aboutissant aux parties indurées avec ceux des veines périphériques; mais je dois dire que sur un grand nombre d'observations concernant ce sujet que j'ai lues, je ne trouve la similitude réellement évidente que dans les deux premières observations de l'ouvrage de M. Feltz; les cas d'injection expérimentale de poussière excepté bien entendu.

On ne peut donc s'empêcher de remarquer que dans toutes ces descriptions des embolies capillaires, ce qu'il y a de mieux indiqué c'est l'état anatomique du tissu, soit simplement engorgé, soit induré; ce qui manque au contraire, ou laisse à désirer, c'est la description de l'état des artérioles et de celui de la fibrine qu'on pense y être contenue et se trouver là tant par suite de projection que de coagulation consécutive à ce premier fait. Trop souvent à cet égard on conclut à une embolie non constatée d'après ce fait que les lésions du tissu induré sont semblables à celles qu'on obtient à la suite d'injection de poussières diverses dans les vaisseaux et d'introduction sous la peau de tissu tuberculeux, etc.

Trop souvent enfin, on voit donner comme preuves des cas de ce genre d'après cette donnée que les mêmes effets devant reconnaître les mêmes causes, la présence de l'infarctus doit suffire pour dire qu'il y a embolie, surtout si l'on trouve une lésion pouvant être la source de bouchons migrateurs.

Quant à l'identité des abcès métastatiques de l'infection purulente avec les indurations et les engorgements dits infarctus plus ou moins ramollis de la rate, du rein, du poumon dans différentes affections cardiaques, etc., elle ne saurait être complétement admise. Quoique peu nombreux relativement à ce qu'on voit dans les autres sortes d'abcès, les leucocytes sont pourtant plus abondants et plus mêlés de globules sanguins que dans les infarctus.

Dédoublement de la plasmine et coagulation de la fibrine dans les veines.

Il est assez commun de voir survenir des coagulations dans l'intérieur des veines. Cela peut se présenter dans certains états cachectiques, chez certains phthisiques, à la deuxième période de la vie, chez certains individus atteints de tumeurs et arrivés à un état cachectique très-avancé. On trouve alors des oblitérations des veines, qui ne causent pas d'accidents locaux réels, si ce n'est que les veines voisines se distendent davantage pour donner passage au sang qui ne peut plus traverser les vaisseaux dans lesquels se sont produits des caillots.

Il peut être plus ou moins coloré, selon que cette coagulation, ce dédoublement de la plasmine en sérine liquide et en fibrine qui se solidifie, s'est accompli plus ou moins vite. Dans les parties où la coagulation a été rapide, les hématies sont englobées par la fibrine; alors le caillot est plus mou et plus coloré; plus mou, parce qu'il y a moins de fibrine, et plus coloré parce qu'il y a plus de globules. Il y a peu de fibrine au centre qui a une plus grande mollesse, particularité importante à connaître, parce qu'il y a des caillots qui, dès le début de leur apparition, sont mous, et il ne faut pas confondre ces cas avec ceux où il survient un ramollissement du caillot.

Souvent, on trouve des portions de caillot qui sont très-colorées et d'autres qui le sont peu. Ainsi, en général, à la périphérie, le caillot est décoloré parce que là des couches se sont produites petit à petit, par une séparation graduelle, comme dans les anévrysmes; la fibrine s'est coagulée en englobant très-peu d'hématies, et, vers la partie centrale, à un moment donné, tout c'est coagulé simultanément. Je ne décrirai pas ces particularités qui se rapportent à l'anatomie pathologique des veines et de certaines affections dans lesquelles il y a à tenir compte de ces différences de consistance et de couleur que présentent les caillots.

On observe quelquefois de ces coagulations dans les hémorrhoïdes, dans certaines varices, dans les culs-de-sac latéraux des varices, et dans quelques autres circonstances, sur des veines qui se sont dilatées accidentellement par suite de compression, comme dans le voisinage des tumeurs. Dans ces différents cas, le caillot est généralement noir et très-coloré, parce que c'est du sang qui s'est pris en masse. Il n'en est pas de même quand les caillots sont survenus à la suite d'états cachectiques et se sont produits lentement, comme conséquence d'une modification graduelle de la constitution du sang. Dans ce cas, la coagulation, généralement, a été lente, et alors le caillot est plus ou moins coloré; il l'est d'autant moins que la coagulation a été plus lente.

Il importe de séparer l'étude des cas dans lesquels l'état morbide du sang (*dyscrasie*) précède la coagulation et la détermine de celle des cas dans lesquels est une lésion des parois veineuses qui la cause, qui est primitive en un mot. Il faut en d'autres termes séparer l'étude des coagulations veineuses sans phlébite de celle des thromboses causées par la phlébite, ou autres altérations des parois veineuses.

Dans le premier groupe de ces coagulations se rangent celles qui sont causées par l'état puerpéral (fait que Legroux et Bidault ont démontré les premiers), par les cachexies dites phlébitique et cancéreuse, la dothiénentérie.

Ce qui est primitif dans toutes ces circonstances, c'est cet état général du sang ou mieux de la plasmine qui rend celle-ci (voy. p. 171-172) apte à se dédoubler et à former de la fibrine sous de faibles influences, à se coaguler spontanément suivant l'expression reçue.

Il est bien prouvé aujourd'hui depuis les recherches de Legroux, de Bidaut (1845) et de Bouchut (1845), que dans toutes ces circonstances les caillots intra-veineux se forment sans qu'il y ait phlébite, contrairement à ce qui a été longtemps admis. Il est incontestable aussi que ces coagulations causant la *phlegmatia alba dolens* quand elles siégent dans les veines fémorales des accouchées, ont lieu souvent sans qu'il y ait lésion utérine ou phlébite (1). J'ai eu occasion d'en voir moi-même plusieurs cas dans le service de Trousseau. La marche de la maladie en ce qui concerne le gonflement, la couleur et les divers phénomènes qui se passent du côté du bassin sont eux-mêmes différents des cas dans lesquels il y a eu phlébite utéro-ovarique (2).

Du reste lorsque quelque état général de l'économie coexiste avec l'état de la plasmine dont il a été déjà question (p. 180), les particularités normales ou accidentelles relatives au ralentissement du cours du sang suffisent pour devenir les causes déterminantes de la coagulation fibrineuse dans les veines indépendamment de toute autre cause. C'est ainsi que les veines de la cuisse ou du bassin sont le siége de la formation de caillots oblitérateurs sur les phthisiques, sur les individus émaciés par les maladies chroniques des os et autres, indépendamment de la présence de toute tumeur du bassin et de l'abdomen. D'un autre côté on peut voir le sang stagner dans des veines par suite de leur compression par une tumeur et ne pas s'y coaguler lorsque cet état général de l'économie n'existe pas; ce fait montre bien la nécessité de l'existence des modifications de la plasmine indiquées plus haut pour qu'il y ait coagulation. On voit ces

(1) Voy. Bidault, *Sur les concrétions sanguines des veines*. Thèse. Paris, 1845, in-4, p. 18. Olivieri (*De l'œdème des membres inférieurs dans le cancer utérin*. Paris, 1835, thèse n° 120) a montré, d'après M. Cruveilhier, l'identité de cause de l'œdème dans les cas de cancer utérin et de *phlegmatia alba dolens*. Bien qu'avec M. Cruveilhier il regarde la coagulation comme causée par la phlébite, ses descriptions montrent que celle-ci n'existait pas dans les cas qu'il a observés à la Salpêtrière.

(2) On peut reconnaître dans les écrits de M. Cruveilhier (qui considérait toutes les oblitérations veineuses comme dues à une phlébite) qu'il a eu sous les yeux ces deux ordres de faits; sous le nom de *phlébite purulente* il distingue des cas de coagulation sans phlébite, qu'il nomme *phlébite adhésive*. Il a bien montré (1830-1832) que dans les cas de *cancer utérin* et de métrite la coagulation des grosses veines avait pour point de départ les veines utérines et hypogastrique (Cruveilhier, *Dictionn. de méd. et de chir.*, art. PHLÉBITE; *Atlas d'anat. pathol.*, et *Traité d'anat. pathol.*, 1852, t. II, p. 330). C'est donc à tort que quelques auteurs en attribuent la priorité à Bronn (1852) et à Virchow (1852). Il en est de même pour la spontanéité de la thrombose veineuse dans l'état puerpéral bien établie déjà par Bidault (*Loc. cit.*, 1845, p. 18 et 24; voy. aussi Bouchut, *Coagulation du sang veineux dans les cachexies*, *Gaz. méd.*, avril 1845). Les caillots oblitérateurs des vaisseaux à la face interne de l'utérus après l'accouchement ont aussi été décrits par Colin (Thèse de Paris, 1847), et par moi (*Arch. gén. de méd.*, 1848, t. XVII, p. 279). Les coagulations morbides sont loin d'être habituellement une extension de ces caillots normaux.

coagulations survenir dans les veines du tronc, des membres ou dans les sinus intra-crâniens chez les individus rendus cachectiques par la présence d'une tumeur dite cancéreuse ou autre et débuter aussi bien loin d'elle que dans son voisinage. Aussi, peut-on être porté à croire que la pénétration du tissu morbide dans les veines quand elle a lieu n'est qu'une circonstance accidentelle, moins importante à ce point de vue que ne l'est l'état de la plasmine.

Ces remarques ainsi qu'on le voit s'appliquent également aux cas dans lesquels on voit des caillots se former dans ces diverses veines, dans les sinus crâniens à la fin des fièvres typhoïdes, des pneumonies, des péritonites ou autres maladies, soit aiguës, soit profondes, ayant duré longtemps et amené une débilité profonde. C'est dans quelques-unes de ces dernières circonstances qu'on trouve au centre des caillots la fibrine ramollie et à l'état de *pseudo-pus*, sans que la veine soit enflammée à ce niveau, mais ces cas-là sont rares. On sait, en effet, que la présence du pseudo-pus dans les caillots intra-veineux se rencontre dans deux ordres de circonstances particulièrement :

1° dans les caillots que cause la phlébite;

2° dans ceux qui se produisent durant l'*infection purulente* avec ou sans phlébite.

Nous reviendrons plus loin sur ce point; dans les cas qui nous occupent les coagulations s'observent plus souvent dans les veines sous-diaphragmatiques que dans les autres (Legroux) et surtout dans les veines iliaques et crurales : de là l'oblitération se propage souvent dans les veines superficielles. Bidault l'a vue limitée exactement à la veine saphène externe. Les veines profondes et superficielles des membres supérieurs, les veines du cou, les sinus de la dure-mère (Bidault), la veine porte, peuvent être occupés par des caillots fibrineux, isolément ou simultanément avec les veines des membres inférieurs.

L'étendue de la concrétion sanguine peut être très-considérable. On la voit quelquefois occuper le tronc de la veine cave inférieure, se bifurquer pour pénétrer dans les veines iliaques primitives, et remplir des deux côtés la presque totalité des veines des membres. Lorsqu'elle occupe un gros tronc vasculaire, il est rare qu'elle n'envoie pas de prolongements dans les branches qui s'y rendent, et parmi ces branches les unes sont toujours plus complétement obstruées que les autres. Il est rare qu'en disséquant ces veines ainsi distendues, on ne voie tout à coup la matière oblitérante manquer au niveau des petites divisions veineuses : jamais elle n'atteint les capillaires. Cette circonstance est importante; elle rend parfaitement compte de ce fait qu'une oblitération veineuse, si étendue qu'elle soit, n'amène jamais seule la mortification des tissus. Le caillot s'effile en pointe décolorée ou non ou au contraire se termine en une petite masse renflée, mousse (Ball).

On trouve fréquemment dans les veines d'individus ayant succombé à une maladie quelconque, des caillots dont la formation n'a eu lieu qu'après la mort. Il importe de les distinguer de ceux qui ont pris naissance pendant la vie. Ils ressemblent à ceux du sang se coagulant après une saignée en un caillot, ferme ou diffluent, suivant les circonstances que nous avons déjà indiquées.

Il se passe dans les veines, après la mort, un phénomène du même genre. On rencontre même parfois des concrétions de fibrine pure. Mais ces concrétions, tremblotantes et demi-transparentes comme la gelée, retiennent une grande quantité de sérosité, et, soumises à la pression, on peut les réduire à une mince pellicule; elles flottent au milieu du sang liquide et de la sérosité qui les baigne.

Lorsque les concrétions sanguines se sont formées pendant la vie, elles présentent des caractères différents. Les veines qui les renferment se dessinent sous la forme d'un cordon volumineux cylindrique, renflé de distance en distance dans les points qui correspondent aux valvules ou aux confluents des veines; elles semblent distendues par la matière d'une injection. En ouvrant le vaisseau, on le trouve exactement rempli par un coagulum solide dont la coloration et la densité varient suivant son ancienneté et son organisation. Ses adhérences aux parois de la veine peuvent être nulles, faibles ou au contraire très-intimes, au point même qu'en détachant le coagulum, des lamelles fibrineuses demeurent unies au vaisseau ou entraînent sa membrane interne. Si on le dissèque attentivement, on le trouve formé d'une enveloppe fibrineuse plus dense, plus résistante, plus décolorée que la partie centrale où se trouve une masse homogène noirâtre encore imprégnée de globules du sang. Mais si le caillot est plus ancien, cette partie centrale se décolore elle-même, elle devient grise ou jaunâtre. Le caillot se trouve alors constitué par des couches fibrineuses concentriques, comme enroulées les unes dans les autres, et séparables en grand nombre. Mais les lamelles extérieures sont toujours les plus solides, les plus élastiques; quoique décolorée au centre, la fibrine est parfois molle, comme pultacée.

Il est facile de se rendre compte de ces différents phénomènes en se reportant aux faits bien connus de la coagulation du sang qui stagne ou se meut lentement. Au moment où cette coagulation s'opère dans la veine, quelle qu'en soit d'ailleurs la cause, la fibrine se forme à la circonférence du vaisseau par le mécanisme déjà indiqué (p. 189); elle touche la paroi de la veine et contracte des adhérences avec elle. Au centre restent les globules et peu de fibrine; mais bientôt leur matière colorante disparaît elle-même, et le retrait expulsant du coagulum le sérum qu'il peut encore contenir, il revêt partout l'apparence d'une masse grise ou jaunâtre dense, élastique, ayant l'état fibrillaire déjà décrit.

Bidault a montré que si la concrétion est formée depuis peu de temps, et s'il n'existe pas d'adhérences intimes entre elle et la veine, on trouve la tunique interne lisse, polie, blanche, sans opacité, sans coloration anomale, ou présentant une teinte rouge, lie de vin, par imbibition cadavérique. Mais jamais cette rougeur ne se présente sous forme de marbrures irrégulières ni d'arborisations capillaires qui annoncent l'existence d'une inflammation. Si, au lieu d'une simple agglutination, des adhérences intimes se sont établies, en détachant le caillot des lamelles fibrineuses, restent unies à la tunique interne et ne s'en détachent que difficilement; en raclant avec le scalpel, la surface de la séreuse paraît alors inégale, comme granulée. Mais ces adhérences ne sont pas constantes, malgré l'ancienneté des caillots. Ces concrétions fibrineuses dures, élastiques, s'enlèvent quelquefois avec une très-grande facilité (1).

Les concrétions plus récemment formées ne sont point adhérentes. L'adhérence apparaît au bout de quelques jours à mesure que la fibrine durcit et elle est proportionnelle à la consistance même de celle-ci (voy. p. 189 et suiv.). Si ces adhérences demeurent intimes, le cylindre fibrineux se résorbant de plus en plus, la cavité de la veine se trouve complétement et définitivement effacée. Si la fibrine reste emprisonnée, elle devient de jour en jour plus résistante et plus solide; il arrive même qu'après un certain temps elle prend la demi-transparence du tissu cartilagineux (voy. p. 193), et présente des incrustations calcaires ossiformes dans son intérieur (2).

Mais toutes les veines qui ont offert des concrétions sanguines ne s'oblitèrent pas nécessairement. Le caillot peut être résorbé, entraîné (3)

(1) Lorsque l'oblitération date de quelques jours, les parois veineuses présentent une altération signalée par la plupart des auteurs qui ont rapporté des observations de cette nature; elles sont épaissies et d'un gris blanchâtre, *artérialisées*; un tissu cellulaire dense et serré les unit à l'artère et aux parties voisines. En même temps que les parois veineuses s'épaississent, le calibre du vaisseau diminue.

(2) Cruveilhier, *Bull. de la Soc. anat.*, 16e année; *Anat. pathol.*, in-fol.

(3) Ce sont les caillots veineux de l'ordre des précédents qui après avoir été détachés par une cause quelconque, peuvent être entraînés dans la circulation centripète et ne s'arrêter qu'au point de l'appareil circulatoire pulmonaire dont la lumière a des dimensions moindres que les siennes, avec obstruction instantanée, et apparition brusque des accidents dus à l'arrêt circulatoire. A l'autopsie on doit chercher s'il y a quelque part des caillots dans les veines, et identiques de structure avec l'embolus. Parfois encore si l'on dépouille avec soin l'embolus du coagulum qui s'est déposé autour de lui, à partir du moment où il s'est trouvé enclavé dans l'artère pulmonaire, ce qu'on peut toujours faire, vu la différence de structure que nous avons déjà signalée, on peut par un examen attentif retrouver une surface de bri-

ou désagrégé par le cours circulatoire et disparaître complétement (Bidault). Il peut se faire aussi que le caillot se creuse, se canalise, pour livrer passage au sang. Les auteurs rapportent des observations d'oblitération incomplète dans lesquelles le sang s'était frayé une route à travers le caillot, ou circulait par places autour de la concrétion. Les adhérences de la concrétion à la face interne de la veine se font, en effet, quelquefois au moyen de lamelles fibrineuses présentant une certaine laxité : le sang peut alors circuler entre le caillot et la veine (1).

Il n'est pas très-rare de voir des productions fibrineuses qui se rencontrent dans les veines être prises pour des vers. Des caillots plus ou moins allongés sortis d'une veine incisée au moment de l'ouverture d'un abcès, ont été considérés comme des vers produits dans le voisinage de l'abcès. Mais on verra toujours à l'aide du microscope quelle est la nature réelle de ces produits, quelle qu'en soit la forme.

Les caractères les plus essentiels qu'il faut constater, sont que la fibrine présente un aspect strié d'autant plus marqué qu'elle est plus récemment coagulée, qu'elle a pris forme plus récemment. Selon qu'elle est plus ou moins rétractée, les stries sont ou simplement onduleuses ou bien fréquemment repliées sur elles-mêmes à angles aigus nets et selon que les stries sont parallèles ou superposées sur des plans différents, l'aspect strié donnera à la préparation un aspect simplement fibrillaire ou un aspect réticulé, quand un lambeau est recouvert par un autre, dans lequel les stries ont une direction différente.

Il y a des tumeurs formées par du tissu lamineux qui peuvent au premier coup d'œil présenter un aspect analogue à celui-là. Bien que l'acide acétique rende homogène le tissu lamineux, comme la fibrine, on voit que lorsqu'il s'agit de tumeurs formées par des fibres de tissu lamineux offrant un arrangement réciproque déterminé, une texture spéciale, dans ce cas, dis-je, l'acide acétique met en évidence des vaisseaux capillaires, des noyaux embryoplastiques surtout et quelquefois des fibres de tissu élastique qui manquent complétement dans le cas des productions fibri-

sement qui s'adapte aussi exactement que possible à une surface analogue du caillot d'origine. Du reste les cas les plus probants de cet ordre sont ceux dans lesquels le caillot ancien dégagé des caillots récents n'a pas la configuration du conduit dans lequel on le trouve, mais la disposition allongée, vermiforme, indiquée ci-dessus (p. 216) avec ou sans reploiement du caillot sur lui-même. C'est surtout de cet ordre de particularités qu'il faut se préoccuper dans les autopsies d'individus morts subitement. La nature même des dispositions de l'appareil circulatoire montre qu'il faut bien distinguer : 1° les caillots formés dans le système vasculaire à sang rouge donnant seul lieu par leur transport à des accidents cérébraux ou à diverses lésions dans les membres et les viscères ; 2° les caillots produits dans les veines qui ne peuvent arriver que dans le poumon.

(1) Livois, *Bull. de la Soc. anat.*

neuses. Or ici, dans cette fibrine, on ne trouve autre chose que des leucocytes qui ont les caractères que j'ai décrits. Lorsque les caillots sont anciens, il y a un certain nombre de leucocytes passés à l'état granuleux dans l'épaisseur du caillot, comme ils y passent dans un foyer purulent ou dans la plèvre remplie de pus, par un séjour prolongé sans mouvement au sein d'un tissu solide ou d'un liquide. Ce sont là les seuls éléments qu'on y rencontre. Quand il s'agit de coagulations de fibrine dans la cavité de l'utérus ou à la superficie de la muqueuse pharyngienne ou trachéale. Il y a, outre des leucocytes qui n'ont pas eu le temps de devenir granuleux, des épithéliums dont je vais bientôt signaler l'existence.

Toutes les altérations étudiées précédemment dérivent des modifications survenues dans un des principes coagulables du sang, la plasmine. Selon que la fibrine, produit du dédoublement de la plasmine, a englobé ou non des hématies, les caillots sont incolores ou colorés. Lorsqu'ils sont incolores, leur résistance est considérable, ils sont élastiques, fibrillaires, ils ont une apparence d'organisation, mais au point de vue mécanique et physique seuls. Il est des écrits dans lesquels on dit que des caillots offraient l'état d'organisation très-caractérisé d'après ce seul fait qu'ils étaient très-élastiques et qu'ils se déchiraient en prenant l'aspect fibrillaire. On a aussi quelquefois considéré certains caillots formés dans les veines, chez des individus cachectiques, comme étant en voie d'organisation, parce qu'ils présentaient des traînées rougeâtres et adhéraient aux parois de la veine; on prenait les stries rougeâtres pour des vaisseaux sanguins, pour un commencement de vascularisation (1).

Or, lorsqu'on veut constater s'il y a un commencement de vascularisation, il faut chercher à voir les parois des capillaires et s'ils renferment ou non des globules sanguins dans l'intérieur. Tant qu'on ne s'en rapporte qu'aux stries rouges de la surface ou de l'épaisseur du caillot, il n'y a pas lieu de croire à un commencement de vascularisation. Lorsqu'on vient à examiner ces caillots comme beaucoup d'observateurs ont été à même de le faire, on voit des traînées d'hématies entre les stries de la fibrine, mais point de capillaires. Rien n'est aussi facile à déterminer que la présence des capillaires dans un tissu, précisément parce que leurs parois ne sont pas attaquées par l'acide acétique, tandis que la plupart des éléments anatomiques qui peuvent les entourer, surtout dans des tissus en voie de développement sont, sinon dissous par ce réactif, au moins rendus homogènes, gélatiniformes ou transparents. Les descriptions de caillots dans une veine, dans un anévrysme ou dans une artère liée,

(1) Sur la prétendue organisation des caillots, voy. *Anat. et physiol. cellulaires*, 1873, p. 323.

dans lesquelles on considère ces derniers comme en voie d'organisation, parce qu'on y a vu des stries rouges, ne prouvent rien tant qu'on n'y décrit pas l'existence des parois des capillaires. Quant aux injections qu'on y a fait pénétrer et qui ont été données comme prouvant leur vascularisation, il est facile de voir en les répétant que ce sont des infiltrations qui, là, ont été prises pour des vaisseaux sanguins.

Des caillots de la phlébite et de leur pseudo-pus.

Ordinairement des caillots se produisent dans les veines enflammées. C'est ce qu'on voit durant la méningite pour les veines de la pie-mère et les sinus intra-crâniens en particulier, et dans un grand nombre des cas de phlébite des veines des membres, soit superficielles, soit profondes. Je n'examinerai pas les conditions pathologiques qui font varier l'étendue ou la situation de ces caillots. Ici le caillot se produit par suite de l'influence de la paroi congestionnée ou réellement enflammée, sur la portion du sang qui coule lentement à ce niveau. Il y a un trouble qui survient dans l'échange du sang veineux avec le sang qui remplit les capillaires de la paroi enflammée, et il y a probablement aussi une exsudation de matière amorphe et génération de noyaux embryoplastiques (néomembranes) comme à la surface des séreuses enflammées, ce qui fait déterminer le dédoublement de la plasmine (page 180). Par suite de cette inflammation, les capillaires de la paroi veineuse n'échangent plus avec le plasma de la veine elle-même leurs principes constituants de la même manière, d'où résulte une modification du sang telle que la plasmine se dédouble en fibrine qui se coagule à ce niveau plutôt qu'à un autre. Ici, les conditions sont différentes de celles qu'on observe dans les artères, et il ne faut pas les confondre. Dans les artères, c'étaient des conditions purement mécaniques, des conditions de rugosité ou des dispositions de telle nature que des vaisseaux capillaires très-endosmotiques, s'étant chargés de granulations, soit calcaires, soit graisseuses, ne laissent plus transsuder du dedans au dehors, et réciproquement, les principes qui les parcourent. Alors se produit un caillot qui remonte graduellement des capillaires vers les artères.

Mais dans le cas des phlébites, les circonstances ne sont pas les mêmes du tout. Ce n'est plus une condition physique accidentelle de la paroi qui entraîne la coagulation de la fibrine; celle-ci est une suite des troubles survenus dans l'échange continu des matériaux du sang veineux avec les matériaux du sang des capillaires des parois veineuses. L'influence là est toute locale, il est vrai, mais due à des conditions dites de physiologie pathologique, c'est-à-dire à l'inflammation de la paroi des veines. Dans ce cas, le caillot a un caractère tout différent de celui qu'on observe dans les conditions précédentes où les caillots sont fermes, élastiques, nettement fibrillaires, tant à la déchirure que sous le microscope. Au contraire, lorsqu'il s'agit des veines, on voit les caillots présenter un état finement grenu; l'état fibrillaire n'est pas nettement déterminé.

Hors de la coagulation du sang de la saignée dans la palette, on voit quelquefois, durant certaines affections générales, le caillot sanguin présenter une fibrine qui, au lieu d'être striée, est à l'état grenu. Or lorsqu'il s'agit des caillots, suite de phlébites, on n'y retrouve presque jamais l'état fibrillaire. Ce dernier état est un des caractères de la fibrine coagulée dans des conditions normales ou presque normales du sang. Dans l'autre cas, la fibrine passe de l'état liquide à l'état solide, en prenant un état homogène finement grenu dans toute son étendue, et, je le répète, il importe de noter cette particularité; voici pourquoi. C'est que toutes les fois que la fibrine qui se forme présente l'état grenu plutôt que l'état strié, elle tend à se ramollir plus rapidement que dans les cas où elle a pris l'état strié.

Ceci indique des modifications moléculaires qui préexistaient au dédoublement de la plasmine, modifications dont il importe de tenir compte; car que ce soit dans la palette ou dans la veine, toutes les fois que la fibrine prend cet état finement grenu, elle se ramollit beaucoup plus rapidement.

Dans les veines la fibrine se ramollit et passe de l'état solide à l'état diffluent, à l'état puriforme; et cela particulièrement vers le centre du caillot, c'est-à-dire dans la partie coagulée en dernier lieu. Quelquefois elle présente un aspect tellement analogue à celui du pus phlegmoneux, qu'il faut l'examen au microscope pour distinguer celui des deux liquides auquel on a affaire. Mais depuis les recherches de Gulliver on sait que dans les sinus de la dure-mère ou dans les veines atteintes de phlébites à la suite d'une saignée, le liquide puriforme qui est au centre du caillot n'est pas du pus. C'est de la fibrine qui, peu de temps, quelquefois douze à vingt-quatre heures seulement après sa solidification, est passée de l'état solide à l'état demi-liquide, parce qu'elle s'est réduite en granulations moléculaires à l'état de suspension dans un liquide. Il s'y trouve quelquefois des leucocytes, mais ce sont des leucocytes qu'en se coagulant la fibrine a englobés, et il faut les bien chercher pour les trouver, parce qu'il y en a un très-petit nombre seulement. C'est là ce qu'on a appelé la *suppuration des caillots*, les *abcès métastatiques* des veines, ou des phlébites suppurées. Or, ce n'est pas là une production de pus comparable à celle qui survient dans un phlegmon ou dans un furoncle; ce n'est autre chose qu'un ramollissement de la fibrine coagulée dans des conditions particulières. Il n'y a donc plus lieu aujourd'hui de discuter sur la manière dont le pus est arrivé au centre du caillot.

L'examen des conditions de la production de ce liquide puriforme et la comparaison des modifications de la fibrine dans les différentes régions de l'économie où elle s'observe, montrent que ce n'est autre chose que de la fibrine qui, coagulée dans des conditions particulières, est passée de l'état solide à l'état liquide; elle se réduit alors en fines granulations qui troublent le liquide physiquement, de la même manière que les leucocytes troublent et colorent le sérum du pus. Seulement la cause de la coloration est complétement différente au point de vue organique.

Dans le cas de phlébite, les caillots peuvent se prolonger au delà des portions enflammées et contenir ce pseudo-pus au delà aussi. M. Cruveilhier (1) et d'autres observateurs ont depuis longtemps signalé dans les caillots artériels aussi la présence de ce pseudo-pus fibrineux, que, sous le nom d'*artérite suppurée*, ils prenaient pour du pus véritable. Ils l'ont décrit, soit dans le caillot des artères liées sur les individus morts d'affections générales, telles que la phlébite, l'*infection purulente* proprement dite, etc. Ils l'ont vu aussi en dehors de ces états généraux, dans les caillots oblitérant complétement ou non les artères (1).

SEPTIÈME LEÇON

ALTÉRATIONS DU SANG (suite).

Dédoublement de la plasmine et coagulation de la fibrine dans les tissus, hors des vaisseaux.

Il y a un autre ordre de modifications du sang qu'il importe d'étudier à propos de la constitution de ce liquide. C'est la production des caillots hors des vaisseaux dans l'épaisseur des tissus d'une part, et dans les cavités naturelles d'autre part. Toutes ces particularités se rattachent à l'étude de la constitution du sang poursuivi dans les différentes conditions où il se trouve, dans les vaisseaux d'abord, hors des vaisseaux ensuite.

Dans les circonstances où le sang vient à sortir des vaisseaux où il y a hémorrhagie, on peut constater que le dédoublement de la plasmine, que la formation de la fibrine, en d'autres termes, survient comme lorsqu'on pratique une saignée, seulement plus ou moins vite selon les tissus.

(1) Cruveilhier, *Anat. pathol.* Paris, 1852, t. II, p. 294, et t. IV, 1862, p. 486.

Si l'épanchement a lieu très-lentement, il peut arriver que la fibrine se coagule sans englober des hématies; alors on a des caillots incolores primitivement. Et cette particularité doit être notée, parce qu'il peut se faire que des caillots qui ont primitivement été colorés deviennent incolores à la longue (comme on le voit dans le cerveau) par suite de la résorption des hématies, laquelle est plus rapide que celle de la fibrine. De sorte qu'il y a deux causes de décoloration des caillots, de non-coloration de la fibrine hors des vaisseaux. C'est que d'une part, la fibrine peut se coaguler sans englober d'hématies, et que d'autre part elle peut en englober, puis alors à la longue, au bout de plusieurs mois, ces éléments sont résorbés et ont disparu du caillot molécule à molécule, avant que la fibrine ait disparu elle-même.

Que le caillot se soit formé rapidement ou lentement, au bout d'un certain temps, lorsqu'il a englobé des hématies, il passe de l'état rouge proprement dit à l'état dit *gelée de groseille*, c'est-à-dire à cet état de consistance et de coloration particulière plus ou moins foncée qu'on a comparé à la gelée de groseille. Cette coloration est due à ce que les hématies ont perdu leur oxygène, se sont saturées d'acide carbonique, et qu'en même temps elles se sont ramollies. On trouve en effet dans ces coagulations gelée de groseille, que la plupart des hématies sont très-molles, comme lorsqu'on prend du sang et qu'on le met dans un bocal plein d'acide carbonique, et de plus, si l'on a eu soin d'examiner la préparation sans ajouter de l'eau, on peut voir que beaucoup de ces hématies ont pris une figure sphérique et perdu leur forme de disques.

A la suite de ce ramollissement et de ces modifications de couleur qui en sont la conséquence, le caillot tend à prendre une coloration se rapprochant de la couleur rouille, et ensuite d'une couleur jaunâtre analogue à celle de l'ocre. Ces particularités coïncident avec un commencement de séparation de l'hématosine des globules (voy. p. 112). Lorsque s'est manifestée cette coloration de rouille et cette teinte ocreuse, on peut voir que déjà un certain nombre des hématies se décomposent, que certaines d'entre elles deviennent moins colorées qu'elles ne l'étaient à la période gelée de groseille; alors on trouve des granules d'hématosine arrondis ou ovoïdes, qui sont épars entre les fibrilles du caillot et la fibrine, qui commencent même à imbiber les tissus voisins. Imbiber n'est pas tout à fait l'expression propre, puisque l'hématosine n'est pas à l'état liquide, elle est à l'état de granulations interposées entre les fibres ou les cellules qui limitent le foyer sanguin ou qui sont dans l'épaisseur même des éléments anatomiques. Cette hématosine se sépare molécule à molécule des hématies, et tend à pénétrer aussi, molécule à molécule, dans l'épaisseur des fibres musculaires, des cellules épithéliales du poumon, des épithéliums hépatiques, des parois des capillaires, etc., selon qu'il s'agit de tel ou tel tissu. A la suite de la décoloration des hématies on observe leur résorption complète. Ces particularités sont communes à tous les ordres d'états apoplectiques et d'hémorrhagies, de sortie du sang hors des vaisseaux ; seulement ces modifications s'accomplissent plus ou moins vite selon les tissus où siége l'épanchement.

Dans quelques tissus en particulier, à la suite de la résorption des hématies, ou de leur décoloration, c'est-à-dire de la séparation de leur matière colorante par rapport à leur matière azotée, on voit la fibrine se ramollir et se résorber peu à peu.

Ainsi, par exemple, lorsque dans un ovisac il y a une hémorrhagie, ce qui est un fait accidentel, mais n'est pas très-rare, le caillot disparaît assez promptement; dans le tissu de l'ovaire, les hématies et la fibrine se résorbent rapidement, de sorte qu'il est rare d'y trouver de la fibrine décolorée. Cependant on en rencontre quelquefois.

Au contraire, dans le cerveau, dans les cas d'apoplexie proprement dite, on voit très-souvent les hématies complétement résorbées et de la fibrine qui reste encore avec un état fibrillaire dans les caillots provenant d'une hémorrhagie cérébrale datant de plusieurs années, alors qu'il n'y a plus de matière colorante, excepté dans la substance cérébrale voisine du foyer; mais dans le foyer lui-même il n'y a souvent qu'une bouillie un peu dense et un kyste fibreux autour du caillot décoloré formé par de la fibrine, ayant encore l'état fibrillaire.

Que la résorption des globules et de la fibrine marche d'une manière égale, comme je viens de le dire à propos de l'ovaire, qu'au contraire, comme dans le cerveau et dans d'autres tissus, les globules du sang disparaissent assez longtemps avant la fibrine, toujours on trouve dans le voisinage des foyers sanguins, que la matière colorante qui s'est séparée des globules en voie de résorption, reste bien plus tard que ces derniers, et même quelquefois plus tard que la fibrine. Cette matière colorante demeure habituellement entre les fibres ou dans l'épaisseur même des éléments anatomiques, fibres ou cellules; elle perd son état d'hémato-globuline et reste à l'état d'hématosine sous forme de granules arrondis. Quelquefois pendant la durée de ces phénomènes elle passe à l'état d'hématoïdine, c'est-à-dire qu'elle perd son fer pour prendre un équivalent d'eau en même temps qu'elle passe à l'état cristallin. Cette matière colorante prend toujours une teinte plus foncée que celle qu'elle avait à l'état normal, et elle peut, mélangée aux éléments anatomiques, donner aux tissus vus à la lumière réfléchie une coloration absolument noire. C'est ce qui a lieu souvent dans les ovaires. Ce sont là des cas dans lesquels au moment de la production du corps jaune il y a eu un épanchement de sang et l'hématosine est restée entre les éléments anatomiques du tissu sans être résorbée. Elle se résorbe bien à la longue, mais il faut pour cela plusieurs années.

Dans les apoplexies pulmonaire et hépatique on constate aussi ces particularités et cette matière dont la coloration varie du rouge à la teinte ocreuse, au brun rougeâtre ou au noir le plus intense, selon qu'elle est plus ou moins abondante, forme des amas plus ou moins cohérents. On reconnaît que cette coloration est due à des grains d'hématosine, avec ou sans cristaux d'hématoïdine, et lorsqu'on porte le tissu sous le microscope on lui trouve cette coloration d'un rouge pourpre foncé, caractéristique de ces matières colorantes dont il sera question à propos de la bile.

Infiltrations ecchymotiques du sang.

Les infiltrations ecchymotiques spontanées, dans les cas de purpura, de fièvre typhoïde, d'ictère grave, et les épanchements ecchymotiques qui peuvent être la suite de contusions quelconques résultent de l'infiltration d'une petite quantité de sang entre les éléments anatomiques du tissu. Ici, le plasma sanguin est résorbé en totalité avant que la plasmine se soit dédoublée ; alors il ne se forme pas de caillot, comme cela arrive assez souvent à la suite de contusions, à la suite de taches bleues produites par un coup. Il ne reste que les hématies qui subissent les diverses modifications successives que j'ai indiquées pages 223-224.

Elles deviennent successivement bleuâtres, verdâtres et ensuite d'un jaune brunâtre. Dans ce cas-là, il n'y a pas production d'un caillot parce que le plasma est résorbé avant le dédoublement de la plasmine.

Quelquefois dans ces infiltrations on trouve cependant des caillots fibrineux avec un état fibrillaire, et alors la fibrine est en petites traînées, dans les interstices des fibres du tissu lamineux, entre les cellules adipeuses, les fibres musculaires, etc., selon le tissu dont il s'agit ; elle est en traînées très-fines qui ne forment pas un caillot aggloméré, un magma ; c'est un caillot disséminé dans les interstices des éléments du tissu.

Il y a une autre forme d'épanchements sanguins assez commune et assez importante ; ce sont ceux qui surviennent dans les néomembranes vasculaires de l'affection dite pachyméningite. Elles sont plus ou moins adhérentes à la dure-mère, et l'on y voit des épanchements sanguins qui peuvent quelquefois constituer un caillot plus ou moins volumineux.

On trouve des épanchements sanguins analogues dans certaines fausses membranes de la tunique vaginale. Ce ne sont pas là des *fausses membranes ;* ce sont de véritables membranes qui sont vasculaires et organisées.

Seulement, elles sont peu résistantes et les capillaires s'y rompent plus facilement qu'ailleurs, surtout pour les néomembranes de l'encéphale, qui sont en voie incessante de mouvements, par suite des soulèvements du cerveau. Il en est de même, lorsqu'il s'agit de la tunique vaginale qui est soumise incessamment à des frottements. Ces épanchements sanguins s'accomplissent petit à petit. Ils sont rarement très-abondants, excepté dans certains cas d'hématocèles vaginales. Dans ceux qui ont lieu lentement, la fibrine se résorbe rapidement, et il ne reste que les globules du sang ou de l'hématosine, selon qu'on examine la membrane plus ou moins tôt après l'hémorrhagie.

De plus, dans ces conditions particulières, on voit habituellement la fibrine coagulée se résorber plus vite que les globules du sang, ou au moins plus vite que la matière colorante avec ou sans cristaux d'hématoïdine qui forme ces amas couleur de rouille qu'on trouve dans ces membranes.

Sang dans les foyers apoplectiques.

Dans les épanchements apoplectiques de l'encéphale la fibrine constitue ordinairement des caillots circonscrits, en raison de la nature du tissu qui se prête peu à peu à l'infiltration fibrineuse. A la longue, les globules se détruisent avant que la fibrine se soit résorbée, et l'on ne voit plus de globules du sang, alors qu'on trouve encore de la fibrine à l'état fibrillaire, qui peut être ou non parsemée de grains d'hématosine, la matière colorante persistant plus longtemps que la matière azotée des globules. Souvent cette hématosine est dans le tissu cérébral voisin qui limite le caillot. Quelquefois aussi elle est accompagnée de cristaux d'hématoïdine.

Dans les céphalématomes ou infiltrations sanguines qui sont la suite de certains accouchements difficiles, le sang prend rapidement l'état dit gelée de groseille et il s'y produit très-vite un dédoublement de la matière colorante du sang en hématoïdine.

Dans les épanchements apoplectiques du foie, de la rate et du poumon, la fibrine se résorbe très-vite et les globules du sang aussi. Là on trouve beaucoup moins que dans l'encéphale de véritables caillots à l'état gelée de groseille, ou plus ou moins décolorés, ou couleur rouille et ocreuse. Cela tient à ce que la fibrine est rapidement résorbée en raison de conditions organiques particulières peu étudiées; l'hématosine reste, soit en formant de petits amas, soit en se déposant dans l'épaisseur des cellules du tissu pulmonaire hépatique ou splénique; souvent aussi il y a en même temps formation de cristaux d'hématoïdine.

On rencontre aussi assez fréquemment des épanchements sanguins apoplectiformes dans le placenta. Ici les caillots n'ont pas le temps de dépasser l'état gelée de groseille. Il est très-rare de trouver là des caillots ayant même la teinte couleur d'ocre, parce que le placenta ne reste pas assez longtemps dans l'économie pour que surviennent les modifications qu'ils présentent dans l'encéphale ou dans d'autres régions de l'économie.

Sang des hématomes.

Il y a un autre ordre d'épanchements sanguins important à étudier, et presque toujours mal interprété. Ce sont ceux qui ont lieu le long des veines variqueuses chez les vieillards, soit le long des varices des membres, soit dans les varices des ligaments larges chez certaines femmes âgées, quelquefois dans les varices du cordon testiculaire, dans les veines qui avoisinent la thyréoïde et dans les veines du cou; enfin, on voit des épanchements de ce genre dans le foie ou même entre les muscles, chez les vieillards. On peut trouver des épanchements analogues sur l'adulte, mais moins souvent que sur les sujets âgés.

Ces épanchements qui, lorsqu'on les examine, sont presque toujours déjà très-anciens, forment ce qu'on appelle des tumeurs hématiques, des hématomes, tumeurs réellement formées par un caillot. On a parfois décrit sous ce nom des tumeurs qui sont purement fibreuses ou d'une tout autre nature, mais qu'on appelait *hématiques* parce qu'on les supposait être la transformation de la fibrine en tissu organisé, ce qui, je le répète, n'a jamais lieu. La fibrine, partout où elle est épanchée, représente un corps étranger toujours nuisible et qui ne tend jamais à donner directement naissance à des éléments anatomiques. C'est là un fait des plus importants. Mais lorsque ces épanchements sanguins ont lieu lentement, comme on l'observe sur le trajet des veines variqueuses, on voit se produire des tumeurs plus ou moins grosses, qui vont quelquefois en augmentant de masse et qui, sur des sujets morts naturellement, offrent les dispositions suivantes. Il n'est pas rare de trouver à la périphérie de la tumeur des couches de fibrine coagulée, plus ou moins colorées, analogues aux couches de fibrine, ayant englobé une quantité plus ou moins considérable d'hématies. Plus on se rapproche du centre de la tumeur, plus on trouve une matière friable, tantôt d'un brun chocolat, d'autres fois d'une coloration presque grisâtre, présentant des taches violacées ou foncées. Ces variations de couleur sont fréquentes et ce degré de friabilité, cet état pulpeux, tout particulier dans ces tumeurs, est très-remarquable.

A la périphérie, là où il y a des couches encore récentes, elles sont formées par dela fibrine à l'état fibrillaire, présentant encore son état strié. Plus on approche de la partie qui a pris l'aspect pulpeux, la friabilité spéciale dont j'ai parlé, plus on voit cette fibrine prendre l'état grenu. Enfin, dans les parties qui se réduisent le plus facilement en pulpe, la fibrine est réduite à l'état de petits filaments assez durs, irréguliers, ayant depuis 0^{mm},01 jusqu'à 0^{mm},03 à 0^{mm},04 de diamètre. C'est là une modification particulière de la fibrine que l'on rencontre rarement ailleurs, et qui ne se manifeste que lorsque la fibrine est épanchée lentement et chez des sujets âgés principalement. Ce sont de petits fragments polyédriques, à angles arrondis, d'une teinte brune, même sous le microscope, coloration brune qui est due sans doute à ce qu'ils sont imbibés de matière colorante (1).

Dans l'épaisseur de ces corps-là, qui présentent la réaction de la fibrine au contact des acides, et de l'acide acétique en particulier, on trouve parfois des grains d'hématosine ou des granules de graisse mêlés à quelques fines granulations grisâtres de nature indéterminée. On peut toujours, à l'aide de ces faits, distinguer ces hématomes des autres tumeurs, de quelque nature que ce soit, que l'on décrit parfois sous le même nom faute d'avoir déterminé leur nature anatomique.

Dédoublement de la plasmine et coagulation de la fibrine dans les cavités naturelles.

Lorsqu'il s'agit des épanchements sanguins dans la tunique vaginale, dans les cas d'hématocèle, les caillots sont faciles à distinguer : ils sont tels qu'on les trouve à la face interne de certains anévrysmes, plus ou moins colorés et denses, selon leur ancienneté.

Dans le cas d'épanchements sanguins dans le péritoine formant les hématocèles rétro-utérines ou péri-utérines, presque toujours le sang séjourne longtemps dans ces régions-là, et les parois qui l'enveloppent sont colorées en brun ou en noir, même extrêmement intense sur une épaisseur de 2, 3 et même 4 millimètres, en y comprenant le péritoine et les tissus sous-jacents. Cette coloration, quelque intense qu'elle soit, est toujours due à l'hématosine venant de la matière colorante du sang qui a séjourné dans ces cavités.

Là, tantôt on retrouve parfois, mais rarement, des caillots, parce qu'ils se résorbent assez rapidement. Peut-être le sang s'épanche-t-il si lentement qu'il n'y a jamais formation de caillots proprement dits dans ces culs-de-sac. Presque toujours les liquides sont colorés en brun teinte

(1) Voy. Ch. Robin, *Sur la manière de déterminer si une matière d'origine organique doit être considérée comme matière organisée* (*Journ. de la physiol.* Paris, 1863, in-8, p. 5 à 22).

chocolat. Cette coloration brune est due à ce que les hématies se sont renflées, ont pris une forme sphérique, une teinte foncée, et qu'elles réfléchissent la lumière non plus en rouge pur, mais en lui donnant une teinte plus ou moins brunâtre.

Il n'est pas rare de trouver des caillots, dans les cas d'hématocèle rétro-utérine, qui adhèrent aux trompes ou aux ligaments larges. Alors ces caillots peuvent être, soit des restes de grossesse extra-utérine, soit le résultat de la rupture d'une veine des ligaments larges. Lorsque le point de départ a été une grossesse extra-utérine, on le détermine facilement en constatant la présence des restes du chorion et de ses villosités, qui ont une structure toute particulière et qu'il est facile de distinguer de celle des caillots. Presque toujours, ces débris du chorion ou de ses villosités sont entourés de véritables caillots sanguins, c'est-à-dire par de la fibrine plus ou moins décolorée, selon que le caillot est produit depuis plus ou moins longtemps. Mais il ne faut pas croire que parce qu'il y a encore un caillot qui adhère ou à l'ovaire, à la trompe, ou au ligament large, ou à quelque autre point du péritoine, il y ait nécessairement grossesse extra-utérine. Pour en être sûr, il faut avoir trouvé un reste du chorion, et, comme il est très-résistant et se conserve des années dans l'économie, on peut toujours en constater l'existence assez facilement, en raison de sa structure.

Dans certaines dysménorrhées, on voit le sang épanché par les capillaires du réseau superficiel de la muqueuse utérine donner naissance à des caillots qui sont presque toujours décolorés vers leur centre et colorés en rouge du côté où ils adhèrent à la muqueuse ; coloration qui est plus ou moins foncée, selon que la coagulation a eu lieu plus ou moins vite et a permis ou non l'expulsion des globules rouges. Ces caillots sont rendus après des coliques utérines et reproduisent exactement un moule de la cavité de l'utérus. Ils sont toujours très-tenaces, élastiques, résistants. Examinés au microscope, ils offrent la structure de la fibrine et nullement celle des polypes qui peuvent se développer par hypertrophie de la trame ou des glandes de cette muqueuse.

Mais ce qu'il importe de savoir, c'est que dans les interstices des masses fibrillaires de ces caillots, on trouve toujours un assez grand nombre de cellules épithéliales du corps ou du col de l'utérus et des noyaux libres d'épithélium, qu'il faut se garder de prendre pour des éléments anatomiques en voie de développement.

Ce sont des épithéliums qui, entraînés incessamment de la surface de la muqueuse par le sang qui s'écoule de cette surface, ont été englobés au même titre que les hématies et que l'on reconnaît en les comparant à ceux d'une muqueuse utérine quelconque normale, à leurs réactions chimiques et à leurs autres caractères propres. J'insiste sur ce fait, parce que j'ai vu des caillots de ce genre considérés comme des polypes organisés, en raison de ce qu'on y avait trouvé des éléments de cet ordre, sans avoir pensé à les comparer à ceux qui existent normalement à la face interne de l'utérus.

Lorsqu'on vient à traiter cette fibrine par les réactifs on n'y met jamais en évidence des capillaires, ni d'autres éléments, comme cela arrive lorsqu'on traite par l'acide acétique une tumeur fibreuse, un polype, etc. Il importe de noter ces différences, parce qu'on doit en tirer parti, lorsqu'on a à examiner des caillots qui viennent de l'utérus comparativement à certaines tumeurs de cet organe (1).

Issue de la plasmine hors des vaisseaux sans rupture de ceux-ci avec dédoublement et coagulation de la fibrine à la surface des membranes tégumentaires.

Ici, il n'y a pas de rupture des vaisseaux sanguins. On ne retrouve pas tous les éléments du sang, comme dans les cas précédents ; il n'y a qu'exsudation de la plasmine, qui se dédouble et abandonne la fibrine coagulée à la superficie des séreuses, des muqueuses et de la peau. C'est une manifestation d'un état morbide général du sang encore peu connu en lui-même ; on n'en connaît que les résultats.

Dans la diphthérie, il y a coagulation de la fibrine, qui forme des membranes à la superficie des muqueuses, des séreuses même ou de la peau ; présentant l'état fibrillaire et tous les caractères de la fibrine, tels que ceux que l'on trouve dans la couenne du sang d'une saignée, elle est, par suite, très-facile à reconnaître. Mais il faut savoir que, si les fausses membranes ont séjourné cinq ou six jours sur les amygdales ou dans les fosses nasales, déjà la fibrine est passée de l'état fibrillaire à l'état finement grenu ; elle a subi ce passage de l'état strié fibrillaire à l'état homogène, avec ramollissement plus ou moins prononcé.

Ce fait est important à noter, parce qu'on n'a pas toujours sous les yeux des fausses membranes diphthéritiques recueillies peu après leur production ; elles peuvent avoir séjourné plusieurs jours sur les muqueuses, et alors elles commencent déjà à être modifiées, mais on les reconnaît à leurs réactions chimiques, à l'aide de l'acide acétique, etc. Ce qu'il importe de noter encore, c'est que, de même que lorsque la fibrine s'est coagulée à la face interne de l'utérus par hémorrhagie venant des capillaires, de même, dans ce cas d'exsudation fibrineuse, on voit, les épithé-

(1) Voy. Ch. Robin, *Sur la disposition que présentent extérieurement et sous le microscope certains caillots de la muqueuse utérine* (*Compt. rend. et mém. de la Soc. de biol.*, 2e série, t. IV. Paris, 1857, in-8, p. 106).

liums et les leucocytes qui se produisent incessamment à la surface des membranes muqueuses en particulier, être englobés par la fibrine; de sorte que, dans cette fibrine qui compose les pseudo-membranes diphthéritiques, il y a toujours des éléments anatomiques qui s'y trouvent engagés. Ce sont ou des leucocytes plus ou moins granuleux, ou des épithéliums, tantôt à l'état nucléaire, tantôt à l'état de cellules; le plus souvent ils sont à l'état nucléaire, parce qu'ils sont englobés au fur et à mesure qu'ils naissent, avant que la matière amorphe interposée aux noyaux se soit segmentée en cellules. C'est là un fait dont on se rend compte, lorsqu'on pratique une coupe verticale portant à la fois sur la pseudo-membrane encore adhérente à la muqueuse et sur la muqueuse elle-même. On constate en même temps quelles sont les conditions de cette adhérence des membranes ainsi produites avec la muqueuse sous-jacente, parce qu'ici il n'y a pas eu seulement exsudation, mais une prise de forme, une solidification molécule à molécule de la substance qui exsude; de sorte que les fausses membranes ne sont écartées des membranes vasculaires, muqueuses ou séreuses auxquelles elles adhèrent, que par les noyaux en voie de régénération de l'épithélium sous-jacent (1).

En même temps que surviennent ces phénomènes, les glandes des muqueuses cessent de sécréter; c'est là une des causes de la sensation de sécheresse de la gorge si pénible dont souffrent les diphthériques; c'est aussi là une des causes qui font que ces membranes ne sont pas chassées par les liquides qui devraient être versés par les glandes sous-muqueuses.

E. Wagner (1866 et 1868) a très-exactement décrit et figuré les modifications dont les cellules épithéliales soulevées et englobées par la fibrine sont le siége dans ces pseudo-membranes. Les cellules prismatiques en sont le siége comme les cellules pavimenteuses et même plus

(1) Depuis que j'ai publié ces faits (*Programme du cours d'histologie*, 1870, et *Leçons sur les humeurs*, 1866), Ridfleisch a insisté sur ce que les noyaux et les leucocytes sont parfois en couches alternant avec celles où la fibrine est seule ou presque seule, homogène, brillante parce qu'elle réfracte assez fortement la lumière sous le microscope après l'action de l'acide acétique. Mais contrairement à ce qu'il avance la masse représentée par ces éléments cellulaires ne permet pas d'admettre que *la pseudo-membrane se compose principalement d'éléments cellulaires;* il est surtout inexact de dire que dans le croup du pharynx les pseudo-membranes *sont formées de cellules et rien que de cellules* atteintes d'une dégénérescence particulière, la *dégénérescence vitreuse*. Ce n'est pas sans étonnement qu'on voit admettre que ces cellules sont de *jeunes cellules embryonnaires* dont il existe *une réserve entre la membrane limitante de la muqueuse et les couches sous-jacentes;* que ces cellules sortent par les pores dont la membrane limitante, dégarnie de l'épithélium, est percée, et qu'elles donnent lieu ainsi au développement de la pseudo-membrane (Rindfleisch, *Histologie pathol.* Paris, trad. franç., 1873, p. 364). Les explications de ce genre sont d'une invention trop facile pour qu'il y ait lieu de les discuter.

rapidement. Ces cellules se gonflent, puis leur substance se résorbe, se creuse de dépressions et d'excavations multiples, qui donnent bientôt à l'élément un état, soit réticulé, soit denticulé, et des aspects bizarres. La cellule est rapidement réduite à de minces filaments appendus à la périphérie du noyau ou formant un réseau irrégulier. Souvent ces filaments sont les derniers qui restent, le noyau s'étant atrophié avant eux jusqu'à disparition complète.

Le mucus cesse d'être sécrété dans la diphthérite, alors qu'il y a exsudation de couches fibrineuses qu'il ne faut pas confondre avec le mucus concret. Les pseudo-membranes diphthéritiques sont formées par une exsudation de plasmine qui se dédouble en une partie liquide qui s'écoule, et en une autre partie qui se coagule sous forme de fibrine et qui compose ces membranes. Aussi voit-on sur les coupes qui portent à la fois sur la muqueuse et sur la pseudo-membrane encore adhérente, qu'il y a une apparente continuité entre ces deux parties. Les traînées ou fascicules de fibrine s'étendent du chorion de la muqueuse entre les noyaux de la portion profonde de l'épithélium et entre ses cellules, qu'elles englobent aussi, en augmentant de masse jusqu'à la portion entièrement fibrineuse de la pseudo-membrane. Dans la trachée, des cellules épithéliales prismatiques englobées ainsi dans l'épaisseur de cette fibrine n'ont plus de cils vibratiles; elles sont devenues aréolaires, creusées d'excavations, réduites parfois à un ou plusieurs filaments irréguliers appendus à leur noyau ; car celui-ci résiste beaucoup plus à cette atrophie que le corps des cellules. Sur les cordes vocales de l'épiglotte, les cellules pavimenteuses subissent des modifications analogues et de plus se creusent d'excavations, ce qui leur donne un aspect alvéolaire remarquable.

Lorsque les fausses membranes sont formées depuis peu de temps, cette fibrine présente un aspect aussi nettement fibrillaire que le caillot d'une saignée. Puis si elles séjournent sur la muqueuse, elles passent graduellement à l'état granuleux et deviennent de plus en plus homogène. L'aspect fibrillaire, en d'autres termes, tend à disparaître de plus en plus, comme dans toute fibrine coagulée depuis longtemps. Au bout de quatre ou cinq jours, l'état fibrillaire ne se retrouve qu'imparfaitement ou sur des points très-limités. La fibrine a pris l'état finement grenu. Mais l'action de l'acide acétique permet toujours de rester fixé sur la question de savoir s'il s'agit de mucus concret ou d'une pseudo-membrane fibrineuse. En effet, il durcit les pseudo-membranes de mucus concret, ne fait pas disparaître leur état strié s'il préexistait et le fait apparaître s'il ne préexistait pas ; au contraire les pseudo-membranes diphthéritiques, de même que la fibrine du caillot d'une saignée, deviennent homogènes au contact de l'acide acétique qui les gonfle, les rend gélatiniformes et permet alors d'apercevoir les leucocytes, les noyaux d'épithélium, les cellules épithéliales englobées par la fibrine au fur et à mesure qu'avait eu lieu sa coagulation. Il est donc toujours possible de distinguer très-nettement ces deux ordres de productions.

Souvent ont lieu, pendant cette exsudation de la fibrine à la face interne de certaines muqueuses, de petites hémorrhagies qui colorent les pseudo-membranes diphthéritiques. Presque toujours elles ont l'aspect de stries sanguines, de traînées et quelquefois de petites plaques étoilées parsemées dans la fausse membrane. Quelques auteurs ont considéré ces taches comme un commencement d'organisation, sans se préoccuper de savoir s'il y avait là des parois de capillaires, dont, si elles existaient, il serait facile de déterminer les caractères anatomiques. Mais l'examen le plus élémentaire montre qu'il n'y a point de vaisseaux capillaires, que ce sont de petites hémorrhagies, et que les hématies ont été englobées par la fibrine lors de sa coagulation, d'où les traînées et les stries rougeâtres que l'on observe dans ces circonstances.

Il n'est pas rare de trouver des filaments de *mycélium*, de *Leptomitus*, d'*Oidium* avec ou sans spores et des spores du ferment à la surface des pseudo-membranes du croup qui ont séjourné quelques jours dans les cavités nasales, pharyngienne ou laryngo-trachéale. Ces cryptogames se développent là comme ils le font sur toutes les matières organiques s'altérant dans l'air chaud et humide. Mais il faut se garder de croire que les membranes dont il s'agit ici sont parasitaires, comme le sont celles du muguet, etc., contrairement à ce que l'on voit de temps à autre admis encore par ceux qui ne savent pas que la provenance et la nature réelle des diverses productions morbides de l'économie peuvent aujourd'hui être aisément déterminées.

Plus tard, en traitant des sécrétions broncho-pulmonaires morbides, je signalerai que, dans certaines affections, il y a des malades qui à la face interne des bronches, sans qu'il y ait état diphthéritique, exsudent des productions fibrineuses ayant la même structure que les fausses membranes que je viens de décrire, en englobant des épithéliums pulmonaires et des leucocytes. Ce sont ces sujets qui rendent, soit des filaments grisâtres ramifiés ou non, soit de petits grains du volume d'une tête d'épingle, pendant des mois entiers, dans leurs crachats. A voir ces masses, on pourrait croire à l'existence d'une diphthérite; car leur structure est la même que dans les cas de fausses membranes. Mais cette fibrine se produit dans des conditions telles qu'elle ne reste pas adhérente aux bronches; elle est expulsée dans les expuitions muqueuses avec des leucocytes, etc. Du reste, cet état n'est pas accompagné de fièvre, ni de phénomènes généraux, comme dans la diphthérite.

HUITIÈME LEÇON

ALTÉRATIONS DU SANG (fin).

État du sang dans les maladies générales.

J'ai maintenant à examiner des modifications de la composition du sang qui portent sur l'ensemble des principes immédiats ou sur un grand nombre des principes coagulables qui composent le plasma.

Altérations du plasma par intoxication putride.

Il y a d'abord des modifications du plasma qui entraînent une série de symptômes à l'ensemble desquels, soit d'après leur nature, soit d'après leur origine, on donne le nom de maladies infectieuses. C'est ce qu'on a appelé en particulier l'*infection putride*, etc., qui survient lorsqu'il y a un abcès où séjourne du pus qui se putréfie. Dans ce cas, l'ensemble des symptômes est dû à l'arrivée dans le sang de certains des produits de la putréfaction du pus, tels que le sulfhydrate d'ammoniaque, de l'hydrogène sulfuré et d'autres principes analogues qui n'ont pas tous été bien déterminés, mais tous, ou presque tous, représentés par des composés chimiques de l'ordre des principes d'origine minérale.

Il en est de même dans certains cas où l'on voit des accumulations de matières se putréfier dans l'intestin.

Ces faits ont réellement de l'analogie avec ce qu'on appelle *empoisonnements*, *intoxications*, c'est-à-dire produits par la fixation temporaire ou permanente de principes chimiques définis, soit cristallisables, soit volatils sans décomposition. En effet, cette pénétration dans le sang de principes immédiats accidentels, tels que le carbonate et le sulfhydrate d'ammoniaque, l'hydrogène sulfuré et peut-être d'autres corps, est analogue à celle des sels métalliques, des alcaloïdes, etc. (strychnine, phosphore ou autres corps), qu'on a ingérés dans l'intestin; seulement là l'origine des principes accidentels est différente.

Ce sont des altérations de cet ordre qui peuvent se manifester lorsqu'il y a respiration de gaz méphitiques. Ici les gaz, au lieu de venir d'un foyer purulent, sont empruntés à l'atmosphère.

Tous ces cas se rapprochent des empoisonnements ou intoxications, qu'il faut se garder de confondre avec les infections miasmatiques et les affections virulentes.

Dans le fait de la respiration des gaz méphitiques, comme le gaz de l'éclairage ou d'autres gaz de cet ordre, les phénomènes d'intoxication sont bien plus prompts, bien plus énergiques que dans celui de la pénétration des gaz en dissolution provenant d'un abcès. Les causes de la différence de gravité dans ces deux cas d'intoxication ont été nettement déterminées par M. Bernard (1), qui a montré que toutes les fois qu'on introduisait dans l'économie par le tube digestif des gaz méphitiques (autres que l'oxyde de carbone, etc., qui se fixent aux globules du sang), ces gaz, en arrivant dans le poumon, s'échappent; ils ne sont pas fixés énergiquement au sang, ils n'y sont qu'en dissolution, et dans le poumon ils sont remplacés par de l'oxygène. Si, au contraire, on introduit ces mêmes gaz par le poumon, comme ils passent du poumon dans le cœur et du cœur dans tous les organes, ils entraînent des troubles tellement rapides de la nutrition ou de l'innervation que souvent ils tuent presque instantanément.

C'est ainsi qu'on peut même introduire par injection lente dans les veines des hydrogènes sulfuré et carboné, sans qu'ils tuent, parce qu'ils s'échappent par le poumon, tandis qu'une quantité bien moindre de ces gaz introduite dans la trachée détermine la mort, parce que du poumon le sang qui s'en est chargé se jette dans le cœur gauche et dans les artères qui le portent à tous les tissus (2).

L'hydrogène sulfuré tue très-vite quand il est respiré, et la même quantité ou une quantité double, triple et même quadruple de l'hydrogène sulfuré, que l'on boit en dissolution, ne tue pas du tout. Il en est de même si on l'injecte en solution dans les veines; il ne tue pas, non plus que si on l'injectait dans le rectum.

La condition nécessaire pour qu'une substance toxique exerce une action délétère sur l'économie, c'est que cette substance arrive dans le système artériel qui la porte dans la profondeur des tissus, où se passent toutes les actions physiologiques et toxiques.

Si la substance s'élimine avant d'arriver dans le système artériel, tant qu'elle est encore dans le système veineux on n'observe aucun phéno-

(1) Voy. Cl. Bernard, *Compt. rend. et Mém. de la Soc. de biol.* Paris, 1856, in-8, p. 43.

(2) C'est là ce qui fait que les injections veineuses de matières putrides ne tuent pas les animaux placés dans de bonnes conditions hygiéniques, ainsi que l'ont montré Savary en Angleterre et autres. En aucun cas du reste elles ne causent des accidents comparables à ceux dits de l'infection purulente. Nous verrons plus loin qu'il ne faut pas confondre les uns avec les autres, les miasmes, les virus, les poisons ni les venins. Aussi, en face des expériences qui viennent d'être citées, on doit considérer comme absolument fictives les vues émises sur la *sepsine*, poison cristallisable qui se formerait dans les matières organiques en voie d'altération, qui tuerait un homme à la dose d'un dixième de milligramme avec les symptômes de l'infection purulente; poison dont du reste l'existence est toute à prouver.

mène d'empoisonnement, quel qu'ait été d'ailleurs le lieu d'absorption. Si le gaz hydrogène sulfuré est introduit dans les poumons, soit par voie d'inspiration, soit injecté sous forme de dissolution, il passe directement dans le sang artérialisé des veines pulmonaires, et l'action toxique se manifeste. S'il est introduit dans l'estomac, ou par le rectum dans l'intestin, il est absorbé par les radicules de la veine porte, passe de là dans la veine cave, puis dans le cœur droit, dans l'artère pulmonaire qui le conduit aux poumons, où il s'exhale, en totalité ou en très-grande partie, sans qu'il puisse pénétrer dans le sang rouge; alors il n'y a pas d'empoisonnement.

De l'eau saturée d'hydrogène sulfuré ayant été introduite dans le gros intestin d'un chien à l'aide d'une seringue, au bout de quelques instants M. Cl. Bernard plaçait devant les narines du chien un papier imbibé d'une solution d'acétate de plomb, et l'on voyait ce papier noircir. Il se formait du sulfure de plomb par le contact de l'air expiré par l'animal et de l'acétate de plomb. Le chien exhalait donc par les poumons l'hydrogène sulfuré injecté dans le gros intestin, et il ne manifestait aucun signe de malaise (1).

Ces particularités tiennent à ce que l'hydrogène sulfuré ne se fixe pas aux globules du sang avec la même énergie que l'oxyde de carbone. Pourvu qu'il ne soit pas en trop grande quantité lorsqu'il arrive au poumon, il s'échappe là en entier ou à peu près. Il en est de même du sulfhydrate d'ammoniaque lorsque sa quantité dans le sang ne dépasse pas une certaine limite.

Si, au contraire, on l'introduit par le poumon, il passe du poumon dans le cœur, du cœur dans les artères et de là dans les tissus, dans les éléments anatomiques directement actifs de l'économie, tels que les éléments nerveux et musculaires, alors il tue. Mais si on l'injecte dans les veines, pourvu qu'il ne soit pas en quantité telle qu'il puisse détruire les hématies, il s'échappe par le poumon et ne tue pas. Il en est de même du sulfhydrate d'ammoniaque et des corps analogues qui se trouvent dans le pus devenu fétide; ils passent dans le sang veineux, s'échappent par le poumon et ne tuent pas.

Dans certains cas où le pus des abcès devient fétide, l'état général du malade est mauvais, celui-ci éprouve du malaise lorsqu'il a son foyer purulent plein. Il éprouve au contraire du bien-être dès que l'abcès est vidé, et cela non-seulement en raison de la sensation de tension douloureuse qui existait et qui cesse alors, mais parce que la quantité de prin-

(1) Cl. Bernard, *Innocuité de l'hydrogène sulfuré introduit dans les voies digestives* (*Compt. rend. et Mém. de la Soc. de biologie*, 2e série, t. II. Paris, 1856, in-8, p. 135).

cipes accidentels nuisibles absorbés dans le foyer dépassait ce que peut exhaler le poumon; alors il en entrait toujours dans le sang artériel, pas assez pour tuer, mais suffisamment au moins pour causer un malaise plus ou moins prononcé et pour maintenir en quelque sorte le malade sous la menace d'un empoisonnement. Dans ce cas, chez tous les individus qui présentent cette fétidité du pus on trouve des traces de sulfhydrate d'ammoniaque dans l'urine, tandis qu'il n'en existe pas à l'état normal.

Dans les circonstances de ce genre les symptômes morbides persistent donc à un certain degré toutes les fois que les principes sulfurés ou ammoniacaux et autres sont absorbés en quantité telle, que toute celle-ci ne peut être éliminée à chaque passage du sang au travers du poumon. Ils cessent au contraire dès que, par exemple, vidant un foyer purulent putride, on laisse assez peu de matière pour que les principes toxiques que continue à lui prendre le sang soient en totalité rendus par l'haleine.

Les faits de cet ordre, qui depuis des années comptent parmi les plus élémentaires de la physiologie et ceux que j'ai cités à propos du phosphate de magnésie (p. 100) auraient dû prémunir de tout temps les médecins contre les rêveries de ceux qui ont admis un empoisonnement tant uréique qu'ammoniacal du sang, sous les noms d'*urémie* et d'*ammoniémie* (Wilson, Frerichs). Je ne rappellerai pas ici les expériences déjà anciennes de Cl. Bernard, qui montrent que les accidents causés par l'ingestion ou par l'injection d'urée ou de carbonate d'ammoniaque dans les veines ne sont pas analogues à ceux qu'on observe sur les individus dits à tort urémiques, etc.; je dois citer celles de Rommelaere (1867) et Chalvet (1).

Non-seulement dans les affections prétendues ammoniémiques l'ammoniaque ou son carbonate devraient être éliminés en partie par le poumon et abonder dans l'haleine, mais le reste devrait en partie aussi faire passer à l'état de phosphate ammoniaco-magnésien tout le le phosphate de magnésie du sang et être éliminé par l'urine (p. 100).

Or Chalvet ni les autres expérimentateurs n'ont pu trouver d'ammoniaque dans l'haleine, non plus que dans le sang durant les maladies précédentes, malgré des recherches attentives faites dans ce but. Aussi peut-on dire avec raison que ceux-là seuls qui en pathologie préfèrent les explications aux démonstrations, adoptent encore les hypothèses de Wilson et de Frerichs.

Les recherches de Chalvet prouvent nettement que c'est pendant les accidents réputés *urémiques* que le sang est le moins chargé d'urée.

1) Chalvet, *Gaz. des hôpit.* Paris, 1867, p. 604; 1868, p. 6.

Lorsque l'innervation est profondément troublée pendant l'attaque, la désassimilation peut être modifiée au point qu'il ne se produise que peu d'urée dans l'organisme. Mais l'élimination par les urines de l'urée déjà formée ou de la petite quantité qui se forme n'étant pas supprimée, il en résulte que, pendant l'accès, le sang se débarrasse progressivement de ce produit et l'on comprend sa diminution parallèlement dans les deux humeurs. Il se passe ici l'inverse de ce que l'on observe dans le choléra. Dans la première période, l'urée se forme en assez grande abondance dans les tissus, mais, les reins n'excrétant plus d'urine, l'urée s'accumule dans le sang, et, dans quelques analyses, Chalvet a trouvé que son chiffre pouvait atteindre 4 grammes par 1000.

Il est bon de remarquer que cette accumulation énorme d'urée dans le sang des cholériques (3gr,60 pour 1000 de sang défibriné) est une expérience naturelle qui prouve qu'un excès d'urée dans le sang ne détermine pas l'éclampsie (1). Les expériences de Chalvet, faites avec le plus grand soin, autorisent à partager l'opinion de ceux qui nient la réalité de la transformation de l'urée en carbonate d'ammoniaque. Il n'a jamais constaté la présence de ce composé, ni dans l'air expiré ni dans le sang. Les faits sont assez précis actuellement pour que l'on puisse affirmer que ces théories de l'*urémie* proprement dite et l'*ammoniémie* ne reposaient que sur des hypothèses non fondées ou sur des exceptions inexplicables qui ne s'offriraient que rarement aux observateurs (Chalvet).

D'après Chalvet, il y a en moyenne autant de centigrammes d'urée dans 1000 grammes de sang, que de grammes de ce même principe dans 1000 grammes d'urine. Cette relation existe à l'état morbide comme à l'état sain. Dans ce dernier état, en effet, il a trouvé en moyenne 0gr,180 d'urée pour 1000 grammes de sang (2) et 18 grammes d'urée pour la même quantité d'urine.

Chez les albuminuriques, dans l'intervalle des attaques dites d'*encéphalopathie urémique*, l'urée varie de 9 à 12 grammes pour 1000 dans l'urine, et de 0,09 à 0,12 pour 1000 dans le sang. Pendant l'attaque éclamptiforme, ces quantités sont modifiées sans changer de rapport. Ainsi, lorsque l'on sonde le malade pendant l'accès, on constate que l'urée des urines diminue à mesure que l'on s'éloigne du commence-

(1) On remarque aussi cette absence des accidents dits *urémiques* dans les cas d'*anurie* ou *oligurie hystérique*, bien que la quantité d'urée s'élève alors à 0gr,36 pour 1000 grammes de sang (Charcot et Gréhant, *Compt. rend. et Mém. de la Soc. de biol.*, 1871, p. 123). Cette quantité représente le double de la quantité normale d'urée du sang. Aussi ne comprend-on pas que M. Charcot ait pu dire que dans ce cas il n'y avait pas *accumulation de cette substance dans le sang*.

(2) La moyenne trouvée avant Chalvet était de 0,177 (voy. p. 60), coïncidence qui prouve l'exactitude de ces analyses.

ment de la crise, et que le chiffre varie de 4 à 7 grammes pour 1000. On constate, d'autre part, que l'urée du sang varie de 0,040 à 0,070 pendant l'attaque éclamptiforme (1).

Infections miasmatiques du sang.

Il importe de ne pas confondre avec cet ordre de modifications accidentelles du sang un deuxième ordre d'altérations qui est dû à la pénétration de substances organiques en dissolution dans la vapeur d'eau atmosphérique, substances qui arrivent jusque dans les voies respiratoires et pénètrent dans le sang.

Ces altérations sont bien plus graves et beaucoup moins curables que les précédentes; leur influence est moins rapide, moins énergique, mais elle est bien plus difficile à combattre, lorsqu'une fois elle s'est produite. Il s'agit ici de la pénétration de substances coagulables d'origine animale ou végétale, en voie de putréfaction, de principes résultant de leur décomposition isomérique qui sont entraînés par la vapeur d'eau en suspension dans l'atmosphère.

On sait, en particulier, que dans l'air altéré par des miasmes, soit par suite de l'agglomération trop considérable d'animaux dans un lieu déterminé, soit dans les marais, si l'on recueille de la vapeur d'eau qu'il contient à l'aide d'un mélange réfrigérant, on y trouve une petite quantité des substances coagulables en voie d'altération qui rendent l'air miasmatique. Au moment où on les recueille, elles présentent déjà un degré d'altération plus ou moins avancé, etc. Elles répandent une odeur fétide particulière, et elles continuent à se putréfier avec une rapidité remarquable, bien plus vite que ne le font des substances organiques prises dans le sang normal.

Ces faits, qui n'ont certainement pas été étudiés avec autant de soin qu'ils le méritent, mais qui l'ont été cependant suffisamment pour que je puisse les résumer ici, ont une grande importance, parce que lorsqu'on vient à prendre cette eau, ainsi chargée de ces substances en voie d'altération, et qu'on la met en contact de fibres musculaires saines ou du sang normal, ils entrent en putréfaction très-rapidement.

Les substances qui causent ce qu'on appelle l'infection miasmatique sont donc des substances albuminoïdes altérées, soit d'origine végétale, comme on le voit dans les marais, soit d'origine animale, comme dans le

(1) Chalvet, *Compt. rend. et Mém. de la Soc. de biol.*, 1867, p. 140; *Gaz. des hôpit.*, 1867. Wurtz et Berthelot ont trouvé une quantité encore moindre dans les mêmes conditions morbides. Il se peut que les procédés de Chalvet, etc., donnent des nombres trop forts pour l'urée en laissant mêlées à celles-ci des traces d'autres principes alcaloïdes de désassimilation (voy. art. ALBUMINURIE, *Dict. encycl. des sc. méd.*, 1865, p. 504); mais les rapports indiqués n'en sont pas changés.

cas de l'agglomération trop considérable d'individus dans un vaisseau, une caserne et dans beaucoup d'autres endroits.

Lorsque ces substances pénètrent dans l'économie en certaine quantité, elles entraînent graduellement des modifications des substances coagulables du sang auquel elles se mélangent. Elles entraînent par suite une impropriété à l'assimilation, ou, si elles s'assimilent, elles causent dans l'épaisseur des tissus musculaires, lamineux, nerveux, etc., des modifications analogues à celles qu'elles ont fait subir au sang lui-même; d'où le caractère général que présentent aussitôt les maladies dues à cette cause, parce que le sang ayant été modifié primitivement, tous les éléments auxquels vont se fixer ses principes coagulables sont modifiés corrélativement. Ce sont ces modifications nutritives qui rendent peu à peu les tissus atteints aptes à une putréfaction plus rapide qu'avant, qui conduisent à leur putréfaction même; mais ce n'est pas leur putridité qui est l'origine du mal.

Pour interpréter cet ordre de phénomènes, il est de toute importance d'être familiarisé avec l'étude des principes immédiats constitutifs du sang et des tissus, et non-seulement avec l'étude de ses principes immédiats considérés individuellement, mais avec celle des modifications isomériques que chacun d'eux est susceptible de présenter. Ce sont là des particularités que la chimie nous enseigne, mais que l'on a tort de considérer comme accessoires pour la médecine, car les altérations de cet ordre sont très-communes et toujours mal interprétées.

Ces phénomènes sont, à quelques égards, comparables à ce qu'on appelle l'inoculation, mais s'opèrent ici à l'aide d'une substance en dissolution dans la vapeur d'eau; et même il en pénètre plus qu'à l'aide de la lancette, lorsqu'on inocule la vaccine ou que lorsque la syphilis est inoculée par le coït. Mais ce sont des modifications s'accomplissant graduellement et successivement les unes comme les autres.

C'est du reste, au fond, un fait comparable à celui qui a lieu dans la fécondation. Lorsqu'il a pénétré dans l'œuf quelques spermatozoïdes qui s'y liquéfient, imprègnent le vitellus et lui transmettent l'état moléculaire dans lequel il se trouve, à eux tous ils ne représentent pas une masse plus considérable que la masse de substance introduite par la vapeur d'eau lorsqu'on prend une fièvre intermittente ou une dysenterie, pour avoir vécu trop longtemps dans une atmosphère marécageuse (1), ou lorsqu'on

(1) Ce sont ces analogies d'actions moléculaires s'accomplissant graduellement de la part de quantités de matière organisée extrêmement petites dès qu'elle existe, qui rapprochée de ce fait que : les unes et les autres cessent d'avoir lieu dès que l'une ou l'autre des substances en jeu est putréfiée, ce sont ces analogies, dis-je, qui, m'ont conduit à insister sur ce fait que *la putridité n'est pas la virulence*, et réciproquement, que la virulence n'est pas la fermentation, ni l'intoxication.

prend la diarrhée pour avoir disséqué pendant trop longtemps dans un amphithéâtre mal aéré. Ce sont toujours là des modes d'action de même nature. Seulement les uns sont normaux, les autres sont accidentels (1).

Dans le cas de l'inoculation charbonneuse ou d'autres inoculations du même ordre, on observe des phénomènes qui doivent être rapprochés de ceux-ci et des modifications survenues dans la composition du sang, par l'introduction de matières albuminoïdes altérées, qui ont entraîné à leur tour des modifications analogues aux leurs dans les principes coagulables du sang.

Il y a là des modifications matérielles très-réelles, seulement elles ne portent pas sur la quantité des substances ; elles portent sur des états moléculaires analogues à ceux qu'on observe dans le phosphore rouge comparativement au phosphore ordinaire. Ces deux états du même corps simple sont très-différents, bien qu'ils ne tiennent qu'à des changements dans leur constitution moléculaire.

Ces faits sont importants, parce que pourvu qu'il y ait introduction de la substance, peu importe sa quantité. Il n'y a rien de mystérieux dans ces actions, actuellement que l'on connaît les modifications isomériques que sont susceptibles de présenter les corps composés aussi bien que les corps simples. Pourvu qu'il y ait une certaine quantité de la substance introduite, les modifications surviennent nécessairement d'une manière lente et graduelle, mais elles surviennent d'autant plus vite que la proportion de substance introduite est plus considérable ; puis enfin, pourvu qu'il y en ait d'introduite, les modifications se transmettent de proche en proche. Il était nécessaire de rappeler ces particularités à propos du sang qui, dans ce cas-là, est le premier modifié, et c'est parce qu'il est ainsi altéré primitivement, que les tissus, agents directs des actes de l'économie, se trouvent modifiés ensuite : d'où, je le répète, les phénomènes généraux de ces maladies. (Voy. la note p. 27).

C'est ainsi que sont produites et transmises les *maladies générales*. On donne ce nom à celles dans lesquelles toutes les parties de l'économie sont lésées, ou mieux dans lesquelles toutes les parties de l'économie offrent des troubles de la nutrition, et, par suite, de tous les autres actes qu'elles accomplissent. Ce sont les affections nommées maladies du sang, etc., soit parce qu'on a supposé qu'il était primitivement lésé (ce qui est souvent réel en raison du rôle d'intermédiaire nécessaire qu'il joue entre les parties solides du corps et les milieux dans lesquels nous vivons), soit parce que seul il présente des changements appréciables, ou du moins appréciés jusqu'à présent. Ces maladies sont remarquables souvent par

(1) Ch. Robin, *Sur la virulence*, etc. (*Mém. de la Soc. de biol.*, 1863, p. 95 et 106).

l'intensité, la rapidité ou l'étendue des troubles qui se manifestent. On les dit, d'autre part, remarquables par l'absence de lésions ou le peu d'intensité des lésions observées ; cela n'est vrai qu'à l'égard des organes considérés quant à leur forme, leur couleur et leur consistance seulement. Mais les lésions ne sont pas cherchées où elles existent réellement, c'est-à-dire dans les substances organiques. Ce sont en effet elles qui sont modifiées moléculairement. Ce qui le prouve, ce sont : 1° les affections dans lesquelles nous pouvons constater les modifications subies par certaines substances organiques; 2° les différences survenant dans la coagulation des substances organiques, les différences de réaction que ces altérations ont déterminées; 3° surtout les changements qui surviennent dans la formation et l'expulsion des principes immédiats de la deuxième classe, résultant de la désassimilation des éléments anatomiques dont la substance est modifiée (voy. la note p. 27).

Le peu d'utilité des résultats fournis à l'anatomie, à la physiologie et à la médecine, par la connaissance du poids des substances coagulables, de la nature et du poids des principes cristallisables (analyses ordinaires du sang), dans les affections générales, aurait dû faire prévoir qu'il y avait là des principes altérés dans leur nature moléculaire. C'est qu'en effet les *substances organiques* sont modifiées dans leur arrangement moléculaire, et nous savons combien, par leur instabilité, elles se prêtent à ces décompositions : modifiées par des causes peu étudiées, soit dans la quantité des matériaux qui ont servi ou servent à leur formation, soit dans leur qualité, elles acquièrent d'autres propriétés d'ordre organique que celles qu'elles doivent avoir normalement; il y a donc perturbation dans les actes qu'elles accomplissent. De cette perturbation naît l'état pathologique qui peut rester borné à une humeur, ou, selon sa nature, se transmettre aux tissus qui entourent la partie malade, et ainsi étendre son influence sur toute l'économie. Si, au lieu d'avoir frappé une substance organique solide et localisée, l'altération porte sur une des substances liquides qui circulent avec le sang, la maladie devient, par suite, générale, mais avec une plus ou moins grande rapidité encore, selon sa nature. Dans ce cas aussi pourront survenir des lésions locales (abcès, exostoses, etc.), et cette nouvelle action sera naturellement amenée par la précédente. En effet, dans le premier exemple cité, la nutrition de la partie malade ne se fait plus ou se fait mal ; il en est de même de la désassimilation : aussi les principes morbides qui, assimilés quand même, amènent à leur tour des modifications dans les substances solides, mises en contact avec le sang, n'y trouvent plus, au lieu des matériaux normaux de leur formation, que des principes morbides qui, assimilés quand même, amènent à leur tour des modifications dans les substances solides :

d'où l'état pathologique local de tel ou tel tissu, subséquent aux modifications de la composition des humeurs.

Nous voyons combien seront nombreuses les maladies du domaine de la pathologie interne surtout, qui viendront se ranger dans le cadre des affections dépendant de modifications isomériques ou de la composition intime des substances organiques. Les fièvres typhoïde, variolique, scarlatineuse ; le choléra, la peste, le charbon, la syphilis, etc., peuvent être cités comme exemple; telles sont encore les affections virulentes, etc. Parmi ces affections, il en est qui sont franchement contagieuses, d'autres pour lesquelles la transmissibilité par contagion n'est pas démontrée, d'autres enfin qui ne le sont pas, ou du moins c'est ainsi que l'expérience se prononce jusqu'à présent. Dans l'étude de ces affections, pour se rendre compte de leur nature, pour distinguer les phénomènes fondamentaux des épiphénomènes, les lésions caractéristiques et primitives de celles qui ne sont que secondaires, consécutives, ne survenant elles-mêmes que comme épiphénomènes, il faut pouvoir facilement remonter de ces lésions complexes, mais peu marquées, comparativement à ce qui a lieu dans les autres maladies, jusqu'aux modifications portant sur l'état moléculaire des substances organiques ; modifications qui dominent les autres altérations et existent souvent en l'absence de tout changement physique et de structure intime (1).

Des altérations du sang dites infections purulente et puerpérale.

Les deux ordres d'affection dont j'ai à parler ici ne sont pas identiques, mais elles sont fort analogues. Toutes deux sont infectieuses et probablement aussi toutes deux inoculables. La fièvre puerpérale est, de plus, contagieuse très-certainement ; il en est probablement de même de l'infection purulente. La première l'est tant directement que par l'intermédiaire des médecins, des infirmiers, etc., ainsi que des diverses sortes de vêtements qui peuvent la transporter et la transmettre loin des locaux où se trouvent les malades qui en sont atteints. Ce fait est absolument démontré par les observations qu'ont publiées presque toutes les sociétés médicales en Europe ; et c'est avec raison que beaucoup de celles-ci demandent la suppression absolue des maternités, car elles sont un foyer presque permanent de production et de transmission de cette maladie qui compte parmi les plus meurtrières Cette maladie est de plus transmissible aux personnes qui soignent les malades hors des périodes de l'accouchement ; les cas de ce genre ne sont plus contestables aujourd'hui. Ceux qui sont suivis de mort ne sont pas très-rares durant les épidé-

(1) Ch. Robin, *Gaz. des hôpit.*, 1856.

mies. La *Société médicale des hôpitaux de Paris* en a encore publié depuis peu, en même temps que le cas également mortel de transmission à un élève du service à la suite d'une autopsie sans piqûre anatomique (1871). Je cite ces faits incontestables, parce qu'ils se joignent à l'observation directe bien faite et bien interprétée de tous les autres cas connus pour montrer que, dans l'état actuel de la science, il n'y a plus lieu de faire intervenir comme cause de l'une ni de l'autre de ces deux affections : 1° tant la phlébite que la résorption, soit du sérum du pus, soit de ses leucocytes ; 2° le transport dans le sang et l'arrêt embolique des caillots qui se forment soit dans les veines de la face interne de l'utérus après la délivrance, soit des surfaces amputées, admises par quelques-uns comme cause des phénomènes si caractéristiques dits infectieux et de prostration ou typhiques.

Il ne reste donc comme causes de ces maladies infectieuses que le fait d'altérations du plasma sanguin, de ses substances coagulables particulièrement, survenant lorsque l'économie se trouve graduellement placée dans de mauvaises conditions de rénovation moléculaire nutritive ; consécutivement tous les produits dérivant du sang participent plus ou moins à ces altérations et peuvent les transmettre par les voies respiratoires ou par absorption à la surface des plaies partout où ils sont portés, en agissant comme nous venons de le dire (page 240-241). Il y a tout lieu même de considérer comme étant les mieux observés les faits qui font dire que c'est habituellement de la sorte que se propagent ces maladies, soit d'un lieu dans un autre, soit dans un même hôpital, et se comportent ainsi soit comme maladies épidémiques, soit comme simplement endémiques. De plus, le mode de transmission et de propagation, les accidents divers (ulcérations, abcès, lésions pulmonaires, hépatiques, etc.), auxquels succombent les scarlatineux, les varioliques, les rubéoliques, les dothiénentériques, les individus atteints de typhus *contagieux* ou exanthématiques, etc., doivent les faire considérer comme des affections se rattachant au même ordre d'altérations du sang que les autres infections, mais d'altérations spécifiquement distinctes.

Une fois ces altérations survenues, elles se manifestent par des différences dans la coagulabilité de chacune de ces substances, par la plus ou moins grande rapidité avec laquelle elles entrent en putréfaction, par le plus ou moins de rétractilité de la fibrine que fournit le plasma, et enfin par ce fait que lorsque la plasmine se dédouble, elle ne forme pas toujours dans ces conditions les mêmes quantités de fibrine qu'à l'état normal.

La constitution du sang étant modifiée, il en résulte des troubles corrélatifs dans la rénovation moléculaire de la totalité des tissus. Il en résulte en particulier que les glandes ne sécrètent plus comme à l'état normal, parce que les principes qui leur sont fournis ne sont plus les mêmes. Les excrétions urinaires et sudorales ne sont plus les mêmes, parce que la rénovation moléculaire des tissus solides ne fournit plus au sang les principes cristallisables d'origine organique comme l'urée, la créatine, la créatinine, etc., en proportion telle qu'à l'état normal. En outre, la nutrition n'étant plus régulière, la régénération des éléments anatomiques ne l'est plus elle-même. C'est ainsi que la surface d'une plaie qui était rosée, dans laquelle on pouvait constater des éléments anatomiques en voie de génération rapide, tous ces phénomènes cessent ou diminuent. En conséquence, la matière amorphe des bourgeons charnus se ramollit jusqu'à liquéfaction, les noyaux embryoplastiques, les cellules fusiformes se dissocient, les capillaires se ramollissent et se rompent au lieu de continuer à se développer; la plaie, par suite, prend un mauvais aspect. La cicatrisation s'arrête et en même temps la génération des leucocytes du pus cesse d'avoir lieu.

On a prétendu que le pus était résorbé et que c'était là la cause de la maladie. Or, loin de là, ce sont ses globules plus encore que son sérum qui cessent de se produire. La cessation de sa production est l'effet, mais non la cause du mal. On a pris là l'effet pour la cause. Dans le cas dont il s'agit, les plaies deviennent sèches et grisâtres, parce que la régénération des éléments anatomiques cesse, aussi bien que celle des leucocytes, que celle des éléments qui doivent former la cicatrice.

On sait parfaitement aujourd'hui que les leucocytes sont par eux-mêmes dépourvus de toutes les qualités nuisibles, et que dans l'infection purulente ils ne se trouvent nulle part en voie de résorption. Les expériences de Batailhé ont encore parfaitement prouvé qu'il fallait des quantités énormes de pus pour produire des accidents, lorsqu'on l'injecte dans le sang, et qu'il en fallait des quantités bien plus considérables que la quantité de pus que peut produire dans un temps donné la surface de la plaie, d'une amputation de la cuisse, par exemple. Les expériences directes le prouvent, et de plus on sait que ce ne sont pas les leucocytes qui causent les accidents après l'injection de pus, car on produit les accidents bien mieux encore en n'injectant que le sérum du pus. Mais alors les accidents se rapprochent de ceux dits de l'infection putride (p. 239-240).

Ces modifications du sang entraînent en outre la multiplication des leucocytes dans le sang, une véritable leucocythémie commençante que j'ai fait connaître dès 1855. Toutes les fois qu'il y a un état général tel que celui qui existe dans la dysenterie, l'infection putride, l'infection purulente, les leucocytes multiplient dans le sang, qu'il y ait ou non production d'abcès quelque part, dans les poumons, dans la rate (1) ou dans les muscles. La production d'abcès n'est que la manifestation d'un état général qui peut survenir sous l'influence de causes très-diverses, mais n'indiquant nullement que les leucocytes ont été absorbés et ont été s'arrêter justement dans les organes dont les capillaires sont les plus larges, car ces abcès ne se forment pas dans la leucocythémie proprement dite, dans laquelle les leucocytes sont bien plus abondants encore.

Rien ici n'est comparable aux fermentations survenues dans le sang. Artificiellement, par des injections de sucre et de levûre de bière, on peut produire des fermentations dans le sang, etc., qu'on peut y observer le dédoublement du sucre ou d'autres principes comme au dehors, lorsqu'on met dans le sang un ferment avec une substance. Alors les gaz qui se produisent comme l'acide carbonique sont dissous au fur et à mesure qu'a lieu leur production et expulsés au dehors par les poumons.

Il n'y a pas alors dans les vaisseaux des gaz à l'état de bulles, susceptibles de déterminer des accidents analogues à ceux que produit la pénétration de l'air dans les veines, mais la composition du sang est changée et il survient rapidement des troubles de la nutrition, ayant quelque analogie avec ceux dont je parlais tout à l'heure, etc., tels que la production d'abcès, de pétéchies, d'hémorrhagies intestinales par suite des troubles dans la nutrition. (Cl. Bernard.)

Mais jusqu'à présent, dans les différents ordres d'*infections* que je viens de passer en revue, on n'a rien constaté de semblable aux fermentations. Ces fermentations ne sont pas impossibles, puisqu'on en produit expérimentalement ; mais il ne faut pas confondre chimiquement ni physiologiquement les faits de modifications isomériques qu'on observe, par exemple sur le phosphore, le soufre, l'amidon et sur beaucoup d'autres corps, tels que la fibrine et l'albumine, avec les cas dans lesquels une substance se dédouble en deux autres, comme lorsque du sucre se dédouble en alcool et en acide carbonique, ou lorsque l'amygdaline se dédouble en essence d'amandes amères, acide cyanhydrique et glycose. Ce sont là des dédoublements qu'il ne faut pas assimiler aux modifications purement isomériques, dans lesquelles les quantités d'oxygène, d'hydrogène, d'azote, etc., restant les mêmes, on voit survenir des différences dans les propriétés du corps, par suite de modifications moléculaires appréciables. Si dans les maladies infectieuses on n'a pas encore constaté de véritables dédoublements des principes cristallisables, comme

(1) Littré et Ch. Robin, *Dictionn. de méd.*, 1855, 10ᵉ édit. et édit. suiv., art. LEUCOCYTHÉMIE. C'est ce qu'on a plus spécialement appelé la leucocythémie temporaire ou symptomatique. Virchow l'a appelé *leucocytose*, terme appliqué depuis à la désignation de la production des leucocytes en général. (Voy. *Pathologie cellulaire*, trad. Picard et Straus. Paris, 1874, p. 223.

dans les fermentations, il est possible pourtant que l'urée, la créatine, l'inosite, la glycose surtout, etc., se décomposent alors de la sorte (1).

Ces indications m'amènent naturellement à parler des cryptogames pouvant jouer le rôle de ferment qu'on trouve dans le sang pendant l'infection purulente, etc.

Disons d'abord que pendant toutes ces maladies, aussi bien que dans le *sang de rate*, le *charbon*, la *fièvre typhoïde du cheval*, on ne trouve qu'une seule et même espèce de cryptogames dans le sang plus ou moins près de la fin de la vie. Elle a reçu des noms différents aux phases diverses de son évolution. De plus, presque chacun des auteurs qui l'a décrite sans se préoccuper des observations de ses prédécesseurs, l'a appelée différemment. Il s'agit ici de la plante souvent décrite comme un infusoire animal, qui à l'état de spore est appelée *microzyma* (*Monas crepusculum*, *Bacterium punctum* et *termo*, etc.) Les noms de *corpuscules* ou *granules actifs* et *corpuscules animés* ont été donnés à cet état par les auteurs qui n'ont pas su distinguer l'un de l'autre ses deux ordres de mouvements : savoir, d'une part, ses mouvements propres ou de déplacement locomoteur que l'ammoniaque fait cesser, de son mouvement brownien qui se conserve dans ce liquide. A l'état de filament se montrant plus ou moins nettement articulé, coudé ou non, formé de deux à un grand nombre de spores ou articles, ce sont les *Bactéries* (*Bacterium catenula*, *bactéridie*, *Vibrio baccillus*, etc.) Ce cryptogame est tantôt doué de mouve-

(1) Toutes les données précédentes et celles surtout que je vais exposer montrent à quel point méconnaissent l'état réel de la constitution et des altérations des humeurs, quel que soit le nombre de leurs expériences, les médecins qui considèrent l'état du sang dans les maladies citées plus haut commme une *putridité* ou une *fermentation putride*, une *infection*, une *intoxication* ou *empoisonnement*. Cette méconnaissance n'est pas moindre chez ceux qui, confondant la *virulence* du sang, etc., avec ces états moléculaires accidentels de telle ou telle humeur se servent indifféremment de l'un de ces mots ou de ses dérivés au lieu de tel ou tel des autres. Toutes ces données confirment soit directement, soit indirectement, comme on va le voir, les distinctions que j'ai établies depuis longtemps entre ces divers états morbides des liquides et des solides de l'économie en m'appuyant sur l'examen de leur substance même, comparativement à ce qu'elle est dans son état normal. C'est ce qu'a bien fait voir M. Picot à la suite de ses expériences (Picot, *Sur les propriétés antifermentescibles du silicate de soude*. Tours, 1873, in-8, p. 95). Voyez sur ces états du sang, etc. Ch. Robin, *Dictionn. de méd.*, 11e édit., 1858, et édit. suiv., art. HUMEUR, FERMENTATION, INOCULABLE, POISON, SUBSTANCE, VIRUS; *Bull. de l'Acad. de méd.*, 1861, t. XXVI, p. 1029; *Compt. rend. et Mém. de la Soc. de biol.*, 1863, p. 103, 106. J'ai toujours maintenu et confirmé depuis lors la validité de ces distinctions en tant qu'états spécifiques de la substance même qui est altérée, contrairement à ceux qui admettent que dans les liquides inoculables les *agents virulents* sont soit des vibrioniens, soit d'autres infusoires végétaux ou animaux. Dès 1853, l'étude des végétaux parasites m'avait montré que nulle espèce de cryptogames n'offre des propriétés spécifiques de cet ordre (Ch. Robin, *Histoire naturelle des végétaux parasites de l'homme*, p. 287).

ment propre, tantôt il n'en présente plus, suivant les circonstances dans lesquelles il se trouve; mais s'il est morbide il peut être privé par l'ammoniaque de son mouvement propre pour ne conserver que son mouvement brownien. On peut, quand on veut, suivre l'accroissement de ces bactéries jusqu'à l'état de *Leptothrix* sans mouvement propre et trop grand pour offrir le mouvement brownien (1).

D'abord considéré comme ne se trouvant que dans le sang des animaux morts du charbon (Davaine, Delafond), ce végétal a été vu aussitôt après la mort dans le sang de la *fièvre typhoïde* du cheval et de celui des moutons inoculés avec ce sang par Signol (1860 et 1863) et Mégnin (1866). Il a été observé dans le sang d'un homme mort de fièvre typhoïde par Tigri dès 1863.

M. Cohn en a vu aussi dans la *lymphe* fraîche des animaux septicémiques et charbonneux, mais non durant les cas de morve. Dans le sang de lapins inoculés avec le sang d'animaux charbonneux, M. Davaine a trouvé les bactéries cinq ou six heures avant la mort (1863). Coze et Feltz, les premiers, les ont trouvées chez l'homme, quelques jours avant la mort, dès 1865 sur les varioleux et depuis dans toutes les maladies énumérées plus haut (p. 243) et sur les lapins qu'ils inoculaient avec ce sang (2). Ils les indiquent comme très-nombreux dans les cas mortels, rares dans ceux qui ont été suivis de guérison. Ils ont démontré de plus que les effets morbifiques du sang virulent inoculé dans le tissu cellulaire des lapins ne sont nullement en rapport avec la quantité des liquides injectés ou inoculés à la lancette, car ils obtiennent des résultats d'autant plus rapides et des bactéries à mouvements d'autant plus vifs qu'ils ont employé moins de liquide provenant de générations infectieuses multipliées déjà sur un plus grand nombre de lapins successivement.

Ces faits ont depuis été confirmés par les expériences de Davaine, Vulpian, Bouley, Behier, Picot, etc.

(1) Voy. Ch. Robin, *Du microscope et des injections*. Paris, 1871, p. 926; *Anat. et physiol. cellulaires*, 1873, p. 45; Littré et Robin, *Dictionn. de méd.*, 13e édit., 1873, art. LEPTOTHRIX et VIBRIONIEN. Le développement des Bactéries en *Leptothrix* (*Leptothrix buccalis*, Ch. Robin) figuré et décrit par moi en 1853 (*Histoire naturelle des végétaux parasites*), puis plus nettement spécifié en 1865, a été nié par quelques médecins; mais Cohn (1863), Hallier (1868), Maggi et Cruvelli (1868), l'ont également décrit depuis sans connaître les résultats que j'avais formulés. Dans les cavités des amygdales, etc., comme dans la gangue hyaline où ces êtres sont plongés dans les dépôts glaireux des eaux stagnantes et thermales, ils peuvent rester des mois, et des années probablement, à l'état de spores ou microzyma.

(2) Coze et Feltz, *Des fermentations internes*, 1866, et *Présence des infusoires dans les maladies infectieuses*. Strasbourg, 1871, in-8, p. 50, etc.

M. Davaine, et à son exemple les autres observateurs cités ici, ont remarquablement étudié : 1° les conditions de transmission du sang virulent qui font qu'il tue d'autant plus rapidement et à dose d'autant moindre que l'inoculation a été faite par une série plus considérable de lapins; 2° comment la dilution du liquide virulent peut être portée à un millionième, et au delà, sans qu'il perde sa virulence.

Au point de vue où nous sommes placés, la question est de savoir si dans le sang et les sérosités du charbon, des infections purulente et puerpérale, de la fièvre typhoïde, etc., l'*agent virulent*, celui qui détermine les accidents infectieux et autres, est représenté par les *Bactéries* ou *Leptothrix*, causant la fermentation ou la putridité du plasma.

S'il en est ainsi, ce doit être une action vitale et spécifiquement différente, suivant que les bactéries causent le charbon, les fièvres puerpérale, typhoïde, et autres affections de cet ordre. Or, quoi que puissent faire à l'aide des moyens d'observation les plus parfaits que nous possédions, les botanistes et les zoologistes les plus habitués à l'étude des infusoires, ne peuvent parvenir à distinguer dans les bactéries autant d'espèces qu'il y a de maladies dans lesquelles on les trouve (1). Qui plus est, dans le sang des veines sus-hépatiques des cadavres et dans les liquides où de la glycose se décompose au contact des substances organiques, un cryptogame à peine plus volumineux que les bactéries qu'on trouve dans l'intestin des mêmes sujets, mais se distinguant par une gouttelette huileuse placée à une de ses extrémités (*ferment lactique* de Pasteur ?) On peut distinguer ainsi les unes des autres assez nettement deux ou trois espèces de ces cryptogames, mais guère plus. Celle de la variole serait le *Micrococcus* d'après Hallier (1868). Or, il se trouve précisément que les bactéries du sang de toutes les autres maladies citées plus haut, ainsi que celles de la sérosité des ampoules érysipélateuses, sont semblables les unes aux autres, et surtout que, fait capital, en se développant elles passent à l'état de Leptothrix, de la même manière que le font leurs semblables qui se développent dans les interstices dentaires des papilles linguales, dans le mucus intestinal des suppliciés de vingt à quarante-huit heures après la mort, dans la bile des cadavres et enfin dans tous les liquides contenant des matières organiques présentant le degré d'altération qui précède la putréfaction proprement dite. Pour qui a suivi l'évolution de ces cryptogames, toujours la même dans ces conditions, quels que soient les milieux représentés par ces liquides, il est absolument impossible de saisir en eux quoi que ce soit qui permette d'établir d'un cas à l'autre des différences correspondant aux

(1) Voy. aux renvois de la note, p. 247.

diversités offertes par le sang du *charbon* à ceux de l'infection purulente, des fièvres typhoïde, puerpérale, de la variole, de ses pustules, etc. Que l'on prenne l'expression d'*action vitale* dans quelque sens que ce soit, nulle part on ne trouvera des différences d'énergie vitale aussi prononcées que celles que l'on attribue à ce cryptogame, c'est-à-dire nulles dans la bouche, par exemple, terribles dans la *pustule maligne*, aussi diverses que graves dans les autres maladies, différences décrites pourtant comme étant l'attribut d'organismes si semblables.

Les Bactéries ou *Leptothrix*, comme les autres cryptogames parasites, se développent dans les liquides et dans les tissus de l'économie, dès et tant qu'ils y trouvent les conditions chimiques favorables à leur nutrition; ces conditions sont précisément celles d'une rénovation moléculaire nutritive, imparfaite, ou même d'une vraie décomposition commençante de ces tissus, etc.; mais là ils ne remplissent d'autre rôle qu'un rôle épiphénoménal plus ou moins nuisible, sur place, celui de véhicule en tant que particule aisément transportable, imprégnée de l'humeur virulente, ainsi que j'ai cherché à le démontrer depuis longtemps, d'après leur étude directe dans le plus grand nombre de conditions possibles (1). Vient ensuite la putréfaction proprement dite, qui marche parallèlement en quelque sorte avec leur arrivée de l'état de *Microzyma* et de *Bactérie* à celui de Leptothrix dans certains liquides, avant dans d'autres et dont ils peuvent être un agent soit provocateur, soit propagateur énergique, comme le sont les *Penicillium* pour la pourriture des fruits (Davaine); mais ici il ne faut pas oublier que beaucoup d'autres altérations de ces derniers, telle que celles du blétissement ou que causent la contusion, la gelée, etc., ont lieu sous l'intervention d'un parasite. La présence de celui-ci amène alors rapidement la putréfaction (2).

Que leurs qualités soient *vitales* ou autres, ce seraient de singuliers agents que ces corps solides figurés et organisés, dont l'influence morbifique se conserverait sans différences notables alors même qu'on n'en ferait pénétrer qu'un au lieu de 1 000 000. Ces derniers faits ne sont pas douteux, du reste, ainsi que M. Davaine l'a précisé (3). Mais les actions

(1) Voy. Ch. Robin, *Histoire naturelle des végétaux parasites*. Paris, 1853, p. 106; *Dictionn. de méd.*, 13e édit., 1873, art. LEPTOTHRIX et VIBRION.

(2) Ce sont des phénomènes de ce genre qu'a observés M. Chauveau, en montrant que le testicule des béliers détruit par le bistournage s'atrophie sans gangrène dans les conditions ordinaires, tandis que la gangrène survient si l'on injecte dans le sang un liquide contenant des bactéries de manière qu'elles arrivent à l'organe contus (*Bull. de l'Acad. de méd.*, 1873). Les modifications subies par le testicule dans ces deux ordres de conditions sont de celles qui peuvent montrer la différence qu'il y a entre les altérations virulentes et la putridité de toute matière organisée.

(3) Davaine, *Bull. de l'Acad. de méd.*, février, mars et avril 1873.

moléculaires ou chimiques de l'ordre de celles qui ont été appelées plus haut (p. 239) peuvent en rendre compte mieux encore que leur multiplication; car celle-ci devrait être plus rapide dans le cas où l'on en injecterait 10 000 que dans l'autre. Deux ordres d'expériences le prouvent. Ce sont, d'une part, celles de MM. Leplat et Jaillard, qui ont injecté sous la peau et le tissu cellulaire des Bactéries, telles que celles qu'on peut recueillir dans tous les liquides en voie d'altération, lesquelles ne diffèrent pas de celles du sang. Or ces vibrioniens n'ont produit aucun accident chaque fois qu'ils ont été séparés des liquides virulents ou septiques dans lesquels ils se développent (1).

Les autres expériences probantes sont les suivantes, dues à M. Onimus.

Du sang de bœuf, de porc ou d'homme atteint de fièvre typhoïde est placé dans du papier à dialyse; ce papier est ensuite placé dans un vase contenant de l'eau distillée; puis le tout est maintenu à une température d'environ 35 degrés centigrades, suivant les indications données par M. Davaine. Après quatorze heures, l'eau distillée se trouble au point de devenir lactescente; examinée au microscope, elle renferme une prodigieuse quantité de bactéries identiques, quant à la forme, avec celles que contient le sang renfermé dans le papier à dialyse.

Après cette constatation, une seule goutte de sang putréfié contenu dans le papier à dialyse est injectée à plusieurs lapins, tandis que plusieurs gouttes de l'eau extérieure, renfermant des myriades de Bactéries, sont injectées de même à d'autres lapins.

Tous ceux de ces animaux qui avaient reçu la goutte de sang putréfié sont morts en peu de temps; tous ceux qui avaient reçu l'eau avec les Bactéries ont survécu.

Des expériences semblables sont faites avec le sang des lapins morts à la suite des injections de sang putride. Le sang contenu dans le papier à dialyse a toujours déterminé une mort rapide chez les lapins inoculés, tandis que l'eau extérieure, renfermant des myriades de Bactéries, injectée même à la dose de 40 à 50 centimètres cubes, n'a pas déterminé la mort des lapins inoculés.

Enfin, par d'autres expériences, M. Onimus établit que les vibrioniens qui se produisent dans l'eau distillée proviennent principalement des principes *dialysables* du sang, car, en épuisant ces principes par des opérations successives, les bactéries se produisent de moins en moins (voy. la note, p. 157).

Il conclut de là avec raison que l'agent virulent, dans l'infection putride, n'est point un ferment organisé appartenant à la famille des

(1) Leplat et Jaillard, *De l'action des bactéries sur l'économie animale* (*Compt. rend. des séances de l'Acad. des sc.* Paris, 1864, in-4, t. LIX, p. 250).

vibrions; que les organismes inférieurs n'ont, par eux-mêmes, aucune action toxique; qu'ils semblent être le résultat et non la cause des altérations putrides; que le virus de l'infection putride n'est point une substance dialysable, mais qu'il est représenté par des substances albuminoïdes (1), qui, comme on le sait, ne sont pas dialysables.

Ainsi, d'une part, les Bactéries ne sont pas virulentes; d'autre part, le sang même qui a fourni les principes dialysables dans lesquels elles se sont développées est virulent, ou mieux, jamais on n'a pu voir des *Bactéries virulentes* quand elles étaient séparées du sang, du pus, etc., à l'état (quel qu'il soit) dit de virulence.

L'identité de ce qu'il y a de visible dans les Bactéries, sauf peut-être la possibilité d'en distinguer deux à trois espèces (voy. p. 249), quelle que soit la diversité de leurs provenances, n'est niée par personne. Tout le monde sait aussi que, transportées d'un liquide dans un qui diffère, sans empêcher leur développement, leur épaisseur et la netteté de leur disposition en chaînettes (*Bac. catenula*) peuvent varier d'une manière appréciable. Ceux qui les considèrent comme les agents de la virulence admettent qu'il y en a autant d'espèces que d'espèces diverses de maladies infectieuses et virulentes (2). On ne possède d'autre moyen de distinguer les unes des autres ces espèces que par la diversité de leurs actions virulentes. Aussi, toutes les fois qu'on agit avec des Bactéries qui

(1) C. Onimus, *Bull. de l'Acad. de méd.*, mars 1873. Ce fait que les principes coagulables ne sont pas dialysables, traversent difficilement le filtre, est important à noter.

(2) Cela pourrait aussi à la rigueur impliquer qu'il y en a autant d'espèces qu'il y a de liquides non virulents dans lesquels on les trouve, comme les mucus intestinaux, cadavérique et diarrhéique, l'urine, la bile, etc., sans parler de tous les sucs végétaux, les infusions diverses, etc. Tous ceux qui ont étudié ces êtres non-seulement dans le sang, mais dans les autres liquides, savent très-bien qu'en mettant une urine normale et l'urine de certains calculeux et néphritiques, tout aussi limpide, mais neutre ou à peu près, dans un vase ouvert et l'une à côté de l'autre, la première ne louchira qu'au bout de cinq à huit jours selon l'état de la température, et la seconde après une à six heures seulement selon les sujets, pour être au bout de peu de temps troublée par des myriades de bactéries. Leur présence est bientôt suivie de la fermentation ou putréfaction ammoniacale, fait bien connu. Il en est de même pour tous les tissus et les liquides animaux. Mais cette observation et bien d'autres montrent que leur développement (et naturellement ses conséquences) se trouvent absolument subordonnés à un certain état de la constitution chimique des corps observés. Le sang est comme les urines; les bactéries s'y développent quand s'y trouve l'état moléculaire convenable. Leur multiplication est même subordonnée à cet état, puisque le sang des varioleux, par exemple, qui guérissent en contient (Coze et Feltz, *loc. cit.*, p. 213). Or, si l'état moléculaire du sang n'était pas ce qui régit, si l'on peut ainsi dire, la multiplication des bactéries, tout animal dont ce liquide en contient, devrait mourir dès qu'il en renferme, et aussi peu que ce soit, puisque les lapins meurent aussi bien par l'inoculation d'un millionième de goutte que par celle de la goutte entière, en raison, pense-t'on, de la multiplication des bactéries qu'on introduit avec le millionième de goutte.

sont séparées d'une humeur morbide, comme alors elles ne produisent aucun accident, c'est pour eux la preuve que l'on avait celle des espèces bactériques dite du *charbon* ou de la variole, de l'infection purulente, de la blennorrhagie, etc. Il y a là une pétition de principe tellement évidente qu'elle ne mériterait pas de nous arrêter, si l'on ne disait à cela qu'il y a parmi les animaux et parmi les végétaux plus élevés des exemples dont les individus sont tout à fait semblables durant les premiers temps de leur vie; que, par suite, la *Bactérie* de chaque liquide virulent est l'état primitif, mycélial ou larvaire d'autant d'espèces qui seraient fort différentes si nous les connaissions à l'état adulte. Malheureusement nous n'en connaissons aucune à cet état différentiel, et cette manière de reculer la difficulté sans la résoudre est contredite par bien des faits positifs. D'abord, toutes les larves animales semblables ont une même action sur les matières qui les entourent, et la moindre diversité dans le tube digestif en entraîne dans leurs mœurs; même remarque pour les mycéliums des champignons au point de vue du volume et de la structure de leurs cellules. Ce n'est jamais dans la période où ils sont identiques organiquement, extérieurement du moins, que l'on voit ces divers êtres offrir les différences fonctionnelles les plus grandes. Peut-on soutenir avec les fauteurs de ces hypothèses que la virulence est la même chose que la putridité ou putréfaction, qu'il y a un virus de la putréfaction qui est une Bactérie, corps organisé et vivant; qu'il y a un virus de la pourriture des fruits, qui est le mycélium d'une ou de plusieurs mucorinées; que les virus charbonneux, varioleux, etc. (1), sont d'autres Bactéries,

(1) C'est certainement rester dans le vrai que de dire que le sang et autres liquides virulents ne sont pas fœtides; qu'ils sont manifestement inoculables alors que la fétidité, ni les autres signes de fermentation et de décomposition diverses qui annoncent le début de la putréfaction ne se sont pas encore montrés. En effet, la pourriture des fruits, la putréfaction des tissus ou des humeurs (et la putridité qui en est un degré), sont certainement phénomènes de même ordre; mais 1° s'il y a un *virus de la putréfaction* (qui serait une espèce de bactéries); 2° si *la septicémie n'est pas autre chose que la putréfaction même* développée dans l'économie vivante d'un animal, on sait d'autre part que le sang putréfié à l'air libre et le sang septicémique déterminent également une maladie et la mort chez les animaux auxquels on l'inocule en suffisante quantité. Dans les deux cas, les phénomènes morbides sont semblables quant à leur manifestation et à leur durée. Dans les deux cas, le sang de l'animal qui succombe acquiert des propriétés virulentes, identiques. S'il en est ainsi, on ne comprend guère comment il se fait que le sang putréfié à l'air libre et le sang septicémique perdent également de leurs propriétés virulentes par une longue conservation, ce qui est très-vrai du reste. On ne comprend plus surtout comment il se fait que le cadavre de l'individu mort de septicémie *n'accuse le plus souvent dans les organes aucune lésion appréciable* et que *le caractère de la maladie virulente*, c'est-à-dire la putréfaction, *ne se révèle que par la seule présence des bactéries ou virus* même de la putréfaction. A moins de vouloir changer arbitrairement le sens des mots et tout jeter dans la confusion, on comprend que ce soit là de la virulence, compliquée ou non par la présence des bactéries; mais la *putréfaction* qui ne se

et que la malfaisance des liquides virulents est l'effet de la destruction exercée par les espèces correspondantes de Bactéries? Je doute que puissent le faire ceux qui auront observé les humeurs virulentes fraîches et avancées, depuis celles du vaccin, de la variole, jusqu'à celles de la *conjonctivite granuleuse*, de l'ophthalmie des nouveau-nés, de la blennorrhagie, des diverses sortes de chancres, des bubons virulents, au même titre que celles dont il a été question plus haut ; il est, de plus, douteux que le puissent faire aussi ceux qui, ayant constaté l'absence de Bactéries dans le sperme des syphilitiques, auront comparé les accidents de la syphilis héréditaire à ceux de la syphilis des adultes; ceux-là auront certainement de la peine à concevoir le mode et la lenteur de l'action de ce virus syphilitique de nature végétale ou vibrionnaire (voy. p. 240) ; car on comprend qu'en ces matières, si l'un des cas les plus nets de la virulence fait exception à la doctrine de ce parasitisme que l'on veut établir sous le nom de *bactériémie*, tout est à recommencer aussi bien que pour la *bactérimucie* et autres créations de ce genre qu'il faudrait admettre (1). En somme, dans ces questions, tout se réduit à ce que, lorsque

révèle par rien à l'odeur, au goût, à la vue, aux réactifs, n'est pas de la *putréfaction*. On est forcé de le répéter, *la virulence n'est pas la putridité*, pas plus qu'elle n'est la fermentation. L'état qui fait du pus, des mucus, du sang des agents de transmission de la vaccine, de la blennorrhagie, de la syphilis, ne peut être assimilé à celui que cause la fermentation. Car si l'on dit *bactérie* ou *virus de la putréfaction*, il faut dire *Bactérie*, *Torula* ou *virus de la fermentation* tartrique, glycosique, etc.

(1) M. Davaine admet qu'*il suffit d'une différence très-minime dans les milieux où se produisent les Bactéries pour qu'il s'y forme des espèces différentes.* En fait, cela revient à dire que l'état du milieu prime l'état spécifique (voy. la note p. 252). Aussi lorsqu'on voit l'*espèce* introduite dans les vaisseaux *sans le milieu* ou *sang* qui l'a *formée* (comme dans les expériences de MM. Jaillard, Leplat et Onimus), ne jamais causer les troubles morbides qui surviennent quand on introduit le milieu avec les Bactéries, nul n'est en droit de laisser de côté l'influence virulente de ce milieu. Si les Bactéries sont si modifiables, on ne comprend pas que la bactéridie des *maladies charbonneuses* soit transmissible sans modifications, et pourtant si énergiquement virulente, sur l'homme et tous les herbivores domestiques, sans pourtant l'être pour le chien, dont le régime diffère si peu de celui de l'homme (voy. les expériences de la Société de médecine d'Eure et Loir, *Compt. rend. des séances de l'Acad. des sc.* Paris, 1852, t. XXXIV, p. 693). On ne comprend pas que les bactéries qui doivent exister dans le mucus blennorrhagique ne soient pas modifiées par les larmes quand des traces de celui-ci sont portées sur la conjonctive; si au contraire elles sont assez énergiques pour causer ici la putréfaction ou la fermentation, ailleurs soit la décomposition de la solution d'acide tartrique droit, soit la variole, le *charbon*, la fièvre typhoïde, etc., on ne comprend pas que sur le lapin celles qui viennent du sang des hommes morts de ces maladies causent une affection qui n'est jamais pareille à celles-là ; on ne comprend pas que celles des interstices dentaires ne se propagent ni dans la trachée ni dans l'intestin (car il est inexact de dire que leurs mucus en contiennent à l'état normal), tandis qu'elles s'y montrent dès qu'il y a bronchite chronique, maladies avec vomissements ou diarrhées, et qu'elles se développent dans l'intestin des suppliciés douze heures après la mort sur une température de 20 degrés et de quarante-huit à soixante heures par une température de 8 à 12 degrés. Les Bactéries offriraient cette particularité singulière et contradic-

des Bactéries arrivent dans du sang ou dans toute autre humeur, elles s'y multiplient comme dans l'urine ou une infusion végétale, que ces liquides soient virulents ou non, mais pourvu qu'ils soient déjà dans tel ou tel état d'altération commençante (voy. la note, p. 252) ; et leur multiplication marche parallèlement avec la virulence quand il y a virulence, jusqu'à ce qu'elle ait conduit ces matières à la fermentation et à la putréfaction, ce qui a lieu plus ou moins vite, selon leur composition chimique, que ce soit dans l'économie ou au dehors.

Il est une dernière question qu'il est impossible de passer sous silence. M. Pasteur a montré péremptoirement que l'économie humaine est absolument close à la pénétration des Bactéries (1) de la bouche et autres organismes des poussières, etc. Les expériences de M. Chauveau (p. 250) tendent bien à montrer qu'il n'y en a pas normalement dans le sang; on sait, du reste, qu'on n'en voit pas alors, tandis qu'on les voit bien dans le plasma des varioleux, des typhiques, etc., encore vivants (Coze et Feltz). Ce fait n'est pas contesté et a été souvent vérifié. Il faut, par conséquent, admettre ici soit leur *génération spontanée* à l'état de *mycrozyma*, passant à celui de Bactérie, soit leur *pénétration* à la manière de ce que font les granules des poussières, y compris certaines spores (2). Mais si c'est ce dernier fait qui se passe, on ne comprend pas

toire, que de l'état d'inocuité complète qu'elles offrent sur les aphthes leur *énergie vitale* arriverait à la nocuité redoutable qu'elles ont dans la *pustule maligne*, sans que leur constitution organique manifeste un changement. Or, on sait que pour les autres cryptogames, si l'on met par exemple des spores de mucorinées sur un corps humide, elles poussent rapidement de longues cellules de myccelium, tandis que si on les met dans du suc de raisin, filtré, bouilli, tenu hors du contact de l'air, elles se multiplient *par bourgeonnement* direct et causent la fermentaloin alcoolique. (Jules Duval, *Journ. d'anat. et de physiol.*, 1873).

(1) Pasteur, *Compt. rend. des séances de l'Acad. des sc.*, 1863.

(2) Le mécanisme de la pénétration des poussières végétales et minérales dans l'économie que j'ai fait connaître d'après mes observations (*Histoire naturelle des végétaux parasites de l'homme.* Paris, 1853, in-8, p. 382; Littré et Robin, *Dict. de méd.*, art. PÉNÉTRATION) a été entièrement confirmé par les expériences de M. Crocq (*Gaz. des hôpit.*, 1868), qui ne connaissait pas mes recherches. Il a employé le charbon végétal et animal, le chromate de plomb, la craie, le vert de Schweinfurt, l'encre, le sang de l'homme et du cheval, l'amidon, etc. Il a mis les particules solides en rapport avec la peau revêtue ou dépouillée de son épiderme, avec le tissu cellulaire, avec les muqueuses, les séreuses, les alvéoles pulmonaires. Il a souvent, mais non d'une manière constante, retrouvé ces particules dans le sang et dans les tissus, où elles avaient dû pénétrer. Suivant lui, il faut donc, pour que la pénétration ait lieu, que l'épithélium disparaisse, qu'il y ait desquamation. Telle est la première condition des phénomènes, telle est aussi la différence première qui sépare l'absorption des graisses, acte normal, constant, et la pénétration des particules solides, acte accidentel, pouvant se produire ou ne pas se produire, selon les circonstances. La pénétration, nulle par la peau intacte, a lieu facilement par le tégument, dépouillé de son épiderme, ou par le tissu cellulaire; elle a lieu facilement par les membranes séreuses, qui subissent si rapidement la desquammation par le contact des corps étrangers; elle se fait parfois, mais pas toujours,

pourquoi on ne trouve pas dans le sang de tout le monde un peu des Bactéries de l'*espèce* de celles qui sont dans toutes les poussières, tandis qu'on en voit de *celles de la variole*, de la fièvre typhoïde, etc., dès que la fièvre amène à l'hôpital les varioleux, les typhiques, etc.

Cela dit, indiquons les altérations qu'on observe dans le sang pris sur des individus encore vivants atteints d'affections dites septicémiques. En somme, elles se réduisent aux données suivantes dues à MM. Coze et Feltz.

Comparativement au sang des individus sains, les hématies sont moins élastiques, plus molles, s'étirent davantage, deviennent plus vite dentelées, mais en nombre différent d'une maladie et d'un sujet à l'autre. Elles adhèrent les unes aux autres en formant des amas et aussi au corps qu'elles touchent. Les leucocytes sont plus nombreux, surtout dans la fièvre puerpérale et l'infection purulente (voy. p. 245-246).

Les bactéries sont plus ou moins nombreuses et se déplacent plus ou moins vivement entre les globules, et d'autant plus dans le cas d'inoculations aux lapins que l'inoculation d'un lapin à un autre a été plus souvent répétée. En raison de leur densité moindre que celle du plasma, elles se rassemblent, comme toujours, à la surface du liquide, c'est-à-dire contre le couvre-objet, où elles forment une couche de bactéries plus ou moins serrées qui restent immobiles.

Ces bactéries sont unicellulaires (et dites *microzymas* ou *Bact. punctum*, Ehr., si elles sont mobiles, ou *Bact. termo,* Müller, Ehrenberg, si elles sont immobiles); on a deux, trois, quatre, etc. cellules articulées en chaînettes (*Bact. catenula*, Dujardin) et coudées ou non (*Bacterium*); elles se déplacent alors soit par un mouvement de totalité, soit par une inclinaison des articles les uns sur les autres. Cet état cellulaire des bactéries s'observe surtout dans les fièvres typhoïde et puerpérale, l'infection purulente. La disposition en bâtonnet, dite *Vibrio* (*Bacterium* de quelques auteurs) *baccillus*, Müller et *lineola*, Müller, *tremulans*, Ehr., composé de filaments plus ou moins longs, isolés (anguleusement articulés les uns avec les autres dans beaucoup d'infusions), non formés de cellules en chaînettes se rencontre, surtout dans la variole.

Dans les expériences sur les animaux, on constate de plus dans le sang

par la cavité intestinale, et constamment, au contraire, par les alvéoles pulmonaires; enfin, elle se fait beaucoup plus facilement par l'intestin des mammifères et des oiseaux que par celui des batraciens, dont l'épithélium est moins caduc. La barrière épithéliale franchie, les particules solides cheminent à travers les tissus, grâce aux interstices qu'elles y rencontrent suivant M. Crocq, mais un peu autrement d'après ce que j'ai vu (*loc. cit.*). Leur présence constante dans les ganglions lymphatiques de la région par laquelle la pénétration a eu lieu, prouve que c'est par le système lymphatique surtout qu'elles sont transportées et avec assez d'activité.

une augmentation de la quantité d'urée et de l'acide carbonique, une diminution de celle de la glycose ou sa disparition, et une diminution de la proportion d'oxygène.

État du sang dans certaines maladies par infection miasmatique.

Il est impossible de rien comprendre à la nature des affections générales, que l'on prétend être sans lésions, lorsqu'on ne connaît pas expérimentalement les caractères des substances organiques, leurs propriétés dominantes, leur instabilité, leurs modes d'altérations par des changements isomériques, dont plusieurs composés chimiques définis offrent déjà l'ébauche, sans qu'il y ait toutefois similitude. On ne saurait comprendre pourquoi tant d'observateurs cherchent à échapper à cet ordre d'étude, dont l'abandon fait émettre tant d'hypothèses peu fondées.

Appuyons maintenant ces données par un exemple emprunté spécialement aux modifications isomériques des substances coagulables du sang dans le choléra (1).

Nous avons vu déjà que les principes de la 3e classe sont doués de la propriété de s'hydrater, et ne jouent un rôle anatomique et physiologique dans la substance organisée que lorsqu'ils ont ainsi fixé de l'eau. Cette eau d'hydratation peut être chassée sans que la substance se décompose, entraînant le passage à l'état solide ou coagulation. C'est alors qu'en restituant cette eau, les propriétés reparaissent après avoir cessé d'exister pendant la durée des changements de condition apportées par l'expulsion de l'eau (2).

(1) Voy. Ch. Robin, 2e leçon du Cours d'histologie, dans la *France médicale*. Paris, 1864, n° 2; *Sur la substance organisée et ses altérations*. Paris, 1866, page 48.

(2) La coagulation diminue, sur quelques-unes, cette faculté d'hydratation, qui est remarquable par la quantité d'eau que ces substances peuvent ainsi fixer et retenir sans qu'elles se dissolvent. En effet, bien qu'elles puissent fixer un poids d'eau qui dépasse de beaucoup le leur propre, la plupart ne font que se gonfler et se délayer en quelque sorte, sans disparaître, comme dans le cas de la dissolution d'un sel, de l'urée, etc., etc. C'est ce que l'on remarque sur presque toutes les variétés de mucosine, qui, même jetées dans l'eau, ne se dissolvent pas; elles ne font que se gonfler et occuper une place de plus en plus grande, par suite de la fixation d'une quantité de plus en plus considérable du liquide; mais elles restent toujours apercevables sous forme de flocons légers et translucides appelés nuages ou nubécules. Ceux-ci cessent d'être visibles après qu'on les a agités dans le liquide, mais ils n'ont pas disparu et ne se sont pas dissous pour cela; par le repos, en effet, ils se reforment au fond du vase contenant le liquide. Les plasma sanguins et lymphatiques eux-mêmes ne sont constitués essentiellement que par des substances organiques fluides incomplétement hydratées, incomplétement chargées de la quantité d'eau et des solutions salines ou autres qu'elles peuvent fixer; et ce fait joue un grand rôle comme cause moléculaire des phénomènes d'absorption et d'arrivée des matières dissoutes ou fluides depuis l'intestin jusque dans la cavité des capillaires.

Le plasma est, en quelque sorte, en voie continue d'oscillation entre sa faculté de fixer de l'eau pure ou tenant diverses matières en dissolution, et celle d'en perdre par la nutrition des tissus et les sécrétions, par suite de la facilité avec laquelle les substances coagulables abandonnent cette eau d'hydratation sans subir de décomposition chimique.

Ainsi la connaissance des principes constituant d'une manière immédiate la substance organisée, celle des substances organiques surtout, domine plusieurs parties de la pathologie, dont l'étude est à reprendre entièrement d'après ces données. Cette connaissance domine aussi directement la thérapeutique, partie de l'art médical, dans laquelle la comparaison entre les principes immédiats accidentels ou médicaments introduits volontairement dans l'organisme, et les principes sur lesquels ils vont agir, doit toujours être faite.

Comme exemple, je citerai le choléra, qui est dû à ce que par suite de modifications isomériques survenues dans les substances organiques ou coagulables du sang, celles-ci ont perdu leur propriété d'hydratation, leur pouvoir de fixer une grande quantité d'eau par rapport à leur poids; propriété qui joue un si grand rôle dans les phénomènes d'absorption intestinale. Aussi voit-on d'abord se produire des troubles intestinaux consistant en une diminution de plus en plus marquée de la faculté d'absorption des matières digérées, et en un flux intestinal dû à l'issue exosmotique de l'eau chargée de principes de la première et de la deuxième classe, liquide qu'abandonnent les substances coagulables. Outre des principes cristallisables en dissolution, que l'analyse y retrouve, cette eau entraîne aussi une certaine quantité de substances organiques du plasma. Celles-ci sont azotées, mais non semblables à l'albumine, et ne se coagulent pas sous les mêmes influences que cette dernière. Elles sont analogues à la diastase (Baudrimont). Elles font passer à un état comparable au leur les substances organiques du sang des animaux sains, quand on l'injecte dans leurs veines ou même dans leur trachée (Goujon, Legros, Robin).

Ces altérations ont pour conséquence des perturbations corrélatives dans les phénomènes d'échange nutritif entre les principes du sang et de tous les tissus, tant nerveux que musculaires, sécréteurs et autres. De là des troubles dans les propriétés de ces tissus, troubles généraux nécessairement, dès l'instant qu'ils proviennent d'une altération que le sang transmet partout où il se rend.

Les altérations moléculaires signalées plus haut sont les lésions primitives, qui ont pour conséquence les lésions secondaires et les troubles dont il va être question. Ces lésions primitives portent donc sur la composition et l'état moléculaire intime des principes coagulables du sang, sur la quantité du plasma sanguin, sur les proportions de ses divers principes immédiats constitutifs. Or, ce sont là autant de lésions qui, pour être moléculaires : qui, pour n'être visibles ni à l'œil nu, ni au microscope : qui, pour n être saisissables qu'à l'aide de la balance et mieux encore de l'expérience sur des animaux qui sont le réactif de ces agents ainsi modifiés : ce sont là, dis-je, des lésions qui n'en sont pas moins réelles. Ainsi donc ces maladies qu'on prétend être sans lésions parce que celles-ci ne sont pas observables de la même manière que les autres, offrent pourtant un ensemble de causes organiques parfaitement démontrables: seulement ces perturbations siégent au delà du simple arrangement mécanique de fibres entrecroisées ou des rapports des organes entre eux, souvent encore regardés comme caractéristiques de l'état d'organisation.

Quoi qu'il en soit, ce flux exosmotique incessant d'eau abandonnée par les substances coagulables du sang, modifiées moléculairement et ayant perdu leur pouvoir de tirer de l'eau, ne s'oppose pas seulement à l'absorption des aliments et des médicaments. Ce flux fait que le plasma sanguin diminuant graduellement de quantité, le pouls devient de plus en plus filiforme et la soif de plus en plus intense.

La nutrition et les sécrétions telles que celles de la bile, de la salive, 'excrétion urinaire, diminuent aussi, et la production de chaleur qui en est la conséquence diminue proportionnellement.

Les globules sanguins, à leur tour, se trouvent en suspension dans une quantité de plasma de moins en moins grande. De là l'épaississement du sang et son passage à l'état poisseux dit de *gelée de groseille*. En même temps, bien que des globules sanguins ne présentent aucune déformation, ils s'agglutinent plus facilement ensemble qu'à l'état normal, sans se souder pourtant; ils adhèrent aux parois des capillaires et entre eux, remplissent ainsi ces derniers et circulent de la sorte de moins en moins facilement. Cet arrêt des globules dans les capillaires concourt à la production des troubles nutritifs et sécréteurs, comme à celle du refroidissement signalé plus haut. Il a de plus pour conséquence ces admirables injections par réplétion graduelle des capillaires par les globules rouges que l'on observe chez les cholériques dans tous les tissus. Les globules ainsi arrêtés cèdent leur oxygène, et se chargeant d'acide carbonique sans pouvoir retourner aux poumons pour l'abandonner et l'échanger contre d'autre oxygène, ils prennent la teinte violacée du sang non hématosé; de là l'état cyanotique de la peau et d'autres tissus, et un certain degré de mollesse des globules rouges comparativement à l'élasticité dont ils sont doués dans le sang qui circule normalement. De là leur facilité à s'étirer et à prendre des formes les plus diverses selon les conditions de pression et de contact qu'ils rencontrent entre les deux lames de verre des préparations microscopiques. Mais ces globules ne sont pas spontanément déformés ni devenus granuleux, etc. ; les altérations qu'ils présentent, en un mot, ne sont pas des lésions primitives ; elles ne sont que secondaires et consécutives aux altérations du plasma et à la diminution de l'oxygénation des globules, qui se chargent de plus en plus d'acide carbonique.

La diminution de la quantité du plasma sanguin, l'arrêt graduel des globules s'agglutinant dans les capillaires, les troubles de la rénovation moléculaire continue qui en résultent sont dans les muscles, l'encéphale, les poumons, etc., la cause de divers troubles. Ils suscitent dans les muscles les contractions douloureuses appelées crampes, qui sont spontanées, indépendantes de l'action du système nerveux régulateur volontaire et déterminées par un état anormal des fibres mêmes qui se contractent, comme en déterminent le refroidissement, etc. Aussi ces crampes cessent-elles sous l'influence de l'extension forcée pratiquée pendant la durée même de ces contractions, ou quand on détermine des contractions plus régulières à l'aide de l'électricité (Legros). Ces crampes ont, d'autre part, pour conséquence, après la mort, d'amener une rigidité cadavérique des plus prononcées, et se montrant rapidement, comme chez les animaux tués après un exercice musculaire violent.

L'arrêt ou le ralentissement circulatoire dans les capillaires dont j'ai parlé plus haut, a peu à peu comme conséquence dans le poumon et dans le cerveau des phénomènes dits de congestion réactionnelle analogues à ceux que suscite la congestion ou inflammation proprement dite de ces organes. D'autres appareils, sinon la plupart, offrent un état analogue du sang dans les capillaires de leurs organes ; mais les symptômes qui en sont la conséquence n'ont pas ici l'intensité et la gravité qu'entraîne l'importance fonctionnelle des deux premiers. Cette réplétion des capillaires pulmonaires et encéphaliques, par arrêt graduel des globules dans leur cavité, indique certainement la nécessité d'attirer le sang vers d'autres organes, par des moyens physiques, par exemple, bien plus que celle de diminuer encore la masse sanguine par la saignée. Cette réplétion disparaîtrait mieux encore si l'on pouvait rendre au sang le plasma disparu, ou mieux restituer à ses principes coagulables la propriété de fixer de l'eau ; cette réparation du plasma faciliterait par suite la circulation régulière des globules et l'évacuation des capillaires qu'ils engorgent littéralement.

Les capillaires semblent en outre plus emprunter aux tissus par résorption, désassimilation intime, qu'ils ne leur rendent, par suite de leur tendance à se remplir partout où se rencontrent les conditions physiques convenables; tendance qu'entraîne la diminution de masse du plasma; diminution due elle-même à l'évacuation exosmotique s'opérant à la surface de l'intestin aux lieu et place de l'absorption qui devrait s'y accomplir. L'épithélium se desquamant, l'absorption devient là, au contraire, de moins en moins possible, pour peu que les liquides ingérés soient chargés de substances en dissolution et ainsi rendus plus denses que l'eau.

C'est enfin lorsque vient à cesser l'emprunt aux tissus dont nous venons de parler (emprunt cause d'abaissement de la température), que les combinaisons entre ce qui reste encore des principes du plasma sanguin et la substance des éléments anatomiques recommencent avec une énergie de plus en plus purement chimique; elles déterminent alors cette élévation de la température du corps et cette augmentation de la quantité d'acide carbonique exhalé qui dépassent les chiffres obtenus à l'état normal. Ces derniers actes marquent aussi la fin des échanges moléculaires réguliers ou nutritifs entre le sang et les tissus; ils annoncent par conséquent l'approche de la cessation des phénomènes d'ordre organique ou vital, c'est-à-dire de la mort. Ces actions physiques d'élévation de la température, etc., sont considérées à tort, pour certains vitalistes qui en ignorent la source, comme un signe d'une réaction vitale.

Voyons maintenant quels sont, du côté de l'intestin, les épiphénomènes et les lésions secondaires qui sont la conséquence des lésions primitives signalées au début de cette leçon. Le fait élémentaire et primitif est la perte de la faculté de fixer de l'eau éprouvée par les principes coagulables du sang sous l'influence de l'action de substances miasmatiques arrivées par les voies respiratoires jusque dans le sang. L'absorption intestinale diminue de plus en plus, les vaisseaux ne contenant plus de principes aptes à s'emparer de l'eau chargée de substances, les unes dissoutes, les autres liquéfiées. De là cette soif intense qui tourmente les cholériques. L'absorption intestinale, ainsi que je l'ai déjà noté, diminue graduellement, sans cesser toutefois entièrement pour l'eau ou les autres liquides peu chargés de substances en dissolution; mais elle tend à cesser tout à fait pour les aliments et les médicaments représentés par des liquides d'une densité considérable par suite de la quantité de matières en dissolution dont ils sont chargés.

L'eau abandonnée par les substances coagulables qui ont perdu la propriété de la fixer, s'échappe des capillaires par le réseau superficiel des villosités de l'intestin grêle et par celui des muqueuses gastrique et côlique. Ce n'est pas le résultat d'une supersécrétion des follicules intestinaux, comme dans la dysenterie. Aussi le produit des déjections cholériques est-il fluide, séreux, et non muqueux et filant, comme le sont les selles dysentériques. Aussi remarque-t-on encore que les selles cholériques ne sont pas formées de matières fécales, à moins que ce ne soient les toutes premières. Elles n'offrent ni la composition, ni l'odeur des matières fécales, fait qui coïncide avec la cessation de la sécrétion biliaire; et c'est un signe de retour à l'état normal ou de tendance à la guérison que la réapparition des selles biliaires et douées de l'odeur propre aux fèces.

Cette issue exosmotique de l'eau abandonnée par le plasma sanguin détermine la desquammation et la chute incessante de l'épithélium intestinal. Celui-ci se retrouve dans les déjections et laisse à nu la muqueuse même. Toutefois, on retrouve contre celle-ci, chez quelques sujets, par places du moins, une couche de noyaux d'épithélium en voie de génération avec un peu de matière amorphe interposée, non segmentée en cellules, ou segmentée en cellules n'ayant pas encore pris une forme régulièrement prismatique. Cette absence d'épithélium se joint encore aux autres causes qui entravent l'absorption intestinale.

Chez les sujets morts après quarante-huit heures au moins de maladies, il y a parfois des érosions des villosités sur une portion de leur longueur, ou même d'espace en espace il y a une destruction presque totale de celles-ci sur une largeur de quelques millimètres. Des érosions analogues se rencontrent plus souvent à la surface de la muqueuse lisse du gros intestin. Ces particularités rendent compte des hémorrhagies, généralement peu abondantes, qui ont lieu chez quelques cholériques et modifient plus ou moins la couleur des déjections.

Ce n'est aussi que comme épiphénomène relativement tardif que se montre l'hypertrophie de quelques glandes de Peyer isolées et de quelques follicules faisant, à la surface de la muqueuse, une saillie plus ou moins analogue à celles des papules ou des pustules cutanées. Mais là ce n'est pas, comme dans la dyssenterie, les glandes qui sont primitivement malades, congestionnées, enflammées, gonflées, puis atteintes de destruction, jusqu'à ulcération profonde de la muqueuse, dont les parties non détruites donnent un mucus abondant et sanguinolent.

Comme tous les phénomènes qui se rapportent aux échanges normaux et accidentels entre le contenu des capillaires et les parties qui sont en dehors, l'issue exosmotique des liquides provenant du plasma est subordonnée aux dispositions anatomiques des capillaires, à leurs relations immédiates avec les autres éléments qu'ils touchent. Aussi ne voit-on cette issue exosmotique qu'à la surface des muqueuses pourvues d'épithélium prismatique, dans lesquelles les capillaires forment un réseau immédiatement sous-épithélial, tandis que partout où ils sont séparés des épithéliums par une certaine épaisseur de la trame du chorion dermique ou muqueux, ou par une paroi propre glandulaire, cette issue n'a pas lieu.

C'est là un fait de solidarité entre les dispositions anatomiques et les actes correspondants qui est des plus importants, car il est cause qu'avec un fond de propriétés communes les éléments anatomiques de même espèce agissent d'une manière sensiblement différente d'un tissu à l'autre, selon l'arrangement qu'ils y présentent, et suivant ceux des éléments anatomiques d'une autre espèce avec lesquels ils sont associés. Cette donnée, toute d'observation et d'expérience, doit toujours être présente à l'esprit du biologiste lorsqu'il s'agit d'interpréter un phénomène d'ordre organique quel qu'il soit; c'est ce que bien des médecins ne font malheureusement pas, faute de savoir dans quelles limites varient, par exemple, d'une région à l'autre des tissus de même espèce disposés en membranes continues avec elles-mêmes ou en organes similaires discontinus.

De l'état leucocythémique du sang.

Nous avons vu plus haut (1) quelles sont les principales maladies générales dans lesquelles le nombre des leucocytes augmente dans le sang. Il y a longtemps que, sous forme de faits isolés, on a décrit le passage morbide du sang à un état lie de vin ou même plus ou moins analogue à du pus sanguinolent, le tout coïncidant avec l'aspect purulent, blanchâtre, la mollesse et le petit volume des caillots intracardiaques et autres. L'énorme volume du foie et de la rate, la tuméfaction des ganglions mésentériques, avec absence de tout état inflammatoire d'un organe quelconque, ont même été spécialement indiqués par Duplay comme existant en même temps que cet état du sang (2). Mais toujours on a attribué ces particularités à la présence du pus dans le sang, sans origine appréciable ou de provenance inflammatoire.

M. Donné est incontestablement le premier qui ait montré que ce ne sont pas des globules étrangers au sang quant à leur provenance, tels que ceux du pus qui se trouvent alors dans le sang; que ce sont au contraire les *globules blancs* du sang qui s'y trouvent dans les cas de lésions profondes où l'on suppose que du pus circule avec le sang, durant les maladies prolongées avec troubles de la nutrition, etc.; que l'augmentation de la quantité des globules blancs tient alors au défaut de la transformation des globules blancs naturels en globules rouges, transformation dont la rate serait chargée (3).

(1) Voy. p. 245-246 et Ch. Robin, *Journ. de physiol.* Paris, 1859, t. II, p. 51; Littré et Ch. Robin, *Dictionn. de méd.*, 16e édit., 1855, p. 734. Là se trouve indiqué pour la première fois que l'augmentation des leucocytes dans le plasma est un état du sang causé par diverses modifications du plasma et non une *entité* morbide.

(2) Duplay, *Observation d'une altération très-grande du sang* (*Arch. génér. de méd.* Paris, 1834, t. VI, p. 226).

(3) Donné, *Cours de microscopie*. Paris, 1844, in-8, p. 99, 132 et 135. En

Quoi qu'on ait pu dire sur ce sujet pour enlever à H. Bennett ses titres de priorité, il n'est pas douteux que c'est lui qui, le 1er octobre 1845, à propos d'une observation de l'ordre des précédentes, a nettement conçu et exprimé qu'il s'agissait là d'une maladie différant de ce que l'on connaissait avant; c'est-à-dire, en termes d'école, qu'il s'agissait d'une entité morbide nouvelle, devant prendre rang dans la nosographie. Les caractères blanchâtres des caillots, ceux des globules rouges et blancs, ceux de la rate, etc., sont aussi exactement décrits qu'ils l'ont jamais été. L'association de cet état du sang avec l'hypertrophie du foie et de la rate y sont incontestablement spécifiées.

Vient maintenant la question de l'interprétation qu'il a donnée de ces faits, non plus au point de vue de l'état des choses et de leur coexistence, mais au point de vue de leur provenance; et dans toutes les questions biologiques, dès qu'il s'agit de choses en voie incessante de changements, nous déterminons mieux encore la nature de celle-ci par leur origine que par l'examen de tel ou tel de leurs états isolément.

A ce point de vue, l'entité morbide nouvelle est pour Bennett une maladie primitive du sang consistant en une production générale de pus dans le système vasculaire, indépendamment d'aucune collection purulente, ni d'une inflammation locale dont il aurait pu provenir. Par ce dernier caractère, il distinguait cette entité morbide de l'infection purulente; car, à cette époque, l'infection purulente ou pyohémie était considérée soit comme une production de pus dans le sang par des veines enflammées, soit comme une résorption ou entrée de pus dans le sang, c'est-à-dire d'un produit inflammatoire de la surface d'une plaie ou d'un abcès.

Cette idée de la production de pus dans le sang hors de tout état inflammatoire, venue à l'époque où l'on commençait à reconnaître la difficulté et même l'impossibilité de distinguer les globules blancs du sang de ceux du pus, fit que l'on tint peu de compte de l'interprétation donnée par Bennett, bien qu'il dise : « Jusqu'à quel point l'hypertrophie du foie et de la rate est-elle liée à l'altération du sang et à la formation des globules de pus? C'est ce qu'il est difficile de préciser. L'hypertrophie de ces organes exercerait-elle une influence particulière sur le sang, ou bien les modifications de ce liquide seraient-elles dues à quelque affection

lisant en particulier l'article de M. Donné, intitulé *De l'altération des globules blancs*, on verra nettement qu'avec Addison et Williams il est le premier qui ait revendiqué une place dans la pathologie pour les globules blancs du sang, qu'il a bien compris toute l'importance de ces études, et que ceux qui ont méconnu la portée des études de ce savant sont complétement dans leur tort quand ils attribuent à Virchow (1846) la priorité de cette revendication.

chronique générale, comme Bouchut l'a signalé récemment? C'est ce que de nouvelles observations pourront seules déterminer. »

La première observation de Virchow est de la fin de novembre 1845, postérieure de plus d'un mois à celle de Bennett ; c'est donc par erreur que Virchow, classant en septembre de l'année 1846 les observations de ce genre, donne la sienne comme la *première* publiée, et celle de Bennett comme la *troisième*, celle de Craigie étant la deuxième. Cette observation est du reste moins complète que celle de Bennett.

Une seule chose est propre à Virchow dans cette observation ; c'est qu'il la désigne comme un cas de *sang blanc* en raison de ce que la proportion entre les globules rouges et les incolores (qui sont blancs, vus en masse) est retournée, ceux-ci étant devenus plus nombreux que les premiers, sans qu'il y ait introduction d'éléments étrangers chimiques, ni morphologiques. Toutefois sur ce point, la priorité appartient incontestablement à M. Donné, sauf le fait de l'indication spéciale de la prédominance des globules blancs sur les rouges.

Il distingue ce cas de la pyohémie ; mais Bennett n'avait pas fait de confusion à cet égard. Duplay avait du reste insisté plus encore que Virchow, et en s'étayant des mêmes motifs, sur les différences qui séparent la *maladie du sang* dont il s'agit, de la pyohémie. Au point de vue nosographique, Virchow dit seulement que M. Donné ayant attribué à la rate une influence particulière sur la transformation des globules blancs en globules rouges du sang, on peut se demander si la rate malade ne pourrait pas exercer une influence de cette nature. Il ne dit rien de plus au point de vue de l'*entité morbide* que représente cette affection. Aussi, en face des textes, on se demande comment il est possible qu'on ait pu soutenir que dès cette première observation Virchow a donné de la leucocythémie l'interprétation toujours adoptée depuis. En 1847, ce n'est qu'en tant que vue de l'esprit propre à susciter de nouvelles recherches que Virchow a cherché à établir la relation de cause à effet entre la lésion de la rate et l'augmentation de nombre des globules blancs qu'il nomme alors *leucémie* tant splénique que lymphatique. En 1848, il dit plus nettement, après M. Donné, que la *simple interruption* dans la transformation des globules blancs en globules rouges ou spécifiques *avec engorgement chronique de la rate et des glandes lymphatiques* amène l'état sang dont il s'agit (1). Il le fait après avoir, en 1846, cherché à montrer

(1) L'hypothèse de Virchow (voy. la note p. 195-196), adoptée d'abord par Billroth, etc., d'après laquelle les leucocytes du sang deviendraient non-seulement des globules rouges, mais encore des fibres du tissu cellulaire, et celle qui veut que des cellules de ce dernier proviennent par prolification, non-seulement les leucocytes du pus, mais encore, par métamorphose, quelque sorte d'élément que ce soit, ne tient pas

qu'il y a chez l'homme un sang blanc comme il y a un sang rouge, en ce sens que les globules rouges pourraient peut-être arriver à n'être pas plus nombreux par rapport aux blancs que ceux-ci ne le sont normalement aux premiers.

Il est parfaitement certain que les critiques de Bennett et autres faites à cette supposition sont parfaitement fondées, et que jamais on n'a vu l'inversion du nombre relatif des leucocytes et des hématies poussée à ce point, car la mort survient dès que le nombre des leucocytes atteint ou dépasse un peu celui des hématies. Il n'est pas moins certain que le mot *leucémie* veut aussi bien dire *sang blanc* dans le sens adopté de tout temps (p. 143) que dans le sens de sang rendu blanc par la prédominance des leucocytes par les hématies. Non-seulement ce terme prête à confusion, mais encore il s'appuie sur une supposition qui a toujours été contredite par l'observation, car on n'a trouvé que fort rarement les leucocytes un peu plus nombreux que les hématies, la mort survenant alors. Aussi l'expression *leucocythémie* employée par Bennett en 1852 a-t-elle à juste titre été adoptée de préférence à l'autre dès sa création.

Je n'ai pas, du reste, à traiter cette question au point devue historique; mais en somme il ne peut être douteux qu'en tant que description de l'état du sang, de la rate, etc., et détermination comme entité morbide particulière, Bennett a la priorité sur Virchow. Seulement pour Bennett, c'est une maladie primitive du sang n'ayant pas de cause hors de ce liquide; pour Virchow, c'est au contraire une altération du sang, suite d'une affection soit splénique, soit lymphatique. L'entité est différente, mais en ce qui touche la priorité cela ne peut faire illusion qu'à ceux qui croient encore avec Hewson que les glandes vasculaires forment des globules sanguins, qui pensent en conséquence que l'interprétation précédente de Virchow est soutenable, et que tout ici consistait

devant l'examen embryogénique le plus rudimentaire. Ces hypothèses sont de celles qui ont conduit divers auteurs à nommer les leucocytes des *cellules embryonnaires*. Mais, d'une part, elles sont contredites par l'observation, et, de l'autre, on constate nettement sur les embryons des vertébrés que les cellules d'origine de leurs épithéliums, de leurs muscles, hématies, notocorde, cartilage, os, fibres lamineuses, élastiques et nerveuses, n'ont, ni les unes ni les autres, à une époque quelconque de leur évolution, des caractères pouvant les faire confondre avec les leucocytes; que les leucocytes en un mot ne sont pas les *jeunes cellules élémentaires* se transformant en toutes ces sortes d'éléments. Aussi nul nom n'est plus inexactement appliqué que celui de *cellules embryonnaires* ou *jeunes cellules élémentaires* (Virchow, 1848) employé pour désigner les leucocytes. Ceux-là seuls qui n'ont jamais vu sur l'embryon les cellules d'origine des diverses sortes d'éléments ci-dessus, peuvent ainsi considérer les globules blancs comme représentant l'état embryonnaire de quelques-unes de ces espèces. On voit, de plus, que pour ceux qui adoptent avec Virchow l'hypothèse qui donne la rate comme formateur des globules blancs du sang, c'est elle avec les glandes lymphatiques qui devient le formateur des cellules d'origine de tous nos tissus.

à établir une relation entre les états du sang et de la rate; or les physiologistes savent depuis longtemps qu'il n'en est rien.

Plus les faits se multiplient, plus au contraire on voit qu'il faut en revenir à l'idée de Duplay, Bennett et autres, d'une maladie primitive du sang, amenant non la production du pus, sa purulence proprement dite, mais un *état leucocythémique* du sang, ainsi que j'ai toujours cherché à le montrer (1); c'est-à-dire qu'il s'agit d'un état morbide du plasma sanguin qui est tel (bien que la nature propre n'en soit pas connue), qu'il amène la multiplication des leucocytes dans le sang par rapport à l'état normal, mais plus encore la diminution du nombre des globules rouges. Quant à l'hypertrophie de la rate, du foie et des glandes lymphatiques, elle est un effet de cette dyscrasie au même titre que l'hypergenèse des leucocytes et que leur fréquente hypertrophie individuelle.

On peut dire sans exagération ni injustice que tout est contradiction et sans preuve soutenable dans les hypothèses qu'on a fait jouer ici à la rate et au système lymphatique en tant que formateur des divers globules du sang. Ces hypothèses ont formellement pour premier auteur Hewson, qui dans les glandes lymphatiques comprenait le thymus. Mais on remarquera que si l'hypertrophie de la rate (2) empêche la transfor-

(1) Littré et Robin, *Dictionn. de méd.*, 1855, 1858, 1865 et 1873, et 1re édit. de ces Leçons, 1867, p. 211.

(2) On sait en effet que toutes les fois que, pathologiquement, un parenchyme tel que celui du pancréas, de la mamelle, des glandes salivaires, etc., vient à subir ce qu'on appelle l'*hypertrophie glandulaire* proprement dite, ses usages normaux cessent en même temps que survient l'altération pathologique. Les mamelles hypertrophiées ainsi peuvent devenir beaucoup plus grosses que pendant la lactation; mais elles produisent d'autant moins de liquide qu'elles sont plus hypertrophiées. Il en est de même pour les glandes salivaires, etc. Il est probable que lorsque dans les conditions sus-indiquées la rate et les glandes lymphatiques viennent à s'hypertrophier, elles cessent de remplir leurs usages à l'égard du plasma sanguin et de la lymphe. Il n'est pas impossible que cette modification s'ajoute à celle qui est la suite des fièvres de marais, pour amener une augmentation de l'état leucocythémique du sang; mais l'hypertrophie n'est pas le fait primitif, comme le prouve l'état leucocythémique de l'infection purulente. Quoi qu'il en soit, il est constant de voir cette cessation d'usages coïncider avec l'hypertrophie pathologique, et cela aussi bien pour la rate et les ganglions lymphatiques que pour la mamelle, le testicule et les glandes salivaires. Il n'en serait pas moins important, dans les autopsies, d'examiner de temps en temps le canal thoracique, d'y appliquer deux ligatures, une en haut et une en bas, pour observer le liquide interposé, et savoir dans quelle proportion la quantité des leucocytes augmente dans le sang, ce dont on ne s'est pas suffisamment préoccupé dans bien des maladies. Sur l'intervention des glandes lymphatiques et du thymus dans la formation des *particules du sang* et des *globules de la lymphe* lorsque la rate est enlevée, voy. G. Hewsonii, *Opus posthumum sive rubrarum sanguinis particularum, et fabricæ ususque glandularum lymphaticarum, thymi et lierus descriptio*. Anglice, edidit Magnus Falconar; latine vertit van de Wynpersse. Lugd. Bat., 1785, in-8, p. 1-118. Du reste, si, comme Virchow l'a avancé,

mation des globules blancs en globules rouges comme le veulent MM. Donné (1844) et Virchow (1848), on ne comprend plus : 1° Pourquoi l'ablation de cet organe ne rend pas le sang leucocythémique ; or on sait qu'elle est sans influence tranchée sur le nombre des leucocytes ; 2° on ne comprend pas surtout comment il se peut, fait qui est indubitable, que normalement le sang de la veine splénique renferme trois à quatre fois plus de leucocytes que celui des artères (v. p. 143) ; 3° on ne comprend pas non plus pourquoi, lorsqu'on dit que l'hypertrophie fait cesser l'usage transformateur de la rate, on admet qu'elle augmente au contraire l'usage formateur des leucocytes qu'on suppose dévolu aux ganglions lymphatiques, et qu'elle l'augmente ici, alors qu'on sait qu'elle est sans influence pendant l'*adénie* ou hypertrophie générale de ces glandes.

Si, au contraire, au lieu d'être transformateur des globules blancs ou rouges, comme l'admettent M. Donné, et M. Virchow après lui, la rate est un organe directement formateur des leucocytes, comment se fait-il qu'il y ait des états leucocythémiques du sang dans la fièvre puerpérale, etc., en l'absence de toute hypertrophie soit de la rate, soit des glandes lymphatiques, comme aussi on voit des hypertrophies de ces organes sans leucocythémie ? Comment se fait-il encore que l'ablation de la première ne diminue pas le nombre des leucocytes du sang, fait que je viens encore de constater avec M. Legros sur des rats auxquels il a enlevé la rate depuis plusieurs mois ? Cela tient principalement à ce que les leucocytes ne sont pas plus formés par la rate et les ganglions lymphatiques qu'ils ne sont produits par prolification des noyaux du tissu cellulaire (1). Rien n'est aussi peu fondé, rien n'est plus contradictoire et plus puéril que toutes ces hypothèses d'après lesquelles les leucocytes se transformeraient aussi aisément en globules rouges et en cellules du tissu cellulaire, que les noyaux se changeraient en leucocytes dès qu'ils seraient irrités (v. les notes, p. 195-196 et p. 265) (2).

les leucocytes sont des *cellules* formées par prolification des *noyaux du tissu cellulaire*, si, comme ses imitateurs l'avancent encore, les leucocytes de la lymphe se forment ainsi et passent directement dans les radicules d'origine des lymphatiques, on ne comprend pas pourquoi ces auteurs négligent tout le tissu cellulaire dans leurs théories leucocythémiques. Si, d'autre part, les leucocytes sont des *cellules embryonnaires* qui émigrent des capillaires, comme le veut Conheim, pour former soit les globules du pus, soit des fibres lamineuses, des épithéliums cicatriciels et autres, etc., on ne comprend pas pourquoi ils *émigrent* si peu alors qu'ils surabondent sur les leucocythémiques. Mais on sait que toutes ces hypothèses sont sans fondement.

(1) Voyez sur ce point Ch. Robin, *Anatomie et physiologie cellulaires*. Paris, 1873, p. 318 et 631.

(2) Nulle de toutes les hypothèses précédemment indiquées concernant la formation soit des hématies, soit des leucocytes par la rate, par les glandes lymphatiques, par le tissu cellulaire, etc., et sur la transformation de ces derniers en héma-

Notons actuellement les états dans lesquels peut se présenter le sang. Le rouge rutilant du sang artériel, la rutilance produite sur le sang tiré de la veine aussitôt qu'il subit l'influence de l'air, se perd de plus en plus pour faire place à des nuances violettes, puis violettes foncées analogues à la couleur de la lie de vin, à celle de la boue splénique : dans d'autres cas, c'est une coloration chocolat clair, ou une coloration rouge brique ou brune de plus en plus foncée. A ces couleurs sombres s'ajoutent des teintes grisâtres, opalines, plus ou moins prononcées, appréciables surtout lorsqu'on regarde obliquement la surface du sang, étendu en couche mince. Dans quelques cas (observ. de Robertson ; observ. de Blache, Isambert et Robin), le sang reprend assez vite à l'air une couleur rutilante, mais alors nuancée d'une teinte violette, due au mélange du rouge et de la nuance opaline. C'est à ce reflet opalin que se borne l'apparence blanchâtre du sang en couche mince dans la leucocythémie, tant que le sang est fluide. Virchow dit que, même pendant la vie, on voit le sang qui s'échappe de la veine présenter des stries blanchâtres, mais c'est après la coagulation que ce phénomène devient apparent.

Dans un certain nombre de cas, le sang tiré de la veine se coagule comme à l'état normal (observ. de Vogel). Il est probable qu'il en est ainsi dans les premiers temps, lorsque l'altération du sang n'a pas atteint son maximum. Plus tard, le sang présente en se coagulant un caillot couvert d'une couenne molle analogue à celle que l'on observe chez les sujets anémiques. Le sang donne aux mains qu'il emprègne, aux viscères que l'on manie, une sensation de substance *poisseuse*. La plupart des auteurs attribuent cette propriété nouvelle aux globules blancs eux-mêmes, auxquels elle appartient en propre (Ascherson, Donné, 1844) ; mais je crois qu'elle tient aux modifications subies par les substances coagulables et les globules rouges, autant qu'aux leucocytes.

Les analyses du sang leucocythémique donnent comme résultat général une diminution considérable de globules, considérés en masse qui peut aller jusqu'à près de moitié ; une diminution de l'albumine (partie

ties, ne pourra être soutenue par ceux qui auront vu sur les embryons le cœur et les vaisseaux pleins de globules déjà rosés, rendus foncés par l'acide chromique, déjà discoïdes ou ovalaires selon les espèces, tous sans aucun mélange avec des leucocytes : par ceux qui auront vu que ceux-ci ne se montrent parmi les hématies qu'alors que le sang circule déjà depuis plusieurs jours, et le tout bien avant l'apparition de la rate et des glandes lymphatiques. On sait d'autre part que les caractères de nombre et de structure des leucocytes sont les mêmes dans le sang des Cyclostomes qui manquent de rate et de glandes lymphatiques que sur les autres poissons : que les leucocytes abondent dans le sang des mollusques et des articulés qui sont dans le même cas : que les leucocytes se trouvent aussi abondamment dans la lymphe des membres, du testicule, etc., avant qu'elle ait traversé les ganglions, qu'au delà de ceux-ci.

principale des matériaux solides du sérum) pouvant être de près de moitié; une augmentation de l'eau, constante; une augmentation ou diminution de la fibrine; une diminution de fer (Strecker et Drummond); une augmentation de matières grasses (Robertson, Isambert et Robin).

C'est donc une sorte de cachexie séreuse, avec changement de proportion considérable de certains éléments (1).

Lorsqu'on agite le sang avec des baguettes, ou lorsqu'on le filtre pour en séparer la fibrine, il ne tarde pas à se séparer en trois couches : la plus inférieure formée par les globules rouges entraînés les premiers par leur pesanteur spécifique, la seconde, formée par les globules blancs au-dessus de la couche rouge ; enfin, à la superficie, le sérum, qui paraît trouble, légèrement opalin, surmonté quelquefois d'une très-légère couche crémeuse, due à l'accumulation des matières grasses (2).

A une période plus avancée, ou dans certains cas graves, au lieu de caillots véritables, on n'a plus qu'une sorte de masse diffluente, gelée de groseille (observ. d'Andral), qui, à une époque plus rapprochée de la mort, devient de plus en plus lie de vin. Dans ces cas, la fibrine a presque entièrement disparu, ou elle a subi une altération particulière.

Dans les cavités du cœur, dans les gros vaisseaux, le sang est en masses diffluentes, très-analogues par leur couleur, leur consistance, leur viscosité, à ce que nous venons de noter.

Dans un grand nombre de cas, on a constaté, de plus, des concrétions blanches, ou blanchâtres ou jaunâtres, formant tantôt des caillots de consistance variable, ordinairement ternes, granuleux, friables, tantôt des concrétions molles, diffluentes, parfois même presque liquides, puriformes. Parfois les concrétions blanchâtres se bornent à de petits grumeaux blanchâtres, gris rosé, ou violets, d'un volume variable.

Ces concrétions blanchâtres se trouvent ordinairement dans les cavités droites du cœur, dans l'aorte, dans les gros troncs veineux. On les a trouvées aussi dans des vaisseaux de petite dimension, sans qu'il soit absolument sûr qu'elles se soient formées pendant la vie et constituent des *infarctus*.

Le microscope permet de reconnaître les globules blancs, d'en évaluer le nombre, et d'observer le changement de proportion qui s'opère dans

(1) Isambert, art. LEUCOCYTHÉMIE (*Dictionn. encyclop. des sc. méd.* Paris, 1869, p. 294, etc.).

(2) La hauteur relative de chaque couche mesurée dans une éprouvette graduée indique approximativement les quantités relatives des globules rouges et blancs et du sérum. Cette méthode de séparation des globules par le repos, après défibrination du sang, indiquée par M. Donné dès 1844 (*Cours de microscopie complémentaire des études médicales*, p. 84), donne des résultats satisfaisants et comparables entre eux.

leur nombre comparé à celui des globules rouges. Il suffit d'une piqûre d'aiguille, pour se procurer la goutte suffisante pour un examen microscopique, sans avoir à craindre d'affaiblir le sujet. Le chiffre normal des globules blancs étant en moyenne à celui des globules rouges comme 1 : 300, nous voyons dans la leucocythémie ce chiffre s'élever à la proportion de 1 : 20, puis 1 : 10, puis en 1 : 5, 1 : 4, 1 : 3, ou même 2 : 3 ; enfin dans les cas les plus graves on trouve les rapports 1 : 1, ou même, mais très-rarement, une prédominance des éléments blancs sur les hématies (1).

Les globules présentent de plus une altération consistant surtout dans une augmentation de volume et quelquefois dans leur configuration (déjà signalée par Bennett, 1845, par Charcot et Robin, 1853). On a noté aussi leur passage à l'état gras par l'infiltration de granulations très-réfringentes, ne se dissolvant pas dans l'acide acétique (2).

L'augmentation du nombre des globulins est parfois considérable (3), on peut en rencontrer de 10 à 25 dans le champ du microscope, tandis qu'à l'état normal on en voit tout au plus 1 ou 2. Ils ont d'ailleurs tous les caractères qu'ils présentent dans le sang normal (4).

Les *concrétions blanches* sont pricipalement composées de globules blancs, absolument comme la couche blanchâtre subjacente à la couche fibrineuse de la saignée, ou à la couche blanchâtre intermédiaire au sérum et au cruor dans le sang défibriné. Il y a cependant des variations assez grandes dans la composition de ces concrétions blanches. Quelquefois ce sont des caillots figurés, moulés sur les cavités du cœur ou des gros vaisseaux, offrant encore une certaine cohésion : ici les leucocytes sont reliés entre eux par la fibrine. C'est du reste ce que Bennett indique dans sa première observation (1845). Parfois ces caillots sont friables, ils lais-

(1) Dans quelques auteurs, on trouve ces chiffres exprimés d'une autre manière ; il est dit que le nombre des globules blancs, par exemple, est de 25, de 30 à 100 globules rouges. Il est facile de ramener par le calcul ces chiffres à une évaluation commune.

(2) Voyez les observations de Charcot et Robin (1853), et de Charcot et Vulpian, *Gaz. hebd.*, 1860, p. 756.

(3) Charcot et Robin, *Soc. de biologie*, 1853, p. 48.

(4) Nous avons observé, en 1855, avec MM. Blache et Isambert (*Bulletin de l'Acad. de méd.*, 29 janvier 1856 ; *Compt. rend. de la Soc. de biol.*, 8 décembre 1855) un cas où la multiplication des globulins semble portée au maximum. Ici il n'y avait pas « partie cellules, partie noyaux », comme dit Virchow ; il y avait prédominance énorme des globulins, tandis que les leucocytes proprement dits n'étaient réellement pas plus nombreux qu'à l'état normal. « Les globulins étaient, aux globules blancs complets comme 80 : 1. Au lieu d'être comme à l'ordinaire, obligé de chercher les globules blancs et les globulins au milieu des globules rouges, c'étaient réellement les globules rouges et les globules blancs qu'on était obligé de chercher au milieu des globulins. » Dans ce cas, comme dans les autres observations, les globulins conservent leurs caractères ordinaires.

sent par la pression échapper une bouillie crémeuse. Souvent enfin il n'y a plus de caillots formés, mais seulement les masses diffluentes et presque liquides : c'est dans ces cas qu'on trouvera presque exclusivement des globules blancs ; il est évident pour nous que ces variations proviennent de la quantité plus ou moins grande de la fibrine dans ces concrétions blanches, et sans doute aussi d'un élément dont on ne s'est pas encore assez préoccupé, la proportion des substances graisseuses dans le sang leucocythémique (1).

Les résultats de neuf analyses complètes, d'après J. Vogel, Parkes, Robertson, Drummond, ont été résumés par Bennett (2) dans le tableau suivant :

NUMÉROS DE L'OBSERVATION	POIDS spécifique du sang	POIDS spécifique du sérum	FIBRINE	MATÉRIAUX solides du sérum	GLOBULES	TOTAL des solides	EAU
II (Drummond).	1041,5	1020,5	6,0	72,0	67,5	145,5	854,5
III.	1036,0	1023,0	2,3	67,0	49,7	119,0	881,0
XXX.	. . . . .	. . . . .	2,43	93,20	100,75	196,47	801,32
IX.	1049,5	1029,0	5,0	95,0	80,0	180,0	820,0
VIII.	. . . . .	. . . . .	7,08	75,22	101,63	183,93	816,07
VIII (analyse ultérieure)	. . . . .	. . . . .	4,75	77,52	97	180,2	819,8
XXX (Vogel et Strecker)	. . . . .	. . . . .	4,46	82,35	97,39	184,2	815,8
XXXVI.	1043,5	1027,0	3.2	80,3	82,3	66,2	833,8
XXXVII (Robertson) . .	1044,0	. . . . .	4.2	. . . . .	. . . . .	. . . . .	. . . . .
XIX.	1049,5	1029,0	5,00	95	80	180	820
Analyse d'Isambert . .	. . . . .	. . . . .	1,10	69	69,22	142	858

Il est mention d'une augmentation numérique des corps gras dans l'observation de Robertson (voy. n° XXXVII du tableau de Bennett, ci-dessus reproduit). Isambert et moi l'avons constatée et mesurée dans notre observation de 1855, nous avons trouvé le chiffre de 7,229 sur 1000 de sang. Le sang filtré laissait former par le repos une couche d'un blanc laiteux très-opaque qui venait surnager sur les globules rouges. Cette couche s'attachait aux parois du vase. Elle était composée presque entièrement de granulations graisseuses.

Ordinairement, quand on malaxe un caillot sous un courant d'eau

(1) Voy. *Bull.* et *Mém. de la Soc. méd. des hôpit. de Paris*, 1867, 2e sér., t. IV, p. 275 ; obs. de M. Bourdon, et la discussion qui s'en est suivie, p. 278-280.

(2) Bennett, *Monthly journ. of med. sc.*, 1851, t. XII et XIII.

dans un nouet de linge, on obtient rapidement une diminution notable de ce caillot, et le lavage ne laisse bientôt plus que de la fibrine blanche, filamenteuse, bien agrégée. Ici, au contraire, après avoir malaxé longtemps, le volume du caillot paraissait à peine diminué; lorsqu'on pressait plus fort, on déterminait dans le linge des éraillures, qui laissaient passer à la fois les globules et de la fibrine en grumeaux très-fins. L'examen microscopique a montré la structure fibrillaire de la fibrine, toutefois la séparation de celle-ci en filaments était beaucoup moins manifeste qu'à l'état normal; en outre, on observait dans l'épaisseur des magmas fibrillaires qu'elle constituait une grande quantité de fines granulations graisseuses, semblables à celles que nous avons décrites dans le sérum. La fibrine avait également englobé une assez grande quantité de globulins.

MM. Charcot, Vulpian et moi, avons décrit (1) des cristaux trouvés en grand nombre dans le sang des leucocythémiques et qui, peu apparents le premier jour, ont augmenté à mesure que le temps s'écoulait (2). Ces cristaux ont été trouvés aussi dans le foie, surtout dans la rate. Ces cristaux sont des dérivés de l'octaèdre diversement groupés entre eux. La circonstance de leur formation tardive, et plusieurs de leurs caractères chimiques les rapprochent de la tyrosine, mentionnée ci-dessus par Scherer : comme elle, ils sont peu solubles dans l'eau (à 60° ou 70° centigrades seulement), complétement insolubles dans l'alcool, dans l'éther, solubles dans les alcalis et dans les acides en général; mais ils en diffèrent en ce que celle-ci n'étant pas soluble dans l'acide acétique, eux au contraire le sont très-bien, et sont en revanche très-réfractaires à l'action des acides chromique et azotique; ces derniers, loin de les attaquer, leur ôtent définitivement la faculté qui leur appartenait auparavant de se dissoudre dans l'acide acétique et les alcalis.

De l'état mélanique du sang ou mélanémie.

C'est dans les cas de fièvres intermittentes, surtout avec ou sans hypertrophies de la rate, avec ou sans état leucocythémique du sang que survient l'état du sang dit de la mélanémie. Il est certainement la suite de modifications du plasma comme l'est la leucocythémie, mais d'un autre ordre et tel, que ce sont surtout les globules rouges qui sont modifiés au moins en ce qui touche leur matière colorante.

Les modifications du sang que l'on peut constater sont les suivantes. On

(1) Charcot et Vulpian, *Gazette hebd.*, 1860, p. 755.

(2) Charcot et Robin, *Compt. rend. de la Soc. de biol.*, 1853; *Observation de leucocythémie*. Dans une observation de M. Desnos (*Bull. et Mém. de la Soc. des hôpit.*, 1867, t. IV), des cristaux analogues ont été retrouvés par M. Hayem.

voit en suspension entre les globules dans le plasma sanguin des granules qui n'existent pas à l'état normal. Ce sont de fines granulations de 0,mm001 à 0,mm004 de large, dont la couleur est tantôt noirâtre, brunâtre, d'un rouge foncé, ou d'autres fois se rapproche de celle de la rouille. Ils sont arrondis ou anguleux. Quelques-uns atteignent parfois jusqu'au volume des globules sanguins.

Ces granules sont le plus souvent libres et isolés ; mais ils peuvent s'agglomérer en petits cylindres ou en petits amas irréguliers. Planer dit les avoir vus mêlés de véritables cristaux d'hématoïdine. Ces granules offrent les réactions propres à l'hématosine (1).

(1) L'hématosine se présente sous la forme de granules plus ou moins irrégulièrement arrondis ou ovoïdes et d'un rouge pourpre ou orangé caractéristique en raison de l'opposition qui existe entre les phénomènes de réfraction de leur centre et de leur périphérie. Ces granules sont d'autant plus foncés ou plus noirâtres qu'ils sont plus petits. Leur volume varie entre un et trente millièmes de millimètre environ. Ils sont insolubles dans la soude, la solution de potasse saturée froide ou chaude, l'ammoniaque, l'eau, l'éther, l'alcool, la glycérine, les acides acétique, azotique et chlorhydrique. L'acide sulfurique après 15 à 30 minutes au plus de contact avec les grains d'hématosine anciennement ou récemment formés, les dissout; il colore en rouge jaunâtre soit le réactif, soit en même temps le tissu qu'il gonfle, quand on opère sur des grains d'hématosine encore contenus dans les fragments de ce dernier. Au bout de quelques heures, la coloration disparaît en passant au violet bleuâtre, puis verdâtre plus ou moins foncé. Quant aux granules de la mélanine, ils ne sont modifiés en rien par l'action des réactifs cités plus haut, tant à chaud qu'à froid, alors même qu'ils dissolvent ou détruisent les éléments dans lesquels ils sont plongés ; car, contrairement à ce que j'ai autrefois dit avec quelques auteurs, ils ne sont pas dissous, à froid ni à chaud, par l'acide sulfurique, comme le sont à froid déjà les grains d'hématosine. Il faut se garder de prendre pour une dissolution de la mélanine la dissociation, due à la dissolution par l'acide chauffé, des fragments du tissu préparé, qui disparaît ainsi en réalité, mais dont les granules de mélanine se retrouvent intacts dans la préparation mise sous microscope. Les granules de mélanine se comportent à cet égard comme le charbon ; il serait par suite impossible de les distinguer de ceux du noir de fumée, si, en chauffant juqu'à l'ébullition un fragment de tissu contenant les premiers dans la solution saturée de potasse récemment faite, on ne les rendait jaunâtres et cohérents, comme par fusion, sans pourtant les dissoudre à proprement parler ; au contraire, si l'on porte ensuite sous le microscope une préparation de tissu contenant du noir de fumée, traitée de la même manière, on voit que les corpuscules noirs ne varient pas. Dressler donne à la mélanine pour formule $C^{18}H^{10}Az^{2}O^{8}$ (*Untersuchungen der Farbstoffel einesmelanot. Leberkrebses.* (*Vierteljahrsschr. f. die prakt. Heilk.*, in-8, Prag. t. IV, 1866, p. 9); *Weiterer Beitr. zur Kenntniss der... Melanin genannten pigmente*, (*Ibid.*, t. I, 1869, p. 59). Les intermédiaires omis, les quantités des composants varient en effet d'une analyse à l'autre : pour le carbone, de 46 (Dressler) à 57 (Scherer); pour l'hydrogène, de 4 (Heintz, Dressler) à 5,98 (Scherer); pour l'azote, de 7,66 (Dressler) à 13,77 (Scherer); et pour l'oxygène, de 22,71 (Scherer) à 38,71 (Dressler). On n'y trouve pas de soufre, mais elle donne 1,47 pour 100 de cendres formées pour un cinquième d'oxyde de fer et un tiers d'acide phosphorique. Dressler a bien constaté que la mélanine ne se décompose pas ou ne se décompose que difficilement par la putréfaction et qu'elle est insoluble dans l'acide sulfurique concentré, fait constaté aussi par Goujon dans mon laboratoire (thèse, 1866). Berzelius avait déjà noté qu'elle se dissout

Mais ce qu'il importe de noter, c'est que des granules pareils à ceux qu'on voit libres s'accumulent en assez grande quantité dans les leucocytes du sang. De sorte qu'on observe des leucocytes devenus granuleux (*cellules pigmentaires* des auteurs allemands), non pas par la formation de gouttes de graisse jaunâtre, mais par la production dans leur intérieur de ces granules d'une teinte de rouille ou ocreuse, ou d'un brun rougeâtre et même presque noir.

Ces granules résistent à l'action de l'éther, ce qui les distingue des granules de nature graisseuse, qui sont par eux-mêmes plus ou moins fortement colorés en jaune et qui ont pris une teinte orangée pour avoir fixé une certaine quantité de matière colorante rouge. Or il n'est pas très-rare de trouver des granules de ce genre dans le sang de certains malades, dans celui de la rate en particulier, soit en même temps que les précédents, soit seuls, soit isolés, soit dans les leucocytes.

Ces granules, mais surtout les précédents, se fixent en plus ou moins grand nombre dans l'épaisseur des parois des capillaires sanguins, au point de donner aux tissus une teinte foncée variant du gris au brun noir. La rate, le foie, les reins, le cerveau et la moelle offrent surtout ces particularités dans les cas dits de *mélanémie*, et elles sont d'autant plus prononcées que le tissu est plus riche en vaisseaux (1).

N'oublions pas de signaler que la présence incontestable de granules de mélanine dans les lymphatiques provenant des tumeurs mélanotiques porte à penser que si tous ne sont pas arrêtés par les ganglions, on pourra trouver de ces corpuscules dans le sang des sujets atteints de ces tumeurs.

Des corps étrangers intravasculaires.

Il ne sera peut-être pas inutile de rappeler en quelques mots quelles sont les diverses sortes de corpuscules qui peuvent être trouvés accidentellement en suspension dans le sang, surajoutés aux cellules que le plasma tient normalement en suspension.

Parmi ces corpuscules, il en est qui se forment dans le sang lui-même à l'aide et aux dépens de ses parties constituantes ; d'autres se forment

lentement et incomplétement dans la solution concentrée de potasse froide; mais elle est soluble dans les alcalins bouillants, et les acides la précipitent de cette solution (Dressler). L'acide azotique bouillant la dissout en rouge foncé et par l'évaporation laisse un résidu jaune, sans acide picrique. Comme Berzelius, Dressler a encore constaté qu'elle se colore en jaune ou rougeâtre au contact des acides faibles, des acides acétique et chlorhydrique, de l'eau et de l'alcool sans s'y dissoudre, du moins notablement. Le chloroforme, le sulfure de carbone et l'éther ne la dissolvent pas. Le chlore la décolore en peu de minutes dans les solutions alcalines et lentement si elle est en suspension dans un liquide acide (Dressler).

(1) Pour l'anatomie pathologique et l'étude clinique de ce sujet, voy. B. Ball, art. MÉLANÉMIE du *Dict. encyclopéd. des sc. médicales*. Paris, 1873.

dans l'épaisseur des parois vasculaires et tombent dans leur contenu liquide ; d'autres enfin viennent du dehors.

1° Au nombre des premiers comptent les diverses sortes de caillots transportés, soit en masse, soit après désagrégation, comme nous l'avons vu plus haut (pages 205 et suiv.), à la suite de la formation d'un composé solide, la fibrine, en raison d'un dédoublement de l'un des principes fluides du sang, la plasmine.

2° Les granules d'hématosine dont il vient d'être question (page 274) sont produits par décomposition de l'hémoglobine des hématies. Celle-ci donne de l'hématosine qui, en raison de son insolubilité, se réunit en granules dans le plasma et une matière albuminoïde liquide qui sans doute se mêle au plasma qu'elle ne modifie pas en raison de sa petite quantité. Cette hématosine pénètre les leucocytes et les parois vasculaires comme elle le fait envers tous les éléments anatomiques en présence desquels elle se trouve (page 275). Elle tend ainsi à s'éliminer du sang.

Les corps étrangers qui se produisent dans les parois vasculaires et qui peuvent tomber dans le sang sont :

1° Des concrétions calcaires, soit cardiaques, soit artérielles (voyez p. 194-195).

2° Les cristaux de cholestérine, les cellules granuleuses et les granules graisseux des concrétions athéromateuses très-ramollies ouvertes dans l'aorte, etc. (voy. p. 208).

3° D'après le professeur Michel, les cellules épithéliales vasculaires se détacheraient et se retrouveraient dans le sang des individus morts d'infection purulente.

Parmi les corpuscules pouvant se rencontrer dans le sang qui viennent du dehors, il faut signaler :

1° Les bactéries, mais en rappelant toutefois qu'on ne sait pas encore comment elles pénètrent dans les capillaires, ni même si elles y pénètrent et si elles ne se forment pas dans le plasma sanguin lui-même (page 247 et suiv.).

2° Il faut signaler de plus les *filaments mobiles du sang* décrits par Obermeier (1873). Ce sont des filaments analogues aux filaments fibrineux les plus ténus, d'une longueur de trois globules rouges et d'un contour très-délicat. Ils émergent dans le plasma parmi les globules rouges. Leurs mouvements s'observent tant que le sang reste frais, mouvements non ondulatoires comme dans les filaments, mais jouissant d'un véritable pouvoir de locomotion qui leur permet de traverser en spirale le champ microscopique de la vision et de paraître et disparaître alternativement. Ils se rencontrent exclusivement dans le sang des individus atteints de fièvre à rechute et seulement s'il est extrait pendant les accès. On ne les retrouve plus dans l'intervalle ni dans le sang des personnes bien portantes ou atteintes d'autres affections générales. D'après cela, ils semblent appartenir à quelque espèce de Bactérie ou à des infusoires végétaux voisins.

3° Viennent enfin les nombreuses espèces d'helminthes pouvant se trouver dans le sang et dits Hématozoaires, dont l'existence est révélée par l'examen microscopique de la circulation ou du sang des diverses classes des vertébrés.

4° Nous avons vu (page 240) que des tumeurs dites cancéreuses, après avoir envahi et perforé les parois veineuses, peuvent avoir quelques-unes de leurs parcelles détachées et emportées vers le cœur droit et le poumon. Suivant MM. Coze et Feltz, des parcelles très-minimes de tumeurs cartilagineuses et fibro-plastiques ainsi introduites pourraient se développer dans les poumons à l'endroit même de leur arrêt. Toutefois ils n'ont pu réussir à obtenir expérimentalement de ces sortes de greffes.

De la formation de cristaux dans le sang après la mort.

On n'a jamais signalé la présence de cristaux dans le sang sur le vivant. Mais immédiatement après la mort dans certains cas, plus ou moins longtemps après dans d'autres (mais avant toute putréfaction pouvant amener la formation de cristaux de phosphate ammoniaco-magnésien ou de chlorhydrate d'ammoniaque), on peut trouver diverses formes cristallines dans le sang. Nul des composés qui se produisent alors n'est encore déterminé en tant qu'espèce chimique.

Le professeur Michel (de Strasbourg) a indiqué depuis longtemps la présence de cristaux dans le sang des individus atteints d'infection purulente.

Des faits de cet ordre s'observent aussi après la mort des leucocythémiques (page 273).

Dans l'*affection typhoïde du cheval*, le sang qui n'est jamais acide pendant la vie prend promptement cette réaction après la mort. En même temps et déjà dans les dernières heures de la vie, les globules se ramollissent, se gonflent et se hérissent de saillies. Aussitôt après la mort se produisent des cristaux nombreux dans certaines des cavités vasculaires de préférence à d'autres (1) ; c'est ainsi que le sang du ventricule gauche peut n'en pas offrir alors qu'il y en a ailleurs. La forme lamelleuse, quadrilatère, lozangique de beaucoup de ces cristaux les a fait

(1) Voyez sur ce sujet le travail de M. J. B. V. Salle, *Recherches sur la nature des affections typhoïdes du cheval*. Paris, 1873, in-12, auquel sont empruntées les deux figures ci-jointes.

comparer par MM. Signol (1) et Salle aux cristaux de cholestérine, sans affirmation toutefois sur leur nature. Mais ces cristaux sont solubles dans l'eau et dans les acides. De plus, un jour environ après leur formation ils se redissolvent dans le sang où ils sont formés. Ces caractères et ceux qui sont tirés, soit de leur forme cristalline, soit de leur aspect au point de vue de la manière dont ils réfractent la lumière sous le microscope, montrent que ce sont des principes minéraux ou du moins des sels à base minérale ; ils me portent à penser que ce sont des cristaux de phosphate de soude. Je n'ai pu déterminer avec précision si les formes observées dérivaient du *prisme droit* à base rhomboïdale, comme le phosphate acide de soude ou du *prisme oblique* à base rhomboïdale, comme le phosphate neutre de soude; mais elles dérivent certainement de l'un ou de l'autre de ces types et probablement de ce dernier. Le passage de ces sels de l'état de dissolution à l'état solide, ou mieux la formation de ces sels aux dépens du phosphate basique, lorsque le plasma passe de l'état alcalin à l'état neutre ou légèrement acide, est probable. Leur dissolution lorsque le sang subit des altérations chimiques ultérieures ou vient à être chauffé se comprend aisément.

Quoi qu'il en soit, ces cristaux sont remarquables souvent par leurs dimensions, leur disposition en lamelles ou en prismes minces quadrilatères lozangiques (fig. 1), parfois rendus hexagones par des troncatures.

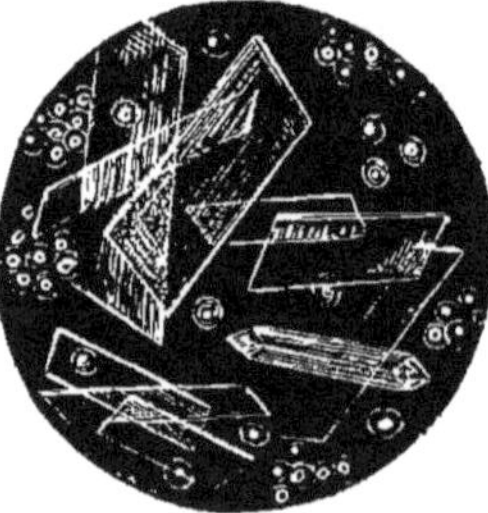
Fig. 1.

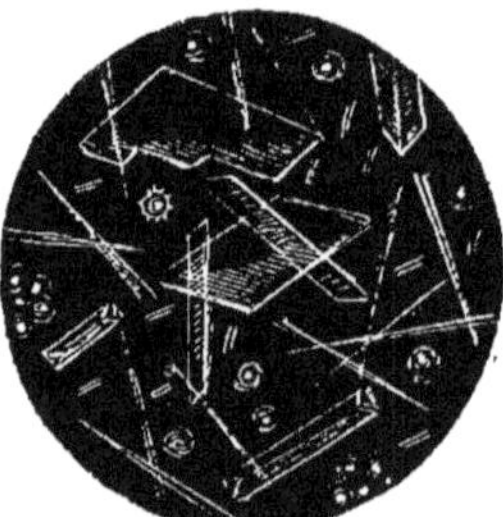
Fig. 2.

Il peut du reste y en avoir de très-petits à côté des plus grands. Quelques-uns sont de véritables prismes plus ou moins longs, avec toutes les variétés d'épaisseur, jusqu'aux formes aciculaires (fig. 2) les plus diverses. Il peut enfin y en avoir qui se présentent sous forme d'aiguilles tronquées ou de *bâtonnets*, signalés par Delafond dans l'affection typhoïde et le charbon en 1860 (2).

(1) Signol, *Compt. rend. des séances de l'Acad. des sc.* Paris, 1863, t. XLVII.
(2) Ces derniers peuvent offrir les dimensions et la forme des bactéries, mais l'eau et l'acide acétique les dissolvent (Salle, *loc. cit.*, p. 199).

Tous ceux de ces cristaux qui sont un peu volumineux peuvent être teintés de rose ou même assez fortement rougeâtres, fait dû à ce que leur matière fixe la substance colorante du sang, ainsi que le font presque tous les composés minéraux et quelques autres quand ils cristallisent en présence des principes colorés (1).

NEUVIÈME LEÇON

DE LA LYMPHE ET DU CHYLE.

La *lymphe* est le contenu des vaisseaux dits lymphatiques qui commencent par des réseaux dans l'épaisseur et à la périphérie des organes et qui vient se mêler au sang dans les veines sous-clavières gauche et droite.

On donne le nom de *chyle* à la portion intestino-mésentérique de la lymphe surchargée des produits de l'absorption de l'intestin grêle, produits principalement graisseux et à l'état émulsif qui troublent celle-là pendant quelque temps après chaque repas. Cet aspect lactescent se rencontre d'une manière assez fréquente dans certaines portions du système lymphatique, comme dans celui de la jambe et du bras en particulier, surtout pendant que le sang a un plasma lui-même lactescent (page 100).

Il ne faut donc pas croire que le chyle et la lymphe soient deux fluides de nature différente. A jeun, le liquide qui est dans les lymphatiques du mésentère ne diffère pas de celui qui est dans les lymphatiques des autres organes ; ce n'est qu'au moment de la digestion qu'il prend l'aspect lactescent particulier ou chyleux.

Séparer d'une manière absolue l'étude du chyle et celle de la lymphe n'est pas logique ; car il s'agit là de la même humeur qui, sur certains points et par moments, se trouve modifiée, quant à ses caractères physiques, comme dans sa composition, en raison de certaines substances qui viennent s'y associer.

La *densité* du sérum du liquide mixte que l'on peut recueillir par le canal thoracique des animaux auxquels on pratique une fistule lymphatique est sur la vache presque invariablement de 1009 à 1010 (Lassaigne); il s'agit là, en effet, du sérum qui reste après le dédoublement de la plasmine, laquelle existe en assez grande quantité dans la lymphe (2).

(1) Parfois, en même temps que ces cristaux ou lorsqu'ils disparaissent, il se forme dans le sang dont il est ici question des cristaux de phosphate ammoniaco-magnésien, souvent très-gros, reconnaissables à leur forme, leur absence de coloration et leur fort pouvoir réfringent.

(2) La densité de ce liquide était 1007 dans un cas de fistule lymphatique de la cuisse (Danhardt et Hansen). D'après Magendie, la densité de la lymphe fournie

La lymphe présente une saveur salée, légèrement alcaline; elle est incolore, happe un peu à la langue et sa réaction est alcaline. Cependant son alcalinité est moindre que celle du sang. Ainsi, par exemple, tandis qu'il faut $0^{gr},50$ d'acide lactique pour rendre neutre 100 grammes de sérum du sang, il n'en faut que $0^{gr}.37$ pour rendre neutre la même quantité de sérum de la lymphe (Quévenne).

Le chyle est toujours alcalin, quelle que soit la réaction du contenu de l'intestin. Il est un peu moins coulant, un peu moins mobile que la lymphe, très-légèrement visqueux au toucher. Il a une légère odeur spermatique avant sa coagulation, et, après celle-ci, le sérum reste à peu près inodore. Chauffé, il dégage une légère odeur de corps gras (G. Colin, *Physiologie comparée des animaux*, 1871). Il a une saveur faiblement salée, un peu douceâtre ensuite.

Coloration de la lymphe. La lymphe dans l'état de repos et celle en particulier qui est prise dans les vaisseaux sur lesquels on pratique une ligature (comme sur le cordon testiculaire, sur les lymphatiques qui accompagnent les gros vaisseaux sanguins) présente une coloration jaune pâle ou d'un jaune citron toujours translucide, parfois avec une légère teinte verdâtre.

Mais dans certaines conditions, même sur le trajet de vaisseaux lymphatiques autres que les vaisseaux intestino-mésentériques, la lymphe peut prendre une teinte légèrement opaline; il n'est pas rare de voir sur les individus atteints de fistules lymphatiques à la cuisse ou au bras, etc., la lymphe, soit opaline, soit même d'aspect laiteuse, un peu jaunâtre, opaque comme du lait écrémé (1). Ce fait est surtout marqué pendant qu'il y a des mouvements des membres; cela est dû à l'emprunt de principes gras, soit au tissu adipeux, soit peut-être aussi au plasma sanguin, qui est par moments chargé de granules graisseux qui le rendent opalin. C'est pendant l'abstinence forcée que sur les animaux très-gras la lymphe devient opaline (G. Colin, *Physiologie comparée des animaux*).

Toutefois, dans les glandes hypertrophiées (adénolymphocèles) avec dilatations de leurs sinus, la lymphe est d'une teinte laiteuse si prononcée, et cela d'une manière tellement constante, qu'il est difficile de croire que ce soit alors le sang qui a fourni les principes graisseux en émulsion.

Lorsque la lymphe des fistules lymphatiques présente une teinte rosée, c'est qu'il y a eu mélange accidentel des globules du sang venant de

par le canal thoracique des chiens est de 1022, et celle du sérum du chyle est, d'après Marcet, de 1021 à 1022. Elle est de 1015,16 à 1015,66 d'après Hammarsten.

(1) Ce fait, noté par Gubler (*Compt. rend. et Mém. de la Soc. de biol.*, 1854, in-8, p. 41) et que j'ai constaté aussi, a été signalé dans d'autres cas encore de fistules lymphatiques.

vaisseaux sanguins rompus, dont on n'a pu éviter le déversement dans celle-là. Quand on établit une fistule sur les lymphatiques du cou ou des membres, la lymphe prend également presque toujours une teinte rosée qui est due encore à l'introduction accidentelle des hématies. Beaucoup d'auteurs signalent la lymphe comme étant tantôt citrine, tantôt opaline, tantôt rosée, et comme devenant bien plus rosée lorsqu'elle a été exposée à l'air ; mais cela vient de ce que les hématies qui sont tombées accidentellement dans la lymphe, prennent à l'air une teinte rosée plus prononcée. Notons que lorsque ces éléments tombent dans la lymphe ils se resserrent un peu et tendent à devenir un peu plus sphéroïdaux et un peu plus petits. Leur diamètre descend $0^{mm},005$ à $0^{mm},006$ au lieu de $0^{mm},007$, qui est leur largeur normale. Ces globules deviennent plus rapidement dentelés que dans le sérum du sang, une fois qu'ils sont exposés à l'air, et en même temps ils prennent une teinte légèrement violacée et même verdâtre au début. Ce n'est que petit à petit, après un contact un peu prolongé à l'air, que la lymphe se pénétrant d'oxygène les hématies tendent à prendre cette teinte rosée particulière qui est propre aux globules rouges, lorsqu'ils sont imbibés de ce gaz. C'est donc à tort qu'on a cru que des hématies étaient propres à la lymphe, et que c'était dans cette humeur qu'elles commençaient à se produire. Jamais on ne voit de ces éléments circuler sur les reptiles et les batraciens avec les leucocytes dans les lymphatiques accompagnant leurs vaisseaux mésentériques.

La coloration légèrement citrine que présente la lymphe semble due à une matière colorante propre, se rapprochant de celle qu'on a décrite dans le plasma sanguin sous le nom d'*hémophéine*. Mais les quantités de substance qu'on extrait sont si petites, qu'on ne peut qu'indiquer des analogies sans dire d'une manière précise quelle est la nature réelle de ce principe.

Coloration du chyle. C'est de deux à quatre heures après l'ingestion des aliments que la lymphe mésentérique cesse d'être limpide, jaunâtre, pour devenir lactescente ou tout à fait laiteuse. Elle est, du reste, bien plus blanche, plus opaque, après un repas de viande, de graisse ou de graines oléagineuses qu'après l'ingestion de plantes herbacées, de racines ou de fruits non huileux et de boissons aqueuses, fait qu'il importe de signaler.

Ces matières grasses se trouvent en suspension dans le chyle à l'état de fines gouttelettes, ayant environ $0^{mm},001$ au plus, et qui se présentent sous le microscope sous la forme de très-petits points à centre brillant, lorsqu'on les examine à de forts grossissements et à contours foncés, d'un diamètre très-uniforme. Ces granulations sont fort nombreuses et douées d'un mouvement brownien extrêmement vif.

Ce liquide passant graduellement des chylifères dans le canal thoracique va colorer la lymphe qui se trouve dans ce canal pendant toute la durée de la digestion, et plusieurs heures après la digestion la lymphe du canal thoracique présente encore une teinte blanchâtre. Une fois versée dans le sang, cette matière concourt à donner au plasma sanguin la teinte opaline indiquée comme existant dans cette humeur pendant la durée de la digestion.

M. G. Colin a fait cette remarque importante que d'un animal à l'autre l'intensité de la coloration citrine est proportionnelle à celle du sérum du sang. Ce fait s'observe aussi pour les sérosités péritonéale, pleurale, etc. C'est ainsi que celle des chiens et des ruminants est bien plus pâle que celle du cheval. Celle des jeunes est plus pâle que celle des adultes. Elle n'est rougeâtre, même au sortir de la rate, que dans les maladies charbonneuses, ou lorsque les organes dont elle vient ont été frappés. C'est alors qu'elle renferme des hématies (G. Colin, *Physiologie comparée des animaux*).

Examen anatomique de la lymphe à l'aide du microscope. — Quand on prend de la lymphe contenue entre deux ligatures d'un vaisseau, une goutte entre les lames de verre montre environ 3 à 4 leucocytes par chaque étendue du champ du microscope. Avant de produire des expansions sarcodiques, ils sont comme contractés, à contour et surface nets et brillants comme tout leucocyte placé dans un liquide relativement saturé et non altéré. Avec eux se trouvent, en nombre moindre de moitié généralement, des petits leucocytes dits *globulins*. La plupart de ceux-ci réagissent au contact de l'acide acétique comme les autres ; mais il en est qui, au lieu de produire 2 à 4 petits noyaux sous forme de grosses granulations, ne montrent qu'un seul amas ou noyau, soit sphérique, soit un peu ovoïde ou réniforme, comme incisé d'un côté ; la substance du corps cellulaire, hyaline, entoure de près cet amas ou noyau grenu. Il importe de remarquer que, contrairement à ce que disent quelques auteurs (Wundt), ces *globulins* se voient dans la lymphe qui n'a pas encore traversé les ganglions en même nombre que celle du canal thoracique ou à peu près (Gubler, Robin, Verneuil, 1854 ; Colin, 1856). J'ai constaté plusieurs fois la présence des leucocytes des deux variétés dans des lymphatiques du bord libre du grand épiploon rudimentaire de fœtus longs de 20 à 25 millimètres. Dans le chyle et dans la lymphe lactescente des membres, on voit de plus les fins granules graisseux indiqués ci-dessus. Mais nulle part les leucocytes ne sont assez nombreux pour troubler et colorer le plasma des lymphatiques, comme ils le sont dans les sérosités purulentes.

On n'a pas cherché jusqu'à présent quelles étaient les variations que peut présenter la quantité des leucocytes dans divers cas morbides, comme on l'a fait pour le sang. Ce fait mériterait cependant une certaine attention, et il y aurait de l'intérêt à voir quelles sont les différences de quantité des leucocytes, examinés dans la lymphe prise dans le canal thoracique, pendant un certain nombre de maladies, telles que celles qui amènent l'état leucocythémique du sang et autres. Delafond les a vus très-nombreux dans les lymphatiques des cordons durs allant des ulcères aux ganglions des animaux morveux.

Ces leucocytes, du reste, adhèrent toujours un peu à la face interne des lymphatiques comme à la face interne des capillaires sanguins. Cela tient à ce que ces éléments ont une surface un peu visqueuse, qui fait qu'ils s'agglutinent, non-seulement entre eux, mais encore contre les parois vasculaires normales, ainsi qu'ils le font contre les lames de verre entre lesquelles on examine la lymphe, le sang ou les leucocytes du pus frais.

Dans la lymphe encore fraîche, les leucocytes sont un peu resserrés, à contour net, à surface brillante comme celle d'un petit globule mat ; leur diamètre ne dépasse guère 6 à 8 millièmes de millimètre. A côté de ceux-là, qui sont en général les plus nombreux, il y en a d'autres qui n'ont que 4 à 5 millièmes de millimètre (*globulins*). Lorsque le liquide se refroidit, que la plasmine se dédouble et donne de la fibrine, les leucocytes se gonflent, deviennent plus transparents, laissent apercevoir leurs granules intérieurs et se déforment par production incessante d'expansions sarcodiques ou amibiformes (1).

Composition immédiate de la lymphe et du chyle. — Le tableau suivant résume les données principales que nous possédons sur ce sujet :

Première classe.

	Lymphe.	Chyle.
Eau	910 à 965	900 à 969
Chlorure sodique	4 à 6	5 à 7
— potassique	non dosé.	non dosé.
Carbonate de soude	1 à 2	non dosé.
— potasse	non dosé.	non dosé.
— chaux ; Phosphates calcaires et alcalins	0,50 à 2	0,80 à 3
Sulfates de potasse et de soude	0,23 à 0,50	non dosés.

Deuxième classe.

	Lymphe.	Chyle.
Principes cristallins d'origine organique ; Urée, 0,10 à 0,21 (Wurtz) ; Glycose, 1,09 à 2,66 (Poiseuille et Le Fort.)	3 à 8	5 à 9

(1) Sur la possibilité de la chute pathologique dans la lymphe des épithéliums nucléaires des glandes lymphatiques, voyez Ch. Robin, art. LEUCOCYTE, *Dictionn. encyclop. des sc. méd.* Paris, 1869, p. 252, et surtout *Journ. d'anat. et de physiol.*, 1869, p 465.

Troisième classe.

	Lymphe.	Chyle.
Corps gras	0,24 à 9	10 à 36
Albumine	22 à 51	26 à 65
Fibrine (et leucocytes)	0,08 à 6,56	0,73 à 3,70
Peptone ou albuminose	3 à 5,50	6 à 8
Hémaphéine ou hématosine	0,06	0,06

Les analyses de C. Schmidt tendent à montrer que si le caillot de la lymphe tirée du canal thoracique du cheval pendant la digestion, et celui de la grande veine lymphatique diffèrent sensiblement quant à la proportion de fibrine, de leucocytes, etc., le sérum restant diffère peu, ce qu'indique du reste le tableau ci-contre. D'après Hammarsten (1), la lymphe du chien contient sur 100 cent. cubes 0,9 à 1,63 cent. cubes d'azote et 29,86 à 42,28 d'acide carbonique qui s'y trouve dans le même état que dans le sérum sanguin. Elle ne renferme pas d'oxygène, et privée de ses gaz elle n'en prend pas au sang défibriné oxygéné.

La quantité d'eau contenue dans la lymphe et dans le chyle est à peu près la même que dans le sang, mais plus variable. Dans l'une et l'autre, ces quantités varient entre 7 et 9 pour 1000 (2). Ces variations ne tiennent pas seulement aux différences anatomiques qui séparent les espèces animales sur lesquelles on expérimente ; mais elles proviennent aussi de ce que la quantité des principes dont se charge la lymphe diffère selon qu'on l'observe pendant que l'organe est en mouvement, comme la lymphe du cou prise pendant que l'animal mange, ou, au contraire, pendant que les maxillaires sont à l'état de repos.

Il existe dans la lymphe une quantité considérable de sel marin, dans la proportion de 4 à 6 grammes pour la lymphe et de 5 à 7 grammes pour le chyle. Sa prédominance ici tient à ce que le chyle est emprunté aux aliments solides et liquides dans l'intestin. Il y a, en outre, du chlorure de potassium, des carbonates de soude et de potasse, un peu de carbonate de chaux et des phosphates de chaux et de soude. Il s'y trouve environ 1 demi-gramme de phosphate de chaux pour 1000 grammes dans le chyle et dans la lymphe.

On en retire moins de phosphates et de carbonates, mais il y a autant et même plus de sel marin que dans le sang.

Les causes de la réaction alcaline de la lymphe sont les mêmes que dans

(1) Hammarten, *Gase der Hundelymphe* (*Arbeit. an der physiol. Anstalt.* Leipzig, 1872, t. VI, p. 121).

(2) D'après Danhardt et Hansen, on chasse 50 centim. cubes de gaz de 100 cent. cubes de lymphe par la chaleur et les acides. Ce n'est presque que de l'acide carbonique, mais on ne connaît pas le rapport de celui qui est dissous à celui qui est combiné aux bases. M. Wurtz a montré qu'il y avait aussi des traces d'acides formique et lactique combinés aux bases retirées de la lymphe et du chyle

le sang, c'est-à-dire la présence d'une certaine quantité de carbonate de soude et de potasse, ainsi que d'une certaine quantité de phosphate de soude basique.

Les principes de la deuxième classe, ou principes cristallisables d'origine organique, ont été très-peu étudiés dans la lymphe. Cependant il y aurait un très-grand intérêt à les examiner pour savoir exactement si ces principes viennent surtout du plasma des capillaires sanguins, ou bien s'ils sont empruntés par les réseaux lymphatiques aux éléments anatomiques des tissus. Jusqu'à présent, le peu que l'on connaît sur ces principes, qui ne sont pas tous des sels, indique qu'ils sont principalement empruntés au sang. Ainsi, on y trouve une certaine quantité d'urée (Wurtz), savoir 0,141 à 0,208 pour 1000 du chyle de la vache et du cheval et 0,103 dans la lymphe. Lorsqu'on injecte de la glycose dans les veines, on en retrouve très-rapidement dans la lymphe, comme pour l'iodure de potassium (Cl. Bernard). Il n'est donc pas étonnant que la lymphe contienne du sucre, dont la quantité varie selon les régions de l'économie. Ce sujet a été bien étudié par J. Lefort et Poiseuille. Dans les vaisseaux lymphatiques qui viennent du foie, il y en a plus que dans les autres régions du corps. Ce fait coïncide particulièrement avec le moment de la digestion, pendant laquelle il existe une certaine proportion de sucre dans le sang, de manière qu'il en passe dans le sang artériel.

M. G. Colin (1855) a trouvé de 1 à 1,60 pour 1000 de glycose dans la lymphe, de 0,150 à 0,160 dans le chyle du cheval, et 0,120 à 0,140 dans celui des chiens. La présence du sucre dans la lymphe en plus grande quantité que dans le chyle montre avec les faits qui suivent que la glycose de ce dernier ne vient pas nécessairement des aliments. Le chyle renferme encore des traces de dextrine pendant la digestion, mais nul des auteurs qui en ont constaté la présence n'a déterminé en quelle proportion elle existe.

D'après J. Lefort et Poiseuille, la lymphe des animaux en digestion contient plus de sucre (1,660 pour 1000 sur le chien ; 4,420 sur le cheval) que le chyle du même animal (1,090 sur le chien ; 2,220 sur le cheval). La lymphe en contient même plus que le sang artériel (qui en a 0,730 au maximum). Suivant ces auteurs, tout le sucre hépatique n'étant pas détruit en arrivant au cœur gauche, les lymphatiques en prennent aux capillaires et le rendent au sang veineux des sous-clavières gauche et droite d'une manière continue dans les herbivores et pendant la digestion seulement sur les carnivores, parce que leur sang artériel manque de sucre dans l'intervalle des digestions (1). La lenteur du cours de la

(1) J. Lefort et Poiseuille, *Compt. rendu des séances de l'Acad. des. sc.* Paris, 1858, t. XLVI, p. 678.

lymphe comparativement à celui du sang dans les capillaires permet de comprendre comment ces derniers cédant à des reprises répétées du sucre à la lymphe des réseaux d'origine lymphatique, celle-ci finit par en contenir plus que le sang qui lui en apporte. C'est cette même particularité qui fait que la lymphe contient plus d'urée (corps dialysable) que le sang artériel, sans que par suite on puisse dire qu'elle prend directement aux tissus ces divers principes.

La lymphe citrine contient des principes graisseux à l'état de savons comme dans le sérum du sang, et à l'état de dissolution comme dans ce liquide. Leur quantité peut alors descendre à 0,240 pour 1000 sur la vache. Elle peut s'élever à près de 4 pour 1000 chez l'homme. Lorsque la lymphe des membres prend une teinte opaline, on a rencontré jusqu'à 9 millièmes de graisse (Quevenne); mais ce n'est pas là l'état ordinaire, et elle est alors en partie à l'état d'émulsion. Dans le chyle, au contraire, cette quantité peut s'élever de 2 à 7 sur les herbivores (Wurtz) et jusqu'à 22 pour 1000 sur le chien (Wurtz), lorsque le chyle est très-lactescent, lorsqu'il a une teinte blanche aussi tranchée que celle du lait. Ici les principes graisseux ne sont plus des sels à acides gras en dissolution, mais des corps gras neutres à l'état d'émulsion, en granules extrêmement fins, larges de $0^{mm},001$ au plus, en suspension dans le plasma et pouvant être enlevés par l'éther. Ils sont fusibles de 39 degrés (Lassaigne, G. Colin, 1856).

Nasse dit en avoir trouvé 32 pour 1000 dans le chyle du chat, et Rees 36 dans celui de l'âne. Ces quantités restent les mêmes au delà des ganglions. Contrairement à Bouchardat et Sandras, M. G. Colin n'a pas retrouvé dans les graisses du chyle les propriétés qu'elles avaient dans les aliments quant à la couleur et à la consistance. C'est ainsi qu'elles avaient l'aspect du beurre assez ferme sur les animaux nourris de tourteaux de graines, de lin et de colza. Si l'on tient compte de ce que M. Colin a vu retirer de ces graisses de la stéarine, de la palmitine, de l'oléine et de la *glycérine* (1), on remarquera que ce fait est important. Il prouve en effet que les graisses subissent dans l'intestin de véritables modifications chimiques de la part du suc pancréatique, etc., qu'une partie entre autres a été dédoublée en laissant ses acides combinés à quelque base dans l'intestin et abandonnant sa glycérine au chyle, sans préjudice peut-être aussi pour la veine porte.

Dans le tableau précédent (p. 284) les substances coagulables, indiquées sous le nom d'*albumine* comprennent comme pour le sang la sérine et la métalbumine qui reste après dédoublement de la plasmine qui a fourni la fibrine. Les chiffres qui indiquent ses quantités sont tirés des analyses

(1) G. Colin, *Physiologie comparée des animaux*. Paris, 1873, 2e édit., t. II, p. 164.

de M. Wurtz, dans lesquelles ils comprennent toutes les substances albuminoïdes, moins la fibrine. Pour qu'ils fussent exacts, il faudrait en retrancher les nombres qui dans ce tableau indiquent les proportions de *peptone*.

Bien que M. Wurtz ait trouvé 77 pour 1000 d'albumine dans la lymphe du cou d'un cheval soumis à l'abstinence depuis trente jours (et 0,08 seulement de fibrine), toutes les autres analyses donnent moins d'albumine dans la lymphe que dans le chyle; Rees en a même extrait 70 pour 1000 de celui de l'âne.

D'après Delafond (1855), la quantité de fibrine devient énorme dans la lymphe des chevaux atteints de morve aiguë. La lymphe en donne, dit-on, d'autant plus qu'elle a traversé un plus grand nombre de ganglions. Pourtant la proportion de 6,56 a été trouvée dans la lymphe d'une fistule lymphatique du haut de la cuisse chez l'homme (Quevenne). Celle du chyle est moins tenace, moins élastique et moins abondante que celle qui est retirée de la lymphe. Le chyle des carnassiers en contient moins que celui des herbivores (Tiedeman et Gmelin, Collin). C'est là ce que la plupart des auteurs expriment en disant que la coagulabilité de la lymphe est plus grande dans ceux-ci que dans les premiers.

Dans le chyle, on trouve davantage de peptone que dans la lymphe, car, en même temps que la musculine des muscles, la géline du tissu lamineux, etc., sont devenues liquides par suite de phénomènes de la digestion, ces principes passent à l'état de peptone et pénètrent, non-seulement dans la veine porte, mais encore dans le chyle. Aussi l'on en peut trouver de 6 à 8 millièmes, c'est-à-dire plus que dans le sang de la veine porte. Ainsi, en même temps que les corps gras, il pénètre aussi dans les chylifères des principes coagulables devenus liquides pendant la digestion et absorbés sous forme d'albuminoses ou peptones.

Coagulation de la lymphe et du chyle. — La lymphe devient gélatineuse quelque temps après son extraction, et se prend en masse au bout de 12 à 20 minutes environ. Le chyle également se coagule en masse gélatiniforme, puis en caillot, de manière à remplir le vase dans lequel s'est produite cette coagulation. Dans les vaisseaux, elle ne se produit pas sur le cadavre ni entre deux ligatures, bien qu'elle ait lieu dans les canules. Elle est tardive sur les animaux affaiblis (Colin). Elle a lieu dans le chyle qui n'a pas traversé les glandes, comme ailleurs. Elle s'y complète lentement, car si on retire du chyle le caillot après une demi-heure, le sérum exprimé donne encore un caillot (Colin). Il s'agit là d'un phénomène tout à fait comparable à celui qui se passe lors de la coagulation du sang, c'est-à-dire de ce dédoublement de la plasmine qui amène la production de la fibrine. La fibrine ainsi obtenue n'est pas aussi rétractile que celle du sang veineux, de manière que le caillot reste très-longtemps adhérent aux parois du vase avant de se séparer du sérum et sans se rétracter en godet, bien que dans le chyle il prenne de la consistance avec le temps pendant plus d'une heure. Il y a donc très-peu de rétraction dans cette masse de fibrine, après le dédoublement de la plasmine lymphatique ; la rétraction est plus marquée dans le chyle, pourvu qu'on détache le caillot des parois du vase, autrement il continue à le remplir jusqu'à ce qu'il pourrisse (G. Colin). Il fournit ainsi un caillot plus petit que celui de la lymphe, mais peu résistant. Il est des conditions dans lesquelles la quantité de fibrine est fort peu considérable ; il en est ainsi pour le chyle toutes les fois que l'intestin ne renferme que des aliments végétaux très-aqueux ou délayés dans une grande quantité d'eau (Burdach, G. Colin, etc.), ainsi que sur les animaux soumis à l'abstinence (analyses de Wurtz dans G. Colin). La fibrine du chyle retient des fines granulations de la graisse et elle l'entraîne ; toutefois elle ne laisse jamais le sérum tout à fait incolore et il faut l'éther pour le rendre limpide. Dans tous les cas, du reste, elle englobe la plus grande partie des leucocytes en suspension dans le plasma (1).

Le mélange de la lymphe et du chyle dans la citerne de Pecquet diminue la lactescence de celui-ci. D'après M. G. Colin, là et dans le canal thoracique le liquide se coagule constamment sur le cadavre et d'autant mieux qu'il s'est fait un reflux sanguin plus considérable lors des dernières secousses de l'agonie ; mais ces particularités ne s'observent pas sur l'homme.

Origine et cours de la lymphe.

Le système lymphatique réalise en quelque sorte dans l'économie l'exécution d'un endosmomètre, tel que l'a imaginé Dutrochet ; et c'est par le mécanisme de l'endosmose que pénètrent et montent, dans ce système anatomique, des liquides dont la progression n'est qu'aidée accessoirement par l'élasticité et la contractilité des tubes d'ascension.

La membrane ou cloison tendue à l'extrémité du tube endosmométrique est représentée par la paroi même des capillaires contre laquelle est appliquée celle des conduits d'origine des lymphatiques, ou par la

(1) La fibrine du chyle qui a traversé les ganglions est plus tenace que celle du liquide qui n'est pas encore arrivé à ces glandes ; mais ce chyle est coagulable et sa fibrine peut être isolée (G. Colin, etc.) ; aussi est-ce une erreur que de répéter avec Wundt *que ce n'est* qu'après son passage à travers les ganglions que le chyle contient une certaine *quantité de fibrine* (*Physiologie*, trad. franç., 1872, p. 207). Il n'est pas vrai non plus, contrairement à ce qu'avance ce même auteur (p. 206), que le chyle perde de la graisse et du sucre en traversant les ganglions, ni qu'il y prenne de l'eau. On sait au contraire qu'au delà des ganglions la proportion des principes fixes augmente dans la lymphe et dans le chyle au détriment de celle de l'eau.

substance des villosités intestinales dans le cas des conduits d'origine des chylifères.

Le liquide dans lequel plonge cette membrane endosmotique est surtout représenté par le plasma sanguin dans le premier cas et par le chyme lorsqu'il s'agit des chylifères.

Le tube d'ascension est représenté par l'ensemble des conduits se dirigeant vers les veines sous-clavières. La pénétration du liquide au travers de la membrane endosmotique varie avec la quantité et la nature de celui-ci : l'énergie avec laquelle elle a lieu, représente ici la *vis à tergo* qui pousse et fait progresser le liquide dans les conduits lymphatiques et chylifères; force bien différente de celle qui, recevant le même nom, concourt à faire progresser le sang dans les veines (1).

Ces dispositions sont importantes à noter, parce que les principes immédiats qui prennent part à la constitution de la lymphe ne sont pas comme ceux du sang (sauf le cas particulier du chyle) des principes d'origine extérieure, ni en totalité des matériaux empruntés aux éléments anatomiques directement actifs dans l'économie, comme les fibres musculaires ou les fibres élastiques, par exemple ; ce sont des composés principalement empruntés au plasma du sang lui-même, et la distribution des réseaux ainsi que les rapports intimes de leurs capillaires avec ceux du sang sont en corrélation avec ces particularités. Toutefois il est probable que ces lymphatiques, en même temps qu'ils reprennent des principes ou le plasma sanguin, empruntent également des produits de désassimilation aux éléments anatomiques, comme les fibres lamineuses choriales et dermiques, les cellules hépatiques ou de tout autre tissu. Mais d'après les dispositions anatomiques indiquées plus haut et les expériences, on sait que c'est surtout aux vaisseaux sanguins qu'ils empruntent leurs matériaux ; ces expériences, qui ont principalement été faites par M. Cl. Bernard, montrent que lorsqu'on vient à injecter de l'iodure de potassium ou du prussiate de potasse dans le sang, on retrouve presque immédiatement ces principes dans la lymphe. Ainsi, en injectant ces corps dans la veine jugulaire, on les retrouve au bout d'un très-petit nombre de minutes dans les lymphatiques qui accompagnent cette veine, bien qu'ils aient eu à suivre un trajet assez considérable avant de pouvoir arriver aux capillaires sanguins qui correspondent à l'origine de ces lymphatiques.

On sait aussi, d'après ces expériences, qu'il y a des principes qui pénètrent plus ou moins facilement du sang dans les lymphatiques, de même qu'il y en a qui passent plus ou moins facilement dans les glandes. Ainsi,

(1) Ch. Robin, *Journ. d'anat. et de physiol.*, 1867, p. 19.

par exemple, l'iodure de potassium injecté dans les veines se retrouve assez rapidement dans la lymphe, tandis que l'iodure de fer ne s'y retrouve pas d'une manière aussi sensible. Il se passe là des phénomènes d'endosmo-exosmose qui sont particuliers à chaque principe, selon la constitution des membranes, et réciproquement chaque membrane limitant ces conduits est apte à laisser passer par des phénomènes d'endosmo-exosmose, plus ou moins facilement, tel ou tel principe immédiat. Le phénomène varie avec la nature des composés chimiques d'une part et avec celle des membranes dont il s'agit d'autre part.

A la suite de ces données, il est fort important de rappeler les suivantes : c'est que, tant que la coagulation ne s'est pas opérée dans les vaisseaux sanguins, on voit se continuer l'absorption par les vaisseaux lymphatiques après toute cessation des battements du cœur des animaux dans deux ordres de conditions : 1° les vaisseaux lymphatiques des membres, etc., sont parcourus par un courant de lymphe et se distendent fortement au-dessous d'une ligature pendant une ou deux heures après la mort, c'est-à-dire tant que dure le retrait artériel qui chasse le sang de ce dernier système vers les capillaires ; 2° sur les chevaux tués par hémorrhagie, on voit les lymphatiques se remplir d'un liquide clair légèrement citrin pendant quelques heures après la mort, quand les régions dont ils reviennent sont œdématiées (Colin), ou atteintes de tumeurs volumineuses, comme on le voit pour les lymphatiques du testicule dans les cas de sarcocèle volumineuse.

Il en est encore ainsi des conduits qui avoisinent le réservoir de Pecquet ou la partie supérieure du canal thoracique dans les cas où existent des épanchements péritonéaux ou pleurétiques.

Si donc les liquides introduits dans les vaisseaux lymphatiques peuvent provenir du dehors (absorption par les chylifères, par exemple), ou des produits de la désassimilation des tissus, il n'en est pas moins vrai que le sang prend une part considérable à leur constitution.

Nous trouvons la première exposition de ces faits dans Noll (1). Ils furent adoptés et défendus par Brucke et par Ludwig ; enfin véritablement formulés par His (1862) dans un travail aussi remarquable par l'entente des faits que par leur description rigoureuse. Déjà, du reste, Cooper, Vater, Cheselden, Mascagni, Senac, avaient vu les injections de gélatine colorée passer incolores des artères dans les lymphatiques, et Schellammer (1863) dit positivement que les lymphatiques rapportent au cœur le sérum du sang qui sort des extrémités artérielles, tandis que les veines y rapportent le sang lui-même.

(1) Noll, *Ueber den Lymphström, etc...* (*Zeitschrift für ration. Med.*, 1850, in-8, Bd. 9).

Substituez aux prétendus vaisseaux séreux la théorie de l'endosmo-exosmose, et vous aurez une idée assez exacte des opinions régnantes, qui s'appuient aujourd'hui sur des preuves expérimentales (Labéda).

Si l'on détermine un œdème artificiel sur une partie (Ludwig, Ch. Robin), par exemple la lèvre supérieure, en serrant fortement une ligature autour du museau d'un animal, la quantité de la lymphe augmente dans la partie; puis la ligature étant enlevée, elle s'écoule avec abondance au début, et à mesure que cet écoulement a lieu, l'œdème s'efface peu à peu. La compression de la carotide (Stadeler) amène toujours une diminution, la ligature des veines (Weiss), la section du grand sympathique au cou (Ludwig et Tomsa) produisent toujours une augmentation de la quantité de lymphe charriée du côté correspondant.

L'excès de pression dans les capillaires par afflux plus grand du sang artériel détermine cette issue du plasma sanguin, de certains de ses principes du moins; une partie de ceux-ci s'unit temporairement à la substance même des éléments anatomiques extra-capillaires qu'ils gonflent et reste interposée à eux de manière à tendre ainsi à déterminer un œdème d'autant plus prononcé que le tissu est plus vasculaire. Mais parmi ces éléments extracapillaires se trouvent les conduits lymphatiques des réseaux d'origine qui, contenant un liquide moins dense que celui qui exsude, tendent à se remplir de ce liquide par un fait d'endosmose, ramené à un degré de simplicité comparable à celui des expériences de laboratoire, s'accomplissant au travers de la membrane mince représentée par l'unique couche des cellules épithéliales limitant ces canalicules. La cavité représentée par l'ensemble de ceux-ci n'est ouverte que du côté des conduits collecteurs des réseaux qui représentent en quelque sorte le tube endosmétrique; en sorte que le liquide qui entre en vertu des actions moléculaires qui suscitent la pénétration endosmotique, ne peut que s'écouler du côté de ces collecteurs sans tendre aucunement à retourner d'où il vient.

Dans l'intestin, la pénétration de la graisse dans les origines des lymphatiques nous offre un phénomène important. La graisse pénètre dans les chylifères à la manière des particules d'un corps étranger à l'organisme qui, déposé sur une membrane vivante, arrive dans l'intérieur des vaisseaux par pénétration parcellaire et non par actions moléculaires intangibles.

L'acte de la pénétration est différent du précédent, à ce point qu'il n'y a lieu de les étudier à côté l'un de l'autre que parce que anatomiquement ces phénomènes se passent dans les origines capillaires du système lymphatique.

Si nous prenons l'aliment déposé à la surface de l'intestin, nous le voyons, au sortir de l'estomac, réduit en une bouillie (*chyme*) plus ou moins fluide, au sein de laquelle la graisse émulsionnée par le suc pancréatique se trouve divisée en particules épaisses de 2 à 10 millièmes de millimètre. C'est cette masse qui est poussée de proche en proche par les contractions de l'intestin, contractions toujours partielles, et qui, au moyen des fibres circulaires, comprennent successivement entre deux sortes de sphincters la masse alimentaire, en s'appliquant sur elle avec une force qui peut être évaluée à 5 ou 6 centimètres de mercure (J. Béclard), alors que l'on peut s'assurer expérimentalement que cette pression suffit pour faire pénétrer au travers d'une membrane un liquide gras émulsionné (Liebig); membranes dont les saillies villeuses sont, en ce moment, érigées par le flux sanguin et par la contraction de leurs fibres propres (Gruby et Delafond, Lacauchie). La graisse émulsionnée est pressée fortement sur l'épithélium de la villosité, trouve au delà de celui-ci, sur son passage, le vaisseau capillaire sanguin superficiel, mais ne peut y pénétrer *à cause de la tension* supérieure du sang, et passe ainsi entre les mailles jusqu'au chylifère central.

Quelques auteurs ont voulu trouver un canal donnant passage à la graisse de la périphérie au centre de la villosité. Brucke, Steinach (1), Milne Edwards et d'autres auteurs, plus récemment encore (renouvelant l'opinion déjà formulée en d'autres termes par Aselli, Lieberkhün, Hewson, Cruikshanck, Hunter), admettent que la cellule épithéliale est ouverte à ses deux extrémités en forme d'entonnoir ou autrement : celle qui regarde l'intestin est fermée par un *bouchon muqueux* qui disparaît au moment de l'introduction de la graisse pour se reformer ensuite; dans le point opposé, la cellule s'ouvrirait par plusieurs orifices dans le tissu propre de la villosité. La graisse, poussée par les contractions intestinales, refoulerait le bouchon muqueux, et s'engagerait dans la cellule et de là dans la villosité : celle-ci, plus solide à la circonférence qu'au centre, se laisserait pénétrer dans cette partie centrale, et à mesure que la graisse avancerait vers le chylifère déjà pourvu de paroi propre, la partie traversée se refermerait en vertu du pouvoir contractile dont elle est douée. Il manque à cette théorie d'avoir démontré l'existence du bouchon muqueux, des ouvertures de l'épithélium et l'inégalité de la consistance du tissu de la villosité.

Toutefois la non-pénétration dans les capillaires intestinaux d'une certaine quantité de la graisse émulsionnée n'est pas absolument prouvée. Il résulte, au contraire, des expériences de M. Cl. Bernard (2) que ja-

(1) Brucke, Steinach, *Untersuchengen über das Cylinderepithelium der Darm Zotter*. (*Sitzungsbericht der Wiener Akademie*, 1857, in-8).

(2) Cl. Bernard, *Leçons de physiologie expérimentale*. Paris, 1856, in-8, t. II, p. 312-326.

mais chez les reptiles et les oiseaux nourris de graisse ou dans l'intestin desquels on injecte de la graisse dissoute par l'éther on ne voit, comme sur les mammifères, des lymphatiques intestinaux contenant du chyle, tandis qu'au contraire le plasma du sang de la veine porte contient alors de la graisse à l'état de fines granulations émulsives. Il en est également ainsi pour le sang de la veine porte sur les mammifères, pendant que les chylifères sont pleins de leur liquide laiteux; mais ici le fait n'a plus la même valeur, parce que le sérum du sang de tous les vaisseaux sanguins du corps est promptement rendu lactescent par le chyle même que verse le canal thoracique. Quoi qu'il en soit, le fait expérimental précédent n'a pas été pris en considération comme il mérite de l'être.

L'arrivée au travers des villosités jusqu'au vaisseau central des graisses semble s'opérer d'après le mécanisme de la pénétration des fines poussières au travers de la substance organisée, tel que nous l'avons signalé (page 255). La différence de nature existant ici entre les gouttelettes graisseuses qui pénètrent et les tissus traversés tend à rendre compte de la possibilité de ce mécanisme, à l'admission duquel pourtant semble s'opposer la consistance de la graisse. Toutefois, la théorie du mécanisme de la pénétration des gouttelettes graisseuses du chyle laisse encore à désirer que quelques lacunes soient comblées (1).

De cet ensemble de faits il semble résulter que les lymphatiques ont principalement pour usage de se remplir du surplus du plasma sanguin, l'excès du plasma sanguin, si l'on peut dire ainsi, qui arrive dans les capillaires à chaque systole des ventricules pour servir à la nutrition de chaque organe ou à leurs usages propres, quand il s'agit des glandes, du poumon, du rein, du testicule et de l'ovaire. On sait d'autre part que généralement la richesse en réseaux lymphatiques est proportionnelle à celle des réseaux sanguins des organes membraneux ou non (2).

(1) Cette étude, ainsi que celle du *Cours de la lymphe* appartiennent aux Traités de physiologie. Voyez aussi Ch. Robin, art. LYMPHATIQUE (*Dictionn. encyclop. des sc. méd.* Paris, 1870, p. 454 et suiv.)

(2) Il importe de noter que ce qui précède s'applique aussi bien à l'origine du chyle qu'à celle de la lymphe proprement dite ; seulement à ce liquide de provenance commune s'ajoutent dans les chylifères de la muqueuse intestinale les principes graisseux émulsionnés et autres très-variés, de provenance digestive, dont il sera question plus loin. Les chylifères ne contiennent même que la lymphe ayant l'origine sus-indiquée durant l'abstinence; pendant la digestion, c'est l'addition d'eau, des sels, de graisse, etc., à cette lymphe dans des proportions de plus en plus considérables, mais jamais sans exclusion complète de celle-ci, qui la font passer à l'état de chyle, qui revient graduellement ensuite à l'état de lymphe. Bien que le poids du liquide versé dans le sang comme chyle l'emporte sur celui qui est amené à l'état de lymphe, l'analyse montre que la lymphe et le chyle ne sont pas rapprochés du sang l'un plus que l'autre par leur constitution et qu'il n'est pas exact de dire que le chyle est un sang rudimentaire, un sang de forme transitoire.

On sait de plus que la quantité de lymphe qui s'écoule est bien plus grande lorsqu'il y a un afflux sanguin considérable dans l'organe que lorsque ce dernier est à l'état de repos. Ainsi, par exemple, un lymphatique du cou de 3 millimètres de diamètre donne par heure, chez le cheval, 60 grammes de lymphe à l'état de repos, et il en verse 100 et même 110 lorsqu'on fait mâcher l'animal, ou lorsqu'on imprime des mouvements au cou (G. Colin, 1856).

Pour des lymphatiques ayant à peu près le volume de ceux de l'homme, c'est-à-dire de 1 à 2 millimètres environ de diamètre, on voit sur le chien tomber quatre gouttes de lymphe par minute, lorsque la tête est sans mouvement, lorsque les mâchoires ne bougent pas. Mais lorsqu'on fait mâcher l'animal, il en coule de 6 à 10 gouttes par minute, soit plus du double que dans l'état de repos. Il semble donc résulter à la fois de ces phénomènes anatomiques et de ces expériences, ce fait, que les lymphatiques se chargent du surplus, de l'excès du plasma sanguin qui distend les capillaires sanguins pendant l'état d'activité de certains organes comparativement à ce qui a lieu dans l'état de repos.

Dans l'observation de Desjardins (1), la quantité de lymphe rendue par des ampoules variqueuses lymphatiques sous-épidermiques de l'aine était de 50 gouttes par minute, soit 8 à 10 grammes environ. La quantité recueillie était telle qu'elle aurait donné 5 litres et demi par vingt-quatre heures sur une dame adulte. Pour ce même temps elle était de 2 litres sur un garçon de onze ans dans l'observation d'Assalini.

Bien plus complètes et plus nombreuses que celles de Bidder, Krause, C. Schmidt (1861), etc., les expériences de M. G. Colin montrent que les quantités du mélange de lymphe et de chyle versées par le canal thoracique et la *grande veine* n'ont pas de rapport avec la masse du sang de l'animal observé, ou du moins que les relations d'égalité ou autres sont purement accidentelles ; que si la capacité du système lymphatique de l'homme peut être considérée comme représentant la moitié de celle du système artériel (Sappey), la quantité de lymphe versée n'offre pas de rapport avec cette donnée. Elle varie considérablement avec chacune des conditions sus-indiquées, quelles que soient l'espèce et la taille. Dans les conditions ordinaires de régime et d'exercice que comporte l'application de canules aux fistules lymphatiques du cou, M. G. Colin a trouvé que sur des chiens presque de même poids (20 et 21 kilogrammes) l'un fournissait en

C. Schmidt (1861) envisage la lymphe comme du sérum du sang qui a transsudé de telle sorte que l'eau, le sucre et les sels ont passé tels quels, tandis qu'une proportion moindre de l'albumine a traversé les parois vasculaires.

(1) Desjardins, *Compt. rend. et Mém. de la Soc. de biol.* Paris, 1854, in-8, page 26.

vingt-quatre heures le 7e du poids de son corps de lymphe et l'autre le 35e seulement, et ainsi des autres sur 5 de ces animaux, alors que la quantité de sang varie du 13e au 25e. Sur 4 béliers, la quantité versée a varié du 11e au 18e du poids du corps, alors que le poids du sang est en général le 22e de celui du corps. Sur 8 vaches et taureaux, elle a été du 7e au 14e du poids de l'animal, celle du sang variant du 20e au 40e. Enfin sur 8 chevaux et juments, elle a varié du 18e au 34e de leur poids, alors que celle de leur sang varie du 13e au 22e. Ainsi sur beaucoup de ces animaux le poids de la lymphe versée en vingt-quatre heures l'emportait sur le poids total du liquide contenu à un moment donné dans le système sanguin. C'est ainsi qu'un chien de 20 kilogrammes a versé 2880 grammes de lymphe en vingt-quatre heures, tandis qu'un autre de 21kil,885 n'en a donné que 624 grammes. Un taureau de 202 kilogrammes en a fourni 17 litres, et une vache de 315 kilogrammes en a donné 43 litres. Une vache de 480 kilogrammes en a même versé 90 litres, c'est-à-dire plus de trois fois le poids de son sang et le 5e de son poids. Un cheval de 300 kilogrammes en a produit seulement 8 litres et un autre de 400 kilogrammes près de 22 litres (1).

Aussi quand on laisse couler une de ces fistules lymphatiques, les animaux, bien que convenablement nourris, maigrissent, restent couchés, vers le quatrième ou le cinquième jour donnent moins de liquide et meurent d'épuisement simple (2). Ils guérissent au contraire si l'on ferme la plaie fistuleuse. La quantité de liquide fourni par la fistule pendant que l'animal est à jeun, comparée à ce qu'il rend pendant la digestion, fait admettre à M. G. Colin que dans cette masse deux parties sont représentées par le chyle contre une seulement de lymphe sur les carnassiers comme sur les herbivores. Cette proportion est manifestement trop forte en ce qui concerne le chyle, car sur les carnassiers et même sur les béliers ce dernier fournirait au sang plus de liquide que l'animal ne prend de fluides à ses aliments. Aussi C. Schmidt (1861), qui, en comparant l'eau des aliments à celle des excréments, a trouvé que sur le cheval la proportion est de 3,40 de chyle pour 2,73 de lymphe venant du plasma sanguin et des tissus, semble se rapprocher davantage de la réalité. Il ne faut pas oublier de plus que l'état de congestion des viscères pendant la digestion fait que les chylifères doivent alors prendre au sang plus de liquide que pendant l'abstinence, en raison des particularités relatives à l'origine

(1) G. Colin, *Physiologie comparée des animaux*, 2e édit., 1873, t. II, p. 233.

(2) D'après H. Nasse *Ueber Lymphbildung*. (*Academische Gelegenh.* Marburg, 1872, in-4, p. 40 et 72), sur le chien la quantité de lymphe versée en 1000 minutes répond en moyenne 4gr,643 par kilogramme du poids du corps. Cette quantité est 4,291 pendant l'alimentation avec des pommes de terre, 5,844 pendant l'alimentation animale et 3,704 pendant l'abstinence.

de la lymphe proprement dite indiquées page 425. Les faits rappelés plus haut rendent compte aussi de cet autre que les lymphatiques, en raison de leur élasticité, peuvent plus ou moins rapidement passer de l'état de vacuité à celui de distension considérable. D'un groupe à l'autre de ces conduits on peut trouver des inégalités de réplétion très-diverses, bien plus prononcées que ce qui a lieu pour les diverses portions du système veineux.

M. G. Colin a montré (1858) quedans le canal thoracique la pression exercée par la lymphe fait équilibre à une colonne d'eau dont la hauteur selon les degrés de réplétion du conduit varie de 30 centimètres à 1^m,14, avec abaissement à chaque inspiration et élévation de 15 à 20 centimètres à chaque expiration. Cette pression, dont le maximum est à peu près la moitié de celle du sang dans les artères, va en diminuant à mesure qu'on s'approche des réseaux d'origine. Dans le cas de ligature ou autre cause d'oblitération complète des conduits, elle peut s'élever au point d'amener la rupture des lymphatiques. Celle-ci n'a lieu, comme l'a montré Lauth, que sous l'influence de la pression d'une colonne de mercure de 1 mètre à 1^m,33, alors que les artères de même calibre éclatent sous l'influence de la pression d'une colonne de mercure haute de 30 à 40 centimètres (Scheldon).

Des recherches de M. G. Colin il résulte que la vitesse du courant est de 2 à 3 millimètres par seconde dans les gros vaisseaux du cou, de 14 millimètres pour le chyle pendant la digestion dans des conduits collecteurs de même volume, et de 35 millimètres par seconde dans le canal thoracique (Colin, *Recherches expérimentales sur les fonctions du système lymphatique*, mémoire présenté à l'Académie des sciences, 1858 et *Physiologie* 1873).

D'après tout ce qui précède, on voit que les rapports qui existent entre la constitution du plasma sanguin et celle de la lymphe méritent d'être pris en grande considération. Comme d'autre part la disposition des réseaux d'origine des lymphatiques est telle qu'ils ne peuvent pas ne pas recevoir quelques-uns des principes produits par désassimilation des éléments anatomiques des tissus dans lesquels ils rampent, on est amené à saisir facilement la raison d'être de la liaison, depuis longtemps reconnue, qui existe entre le développement du système lymphatique et la constitution générale ainsi que le tempérament de chaque individu.

Les particularités anatomiques et physiologiques précédentes montrent que l'état du sang et de la nutrition, ainsi que l'état de développement corrélatif de chaque système anatomique caractérisant ce qu'on nomme la constitution générale, et en physiologie le tempérament, réagissent inévitablement sur l'état de la lymphe, des réseaux lymphatiques des organes qui en possèdent et consécutivement sur l'état des ganglions qui élaborent l'humeur qui les traverse.

Rien de plus important par conséquent que l'étude de la physiologie du système lymphatique, et cela particulièrement lorsqu'on se rappelle, en présence des données précédentes, que d'une manière générale le nombre des vaisseaux et des ganglions lymphatiques d'un organe est proportionnel à celui de ses vaisseaux sanguins, ainsi qu'on le voit pour le poumon, le foie, la rate, l'intestin, etc.

Du rôle physiologique du plasma de la lymphe et du chyle.

Le plasma de la lymphe est doué de la vie; il se nourrit, il se compose et se décompose d'une manière continue et simultanée sans se détruire. C'est ce phénomène, joint aux actes analogues dont les leucocytes sont le siége, qui constitue la vie de la lymphe.

La distribution des organes qui renferment et conduisent ce plasma, fait même qu'à cet égard il offre une particularité qu'on ne trouve ni sur les parties formées de substance organisée solide ou demi-solide, ni dans le plasma sanguin. Elle consiste en ce qu'il est le siége d'un double phénomène d'assimilation ou de composition, sans acte désassimilateur correspondant très-marqué; car, engendré ou renouvelé dans les réseaux lymphatiques et chylifères, il vient se déverser entier dans le sang. Il y a pourtant échange endosmotique de certains principes avec ceux du plasma des capillaires sanguins (1).

Le double phénomène d'assimilation varie selon les points de l'économie où il se passe, et la nature des milieux qui fournissent les matériaux; selon que ces derniers sont empruntés, au dedans, aux tissus dans lesquels se trouvent des réseaux lymphatiques.

a. Avec le dehors. — L'assimilation a pour siége principal le plasma des chylifères d'origine de l'intestin.

Les *principes immédiats* qui sont les agents du phénomène, sont : 1° spécialement ceux des aliments qui sont de nature graisseuse et émulsionnés, qui pénètrent dans les chylifères par un mécanisme spécial. Ils sont, au point de vue physiologique, dits *assimilables* et *réparateurs*, parce que par suite du mélange du plasma des chylifères à celui du sang veineux, ils réparent les pertes qu'éprouve le plasma artériel pendant la désassimilation dont il est le siége, lorsqu'il fournit des matériaux aux éléments anatomiques ou pour certaines sécrétions; 2° en même temps d'autres principes sont absorbés. Ce sont des composés de la première classe, tels que de l'eau et des sels, puis des traces de principes coagulables de la troisième classe (peptones, etc.), puis enfin du sucre et des principes solubles récrémentitiels et autres de la deuxième classe; la plu-

(1) Ch. Robin, *Chimie anatomique*, 1853, t. III.

part sont assimilables et réparateurs, bien qu'il puisse y en avoir qui soient absorbés et non assimilés.

Les *actes* accomplis par ces derniers principes dans le plasma des chylifères prennent le nom général d'assimilation réparatrice, parce qu'ils fournissent des matériaux nécessaires au maintien de la constitution du plasma d'abord, et indirectement des éléments anatomiques. Ces actes sont essentiellement des changements moléculaires isomériques, et ils sont précédés de phénomènes d'absorption.

Les principes graisseux ne présentent à étudier dans le plasma chyleux que des phénomènes physiques de suspension ou d'émulsion.

b. Assimilation avec le *dedans.*

Elle a pour *siége :* 1° principalement le plasma des réseaux capillaires d'origine des lymphatiques dans les membranes cutanées et séreuses, les glandes et autres organes, ainsi que dans les muqueuses autres que celles de l'intestin proprement dit ; 2° elle a lieu accessoirement dans le plasma des réseaux chylifères et lymphatiques proprement dits, qui, résultant de la subdivision des vaisseaux lymphatiques dans les glandes mésentériques, et les ganglions des autres parties du corps, se réunissent de nouveau en troncs vasculaires au delà de ces glandes sans conduits excréteurs.

Les principes immédiats, *agents* du phénomène d'assimilation qui se passe là, sont : 1° des principes formés essentiellement par désassimilation, selon toutes probabilités, aux dépens des principes constituants des tissus et qui ont déjà servi, et surtout l'excès de ceux qu'apporte le sang artériel dans ces tissus, pour l'assimilation de leurs éléments propres ou pour la sécrétion dans les glandes ; 2° ce sont accessoirement des principes formés de toutes pièces dans les glandes lymphatiques, aux dépens du sang qui s'y distribue, et dont le mode de formation, non plus que les espèces, ne sont encore connus exactement.

Les *actes* accomplis par ces principes sont (après l'échange endosmotique qui se passe là) bornés à un simple mélange avec ceux qui composent le plasma lymphatique auquel ils se joignent.

Les *vaisseaux lymphatiques* constituent pour l'appareil circulatoire général un *système porte* dans lequel, comme tous les autres systèmes porte, le liquide marche des extrémités vers le cœur, surtout par *vis à tergo*, par trop-plein. Ce système de conduits ne se jette par un long détour dans les veines sous-clavières que chez les animaux dont le sang reflue vers le rein par la veine cave inférieure, ce qui aurait conduit à l'expulsion du chyle par les urines, tandis que chez ceux qui ont une veine porte rénale spéciale, il se jette dans la veine cave inférieure, presque immédiatement au-dessus du rein. Le système porte lymphatique a pour glandes vasculaires les ganglions ou *glandes lymphatiques*, dont le produit retombe dans le courant et va nécessairement au sang.

Chacune de ces glandes verse un ou plusieurs principes immédiats spéciaux dans le plasma que les conduits afférents lui amènent de la même manière que le foie verse du sucre par les veines sus-hépatiques dans la veine cave inférieure.

Quoi qu'il en soit cependant, il faut reconnaître que les usages des glandes lymphatiques ne sont pas encore nettement déterminés. Ils se rattachent probablement aux modifications que subit, durant son parcours, la composition de la lymphe. Ces dernières consistent en ce que les principes fixes de cette humeur augmentent de quantité au fur et à mesure qu'on s'élève des réseaux lymphatiques vers le canal thoracique. Ainsi la lymphe, prise au-dessus des ganglions de l'aine, renferment davantage de principes solides que la lymphe prise au-dessous de ces mêmes ganglions, c'est-à-dire venant exclusivement de la partie inférieure des membres.

Les ganglions lymphatiques font donc subir à la lymphe une élaboration qui a fort probablement pour point de départ les actions moléculaires nutritives énergiques dont leurs épithéliums sont le siége, au même titre que les épithéliums de tous les autres parenchymes. La quantité de liquide qu'on peut recueillir à l'époque présente pourrait certainement permettre de déterminer exactement quels sont les principes que les ganglions lymphatiques surajoutent à la lymphe. Mais les analyses manquent encore.

Les faits précédents s'appliquent donc essentiellement à la lymphe. En comparant le chyle recueilli près des circonvolutions intestinales au chyle recueilli près de l'abouchement des chylifères dans le réservoir de Pecquet, on voit aussi que les ganglions lymphatiques du mésentère font subir à ce dernier une modification analogue à celle que subit la lymphe en traversant les ganglions, c'est-à-dire qu'elle perd de l'eau et acquiert en remplacement des principes immédiats solides.

Lorsqu'on voit le nombre des glandes qui se trouvent sur le trajet des lymphatiques des organes très-vasculaires comme le poumon, le cœur, le foie, l'intestin, la rate, etc., on ne peut s'empêcher de croire qu'elles remplissent, sous le point de vue qui précède, un rôle important. Ce rôle toutefois, à en juger par les indications que fournit l'état général de la santé, est plus en rapport avec leur nombre qu'avec leur volume, celui-ci étant toujours moindre chez les sujets vigoureux et d'une bonne constitution que sur ceux chez qui de faibles influences troublent la santé générale ou amènent la production du pus, soit à la surface des muqueuses, soit dans la profondeur des tissus.

Rappelons seulement que ce qui précède fait bien comprendre comment les ganglions doivent être facilement modifiés dès que leurs sinus sont parcourus par un liquide anormal. De plus, quand des poussières minérales (charbon, silice, vermillon, etc.) ont pénétré dans les lymphatiques par le mécanisme dont nous avons parlé (p. 255), celles d'entre elles qui s'arrêtent inévitablement et séjournent contre les colonnettes et les parois des sinus intraglandulaires ne peuvent pas ne pas sortir de ces conduits et pénétrer dans le tissu glandulaire propre par le mécanisme même qui les a fait entrer et tomber dans les lymphatiques d'origine. En comparant sous ce rapport les ganglions bronchiques de l'adulte à ceux des enfants et en voyant la constance avec laquelle les premiers ont retenu une quantité de poussière de charbon, etc., proportionnelle à la durée du séjour de chaque sujet dans une atmosphère chargée de ces particules, on ne peut s'empêcher de croire qu'ils remplissent sous ce rapport un rôle dont il y a lieu de tenir compte. Il serait même important d'examiner sous ce rapport les glandes mésentériques des individus ayant pendant longtemps ingéré de la poudre de charbons médicamenteux.

Modifications accidentelles de la composition de la lymphe et du chyle.

Les altérations de la lymphe sont peu connues, mais elles ont été, il faut le dire, très-peu étudiées.

Il y a cependant quelques particularités à signaler à cet égard. Ainsi, dans certains cas on trouve des lymphatiques remplis de leucocytes, au point que leur contenu est devenu grisâtre et a pris un aspect purulent; semble qu'ils soient remplis de pus, et cela dans des conditions où il n'y a pas de phénomènes inflammatoires.

On sait, d'autre part, que dans les cas de métro-péritonite, par exemple, les lymphatiques de l'utérus et des ligaments larges sont quelquefois faciles à suivre, parce qu'ils sont distendus par une matière jaunâtre puriforme. Eh bien, on voit que cette matière est principalement composée par des leucocytes qui sont mélangés à une matière non plus liquide comme dans le pus, mais presque demi-solide, finement granuleuse. Selon que ces éléments sont produits depuis un temps plus ou moins long, on peut trouver ces leucocytes avec leur aspect normal mélangés à quelques autres qui sont devenus granuleux et parfois énormes.

Mais il ne faut pas croire que ce liquide blanc qui injecte les lymphatiques soit un liquide identifiable avec le pus. Il renferme proportionnellement beaucoup moins de leucocytes que le fluide qu'on prend dans le péritoine enflammé, ou dans les abcès qui coexistent avec ces particularités pathologiques.

Il y a encore une autre circonstance dans laquelle on voit le contenu des lymphatiques modifié; c'est dans certains cas de tumeurs de l'ovaire et de l'utérus en particulier, que je prends pour exemple, parce que c'est là surtout où on l'a étudié. Je pourrais citer aussi les tumeurs du foie. On trouve des lymphatiques qui partent de ces organes remplis d'une matière demi-solide qui les injecte. Alors cette matière peut être entièrement formée par des leucocytes devenus granuleux, énormes, ayant atteint parfois une largeur de $0^{mm},04$ à $0^{mm},08$, sphériques, englobant ou non des gouttes d'huile.

D'autres fois, au contraire, dans les tumeurs qu'on appelle cancéreuses surtout, ces lymphatiques sont remplis de cellules épithéliales apparues dans ces conduits, par génération hétérotopique, et cela sans qu'il y ait de communication directe entre ces lymphatiques et le produit morbide; celui-ci peut se composer de masses situées au centre du foie ou au col de l'utérus, lorsque ce sont les lymphatiques des ligaments larges qui présentent ces particularités. Toutes ces cellules épithéliales peuvent être des cellules franchement prismatiques, peu déformées, peu granuleuses, analogues à celles des trompes et de l'utérus; d'autres fois, au contraire, ce sont des cellules épithéliales sphériques ou de configurations très-diverses et plus ou moins granuleuses.

Ici, ce n'est plus un liquide, c'est une matière pâteuse qui remplit les lymphatiques, les injecte et permet de les suivre très-facilement. Il y a également plus ou moins de distension des réseaux qui se jettent sur les ganglions voisins. Mais souvent cette matière qui épaissit les lymphatiques, ne s'étend pas jusqu'aux ganglions eux-mêmes.

DIXIÈME LEÇON

ÉTUDE DES HUMEURS SÉCRÉTÉES ET SPÉCIALEMENT DES SÉROSITÉS.

B. — Deuxième division. — Humeurs produites ou sécrétées.

Cette deuxième division embrasse le plus grand nombre des humeurs. On les a appelées aussi *humeurs sécrétées*, *sécrétions proprement dites et produits liquides de sécrétion.*

Elles diffèrent essentiellement des précédentes en ce qu'elles proviennent d'elles, sont produites par des solides, à l'aide et aux dépens des principes que fournit le sang (1). Elles ne sont pas organisées comme elles et ne font que remplir le rôle de *milieu* par rapport aux éléments qu'elles tiennent en suspension et qui peuvent y vivre plus ou moins longtemps. Mais aucune d'elles n'a des éléments qui lui soient spéciaux, comme les hématies le sont pour le sang. Toutes renferment une ou plusieurs substances organiques naturellement liquides, aux propriétés desquelles l'humeur doit ses qualités essentielles, physiques ou chimiques, et son altérabilité accidentelle ou morbide. Tous leurs principes constitutifs viennent tant directement qu'indirectement de ceux du plasma sanguin, tandis que le sang et la lymphe les tirent du dehors ou des tissus (sauf l'albumine et la plasmine, qui se forment dans le sang même, à l'aide de l'albuminose ou peptone). Ces liquides, une fois formés, sont détruits par le fait même de l'accomplissement de leur action propre (lors même que quelques-uns de leurs principes sont absorbés) ou sont rejetés, tandis que le sang en voie de rénovation continue ne se détruit pas et n'est pas rejeté de toutes pièces.

Les principes proviennent du sang par l'intermédiaire des parois propres glandulaires et des gaînes épithéliales des culs-de-sac ou des tubes sécréteurs, en sorte qu'ici les matériaux traversent non-seulement les parois des capillaires, mais encore la paroi propre des tubes et la gaîne épithéliale de ces tubes. Dans le sang on ne voit rien d'analogue, non plus que pour les principes de la lymphe. Les principes qui arrivent dans le sang viennent de l'intestin, de l'air ou des milieux liquides, mais ils arrivent immédiatement dans le réseau sanguin sous-épithélial et ne traversent pas dans ce trajet de paroi propre analogue aux glandes; ils ne traversent que la paroi des vaisseaux sanguins après avoir traversé l'épithélium intestinal, pulmonaire ou branchial.

S'agit-il des principes produits par désassimilation des tissus, comme les fibres musculaires, les éléments élastiques, la moelle, etc., ces principes pénètrent directement dans le plasma, en ne traversant que les parois propres des capillaires, soit sanguins, soit lymphatiques proprement dits. Les principes viennent directement de l'intestin, s'il s'agit du chyle, et n'ont qu'à traverser la substance de la villosité entre les mailles des capillaires sanguins superficiels pour tomber dans le canal lymphatique.

Le mode de disparition ultérieur des principes de chacune des humeurs sécrétées est complétement différent de celui qu'on observe dans le sang. Ici les principes pénètrent du plasma dans les éléments anatomiques

(1) Voyez, pour l'étude de la nature des actes physiologiques mentionnés dans cette leçon et les suivantes, l'article SÉCRÉTION (*Diction. de méd.* Paris, 10e édit., 1854-55 ; 13e édit., 1873.

solides ou servent à la production des autres humeurs, et au fur et à mesure qu'ils s'en vont de cette manière ils sont remplacés par d'autres.

Au contraire, dans les liquides produits, soit récrémentitiels, soit excrémentitiels, les principes immédiats constitutifs disparaissent du fluide.

S'il s'agit de l'urine et de la sueur, ils sont rejetés au dehors, car ils sont purement excrémentitiels. S'il s'agit de la bile, du lait, de la salive, du liquide pancréatique, ces matériaux sont en grande partie résorbés; mais la constitution du liquide est détruite à chaque fois qu'ils servent, et même chacun de ces liquides, comme la bile, la salive, le liquide pancréatique, ne sert qu'à la condition qu'il sera détruit en tant qu'humeur ayant tels et tels caractères au moment où il aura achevé de remplir ses usages. Aussi n'y a-t-il qu'une portion seulement des principes immédiats de chacun de ces liquides qui sert dans l'économie, une portion qui est résorbée, qui est récrémentitielle, qui rentre dans le sang après avoir servi. Jamais ces fluides n'y retournent à l'état de salive, de liquide pancréatique, de bile, etc., car ils ont été modifiés au contact des aliments (1).

Ces humeurs se classent en plusieurs sous-divisions ou groupes secondaires. Ce sont : *a* les humeurs *récrémentitielles*, et *b* les humeurs *excrémento-récrémentitielles*.

Sur la lithogénie animale.

C'est à l'hygrologie que se rattache la lithogénie animale, c'est-à-dire cette partie de l'étude des humeurs qui comprend l'examen de la manière dont certains de leurs principes passent, à l'exclusion de certain, autres, de l'état liquide par dissolution à l'état solide. Ils prennent la forme cristalline ou se déposent à l'état amorphe selon la nature de ces principes ou suivant les conditions dans lesquelles ils passent de l'état fluide à l'état solide.

Le mot *concrétion* désigne d'une manière générale toute sorte de produit résultant du passage de l'état liquide à l'état solide dans l'organisme de quelques-uns des principes concourant à constituer la substance organisée.

Les concrétions prennent le nom d'*incrustation*, quand des principes passant de l'état liquide à l'état solide englobent dans leur masse les éléments anatomiques d'un tissu au lieu de les écarter. Elles conservent,

(1) Pour les notions concernant l'histoire de la classification des glandes, voyez Ch. Robin, *Tableaux d'anatomie*. Paris, 1850, in-8, tableau 5 et suiv.; *Dictionn. de méd.* Paris, 10e édit., 1854-55, et 13e édit., 1873, art. GLANDE et PARENCHYME; et Béraud, *Éléments de physiologie*, 2e édit. Paris, 1857, t. I, p. 301 et 357.

au contraire, le nom générique précédent sans désignation spécifique particulière, quand elles siégent au sein d'un tissu dont elles repoussent et écartent les éléments anatomiques, en déterminant ou non leur atrophie, comme on le voit pour les concrétions calcaires de la glande pinéale, de la pie-mère, etc. Les concrétions prennent le nom de *sable* ou de *gravelle* dans toutes les humeurs, mais surtout quand il s'agit de l'urine, lorsqu'à peine visibles ou tangibles, elles ne sont apercevables qu'à l'aide du microscope dans les conduits excréteurs, les réservoirs naturels, ou, sous forme de *dépôt*, dans les vases qui contiennent ces humeurs.

Quand les concrétions ont plus de volume, sans cependant excéder les limites du diamètre ou de la dilatabilité normale des canaux excréteurs ou de l'urèthre, elles prennent le nom de *graviers*, sans que cependant il soit possible ni nécessaire d'établir des différences tranchées entre celles-ci et les précédentes. Les concrétions prennent le nom de *calculs*, dès qu'elles sont assez grosses pour ne pouvoir sortir des réservoirs naturels dans lesquels elles se sont formées, comme les bassinets, la vessie, la vésicule du fiel ou les cavités, soit naturelles comme les fosses nasales, soit accidentelles dont, en grossissant, elles ont amené la formation par dilatation de conduits sécréteurs ou excréteurs quelconques.

Souvent, dans le langage courant, on donne au mot *calcul* une valeur générique pour désigner des concrétions d'un volume quelconque formées dans un réservoir, un canal excréteur ou sécréteur, ou toute autre cavité naturelle.

Différences entre les incrustations et les concrétions calculeuses.

Le passage de principes de l'état liquide à l'état solide s'observe aussi dans les tissus, soit entre les éléments anatomiques, soit dans leur épaisseur. Mais tandis que pour les humeurs ce passage a lieu lors de leur formation, ou de leur expulsion par les parois sécrétantes, dans les tissus il s'accomplit lors de leur désassimilation; c'est-à-dire alors que leurs éléments anatomiques abandonnent certains des principes constituant leur substance même, comme les sels calcaires, ou lorsqu'il s'en forme molécule à molécule, à l'aide et aux dépens de leur propre matière, par dédoublement désassimilateur de leurs substances coagulables, comme pour les urates des concrétions des ligaments chez les goutteux, etc.

Il importe, en effet, de remarquer, à propos de ces tissus en particulier, que les productions dites incrustations qui s'y trouvent ne s'observent pas pendant le jeune âge, c'est-à-dire pendant la durée de l'accroissement, pendant que l'assimilation l'emporte sur la désassimilation ou même lorsqu'elle lui demeure égale, mais alors que l'inverse se manifeste. Ces productions morbides ne sont par suite pas dues à la suraddition de matières étrangères à la substance des éléments de ces tissus, mais bien à la non-élimination de principes qui ont fait partie de cette substance s'ils sont d'origine minérale, ou s'y sont formés, s'ils sont d'origine organique, comme les urates, certains corps gras, etc. Il résulte de là ce fait remarquable, que les principes immédiats qui produisent les incrustations des tissus après avoir momentanément fait partie de la substance de leurs éléments, il en résulte, dis-je, que ces principes restent là sans entrer dans le plasma sanguin et s'accumulent sans avoir passé par ce liquide. Au contraire, tous les principes immédiats des calculs qu'on trouve dans les humeurs ont passé par le sang avant d'arriver dans celles-ci et de s'y déposer, et cela, soit qu'ils proviennent des aliments, comme les carbonates et les phosphates calcaires, soit qu'ils aient été formés par désassimilation de certains tissus, comme les urates, l'acide urique, la cystine, etc.

Notons enfin que si l'on voit des *incrustations* telles que les concrétions uriques des goutteux, qui sont composées par des principes immédiats formés dans les tissus mêmes où elles siégent, jamais les *calculs* ne sont constitués par des principes immédiats de formation glandulaire, c'est-à-dire par quelqu'un des principes caractéristiques d'une humeur, comme le sucre dans le lait, les taurocholates dans la bile, etc. Ils sont composés au contraire par des principes d'origine minérale et accessoires dans ces humeurs, comme les carbonates et les phosphates calcaires dans la salive, le suc pancréatique, les glandes sébacées, etc., toutes les fois qu'il s'agit de calculs formés dans les sécrétions proprement dites; quand ils se produisent dans les liquides excrétés par des parenchymes non glandulaires, comme l'urine, ils sont au contraire composés de principes qui se sont formés dans les tissus et qui de là sont tombés dans le sang avant d'arriver dans le liquide où ils se déposent quand ils sont en excès. Il en est ainsi le plus souvent du moins, car les principes d'origine minérale qui ne font que traverser l'économie et que rejette l'urine peuvent également y former des calculs ou des graviers.

Dans les humeurs, du reste, c'est aussi avec les progrès de l'âge, alors que l'emportent les phénomènes de désassimilation sur ceux d'assimilation que se produisent les calculs composés de principes immédiats de la deuxième classe ou de désassimilation, ainsi qu'on le voit pour les calculs biliaires et urinaires.

Sur la nature et de l'origine des principes immédiats susceptibles de se réunir sous forme de calculs.

Tous les calculs sont formés, comme on le comprend facilement, par les principes immédiats les moins solubles de tous ceux qui prennent part à la constitution de la substance organisée; mais il importe beaucoup de distinguer les dépôts de ce genre qui sont composés par des principes immédiats de la première classe de ceux qui sont constitués par des principes de la deuxième classe. Les premiers sont des principes d'origine minérale, venus du dehors, qui ne font que traverser l'économie; aussi les calculs que forment les moins solubles et aussi les moins facilement cristallisables d'entre eux se trouvent-ils dans les humeurs excrémento-récrémentiticlles particulièrement, comme les mucus, les salives, etc.

Quant aux principes cristallisables d'origine organique, formés par désassimilation dans l'économie elle-même et n'y séjournant que temporairement, c'est dans les humeurs excrémentielles qu'on les voit, ainsi que nous le montrent l'urine et la bile (celle-ci étant considérée comme excrémentitielle en ce qui regarde la cholestérine et la biliverdine).

Sous ce rapport il importe de distinguer nettement les calculs composés par des principes de la première classe de ceux qui sont formés par des sels, des acides ou autres corps de la deuxième classe, peu solubles et facilement cristallisables, comme l'oxalate de chaux, l'acide urique, la cystine, la cholestérine, etc.

La présence des premiers indique en effet seulement l'introduction en trop grande quantité dans l'économie des principes immédiats de la première classe: elle indique plus souvent encore que sans que ces derniers aient cessé d'exister en quantité normale dans telle ou telle humeur, quelque altération est survenue dans les principes de la troisième classe qui leur servaient de dissolvant.

La présence dans les calculs de principe de deuxième classe indique, au contraire, un trouble dans les actes d'assimilation entraînant la formation en excès de ces principes peu solubles et habituellement très-peu abondants; troubles auxquels il faut savoir remonter en partant de l'examen de la nature du dépôt solide pour arriver jusqu'à celui des tissus d'où normalement viennent les principes constitutifs de ce dépôt et qui, en ce moment, les produisent accidentellement en excès.

Quant aux principes immédiats de la troisième classe, ils ne constituent jamais des calculs proprement dits, lorsqu'ils passent de l'état liquide à l'état *concret*, dont nous aurons bientôt à nous occuper en dehors des phénomènes de coagulation que nous avons étudiés ailleurs. Certains de ces principes peuvent cependant se réunir en concrétions, soit dans l'épaisseur des tissus, soit dans quelques cavités glandulaires (prostate, thyréoïde, etc.). Les principes colorants biliaires peuvent passer à l'état concret et former sinon des calculs à eux seuls, au moins des concrétions dont il sera question plus loin. Mais nous verrons en même temps que ces principes sont cristallisables et doivent êtres reportés de la troisième dans la deuxième classe.

Nul des principes constituant les graviers ou les calculs n'appartient aux principes caractéristiques d'une humeur, qui se forment dans la glande même où on les trouve lorsqu'ils se déposent dans le liquide sécrété, comme la salive, le suc pancréatique, etc. Nul des principes de ces calculs ne se forme dans le parenchyme glandulaire, ni même dans l'humeur une fois qu'elle est sécrétée. Ces principes caractéristiques de chaque sécrétion, du reste, sont ou naturellement liquides quand ils sont non cristallisables, comme la pancréatine, la caséine, etc., ou très-solubles quand ils sont cristallisables, comme la lactine, le taurocholate de soude, etc. Ainsi, lors de la réunion en calculs des principes les moins solubles d'une humeur récrémentitielle, aussi bien que lorsqu'il s'agit des liquides excrétés sans formation de principes spéciaux, comme l'urine, ces principes viennent du sang. Pour la question que nous traitons ici il importe peu qu'ils tirent leur origine première du dehors par les aliments, ou du dedans en se formant par dédoublement désassimilateur des substances coagulables azotées des tissus. Ce qu'il faut savoir, c'est que les principes qui se réunissent en masses calculeuses ou graviers ne sont pas formés où on les trouve, ne sont pas de formation glandulaire, mais qu'ils préexistaient dans le sang.

Ajoutons, sur ce qui concerne l'oxalate de chaux, le plus insoluble des principes immédiats qui existent dans l'économie animale et végétale, qu'il peut se produire, comme l'indique en ces termes M. Chevreul : « Un oxalate soluble de potasse, de soude et même d'ammoniaque, en solution dans la séve ou tout autre liquide végétal, en traversant très-lentement la paroi d'une cellule ou d'un vaisseau, arrive dans une cavité où il trouve un suc tenant un sel calcaire en solution ; alors il se fait de l'oxalate de chaux, et comme cette production est très-lente, les molécules insolubles peuvent prendre la forme régulière qui leur est propre. Cette interprétation me paraît applicable à la formation d'un grand nombre de sels insolubles que l'on a signalés dans les tissus ou les cavités des êtres vivants (1). »

Ces données, comme on le voit, sont très-nettement applicables aux cas dans lesquels se produisent des cristaux isolés d'oxalate de chaux ou

(1) Chevreul, *Mémoire sur des phénomènes d'affinité capillaire* (*Compt rend. des séances de l'Acad. des sc.* Paris, 1866, in-4, t. LXIII, p. 69).

des calculs de cette nature dans l'urine; car celle-ci contient des phosphates calcaires plus solubles que l'oxalate de chaux, se prêtant à des doubles décompositions de cet ordre, dès que des oxalates à base alcaline passent du sang dans les conduits urinaires.

Ces faits nous montrent aussi comment il arrive que le phosphate de chaux, par exemple, l'emporte dans certains calculs sur le carbonate de cette base, alors que dans l'humeur qui fournit ces principes, comme la salive, il y a plus de carbonates calcaires que de phosphates. La prédominance du phosphate insoluble dans le dépôt n'indique pas nécessairement que le trouble sécrétoire a consisté en une augmentation de la quantité de phosphate de chaux éliminée par la salive; il suffit que la proportion des phosphates à base alcaline ait augmenté, pour qu'il y ait eu double décomposition de ces principes et du carbonate de chaux, d'où la formation du phosphate de cette base et sa prédominance sur ce dernier dans les concrétions.

Des conditions qui amènent le passage de l'état liquide à l'état solide des principes composant les calculs.

Nous avons vu, en étudiant le sang (pages 99 à 100), quelles sont les conditions de la dissolution dans les humeurs des phosphates, des carbonates, des oxalates, des urates et des autres principes immédiats qui sont insolubles dans l'eau. Nous avons vu là et nous verrons encore plus loin (page 310) le rôle que jouent à cet égard les substances coagulables; elles en retiennent et en fixent toujours de une à trois parties pour cent de leur poids qu'elles rendent ainsi liquides comme elles-mêmes, et qu'on ne peut leur enlever que par les acides puissants ou en détruisant le dissolvant par l'incinération.

C'est de la sorte que ces substances remplissent le rôle de dissolvant, en même temps que le font aussi de leur côté les sels alcalins. Or, quand par les actes d'exosmose dialytique, ces principes passent du sang qui les tient en dissolution jusque dans un autre liquide, et cela en quantité absolue ou relative plus grande que ne passent en même temps ceux qui leur servent de dissolvants, ils reprennent inévitablement l'état solide. Ils reviennent ainsi de l'état liquide à l'état solide quelles que soient les conditions d'alimentation, de circulation, ou relatives à l'état du parenchyme qui ont amené le passage en excès du principe peu soluble qui se dépose, ou le passage en moindre proportion qu'à l'ordinaire de ceux qui jouent le rôle de dissolvants.

Dissous par les substances coagulables liquides, en raison d'une véritable combinaison chimique avec elles, ils en retiennent une partie qui leur reste fixée chimiquement lorsqu'ils passent de l'état liquide à l'état solide. De là l'existence constante dans les concrétiens, depuis les plus petites de celles que montre le microscope jusqu'aux plus gros calculs, d'une substance organique, restant sous forme de gangue demi-solide qui reproduit la forme du dépôt lorsqu'on a dissous les sels qui le composaient principalement. Ces substances coagulables ainsi fixées (1) peuvent, suivant les humeurs dans lesquelles a lieu le dépôt, être aussi bien des matières colorantes que des matières albuminoïdes, telles que la mucosine, etc.

On ne les retrouve pas seulement dans les concrétions dites amorphes, mais bien jusque dans celles qui sont pulvérulentes, formées de cristaux isolés, ou de groupes cristallins (2).

Cette fixation de la matière coagulable par les sels entrave cependant leur régulière cristallisation. Indépendamment de ce qui, à cet égard, se rattache à leur nature chimique, ces derniers sont d'autant plus régulièrement critallisés qu'ils se déposent dans un liquide moins riche en substances coagulables, comme l'urine, ou qu'ils sont moins doués de la propriété d'en fixer, comme la cholestérine, l'hématoïdine, l'acide urique, et quelques principes non calcaires d'origine organique.

Dans chaque calcul, la matière albuminoïde combinée avec les sels est un peu différente. Elle a l'aspect de l'albumine dans les calculs d'acide urique et d'urate d'ammoniaque. Les phosphates terreux ont une gangue qui a l'apparence gélatineuse. Dans les calculs mûraux, elle est comme spongieuse, plus dense, plus abondante et colorée ; car toutes les fois qu'un sel calcaire se dépose, il entraîne les substances colorantes qui l'accompagnent, en formant avec elles une *laque* de la même manière qu'il fixe et entraîne les substances organiques non colorantes.

Sur les causes de l'adhésion des parties constituantes des calculs.

Les principes composant les graviers et les calculs passent de l'état liquide par dissolution à l'état solide, de la même manière que dans toute solution quelconque.

Ils donnent un dépôt pulvérulent et pâteux, lorsque chacune des parcelles amorphes ou cristallines reste distincte de celles qui se sont formées en même temps ou auparavant. Ils forment, selon leur volume, du sable, des graviers, ou un calcul, lorsqu'ils s'agglutinent; la dureté de la masse est proportionnelle à la cohésion naturelle du composé, sauf le cas d'inter-

(1) *Chimie anatomique*. Paris, 1853, t. III, p. 488, chap. MATIÈRE ANIMALE DES CALCULS.

(2) *Chimie anatomique*. Paris, 1853, t. II, p. 241, pl. 3 et 4 ; et surtout *Anatomie et physiologie cellulaires*, 1873, p. 143 et suiv.

position de matières peu résistantes qui rendent hétérogène et par suite friable cet amas complexe.

Les choses ne se passent pas autrement ici sous tous ces divers points de vue que lors de la production des parties pierreuses quelconques dans le règne minéral, aussi bien en ce qui touche leur passage de l'état liquide à l'état solide, cristallin ou non, qu'en ce qui regarde le mécanisme moléculaire, soit de leur cohésion entre elles, soit de leur adhésion à tel ou tel corps, comme celle du tartre à l'émail des dents.

Les principes immédiats se déposent sur les corps étrangers ou sur les premiers cristaux formés, jouant le rôle de noyau, comme le font les cristaux sur les baguettes ou autres solides que l'on plonge dans un liquide saturé d'un sel donné. Or, presque toutes les humeurs sécrétées sont constamment à cet état de saturation à l'égard des sels calcaires, tous peu solubles, comme les phosphates et les carbonates dans la salive, comme l'urine à l'égard des urates et de l'acide urique, dès qu'il y en a de mis en liberté, bien qu'ils soient peu abondants.

Les nouvelles portions des sels ou autres principes cristallisés ou non, se déposant molécule à molécule sur les précédentes de la même manière que celles-ci sont arrivées à l'état solide, elles se trouvent nécessairement en continuité de substance avec elles, et les unes et les autres ne font qu'un, ne constituent qu'une masse de chacun des cristaux microscopiques successivement accumulés (1).

Il est très-intéressant d'étudier à ce point de vue les fragments de calculs formés de cristaux, et surtout les graviers constitués de la même

(1) Depuis l'époque où Fourcroy regarda la substance organique des calculs comme un *mucilage collant, ou glutineux, qui rapproche, réunit et resserre les particules acides ou salines dont la partie concrète des calculs est principalement formée*, cette idée a toujours été reproduite par les médecins, surtout par ceux qui ont étudié l'action (Foucroy, *Système des connaissances chimiques*, Paris, an IX, in-8, t. X, p. 232) des eaux minérales sur la gravelle. On regardait cette substance comme servant de ciment au sel, et l'on supposait qu'une fois le ciment dissous par les eaux minérales, il pouvait laisser se désagréger le calcul. Mais l'idée de Fourcroy n'est pas entièrement exacte. Cette matière n'est aucunement interposée aux grains de phosphates terreux ou aux cristaux d'oxalate de chaux, comme l'est le ciment des mosaïques par rapport aux fragments qui les composent. S'il en était ainsi, on comprendrait qu'il pût être dissous par l'imbibition physique d'un liquide pénétrant graduellement des interstices superficiels pleins de la matière en question, jusqu'à ceux de la profondeur. Mais ici il y a union molécule à molécule de la substance organique avec les sels, elle ne fait qu'un avec eux ; elle est combinée avec eux lors même qu'il s'agit d'un solide cristallin, comme le carbonate de chaux en fournit des exemples. Le sel se combine avec cette substance molécule à molécule, au fur et à mesure qu'a lieu son passage à l'état solide, cristallin ou non. Aussi n'y a-t-il que les agents assez puissants pour attaquer le sel, le dissoudre ou le décomposer chimiquement, qui puissent le séparer de la substance à laquelle il est uni ; laquelle même, en raison de sa petite quantité, est plus difficile à atteindre que les sels ou l'acide urique, par les réactifs susceptibles de les attaquer.

manière, et dans lesquels on peut distinguer facilement chacun des cristaux composants. On voit très nettement que l'adhésion mutuelle de ces derniers est le résultat du fait physique de leur juxtaposition immédiate par contact réciproque, les inégalités d'une couche correspondant exactement aux inégalités inverses de l'autre qu'elles comblent.

Il n'y a jamais d'inégalité de l'une par rapport à l'autre, puisque chaque partie saillante répond à une dépression exactement correspondante de la partie voisine, qui s'est moulée sur elle en se déposant molécule à molécule. Ce n'est que lorsqu'une substance plus molle comme le mucus, du sang, etc., ont enduit la première avant la formation de la seconde, que ce contact immédiat n'existant plus mathématiquement, la masse offre une résistance moindre que ne l'indique la dureté propre à chaque cristal ou à chaque particule composante cristallisée ou non; c'est alors que les diverses couches des calculs se séparent plus ou moins facilement, et qu'elles-mêmes sont plus ou moins friables.

Ainsi, il y a formation d'une masse calculeuse par suite de l'union des nouvelles particules aux précédentes, union due au contact immédiat qui résulte du passage molécule à molécule des principes de l'état solide à l'état liquide. De là vient qu'en général le calcul est doué d'une dureté correspondant à la résistance propre à chaque cristal originel; de là vient qu'il est dur lorsqu'il est formé de cristaux durs, comme ceux de l'acide urique, de l'oxalate de chaux, etc., qu'il est fragile quand il est constitué par des cristaux d'une rupture facile, comme ceux du phosphate ammoniaco-magnésien, chacun d'eux ne faisant qu'un avec celui qui s'est formé avant lui. Et la masse est d'autant plus dure qu'elle renferme moins de la substance organique coagulable, autrefois dite agglutinative, mais à tort.

1° HUMEURS SÉCRÉTÉES RÉCRÉMENTITIELLES.

Toutes les humeurs qui rentrent dans cette subdivision ont une constitution immédiate telle, qu'elles séjournent ou peuvent séjourner longtemps dans l'économie sans devenir nuisibles, et qu'elles peuvent être résorbées complétement. Leur production offre des particularités physiologiques des plus intéressantes, comparativement à ce qu'on observe sur les autres sécrétions au point de vue des conditions de temps et autres qui la déterminent ou la font cesser, normalement ou accidentellement. Le tableau de la page 13 montre quelles sont les espèces de ces humeurs, et qu'elles se subdivisent : 1. en *permanentes*, soit *a. glandulaires*, soit *b. séreuses* ou *sérosités*, et 2. en *humeurs récrémentitielles transitoires* ou de *génération*.

1. — *Humeurs recrémentitielles permanentes.*

a. Humeurs récrémentitielles permanentes glandulaires ou liquides des vésicules closes des glandes vasculaires sanguines et lymphatiques.

Depuis que Plenck a décrit les liquides des vésicules closes des glandes vasculaires sanguines et lymphatiques (1797) les uns après les autres, la plupart des physiologistes les décrivent aussi. Ils disent qu'ils forment un liquide épais grisâtre dans le thymus, blanchâtre ou grisâtre dans les ganglions lymphatiques, dans les capsules surrénales de quelques animaux, brunâtre ailleurs et ainsi des autres. Mais toutes ces descriptions sont absolument sans valeur, tant au point de vue anatomique qu'au point de vue physiologique. Ces substances ainsi décrites ne sont autre chose qu'une pulpe composée des épithéliums nucléaires ou autres des vésicules closes; épithéliums mélangés à des globules du sang, à quelques débris de divers éléments anatomiques et en suspension dans le sérum des vaisseaux sanguins des glandes dont la pression ou le raclage ont exprimé ce mélange hétérogène.

Dans les capsules surrénales de l'homme cette pulpe se forme en quelque sorte naturellement avec l'âge, par destruction de quelques-unes des cellules de la substance médullaire et des sinus veineux interposés. De là une cavité dans cet organe et la présence d'un liquide brunâtre ou rougeâtre, plus ou moins fluide, formé d'un sérum très-granuleux, tenant en suspension des cellules irrégulières, des noyaux libres, des granulations jaunâtres, graisseuses ou autres et des globules sanguins venant du parenchyme détruit. Mais, comme on le voit, ce n'est pas là une humeur, à proprement parler.

Dans le thymus, les *vésicules* closes ont de 3 à 9 dixièmes de millimètre de diamètre. Elles sont un peu polyédriques par pression réciproque, unies les unes aux autres en lobules et lobes. Leur paroi propre est homogène, finement granuleuse, fort mince et très-facile à rompre. Elles sont remplies d'un liquide finement grenu, non visqueux, tenant en suspension une quantité considérable d'épithélium nucléaire sphérique, toujours mélangé d'un certain nombre de cellules épithéliales, les unes pavimenteuses, les autres sphériques. De là pour cette matière sa consistance crémeuse, sa teinte grisâtre, presque opaque. Ce contenu des vésicules closes glandulaires doit sa couleur aux épithéliums en suspension, et ces derniers forment une masse plus considérable que le fluide qui leur est interposé. Il a quelquefois été pris pour du pus; mais le pus qu'on trouve souvent dans le thymus des enfants atteints de syphilis héréditaire a une coloration jaune verdâtre, bien différente de celle du liquide propre aux vésicules thymiques et constitue bien du pus.

L'existence de ce contenu des vésicules closes du thymus ne peut être réellement constatée à l'œil nu que sur les individus chez lesquels cet organe présente une cavité centrale par écartement des autres vésicules; cavité qui, du reste, est en quelque sorte normale, limitée qu'elle est par la même substance que celle qui forme la paroi propre des vésicules closes de l'organe.

De toutes les glandes sans conduits excréteurs, la thyréoïde et la glande pituitaire ont seules des vésicules closes bien nettement limitées, mieux encore que celles du thymus et pleines d'un liquide franchement distinct (thyréoïde), sous le microscope, de la paroi qui le contient. Ce liquide est généralement transparent, un peu visqueux, et il tient en suspension, soit des épithéliums nucléaires sphériques, soit des cellules complètes généralement sphéroïdales et plus ou moins granuleuses.

Même à l'état normal il y a dans le liquide de quelques vésicules une ou deux des concrétions de nature azotée, homogènes ou finement grenues auxquelles j'ai donné le nom de *sympexions*.

Contenu accidentel des vésicules closes de quelques-unes des glandes vasculaires.

Les sympexions sont des corps incolores, de dimensions microscopi-

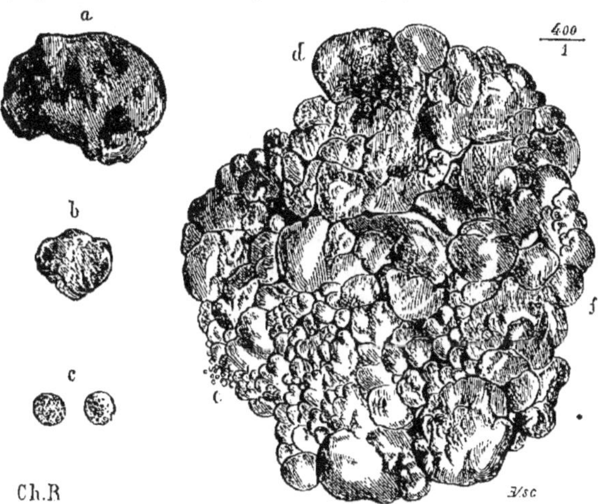

FIG. 3. — Sympexions des glandes lymphatiques (*).

ques, remarquables par leur transparence et leur faible pouvoir réfringent, qu'on trouve dans les vésicules closes de la glande thyréoïde à l'état

(*) Sympexions de glandes lymphatiques du cou atteintes d'altération dite cireuse, soit isolés, *a*, *b* : soit agglomérés, *d*, *c*, *f*, par contiguïté immédiate ; *e*, épithéliums nucléaires des glandes lymphatiques malades, un peu hypertrophiés.

normal, et surtout quand elle est hypertrophiée, dans celles de la rate et des ganglions lymphatiques malades, dans les petits kystes des glandes du col de l'utérus, et, d'une manière presque constante, dans le liquide des vésicules séminales. Ces corps sont arrondis, réguliers, ou à contours sinueux dans la thyréoïde et les kystes de l'utérus; ils sont plus irréguliers et à facettes dans les ganglions lymphatiques (fig. 3) et dans la rate malade, atteints de l'affection dite *état cireux* (1).

Dans les vésicules séminales, leurs formes sont des plus variées, et quelquefois ils y sont si nombreux, qu'ils se touchent et se soudent aux points de contact, de manière à former des masses comme perforées en aréolaires; là ils englobent quelques spermatozoïdes.

Partout ils sont solides, de consistance cireuse, se brisant en éclats par la pression, après s'être un peu aplatis; leurs bords sont très-pâles, leur masse est homogène ou quelquefois parsemée de granulations moléculaires grisâtres. Ils se distinguent facilement, par leur homogénéité, des calculs ou concrétions à lignes concentriques, régulières et élégantes, de la prostate. Ces sortes de concrétions sont dues au passage à l'état solide de certains des principes de nature azotée non cristallisables, que produisent les glandes en général et les glandes vasculaires spécialement, la rate (fig. 4) et la thyréoïde surtout, mais également du thymus, etc. (2).

On sait que leur composition chimique élémentaire est azotée, analogue à celle de la fibrine, et non à celle des substances amylacées, dont on les a parfois rapprochées à tort, d'après de superficielles analogies extérieures ou de réactions chimiques sous le microscope. Les corpuscules microscopiques dits *corps amylacés* du cerveau, etc., ne sont en effet que des sympexions formés dans l'épaisseur de ses tissus.

Dans la thyréoïde on trouve souvent des vésicules closes dilatées, passées à l'état de kystes, tantôt très-nombreux et alors petits, parfois volumineux et pleins de liquide. Celui-ci contient quelquefois des sympexions, et toujours des épithéliums nucléaires ou cellulaires plus ou moins granuleux, avec ou sans mélange de leucocytes et de globules rouges du sang. Ce liquide est tantôt de consistance séreuse, tantôt filant et grisâtre comme du mucus; d'autres fois enfin il est remarquable par sa viscosité, sa ténacité, son état filant. Il peut être transparent, gélatiniforme incolore, ou de teinte plus ou moins jaunâtre, s'il n'a pas été mêlé de sang.

L'ensemble des kystes pleins de cette matière donne à l'organe, lorsqu'ils

(1) Voyez, pour la description de l'état cireux des glandes lymphatiques et de leurs sympexions figurés ici, Duplay et Ch. Robin, *Dégénérescence particulière des lymphatiques* (*Compt. rend. et Mém. de la Soc. de biol.* Paris, 1853, p. 70).

(2) Voy. Ch. Robin, *Sur l'altération cireuse de la rate* (*Bull. de la Soc. anat.* Paris, 1855).

sont petits, un aspect *colloïde* qui se trouve dans beaucoup de cas de *goître.*

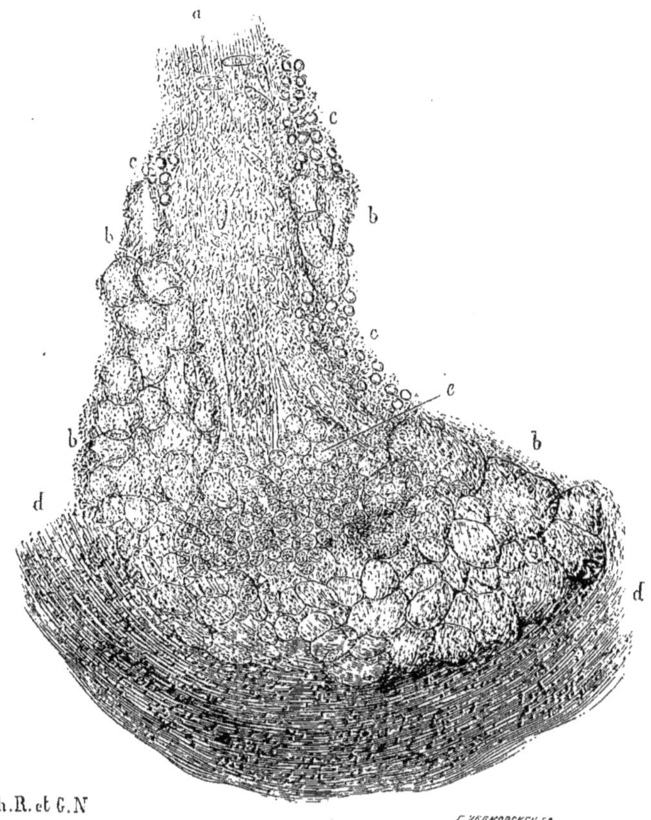

Fig. 4. — Portion d'un glomérule de Malpighi d'une rate cireuse (*).

Ces liquides peuvent être devenus rouges ou brunâtres par suite d'hémorrhagies dans les cavités qui les contiennent, fait qui n'est pas rare. On ne connaît du reste pas encore leur composition immédiate.

(*) *a*, artériole pénétrant dans le glomérule, sa paroi est épaisse, parsemée de nombreuses et fines granulations grisâtres. Elle est entourée de matière amorphe grenue; celle-ci est parsemée de noyaux d'épithéliums larges de 0mm,005 devenus jaunâtres, à contour foncé et un peu irrégulier; *cc*, *bb*, sympexions de dimensions et de formes diverses accumulés, composant la partie principale du produit morbide, avec interposition çà et là de matière amorphe et d'épithéliums nucléaires tels que les précédents, *c*; ou normaux, tels que ceux qu'on voit en *e* entre deux divisions de l'artériole; *d*, *d*, paroi fibroïde et granuleuse du glomérule hypertrophié. Grossissement de 450 diamètres.

Relations anatomiques et physiologiques des glandes sans conduits excréteurs avec le sang et avec la lymphe.

Les ganglions lymphatiques ne contiennent aucune humeur, n'en sécrètent aucune, en tant que liquide distinct et susceptible d'être observé anatomiquement et à part.

L'action des glandes sans conduits excréteurs ne peut être étudiée qu'au point de vue physiologique. La nature du produit de cette action ne peut être constatée que par la comparaison du sang artériel au sang qui sort de ces organes, ou de la lymphe qui leur arrive à celle qui les a traversés. Malheureusement l'analyse immédiate comparative des liquides qu'elles reçoivent et qui en sortent n'a pas été faite partout convenablement, non plus que celle du parenchyme sécréteur lui-même.

Mais malgré l'absence d'humeur spéciale isolable et séparable de ces organes, ils ne doivent pas moins être rangés au nombre des glandes, tant en raison de leur structure que parce qu'ils sont formateurs de principes spéciaux immédiatement versés dans le sang ou dans la lymphe; or, cette formation est l'acte caractéristique des sécrétions. L'anatomie comparative de l'appareil circulatoire, puis l'examen des résultats physiologiques auxquels conduit le mode de distribution du sang dans le foie comparativement aux autres phénomènes de la circulation, montrent qu'il y a un système analogue à la veine porte pour chacune des fonctions de la vie nutritive et non pas pour la digestion seulement. Chacune de ces veines portes présente à son tour comme annexe une ou plusieurs des glandes vasculaires ou sans conduit excréteur, car l'appareil circulatoire, comme tous les autres appareils, a pour annexe des organes glandulaires, concourant à l'accomplissement de la fonction par la production des principes spéciaux au même titre que les glandes salivaires, prostate, etc., sont annexées aux appareils digestif, génital, etc.

Ainsi il n'y a pas dans l'économie qu'un seul de ces appareils portes; de plus il y a une relation nette entre l'existence de ces veines portes et celle des glandes vasculaires ou glandes de l'appareil circulatoire, entre leurs usages et ceux des systèmes de veine porte.

Ces veines portes et ces glandes annexées sont :

1° Le *système porte intestinal* ou *hépatique*, qui a pour glandes annexes les glandes de Peyer et la *rate* que ses petites vésicules à épithélium nucléaire rapprochent des autres glandes vasculaires et dont le sang de retour est versé dans la veine porte intestinale. La rate a, en outre, un autre usage, celui de servir de diverticulum.

La portion glycogène du foie, qui fait partie des organes, versant non pas une humeur, mais des principes sucrés et autres modificateurs du sang, est, comme nous allons le voir, annexée, non pas à la veine porte intestinale ou hépatique, mais au système porte *respiratoire* ou pulmonaire, par les veines sus-hépatiques et la veine cave inférieure.

2° Le *système porte rénal*, n'a de vaisseau spécial que chez les poissons, les batraciens, les reptiles, et aussi chez les oiseaux, car ici Jacobson a raison contre Meckel et Cuvier; mais, physiologiquement, il existe réellement sur les mammifères chez lesquels la veine cave a deux usages, celui de porter le sang au cœur et de le rapporter par reflux au rein, en jouant alors le rôle de *veine porte rénale indirecte*. Cet appareil porte rénal ne pouvait être reconnu avant les découvertes de M. Cl. Bernard sur ce reflux du sang vers le rein, dans certaines conditions physiologiques données (1). Les *capsules surrénales* et organes analogues, qui accompagnent toujours le rein, sont les glandes vasculaires annexées à cet appareil porte, et le sang qui en revient est reporté dans le rein, puisqu'il tombe dans ses vaisseaux portes.

3° Le *système porte pulmonaire* respiratoire ou de la petite circulation proprement dite a les caractères généraux des précédents chez les mollusques céphalés et acéphales; il présente une plus grande complication chez les céphalopodes et chez les vertébrés, par interposition du cœur droit entre les veines caves et l'artère pulmonaire ou branchiale, mais il ne conduit toujours que du sang noir vers le poumon, et, comme les autres, du sang modifié vers le cœur artériel. Il a le *thymus* et la *thyréoïde* pour glandes annexées à la veine cave supérieure, organes dont le sang de retour arrive aussi nécessairement au poumon seul, puisque, tombant dans la veine cave supérieure ou ses aboutissants, il va à l'oreillette, puis au ventricule droit; car M. Cl. Bernard a montré que le sang qui tombe de la veine cave supérieure ne reflue pas dans la veine cave inférieure, lors de la systole auriculaire. Ce système porte a enfin comme glande, annexée à la veine cave inférieure, la portion glycogène du foie qui donne au sang des principes allant directement au parenchyme pulmonaire comme ceux que donnent le thymus et la thyréoïde.

4° Les *vaisseaux lymphatiques* sont un *système porte* pour l'appareil circulatoire général, dans lequel, comme pour les autres systèmes portes, le liquide marche des extrémités vers le cœur, par *vis à tergo*, par trop-plein. Ce système de conduits ne se jette par un long détour dans les veines sous-clavières que chez les animaux dont le sang reflue, par instants, vers le rein par la veine cave inférieure, reflux qui aurait conduit à l'expulsion du chyle par les veines; tandis que chez ceux qui ont une veine porte rénale spéciale, il se jette dans la veine cave inférieure,

(1) Cl. Bernard, *Compt. rend. et Mém. de la Soc. de biologie*. Paris, 1849, in-8, p. 13.

presque immédiatement au-dessus du rein. Le système porte lymphatique a pour glandes vasculaires les ganglions lymphatiques ou *glandes lymphatiques*, dont le produit retombe dans le courant et va nécessairement au sang avec la lymphe.

Chacune de ces glandes diverses fournit un ou plusieurs principes immédiats spéciaux dans le sang que la veine correspondante amène à l'organe principal auquel elle est annexée. De même que le sang qui entre dans le foie n'a pas le sucre que contient le sang qui en sort, de même aussi on trouvera que c'est au tissu des glandes vasculaires qu'il faut rapporter la formation des principes qu'on découvrira certainement dans leur sang de retour et qu'elles y ont versés comme le foie verse du sucre dans celui des veines sus-hépatiques (1).

Ces faits, qui se confirment de plus en plus depuis que je les ai montrés en 1850, se rattachent d'une manière assez immédiate à l'étude de la constitution du sang et de la lymphe. Les découvertes de M. Cl. Bernard les appuient, et il a donné le nom de *sécrétions internes* (2) au produit versé dans le sang lui-même par les glandes vasculaires, pour les distinguer des *sécrétions externes* dont les produits sont rejetés hors du sang, et dont il sera question plus loin (3).

b. Humeurs récrémentitielles séreuses ou sérosités.

Les *sérosités* sont des produits fluides dont la composition est sans rapports connus avec celle de la paroi propre, et de l'épithélium qui les fournit. Elles sont sans issue normale au dehors, si ce n'est chez un certain nombre de poissons. Leur quantité est toujours minime, sauf dans les cas morbides (4).

(1) Ch. Robin, *Tableaux et anatomie*. Paris, 1850, in-4, avertissement p. 9 et 10.

(2) Cl. Bernard, *Leçons sur les liquides de l'organisme*. Paris, 1859, in-8, t. II, p. 408.

(3) Déjà, du reste, Burdach (1837), considérant la rate, la thyréoïde, les capsules surrénales et le thymus, comme des agglomérations de ramifications vasculaires, pensait que ces glandes vasculaires ne peuvent servir qu'à ce qu'il appelait la métamorphose du sang.

(4) Les sérosités se rapprochent des humeurs constituantes par leur permanence et par leurs qualités récrémentitielles; mais elles en sont séparées par l'absence presque complète des principes immédiats de la deuxième classe, dont la formation a lieu par suite des actes de rénovation moléculaire désassimilatrice; fait qui se joint à d'autres pour montrer qu'elles ne sont pas le siége d'actes nutritifs. Bien que les humeurs excrémento-récrémentitielles, la bile et le sébum exceptés, soient, comme les sérosités, pauvres en principes cristallisables d'origine organique, ces humeurs diffèrent l'une de l'autre en ce que dans les sérosités les substances coagulables sont *albuminoïdes*, c'est-à-dire coagulables par la chaleur (mélange de *sérine* et de *métalbumine*), et non mucoïdes, c'est-à-dire formées par de la mucosine, isomère de la kératine, non ou imparfaitement coagulable par la chaleur.

Aucun de ces liquides n'est une *exhalation* ou une *transsudation* simple du plasma sanguin ou lymphatique, comme on l'a dit, plasma qui exsuderait tel quel et de toutes pièces. Les faits suivants le prouvent et ils prouvent en même temps qu'il y a *choix* (1) et sécrétion de la part des membranes qui les produisent et les contiennent; sécrétion subordonnée au nombre et à la distribution des capillaires, avec influence des éléments solides de la trame, qui empruntent et rejettent des principes durant la transsudation sécrétoire :

1° Leur composition diffère du liquide *sous-arachnoïdien* à celui de la *plèvre;* de ce dernier à celui du *péritoine* pris sur le même sujet; de ceux-ci à ceux des *hydrocèles* ou du péricarde; de ces derniers à la *synovie*, et enfin de ceux-ci à la *sérosité infiltrant le tissu lamineux*.

2° Dans aucun de ces produits divers, la composition du liquide n'est la même que celle des plasmas sanguin ou lymphatique, et s'il y a égalité dans la proportion des sels d'origine minérale (7 à 8 pour 1000), comme on le voit assez souvent entre les hydro-thorax, l'ascite et le sang, la nature des sels diffère, ou pour les mêmes sels les proportions diffèrent sensiblement. Ils ne sont lactescents à aucune période, comme le sont par moments le plasma sanguin, la lymphe des membres, et surtout celle du mésentère.

3° Ces liquides contiennent toujours plus d'eau, et par suite moins de principes solides que le sang, sauf dans quelques variétés d'hydrocèles. Quelquefois ils ont autant de parties solides que la lymphe, mais avec des différences dans la nature et les proportions des principes composants. Ils sont appelés parfois *produits permanents* parce qu'ils se trouvent dans des cavités closes et qu'ils ne sont pas normalement rejetés au dehors (2).

Sur presque tous les animaux domestiques observés aussitôt après la mort ou dont les séreuses sont ouvertes pendant qu'ils vivent encore, on trouve plus ou moins de sérosité. Sur le cheval, M. Colin en a retiré de 80 à 160 grammes du péricarde, 100 à 200 grammes des plèvres, de 300 à 1000 grammes du péritoine. Il dit avoir constaté que cette quantité augmente pendant quelques heures après la mort et qu'elle diminue ensuite (3).

(1) Voyez sur la signification de ce mot, Littré et Robin, *Dictionnaire de médecine*, 13 édit., 1873, art. SÉCRÉTION.

(2) Aucun de ces liquides n'est le produit d'une transsudation ou une exsudation pure et simple ni du plasma sanguin ni du plasma lymphatique au travers des parois des capillaires. J'insiste sur ce fait parce que dans bien des écrits, même des plus récents, on discute encore le mécanisme de la transsudation pure et simple du plasma. Rien n'est plus inexact par exemple que de dire avec Wundt que l'*œdème est une accumulation anormale de lymphe* (Wundt, *Physiologie*, trad. franç., 1873, p. 203).

(3) M. Colin n'admet pas qu'elles soient spontanément coagulables comme disent

L'étude de ces liquides montre qu'aucun d'eux n'a la composition du sang ni de la lymphe, soit quant à la masse générale des parties solides comparées à la quantité d'eau, soit quant à la proportion des principes communs au sang et à ces liquides.

Cette comparaison entre la composition du sang et celle de ces différents liquides prouve péremptoirement que dans ce passage des principes du premier dans les cavités sous-arachnoïdiennes, par exemple, il y a un *choix* des principes, si l'on peut dire ainsi, analogue à celui qui a lieu dans les autres sécrétions ; et il est tel que les matières qui tombent dans la cavité séreuse ou sous-séreuse sont différentes au dehors de ces vaisseaux de ce qu'elles étaient au dedans, différentes dans le liquide sécrété et dans le plasma, même dans les cas où ces *exhalations* se font par oblitération mécanique des veines, comme de la veine porte, par exemple.

Dans ce phénomène, la paroi des capillaires et les éléments anatomiques solides de la trame membraneuse dans l'épaisseur de laquelle s'opère le passage des principes venus du sang, influent sur ces derniers, quant au nombre et à la nature chimique de ceux qui les traversent.

Il y a là une influence à la fois de la paroi des capillaires, de leur mode de distribution et aussi une influence de la part des éléments anatomiques solides de telle ou telle séreuse. Il y a enfin une influence exercée sur cet acte de sécrétion par l'état de dilatation et de resserrement des capillaires, par la quantité et la rapidité du sang qui les parcourt, indépendamment de toutes les questions relatives à la composition de ce liquide. C'est ce que prouvent les cas d'hémiplégie dans lesquels il y a œdème de tout le côté du corps qui est paralysé, tandis que du côté sain le tissu lamineux n'est pas infiltré, n'est pas devenu le siége d'une sécrétion de sérosité.

Ces diverses humeurs-là sont les plus pauvres en principes tenus en dissolution. Elles diffèrent du liquide de la plèvre et du péricarde, et ce dernier n'est pas identique avec celui du péritoine. Celui de la tunique vaginale diffère beaucoup plus encore des trois précédents que ces derniers ne diffèrent entre eux, et celui de l'œdème diffère encore plus du plasma sanguin dont il provient pourtant directement et n'est séparé que par l'unique paroi des capillaires que ses principes viennent de traverser.

l'avoir constaté Hewson et Lower ; toutefois il a vu cette coagulation survenir dans celle du péricarde du bœuf. M. Cl. Bernard a au contraire constaté cette coagulation spontanée sur les lapins et qu'on trouve plus de cette sérosité dans le péritoine de ces rongeurs pendant la digestion que dans ses intervalles et que dans tous les cas elle contient toujours du sucre. Il pense que les lymphatiques du foie, toujours turgescents durant la digestion, concourent à la fournir (*Leçons de physiologie*. Paris, 1856, t. II, p. 428).

Ces cas démontrent d'une manière péremptoire qu'il n'y a pas une exsudation ni une transsudation mécanique pure et simple au travers des parois des lymphatiques ou des capillaires, mais que dans l'acte de production de ces liquides il y a eu un choix dialytique ou séparateur; que dans ce phénomène de sortie, dans cette dialyse exosmotique, les éléments anatomiques solides de telle ou telle séreuse et tel ou tel autre tissu ont une influence sur la nature des principes immédiats qui sortent et de ceux qui sont formés quand il y en a de formés, outre l'issue exosmotique simple en telle ou telle proportion (1).

(1) Sur le lapin, Ludwig et Schweiger-Seidel admettent l'existence d'orifices faisant communiquer la cavité des lymphatiques avec celle des séreuses; ouvertures que, pour le péritoine, Becklinghausen dit avoir deux fois le diamètre des hématies; elles siégeraient entre les cellules épithéliales (tant de la séreuse que des lymphatiques sans doute), dans les points où plusieurs d'entre elles sont contiguës. Mais beaucoup d'auteurs n'ont pu retrouver, non plus que moi, l'existence de ces stomates se correspondant au même niveau, entre l'épithélium du lymphatique d'une part, et celui de la séreuse d'autre part, séreuse dont les cellules sont bien différentes de celles des conduits précédents. Depuis que j'ai signalé ce fait j'ai constaté avec M. Tourneux et sur ses préparations, que dans le péritoine des grenouilles il y a bien comme ailleurs des cellules du péritoine qui convergent autour d'une cellule plus petite et plus foncée que les autres et que lorsque cette cellule manque, ainsi que cela est çà et là, on a sous les yeux l'aspect général que présentent les stomates. Seulement ces particularités ne se retrouvent pas sur les mammifères; mais au niveau du réservoir lymphatique péristomacal des grenouilles on constate que celui-ci a une couche épithéliale propre à larges cellules, lesquelles ne présentent pas de dispositions analogues aux précédentes et passent, si l'on peut dire ainsi, derrière ces apparences d'orifice de manière à les *oblitérer*, à empêcher toute communication entre la cavité lymphatique et la séreuse. Ces prétendues communications n'existent pas entre les lymphatiques des valvules sigmoïdes et des autres parties du cœur; car non-seulement on ne voit pas de tels orifices, mais de plus, s'ils existaient, les globules du sang intra-cardiaque devraient facilement passer dans la lymphe et la colorer, puisqu'ils ont jusqu'à deux fois la largeur des globules du sang et plus. Comme pour toutes les vues qui ne reposent que sur une exagération de l'importance de dispositions anatomiques mal interprétées ou n'existant même pas, cette idée de la prétendue communication directe des lymphatiques avec les cavités séreuses a été poussée à ce point, que quelques auteurs n'ont pas craint d'écrire que les séreuses ne sont que des cavités lymphatiques arrivées au maximum de leur développement. Mais, indépendamment de ce que cette supposition a de contraire aux données fournies par la comparaison de l'épithélium d'une part, de la membrane propre des séreuses de l'autre, aux parties correspondantes des lymphatiques, l'étude de l'évolution embryogénique de ces deux ordres de parties la contredit formellement. Elle n'est pas moins infirmée par ce fait, que non-seulement le liquide des séreuses diffère de l'une à l'autre de ces cavités, mais encore que nulle part sa composition immédiate n'est semblable à celle de la lymphe et du chyle. Rien dans l'évolution de la séreuse péritonéo-pleurale des batraciens, des reptiles et des oiseaux, du péricarde, de la plèvre et du péritoine en particulier chez les mammifères, ne ressemble en quoi que ce soit à ce qui a lieu réellement dans le développement des lymphatiques dont l'apparition est postérieure à celle de ces membranes (Ch. Robin, art. LYMPHATIQUE, *Dictionn. encyclop. des sciences médicales*, 1870, p. 414).

De l'exsudation et des exsudats.

Dans l'étude des humeurs, on ne saurait éviter de traiter de ce qu'on a nommé des *exsudats*. Disons de suite qu'il y a des phénomènes d'*exsudation* ou *transsudation*, c'est-à-dire d'issue hors des capillaires de certains des principes du plasma ; que ces principes diffèrent plus ou moins suivant la nature des tissus où se passe le phénomène et dans chacun d'eux suivant les conditions de circulation et de composition immédiate du sang qui cède ces principes ; que ce ne sont pas des éléments anatomiques figurés qui sortent, mais des principes immédiats qui ne sont plus associés au dehors du capillaire comme ils l'étaient dans le plasma ; qu'il est des cas dans lesquels ces derniers sont associés en matières plus fluides que le plasma (liquides des œdèmes, etc.) ou au contraire se coagulent aussitôt (fibrine diphthéritique) ; que ces cas-là ne doivent pas être confondus avec ceux dans lesquels les principes immédiats (blastèmes) s'associent en éléments anatomiques nucléaires (1), cellulaires ou en substances amorphes, bien que dans les unes ou les autres de ces circonstances il y ait eu issue molécule à molécule de principes albuminoïdes ou autres au travers de la paroi propre des capillaires. Mais s'il y a des phénomènes de transsudation offrant en cela des points communs, les conditions extrinsèques diverses rappelées plus haut sont telles que les résultats de la transsudation sont très-différents de l'une à l'autre de ces circonstances. Dans les unes, en effet, le produit est un liquide d'origine organique, mais non organisé ; dans les autres, ce sont des tissus plus ou moins solides. En d'autres termes, ce que l'on nomme des *exsudats* ne forme pas un groupe naturel, contenant des espèces plus ou moins analogues, comme le font les sérosités, les mucus, etc.

Le véritable sens du mot *exsudation* est celui que lui donnaient les auteurs anciens, qui appelaient ainsi tout suintement ou sudation hors des vaisseaux (*transsudation*) et qui appelaient *exsudat* le produit de cette action.

Le type des *exsudations* est manifestement celle qui a lieu dans les diverses variétés d'œdèmes ; tel est celle qu'on obtient en liant une veine ou des lymphatiques et dont on voit l'*exsudat* manifester graduellement sa présence sous le microscope par l'écartement de plus en plus prononcé des fibres lamineuses et des capillaires primitivement contigus auxquelles il s'interpose en amenant ainsi l'augmentation de masse, l'épaississement du tissu par sa permanence en ce point. Tels sont encore les œdèmes interstitiels si variés, suite des troubles circulatoires d'origine para-

(1) Voy. *Anatomie et physiologie cellulaires*. Paris, 1873, p. 13.

lytique, cardiaques, inflammatoires et de tant d'autres causes, sans parler des cas dans lesquels il y a en même temps altération du plasma, comme lors des inoculations charbonneuses, des morsures venimeuses, etc. Sous le rapport des actions physiologiques qui amènent ainsi la production hors des vaisseaux de liquides accidentels différant du plasma dont leurs principes proviennent, les diverses variétés de sérosités des affections vésiculeuses et phlycténoïdes doivent être rapprochées de celles de l'œdème ; avec cette particularité toutefois, que la présence de l'épithélium influe sur cette exsudation superficielle au point de faire que les exsudats diffèrent ici sensiblement des premiers. C'est ce que montre aisément la comparaison du liquidede l'œdème à celui des vésicatoires, ou même simplement à celui des diverses séreuses au point de vue de leur constitution propre.

Il est bien certain que dans les séreuses et sur les muqueuses à épithélium trop mince pour qu'il puisse se soulever et retenir dans une ampoule le fluide exsudé par les réseaux superficiels, il doit y avoir étalement et écoulement de liquides analogues aux précédents lorsque surviennent des troubles circulatoires de même ordre que ceux dont il vient d'être parlé.

Tout le monde connaît les exsudations produites comme les précédentes à la surface des plaies, mais là sans influence des épithéliums (sauf le cas des ulcères épidermiques) et avec plus ou moins de mélange direct à du sang.

De là production, soit interstitielle, soit superficielle de ces fluides séreux, à celle des matières liquides ou demi-liquides à l'aide et aux dépens desquelles naissent des cellules, tels que les leucocytes ou autres : il n'y a qu'un pas, c'est-à-dire qu'il n'y a de différences que dans les conditions de circulation, d'état du plasma et des éléments anatomiques extravasculaires qui causent certaines différences aussi dans la constitution des fluides ; différences de telle sorte que les uns sont inaptes, les autres aptes à servir de milieu pour la genèse des éléments anatomiques, qui en un mot sont les uns de pures sérosités et les autres des *blastèmes* ou *lymphes plastiques* (1).

(1) La substance qui a reçu le nom de *lymphe plastique* est le *médium unissant* de Hunter (*Traité du sang*, etc., 1794, 2e partie; *De la réunion par première intention :* Œuvres complètes, trad. franç. Paris, t. III, p. 289), et *lymphe coagulable ou coagulante extravasée.* — « La lymphe coagulable extravasée, qui produit l'adhérence ou les tumeurs, participe toujours de la nature des solides malades qui l'ont sécrétée. S'ils sont atteints d'une disposition syphilitique, la nouvelle substance possède le même caractère ; s'ils sont cancéreux, la matière épanchée est cancéreuse. » (Hunter, *Leçons sur les principes de la chirurgie*. Ibid., t. I, p. 420). C'est aussi l'*humeur plastique* de de Blainville (*Cours de physiologie*. Paris, 1833, in-8, t. I, p. 176). Elle se présente à l'état d'une substance liquide

Je n'ai pas à revenir ici sur ce qui concerne le fait de la génération même de ces éléments déjà traité ailleurs (1). Mais il est indispensable de signaler en quoi sont inexacts les sens divers qui ont été attribués si souvent au mot *exsudat*.

devenant bientôt demi-liquide, offrant l'aspect d'un suintement ou d'un léger vernis transparent, un peu brillant à sa surface, et pouvant former une couche épaisse de 1/10 à 1/2 millimètre. Portée sous le microscope, celle-ci se montre à l'état de matière homogène, déjà parsemée de fines granulations, la plupart grisâtres et d'autres sont jaunâtres quand elle a été prise sur le cadavre. Il y a toujours des hématies englobées dans l'épaisseur de cette substance; elles proviennent du sang qui s'est écoulé ou s'échappe encore des capillaires qui ne sont pas resserrés ou non oblitérés; mais on n'y observe pas de fibrine. Ce qui a fait croire à tort à l'existence de ce principe comme partie dominante dans cette couche, c'est l'état demi-liquide que cette dernière offre dès son apparition avec augmentation graduelle de solidité à mesure qu'a lieu la production d'éléments anatomiques dans son épaisseur. On rencontre souvent de très-petits caillots fibrineux englobant ou non des hématies toutes les fois qu'on fait une préparation de cette couche en raclant la surface d'une plaie; mais ils proviennent du sang mal détergé qui se trouve retenu par les irrégularités de celle-ci. Ils se distinguent facilement de l'exsudat par leur état fibrillaire et non homogène; de plus, ils renferment une plus grande quantité de globules sanguins et ils ont une plus grande solidité. Bientôt, dans cette substance naissent des noyaux et des cellules fibro-plastiques d'abord, puis leurs fibres lamineuses; des capillaires se prolongent en même temps entre ces éléments. Ce fait, lorsqu'il a lieu dans cette couche interposée aux deux surfaces d'une plaie qui ont été amenées au contact l'une de l'autre, caractérise d'une part ce qu'on entend par passage de l'exsudat à un état d'organisation plus avancée, et d'autre part ce qu'on nomme la *réunion*, ou *cicatrisation immédiate* ou *par première intention*. Il y a en effet juxtaposition, molécule à molécule, de chaque surface de la plaie avec l'exsudat qui les tapisse, et qui non-seulement est visible sur les tissus coupés, mais encore à une certaine profondeur entre les extrémités tranchées de leurs éléments. Dès lors les éléments qui naissent rapidement (voyez *Anatomie cellulaire*, p. 13), presque contigus les uns aux autres dès le début de leur apparition, établissent une union intime entre les deux parties divisées; union dont la solidité est en rapport avec la quantité des éléments anatomiques de nouvelle génération qu'on trouve toujours dans cet exsudat dès le début de sa production. Cette union des éléments anatomiques juxtaposés a pour résultat la constitution d'un tissu cicatriciel originel d'autant plus mou et d'autant plus friable, qu'un plus grand nombre de ces éléments reste encore à l'état de noyaux; d'autant plus résistant, qu'un plus grand nombre d'entre ceux-ci est déjà devenu le centre de la génération d'éléments ayant forme de fibres, qu'un plus grand nombre de capillaires s'est produit (par prolongements en cul-de-sac de certains points de la paroi des capillaires les plus voisins du tissu coupé, jusqu'à rencontre, puis anastomose avec des prolongements semblables). On trouve pendant plusieurs jours, entre ces divers éléments, une petite quantité de la substance amorphe qui, quelques heures après la mort, après la cessation de la rénovation moléculaire continue, se liquéfie complétement. Par suite de ce phénomène, les éléments récemment nés se séparent les uns des autres, le tissu nouvellement formé perd toute consistance et les parties qu'il tenait rapprochées s'écartent. Aussi est-on toujours surpris de voir combien, peu de temps après la mort, change d'aspect le tissu en voie de régénération, c'est-à-dire l'ensemble de la plaie, des *bourgeons charnus*.

(1) Voy. *Anatomie et physiologie cellulaires*. Paris, 1873, p. 13, 177, 123, 183 et 339. Voy. p. 424 à 426 pour ce qui concerne la génération des éléments amorphes et figurés amenant la formation des néo-membranes des séreuses.

Quoi que puissent faire soutenir certaines hypothèses sur ce qui concerne l'absence de toute substance organisée à l'état amorphe, l'observation des tissus frais ou même durcis en montre la présence constante en petite quantité entre les noyaux et plus tard entre les cellules fusiformes et les fibrilles du tissu cellulaire des *bourgeons charnus*, dans les néomembranes des séreuses, et ailleurs durant les phénomènes inflammatoires aigus ou chroniques. Elle se présente à l'état de substance homogène demi-liquide, interposée aux éléments anatomiques qu'elle tient écartés les uns des autres; cette substance peut être liquide, incolore, ainsi qu'on le voit dans les tissus devenus rénitents des organes atteints de phlegmon et n'ayant pas encore suppuré ; elle peut, au contraire, sur le cadavre, être demi-transparente, soit blanchâtre, soit un peu jaunâtre, ce qui est dû à ce qu'elle englobe des granulations moléculaires grisâtres ou jaunâtres lorsqu'elles sont vues par lumière transmise, et blanchâtres si on les examine à l'aide de la lumière réfléchie. Elle présente particulièrement l'aspect qui vient d'être décrit dans les tissus dits *engorgés*, par suite de son apparition entre leurs éléments dans la pustule maligne, etc. Elle peut quelquefois être demi-solide; c'est ce qu'on observe surtout dans les portions de tissu devenu plus fermes, plus rénitentes, qui limitent la cavité des abcès ou qui avoisinent les parties enflammées d'une manière aiguë ou chronique (poumon, rein, glandes, tissu lamineux). Elle est dans ce cas homogène, amorphe, incolore, grisâtre, demi-transparente, rosée ou jaunâtre, d'aspect presque gélatiniforme, et ordinairement elle contient quelques granulations grisâtres de nature azotée ou d'autres plus grosses et graisseuses ; on désigne souvent l'état d'interposition entre les éléments anatomiques, dans les interstices desquels se sont produites ces granulations, par le mot *infiltration*, qui semble supposer que, formées dans un point, elles se sont progressivement introduites entre les éléments avoisinants en les écartant un peu. Dans le cas des *bourgeons charnus*, etc., la résorption molécule à molécule de cette substance, interposée aux noyaux, cellules, fibres, etc., joue le principal rôle dans le retrait des cicatrices après leur achèvement (1).

Il est incontestablement des cas dans lesquels, en dehors de tout fait de génération d'éléments anatomiques au milieu de ces substances, elles prennent graduellement une consistance de plus en plus grande, tandis que dans d'autres, non cadavériques même, elles passent à un plus grand état de fluidité.

(1) Il faut noter que sur les pièces durcies par l'acide chromique et les chromates, par l'alcool surtout, la perte d'eau qu'elle subit en réduit tellement la masse qu'elle devient insaisissable ou à peu près sous le microscope entre les éléments dont l'écartement permettait avant de constater sa présence.

Or, ces substances sans configurations déterminées liquides ou demi-solides, exsudées par les vaisseaux, après avoir été niées par ceux qui faisaient tout provenir dans l'économie d'une prolifération directe de cellules préexistantes, se trouvent aujourd'hui réadmises par ceux mêmes qui en avaient méconnu l'existence. Qui plus est, la réadmission de leur existence est poussée si loin, que ces *exsudats* ou *infiltrations inflammatoires* ou *plastiques*, qui *transsudent des vaisseaux infiltrent les tissus* et deviennent l'*origine des néoformations inflammatoires*, sont dits consister surtout en leucocytes sortis par diapédèse (*cellules embryonnaires ;* voyez les notes p. 195 et 231). Le reste est dit formé par le liquide qui du sang est passé dans les tissus malades ou à leur surface. Cet exsudat est considéré, pour ce qui concerne les séreuses du moins, comme composé des mêmes principes que le plasma sanguin, mais dans d'autres proportions. On prétend que l'albumine s'y trouve en quantité tantôt supérieure, tantôt inférieure à celle qui existe dans le sang; que la *fibrine d'exsudation* ou *exsudat fibrineux* en particulier y est *réellement la fibrine venue du sang* et constitue la *partie réellement solidifiable de l'exsudat* (1).

Mais rien d'aussi peu exact que cette indication de la présence de la fibrine dans ces exsudations inflammatoires ordinaires.

L'ouverture des animaux atteints de péritonite faite aussitôt qu'on les tue, montre qu'il y a deux sortes d'exsudations dans les séreuses à ce point de vue :

1° Les plus fréquentes sont celles dans lesquelles il n'y a pas de fibrine. Elles constituent des couches molles, glutineuses, transparentes, soit incolores, soit légèrement grisâtres, rosées ou non, dont l'épaisseur peut égaler ou dépasser du double au quadruple celle de la séreuse sous-jacente. Il n'y a pas plus de fibrine là qu'il n'y en a soit dans le sang, soit dans la sérosité de la cavité dont elles tapissent la paroi (fig. 5, *b*, *d*).

Mais dans la couche exsudée, il peut s'en former plus ou moins tard après la mort, comme il s'en forme dans le sang et dans la sérosité lors de leur coagulation ; mais ce fait n'est pas si commun que celui dans lequel la substance exsudée, soit encore seule, soit déjà interposée à des leucocytes et à des noyaux du tissu cellulaire, reste homogène ou devient finement grenue, comme premier signe de son passage à l'état cadavérique (2). On peut constater aussi cette particularité, que ces néo-mem-

(1) Voy. Rindfleisch, *Histologie pathologique*, trad. franç., 1873, p. 95 et 274 ; voy. aussi dans Ch. Robin, *Anatomie et physiologie cellulaires*, p. 632.

(2) Voy. *Anatomie et physiologie cellulaires*, p. 89. Il va sans dire que pour constater ces particularités importantes et la plupart des suivantes il faut examiner les tissus à l'état frais dans un état aussi voisin que possible de leur état naturel et non après avoir complétement changé la forme, le volume et l'état hyalin des éléments par le durcissement dans un liquide approprié.

branes commençantes se ramollissent à mesure qu'on s'éloigne du moment de la mort, au lieu de devenir plus fermes comme dans les cas où de la fibrine se forme dans leur épaisseur, ou, pour être réellement exact, à leur surface.

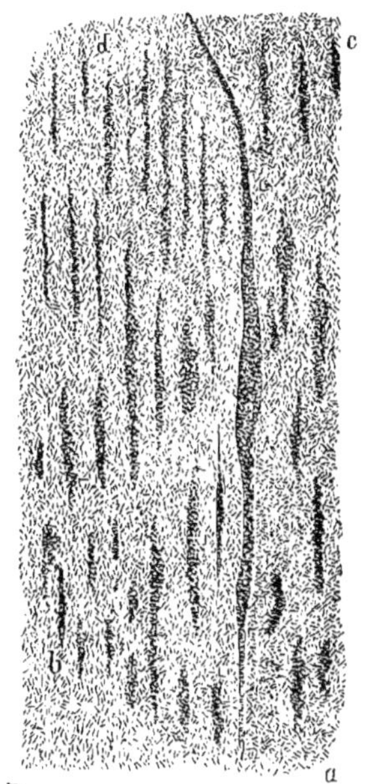

Fig. 5. — Néo-membrane du péritoine de l'homme, épaisse à peine d'un millimètre (*).

Ce sont là les couches qui, communes aux deux faces de la séreuse normalement adossées auxquelles elles s'interposent, perdent de plus en plus leur aspect homogène pour devenir de plus en plus fibrillaires, extensibles, résistantes, en raison de la genèse des fibres lamineuses et de l'extension des capillaires qui en font des néo-membranes, en même temps que diminuent les proportions de la substance homogène amorphe nullement fibrineuse.

2° Les cas dans lesquels on trouve de la fibrine sur l'animal vivant sont les seuls dont il y ait lieu de tenir compte au point de vue du rôle que peut jouer ce composé dans la constitution et le développement des exsudats; car, d'après Rindfleisch et autres, la fibrine formerait la charpente, le squelette de l'exsudat inflammatoire des séreuses, le reste étant représenté par la *substance intercellulaire* claire et les jeunes cellules. Or, en fait, ces cas-là n'existent jamais sur le vivant, et l'évolution des fibres lamineuses, des capillaires et de la matière homogène interposée n'a rien à faire avec une charpente fibrineuse qui ne préexiste pas à cette évolution et ne coexiste pas davantage avec elle.

Toutefois, dans les cas d'inflammation intense rendant purulente la sérosité de la plèvre ou du péritoine, sur la séreuse épaissie par les *exsudats* et dont les faces sont écartées par le liquide, on trouve une couche, partie fibrillaire à la manière de la fibrine, partie grenue englobant des leucocytes, et moulée sur les irrégularités et dépressions microscopiques de la membrane suppurante. Dès que l'animal est tué, on voit aussi dans le liquide purulent des flocons membraneux ou filamenteux,

(*) *a*, *b*, substance amorphe ou *exsudat*, hyalin très-finement grenu; *b*, *d*, *c*, groupes allongés de fines granulations jaunâtres foncées. L'acide acétique met en évidence des noyaux embryoplastiques dans cette substance et parfois au centre de ces groupes granuleux. *f*, cellule fibro-plastique. (Grossissement de 500 diamètres.)

demi-transparents, d'un gris jaunâtre, détachés de la fibreuse par l'exsudation ou mieux la sécrétion séreuse consécutive, aidée peut-être du frottement (1). Ils ne sont pas formés rien que de fibrine englobant des leucocytes. Leur épaisseur offre la structure qui vient d'être indiquée pour les néo-membranes, mais avec un grand nombre de leucocytes et de granules, tant graisseux que grisâtres. Mais leur surface est en quelque sorte en continuité avec une couche fibrillaire, d'aspect fibrineux, telle que celle qui vient d'être indiquée; cette couche fibrineuse superficielle englobe de nombreux leucocytes, ainsi que des granules graisseux et grisâtres qui la rendent jaunâtre et friable. Ces flocons augmentent manifestement un peu de volume dans la sérosité où on les laisse après l'avoir recueillie, et cela certainement par continuation du dédoublement de la plasmine avec formation et coagulation de la fibrine qui avait déjà, dans ces cas-là, certainement commencé à se produire sur l'animal vivant (2).

(1) Des flocons ou membranes de cette sorte ont été vus flottant librement dans la sérosité ascitique du petit bassin, sur le vivant, pendant l'ovariotomie en même temps qu'il y avait des traces de phlegmasie ancienne (Bonnet).

(2) Rappelons ici que divers auteurs admettent, avec ou sans preuves à l'appui, que la production des exsudats a lieu : 1° quand le sang des capillaires a subi quelque changement de nature (dyscrasies); 2° quand les parois des capillaires ont été modifiées, et sont devenues plus perméables; 3° quand leur liquide est soumis à une pression exagérée; 4° quand ce liquide est soumis à une attraction du dehors plus considérable qu'à l'ordinaire. L'exsudat peut, suivant ces auteurs, être sous l'influence d'un état général (tubercule), ou avoir une signification purement locale, comme dans les produits inflammatoires. C'est à tort que les *exsudats* sont considérés comme composés des mêmes principes que le sang, de ceux qui en font la partie principale; en effet, les *substances organiques ou azotées coagulables* ne sont plus en général dans les diverses matières appelées exsudats ni la plasmine ni la métalbumine, mais des principes nouveaux qui en proviennent et qui en diffèrent par leurs propriétés et leur composition. La *fibrine* et l'*albumine* peuvent bien se trouver dans les exsudats, mais elles ne font qu'accompagner les principes qui se sont produits pendant le phénomène de l'exsudation. Par *métamorphose des exsudats*, on a désigné les changements de nature moléculaire ou de caractères physiques qu'on a supposé (plutôt qu'on ne l'a observé) qu'ils éprouvent après l'exsudation; elle est supposée et dite : 1° *régressive*, c'est-à-dire conduisant à leur décomposition; 2° *progressive*, c'est-à-dire conduisant à leur organisation. L'*organisation* des exsudats consiste suivant les mêmes auteurs en la naissance d'éléments anatomiques (cellules, fibres, etc., y compris la suppuration) aux dépens de leurs principes immédiats. La *résorption* des exsudats peut avoir lieu avant la naissance d'éléments anatomiques, ou lorsque déjà il s'en est produit; dans ce cas, on voit quelquefois, comme dans le cerveau, le rein et les muscles, les éléments normaux entre lesquels avait eu lieu l'exsudation se résorber aussi, d'où perte locale de substance, dite *atrophie secondaire*. On a admis aussi la résorption de la partie aqueuse et saline seulement des exsudats, avec persistance des substances graisseuses et de la matière colorante du sang, pour se rendre compte de la production de certains endurcissements, de productions graisseuses ou calcaires infiltrant certains tissus, formant les *plaques laiteuses* des séreuses, etc... Mais il n'est pas démontré que cette résorption ait eu lieu, et que les particules morbides ne se soient pas produites et déposées telles qu'on les trouve. On a divisé aussi, mais sans données valables, les exsudats en

Les faits qui viennent d'être rappelés, depuis ceux qui concernent la production des *bourgeons charnus* des plaies jusqu'à ceux qui regardent la génération des néo-membranes des séreuses en général, tous ces faits ne sont autre chose que des exemples de la génération de tissu lamineux qui, sauf la production des leucocytes, de plus ou moins de matière amorphe et de vaisseaux, ne font que répéter ce qui a lieu dans la génération du tissu lamineux embryonnaire (1). Tous ces faits ne représentent que des cas particuliers de cette génération, ayant lieu dans des conditions accidentelles, en couches minces, à la surface de divers organes, au lieu de se produire en masse.

Il est curieux de voir à quelles singulières erreurs ont conduit à cet égard les deux idées fausses qui suivent : 1° celle d'après laquelle tout élément anatomique figuré, noyau ou cellule, dériverait directement d'une autre par division prolifiante de sa substance ; 2° celle d'après laquelle toute matière amorphe des tissus serait une *substance intercellulaire*, une dérivation, une production de la substance même de ces noyaux ou cellules, et nullement une genèse d'un élément sans configuration déterminée à l'aide et aux dépens de principes fournis par les capillaires, pouvant ou non, suivant les cas, jouer un rôle *blastématique*, c'est-à-dire fournir des principes à la génération et au développement de noyaux et de cellules.

L'idée de la prolifération, aussi bien que celle de la diapédèse des leucocytes, se transformant directement en cellules fibro-plastiques, épithéliales et autres, ont conduit (résultat qui n'est pas moins étrange que ces hypothèses mêmes) à faire donner le même nom d'*exsudation* à la production des néo-membranes et des cicatrices, aussi bien qu'à celle des liquides de l'œdème ou des vésicatoires. De vrais tissus, avec vaisseaux et autres éléments figurés parce qu'ils sont en couches plus ou moins larges, plus ou moins minces, au lieu d'être en masses ou tumeurs, sont appelés des *exsudats*, aussi bien que le liquide de l'œdème ou des fausses membranes diphthéritiques, comme si la production des premières était

fibrineux, *albumineux*, *séreux* et *hémorrhagiques*, et à chacun de ces groupes on a rattaché la formation, plutôt par hypothèse qu'après démonstration, de telle ou telle sorte de productions morbides. On n'a, en effet, constaté positivement de fibrine qu'à la surface des muqueuses (diphthérite) et des séreuses dans les seules circonstances qui viennent d'être rappelées, mais non dans l'épaisseur des tissus, c'est-à-dire dans les interstices des éléments anatomiques, sauf les cas d'hémorrhagies avec infiltration interstitielle. Or, ni dans ce cas, ni dans celui des fausses membranes croupales, pulmonaires, séreuses, etc., on n'a vu la fibrine donner naissance à des éléments anatomiques, s'organiser, en un mot (Littré et Robin, *Dictionn. de méd.* Paris, 11e, 12e et 13e édit., 1873).

(1) Voy. Ch. Robin, *Anatomie et physiologie cellulaires*, 1873, p. 388 et suiv. et art. LAMINEUX (*Dictionn. encyclop. des sc. méd.* Paris, 1868, p. 242 et suiv.).

une transsudation avec solidification en masse, au lieu d'une genèse et d'une évolution successive des divers éléments figurés et amorphes du tissu lamineux. Telle est l'absence de rigueur scientifique en ces questions, que dans les écrits modernes les plus prônés les termes *exsudats* et *exsudations plastiques* et *exsudats conjonctifs* sont couramment employés pour désigner les couches et plaques de tissu lamineux, comme si la génération de ce tissu était une sécrétion suivie de coagulation. Telle est la méconnaissance des données les plus élémentaires de l'histologie, que ces termes et leurs analogues sont ainsi usités, sans préoccupation de la nature réelle des choses, absolument comme ils auraient pu l'être il y a cent ans; comme si, pour les solides aussi bien que pour les liquides, on ne pouvait aujourd'hui déterminer la nature anatomique, la provenance, la période évolutive et d'altération de chacun de leurs éléments anatomiques, amorphes ou figurés (1); comme si relier le morbide au normal dans les petites comme les grosses productions n'était pas possible; comme si ces démonstrations, qui sont le résultat essentiel obtenu par l'histologie, le but auquel doit tendre par-dessus tout le pathologiste, n'étaient pas préférables à cette indifférence qui fait croire que se payer de mots est suffisant dès qu'on s'abrite derrière le microscope.

Sur la composition immédiate des sérosités en général.

Certaines sérosités, comme celles du péritoine, du péricarde et de la plèvre en particulier, ont de 7 à 8 parties pour 1000 de principes d'origine minérale, ce qui est à peu de chose près le poids des principes de cette classe que renferme le sang; mais ils n'y sont pas dans les mêmes proportions, et il y a des sels qui existent dans le sang, qu'on ne retrouve pas dans ces liquides; c'est presque toujours le chlorure de sodium qui l'emporte dans les liquides de la plèvre et du péritoine. Il y a 3 à 4 parties pour 1000 de chlorure de sodium dans le sang, or il y en a toujours de 5 à 6 millièmes dans ces sérosités (2). C'est par suite de cette prédo-

(1) Les noms d'*exsudations* ou *exsudats plastiques* ou *conjonctifs* se trouvent appliqués non-seulement aux néomembranes au début de leur développement et d'une manière abstraite à toute génération nouvelle de tissus accidentels; mais encore à des taches ou plaques blanches ou opalines apercevables sur la rétine à l'aide de l'ophthalmoscope. Ces dernières productions n'ont rien d'analogue avec les précédentes. Elles sont en effet formées par des myélocytes devenues *granuleuses* et de deux à cinq fois plus grosses qu'à l'état normal consécutivement à leur distension par des granules graisseux. Le vice de la dénomination a encore été aggravé en les appelant aussi *exsudats* ou *exsudations albumineuses* ou *albumino-graisseuses*, car elles n'ont rien d'analogue à l'albumine ni aux exsudats.

(2) Les éléments anatomiques qui peuvent être en suspension dans les sérosités seront indiqués à propos de l'étude de chacune d'elles. Aucune sérosité même morbide ne contient des *Bactéries* ni des *Spirillum* lorsqu'on l'extrait par la ponc-

minance considérable de chlorure de sodium sur les autres sels que s'égalise la quantité de ces principes dans les sérosités, comparativement aux plasmas sanguins et lymphatiques. Il y a eu un choix dialytique dans la proportion des sels qui sont sortis, certains d'entre eux ne passent pas dans les sérosités et restent dans le plasma sanguin. On ne saurait trop insister sur ces notions. Elles montrent une fois de plus la valeur et l'exactitude physiologiques du classement des principes immédiats qui a réuni depuis longtemps ceux qui comptent au nombre de leurs propriétés physiques et chimiques de participer aux actes d'endosmose de manière à se prêter à la séparation ou dialyse exosmotique : qui les a séparés de ceux qui ont une constitution moléculaire telle, qu'ils ne partagent pas cette propriété, et qui les a rangés dans un groupe différent en tant que non cristallisables, etc. C'est, du reste, par des principes de cet ordre que la substance organisée formant les membranes traversées, se trouve être principalement constituée; fait qui relie les actes endosmo-exosmotiques aux propriétés moléculaires ou chimiques des corps en voie d'échange et de ceux qui sont traversés (1). Ces notions montrent l'importance de la découverte de Dutrochet, développée sous le nom de *dialyse* par Graham, au point de vue de ses applications à l'analyse organique, connue par M. Dubrunfaut dans ses applications à l'industrie (2). Là, se trouve la raison d'être de cette issue ou de cette entrée, selon les cas dont il s'agit, de certains principes à l'exclusion des autres; exclusion considérée longtemps comme comparable au *choix* que font les êtres pensants de tel ou tel objet au détriment ou à l'avantage de tel autre. Ainsi tous ces phénomènes se rattachent nettement à des propriétés d'ordre physique de la substance organisée d'une part (substance principalement formée des principes immédiats coagulables), et d'autre part à celle des principes qui traversent dans un sens ou dans l'autre les membranes que forment les éléments anatomiques; fait qui remplace par des notions précises tout ce qu'avait de mystérieux, c'est-à-dire d'indéterminé, cet ensemble d'actes antagonistes, et montre que ce sont là autant de cas particuliers d'une même loi.

Ajoutons que les *sérosités* sont bien moins riches en principes des deux premières tribus de la seconde classe ou principes de désassimilation que les plasmas du sang et de la lymphe; aussi ces humeurs sont-elles ou per-

tion. Mais au moment de l'autopsie toutes en contiennent, surtout celles qui sont purulentes, accompagnées de fausses membranes, fait analogue à ce qu'on sait être aussi pour la bile, le mucus intestinal, etc.

(1) Voy. Ch. Robin, *Recherches sur l'endosmose* (*Journ. de physiol.* Paris, 1863, in-8, p. 81).

(2) Voy. Coste, *Éloge historique de Du Trochet*. Paris, 5 mars 1866, in-4, p. 27 et 41.

manentes, comme l'humeur aqueuse et l'humeur vitrée, ou entièrement récrémentitielles dans le cas contraire, comme les sérosités péricardique, pleurale, etc. Il reste beaucoup à faire encore sur la détermination exacte des espèces de principes cristallisables, de la deuxième classe surtout, qui existent dans les sérosités. Les analyses des éléments anatomiques et des humeurs qui, au lieu des principes immédiats réels, nous énumèrent leurs éléments chimiques, sont, du reste, complétement inutiles au physiologiste et au médecin ; elles ne constituent que de simples curiosités dépourvues de valeur scientifique (1).

Les sérosités contiennent beaucoup moins de principes coagulables que les humeurs constituantes, telles que le sang et la lymphe ; mais si l'on excepte un certain nombre de circonstances morbides, elles n'en contiennent pas qui soient spontanément coagulables. Toujours on traite ces liquides par la chaleur ou par l'acide nitrique, et toutes les fois qu'il y a un coagulum, on accuse la présence de l'albumine. Or il y a dans ces liquides deux principes qui tous deux sont coagulables par la chaleur et les acides, mais ils se distinguent l'un de l'autre, en ce que l'un, la sérine, n'est pas coagulée par le sulfate de magnésie, tandis que l'autre, substance azotée, se coagule par le sulfate de magnésie. C'est la *métalbumine* ou *fibrine soluble* (voy. p. 64) qui, ainsi que l'a reconnu M. Méhu (1869), est la même substance qu'on a appelée aussi *hydropisine*. On la retrouve dans les diverses sérosités en quantité différente de l'une à l'autre, et différente aussi selon les conditions morbides dans lesquelles il y a eu exagération de leur production (2).

(1) Sur l'inutilité des analyses des humeurs dans lesquelles, au lieu de déterminer la nature et la quantité des principes immédiats consécutifs, on donne la quantité des *principes médiats* ou *chimiques*, simples ou composés, tels que le chlore, le soufre, l'azote, etc., les acides sulfurique, phosphorique, les oxydes alcalins ou terreux, voyez *Chimie anatomique*. Paris, 1853, in-8, t. I, p. 67 à 74, et 173, et *passim*.

(2) La pancréatine est rougie par la solution aqueuse de chlore ou par un courant de chlore gazeux, tandis que la métalbumine, qui est coagulée par le sulfate de magnésie, comme la pancréatine, ne rougit pas par le chlore ; de plus, elle n'a pas la propriété de dédoubler les matières grasses. L'existence de la métalbumine dans les sérosités, substance qu'en fait on ne trouve pas dans le sang (puisque c'est la plasmine dont elle dérive qui s'y trouve), est une donnée importante qui, jointe aux précédentes, montre que c'est à tort que l'on désigne la totalité de ces liquides sous le nom commun de *transsudats* ou de *transsudations*. Cette expression est mauvaise, parce que par transsudation on veut dire le passage d'un liquide au travers d'une paroi, de telle sorte qu'une fois arrivé au dehors, il ne diffère pas de ce qu'il était au dedans ; or ce n'est pas le cas ici où il y a eu sécrétion réelle. Toutes ces particularités, relatives à la composition immédiate des sérosités, font qu'elles sont, ou peuvent devenir, entièrement récrémentitielles, mieux même que le sang ou la lymphe épanchés. Elles font de ces humeurs contenues dans des cavités closes un groupe bien distinct des humeurs constituantes remplissant l'appareil circulatoire. Elles en font aussi des sécrétions différentes des humeurs partiellement ou totale-

PREMIÈRE ESPÈCE. — HUMEUR VITRÉE OU HYALOÏDE.

L'humeur *hyaloïde* ou *vitrée* a été parfois appelée *corps vitré*, et a aussi reçu de de Blainville le nom de *vitrine oculaire* (1832).

C'est le plus volumineux des milieux de l'œil, dont il remplit les deux tiers postérieurs. Très-transparent et de réaction faiblement alcaline, sa densité est 1005, son pouvoir réfringent 1339.

C'est une humeur particulière, comparable, physiquement, au blanc d'œuf, dont elle a la demi-fluidité, et présentant, comme lui, un aspect finement strié sous le microscope; ces stries sont plus visibles également lorsque, par le repos, l'humeur vitrée a laissé écouler un fluide très ténu. Elle est inodore, d'une légère saveur salée. Elle est coagulable par certains réactifs et prend alors un aspect strié, fibrillaire. Ces stries ont une direction déterminée qui donne au corps vitré une apparence de texture spécia'e analogue en quelques points à celle qu'acquiert l'albumen de l'œuf coagulé dans sa coquille, sous l'influence de divers agents chimiques, mais non comparable à celle des tissus. Bowman a, en effet, montré que la solution d'acétate de plomb qui coagule et durcit l'humeur vitrée, assez pour qu'on en puisse faire des coupes, donne l'aspect fibrillaire et de couches superposées à partir d'une surface de section quelconque de la masse et non pas exclusivement suivant des plans concentriques à la surface du corps vitré. La chaleur et l'alcool ne la coagulent pas.

Cet état strié et la consistance demi-liquide, gélatineuse de l'humeur vitrée, l'ont fait à tort rapprocher du tissu lamineux, gélatiniforme de l'organe de l'émail et du cordon ombilical par quelques auteurs allemands, sous les noms de *tissu conjonctif gélatineux* et de *tissu muqueux*. Cet exemple n'a pas été suivi et à bon droit.

Cette humeur est demi-liquide, transparente, complétement hyaline, mais cependant avec une légère teinte bleuâtre, et d'autant plus dense que les sujets sont plus jeunes, de telle manière que chez les enfants le corps vitré est une matière assez ferme, gélatiniforme, tremblotante.

Au bout de quelque temps d'isolement, elle abandonne une grande quantité d'eau qu'elle avait fixée.

Le tableau ci-contre résume le peu que nous savons sur la composition immédiate de cette humeur.

ment récrémentitielles, comme le liquide de l'ovisac, le sperme, le lait, qui n'agissent qu'après déversement hors de la cavité par les parois de laquelle elles ont été produites; elles en forment un groupe bien distinct même du liquide de la vésicule ombilicale qui, chez les mammifères et quelques autres vertébrés encore, n'est jamais complétement récrémentitiel.

Corps vitré (Lohmeyer).

PRINCIPES DE LA PREMIÈRE CLASSE.	
Eau	986,400
Chlorure de sodium	7,757
— de potassium	0,605
Sulfate de potasse	0,148
Phosphate de chaux	0,101
— de magnésie	0,032
Carbonate de chaux	0,133
PRINCIPES DE LA DEUXIÈME CLASSE.	
Principes indéterminés dits extractifs et urée	3,224
PRINCIPES DE LA TROISIÈME CLASSE.	
Substance filamenteuse	0,210
Albumine sèche	1,360

Il n'est pas traversé, comme on le dit, par des filaments qui le diviseraient en aréoles, et qu'on suppose partir de la face interne de la membrane hyaloïde. Il y a bien une membrane très-fine qui circonscrit le corps vitré, qui tapisse la face interne de la rétine, et qui renferme le corps vitré. Mais la face interne de cette membrane est aussi lisse que sa face externe, et il ne se détache de cette face interne aucun prolongement susceptible de diviser ce corps-là en petites aréoles de forme prismatique, comme on l'a signalé quelquefois (1).

Lorsque l'humeur vitrée est encore peu abondante, le cristallin est placé au fond de l'œil, qu'il remplissait à peu près. Alors l'artère rencontre

(1) La membrane (*membrane du corps vitré, membrane hyaloïde*) est épaisse de 2 millièmes de millimètre au plus, très-transparente, plus résistante que ne le fait croire au premier abord sa minceur, à déchirure assez nette, se plissant très-facilement; elle est tout à fait homogène, sans noyaux ni granulations; elle adhère assez fortement à la membrane limitante, finement granuleuse de la rétine, dont on entraîne un peu de substance lorsqu'on les sépare l'une de l'autre. Il n'est point vrai qu'elle se réfléchisse autour de l'artère centrale de la rétine pour lui former un conduit (*canal hyaloïdien*). J'ai constaté sur les yeux d'embryons longs de 20, 26 et 30 millimètres, qu'elle se prolonge au contraire en arrière sur l'artère centrale de la rétine, qu'elle est appliquée contre elle, et qu'elle disparaît insensiblement lorsqu'elle atteint le niveau de la sclérotique jusque vers laquelle on la suit très-nettement. En avant, elle s'épaissit au niveau de la *zone choroïdienne* et des *procès ciliaires*, où elle prend le nom de *couronne de la zone ciliaire* ou de *zone de Zinn*. Ses plis, moulés exactement sur ceux des *procès ciliaires*, portent le nom de *procès ciliaires de la zone de Zinn* ou *du corps vitré*. Ils sont séparés de la zone et des plis ciliaires choroïdiens par la couche de cellules allongées, prismatiques, qui prolonge seule la rétine jusqu'au cristallin. Elle est déprimée en avant par le cristallin, dont la capsule postérieure lui adhère par contact immédiat simplement. Sa substance est striée au niveau de cet épaississement, que quelques auteurs considèrent comme un organe distinct de la membrane hyaloïde. Au niveau de la grande circonférence du cristallin, elle s'avance un peu sur le pourtour de la face antérieure de cet organe, où elle offre des plis (*bord antérieur* ou *radié de la zone de Zinn*). C'est à ce niveau que, par insufflation, on produit le *canal godronné*.

de suite le cristallin. Ses terminaisons, se jetant dans les veines iriennes avec le réseau de la membrane pupillaire, entourent le cristallin d'un réseau vasculaire complet. A mesure que l'*humeur vitrée* se produit, elle écarte le cristallin de la rétine; l'*artère centrale du cristallin* s'allonge, et prend alors, pour plusieurs auteurs, le nom d'*artère hyaloïdienne* ou *vitrée*, parce qu'elle traverse l'*humeur vitrée;* quelques-unes de ses branches, capillaires, à couche musculaire assez épaisse, flexueuses, parcourent même isolément cette humeur pendant la vie intra-utérine, pour aller rejoindre le bord de la pupille (*vaisseaux* dits *hyaloïdiens*).

L'épanouissement de l'artère, c'est-à-dire l'extrémité terminale de son tronc principal, ne touche plus immédiatement la face postérieure du cristallin; il en est momentanément écarté par l'humeur vitrée, et il en est ainsi nécessairement de même de ses branches; cet écartement par rapport au cristallin est du reste un peu exagéré par la légère pression qu'exige la préparation pour être placée sous le microscope.

On voit alors très-nettement que ces subdivisions capillaires sont çà et là reliées, en quelque sorte, entre elles par des trabécules représentées chacune par une ou deux fibres lamineuses encore à l'état de corps fibro-plastiques, fusiformes ou étoilés, dont les filaments adhèrent par leurs extrémités à deux capillaires voisins. Ces fibres sont, du reste, trop rares, trop écartées, pour qu'on puisse les regarder comme formant une membrane dans laquelle ramperaient les subdivisions cristalliniennes de l'artère centrale. Ce sont sans doute ces corps fibro-plastiques-là qui ont été considérés par Virchow, Kölliker, etc., comme appartenant au corps vitré même, et qui ont conduit ces auteurs à faire de cette humeur une variété gélatiniforme du tissu lamineux.

Comme toutes les humeurs, surtout les humeurs demi-liquides, qui contiennent une substance organique coagulable, l'humeur vitrée peut, sous l'influence du contact des corps poreux, etc., subir une sorte de coagulation, ou perdre une certaine quantité d'eau et devenir finement striée, comme fibroïde. Le blanc d'œuf, le mucus nasal, celui de l'intestin, surtout quand il est blanchâtre, demi-solide, dans certaines maladies, offrent souvent cet aspect strié qui demande toujours des recherches spéciales pour s'assurer s'il ne s'agirait pas de quelque substance amorphe, peu granuleuse, traversée par des fibres lamineuses. L'humeur vitrée peut être troublée par des leucocytes du pus dans les cas de rétinite et de choroïdite intense, ou par des globules sanguins. Ces derniers se résorbent, du reste, en quinze à vingt jours après leur épanchement ou leur injection dans l'humeur vitrée. Il résulte d'expériences faites sur mes indications par M. Legros, que la substance azotée des globules se résorbe la première, en laissant des grains d'hématosine qui disparaissent les derniers. Sur les animaux morts, les globules restent intacts ou deviennent seulement un peu dentelés dans l'humeur vitrée tant qu'elle n'entre pas en putréfaction. Lorsque celle-ci commence, ils se liquéfient et teignent en rose ce liquide (1).

L'humeur vitrée est susceptible de présenter des phénomènes de fluidification très-caractéristiques. De même que, quelquefois, dans certaines conditions morbides, on trouve le blanc d'œuf presque fluide, transparent, de même aussi, dans certaines conditions accidentelles, on peut voir le corps vitré passer de l'état demi-solide dont je parlais tout à l'heure à un état de fluidité presque comparable à celle de l'eau. C'est ce qu'on observe dans quelques cas de tumeurs qui partent de la choroïde ou de la rétine, pour s'avancer au sein de l'humeur vitrée, comme aussi dans plusieurs autres circonstances morbides. On trouve parfois alors dans le liquide des corpuscules flottants, composés de flocons de substances organiques coagulées, finement striées et grenues, et englobant ou non des leucocytes, qui souvent sont hypertrophiés et granuleux. Des flocons de ce genre peuvent exister à la suite de choroïdites et de rétinites, sans que l'humeur vitrée soit ainsi ramollie ou fluidifiée. L'ombre de ces corpuscules, en se peignant sur la rétine, peut troubler la vision quand ils sont nombreux.

Il est important de noter qu'à l'état normal il existe constamment des leucocytes souvent creusés de vacuoles, en suspension dans l'humeur vitrée, surtout chez les jeunes sujets. Ces leucocytes se trouvent plus particulièrement vers la périphérie de la cavité, dans le voisinage de la membrane hyaloïde qui sépare l'humeur vitrée de la rétine.

On sait qu'il y a dans l'intérieur de l'humeur vitrée de petits corps en suspension, dont l'ombre projetée sur la rétine cause une impression analogue à celle de taches vues dans le champ visuel; on les a appelées *mouches volantes* (2).

DEUXIÈME ESPÈCE. — HUMEUR AQUEUSE.

On donne ce nom à l'humeur fluide, incolore, transparente comme de l'eau, qui remplit la chambre antérieure de l'œil.

Elle n'est pas troublée par la chaleur, ni par les réactifs qui précipi-

(1) On rencontre parfois, dans l'humeur hyaloïde, des cristaux de cholestérine isolés ou réunis en amas ou paillettes déjà apercevables à l'œil nu ou à l'aide de l'ophthalmoscope (*synchisis étincelant*). Ils proviennent du cristallin cataracté dont la capsule s'est rompue et a laissé échapper son contenu, qui compte la cholestérine parmi ses principes immédiats consécutifs. (Voy. *Chimie anatomique*. Paris, 1853, t. III, p. 50 et suiv., art. CHOLESTÉRINE.

(2) Voy. Ch. Robin, *Des mouches volantes* (*Du microscope et des injections*. Paris, 1871, in-8, p. 239).

tent l'albumine. Elle contient cependant des traces de substances coagulables, mais trop peu pour que leur passage à l'état solide la troublent sensiblement.

Elle est faiblement alcaline, et sa densité varie, dit-on, entre 1003 et 1009; elle est en général de 1005. Son indice de réfraction est exactement le même que celui de la cornée et du corps vitré (1339), tandis que celui de la cristalloïde et de la couche gommeuse du cristallin est de 1350, celui de sa couche moyenne 1380 et celui de son noyau 1410.

Tout ce qu'on sait de plus précis sur la composition immédiate de ce fluide est résumé par ce tableau :

Humeur aqueuse du veau (Lohmeher).

PRINCIPES DE LA PREMIÈRE CLASSE.	
Eau	986,870
Chlorure de sodium	6,890
— de potassium	0,113
Sulfate de potasse	0,221
Phosphates et carbonates de chaux et de magnésie.	0,473
PRINCIPES DE LA DEUXIÈME CLASSE.	
Principes indéterminés dits extractifs et urée	4,210
Glycose	quantité non dosée.
PRINCIPES DE LA TROISIÈME CLASSE.	
Albumine sèche	1,223

Les opérations chirurgicales pratiquées sur l'œil avaient montré depuis longtemps que l'humeur aqueuse se reproduit en quelques heures après son évacuation par une plaie de la cornée, fait déjà noté par Plenck (*loc. cit.*, p. 45), qui dit aussi qu'elle se produit si vite, qu'il en a vu couler 24 grains en douze minutes, dans un cas de plaie pénétrante de la cornée. M. Cl. Bernard a fait voir que sa sécrétion est sous la dépendance du ganglion ophthalmique et des nerfs ciliaires, car après l'extirpation de ce ganglion l'œil devient flasque et l'humeur aqueuse évacuée ne se reproduit plus.

L'humeur aqueuse peut accidentellement être troublée par du sang venant de l'iris (*hypohéma*) ou par du pus iridien ou cornéen (*hypopyon*), qui se déposent à la partie la plus déclive de la chambre antérieure. Parfois elle peut contenir des lamelles de cholestérine provenant du cristallin dont la capsule antérieure est rompue. Mais je n'ai pas à faire ici l'histoire de ces altérations, dont l'étude appartient à la chirurgie.

TROISIÈME ESPÈCE. — DE LA SÉROSITÉ SOUS-ARACHNOÏDIENNE OU CÉPHALO-RACHIDIENNE.

J'arrive actuellement à la description des humeurs qui portent plus particulièrement le nom de *sérosités*, et auxquelles s'appliquaient plus spécialement les données générales exposées plus haut.

Le liquide *céphalo-rachidien*, de Cotugno et de Magendie, a été appelé parfois *sous-arachnoïdien*, alors qu'on ignorait la communication des espaces sous-arachnoïdiens avec le quatrième ventricule.

Cette humeur remplit les quatre ventricules cérébraux et l'étroit canal central de la moelle; par le quatrième ventricule, ce liquide est en communication avec celui qui remplit les espaces sous-arachnoïdiens crâniens et rachidiens. Cette communication a lieu par un étroit orifice triangulaire découvert par Magendie au niveau de l'angle inférieur du quatrième ventricule ou ventricule cérébelleux, c'est-à-dire sur la ligne médiane à l'angle de séparation des cordons postérieurs de la moelle. Il est limité de chaque côté par deux très-courts replis de la pie-mère, allant des bords du *calamus scriptorius* au lobule cérébelleux dit du bulbe rachidien, et au *vermis inferior* qui le limite en arrière.

Cet orifice s'abouche dans le *confluent postérieur du liquide céphalo-rachidien* de Magendie, ou espace *sous-arachnoïdien postérieur* de Cruveilhier, confluent qui lui-même se continue sur les côtés des pédoncules du cervelet avec l'espace *sous-arachnoïdien antérieur*. Celui-ci communique avec les petits espaces sous-arachnoïdiens correspondants à la partie antérieure du cerveau et des premières paires crâniennes. Sur les côtés, ce liquide s'étend dans les espaces sous-arachnoïdiens bien plus étroits (sauf le cas d'atrophie des circonvolutions), existant sur la convexité du cerveau et du cervelet au niveau des sillons limités par les circonvolutions (1). En bas, par l'*espace sous-arachnoïdien postérieur* ou *confluent postérieur*, le liquide se continue avec celui qui remplit le grand espace sous-arachnoïdien spinal qui est surtout large au niveau de la *queue de cheval*.

Ces espaces sont limités par la pie-mère du côté de la substance cérébro-spinale, et extérieurement par le feuillet viscéral de l'arachnoïde, se confondant çà et là par adhérence intime et continuité de tissu avec la pie-mère. Des trabécules et des filaments déliés de tissu lamineux, allant

(1) M. Legros et moi avons constaté que sur les suppliciés la boîte crânienne ne revenant pas sur elle-même quand le sang et le liquide sous-arachnoïdien s'écoulent l'air remplace ces liquides, non-seulement dans les vaisseaux, mais encore jusque dans ces minces espaces sous-arachnoïdiens de la convexité de l'encéphale aussi bien que dans les plus grands.

de l'une à l'autre de ces membranes, traversent ces espaces et l'humeur qui les remplit. C'est, en effet, par sa face externe et non par sa surface séreuse proprement dite ou épithéliale que l'arachnoïde sécrète ce fluide, à moins que là il ne vienne de la pie-mère.

C'est de toutes les sérosités proprement dites la plus abondante normalement et la seule qui, d'une manière constante, existe en quantité facilement pondérable. Ce liquide est placé au-dessous de la face profonde de la séreuse et non dans la cavité que limite sa surface tapissée d'épithélium; il est traversé par des trabécules de tissu lamineux et par des capillaires allant d'une face à l'autre des espaces qu'il occupe. Vers la partie inférieure du quatrième ventricule, il se mélange nécessairement avec la sérosité que sécrète la séreuse ventriculaire et qui est contenue dans sa cavité à surface épithéliale. C'est ce mélange qui fait réunir dans une seule description la sérosité sous-arachnoïdienne et celle des ventricules, celle de l'hydrocéphalie et celle du *spina bifida*, bien qu'il soit possible qu'on reconnaisse un jour que leur composition n'est pas absolument identique.

La quantité en poids de ce liquide s'élève à 62 grammes seulement à l'état normal d'après Magendie, et à 120 et même 150 grammes d'après Cotugno. Dans un cas d'atrophie cérébrale, Magendie en a recueilli 372 grammes. Cette quantité devient plus considérable encore dans les cas d'hydrocéphalie, d'hydrorachis et de *spina bifida*.

Lassaigne a trouvé sa densité égale à 1005 chez le cheval, Marcet à 1006 dans le liquide du *spina bifida* (1). Cette humeur est tout à fait incolore, transparente, mobile comme de l'eau, sans viscosité. Sa réaction est alcaline; elle se conserve très-longtemps sans se putréfier. Elle ne coagule pas spontanément, ni par la chaleur, non plus que par les acides qui pourtant peuvent la rendre trouble.

Les sérosités ventriculaire et sous-arachnoïdiennes sont très-fluides. Elles ont une légère saveur saline; cette saveur est même très-nette, parce que la saveur spéciale du chlorure de sodium n'est pas masquée par la présence d'autres principes cristallisables ou coagulables.

Composition immédiate du liquide céphalo-rachidien.

Les tableaux suivants résument les documents que j'ai pu recueillir touchant la composition de ce liquide, pris sous l'arachnoïde ou dans les ventricules.

(1) Schübler et Kapf indiquent 1009 pour la sérosité des ventricules, dans quelque cas morbide probablement.

	Liquides					
	Sous-arachnoïdien.			Ventriculaire.		
PRINCIPES DE LA PREMIÈRE CLASSE.						
Eau	985	à	981	990	à	985
Chlorures sodique et potassique	6	à	8	5	à	7
Sulfate de soude	0		0			0,146
Carbonate de soude	0,60		0			0,057
Phosphates alcalins et terreux	0,09	à	0,40	0,09	à	0,10
PRINCIPES DE LA DEUXIÈME CLASSE.						
Lactates? de soude / Principes dits extractifs	4,74	à	11,04	2,30	à	3,21
Urée	0,000			traces notables.		
Glycose (Cl. Bernard)	quantité non dosée.					
Cholestérine	0,000					0,21
Principes gras	non indiqués.			0,05	à	0,12
Albumine sèche	0,35	à	1,38	0,54	à	1,66

Hydrocéphale aiguë (d'après C. Schmidt et Mulder).

	I.	II.
PRINCIPES DE LA PREMIÈRE CLASSE.		
Eau	986,800	989,997
Chlorure de sodium	4,438	6,553
— de potassium	2,181	
Sulfate de potasse	0,096	0,000
— de soude	0,000	0,146
Phosphate de soude	0,613	0,000
Carbonate de soude	0,000	0,057
Chlorhydrate d'ammoniaque	1,842	0,000
Phosphate de chaux et de magnésie	0,307	0,090
PRINCIPES DE LA DEUXIÈME CLASSE.		
Indéterminés dits extractifs mêlés d'albumine	3,740	0,000
Extrait alcoolique et lactate? de soude	0,000	2,538
Graisse et cholestérine	0,000	0,070
PRINCIPES DE LA TROISIÈME CLASSE.		
Albumine sèche	traces non dosées.	0,549

La quantité d'eau dans le liquide sous-arachnoïdien est de 985 à 981, soit à peine 15 à 19 parties de principes solides en dissolution (1). C'est donc un des plus pauvres en matières solides. Cette humeur diffère du plasma sanguin sous plus d'un rapport et en particulier en ce que dans ce dernier on ne trouve jamais plus de 3 à 5 parties de sel marin, tandis qu'il y a dans le liquide sous-arachnoïdien 5 à 8 de chlorure de

(1) Une analyse de M. Méhu, au cinquième jour de l'écoulement par l'oreille, ne lui a donné que 10gr,98 sur 1000 du résidu sec, dont 1gr,38 d'albumine et 9gr,20 de sels sans sucre ni urée. L'acide acétique y produisait un dégagement de gaz carbonique et précipitait l'albumine (*Chimie médicale*, Paris, 1871, p. 175).

sodium et des traces de chlorure de potassium. Il y en a de 5 à 7 dans celui des ventricules. Ainsi ce n'est pas par une simple exsudation physique qu'a lieu dans ce cas la sortie du liquide au dehors des capillaires. Il y a un *choix* même lorsqu'il s'agit des matières salines les plus simples, comme le chlorure de sodium et le chlorure de potassium.

Cette humeur doit sa réaction alcaline à la présence d'une petite quantité de carbonate de soude et de phosphates alcalins. Magendie a montré que les substances minérales ou organiques solubles injectées dans le sang passent très-rapidement dans ce liquide. La glycose en particulier s'y retrouve abondamment chez les diabétiques. Parmi les principes cristallisables d'origine organique, on a signalé la présence du lactate de soude (qui est fort douteuse), de l'urée et de la glycose (1).

Il y a aussi toujours de la cholestérine dans les principes que les analyses considèrent en masse, comme étant des matières grasses, dans le cas d'hydrocéphalie du moins. Quant à de l'albumine, il y en a à peine 1 millième environ. Ainsi, en chauffant ce liquide ou en y versant de l'alcool, on n'y détermine jamais un trouble bien prononcé, parce que pour que l'albumine trouble le liquide en se coagulant, il faut qu'il y en ait environ 2 millièmes, autrement le liquide ne change pas de coloration d'une manière sensible, surtout si on ne l'a pas légèrement acidulé.

Les usages que remplit cette humeur sont purement physiques et bien étudiés dans tous les traités de physiologie.

Les conditions de pression influent notablement sur sa sécrétion, car dès que, le liquide s'écoulant, la pression à laquelle est soumis le reste de sa masse vient à diminuer, la quantité perdue se reproduit aussitôt. On peut aussi en recueillir beaucoup après avoir mis à découvert, puis incisé la dure-mère et le feuillet viscéral de l'arachnoïde.

Il importe de noter que l'analyse démontre que c'est ce liquide qui s'écoule par les fractures avec plaie de la voûte du crâne, par le nez dans les cas de fracture de la base du crâne, et bien plus souvent encore par l'oreille dans ceux de fracture du rocher. Il faut pour cela qu'un des fragments osseux, après avoir déchiré la dure-mère, perce le feuillet viscéral de l'arachnoïde de l'un des espaces sous-arachnoïdiens ou de l'un de leurs prolongements le long des racines des nerfs crâniens.

La sérosité coule alors d'une manière continue depuis une quantité de quelques grammes par vingt-quatre heures jusqu'à celle d'un litre et plus, pendant plusieurs jours de suite. Le liquide est parfois sanguinolent

(1) M. Bussy a noté la présence dans ce liquide d'une substance qui réduit le tartrate de cuivre et de potasse, le sous-nitrate de bismuth dans les solutions alcalines, mais qui n'est pas fermentescible et qui est sans action sur la lumière polarisée.

dans les premières heures, mais il devient bientôt limpide, comme l'humeur céphalo-rachidienne normale.

Dans les cas d'encéphalite, d'hydrocéphalie aiguë, la portion de cette humeur qui est dans les ventricules devient souvent opalescente ou puriforme, et même floconneuse par suite de la production plus ou moins abondante de leucocytes et de granulations très-fines, graisseuses et autres. De 6 à 8 grammes la quantité du liquide peut s'élever à 30 grammes et au delà.

Les méningites produisent un effet analogue sur la sérosité sous-arachnoïdienne; souvent même celle-ci est entièrement remplacée par du pus, qui offre là cette particularité qu'il n'est pas fluide, mais bien demi solide, concret.

Des sérosités de l'oreille interne.

Le *vestibule* et les *canaux demi-circulaires membraneux* sont contenus dans le vestibule et les canaux osseux. Le vestibule membraneux se compose de deux vésicules superposées et communiquant entre elles. L'inférieure ou *saccule* est en rapport avec la fossette hémisphérique; la supérieure, plus volumineuse, ou *utricule*, est en rapport avec la fossette semi-ovoïde ; celle-ci a 3 millimètres de largeur d'avant en arrière, et deux transversalement. Le vestibule membraneux est pourvu de cinq orifices, qui sont les embouchures des canaux demi-circulaires.

Les canaux demi-circulaires membraneux sont au nombre de trois; ils présentent la même longueur, la même direction, et la même conformation que les canaux osseux. Comme ces derniers, ils offrent une extrémité non ampullaire et une extrémité ampullaire correspondant à l'ampoule des canaux osseux. Ils ont un diamètre qui n'est que le tiers ou la moitié de celui des canaux osseux.

Leur surface externe, complétement séparée des parois du labyrinthe osseux, donne quelques prolongements fibreux qui s'insèrent à la face interne du vestibule et des canaux demi-circulaires osseux, après avoir traversé un liquide transparent au milieu duquel flotte le labyrinthe membraneux. Ce liquide remplit aussi la cavité du limaçon. On donne à ce dernier le nom de *périlymphe* ou *humeur de Valsalva*, cet anatomiste l'ayant découvert en 1684.

Le vestibule et les canaux demi-circulaires membraneux sont creux, mais clos de toutes parts, de sorte que leur contenu ne communique pas avec le liquide précédent. Ce contenu est un fluide décrit sous les noms d'*endolymphe* ou *humeur de Scarpa*, qui la découvrit en 1794. L'endolymphe est contenue dans le labyrinthe membraneux, dont elle remplit complétement la cavité, tapissée par une couche d'épithélium pavimenteux. Chaque dilatation du labyrinthe membraneux, c'est-à-dire le saccule, l'utricule, et les trois ampoules des canaux demi-circulaires, reçoit un filet terminal du nerf acoustique. Au niveau du point où ces nerfs pénètrent la paroi membraneuse pour s'y terminer, on trouve, à la face interne de cette paroi, un dépôt de poudre calcaire appelée *poussière auditive* ou *otoconie* (Breschet). Il en existe par conséquent en cinq points différents ; dans les trois ampoules des canaux membraneux, dans le saccule et enfin dans l'utricule. Chaque filet nerveux, en s'épanouissant en quelque sorte contre le liquide du labyrinthe membraneux, est en contact avec cette poussière.

Ces deux humeurs ont souvent été confondues sous le nom commun de *liquides de Cotugno*. De Blainville, le premier, les a bien distinguées l'une de l'autre (1).

Ces fluides n'étant pas continus l'un avec l'autre constituent, en effet, deux humeurs distinctes, renfermées chacune dans une cavité close de toutes parts.

QUATRIÈME ESPÈCE. — PÉRILYMPHE.

Cette humeur a été appelée *eau du labyrinthe osseux*, *sérum du labyrinthe*, *eau de Cotugno* ou de *Valsalva* et aussi *lymphe de Cotuni*, par de Blainville (2). C'est la *périlymphe* de Breschet (3).

Chez l'homme et les autres mammifères, elle remplit l'espace qui sépare le vestibule et les canaux demi-circulaires osseux d'une part, et le labyrinthe membraneux d'autre part ; mais, de plus, il se continue dans la *rampe vestibulaire du limaçon* par l'orifice vestibulaire de celle-ci, puis dans la *rampe tympanique* au sommet de la cochlée par l'*hiatus de Scarpa* ou *hélicotrème* de Breschet.

Ainsi, comme le dit ce dernier auteur, les vibrations communiquées en un point de ce liquide se transmettent uniformément à toute la masse du labyrinthe membraneux et de la lame spirale du limaçon ou cochlée.

Dans les animaux qui manquent de limaçon, comme les poissons, la cavité qui renferme le labyrinthe membraneux communique plus ou moins largement avec la cavité crânienne ou mieux avec les espaces sous-arachnoïdiens; chez eux, la périlymphe n'existe pas en fait ; c'est le liquide céphalo-rachidien qui se continue directement dans la cavité occupée par la périlymphe sur les autres vertébrés et qui la remplit. Dans l'embryon des mammifères, etc., il en est de même jusqu'à ce que

(1) *De l'organisation des animaux*. Paris, 1822, in-8, p. 451.
(2) *De l'organisation des animaux*. Paris, 1822, in-8, p. 451.
(3) Breschet, *Recherches sur l'organe de l'ouïe*. Paris, 1836, 2e édit., in-4, p. 7.

se ferme, par les progrès du développement, la communication du labyrinthe osseux avec les espaces sous-arachnoïdiens.

Ce liquide est limpide comme de l'eau ou une sérosité très-fluide; il est incolore, parfois pourtant légèrement rosé sur le cadavre; il a une saveur un peu salée et une réaction faiblement alcaline. Krimer y a constaté, chez les mammifères, la présence de l'eau, des carbonates de potasse, et celle de la soude et de l'albumine. Cette humeur n'est pourtant pas coagulée par l'alcool, mais il la trouble légèrement. L'acétate d'argent la trouble davantage et indique la présence du chlorure de sodium.

Le canal décrit par Lövenberg, dans la lame spirale du limaçon, du côté de la rampe vestibulaire, contient un liquide analogue au précédent; mais, comme on ne connaît pas de communication de ce canal avec les rampes analogues à celle qui existe entre une rampe et l'autre, on ne sait pas encore si le fluide qui le remplit est bien de la périlymphe ou un liquide spécial.

Le labyrinthe membraneux est plongé dans la périlymphe, qui ne tient en suspension ni cristaux, ni cellules à l'état normal; mais on la trouve devenue purulente dans certains cas de maladies du rocher et de l'oreille interne.

CINQUIÈME ESPÈCE. — ENDOLYMPHE.

Cette humeur a été aussi appelée *eau ou lymphe du labyrinthe membraneux*, *humeur principale ou vitrée de l'oreille* (1), *vitrine auditive* (2), *humeur de Scarpa*, et *endolymphe*, par Breschet.

Elle remplit tout le labyrinthe membraneux; les concrétions calcaires (*otolithes* et *otoconie*, *cristaux otiques* ou *lapilli*), cristallines, qu'elle renferme constamment chez beaucoup d'animaux en plus ou moins grande quantité, peuvent, suivant la remarque de Breschet, en être considérées comme une dépendance.

Ce liquide est incolore, limpide comme le cristal, coulant comme de l'eau chez les mammifères, un peu visqueux chez les autres animaux, surtout dans les poissons, où parfois il est presque gélatiniforme, et partout légèrement alcalin.

L'analyse de cette humeur sur les poissons a montré à Barruel qu'elle renferme du chlorure de sodium, du phosphate d'ammoniaque, une

(1) De Blainville, *loc. cit.*, 1822, p. 451.

(2) De Blainville, *Cours de physiologie*, t. I, 1829, in-8, p. 399. Les exemplaires de cet ouvrage de de Blainville que l'on rencontre actuellement, portent sur tous les volumes la date de 1833. Cette date est celle de la publication du dernier volume; mais le tome I avait été publié en 1829, et porte cette date sur les exemplaires livrés à l'époque même de sa publication.

matière animale albumineuse et une matière glaireuse comme celle du mucus.

Des deux humeurs qui concourent à la constitution de l'appareil auditif, l'endolymphe est celle qui est douée de la manière la plus tranchée de caractères distinctifs lui donnant une individualité propre. Celle-ci est due particulièrement à la prédominance du carbonate de chaux sur les autres principes, à ce point qu'il y passe à l'état solide, cristallin ou non, dès l'âge fœtal, le fluide en étant constamment saturé. Ces cristaux y persistent toute la vie, sauf quelques cas morbides ou séniles, et jouent un rôle important dans les phénomènes de transmission des vibrations des liquides aux solides, et aux tubes nerveux auditifs en particulier.

De Blainville, en 1829, a bien déterminé la nature calcaire de l'otoconie, le dégagement de gaz qu'elle donne au contact des acides, la transparence et l'aspect *comme cristallin* de ses particules. Huschke qui, en 1832, les a appelés *cristaux auditifs* et a reconnu leur forme de prismes terminés en pyramides à six pans, les considère comme une dépendance des parties solides, comme une métamorphose de l'épiderme en certains endroits. Il a constaté qu'après leur dissolution, ils laissent une gangue organique conservant les dimensions du cristal.

Breschet a aussi vu leur forme de cristaux, à l'aide du microscope, sur les oiseaux (1). Les analyses faites par Barruel, qu'il a publiées dans le travail de Breschet, montrent qu'il a trouvé dans l'otoconie de la raie :

Carbonate de chaux	73,80
— de magnésie	1,20
Matière animale	25,00

Cristaux de l'otoconie. — Le carbonate de chaux présente le seul exemple qui existe d'un principe immédiat constituant à lui seul un organe dans l'économie; c'est-à-dire une partie du corps ayant un usage direct dans l'accomplissement d'une fonction (celle de l'audition), formé directement par une seule espèce de parties élémentaires. Les exemples de ce genre sont plus fréquents parmi les éléments anatomiques proprement dits que parmi les principes immédiats, mais ils sont souvent moins nets. Il est à remarquer que l'une des conditions d'accomplissement de cet usage par un seul principe immédiat, est que chaque *individu* de ce principe ait une forme spécifique, comme les éléments anatomiques ont la leur. Dans tous les mammifères, l'otoconie est formée

(1) Breschet, *Sur l'organe de l'audition chez les oiseaux*. Paris, 1836, in-8, p. 38.

seulement de carbonate de chaux présentant la forme rhomboédrique qui lui est propre (fig. 6, A, B, C).

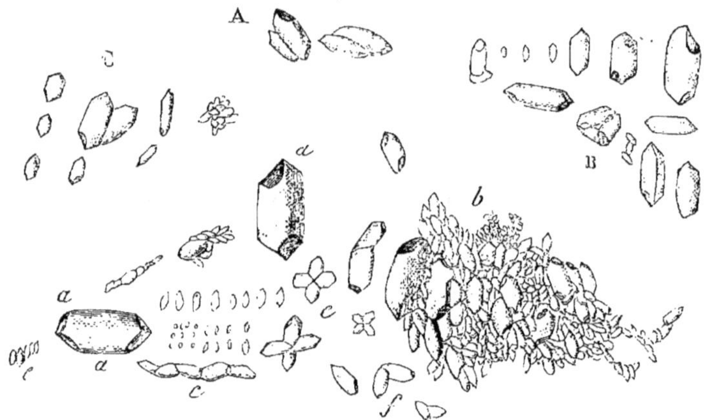

FIG. 6. — Cristaux du carbonate de chaux de l'otoconie.

Les rhomboèdres du carbonate de chaux de l'otoconie ne sont pourtant pas des cristaux parfaitement réguliers. Ils présentent cette particularité assez fréquente dans les cristaux qui se forment dans l'organisme ou dans les liquides qu'on en retire, d'avoir les arêtes émoussées, les angles dièdres arrondis et plusieurs faces courbes. Ils sont un peu allongés et tendent à prendre la forme prismatique à six pans ; seulement il est rare que leurs grandes faces soient conservées ; elles sont ordinairement courbes, surtout chez les jeunes sujets, et fondues les unes avec les autres par suite de l'émoussement des arêtes. Il en résulte que chaque cristal a un peu la figure d'un baril. Les extrémités du cristal sont terminées par une pyramide qui devrait être à six faces si le cristal était régulier, mais sur laquelle on n'en voit que deux qui soient conservées ; les autres sont fondues insensiblement avec les faces courbes ou grandes faces du prisme (*a*). Les deux faces conservées à la pyramide de chaque extrémité sont opposées l'une à l'autre, et souvent un peu concaves. Elles sont toujours limitées par des arêtes courbes elles-mêmes. Plusieurs de ces cristaux peuvent être tronqués, soit dans le sens de la longueur, soit par une de leurs extrémités, ce qui tient à la manière dont ils sont réunis les uns aux autres. Cette forme est la même à tous les âges. La longueur des cristaux de carbonate calcaire de l'otoconie varie entre $0^{mm},001$ (*i*) et $0^{mm},060$ (*a*) ; leur largeur ne dépasse guère 0,040. Leurs dimensions ne sont pas absolument les mêmes chez tous les individus ; tous, par exemple, ne présentent pas des cristaux ayant le volume le plus grand, indiqué plus haut.

Leur coloration est jaunâtre, d'un jaune d'ambre, pâle. Ils réfractent assez fortement la lumière et la polarisent. Comme tous les cristaux de carbonate de chaux colorés, ils laissent une légère trame de substance organique après dissolution par l'acide chlorhydrique. Ces cristaux sont réunis les uns aux autres latéralement, de manière à composer une couche membraniforme (*b*) dans le sac vestibulaire et les renflements des canaux demi-circulaires membraneux. Cette couche n'est formée ordinairement que d'une seule rangée de cristaux. Elle s'étend souvent assez haut en remontant le cours de ces conduits, loin de ce renflement; ils adhèrent à la membrane. Les gros et les petits cristaux se trouvent réunis et mélangés sans présenter rien de spécial dans leur arrangement et leur distribution réciproques. Comme ils sont unis par simple contiguïté, ils se séparent les uns des autres avec une grande facilité. Alors ils sont ou tout à fait libres, ou réunis les uns à la suite des autres par leurs extrémités (*c*). Dans ce cas, la face concave reçoit la partie convexe de la pyramide terminale. Ou bien ils sont réunis par leurs faces latérales (*d*). Enfin on en trouve qui sont disposés en croix (*e*). Ceux qui ont une partie tronquée, par suite de leur mode de jonction avec quelque autre cristal, ne se séparent que difficilement de celui auquel ils adhèrent. La couche n'est pas partout continue, c'est-à-dire que les cristaux ne se touchent pas partout, surtout quand on les examine loin du renflement du canal demi-circulaire membraneux. Là on voit soit des cristaux isolés, soit des groupes de trois, quatre, etc., cristaux se touchant, lesquels groupes sont plus ou moins rapprochés les uns des autres.

ONZIÈME LEÇON

LIQUIDES DES SÉREUSES PROPREMENT DITES, SYNOVIE ET SÉROSITÉS ACCIDENTELLES.

SIXIÈME ESPÈCE. — DE LA SÉROSITÉ PLEURALE OU DES PLÈVRES.

La plèvre est humectée par une très-petite quantité d'une humeur séreuse transparente, incolore ou citrine, mobile, non visqueuse, qui normalement est trop peu abondante pour se réunir en gouttes. Dans un assez grand nombre de circonstances accidentelles, sa quantité augmente considérablement, et parfois alors s'élève à plusieurs litres.

Dans ces conditions, ce liquide peut être légèrement coloré par des globules sanguins ou devenus même tout à fait rouges, par suite de l'abondance de ces derniers. D'autres fois, il est légèrement trouble et jaunâtre en raison de la présence de quelques leucocytes, ou même il devient tout à fait puriforme. Quand ceux-ci sont très-nombreux, il peut contenir des flocons fibrineux, rendus jaunâtres par les leucocytes plus ou moins granuleux qu'ils ont englobés. Parfois il est rendu plus ou moins brunâtre par le mélange de ces divers éléments anatomiques. Dans les cas d'ictère, il est jaunâtre ou verdâtre, plus ou moins foncé, parce qu'il renferme de la matière colorante de la bile, mais en trop petite quantité pour que celle-ci puisse être dosée (1).

Toutes les fois qu'on laisse reposer un liquide sorti de la plèvre, il se forme un léger dépôt grisâtre, contenant quelques cellules épithéliales pavimenteuses, parfois devenues sphériques; ces cellules épithéliales sont très-transparentes, et dans certains cas existent en assez grande quantité pour donner, avec les autres éléments et des granulations moléculaires, un précipité trouble vers le fond du vase. Dans l'humeur des épanchements anciens, on voit des cellules épithéliales qui sont devenues granuleuses.

En même temps, il y a toujours des leucocytes de la variété que M. Lebert a décrite sous le nom de *globules pyoïdes*, qui, au contact de l'acide acétique, ne montrent qu'un noyau ou même n'en présentent pas du tout. Il est très-commun de les voir un peu hypertrophiés, parce qu'ils ont séjourné longtemps dans le liquide, et en même temps qu'ils s'hypertrophient, ils prennent une légère teinte jaune ou même rosée, et ils peuvent être creusés de vacuoles.

Dans certains cas aussi, ils se remplissent de granulations graisseuses. Cela a lieu surtout dans les cas où il y a eu production de leucocytes en assez grande quantité pour que le liquide soit devenu purulent (2).

(1) Dans certaines observations de diabète et de leucocythémie, on la trouve indiquée comme rendue lactescente *par de la graisse* en suspension.

(2) Il ne faut pas confondre la sérosité, ordinairement limpide ou seulement un peu trouble, qui, au sortir de la cavité de la plèvre, forme un caillot peu consistant, donnant momentanément à toute la masse du fluide un état gélatiniforme, avec le liquide jaunâtre ou puriforme produit dans les cas de pleurésie aiguë, accompagné de fausses membranes jaunâtres, plus ou moins fermes, adhérentes à la plèvre ou flottant librement dans cette humeur. Cette remarque s'applique à toutes les sérosités dont il sera parlé ci-après. Il a déjà été question, page 327, de ces pseudo-membranes qui se retrouvent dans toutes les inflammations *purulentes* des séreuses. Dans ces liquides, il faut donc distinguer ceux qui, purulents ou non, ne se coagulent pas, de ceux qui, généralement limpides, donnent lieu à la formation de la fibrine ; il faut les distinguer enfin des sérosités purulentes, peu abondantes, généralement observées dans les autopsies de péricardite, de pleurésie et de péritonite ordinaire et surtout puerpérale, accompagnées des pseudo-membranes jaunâtres, etc. (p. 327) qui adhèrent à la séreuse ou flottent au sein du liquide qui a cessé d'être spontanément coagulable, parce que la fibrine s'en est déjà séparée et forme ces productions.

Ce liquide peut être tout à fait sanguinolent, par suite de la présence d'une certaine quantité de sang épanché qui s'est surajouté à la sérosité. D'autres fois même, il est coloré en brun chocolat. On reconnaît alors que la coloration est due à des hématies qui, par un séjour prolongé, ont acquis la teinte brunâtre qu'elles prennent toutes les fois qu'elles sont immobiles dans une cavité qui n'est pas au contact de l'oxygène.

Quand cette humeur est puriforme, produite pendant une pleurésie aiguë, elle est inodore ou a une odeur fade, sauf le cas de perforation du poumon ou de plaie extérieure avec pénétration de l'air dans la plèvre; elle peut alors avoir l'odeur des liquides putréfiés. Dans les cas de pleurésies circonscrites, elle est généralement d'une odeur fade ou alliacée, surtout si pendant son séjour elle été au contact de l'air. La sérosité claire non visqueuse, caractérisant l'*hydrothorax* est généralement inodore. Cette sérosité n'est que très-rarement visqueuse.

Elle est en général alcaline, mais faiblement et plus rarement neutre (1). M. Méhu l'a vue parfois assez fortement alcaline. Mais, comme dans le péritoine, le liquide observé sur le cadavre lors de l'autopsie peut être légèrement acide.

Généralement ces liquides ont une coloration jaune, tantôt très-faible (2), tantôt très-prononcée, avec les nuances diverses que présente le succin; assez souvent aussi, ils sont dichroïques, paraissent jaunes quand on les regarde par transmission et soit verts, soit d'un vert rougeâtre si on les observe par réflexion. La teinte verte se présente plus fréquemment dans les liquides purulents (3).

Les liquides tout récemment sécrétés sont d'ordinaire moins colorés et beaucoup plus fluides que les liquides provenant d'épanchements anciens. Il en est dans lesquels les leucocytes sont si abondants qu'ils

(1) J'emprunte les données suivantes textuellement, ou à peu près, aux recherches de M. Méhu, plus complètes que toutes celles qui ont été publiées jusqu'à présent sur ce sujet.

(2) Tout liquide séreux qui donne 30 grammes de résidu sec par kilogramme de liquide, varie d'un degré au densimètre par 5 à 6 1/2 degrés de température, tandis qu'un liquide deux fois plus riche en matières solides varie d'un degré au densimètre pour 4 à 5 degrés de température. Aussi, pour rendre les résultats comparables, il faut prendre directement la densité à la température de 15 degrés. La densité ne permet pas de conclure rigoureusement le poids des matières en dissolution : la cause principale des écarts que l'on constate au tableau n° 1 est moins dans la nature des principes albumineux ou minéraux que dans la proportion des gaz en dissolution dans les liquides extraits, proportion qui varie beaucoup en dehors de tout état de putréfaction. Aussi, deux observations de densité au densimètre, à température égale, faites à vingt-quatre heures d'intervalle, sur un liquide d'hydropisie à l'abri de toute putréfaction et de toute évaporation, peuvent différer de plus d'un degré.

(3) Méhu, *Étude sur les liquides épanchés dans la plèvre* (*Arch. gén. de méd.*, juin et juillet 1872).

donnent au fluide l'aspect d'une purée tantôt blanchâtre, tantôt verdâtre, souvent fétide (1).

La plupart des sérosités que l'on extrait de la cavité thoracique se prennent spontanément en une masse transparente qui a l'aspect d'une gelée. Cette coagulation ne s'observe pas avec tous les liquides pleurétiques : elle est due à la coagulation de la fibrine, comme cela a lieu dans le sang tiré hors de ses vaisseaux. La fibrine que l'on retire du coagulum ne diffère pas de celle du sang. Ce coagulum spontané se forme assez rapidement; quand la fibrine est abondante, et par conséquent le coagulum ferme, au bout de quatre à cinq heures la masse solidifiée est difficilement divisée avec une baguette de verre. Pourtant alors la fibrine n'atteint pas le poids d'un gramme par kilogramme de liquide (2).

Quand on a rassemblé la fibrine par un battage à l'aide d'une baguette de verre, et que l'on a recueilli sur un tissu de soie la fibrine déposée dans les douze premières heures, par exemple, si l'on a eu le soin de conserver le liquide clair, limpide, on s'aperçoit que la fibrine continue de s'en séparer, et que, si cette matière est abondante, elle fait de nouveau coaguler la masse entière de la sérosité, ou tout au moins lui donne une consistance de gelée plus ou moins fluide. En répétant cette séparation de la fibrine toutes les douze heures, on peut observer un dépôt de ce corps pendant deux jours et plus, mais ordinairement la quantité recueillie après la vingt-quatrième heure est d'un poids très-faible.

L'étude des cas où la fibrine de la sérosité ne se coagule pas a conduit M. Méhu à en faire un groupe particulier.

La fibrine se montre plus particulièrement dans la pleurésie aiguë (moyenne = 0 gr. 423) ; mais elle existe aussi dans les cas où l'épanchement thoracique est le résultat d'une gêne de la circulation du sang dans le cœur ou dans les gros vaisseaux, mais alors elle est en petite proportion (moyenne = 0 gr. 149).

(1) Les produits retirés de la plèvre sont coagulables par la chaleur seule, mais parfois incomplétement. Ceci arrive toutes les fois que le liquide est très-alcalin, et dans ces cas, il suffit de l'aciduler légèrement par quelques gouttes d'acide acétique pour le rendre complétement coagulable par la chaleur. L'acide azotique, l'alcool, la solution d'acide phénique (Méhu 1869) précipitent aussi les matières albumineuses des sérosités pleurétiques. Le liquide pleurétique non purulent n'est pas précipité par l'acide acétique ; tandis que le sérum du liquide purulent donne un précipité (pyine), plus ou moins abondant suivant la proportion de pus qu'il renferme. Ce caractère n'a rien de particulier aux sérosités pleurétiques ; il s'applique à tous les liquides séreux.

(2) Certains liquides pleurétiques contiennent, au moment même de la ponction, des filaments ou des flocons fibrineux tout formés, qui gênent la sortie du fluide par la canule du trocart. On observe d'autant plus rarement ces flocons fibrineux que l'on opère avec un trocart d'un plus petit diamètre. Aussi les ponctions faites avec le trocart capillaire n'en donnent presque jamais.

La fibrine fait défaut dans les liquides purulents et dans les épanchements provoqués par la présence des produits hétérologues (tubercule, cancer).

Le liquide pleurétique de la pleurésie franche défibriné est moins riche en matières solides que le sérum du sang. En évaporant le sérum du sang, provenant de quatre malades différents, M. Méhu a obtenu 94 gr. 72; 82 gr. 78; 79 gr. 76; 76 gr. 70; 87 gr. 04; 98 gr. de résidu sec par kilogramme de sérum de sang. C'est donc à peine si les sérosités pleurétiques, les plus riches en matières solides, en renferment autant que le sérum sanguin le plus pauvre.

Quand le sulfate de magnésie a séparé la *métalbumine* ou *fibrine dissoute* (1) des liquides pleurétiques défibrinés, le fluide albumineux saturé de sulfate de magnésie a toutes les qualités de la *sérine* de Denis dans les mêmes conditions. M. Méhu dit le liquide pleurétique défibriné identique avec le sérum du sang, mais plus pauvre que lui en éléments solides. Toutefois il importe de tenir compte de l'absence des principes de la deuxième classe dans les sérosités. La quantité de fibrine constatée dans les épanchements aigus, n'a jamais dépassé sensiblement la moitié de celle d'un poids égal de sang d'un homme en bonne santé.

La proportion des sels anhydres ne varie presque pas dans les liquides pleurétiques, et se trouve comprise entre 7 gr. 5 et 9 gr. par kilogramme de sérosité. Cette proportion est d'ailleurs constante dans l'organisme, bien que la richesse en matière albumineuse puisse varier de 10 grammes à 150 grammes et au delà par kilogramme de liquide, comme les kystes ovariques, par exemple (Méhu) (2).

D'après M. Méhu, toutes les fois que le poids du résidu sec des sérosités n'a pas atteint 50 grammes par kilogramme de sérosité (en moyenne, 30 gr. 1), il y avait obstacle à la circulation du sang dans le cœur ou les gros vaisseaux, et l'épanchement était dû à cet obstacle.

Quand le poids du résidu sec laissé par l'évaporation de 1 kilogramme de liquide dépasse 50 grammes (moyenne = 65 gr. ; chiffre le plus

(1) Nous avons déjà dit (p. 64) que Denis avait constaté la présence de la *fibrine dissoute* (ou *hydropisine*) dans les sérosités, fait nettement démontré par M. Méhu et que Scherer, la même année que Moyse et moi (1852), l'avait appelée *métalbumine* et distinguée de l'*albumine* (sérine) dans la sérosité pleurale.

(2) Si de plus grands écarts sont signalés quelquefois dans la proportion des sels minéraux, c'est que l'on a comparé des analyses où ces sels ont été pesés anhydres avec celles où ces mêmes substances ont été pesées cristallisées, et par conséquent hydratées. Dans les épanchements pleurétiques, la quantité des sels minéraux est donc à peu près constante et toujours indépendante de la richesse en matières albumineuses. Cette règle s'applique à tous les liquides séreux de l'économie (hydrocèle, ascite, hydarthrose, kyste ovarique). Chaque kilogramme de sérosité donne de $7^{gr},5$ à 9 grammes de sels minéraux anhydres (Méhu).

bas = 58 gr.) et que ce liquide se prend en une masse plus ou moins consistante après l'opération, on peut affirmer que l'on a affaire à une pleurésie aiguë franche. Le malade se rétablit d'autant plus rapidement que la proportion de fibrine est plus élevée, et par conséquent le caillot plus consistant. Quand la proportion de fibrine est plus élevée, une seule ponction amène la guérison.

Quand l'état du malade réclame plusieurs ponctions successives, à chacune des ponctions la proportion de fibrine va en augmentant si la maladie tend vers la guérison. Au contraire, la fibrine reste toujours en très-petite quantité ou nulle si la maladie tend à s'aggraver (1).

Tout liquide pleural pour lequel le densimètre indique une densité supérieure à 1,018 à la température de 15°, et qui se prend peu à peu en une masse plus ou moins consistante, appartient à une pleurésie aiguë franche qui guérira d'autant plus rapidement que le coagulum sera plus ferme.

Tout liquide pleural pour lequel le densimètre indique une densité inférieure à 1,015, à la température de 15°, indique que l'épanchement est sous la dépendance d'un obstacle à la circulation du sang dans le cœur ou dans les gros vaisseaux. Il y a hydrothorax. Le pronostic dépend ici de la lésion primitive, plus grave ordinairement que l'épanchement lui-même.

Tout liquide pleural pour lequel le densimètre indique une densité supérieure à 1,018, à la température de 15°, et qui ne donne pas de fibrine, indique une lésion de la plèvre due à la présence d'un produit hétérologue (tubercule, cancer...), lésion le plus souvent fort grave ; aussi ces liquides sont-ils généralement d'un pronostic fâcheux.

Les tableaux suivants résument les résultats des analyses de M. Méhu pour les trois variétés principales de liquides pleurétiques (2). Ils indi-

(1) On sait qu'il est des cas dans lesquels le liquide sorti limpide à une première ponction se reforme à l'état purulent et se montre ainsi lors des ponctions suivantes. Il est probable que l'état de compression auquel la plèvre et le poumon étaient soumis du dedans au dehors venant à cesser, la congestion des capillaires qui en est la suite est cause de ce changement fâcheux.

(2) En l'absence d'analyse méthodique de ces liquides, je résume dans le tableau ci-contre les documents publiés sur ce point avant ceux qui suivent :

Sérosité pleurale.

PRINCIPES DE LA PREMIÈRE CLASSE.	
Eau	940 à 923
Sels minéraux	7 à 10
PRINCIPES DE LA DEUXIÈME CLASSE.	
Lactates alcalins ?	1 à 2
Principes cristallins organiques non déterminés. Urée et sucre en cas d'albuminurie et de diabète.	3 à 17

quent en même temps les nombres entre lesquels peut varier la quantité de sérosité pour chaque cas ; celle-ci peut s'élever parfois jusqu'à 4 et 5 litres dans une seule plèvre (1).

TABLEAU I. — *Pleurésies aiguës franches* (2).

CAS et Nos D'ORDRE des ponctions.	DATES des PONCTIONS.	POIDS total du LIQUIDE extrait.	DENSITÉ et température.	RÉSIDU sec par kilog. de liquide.	UN KILOG. DE LIQUIDE DONNE MATIÈRES organiques.	minérales.	fibrine.
		gr.	°	gr.	gr.	gr.	gr.
a. 1re ponction.	30 avril 1871	1985	1,023 à 15	66,57	58,55	8,02	0,100
2e —	3 mai 1871	1578	1,021 à 15	58,18	50,17	8,01	0,088
b. unique —	20 mai 1871	470	1,0205 à 15	70,07	61,95	8,09	0,102
c. unique —	14 mai 1871	2190	1,021 à 15	65,25	56,54	8,71	0.107
d. unique —	19 mai 1871	1203	1,019 à 15	60,24	51,79	8,42	0,101
e. 1re —	7 avril 1871	1500 envir.	liquide perdu				
2e —	12 avril 1871	1832	1,023 à 15	68.36	60.13	8.23	0,247
f. unique —	23 mai 1871	2185	1,019 à 20	59,76	51,07	8.69	0,294
g. unique —	13 août 1871	1195	1,016 à 27	63.70	54,79	8.91	0.134
h. unique —	6 mai 1871	1920	1.0205 à 15	61,81	55,83	9.01	0,138
i. 1re —	31 mars 1871	1223	1.022 à 14	69.90	61.35	8.55	0.315
2e —	12 avril 1871	685	1,0215 à 15	61,76	52,87	8.89	0.280
j. unique —	9 mai 1871	1565	1,019 à 15	62.25	53.40	8.85	0,073
k. 1re —	15 avril 1871	2255	1,021 à 14	60,64	51,96	8,66	0,124
2e —	19 avril 1871	1510	1.0205 à 15	63,50	55,02	8,18	0,206
l. 1re —	10 mai 1870	1600	1,017 à 33	79,40	71,33	8,07	0,565
2e —	3 juin 1871	1016	indét.	71,18	ind.	ind.	0,846
m. unique —	7 juill. 1868	4300	1,019	60.50	53,48	7,20	1,160
n. unique —	7 mai 1871	1460	1,619 à 15	61,99	53,84	8,15	1,182
o. unique —	3 juill. 1871	468	1,021 à 20	71,73	65,43	9.03	1,175
p. unique —	16 avril 1871	5000 envir.	1,020 à 15	63.45	54,75	8,70	1,207
q. unique —	15 nov. 1871	485	1,021 à 15	65,58	57.48	8,10	0,443
r. unique —	26 nov. 1871	3300	1,021 à 15	63,40	55.40	8 »	0,320
s. unique —	19 mars 1872	2635	1,021 à 10	68,90	60,26	8,64	1,276
t. 1re —	20 janv. 1872	3280	1,022 à 15	62.40	54,40	8 »	0,091
2e —	29 janv. 1872	2380	1,020 à 10	58.06	50,01	8,05	0.401
u. unique —	29 janv. 1872	817	1,0195 à 10	59,01	50,70	8,40	0,450
v. unique —	14 janv. 1872	2270	1.023 à 10	72.04	64,70	7.70	0,233
x. 1re —	13 avril 1872	1100	1,019 à 15	58,10	50 »	8,10	0,091
2e —	19 avril 1872	1015	1,0185 à 12	60,01	51,16	8,85	0,106
z. unique —	26 mars 1872	1880	1,020 à 10	70 »	» »	» »	0,224

Cholestérine............................	1 à 3
Séroline................................	
Corps gras..............................	

PRINCIPES DE LA TROISIÈME CLASSE.

Albumine sèche..........................	20 à 35
Hydropisine sèche.......................	15 à 25
Fibrine sèche...........................	0,60 à 3
Biliverdine en cas d'ictère..............	non dosée.

(1) Pour les détails concernant chaque observation on devra recourir au mémoire original de M. Méhu.

(2) Ces malades se sont tous rétablis.

TABLEAU II. — *Liquides non fibrineux, purulents. — Pleurésies chroniques.*

CAS et N^os D'ORDRE des ponctions.	DATES des PONCTIONS.	POIDS total du LIQUIDE extrait.	DENSITÉ et température.	RÉSIDU sec par kilog. de liquide.	UN KILOG. DE LIQUIDE DONNE MATIÈRES organiques.	minérales.	fibrine.
		gr.	o	gr.	gr.	gr.	gr.
A. 1re ponction.	8 mars 1871	1 k. à 1200	1,021 à 10	66,49	57,70	8,79	0
2e —	25 mars 1871	indét.	1,022 à 14	65.07	56.54	8.53	0
3e —	22 avril 1871	165	1,0225 à 14	64.90	56.05	8,85	0
B. 1re —	13 mars 1871	3190	1,023 à 15	69.08	60.04	9.04	0
2e —	29 mars 1871	indét.	1,021 à 15	61.96	53.38	8,58	0
C. 1re —	24 nov. 1870	liq. perdu					
2e —	10 févr. 1871	indét.	1,022 à 10	62.90	53.40	9.50	0
D. unique —	27 avril 1871	905	1 024 à 15	76.63	68.36	8.27	0
E. unique —	14 mai 1871	2890	1,0205 à 15	60.94	53.24	7.70	0
F. 1re —	22 déc. 1871	2800	1.018 à 8	52.10	43.40	8.70	0
2e —	1er janv. 1872	1210	1,0205 à 8	66,20	58,20	8 »	0

Dans les sérosités de ce genre, où M. Méhu a déterminé la quantité des leucocytes *ramenés à l'état sec*, il a vu qu'elle variait de 2 à 32 gr.

TABLEAU III. — *Épanchements provoqués par une gêne de la circulation des gros vaisseaux ou coïncidant avec elle. (Hydrothorax).*

CAS et N^os D'ORDRE des ponctions.	DATES des PONCTIONS.	POIDS total du LIQUIDE extrait.	DENSITÉ et température.	RÉSIDU sec par kilog. de liquide.	UN KILOG. DE LIQUIDE DONNE MATIÈRES organiques.	minérales.	fibrine.
		gr.	o	gr.	gr.	gr.	gr.
(1) 1re ponction.	29 avril 1871	801	1,0105 à 15	24.46	15.56	8,90	0,106
2e —	8 juill. 1871	812	1,013 à 20	41,30	32,30	9 »	0,19
3e —	3 janv. 1872	1575	1.015 à 15	34,80	26.40	8.40	0,014
(2) unique —	10 mai 1871	512	1,013 à 15	30,61	21,51	9.10	0,136
(3) unique —	30 mai 1871	1885	1.016 à 15	47,76	39.08	8,68	0,131
(4) unique —	6 juin 1871	1310	1,011 à 15	23,86	15 »	8.86	0,027
(5) 1re —	5 mai 1871	2075	1,010 à 15	18.02	9.61	8.41	»
2e —	12 mai 1871	1915	1,010 à 15	17.36	8,91	8,45	»
(6) 1re —	24 mars 1872	915	1,013 à 10	33,80	24.90	8.90	0,469
2e —	31 mars 1872	1720	1,011 à 15	29.02	20,06	8.60	0,32
3e —	28 avril 1872	870	1,011 à 15	28,45	20,09	8,36	0,153

(1) Ponctions pratiquées chez un homme de soixante-quatre ans, atteint d'une affection cardiaque. Encore vivant.

(2) Ponction chez une femme de soixante-dix-sept ans, dans un état de débilité profond. Affection cardiaque. Décès.

(3) Jeune femme scrofuleuse, suspecte de tuberculisation ; dyspnée considérable. Décès.

(4) Homme atteint d'hydrothorax double sous l'influence d'une affection organique du cœur.

(5) Femme ascitique, ayant subi déjà six ponctions abdominales. La dernière ponction abdominale avait eu lieu le 24 avril 1871 ; chaque kilogramme de liquide ascitique a donné :

Matières organiques........	13gr,02	21gr,43
Matières minérales........	8gr,41	

L'abdomen était devenu très-volumineux, le diaphragme était fortement refoulé. L'é-

La comparaison des cas dans lesquels les liquides provenant d'un même sujet ponctionné plusieurs fois ont été analysés par M. Méhu, infirme le plus souvent l'hypothèse de C. Schmidt, d'après laquelle la proportion d'albumine dans les diverses sérosités récemment produites et pour le même individu serait constante, de telle sorte qu'*après l'évacuation par la ponction, le liquide formé de nouveau dans la même séreuse posséderait toujours une composition identique* (1).

SEPTIÈME ESPÈCE. — SÉROSITÉ PÉRICARDIQUE.

La sérosité péricardique est généralement bien fluide, non filante, de teinte citrine, moins foncée que dans la sécrétion pleurétique; cependant elle est parfois aussi de couleur verdâtre. La quantité de liquide peut, selon les conditions dans lesquelles il a été sécrété, s'élever de quelques grammes jusqu'à 2 et même 3 litres.

Marcet en a observé qui était d'un jaune foncé, transparente pourtant, un peu visqueuse, coagulée en masse par la chaleur et d'une densité égale à 1014. Sa réaction est indiquée comme faiblement alcaline (2).

panchement thoracique semble n'avoir pas eu d'autre cause. Le liquide thoracique et le liquide abdominal ne contenaient pas de fibrine ; tous les deux bien transparents. Décès.

(6) Homme de quarante-huit ans ; hypertrophie cardiaque avec insuffisance mitrale. Une quatrième ponction (13 juin) a donné 1395 grammes de liquide, contenant 25gr,97 de résidu sec, et 0gr,087 de fibrine par kilogramme. Pour la détermination des principes coagulables frais, des analyses ont donné à M. F. Gannal les résultats suivants :

a. Sérosité de la plèvre d'un sujet mort de maladie du cœur, pour 1000 :

Métalbumine (hydropisine) humide......	167,0	sèche..	57,0
Sérine (albumine) humide)............	211,5	sèche..	69,5

b. Sérosité péritonéale du même sujet :

Métalbumine (hydropisine humide.......	140,0	sèche..	48,0
Sérine (albumine) humide.............	244,6	sèche..	74,5

Mémoire sur l'hydropisine, nouvelle matière albuminoïde confondue jusqu'à ce jour avec l'albumine (*Compt. rend. et Mém. de la Soc. de biol.* Paris, 1857, in-8, p. 199). Le corps auquel Gannal, Moyse et moi laissions le nom d'*albumine* est, comme on le voit, la sérine.

(1) D'après F. Hoppe les sérosités qui ont séjourné longtemps dans l'économie sont plus riches en albumine et plus pauvres en sels que celles qui sont récemment formées.

(2) Le péricarde d'un supplicié âgé de vingt ans contenait une demi-cuillerée à café environ de sérosité. Celui d'un autre âgé de plus de soixante ans contenait 30 grammes environ de sérosité coulant comme de l'eau, sans viscosité, demi-transparente, d'un jaune citrin et *neutre*. Elle devint blanche, laiteuse, sans se prendre en masse à la chaleur. Ce liquide, recueilli douze à treize heures après la mort, abandonné au repos, devint tout à fait transparent et donna une mince couche

Cette humeur est souvent légèrement jaunâtre, soit transparente, soit un peu trouble ou opaline, d'une saveur un peu salée ; elle est mobile comme de l'eau ou un peu visqueuse.

Elle a déjà été bien décrite par Vieussens qui cite un cas où on l'a trouvée avec une consistance gélatiniforme molle. Elle fournit en effet parfois de la fibrine qui, en se coagulant après la mort ou après l'extraction, donne à la masse liquide une consistance gélatineuse.

Elle peut être colorée en rose ou en rouge par du sang ou devenir plus ou moins puriforme par la production de leucocytes à la surface de la séreuse qui tombent dans le liquide, y restent en suspension et le troublent en lui communiquant la teinte jaunâtre qu'ils donnent à la lumière quand ils la réfléchissent. Dans ces circonstances-là et surtout quand le péricarde pariétal ou viscéral est tapissé de fausses membranes fibrineuses, jaunâtres, on trouve des flocons de même apparence, formés de fibrine striée ou granuleuse englobant des leucocytes et de fines granulations jaunâtres ; ces flocons flottent dans l'humeur et se déposent avec les leucocytes au fond du vase contenant celle-ci.

Il est des circonstances enfin où, dans le péricarde comme dans la plèvre, le liquide accidentellement formé est tout à fait semblable à du pus. Lorsqu'il tient en suspension des éléments du sang qui le colorent, ou des leucocytes, ils se rassemblent au fond du vase par le repos et laissent surnager la sérosité jaunâtre limpide ou un peu trouble.

Jamais on n'a fait d'analyse de la sérosité purulente observée dans les cas de péricardite, comparativement à la sérosité limpide produite dans d'autres conditions morbides. Le tableau ci-joint contient les données que que j'ai pu recueillir sur ce point :

Sérosité péricardique de l'homme (Gorup-Besanez).

	Homme,	Bœuf.
PRINCIPES DE LA PREMIÈRE CLASSE.		
Eau	962,83 à 955,13	969,96
Sels minéraux	7,34 à 6,69	7,61
PRINCIPES DE LA DEUXIÈME CLASSE.		
Principes dits extractifs	8,21 à 12,69	4,90

d'un dépôt grisâtre. Ce dernier était composé en partie d'assez larges lambeaux de cellules épithéliales pavimenteuses, roulés ou étalés, provenant de la desquamation de l'épithélium de la séreuse. Il y avait aussi des cellules isolées. De ces diverses cellules isolées ou juxtaposées en lambeaux, les unes étaient très-petites, finement grenues, grisâtres ; les autres étaient cinq à six fois plus larges que les précédentes, non granuleuses et transparentes. Ce sujet portait une petite hydrocèle du côté droit, formée par un liquide *neutre* de teinte citrine, limpide, se prenant en masse par la chaleur (Ch. Robin, *Journ. de l'anatomie et de la physiologie*, 1869, p. 456).

PRINCIPES DE LA TROISIÈME CLASSE.		
Albumine sèche.........	21,62 à 24,68	16,70
Fibrine................	00,00 à 0,81	0,83

Quelques observateurs y ont indiqué l'existence de l'urée et d'autres fois du sucre de diabète sur les diabétiques et les albuminuriques. Naunyn y a signalé aussi la présence de la cholestérine, de l'acide urique et de l'urée même en dehors des cas d'albuminurie. Durant cette dernière affection, la quantité d'*albumine* peut s'élever à 33 pour 1000.

HUITIÈME ESPÈCE. — SÉROSITÉ PÉRITONÉALE.

A l'état normal, on rencontre fréquemment de la sérosité péritonéale dans des conditions telles que l'on ne peut dire qu'il y a maladie; mais il n'y en a guère alors que quelques grammes. On la trouve toujours avec une légère teinte citrine. Elle est fluide, non visqueuse. Ce n'est qu'après un séjour assez prolongé dans le péritoine qu'elle prend une certaine viscosité, qu'elle doit à la présence d'une petite quantité de matière coagulable (non par la chaleur mais par l'acide acétique), et qui se retrouve lorsqu'on a extrait du liquide les autres substances. Cette matière est analogue à la mucosine (1). Il y a beaucoup de notions concernant ces principes, qui, malgré leur importance, manquent encore de précision ; aussi ne devrait-on laisser échapper aucune occasion de faire de nouvelles analyses des sérosités, au point de vue surtout de la détermination des principes de la troisième et de la deuxième classe particulièrement.

Dans un grand nombre de circonstances morbides, locales ou générales, la sérosité péritonéale est sécrétée en quantité considérable, et l'on en retire, par la paracentèse ou à l'autopsie, depuis 1 litre jusqu'à 30 litres et même plus. Ce liquide est ordinairement transparent, incolore ou légèrement ambré ou d'un jaune-citron, parfois verdâtre, surtout chez les sujets qui ont été ou qui sont encore ictériques. Il est générale-

(1) Suivant M. Cl. Bernard la propriété de se coaguler spontanément est un caractère constant de la sérosité péritonéale fraîche et normale. Al. Schmidt pense avoir confirmé ce fait sur le liquide péricardique et que ce liquide se coagule toujours plus lentement quand il a séjourné dans le cadavre en dehors de toute putréfaction. La formation et la coagulation de la fibrine pleurétique et ascitique ont toujours lieu de cinq à quinze minutes environ après leur extraction sur le vivant, sauf le cas où après avoir enlevé un premier caillot on attend la formation du second (p. 350). De Laharpe (1842) et Méhu ont bien signalé ces faits. Ce dernier a pourtant vu la coagulation tarder quarante-huit heures dans la sérosité ascitique. Tant que le liquide est maintenu agité par celui qui, en voie d'écoulement s'y ajoute, la coagulation n'a pas lieu ; l'agitation du liquide dans le vase servant à le transporter produit le même effet; la coagulation a lieu ensuite lorsqu'on le laisse immobile (Ch. Robin et Verdeil, *Chimie anatomique*. Paris, 1853, in-8, t. III, p. 214).

ment un peu sirupeux, un peu visqueux même, rarement toutefois jusqu'à être filant. Presque toujours il devient mousseux par l'agitation ou en tombant dans le vase qui est destiné à le recevoir.

Quelquefois (de Labarpe) le liquide est légèrement opalin, comme du lait, sans être purulent ni produit par suite de péritonite. Il doit alors sa coloration à de très-fines et nombreuses granulations graisseuses.

Il est parfois aussi coloré en rose ou en rouge par du sang dont les globules s'amassent encore au fond du vase par le repos et laissent surnager la sérosité transparente jaunâtre. Il en est de même lorsqu'elle est troublée d'abord par des leucocytes ou par des flocons fibrineux.

Quand le liquide est rendu louche ou demi-transparent, ou même lactescent par de fines granulations, on le voit tantôt conserver cet état, tantôt s'éclaircir un peu, car alors les gouttelettes se rassemblent en partie à la surface de la masse où elles forment une mince couche grisâtre ou blanchâtre, à reflets irisés ou non.

Dans diverses circonstances analogues à celles dont j'ai parlé dans la description du liquide pleurétique, l'humeur péritonéale peut être d'un brun plus ou moins foncé ou être jaunâtre, purulente avec des caillots ou flocons fibrineux de même teinte ou d'un gris blanchâtre, analogues à ceux qui tapissent alors le péritoine. Il est des conditions dans lesquelles enfin le contenu péritonéal est tout à fait puriforme.

Cette humeur peut présenter en suspension des cellules épithéliales et des leucocytes. Indépendamment des circonstances dans lesquelles le liquide est tout à fait purulent, il n'est pas rare qu'ils soient assez abondants pour le troubler légèrement, le rendre louche. Lorsque le liquide est brunâtre, cela est dû à des épanchements sanguins plus ou moins anciens, dont les hématies, devenues légèrement sphériques, ont pris la teinte brune déjà signalée. On est toujours surpris de l'intensité de la coloration brune de certains liquides, qui cependant n'ont pas causé plus d'accidents que d'autres qui sont transparents.

Sous l'influence de la chaleur et des agents chimiques, ces sérosités se comportent comme leurs analogues de la plèvre.

La densité des liquides ascitiques est fort variable; elle était de 1005 dans le liquide d'une ascite dite *essentielle* par Becquerel et Rodier (1).

Voici les résultats obtenus par Drivon qui a bien étudié ce sujet (2) :

(1) L'auteur de l'article ASCITE, dans le *Dictionnaire de médecine et de chirurgie pratiques*, indique pour cette densité les chiffres 1060 et 1064. Cette évaluation est certainement erronée. La densité du sang est seulement de 1053 à 1057, et la densité des sérosités est toujours moindre, la synovie exceptée et encore celle-ci demande à être mieux étudiée sous ce rapport (voy. p. 368).

(2) Drivon, *Recherches sur l'analyse chimique et la composition des sérosités*. Montpellier, 1869, in-8, p. 53.

Ascite causée	par cancer de l'ovaire	1017,9
—	—	1022,3
—	—	1024,0
—	par affection cardiaque	1014,2
—	par anémie	1014,2
—	par cirrhose du foie	1007,7
—	—	1011,6
—	—	1015,0
	?	1010,2

Le maximum étant 1024 et le minimum 1007,7, la moyenne de ces termes extrêmes est 1015,7. Il est à remarquer que d'après les trois premiers nombres, qui diffèrent notablement des autres, il semblerait que, dans l'ascite causée par des affections cancéreuses de l'ovaire, le liquide aurait toujours une densité plus forte. Le liquide de ponctions faites successivement peut être de plus en plus dense.

La sérosité ascitique est neutre ou légèrement alcaline. Drivon l'a trouvée neutre dans tous les cas qu'il a observés, au nombre de 14. La putréfaction peut la faire passer à l'état légèrement acide sur le cadavre ou après son extraction.

Sérosités ascitiques fibrineuses.

Dans un certain nombre d'ascites consécutives à la néphrite aiguë ou à un léger état inflammatoire du péritoine, on voit, six à dix minutes après l'extraction du liquide, alors qu'il est encore peu refroidi, toute sa masse devenir moins mobile, et bientôt gélaniforme, tremblotante. Dix minutes après son extraction, le liquide peut être dans cet état. Puis il prend la consistance de l'empois, la masse se laisse déprimer sans que le doigt s'y enfonce et devient moins transparente, nuageuse, à la surface surtout et particulièrement quand elle est opaline et que les granules graisseuses s'y rassemblent. La sérosité se sépare et s'accumule dans les parties déprimées. La masse devenue gélatiniforme adhère aux parois du vase et s'en sépare facilement ; elle peut aussi se réduire en fragments par l'agitation (1). Le caillot, une fois formé, se rétracte, surtout s'il a été artificiellement séparé du vase ou brisé, et il nage dans la sérosité qu'il a exprimée de sa masse en se rétractant. Il est des cas dans lesquels ce caillot ou les fragments devenus flottants se liquéfient après s'être ramollis.

A l'aide d'un pinceau, d'une barbe de plume, etc., et même des doigts, on peut isoler et recueillir le caillot, qui, une fois un peu comprimé, donne une masse filamenteuse, blanche, tenace, élastique, offrant les caractères microscopiques et autres de la fibrine (2).

Il importe de ne pas confondre le liquide des hydropisies fibrineuses

(1) De Laharpe, *Arch. gén. de méd.* Paris, 1842, t. XIV, p. 177.
(2) Voy. *Chimie anatomique.* Paris, 1853, in-8, t. III, p. 200, 214 et suiv.

signalé par Marchand, Magnus, par de Laharpe surtout, etc., avec la sérosité purulente tenant en suspension des caillots ou fausses membranes fibrineuses dans les cas de péritonites et de métro-péritonites (voy. p. 334 et 361).

Dans ces conditions, la sérosité (dont la composition est indiquée dans le tableau p. 361) est troublée, rendue puriforme par des leucocytes, des granulations graisseuses et de fines granulations moléculaires grisâtres très-abondantes; souvent aussi il y a quelques hématies. On y voit de plus, soit de petits flocons fibrineux, soit de gros caillots de même nature, jaunâtres, englobant les éléments anatomiques précédents, qui flottent dans le liquide accumulé au fond des culs-de-sac péritonéaux du petit bassin, ou qui adhèrent au péritoine pariétal et viscéral sous forme de fausses membranes (1).

Composition des sérosités péritonéales.

Les tableaux ci-joints résument les documents encore très-incomplets, en ce qui concerne les principes cristallisables du moins, que nous possédons sur la composition immédiate de ces sérosités :

Sérosités de l'ascite.

PRINCIPES DE LA PREMIÈRE CLASSE.			
Eau	985,00	à	955,00
Chlorure de sodium	5,00	à	8,00
Carbonate de soude	1,00	à	2,00
Sulfates et phosphates alcalins / Phosphate de chaux	0,60	à	1,20
PRINCIPES DE LA DEUXIÈME CLASSE.			
Lactates? alcalins	1,05	à	2,00
Principes dits extractifs	4,00	à	8,00
Cholestérine / Séroline / Corps gras	0,22	à	3,00
Urée	traces	à	4,20
Glycose en cas de diabète	quantité non dosée.		

(1) *Chimie organique*, p. 239. Lassaigne est, comme on sait, le premier qui ait montré que ces fausses membranes des séreuses et celles de l'angine couenneuse de l'homme et du porc sont essentiellement composées de fibrine identique avec celle de la couenne du sang (*Journ. de chim. méd.* Paris, 1825, t. I; 1841, t. VII, 2e sér.). Dans les sérosités purulentes de la plèvre, etc., les éléments anatomiques se séparent très-facilement du sérum et se déposent au fond du vase en assez peu de temps. La sérosité peut être séparée par décantation. Il serait important de la comparer à celle de la sérosité de l'ascite, etc., et du pus phlegmoneux d'une plaie, mais son analyse n'a pas encore été faite à ce point de vue.

PRINCIPES DE LA TROISIÈME CLASSE.

Albumine sèche (1)	8,00	à	25,00
Substance précipitable par l'acide acétique	traces	à	2,45
Métalbumine	5,00	à	14,00
Fibrine parfois nulle ou	0,32	à	2,00
Biliverdine en cas d'ictère	non dosée.		

Liquide de la métro-péritonite (Scherer).

PRINCIPES DE LA PREMIÈRE CLASSE.

Eau	940,16	à	878,01
Sels minéraux	7,93	à	9,38
Chlorhydrate d'ammoniaque	traces	à	9,30

PRINCIPES DE LA DEUXIÈME CLASSE.

Acide lactique libre	1,05	à	1,30
Principes dits extractifs	6,12	à	20,96
Graisse	1,35	à	6,91

PRINCIPES DE LA TROISIÈME CLASSE.

Albumine sèche	25,21	à	48,95
Substance coagulable par l'acide acétique	4,37	à	10,32
Éléments anatomiques du pus en suspension et secs	13,81	à	14,67

Le tableau suivant donne le résultat des analyses de M. Drivon :

	CANCER de l'ovaire.	CANCER de l'ovaire.	CANCER de l'ovaire.	CANCER de l'ovaire.	CIRRHOSE du foie.	CIRRHOSE du foie.	AFFECTION du cœur.	ANÉMIE des mineurs.	?
Volume	21 lit.	65 lit.	8 litres	9 litres	10 litres	x	x	x	x
Densité à l'aréomètre	x	x	x	x	x	1014	1013	1013	1009,6
Densité (méthode du flacon)	x	1017,9	1022,3	1024	1011,6	1015	1014,2	1014,2	1010,2
Viscosité	faible	legère	très-grande	assez grande	tr.-faible	faible	tr.-faible	faible	tr.-faible
Limpidité	limpide	limpide	trouble	médiocre	limpide	trouble	parfaite	parfaite	trouble
Eau	968	946,50	910	939,05	978,17	956,40	961,85	967,50	986,09
Matières solides	32	53,50	90	60,95	21,83	43,60	38,15	32,50	13,91
Sels fixes	18,20	13, »	14,45	17,82	8,24	10,54	8,90	10,75	8,06
Sels solubles	x	5,52	x	x	x	6,06	x	7,63	x
Sels insolubles	x	7,53	x	x	x	4,47	x	3,11	x
Totalité des matières coagulables	13,80	38,80	74,50	43,20	13,55	32,91	23,73	21,75	5,25
Albumine (sérine)	x	19,40	57,91	22,77	11,51	x	12,45	x	3,22
Hydropisine (métalbumine)	x	18,85	16,38	20,42	0,93	x	10,16	x	2,01
Mucosine	x	0,95	traces	»	1,05	1,13	1,65	0,40	x

(1) Voyez aussi la note (6) ci-dessus, page 355.

Les analyses précédentes, de Drivon, s'éloignent trop de celles qui ont été faites jusqu'à présent, en ce qui concerne la quantité des sels, tant solubles qu'insolubles, pour qu'il n'y ait pas lieu de les reprendre à cet égard, d'autant plus qu'il n'y est pas question des principes d'origine organique. C'est pour combler cette lacune que je reproduis les analyses ci-contre de F. Hoppe, portant sur des liquides fournis par un même malade (1).

Densité	1009	1010	1009
Eau	984,50	982,53	983,33
Matières solides	15,50	17,47	16,67
Albumine	6,17	7,33	6,11
Extrait éthéré	0.34	0,16	0,25
— alcoolique	0,24	0,56	2,16
— aqueux	0,67	1,12	2,84
Sels solubles	8,30	7,99	8,05
Sels insolubles	0,16	0,14	0,19
Perte	0,38	0,23	2,93

Il y a dans ces humeurs souvent, sinon toujours, une certaine quantité de cholestérine et de principes gras. L'urée s'y rencontre d'une manière à peu près constante. Tantôt il y a seulement des traces, d'autres fois il y en a quatre, et quelquefois près de cinq parties pour 1000, dans le cas d'hydropisie coexistant avec l'albuminurie. Il existe aussi de la glycose, et, à ce qu'il paraît, non seulement durant le diabète, mais encore pendant certaines maladies du foie. Ces liquides renferment beaucoup moins de substances coagulables que celui de la plèvre (voy. p. 353 et 355). Dans beaucoup d'entre elles, il y a de la mucosine, coagulable par l'acide acétique. Enfin, il y a souvent un peu de matière colorante jaune verdâtre qui est probablement la même que celle de la bile, surtout dans les cas d'ictère.

D'après Naunyn, on trouverait aussi dans ces fluides de la créatine, de la xanthine et de l'acide urique.

Sérosités péritonéales huileuses.

Les matières grasses sont habituellement en trop petite quantité pour altérer la couleur du liquide ascitique; dans quelques cas cependant, cette quantité peut s'élever au point de donner au liquide ascitique une teinte laiteuse, mais seulement dans des circonstances tout à fait exceptionnelles, comme dans le fait rapporté par Marshall Hugues, où le liquide

(1) Le premier des liquides s'était formé en vingt-deux jours (9 litres); le deuxième fut retiré vingt jours plus tard (14 litres), et le troisième fut extrait sept jours après. Ces analyses, de Drivon et de Hoppe, ne font pas mention de la *fibrine*, bien que dans le péritoine les sérosités fibrineuses soient aussi fréquentes que dans la plèvre, aussi bien chez les albuminuriques que dans les ascites causées par des maladies du foie, etc.

épanché, analysé par Rees, était comparable au chyle ou à une émulsion d'amande (1); agité avec l'éther, il se sépara en trois parties; la couche supérieure était une solution de graissse dans l'éther; l'inférieure une sérosité limpide, et l'intermédiaire une masse flottante de matière chyleuse (2).

M. Bergeret (de Saint-Léger) a observé chez une fille de vingt-sept ans, scrofuleuse et phthisique, une ascite dont le liquide retiré deux fois à un mois d'intervalle était blanc comme du lait, avec un léger reflet bleuâtre. Sa densité était de 1007; il était neutre au papier de tournesol. Au microscope, on ne voyait que des gouttes de graisse liquide plus ou moins fines. Il n'y avait pas d'éléments figurés.

Ce liquide contenait : 1° 16gr,70 de matières grasses par litre; 2° de l'albumine en assez grande quantité; 3° beaucoup de chlorures; 4° un peu de sulfates; 5° des phosphates probablement?

L'émulsion graisseuse était si parfaite, qu'il est resté dix jours sans former ni cremor, ni sédiment et qu'il n'a subi aucune putréfaction quoique conservé à l'air, dans le mois de septembre, à une température assez élevée. Neutre primitivement, il est devenu légèrement acide, sans doute à la suite de la formation d'acides gras. Enfin il n'était constitué, au microscope et chimiquement, que par de la sérosité tenant en suspension les gouttelettes de matières grasses liquides, semblables à de l'huile; c'est pourquoi Bergeret a donné à cette forme d'ascite, le nom d'*ascite huileuse* (3).

NEUVIÈME ESPÈCE. — SÉROSITÉS DE LA TUNIQUE VAGINALE ET DE L'HYDROCÈLE.

Les actes moléculaires, qui ayant lieu dans les tissus, ont pour résultat la *sécrétion* d'un fluide, sont tellement subordonnés aux conditions de la texture et de la circulation du sang dans ces tissus, que les liquides sécrétés dans la tunique vaginale, qu'on pourrait croire semblables à la sérosité péritonéale, en diffèrent cependant notablement.

Il est commun de trouver quelques grammes de sérosité dans la

(1) Rees, *Archives générales de médecine*. Paris, 1841, t. XII, p. 369.

(2) Cette ascite fut rapportée, par Rees, à la compression des branches qui contribuent à la formation de la veine porte et du canal thoracique par des tumeurs encéphaloïdes du mésentère; quelques-unes de ces glandes offraient à la coupe un liquide blanc crémeux, et des vaisseaux lactés en grand nombre, tortueux, variqueux et distendus; quelques-unes par un liquide laiteux, d'autres par un liquide plus clair; ils existaient dans presque toutes les parties du mésentère. (Voy. aussi Besnier, art. ASCITE. *Dictionnaire encyclopédique des sciences médicales*. Paris, 1871, p. 447.)

(3) Bergeret, *Journal de l'anatomie et de la physiologie*. Paris, nov. 1873.

tunique vaginale de sujets sains ou morts de maladies générales (voy. la note, p. 355-356), et l'on en voit se produire aussi pendant la durée de l'épididymite et de l'orchite, soit idiopathique, soit symptomatique.

Il est des cas d'hydrocèle, observés dans les pays chauds, qui ont fourni jusqu'à 3 litres de liquide en un seule fois; mais, en Europe, on en retire rarement au-dessus de 500 à 1000 grammes.

Cette sérosité est d'une teinte jaunâtre pâle, citrine, transparente, fluide, mobile, sans viscosité. Elle peut aussi être colorée en rose ou même en rouge et même en brun-chocolat par des globules du sang épanché; ceux-ci, en tombant au fond du vase après quelques heures de repos, laissent à la sérosité qui surnage l'aspect que je viens d'indiquer. On n'a pas noté qu'elle fût spontanément coagulable, comme l'est quelquefois la sérosité de l'ascite. Parfois elle est un peu filante, sirupeuse ou même visqueuse, et alors elle peut être trouble, et soit d'un jaune verdâtre, soit presque verte ou tout à fait verte (Velpeau); elle est inodore ou d'odeur fade très-faible. Souvent ce liquide contient des paillettes formées par des amas de cristaux de cholestérine, qui lui donnent un aspect micacé, et flottent dans sa masse, puis se rassemblent à sa surface avec quelques gouttelettes d'huile. Il n'est pas très-rare de voir ces paillettes assez abondantes pour rendre le liquide très-trouble, analogue à un bouillon épais. C'est dans un cas de ce genre que Simon en a retiré 8,40 avec des traces de graisses proprement dites. A la longue, par le repos, les paillettes de cholestérine se portent vers la partie supérieure du liquide, parce qu'elles sont moins denses que lui, et forment une couche plus ou moins épaisse. Ces paillettes ne sont pas des cristaux isolés : ce sont des accumulations de cristaux imbriqués les uns sur les autres, et auxquels adhèrent presque toujours une ou plusieurs bulles de gaz empruntés à l'air lors de l'issue de la sérosité.

Lorsqu'à la sérosité s'est ajouté du sang épanché, elle offre une coloration rouge brunâtre plus ou moins foncée et une consistance presque crémeuse, avec ou sans grumeaux, formés de fibrine ou d'hématies et de quelques leucocytes granuleux ou non.

Drivon a trouvé que la densité de ce liquide varie entre 1016 et 1022. Une sérosité ayant donné 1006 a paru être le contenu d'un kyste testiculaire et non d'une hydrocèle. Il a vu le fluide de l'hydrocèle plus souvent neutre que faiblement alcalin (voy. la note, p. 355-356). Sa densité s'est élevée à 1023 et 1028 dans des cas observés par M. Méhu.

Composition des sérosités de l'hydrocèle.

On a signalé dans les liquides de l'hydrocèle les principes immédiats indiqués dans ces tableaux, dont le premier est dû à Drivon. Ici encore on regrette de voir manquer la détermination de la nature et du poids de sprincipes cristallisables d'origine organique.

Volume	165 cc.	203 cc.	440 cc.	480 cc.	700 cc.
Densité à l'aréomètre	x	1019	1019	1020	1006
Densité (méthode du flacon)	1019,6	1018,7	1022,4	1021,3	1006,2
Réaction	x	neutre	neutre	tr.-léger. alcal	neutre
Couleur	citrine	citrine	jaune intense	citrine	presque nulle
Odeur	nulle	nulle	nulle	fade	nulle
Viscosité	médiocre	médiocre	médiocre	faible	à peu près nulle
Limpidité	complète	complète	presque compl.	presque compl.	louche
Eau	952.18	951,77	931,09	934.73	988,55
Matières solides	47.82	48.23	68.91	65.27	11,45
Sels fixes	13,86	13,74	13.67	13,18	7,84
Sels solubles	non dosés	9.89	8.21	non dosés	7,37
Sels insolubles	*id.*	3,84	5.45	*id.*	0,47
Total des substances coagulées par la chaleur et l'acide acétique	33,34	33.98	54,74	51.97	2.80
Albumine (sérine)	20,678	23.68	38.111	non dosée	2.40
Hydropisine (métalbumine)	11.358	9.24	15.343	*id.*	0.37
Mucosine	0,400	non dosée	0.931	1.102	0.20

Sérosités de l'hydrocèle en général.

PRINCIPES DE LA PREMIÈRE CLASSE.

Eau	934,00 à 860,00
Chlorures de sodium et potassium	5,00 à 7,00
Carbonate de soude Sulfates de soude et de chaux Phosphates de soude et de chaux	2,00 à 4,00

PRINCIPES DE LA DEUXIÈME CLASSE.

Lactates? succinates et urates alcalins... Principes cristallins d'origine organique..	1,00 à 3,00
Cholestérine parfois nulle ou	traces à 8,40
Séroline	traces.
Corps gras, margarine, oléine	traces à 1,60
Urée, parfois nulle ou traces	non dosée.

PRINCIPES DE LA TROISIÈME CLASSE.

Albumine (sérine) Hydropisine (métalbumine)	48,00 à 60,00
Biliverdine en cas d'ictère	non dosée.

Les corps gras extraits de cette sérosité sont parfois à l'état de gouttelettes, mais qui ne sont jamais assez abondantes pour lui donner une coloration lactescente. Toutes les fois que la ponction d'une tumeur des bourses amène une humeur ainsi colorée, on peut constater qu'il s'agit alors du liquide de kystes spermatiques, appelés *hydrocèles spermatiques*, qu'il ne faut pas confondre avec les sérosités dont il est question ici (1).

(1) Toutefois, la production dans la tunique vaginale d'un liquide analogue à celui de l'*ascite huileuse* n'est pas impossible. Il est difficile de savoir ce que pou-

On a signalé aussi assez souvent la présence d'une petite quantité d'urée dans les liquides de la tunique vaginale, sans que la quantité fût suffisante pour pouvoir être dosée.

Il y a 30 à 60 parties de principes coagulables, c'est-à-dire plus en général que dans le liquide de l'ascite. On n'y a jamais trouvé de fibrine. On y a vu parfois un peu de matière colorante analogue à celle de la bile. Il y a presque toujours dans les liquides limpides une petite quantité d'éléments anatomiques en suspension qui sont des cellules épithéliales, des leucocytes, granuleux ou non, et souvent aussi quelques globules du sang. La constitution anatomique des flocons dits muqueux, albumineux ou pseudo-membraneux que contient le liquide de certaines hydrocèles demande aussi, en fait, à être déterminée.

DIXIÈME ESPÈCE. — DE LA SYNOVIE.

La synovie est souvent considérée comme étant une sérosité proprement dite, d'après des analogies un peu exagérées que l'on établit d'une manière constante entre les séreuses péritonéale, etc., et les synoviales.

Le liquide synovial se distingue pourtant des sérosités par une viscosité très-caractérisée, une coloration ordinairement jaunâtre, beaucoup plus prononcée chez les jeunes sujets; elle peut aussi être citrine, pâle ou tout à fait incolore. En même temps la synovie est plus dense que les sérosités; elle coule difficilement, et file quand on la verse ou si on la prend entre les doigts; elle est neutre ou faiblement alcaline; elle renferme plus de principes fixes que les sérosités proprement dites, aussi sa densité est de 1099 sur le cheval (Schubler et Kapff). Elle renferme plus de phosphate de chaux que les sérosités proprement dites.

Ce liquide doit sa viscosité à une assez grande quantité de mucosine que pendant très-longtemps on a confondue avec l'albumine, mais qui s'en distingue sous plusieurs rapports. Extraite, puis mise dans l'eau, elle se gonfle et lui donne la viscosité particulière à la synovie. Cette viscosité n'est point donnée à l'eau par la métalbumine ni par la sérine.

La synovie tient en suspension ordinairement quelques leucocytes et

vaient être chimiquement les paillettes blanches sous forme d'écailles brillantes nacrées qui se *déposaient au fond du vase* contenant le liquide d'une ancienne hydrocèle ponctionnée par Earle. (On sait que la cholestérine est plus légère que l'eau, mais nul auteur ne précise sa densité). Ce liquide était d'un rouge brun, visqueux, avec des flocons muqueux, jaunâtres. En agitant le vase les lamelles se répandaient dans tout le liquide et lui donnaient un reflet luisant; mais par le repos elles se précipitaient aussitôt au fond. Ce dernier fait empêche seul de considérer ces paillettes commes formées de cholestérine, d'autant plus que leurs caractères chimiques étudiés par Bostock les rapproche de celle-ci. (Bostock, *Medico-chirurgical Transactions*, 1829, et *Archives génér. de médecine*, 1830, t. XXIV, p. 137.)

quelques cellules épithéliales pâles, de petites dimensions et irrégulières. Chez les sujets âgés, rhumatisants ou goutteux, on y trouve en outre assez communément des végétations fibro-cartilagineuses détachées du pourtour des cartilages articulaires et devenues libres dans la synovie.

Composition de la synovie chez l'homme.

PRINCIPES DE LA PREMIÈRE CLASSE.	
Eau	928,00
Chlorure de sodium Carbonate de soude	6,00
Phosphate de chaux	1,50
Phosphate ammoniaco-magnésien	traces.
PRINCIPES DE LA DEUXIÈME CALSSE.	
Principes d'origine organique	non dosés.
Corps gras	0,60
PRINCIPES DE LA TROISIÈME CLASSE.	
Synovine (dite albumine) ou mucosine	64,00
Fibrine (dans les arthrites)	quelq. flocons.

Les analyses de Frerichs ont démontré que la composition de la synovie diffère notablement chez le bœuf, selon que l'animal est resté longtemps à l'état de repos ou qu'il a marché. Les articulations des bœufs restés à l'étable et des veaux contiennent toujours une grande quantité de synovie incolore, peu visqueuse et pauvre en synovine, c'est-à-dire en donnant 2,400 pour 1000 au lieu de 5,600 qu'on trouve dans la synovie de l'animal qui a marché beaucoup. Chez ce dernier, la quantité de synovie est moitié moindre environ : elle est plus épaisse, plus tenace, plus riche en leucocytes et en synovie, mais plus pauvre en sels inorganiques (9,9 au lieu de 11,3). Elle renferme au contraire plus de substances dites extractives; savoir, 35,1 au lieu de 15,7. En somme, elle contient 51,5 de parties fixes contre 30 qu'en donne celle de l'animal resté à l'étable.

Des modifications accidentelles de la synovie.

Les chirurgiens se bornent en général à dire que dans l'hydarthrose le liquide est quelquefois onctueux, transparent et filant, mais plus souvent jaunâtre ou citrin, comme dans l'hydrocèle, qu'il peut être mélangé avec du sang; qu'il est alors coloré en rouge ou bien qu'il contient des flocons fibrineux. La quantité du liquide épanché varie de quelques grammes; à 500 grammes et même davantage.

Sur un supplicié dont chaque genou contenait environ 400 grammes de liquide, Dupuytren a vu le liquide, filant, transparent, un peu rougeâtre, d'une odeur fade, d'une saveur un peu salée, d'une densité de 1050 (1).

Dans un cas de rhumatisme blennorrhagique mono-articulaire, Laboulbène a retiré un liquide citrin légèrement visqueux, à deux reprises.

Le liquide nettement alcalin contenait de nombreux leucocytes offrant des mouvements amiboïdes, formant 5 pour 100, en poids, de la masse. Un coagulum fibrineux, d'apparence gélatineuse, mais à fibrilles très-nettes, s'est rapidement formé.

L'analyse chimique a été faite par M. Méhu.

Le poids du liquide jaune clair était de 92 grammes.

Résidu sec du liquide filtré, pour 1000...	73gr, 3 et 79,04 dans le 2e
Matières minérales anhydres...........	7gr,30 et 8,60

Dans le deuxième cas, la densité était de 1023 à 20°; les leucocytes étaient abondants et accompagnés d'assez nombreuses hématies.

Un liquide renfermé dans l'articulation du genou, après la fatigue exagérée de l'articulatiou tibio-fémorale, clair, filant et alcalin, renfermait :

Résidu sec........................	58gr,20 pour 1000.
Matières minérales anhydres.........	8 grammes.
Mucosine..........................	46 —

Cette mucosine offrait les caractères suivants : non coagulable par la chaleur, se précipitant par l'alcool, et surtout par l'acide acétique, et se dissolvant dans l'eau distillée, après sa précipitation par l'alcool. (Méhu.)

On voit, par conséquent, que la mucosine est abondante dans le liquide synovial (2).

Dans un cas de rhumatisme polyarticulaire, le liquide du genou droit a donné :

Résidu sec par kilogramme de liquide...........	56gr,46
Matières minérales anhydres	8gr,60

(1) M. Ollier a une fois retiré d'un genou plus d'un litre de synovie, qui se prit immédiatement en une masse solide, de même couleur, élastique et plus consistante que l'amidon bien cuit. Cette circonstance qui pourrait, suivant lui, favoriser la formation de concrétions fibrineuses, mais ne peut expliquer la formation d'un tissu tel que celui des corps étrangers (Ollier, *Dictionn. encyclop. des sc. méd.* Paris, 1867, p. 387). Il faut remarquer qu'ici la fibrine ne préexiste nullement dans la synovie pathologiquement supersécrétée et qu'elle se forme seulement plus ou moins longtemps après l'extraction du liquide. Il faut se garder de rapprocher ainsi ce cas de ceux dans lesquels une contusion avec ou sans fracture de la rotule a donné lieu à un épanchement sanguin articulaire, dont le résidu, fibrineux ou non, reste comme corps étranger, ainsi que Fabre et Nélaton en ont signalé des exemples.

(2) A. Laboulbène, *Bulletin de l'Acad. nat. de médecine.* Paris, juillet 1872. Laboulbène s'est assuré par expérience que la sérosité de l'arthrite blennorrhagique n'est pas inoculable à l'œil des lapins.

Ce liquide citrin s'est pris en masse au bout de quelques heures, comme le liquide d'une pleurésie aiguë. Après six heures, le dépôt fibrineux correspondait à 1gr,20 pour 1000.

Après cette première séparation, il fut produit un nouveau dépôt dans les vingt-quatre heures suivantes, mais il était d'un poids très-faible.

L'acide acétique a précipité de la mucosine. Le liquide acidifié par l'acide acétique se coagulait nettement par la chaleur.

Ce liquide offrait donc un mélange de synovie avec un liquide séro-fibrineux dû à une inflammation rhumatismale (1).

La proportion des composants est à peu près celle des liquides de la pleurésie aiguë, et n'en diffère que par la présence de la mucosine (Méhu).

Liquide du genou gauche :

Résidu sec	65gr,63 pour 1000.
Matières minérales anhydres	8gr,20

Dans les cas d'arthrite traumatique, on trouve les leucocytes en quantité notable. L'analyse a donné :

Résidu sec	67gr,48 pour 1000.
Matières minérales anhydres	8gr,37

Un autre liquide d'un jaune blanchâtre, séreux, sans fibrine, ne contenait pas de mucosine, mais un peu de sang, et surtout une matière épaisse, blanchâtre, purulente. Il a fourni :

Résidu sec	64gr,42
Matières minérales anhydres	8gr,65

Parfois alors le liquide est louche, purulent, offrant un dépôt granuleux ressemblant à des grains de riz cuit et formé par des leucocytes.

C'est à cette dernière catégorie de liquides, c'est-à-dire à la sérosité purulente des arthrites, que ressemble le plus le liquide du rhumatisme blennorhagique (Laboulbène et Méhu).

Dans les cas où il se produit des kystes sur les côtés des articulations, le liquide, étant immobile dans ces conditions, renferme un assez grand nombre de leucocytes qui passent à l'état granuleux ; parfois aussi on y trouve une certaine quantité de gouttelettes graisseuses et des cellules épithéliales petites, irrégulières, pâles, finement granuleuses ou dépourvues de granulations creusées ou non de vacuoles qui les déforment.

(1) J'ai déjà montré, dans la première édition de ce livre, que dans les cas d'inflammation des synoviales il s'y produit une exsudation de plasmine qui, en se dédoublant après la mort ou après les ponctions de la synoviale, donne de la fibrine, et que dans les cas de rhumatisme il n'est pas rare de trouver des caillots fibrineux dans le liquide synovial, lors même qu'il n'y a pas de pus. Cette fibrine a les caractères que j'ai déjà décrits et qu'il est très-facile de reconnaître.

Lorsque la synovie reste immobile pendant très-longtemps dans ces kystes synoviaux, elle finit souvent par prendre une consistance beaucoup plus considérable qu'avant. Parfois, en même temps, sa teinte citrine est remplacée par une légère coloration rosée ou orangée. D'autres fois elle devient tout à fait incolore, semblable à une gelée translucide susceptible d'englober des bulles d'air par l'agitation et de prendre alors un aspect opalin.

Dans ces circonstances, la synovie cesse de constituer un liquide proprement dit. Elle forme une gelée hyaline, tenace, visqueuse, très-filante, difficile à réduire en gouttelettes et susceptible de se laisser couper avec des ciseaux, comme le mucus tenace du col de l'utérus et quelques mucus concrets. Ce n'est pourtant pas une substance coagulable analogue à la mucosine qui donne à la synovie sa viscosité, car l'acide acétique la gonfle, la ramollit, la rend transparente et non striée, fibrillaire, comme il le fait pour la substance coagulable propre du mucus. L'acide azotique ordinaire, non étendu, la ramollit en la rendant légèrement jaunâtre, mais ne la coagule pas; la chaleur a 100 degrés non plus. Cette substance n'est donc pas de l'*albumine* (1).

Le liquide des gaînes et des bourses synoviales tendineuses n'a pas été analysé. Ses caractères extérieurs le rapprochent beaucoup de la synovie.

Quant au liquide des kystes synoviaux du poignet, les chirurgiens se bornent à indiquer qu'il est clair, transparent, un peu jaunâtre, soit tout à fait fluide, soit plus souvent épais et visqueux comme la synovie. Dans certains cas, il est opalin et même purulent.

Dans un cas de ce genre, avec grains riziformes distendant la bourse séreuse sous-deltoïdienne, le liquide extrait était trouble, grumeleux, gris jaunâtre sale, laissant par le repos surnager une sérosité transparente, légèrement citrine, coagulable par l'acide nitrique (2).

ONZIÈME ESPÈCE. — SÉROSITÉS DES VÉSICATOIRES ET DES ÉRUPTIONS VÉSICULEUSES.

Bostock a trouvé la sérosité des vésicatoires d'une densité égale à 1023, d'un jaune citron, transparente, visqueuse et coagulant en masse par la chaleur. Denis l'a vue donner un léger caillot fibrineux peu de temps après sa sortie de l'ampoule.

(1) Voy. *Chimie anatomique*, t. III, p. 452, SYNOVINE ou ARTHROHYDRINE.

(2) J'ai déterminé à l'aide du microscope que ce liquide était d'origine synoviale par la structure amorphe finement grenue avec granulations graisseuses des grains mous, irréguliers qui troublaient ce fluide avant de s'être déposés. Leur structure était semblable à celle des *grains riziformes*, mais ils n'avaient pas la configuration régulière qu'ils ont dans les gaînes tendineuses (voy. pour la structure de ces grains, Michon, *Des tumeurs synoviales, etc.* Paris, 1851, in-4, p. 63 et suiv.).

Cette sérosité, très-différente de celle de l'œdème, est en effet d'une belle teinte d'un jaune citron, ou mieux ambré, clair. Ordinairement elle est mobile et coulante comme de l'eau, rarement visqueuse. Elle est en général limpide, parfois un peu troublée par des leucocytes et quelques rares granulations ou gouttelettes graisseuses. Elle se coagule plus ou moins tôt après son issue hors de l'ampoule. Le caillot qu'elle donne occupe d'abord un volume presque aussi grand que le liquide même et se rétracte peu à peu. Lorsqu'on le sépare du fluide, il le laisse échapper goutte à goutte et donne une masse fibrineuse blanchâtre, élastique, offrant les caractères les plus nets de la fibrine coagulée, mais souvent assez uniformément finement granuleuse. Cette fibrine englobe et retient tous les leucocytes. Le liquide qu'elle laisse et dans lequel elle surnage après cette coagulation est d'une extrême limpidité, mobile comme de l'eau et de la teinte indiquée plus haut.

Cette sérosité est alcaline, coagulable par la chaleur et par l'acide azotique qui la font souvent se prendre en masse.

Parfois la coagulation est assez tardive pour qu'il soit possible de la filtrer avant qu'ait lieu la formation d'un caillot; alors les leucocytes restent sur le filtre et le liquide passe parfaitement limpide. (1).

Il est des cas dans lesquels l'action *vésicante* de la substance employée se retrouve dans la sérosité elle-même, à un degré plus ou moins prononcé. C'est ce qui a lieu pour les sérosités obtenues à l'aide de la cantharidine, de l'huile de croton. Il en est peut-être aussi de même pour la sérosité des vésications causées par certaines essences, comme celles de l'alcoolat d'arnica et autres, agissant de la sorte au moins sur les sujets à peau fine.

Mais il est des éruptions vésiculeuses, soit symptomatiques, soit idiopathiques, telles que celles de l'eczéma, de l'érysipèle, etc., dont les sérosités sont en quelque sorte douées de la propriété d'inoculation ; car elles déterminent de la rougeur de la peau qu'elles touchent soit sur le même sujet, soit sur un autre, et une éruption vésiculeuse analogue à celle qui s'est produite en premier lieu. Tous ces liquides ainsi que celui du pemphigus sont alcalins.

Le gonflement du derme qui accompagne cette éruption semblerait indiquer que la sérosité peut provenir des réseaux lymphatiques d'origine distendus et rompus de manière que la lymphe épanchée vienne soulever l'épiderme. Mais cette propriété que présente le liquide de déterminer une affection semblable à celle qui a donné lieu à sa production s'oppose à l'admission de cette hypothèse. De plus, les leucocytes qu'elle

(1) Voy. E. Onimus, *Sur la genèse des leucocytes* (*Journ. d'anatomie et de physiol.*, 1867, p. 55).

renferme sont presque tous très-petits, comme ceux qui sont au début de leur développement, et le plus petit nombre seulement offre le volume qu'ils ont dans la lymphe, au moins pour ce qui concerne les plus petites vésicules.

DOUZIÈME ESPÈCE. — SÉROSITÉS DES ŒDÈMES.

La sérosité de l'œdème est celle qui infiltre le tissu lamineux sous-cutané et les tissus profonds dans certains cas d'altération du sang ou quelquefois à la suite de troubles de la circulation capillaire, tantôt inflammatoires, tantôt de cause indirecte, comme lors de l'oblitération des veines.

Nous avons déjà vu que ce sont des conditions de ces derniers ordres qui, dans les séreuses, font passer la sécrétion d'un degré tel qu'elle suffit à peine à l'humectation de la membrane, jusqu'à la production de quantités considérables de liquides en un même espace de temps. La sérosité de l'œdème siége donc accidentellement dans les interstices des capillaires, des fibres et des faisceaux de fibres lamineuses, comme au contraire le fait normalement le liquide céphalo-rachidien dans les espaces sous-arachnoïdiens (1).

Pas plus que les autres cette sérosité n'est une simple transsudation du plasma, soit sanguin, soit lymphatique tel qu'il est dans les vaisseaux. Elle est quelquefois composée par de l'eau presque pure, avec un peu de chlorure de sodium. Dans ce cas-là, sa densité est de 1002; elle ne s'élève jamais au delà de 1010 à 1012. Elle est par conséquent à peine aussi dense et même un peu moins que la sérosité de l'ascite. On y trouve parfois une grande quantité de chlorure de sodium, et toujours des phosphates et un peu de carbonate de soude qui lui donnent une légère réaction alcaline.

(1) Les différences qui séparent la composition des sérosités de l'œdème de celles des séreuses viennent infirmer l'hypothèse singulière des auteurs qui prétendent que les *cavités séreuses sont des lacunes du tissu conjonctif*, et que leurs *cellules épithéliales* (dites endothéliales) ne sont que des cellules du tissu conjonctif durcies. Rien de plus faux en particulier que de dire, avec Rindfleisch, que les cellules épithéliales des séreuses ne sont pas des cellules épithéliales ordinaires, et qu'elles ne présentent pas une forme exactement délimitée pour chacune d'elles. Rien n'est plus faux anatomiquement, et en présence des divers modes d'altérations de ces cellules épithéliales. Cette hypothèse, aussi bien que celle dans laquelle les séreuses sont considérées comme des lacunes, est contredite surtout par la netteté et la forme des cellules qui limitent leur cavité durant leur première apparition embryogénique (plèvre, péritoine, péricarde), comparativement aux cellules étoilées du tissu cellulaire. Elle ne l'est pas moins par ce fait, souvent vérifié par M. Ch. Legros et par moi, que les bourses sous-cutanées accidentelles, dites muqueuses, etc., telles que la *prérotulienne*, manquent d'épithélium sur les suppliciés comme sur les autres cadavres, tandis que les bourses et gaînes tendineuses naturelles, quelque petites qu'elles soient, ont des cellules aussi nettement limitées que possible et en couche continue (Ch. Robin, dans Michon, *Des tumeurs synoviales*, 1851).

On y a signalé de l'urée et des urates dans le cas où l'œdème est dû à une affection du rein. Il y a aussi des corps gras, mais jamais au delà de 3 à 5 pour 1000, et ces corps paraissent avoir été entraînés pendant l'écoulement du liquide, après les ponctions faites avec la lancette sur les membres. En faisant ces ponctions, on ouvre des vésicules adipeuses, et les matières grasses qu'on a recueillies semblent provenir des vésicules ainsi ouvertes. Il n'y a que 5 à 7 pour 1000 d'*albumine* dans ce liquide, particularité qui montre bien qu'il ne s'agit pas là d'une simple exsudation du plasma sanguin même.

Le tableau ci-joint résume les données analytiques recueillies jusqu'à présent touchant la composition de cette sérosité :

Sérosités des œdèmes.

PRINCIPES DE LA PREMIÈRE CLASSE.	
Eau	993 à 976
Chlorure de sodium	1 à 7
Carbonate de soude Phosphates de soude et de chaux	1 à 8
PRINCIPES DE LA DEUXIÈME CLASSE.	
Lactates alcalins Urée et urates	2 à 3
Cholestérine (traces)	non dosée.
Séroline et corps gras	traces à 5
PRINCIPES DE LA TROISIÈME CLASSE.	
Albumine	5 à 7
Matières colorantes biliaires parfois	traces.

TREIZIÈME ESPÈCE. — SÉROSITÉS EXSUDATIVES DES CONTUSIONS.

Sous le nom d'*épanchements séreux traumatiques*, bien étudiés pour la première fois par Morel-Lavallée, les chirurgiens décrivent le liquide produit dans le tissu cellulaire sous-cutané ou profond, dont une des minces couches d'interposition a été déchirée par le glissement et le froissement violents qu'amènent certaines contusions des organes que ces couches séparent (1).

(1) Les faits concernant ce sujet se trouvent dans : La Motte, *Traité complet de chirurgie*, 1722. — Pelletan, *Clinique chirurgicale*, 1810. — J. Cloquet, *Compt. rend. de l'Acad. de méd.*, 1827. — Velpeau, *De la contusion dans les divers organes*, thèse de concours. Paris, 1833. — Ibid., *Recherches sur les cavités closes* (*Ann. de chir.*, 1843, t. VII et VIII). — Ibid., *Des injections médicamenteuses dans les cavités closes* (*Ann. de chir.*, 1845). — Morel-Lavallée, *Arch. gén. de méd.*, juin 1853 et janv. 1863. — Boinet, *Iodothérapie*, 1855. — *Bull. de la Soc. de chir.*, 1856. — Jalabert, thèse de Paris, 1860. — Laugier, *Dictionn. de méd. et de chir. prat.*, art. CUISSE. — Follin, *Traité élémentaire de pathologie externe.* — Legouest, *Traité de chirurgie d'armée*, 1869. — Tillaux, *Bull. de thérap.*, 1868. — G. Peltier, *Étude sur les épanchements traumatiques primitifs de sérosité* (*Mouvement médical*, 1870). — L. Robert, *Épanchements primitifs de sérosité*, thèse de Paris, 1873.

De tous les liquides étudiés jusqu'à présent, celui-ci est celui qui a le plus d'analogie avec le sérum sanguin par ses divers caractères, celui qui ressemble le plus à ce que pourrait être une *exsudation* pure et simple, non de plasma (car il ne donne pas de fibrine), mais d'un *sérum* tel que celui de la saignée. Très-souvent en outre la production de ce liquide est compliquée par le mélange de sang proprement, dit hémorrhagiquement épanché. Toutefois il en diffère en ce qu'il est bien plus pauvre en principes fixes; de plus, les faits dont il va être question montrent que la plus grande portion du liquide est produite par *sécrétion* (comme l'a été dit pages 319-320) et non par déversement *tel quel du sang* hors des vaisseaux; que par conséquent ces matières ne doivent pas recevoir le nom d'*épanchements séreux*, et que c'est près des produits de sécrétions séreuses qu'on doit les décrire.

La déchirure du tissu cellulaire interposé à la peau par exemple et aux aponévroses, amène, comme on dit, leur *décollement*, c'est-à-dire la production de deux surfaces distinctes limitées par du tissu cellulaire, là où celui-ci était continu. Ces deux surfaces sont d'abord accolées l'une à l'autre comme deux surfaces séreuses, mais elles forment virtuellement une cavité, qui devient réelle comme pour ces membranes, dès qu'un liquide est produit par ces parois contiguës jusque-là.

Le fluide sécrété sous un petit volume d'abord, augmente insensiblement, mais sans arriver à remplir toute la poche. Sa quantité peut atteindre et même dépasser un litre. La collection peut se produire brusquement après un temps appréciable. Il semble alors que la première quantité de liquide ait été fournie sous l'influence directe du traumatisme par le suintement des capillaires, tandis que l'autre est sécrétée par le tissu limitant la poche elle-même, suivant la théorie de Velpeau. Cette poche sécrète parfois plus abondamment dès qu'on évacue le liquide, car la collection se reproduit souvent après des ponctions répétées, comme l'épanchement pleurétique après la thoracocentèse (1).

L'amas de sérosité n'a pas de tendance à la résorption spontanée, on l'a vu rester stationnaire des mois entiers, pour peu qu'il soit abondant; il s'enkyste et peut ainsi demeurer en place fort longtemps, sans que le malade éprouve aucun accident. Il n'est que gênant suivant la région qu'il occupe. Pendant ce long séjour dans la cavité, le liquide ne subit

(1) Pour Morel-Lavallée, la formation de l'épanchement est due à la rupture des petits vaisseaux ou des capillaires dont les extrémités froissées ne laissent échapper que la partie la plus ténue du sang. C'est le suintement séreux d'une plaie qui ne saigne plus, le suintement qui imbibe les premiers appareils des opérations. Morel-Lavallée cependant n'exclut pas la théorie de Velpeau; il pense au contraire que le tissu cellulaire divisé peut aussi de son côté fournir à l'épanchement le produit de sa sécrétion.

aucune altération : la poche elle-même n'en subit pas. De toutes les cavités renfermant un liquide, celles qui sont le moins susceptibles de subir l'inflammation purulente sont ces cavités remplies de sérosité (Velpeau). Quand elles suppurent, le tissu cellulaire devient rougeâtre, etc. La suppuration primitive n'a été rencontrée qu'une fois. C'est donc un accident qui n'est pas à craindre, tant que la poche n'a pas été incisée et ne s'est pas trouvée en contact avec l'atmosphère.

Le liquide ne peut être laissé ainsi indéfiniment, aussi intervient-on pour amener son évacuation. La collection se reproduit facilement, mais quand les sujets sont dans de bonnes conditions, on voit la sécrétion diminuer et les parois s'accoler de nouveau et se souder.

Le liquide qui forme les collections de ce genre est de la sérosité à laquelle peuvent se mélanger quelques globules du sang. Sa couleur est citrine, jaunâtre; elle peut être rougeâtre et même avoir presque la coloration du sang veineux, mais sans cesser de conserver une limpidité particulière.

Au bout de quelque temps de repos, cette sérosité laisse déposer quelques flocons qui ne sont autre chose que des globules sanguins agglutinés directement. Dans certains d'entre eux, ils sont surtout formés par des fibres du tissu cellulaire, quelques vésicules adipeuses et quelques hématies, ainsi que je l'ai vu sur deux liquides de ce genre remis par Morel-Lavallée. Quand on évacue le liquide, soit par la ponction simple, soit par des incisions, on ne rencontre aucun caillot, ce qui indique qu'il n'est point le résultat de la transformation séreuse du sang, de sa coagulation. Quelquefois il prend une consistance plus ou moins visqueuse; on y rencontre ordinairement des globules graisseux qui, en se rassemblant à la surface par le repos prolongé, lui donnent une apparence onctueuse. Ils proviennent sans aucun doute de vésicules adipeuses déchirées. Dans les observations où l'on a constaté à la fin de la cicatrisation une phase de suppuration, cette viscosité allait en augmentant à mesure que l'on ponctionnait la collection.

Morel-Lavallée a constaté que le dépôt ne représentait que le vingtième de la masse totale et la sérosité jaunâtre les 19 autres parties. Lebert, Quevenne et moi, qui avons fait les analyses du liquide de quelques épanchements ponctionnés par Morel-Lavallée, avons constaté que la partie restée fluide se compose d'une sérosité analogue à celle de la saignée par la manière dont elle se coagulait et de globules graisseux en quantité variable restés en suspension. Le dépôt montrait des globules du sang plus ou moins décolorés dans les épanchements un peu anciens, des globules du sang en petite quantité et de la matière colorante du sang déposée en petits granules. Souvent les hématies étaient en plus ou moins grand nombre, soit dentelées, soit sphériques ou gonflées sur une de leurs faces seulement.

En évaporant la sérosité, on obtint un résidu de 70 millièmes, tandis que le sang donne un résidu de 170 millièmes.

Dans le liquide extrait il n'y a point de coagulation spontanée, la fluidité est complète surtout au moment de l'extraction. Ce n'est que quelque temps après, par le repos et le refroidissement, que se déposent les particules précédentes qu'il ne faut pas prendre pour un caillot fibrineux. Morel-Lavallée dit pourtant avoir vu se former une fois un coagulum, qui se déposa en couche très-mince au fond du vase dans un cas où le fluide était sorti tout à fait limpide. Le liquide non purulent d'une deuxième ponction a été trouvé plus albumineux que celui de la première. La quantité du liquide épanché est toujours insuffisante pour remplir la poche formée par le décollement des tissus, la lésion fût-elle même ancienne. Elle n'est pas en rapport avec l'étendue de la poche; c'est au point qu'un décollement de tout le membre inférieur peut être moins apparent qu'un décollement d'une partie de la cuisse. Dans des espaces pouvant contenir 10 litres de liquide, Morel-Lavallée n'en a même pas trouvé 100 grammes.

L'absence de tout caillot dans la poche est le fait normal. On conçoit cependant que, dans certains cas, il y ait sécrétion de sérosité et épanchement de sang (*épanchement mixte*). La sérosité devient dès lors sanguinolente (*épanchements séro-sanguins*). Souvent dans ces collections d'apparence sanguine le sang n'est pas représenté par tous ses composants; l'humeur est plus fluide et la fibrine manque, tandis que les globules existent en grande quantité.

DOUZIÈME LEÇON

QUATORZIÈME ESPÈCE. — DU PUS.

Le pus est un liquide de production accidentelle, hétérotopique, fluide ou demi-solide, dont la coloration varie depuis celle d'une sérosité trouble, grisâtre, jusqu'au blanc jaunâtre, crémeux, opaque.

On constate dans le pus l'existence de deux parties distinctes; ce sont des éléments anatomiques, en suspension dans un liquide qu'on appelle le sérum du pus. Ce fluide-là ne renferme pas de substance spontanément coagulable, comme on en voit au contraire dans les sérosités purulentes péritonéales et pleurales (voy. p. 359).

Le pus est une sérosité interstitielle troublée par des leucocytes qu'elle tient en suspension. Il en renferme environ 290 grammes pour 1000 à l'état frais et comme maximum. Ainsi sur 1000 grammes de pus qu'on a filtré, on voit que le filtre a retenu de 290 à 170 grammes de substance solide, et l'examen de cette matière montre que ce sont surtout des leucocytes avec quelques gouttelettes graisseuses, entraînées entre les leucocytes mais en petite quantité (1).

Sur la cause de l'état puriforme de divers liquides.

La production du pus dans des régions de l'économie où l'on ne trouve ni le liquide, ni les éléments anatomiques solides qui le composent, doit être bien distinguée du fait dans lequel une sérosité normale ou accidentelle, comme celle du péritoine, du péricarde ou de la plèvre, ou bien certains mucus, comme celui des bronches, de l'urèthre ou du vagin, prennent l'aspect purulent. Ici, en effet, les conditions sont toutes différentes. Dans le cas des muqueuses et des sérosités qui deviennent purulentes, il n'y a pas autre chose que l'hypergenèse des leucocytes qu'on trouve en fort petite quantité, mais normalement, dans ces mêmes liquides, et cette hypergenèse est consécutive à la perturbation d'une sécrétion naturelle. C'est un mucus qui a changé de couleur par suite de l'augmentation exagérée du nombre de ses leucocytes, multiplication qui est favorisée par le trouble survenu dans la circulation de la muqueuse avec ou sans ulcération. Il en est de même pour les séreuses. Le liquide est rendu par là plus ou moins opaque et jaunâtre, mais il n'en reste pas moins un mucus, une sérosité dont la couleur et la consistance ont seules été changées par la multiplication exagérée des leucocytes.

Quelle que soit du reste la région dans laquelle a lieu cette génération hétérotopique de leucocytes, ces derniers restent toujours spécifiquement identiques avec eux-mêmes. Dans le pus, leur proportion varie d'une région de l'économie à l'autre, dans le tissu lamineux, autour du tissu osseux, dans le tissu de la moelle des os, etc., parce que de même que lors de la production des sérosités (voy. p. 319) les éléments anatomiques solides interposés aux capillaires ont une influence sur les phénomènes de production de ces liquides, de sorte que d'un tissu à l'autre la quantité de fluide se trouve beaucoup plus considérable dans tel tissu que dans tel autre par rapport à la quantité de leucocytes produits.

(1) Il y a là moins d'éléments anatomiques en suspension qu'il n'y en a dans le sang. Du reste, les analogies que l'on établissait autrefois entre le pus et le sang, n'ont aucunement l'importance qu'on leur attribuait lorsqu'on supposait que le pus était une transformation directe du sang qui aurait exsudé (liquides et solides dissous tout à la fois); sang dont la fibrine ou les éléments anatomiques en suspension se seraient modifiés pour former directement et en substance les globules de pus. Je le répète, toutes ces comparaisons sont reconnues aujourd'hui comme mal fondées.

Remarques sur l'origine du pus.

Le sang fournit les principes constituant cette humeur. Mais ces principes ne sont pas représentés par une simple exsudation ou transsudation du plasma sanguin; c'est ce que montre particulièrement l'analyse du sérum du pus.

Le pus diffère, quant à la composition du sérum, selon qu'il est recueilli dans les muscles, dans les os ou dans les parenchymes, par exemple. Nous retrouvons ici une particularité analogue à celle déjà signalée pour les différentes espèces de sérosités que l'on a considérées longtemps comme étant identiques les unes avec les autres, tandis que l'analyse les a fait reconnaître comme étant essentiellement distinctes et variant d'une séreuse à l'autre, et même du péritoine à la tunique vaginale, alors que ces deux membranes semblent être de même constitution. Il y a donc autant de variétés de pus à étudier, en quelque sorte, qu'il y a de tissus dans l'économie. Il y a des liquides qu'on appelle du pus et qui sont constamment demi-solides. Ainsi, par exemple, le pus de l'iris, de la choroïde, de la pie-mère, n'est jamais liquide; il est toujours demi-solide. Au contraire, parmi les liquides qu'on appelle du pus, il y en a qui ne renferment que des quantités extrêmement minimes de leucocytes. Tel est le pus des os, en particulier, qui peut n'en renfermer que de 25 à 30 pour 1000; alors que 170 représente la proportion moyenne pour le pus proprement dit retiré d'abcès assez volumineux pour qu'on puisse filtrer le liquide. Le liquide pauvre à ce point en leucocytes est à peine trouble : c'est ce qu'on appelle le *pus séreux* ou de *mauvaise nature*.

Habituellement le pus se produit lorsqu'il y a nécessité de l'expulsion ou de l'élimination d'un corps étranger, soit introduit du dehors, soit résultant de la mortification préalable sur place d'une portion de tissu solide, comme une portion d'os, une portion de tissu élastique dans le cas du furoncle ou du panaris; cas dans lesquels il y a mortification de parties solides avant la production du pus.

Là on observe l'exsudation d'un liquide qui n'est en définitive qu'un blastème donnant naissance à des leucocytes plus ou moins abondants, et le sérum du pus n'est que le résidu du blastème qui n'a pas servi à la génération de ces leucocytes ou qui a été produit en quantité trop considérable pour qu'il servît en totalité à leur génération.

Dans ces circonstances, souvent le pus est ce qu'on appelle phlegmoneux, crémeux de bonne nature, c'est-à-dire que les leucocytes sont très-abondants par rapport à la quantité de liquide. Leur poids peut dépasser le chiffre de celui qui est indiqué ici; mais il est impossible de fixer d'une manière précise de combien, parce que la masse de liquide recueillie dans ces conditions n'est pas assez considérable pour qu'on puisse l'analyser convenablement.

Le pus est un liquide de production accidentelle et hétérotopique, c'est-à-dire qu'il se produit dans des régions de l'économie où l'on ne rencontre pas d'humeur analogue. Mais les éléments anatomiques que tient en suspension ce liquide sont les leucocytes, qui existent à l'état normal dans le sang, la lymphe, etc. Seulement ils peuvent naître hors du lieu où on les rencontre habituellement.

Le pus résulte donc de la double production accidentelle et dans des régions où on ne les trouve pas habituellement, de leucocytes et d'une sérosité plus ou moins abondante.

Lorsqu'on suit pas à pas les phases de cette génération, on peut constater que la production du liquide exsudé par les capillaires congestionnés précède, en fait, la génération des leucocytes. Le liquide, qu'on appelle le sérum du pus, est le résidu de celui dont les parties essentielles ont servi à la génération des éléments anatomiques appelés leucocytes.

Ce fait-là est important parce qu'il se rattache à certaines particularités que présente le pus, selon qu'il est plus ou moins crémeux ou séreux, suivant qu'il est à l'état de pus phlegmoneux ou à l'état séro-purulent (1).

Des conditions générales et particulières de la pyogénie.

La condition médiate de la suppuration est un trouble de la circulation capillaire, et la condition immédiate, c'est la production du blastème, à l'aide et aux dépens duquel a lieu la genèse des leucocytes; car il peut y avoir aussi un trouble temporaire de la circulation, et ce trouble peut n'être pas assez prolongé pour qu'il y ait génération de ces cellules. C'est ainsi qu'on voit des phénomènes d'inflammation disparaître sans qu'il y ait génération de leucocytes, parce que ces troubles circulatoires n'ont pas été assez prolongés ou assez intense pour qu'il se soit produit un blas-

(1) Ce liquide peut se produire indépendamment de la préexistence de toute espèce de membrane quelconque, chargée de le fabriquer, et ce qu'on a appelé *membrane pyogénique* n'est autre chose qu'une production consécutive à la génération du pus, production très-tardive relativement à celle-ci. Cette membrane existe quelquefois réellement, mais dans les abcès anciens, qui datent de plusieurs semaines ou de plusieurs mois. Une fois que l'abcès est ouvert, cette surface continue à fournir du liquide qui donne naissance à des leucocytes, comme la surface d'une plaie d'amputation. Mais la membrane ne préexiste pas à la génération du pus, et ne mérite pas le nom de membrane pyogénique, puisque son développement est consécutif à la génération du pus. Pour les faits qui prouvent que les leucocytes et les autres parties constituantes du pus ne sont nullement le résultat d'une modification évolutive quelconque d'une autre espèce d'élément anatomique préexistant, voyez Ch. Robin, *Anat. et physiol. cellulaires*. Paris, 1873, p. 406 (note), 425, 529 et 630.

tème convenable à la genèse des leucocytes, ou parce que celui-ci a disparu avant que cette genèse ait eu lieu, ou enfin parce qu'il s'est produit dans des conditions de composition du plasma sanguin, etc., telles qu'elle n'a pu s'accomplir.

Dans tous les cas, l'une des conditions essentielles de celle-ci est le trouble de la circulation capillaire, que l'on appelle inflammation, ou les troubles analogues survenant d'une manière beaucoup plus lente que ce qu'on appelle l'inflammation proprement dite, c'est-à-dire survenant dans les conditions dites d'inflammation chronique.

Il y a en effet de réelles inflammations chroniques, de réelles conditions dans lesquelles on voit les capillaires se remplir de globules rouges plus lentement dans certaines circonstances que dans d'autres. Alors, comme dans les cas d'inflammation proprement dite, les capillaires se gorgent de globules rouges. Pendant ce temps-là, certains des principes du plasma sanguin passent hors des parois des capillaires, plus ou moins vite et plus ou moins abondamment, selon qu'il s'agit des tissus musculaire ou cellulaire, du tissu de la moelle des os ou du tissu lamineux; c'est à l'aide et aux dépens de ce liquide qu'a lieu la génération des leucocytes. Le plus souvent cette génération des leucocytes survient entre les capillaires et les éléments anatomiques contre lesquels ils rampent. Le blastème produit entoure d'une manière immédiate les capillaires et les éléments

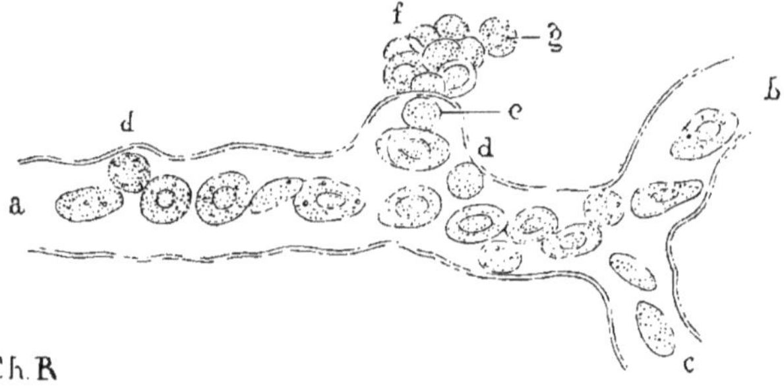

Fig. 7. — Capillaires dans l'inflammation (*).

anatomiques interposés, et imbibe également ceux-ci; c'est dans l'épaisseur du tissu, entre ses éléments anatomiques, dans les interstices acci-

(*) Capillaires d'un têtard de grenouille avec dilatations variqueuses légères, dans lesquels le sang circulait encore (de *a* en *b* et *c*), pris auprès d'autres capillaires variqueux absolument engorgés et distendus par des globules rouges et blancs; *d*, *d*, leucocytes roulants contre la face interne du conduit dont l'axe est occupé surtout par des hématies; *e*, leucocyte étranglé par son milieu, à demi sorti par une petite perforation visible au sommet d'une ampoule latérale du capillaire, de manière qu'une moitié est déjà hors du vaisseau et l'autre encore dans sa cavité; *f*, amas de globules rouges et de leucocytes sortis l'un après l'autre en s'étirant et s'étranglant quand ils passent par cet orifice accidentel; *g*, leucocyte se dégageant du milieu des globules rouges par glissement et glissant ensuite encore plus ou moins loin entre les fibres des tissus, avec ou sans mouvements amiboïdes. (Voy. *Anatomie et physiologie cellulaires*. Paris, 1873, p. 531 en note.)

dentels produits artificiellement par cette exsudation que naissent les leucocytes disposés d'abord en série ou en petits amas, au contact même des capillaires et des éléments anatomiques ambiants, fibres du tissu lamineux, cellules de la moelle, etc. Parfois aussi ils naissent encore dans l'épaisseur des grosses cellules épithéliales, des faisceaux musculaires striés, etc. (1).

En même temps qu'ont lieu l'exsudation séreuse et la genèse des leucocytes, les capillaires, devenus variqueux avec dilatations (fig. 7) ampullaires, circulaires ou unilatérales, ces dernières se perforent et laissent échapper leurs hématies et les leucocytes (*e*, *f*) qui s'y trouvent mélangés. Ces éléments restent d'abord accumulés sous forme d'amas (*f*) plus ou moins arrondis, composant des pétéchies microscopiques, mais, peu à peu, ils glissent les uns sur les autres, surtout les leucocytes (*g*), sont entraînés dans la sérosité du pus, et se mélangent à elle et aux leucocytes de nouvelle génération.

De toutes ces particularités résulte une compression des fibres lamineuses, musculaires, et la destruction tant de ces éléments que des parois des capillaires eux-mêmes; alors le pus est mélangé de sang, ce qui est presque constant. Cette destruction des fibres musculaires, des cellules de la moelle, des fibres lamineuses, amène ainsi la production d'une cavité, de ce qu'on appelle un foyer (2).

Production du pus dans les tissus non vasculaires.

Mais la génération des leucocytes et la production d'un liquide peuvent se manifester loin des capillaires, dans lesquels a lieu le trouble de la circulation. C'est ce qu'on voit en particulier lorsqu'il se produit des abcès dans la cornée. Ils sont formés par des leucocytes et par une matière demi-liquide, interposée, qui représente le sérum du pus; ces leucocytes sont tout à fait semblables à ceux qui existent dans un pus phlegmoneux quelconque. Ici leur production a lieu loin des capillaires (3).

(1) Pour l'étude de leur genèse, voyez les indications de la note ci-dessus et l'art. LEUCOCYTE du *Dictionn. encyclop. des sciences médicales*, 1867, p. 267.

(2) La production de pus peut avoir lieu de telle manière qu'elle détermine la formation d'une cavité remplie par le liquide lui-même, ou bien elle peut survenir de telle sorte que les leucocytes sont interposés en séries, entre les fibres musculaires, les fibres élastiques et les fibres lamineuses, ou entre les éléments anatomiques du tissu nerveux. C'est l'*infiltration purulente*. C'est ce qui arrive assez souvent dans les cas de ramollissements cérébraux, où il y a des leucocytes entre les éléments anatomiques du cerveau, et en particulier dans la substance blanche qui, alors, se trouve légèrement colorée en jaune, et presque toujours ramollie à ce niveau. On trouve là des leucocytes tels qu'on les voit dans les abcès, mais souvent ils sont devenus plus ou moins granuleux.

(3) Pour les particularités relatives à la genèse des leucocytes dans ces conditions, voyez V. Feltz, *Journal de l'anat. et de la physiol.*, 1870-1871, p. 505 et aussi *Anat. et physiol. cellulaires*, p. 406 (en note), 526 et suiv.

Il y a encore d'autres exemples de ce genre, c'est lorsqu'à la suite de certains troubles circulatoires de la peau, surviennent des pustules comme dans la vaccine ou la variole, ou des vésicules à contenu purulent à la suite de l'application des vésicatoires.

Ici, le pus produit se trouve séparé du réseau capillaire par une couche épithéliale, et, soit dans le cas du vésicatoire, soit dans le cas des pustules, occupe la place que je vais indiquer. La pustule est formée par le soulèvement de la couche cornée de l'épiderme, de sorte que le pus est dans une cavité séparée des capillaires du derme par toute l'épaisseur à peu près de la couche épithéliale dite *réseau muqueux de Malpighi*, c'est-à-dire par toute l'épaisseur de cette rangée de cellules épithéliales encore pourvues de noyaux. Le pus n'est pas au contact immédiat des papilles du derme ni des capillaires. Il en est séparé par une couche assez épaisse de cellules épithéliales (1).

Signification physiologique de la suppuration.

La production du pus exprime, si l'on peut dire ainsi, que là où elle survient se rencontrent les conditions voulues pour la génération des éléments anatomiques, leucocytes et autres; mais, dans des conditions accidentelles et relativement mauvaises par rapport aux éléments entre lesquels a lieu cette génération; car cette génération hétérotopique, des leucocytes et du liquide qui les accompagne, a toujours pour conséquence une altération des éléments anatomiques entre lesquels on la voit survenir, c'est-à-dire des fibres du tissu lamineux, des éléments nerveux, des fibres musculaires, des cellules épithéliales elles-mêmes, etc.; ou bien elle a pour conséquence un retard apporté à leur régénération dans le cas de plaie en voie de cicatrisation. C'est là ce qui fait que cette génération est toujours au moins inutile. Sans que le produit soit malfaisant par lui-même, il est au moins inutile, en ce sens qu'il trouble la nutrition et le développement des éléments anatomiques ambiants.

Il importe de signaler que toutes les fois que cette génération des leucocytes a lieu, il y a aussi génération d'autres éléments anatomiques, principalement dans les parties où le trouble de la circulation est le moins prononcé. Autour des centres de suppuration, pendant que naissent des leucocytes, on voit apparaître des fibres lamineuses qu'on trouve à l'état de cellules fibro-plastiques, et souvent mêlées de noyaux embryoplastiques,

(1) Ces faits montrent qu'il n'est pas nécessaire qu'il y ait du tissu lamineux dans un tissu pour qu'il s'y produise du pus. Or, quelques auteurs admettent encore, à tort, que le pus ne se produit que dans le tissu lamineux, et que partout où il se produit du pus, cela prouve qu'il y a de ce tissu. Voyez sur ce point, *Anat. et physiol. cellulaires*. Paris, 1873, p. 116, 338, 630, etc.

n'ayant pas encore servi de centre à la génération de ces éléments anatomiques, d'où l'induration qui entoure les abcès. Cette génération continue après l'issue du pus, et concourt à la production de la cicatrice qui vient remplacer les éléments anatomiques détruits par envahissement pendant la formation du pus. A la surface des plaies, en même temps que naissent les leucocytes, on constate aussi la génération des éléments dont l'ensemble constitue les *bourgeons charnus*, c'est-à-dire du tissu lamineux embryonnaire très-vasculaire, riche en substance amorphe, dans lequel prédominent de plus en plus les éléments définitifs de la cicatrice.

Les particularités précédentes, jointes à la distension des capillaires et à l'interposition d'une petite quantité de matière amorphe liquide ou demi-solide entre chacun des éléments anatomiques de la région affectée, nous rendent compte du gonflement, de l'augmentation de volume de celle-ci autour des phlegmons. Mais ces éléments anatomiques sont pénétrés, imbibés aussi chacun individuellement par les liquides exsudant des capillaires, et par suite, ils sont gonflés, rendus rénitents ; ils jouent ainsi un rôle important dans la turgescence qui se montre souvent énorme pour la minime quantité de pus produite.

Cet état si remarquable des éléments anatomiques porte aussi bien sur les éléments nerveux du tissu affecté que sur les autres, et ceux-là sont en même temps comprimés par ceux-ci. De là des sensations continues, pénibles, douloureuses, différentes de celles qui sont ressenties lorsque les tubes nerveux sont régulièrement impressionnés, avec des alternatives ou intermittence d'exercice et de repos ; puis, lorsque pendant la nuit, les centres de perception ne sont plus maintenus en activité par les impressions habituelles que causent dans le jour les objets extérieurs avec l'intermédiaire des organes des sens, ces impressions anormales, transmises continûment par les nerfs de la vie animale, sont perçues plus vivement, d'une manière plus intense. De là vient que les douleurs sont toujours indiquées comme plus vives pendant la nuit que durant le jour qui suit, et toujours en même temps l'interprétation de la réalité est faite inexactement ou d'une manière exagérée. De là aussi les rêves et le malaise que suscitent ces impressions pendant le sommeil, en maintenant en activité une partie des organes cérébraux pendant qu'une portion seulement reste à l'état de repos. Les idées suscitées de la sorte n'étant plus coordonnées, reliées par un travail encéphalique d'ensemble, par l'examen de la réalité extérieure qui régularise les actes cérébraux, les idées, dis-je, s'associent d'après les modes les plus bizarres et les plus pénibles, en se rapportant presque toujours à l'instinct de conservation, qui entraîne à son tour une influence par action réflexe sur les mouvements respiratoires et même circulatoires.

Ces phénomènes, qui vont en augmentant graduellement d'intensité et de complication, prennent un caractère assez nettement déterminé pour marquer avec certitude, par le degré qu'ils atteignent, le moment de la production de la sérosité et des leucocytes du pus, et pour indiquer l'opportunité de lui ouvrir une issue.

Nous savons que cette double production des éléments anatomiques et de la sérosité peut être déterminée par un trouble primitif de la circulation, comme on le voit dans le cas de la variole, dans le cas de bubons ou d'autres troubles circulatoires survenant dans la peau ou dans les ganglions lymphatiques sous l'influence d'un état général.

Ce trouble de la circulation peut être suscité par la présence d'un corps étranger venu du dehors ou bien représenté par des éléments anatomiques mortifiés; c'est ce qu'on voit fréquemment dans les cas de panaris et de furoncles, qui sont presque toujours déterminés par la mortification de certaines parties du tissu élastique précédant la suppuration. C'est alors un véritable corps étranger qui agit comme s'il était introduit du dehors. Il en est de même dans le cas de la nécrose de certaines portions du tissu osseux sous l'influence de la syphilis ou de la scrofule, ou de quelque autre état général.

Il peut se faire que ce trouble circulatoire soit déterminé uniquement par l'ablation d'une certaine portion de tissu comme dans les cas d'amputations ou de la production d'une plaie quelconque. Ici le pus produit représente, exprime comme je le disais tout à l'heure, la tendance à la génération d'éléments anatomiques, leucocytes ou autres à titre égal. Là on voit de la manière la plus nette que si, par suite de cela, cette génération des leucocytes et de la sérosité dont l'ensemble représente le pus n'est pas malfaisante, elle est au moins inutile, car les tissus divisés peuvent se réunir parfaitement sans qu'ait lieu cette suppuration, ainsi qu'on le voit dans les réunions par première intention, celle des os fracturés, des ligaments, etc.

Dans aucune circonstance on ne peut constater que la suppuration soit une chose bienfaisante, qu'elle soit, comme on le dit quelquefois, un acte dépurateur pour l'organisme. Cette croyance encore très-répandue est un reste de l'hypothèse qui a fait admettre longtemps que tout ce qui se produit dans l'économie se formait dans le sang; que par suite les *sécrétions* étaient de simples *excrétions;* que le pus, y compris les leucocytes, n'étaient que l'excrétion ou élimination dépuratrice de principes préexistant dans le sang, au même titre que pour l'urée, les urates, etc. Mais on sait aujourd'hui que le pus n'existe pas d'avance tout formé, ni en tant que sérum, ni en tant que leucocytes; à part toutefois ce qui concerne les principes d'origine minérale communs au sérum du pus et à la plupart des autres humeurs. Ainsi, en elle-même, la suppuration est un fait au moins inutile et c'est dans tous les cas une cause d'épuisement; car les principes à l'aide et aux dépens desquels naissent des leucocytes sont des matériaux qui devraient servir à la génération d'éléments anatomiques cicatriciels, destinés à remplacer le tissu osseux nécrosé, le tissu élastique mortifié dans le cas de panaris ou de furoncles, ou à produire des éléments anatomiques cicatriciels dans ceux où l'on a pratiqué une amputation ou enlevé une portion quelconque de la peau. Mais dans aucune condition il n'y a de suppuration qui soit, par elle-même et primitivement, bienfaisante, pas plus que ne l'est la production des sérosités ascitiques, pleurétiques, etc.

Conditions de la production du pus dit de bonne et de mauvaise nature.

Lorsque les conditions générales de l'organisme sont favorables à la cicatrisation, à la génération d'éléments anatomiques, le pus est toujours de *bonne nature*, et, comme on le dit, il est phlegmoneux, il est abondant en leucocytes et par suite il est crémeux. Mais dès que ces conditions viennent à changer, le pus change de caractère, c'est-à-dire qu'il devient séreux et de *mauvaise nature*, suivant l'expression adoptée. En d'autres termes, le liquide produit devient inapte à la génération des leucocytes et, au même titre également, à celle des éléments anatomiques cicatriciels. Le sérum recueilli est alors plus fluide, plus pauvre en principes fixes que dans les autres cas.

L'abondance des leucocytes qui donnent au pus cet aspect crémeux indique seulement que le sujet est dans de bonnes conditions; si ces conditions deviennent mauvaises, la génération des leucocytes est moins abondante, le pus devient séreux, contient beaucoup de granulations moléculaires et il prend l'aspect du pus dit de mauvaise nature.

Signalons une autre particularité de ce genre. Dans le cas où une plaie a été produite par une ulcération survenue comme conséquence d'un mauvais état général antécédent, comme on le voit dans les ulcères épidermiques, les ulcérations de certaines tumeurs, les ulcères variqueux des sujets âgés, etc., l'ulcération dans ces conditions-là est due à la mortification et à l'atrophie d'éléments anatomiques; elle marche de la superficie vers la profondeur par destruction graduelle et lente des éléments anatomiques, atrophie qui gagne de plus en plus, tant que les conditions générales ou locales sont mauvaises. Ici le pus est toujours séreux et de mauvaise nature. En général, ce fait indique uniquement qu'il y a là une surface sur laquelle les éléments anatomiques ne peuvent se régénérer, et tant que cette destruction graduelle d'éléments anatomiques cause de l'ulcération continue, le pus reste sanieux, presque liquide; car les conditions de la production des leucocytes qui donnent l'aspect crêmeux au pus manquent aussi bien que celles des éléments cicatriciels.

Progression du pus dans les tissus.

La tumeur liquide ou abcès contenue dans une cavité qu'on appelle un foyer purulent, se comporte à l'égard des éléments anatomiques ambiants, comme le fait une tumeur quelconque; c'est-à-dire que, au fur et à mesure que ces leucocytes se multiplient, ils compriment les éléments anatomiques voisins de la même manière que le feraient des éléments épithéliaux ou autres développés hétérotopiquement. En les comprimant ils gênent la nutrition, ils déterminent l'atrophie graduelle des autres éléments, ils se substituent à eux, ils prennent leur place.

C'est ainsi que, au fur et à mesure que les leucocytes se multiplient, le foyer tend à augmenter et à détruire les éléments anatomiques voisins, musculaires, nerveux, etc. Il n'y a guère que les éléments élastiques qui résistent longtemps là comme ailleurs. Aussi ces derniers restent et constituent la trame de ce qu'on a appelé le bourbillon du phlegmon diffus et des furoncles. Mais tous les autres éléments anatomiques ambiants ont été détruits comme ils le seraient par les éléments d'une tumeur quelconque. Le liquide qui les comprime prenant leur place, les foyers purulents s'avancent ainsi de la profondeur vers la surface, ou progressent le long des organes les plus résistants, comme lorsqu'ils rencontrent une aponévrose qui est moins vasculaire et formée de fibres très-intimement adhérentes. Le foyer purulent suit alors les interstices musculaires, etc.; c'est de la sorte qu'on voit des abcès profonds s'avancer le long de la cuisse ou du bras, en ménageant le tissu adipeux périphérique; ou réciproquement toute la couche adipeuse est détruite par un phlegmon diffus, sans que les tissus sous-jacents aient souffert, séparés qu'ils sont par une aponévrose plus résistante.

En résumé, la pyogénie n'est autre chose qu'une production accidentelle et exagérée d'un liquide apte (mais plus ou moins, selon les cas) à servir à la génération d'éléments anatomiques dans la profondeur des tissus aussi bien qu'à la surface des plaies. Ceux qui surtout naissent le plus facilement, dans les humeurs comme au sein des tissus, les leucocytes, sont ceux qui apparaissent ici les premiers et le plus abondamment, et leur genèse empêche la génération d'autres éléments, parce qu'ils prennent même la place de ceux dans les interstices desquels ils naissent. Quant à l'excédant du liquide, exsudé par les vaisseaux, relativement aux éléments qui sont nés, il constitue la sérosité ou sérum du pus.

Caractères extérieurs ou d'ordre physique du pus.

Le plus ordinairement le pus est un liquide de consistance crêmeuse, d'un blanc jaunâtre ou d'un ton verdâtre plus ou moins prononcé, d'une odeur fade, d'une saveur douceâtre, plus rarement un peu saline ; il est homogène et onctueux au toucher, mais sans viscosité proprement dite. Ce sont là les caractères du pus dit *bien lié*, louable ou de bonne nature. L'état glutineux particulier, propre aux leucocytes quand ils se touchent ou touchent d'autres corps, est certainement pour quelque chose dans cette consistance particulière du pus riche en cellules.

Sa densité peut varier de 1020 à 1040; celle du pus dit *phelgmoneux* est habituellement de 1031 à 1033 (Pearson).

Comme tous les liquides de sécrétion générale et surtout accidentelle, le pus n'est pas un liquide identique avec lui-même d'un individu à l'autre ni même chez un seul individu. Nous avons déjà vu qu'il diffère avec chacune des conditions dans lesquelles il s'est produit. Quelquefois très-coulant au moment de l'ouverture de certains abcès ossifluents ou autres, il prend une consistance de gelée molle ou d'un crachat visqueux, plus ou moins glutineux quelques moments ou quelques heures après sa sortie (1). Cela est dû probablement à la coagulation d'une *substance organique* spontanément coagulable qui était primitivement liquide dans le sérum, mais qui sous le microscope n'offre pas les caractères de la fibrine et dont en somme la nature n'est pas encore déterminée. D'autres fois très-épais au moment de l'ouverture d'un abcès, au commencement de la suppuration d'une plaie, il devient séreux au bout de quelques jours. Souvent c'est à la fin de la cicatrisation des plaies qu'il devient épais, sans viscosité proprement dite.

Bien lié pendant les phases normales d'une cicatrisation, il devient fluide et séreux si le malade est pris de frisson par suite du début d'une phlébite, etc., d'une indigestion, ou par tout autre cause qui amène des troubles dans quelque appareil important. Or, comme dans l'un et l'autre cas les cellules conservent leurs caractères propres et n'offrent que des différences insignifiantes, cela seul pourrait suffire pour faire sentir :

(1) Quoique le fait soit assez rare, il est certain que le pus de certains abcès froids, ayant séjourné longtemps dans l'économie, bien que sans fétidité, est glutineux ou visqueux, comme le pus traité par l'ammoniaque, dès sa sortie du foyer, qui alors a lieu en masse plutôt qu'en coulant. Le pus qui se forme ensuite a les caractères ordinaires. Bonnet et Delore, qui en ont cité des exemples, appellent *pus muqueux*, en raison de sa consistance, le contenu de ces abcès. Ils le disent riche en graisse, ce qui est une conséquence de son séjour prolongé dans l'organisme amenant ses leucocytes à l'état granuleux. Ces particularités tiennent certainement à des modifications subies graduellement par la métalbumine et la sérine du sérum purulent; mais la nature propre n'en est pas encore nettement déterminée.

1° la nécessité d'examiner séparément la composition des leucocytes et celle du sérum ; 2° l'inutilité des analyses dans lesquelles ces deux ordres de parties sont confondues comme s'il s'agissait là d'un liquide homogène.

Lorsqu'on l'abandonne à lui-même dans un vase approprié, il se sépare en deux parties au bout de quelques heures ; l'une qui gagne le fond est opaque, crémeuse, de la couleur même qu'avait le pus ; l'autre transparente et légèrement jaunâtre, d'aspect séreux, reste au-dessus de la précédente. Jamais on n'a vu se former des caillots fibrineux dans le pus abandonné à lui-même.

Le pus louable a une odeur fade, qui par l'ébullition devient analogue à celle du lait bouilli, particularité qu'on a remarquée depuis longtemps. Elle tient à la présence d'une petite quantité de corps gras dont quelques-uns sont volatils et s'évaporent au moment de l'ébullition. Avant qu'ait lieu celle-ci, le liquide se coagule vers 75 degrés.

Exposé à l'air par l'intermédiaire d'une muqueuse, étendu à la surface d'une plaie ou imbibant une masse poreuse englobant de l'air comme la charpie, à la température du corps des mammifères, le pus prend en quelques heures une odeur fétide particulière se rapprochant de celle du gibier faisandé, mais pouvant aller jusqu'à présenter une odeur sulfurée ou phosphorée d'une fétidité extrême. Mais le pus dit *louable* exposé à l'air dans un vase ouvert n'entre en putréfaction qu'au bout de plusieurs jours et même de plusieurs mois à la température ordinaire.

Le pu ordinaire, phlegmoneux ou des plaies, est généralement, soit neutre (Gordon, 1801 ; Pearson, 1810), soit alcalin (Delore) et conserve cette réaction tant qu'il ne se putréfie pas. Delore a constaté que le pus alcalin au sortir d'un abcès peut devenir acide au bout de vingt-quatre heures et alcalin de nouveau un jour ou deux plus tard, sans putréfaction.

Quand le liquide est naturellement alcalin, l'ébullition ne fait pas disparaître cette réaction due à des carbonates et des phosphates basiques. Le carbonate et le sulfhydrate d'ammoniaque concourent à donner cette réaction au pus fétide. Le pus fétide peut conserver sa consistance habituelle sans fluidité.

Parfois le pus est légèrement acide. Cette réaction est due à la présence d'une petite quantité d'un acide d'origine organique qui peut exister dans le pus à l'état de sel neutre, mais qui peut être produit en plus grande quantité qu'à l'ordinaire et dont une partie, dans ce cas, reste à l'état libre. Il donne alors au pus la propriété de rougir le tournesol. Cet acide a été signalé pour la première fois par M. Delore, en 1854, sous le nom d'acide *pyique*, comme l'un des acides d'origine organique qui sont combinés à des bases dans le pus (voy. p. 395). Mais en somme le pus est le plus souvent alcalin, et il doit cette réaction aux sels basiques de soude qu'il renferme. Les acides gras mis en liberté quand le pus s'altère, sont assez énergiques également pour rougir le tournesol, s'ils ne sont pas saturés par l'ammoniaque. Ce fait est surtout manifeste lorsque le pus prend l'odeur de l'acide butyrique.

Composition anatomique du pus.

Il y a en général de 710 à 834 parties de *sérum* pour 290 à 170 de *leucocytes* humides dans 1000 parties de pus. Dans le cas particulier où il s'agit du pus des os ou du pus des abcès par congestion qui est très-fluide, il n'y a souvent que 100 à 110 parties de leucocytes, et par suite la quantité de sérum est plus considérable que celle que je viens d'indiquer. Cette proportion peut tomber à 25 pour 1000 dans l'ichor ou pus séreux de certains ulcères et de quelques *abcès ossifluents*.

Le sérum tient en suspension ces leucocytes, et par le repos ces éléments qui sont plus denses que le liquide se déposent au fond du vase (1).

A. *Sérum du pus.* — La portion liquide dite parfois *séreuse* ou *aqueuse* du pus est homogène, susceptible d'être filtrée, de traverser tout entière des tissus assez serrés pour ne laisser passer aucune particule solide. Elle constitue en un mot un tout, un élément complet du pus, le plus abondant en poids et en volume, susceptible d'être soumis directement à l'analyse immédiate qui en sépare un certain nombre de principes constitutifs, tant par coagulation que par évaporation et cristallisation.

B. *Éléments anatomiques solides du pus.* — L'autre portion du pus est formée de particules demi-solides, ou solides, en suspension dans le sérum. Le pus est plus ou moins séreux ou plus ou moins épais ou crémeux, selon leur rareté ou leur abondance. Cette humeur leur doit aussi sa coloration habituelle. C'est en effet à la quantité variable de ces particules qu'est due la plus ou moins grande opacité du liquide, car sa couleur dépend de la nature des rayons de lumière réfléchis par les parties solides en suspension (2).

Les particules demi-solides ou solides en suspension dans le pus sont de plusieurs espèces; ce sont :

(1) Le gonflement des leucocytes au contact de l'eau, le mouvement brownien de leurs granules, de leur rupture ultérieure ont été décrits pour la première fois par Bourguignon dans Bérard, art. Pus du *Dictionn. de méd.* Paris, 1842, t. XXVI, p. 502. Voyez page 55, pour ce qui regarde la densité des leucocytes.

(2) Aussi dans diverses régions du corps, à l'état sain ou morbide, diverses humeurs qui diffèrent du pus, en offrent la couleur ou la consistance ; elles doivent cette particularité à ce qu'elles tiennent en suspension des éléments anatomiques invisibles à l'œil nu comme ceux du pus, quoique d'espèce différente (épithéliums, etc.).

1° Les leucocytes du pus, soit à noyaux, soit sans noyaux ou pyoïdes, et granuleux ou non;

2° Des granulations graisseuses libres et quelques gouttes d'huile;

3° De nombreuses granulations moléculaires grisâtres;

4° Quelques globules de sang;

5° Parfois des cristaux aciculaires de margarine, de stéarine et autres corps gras;

6° Quelquefois des cristaux de cholestérine isolés ou groupés en paillettes;

7° Enfin plus rarement des vibrions ou des *Leptothrix*, ou ces deux sortes d'infusoires végétaux simultanément.

8° J'ai trouvé deux ou trois fois dans le pus d'abcès profonds et anciens des grains mous jaunâtres, atteignant un diamètre de 1/10e de millimètre, entourés d'une sorte d'atmosphère ou couche mince, visqueuse, finement grenue, retenant des leucocytes du pus. Ces grains étaient formés par des corpuscules longs de 2 à 6 centièmes de millimètre, renflés d'un côté, amincis du côté opposé, placés en série à la suite les uns des autres (*a*) de manières diverses, et ces séries étaient groupées les unes contre les autres sous forme de rayon autour d'un centre (*b*, *c*, *d*) formé de matière grenue pour composer les grains. Bien que réfractant fortement la lumière, ayant un centre brillant, un contour net et foncé, les corpuscules étaient dissous ou du moins fort pâlis par l'acide acétique et insolubles dans l'ammoniaque et dans l'éther (1).

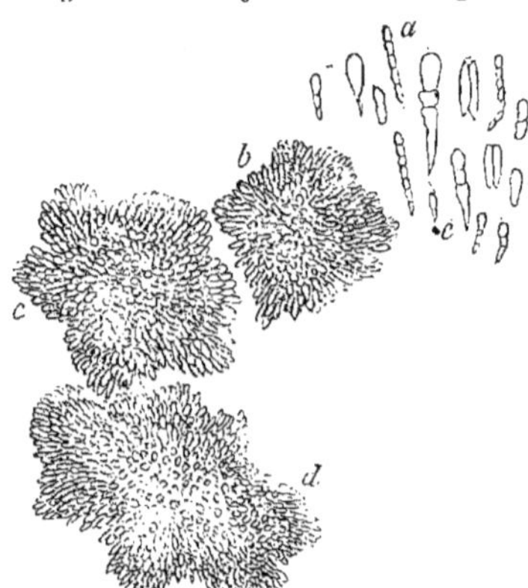

FIG. 8. — Concrétions cristalloïdes du pus.

Le sérum du pus étant un tout homogène, un élément du pus facilement séparable doit être analysé à part et ne point être confondu dans cette opération avec les parties solides. Celles-ci à leur tour étant de plusieurs espèces aussi distinctes les unes des autres que le sérum est différent de l'ensemble des parties solides, elles devraient être séparées d'abord et analysées isolément; mais jusqu'à présent il a été impossible de les séparer et leur analyse a dû être faite en masse. Ce sont les résultats de cette opération qui sont donnés sous la désignation de composition des

(1) Voy. aussi H. Lebert, *Anat. pathol. génér.* Paris, 1857, in-fol., pl. II, figure 16.

cellules du pus. Le résultat obtenu en procédant ainsi ne doit pourtant pas être considéré comme entaché d'erreur d'une manière très-notable, car les éléments autres que les cellules de pus n'entrent guère que pour 1 millième dans la somme des parties solides. En outre, comme les corps gras que donne l'analyse viennent surtout : 1° des *globules de pus* arrivés à l'*état granuleux*, lesquels sont remplis de granules graisseux principalement; 2° des granulations graisseuses libres, on peut savoir d'avance que c'est particulièrement le chiffre du poids des matières grasses qu'il faut diminuer pour avoir la composition exacte des leucocytes du pus.

Ainsi qu'on peut le voir d'après ce qui précède et en examinant expérimentalement la constitution physique du pus, ce n'est point là une humeur homogène devant l'analyse, pas plus que le sang. Aussi sa composition, quand elle est donnée en masse sans distinction du sérum et des cellules, est complétement dépourvue de valeur pour la physiologie et inutile à la pratique de l'art (1).

Composition immédiate du pus.

Cette composition est représentée par les nombres suivants pour 1000 parties de pus considéré tel qu'il sort d'un abcès ou tel qu'il est versé par une plaie en voie de suppuration :

Sérum, 710 à 834, et en moyenne	750,00
Leucocytes humides environ 290 à 170, et en moyenne	250,00

Chacune de ces parties se compose elle-même des principes immédiats indiqués dans les tableaux ci-contre :

Composition des leucocytes humides du pus.

PRINCIPES DE LA PREMIÈRE CLASSE.	
Eau, pour 1000 parties de cellules	790,00
Sels solubles et insolubles, environ	43,50
Fer faisant partie d'un principe encore indéterminé	des traces.
PRINCIPES DE LA DEUXIÈME CLASSE.	
Sels acides d'origine organique	non dosés.
Cholestérine	3,50
Séroline (pyoline de Glénard)	3,45

(1) Son analyse ainsi faite est complétement insignifiante en soi, surtout lorsqu'on réfléchit aux variations de la quantité relative des globules et du sérum, selon les conditions de vascularité, etc., des tissus dans lesquels il s'est produit. Elle reste enfin sans application à la pathologie, car on sait que le sérum et les cellules ont des propriétés très-différentes, accomplissent des actions pathologiques essentiellement diverses, autant sinon plus que les globules sanguins comparés au plasma. Aussi faut-il agir par rapport au pus comme pour le sang dans l'examen de sa composition immédiate, sous peine d'en voir les résultats être inutiles comme ceux de l'analyse du sang l'ont été tant qu'on n'a pas distingué la composition des globules de celle du plasma.

Graisses; au moins 19,55	Graisse rouge unie à un peu de phosphate de chaux	6,00
	Lécithine (graisse phosphorée)	7,20
	Oléine, margarine, stéarine	non dosées.

PRINCIPES DE LA TROISIÈME CLASSE.

Substances organiques formant la masse du leucocyte (1)...	140,00
Albumine	traces.

Cent parties de leucocytes secs du pus ont donné à Miescher 0,142 de chlorure de sodium et 1,126 de soude, de potasse, de chaux, de magnésie et d'oxyde, de fer combinés à de l'acide phosphorique principalement. Il a retiré de ces leucocytes plus d'acide phosphorique que n'en peuvent contenir les cendres et la lécithine (voy. p. 81).

Il appelle *nucléine* un composé organique phosphoré, azoté et sulfuré extrait des noyaux insolubles dans l'eau des leucocytes. C'est elle qui contiendrait le phosphore donné en excès par l'analyse (2). D'après Hoppe-

(1) D'après Kühne, c'est la *myosine* qui serait la *partie constituante essentielle de la substance cellulaire contractile du protoplasma* des globules du pus; mais cette identité a été contredite par Miescher (1871). D'après Hoppe, il y en aurait aussi un peu dans le sérum du pus. Sous le nom de *myosine*, Kühne considère comme principe immédiat existant naturellement dans les muscles, la matière qu'on obtient ainsi qu'il suit. Sur des grenouilles, on injecte par l'aorte une solution contenant un demi pour 100 de sel marin jusqu'à ce que le liquide sorte incolore des veines; on sépare alors les muscles de façon à ne pas les entamer, on les lave avec une solution de sel marin refroidie à 0°, puis on les soumet à une température de — 7°; les muscles gelés sont alors coupés et pilés dans un mortier refroidi, la pulpe est comprimée ensuite à la température ordinaire. On passe le liquide, qui s'écoule, sur des filtres mouillés avec une solution de sel, la liqueur filtrée opalescente et légèrement alcaline laisse déposer la myosine quand on l'étend d'eau. Sa coagulation est empêchée par le froid; elle commence lentement à 0° et a lieu rapidement à 40°; à 45° elle est complète. Les acides étendus, les solutions de sel marin à 15 pour 100 la précipitent; au contraire, les solutions de sel à 7 pour 100 et glacées la dissolvent; ces solutions précipitent par l'addition de l'eau. Les solutions de myosine sont visqueuses, troubles; la chaleur les coagule et en sépare des flocons qui ne sont plus de la myosine. L'alcool la précipite. La myosine décompose l'eau oxygénée. Les solutions d'acide chlorhydrique étendu au 1/1000e dissolvent la myosine en la transformant en *syntonine* ou musculine. Le nom de *syntonine* est aussi donné d'une manière générale à toutes les substances coagulables que de l'eau additionnée de 1/2 à 2 pour 1000 d'acide chlorhydrique dissout quand on la laisse à 25 ou 30° au contact de substances albuminoïdes naturelles liquides ou non. Ces solutions, quelle qu'en soit l'origine, ont les mêmes réactions générales (Bouchardat), et dévient à gauche la lumière polarisée d'une même quantité. Ce ne sont manifestement pas là des principes immédiats naturels.

(2) Miescher, *Ueber die chemische Zuzam. der Eiterzellen* (*Medico-chem. Unters.* Tübingen, 1871, p. 441). Le corps appelé *nucléine*, extrait d'un grand nombre de tissus, n'a jamais été obtenu à l'état cristallisé ou volatil sans décomposition. C'est comme la *cérébrine*, etc., une matière mal définie chimiquement, ou peut-être un composé déjà connu, mais retiré à l'état impur, mélangé à d'autres, de même que la lécithine impure a été prise pour un composé spécial et appelée *protagon* par O. Liebreicht.

Seyler, par a présence du phosphore la *nucléine* se distinguerait des matières albuminoïdes dites à tort *amyloïdes*, dont elle se rapproche par sa composition centésimale. Il a aussi retiré des globules du pus la substance mal définie appelée *cérébrine*. Suivant lui, les *leucocytes* encore doués de mouvements amiboïdes contiendraient de la glycogène; celle-ci n'existerait plus dans ceux qui sont immobiles (1).

Composition du sérum du pus.

PRINCIPES DE LA PREMIÈRE CLASSE.			
Eau	937,86	à	870,55
Chlorure de sodium	3,11	à	4,66
Phosphate de soude	traces	à	2,22
Phosphates de magnésie, de chaux et ammoniaco-magnésien	0,50	à	2,20
Sulfates et carbonates de soude et de potasse	1,87	à	3,11
Sels de fer et silice	0,16	à	0,96
Sulfhydrate d'ammoniaque du pus fétide	non dosé.		
PRINCIPES DE LA DEUXIÈME CLASSE.			
Sels de l'acide du pus ou *pyates*	traces	à	1,00
Leucine, tyrosine et principes analogues dits extractifs non déterminés	15,00	à	20,00
Séroline	1,00	à	8,30
Cholestérine	3,50	à	10,00
Corps gras et savons	10,00	à	19,00
Lécithine	6,00	à	10,00
PRINCIPES DE LA TROISIÈME CLASSE.			
Métalbumine (albumine et pyine)	11,00	à	48,00
Pyocyanine du pus bleu	non dosée.		

De la quantité relative du sérum et des leucocytes du pus.

Sept analyses du pus ont donné à M. Delore les quantités relatives suivantes du sérum et des cellules sur 1000 parties :

1°	710,00	de sérum et	290,00	de leucocytes humides.
2°	850,00	—	150,00	—
3°	620,00	—	380,00	—
4°	655,00	—	345,00	—
5°	735,00	—	265,00	—
6°	834,00	—	166,00	—
7°	830,00	—	170,00	—

On voit d'après ce qui précède que la moyenne de la quantité de sérum est de 750 pour 1000, soit 75 pour 100 (2). Jamais les leucocytes ne

(1) Hoppe Seyler, *Ueber die chem. Zusam. der Eiters.* (*Ibid.*, 1871, p. 486.)

(2) X. Delore, *Quelques recherches sur le pus.* Paris, 1854, in-4, thèse pour le doctorat, n° 310. Ce travail, qui est le plus complet de ceux qui ont été publiés sur la composition du pus, n'a jamais été cité par les auteurs allemands. Chose remarquable, ces mêmes auteurs définissent le pus un *produit direct soit du tissu*

s'élèvent au delà du tiers de la proportion en poids du pus pris en masse et en général, ils en représentent le quart ou mieux le cinquième. Dans quelques cas même où le pus est très-séreux, leur poids ne s'est pas élevé au vingtième de celui du sérum.

Ces proportions sont importantes à noter, car c'est surtout à la quantité des cellules que le pus doit sa consistance crémeuse qui le fait dire pus de bonne nature, bien lié, etc.

La prédominance plus tranchée encore de la masse du sérum sur la quantité des leucocytes devient la cause de l'état du pus dit *séreux* ou *fluide* (1). Les cellules qui se déposent dans le sérum sont habituellement presque seules accompagnées d'un petit nombre de gouttes de graisse. On peut, après décantation, par le repos sur le filtre, les priver de la totalité du sérum interposé à elles et les isoler ainsi sans lavage. Bien que cette dernière opération d'analyse n'altère pas sensiblement les leucocytes du pus, il faut cependant noter qu'elle les gonfle un peu; cela donne à penser que certains des chiffres qui indiquent la proportion d'eau dans les tableaux ci-dessus, sont un peu trop forts, et que ceux qui traitent des sels solubles sont trop faibles, l'action de l'eau ayant pour résultat de les enlever en partie. Toutefois, cette légère cause d'erreur signalée, ces différences ne sont pas assez grandes pour faire rejeter les résultats des analyses connues.

Principes immédiats de la première classe dans le pus.

Le sérum du pus renferme une quantité de chlorure de sodium qui n'est que fort peu supérieure à celle qu'on retire du plasma sanguin. Les autres sels d'origine minérale n'y existent plus dans les mêmes proportions.

La quantité de chlorure de sodium varie en général de 3 à 5 pour 1000, mais pourrait, dit-on, aller jusqu'à 12 pour 1000. Malgré cette proportion de chlorure de sodium, le pus a rarement une saveur salée; il a presque toujours une saveur un peu fade. Cette particularité est due à la présence d'une grande quantité de savons, de sels à acides gras qui donnent une saveur fade et savonneuse aux liquides qui les contiennent. Et cependant certaines sérosités et en particulier la sérosité sous-arachnoïdienne a une saveur franchement saline, bien qu'elle ne renferme qu'un

conjonctif, soit de l'épithélium des muqueuses, et nul pourtant n'a pu en retirer la *géline* ou *collagène*, ni la *kératine* ou son isomère la *mucosine*, qui pourtant devraient y être si c'était la substance des cellules de ces tissus qui fournissait le pus.

(1) Le dernier des tableaux précédents montre à quel degré il est inexact de répéter avec quelques chimistes, tels que Kühne et autres, que le *pus est formé en majeure partie de cellules*.

peu plus de chlorure de sodium ; ici, en effet, la saveur de ce sel n'est pas masquée par celle d'autres principes.

Le sérum du pus contient du carbonate et du sulfate de potasse et de soude, mais principalement des sels de soude basiques qui ordinairement donnent au pus une réaction alcaline. La quantité de ces sels varie entre 1,87 et 3,11. Il y a aussi un peu de phosphaste de soude, on en trouve jusqu'à 2 et 2,5. Il y a toujours du phosphate de chaux et de magnésie, et une certaine proportion de phosphate ammoniaco-magnésien. Lorsqu'on laisse un peu dessécher le pus, il se forme des cristaux de ce sel. Il y en a depuis un demi-millième jusqu'à un millième; dans les abcès du voisinage des os malades, sa quantité s'élève souvent à 2 millièmes au lieu de 1,5 millièmes ou 1,20 millièmes.

Il y a toujours des traces de sels de fer et de silice. Enfin on peut y trouver des traces d'hydrogène phosphoré, du carbonate et du sulfhydrate d'ammoniaque dont la quantité n'a pas été dosée. Ils concourent à donner au pus qui a séjourné longtemps dans une cavité exposée à l'air, l'odeur fétide qu'il présente. Ce sulfhydrate d'ammoniaque vient probablement de la décomposition des sulfates qui passent à l'état de sulfures et de la décomposition ammoniacale des substances azotées.

Principes de la deuxième classe ou cristallisables d'origine organique.

Il y a dans le pus des principes de la deuxième classe en quantité notable. Tous n'ont pas été très-exactement séparés; mais on sait que la proportion de ces corps est bien plus considérable dans le sérum du pus que dans les différentes sérosités étudiées jusqu'à présent. L'acide pyique existe *quelquefois* à l'état libre, mais est habituellement fixé à de la soude. On en trouve depuis des traces jusqu'à 1 pour 1000. On n'a jamais dosé sa quantité dans le pus acide (1).

Il existe aussi une notable proportion de principes cristallins d'origine organique voisins des alcaloïdes, dont les espèces ne sont pas déterminées

(1) M. Delore a montré que cet acide est volatil. En continuant l'ébullition de sa solution, le liquide reste acide et incolore jusqu'à la dernière goutte. Elle ne donne pas de précipité par les sels de baryte et de chaux. Précipité léger par le bichlorure de mercure, soluble dans l'acide nitrique. Précipité par le nitrate d'argent, soluble dans l'ammoniaque. Rien par le tannin, les sels de plomb, de cuivre, le perchlorure de fer. Cet acide jouit de la propriété d'être dissous par l'alcool, l'éther et l'eau, à toutes les températures. En l'étudiant, Delore a constaté que le pus ne contient ni acide lactique ni acide urique autrefois indiqués par quelques auteurs. Depuis la publication de M. Delore, et sans la connaître, Bœdeker a décrit dans le pus sous le nom d'*acide chorrhodique* ou *chlorrhodinique* (écrit à tort *chlorodinique*) un composé acide azoté, cristallisant en aiguilles microscopiques groupées en globules et coloré en rose par le chlore. Il a été trouvé dans le pus de la nécrose phosphorée, des abcès par congestion et dans le tissu cancéreux. C'est le même corps que l'*acide pyique*, car il offre toutes les réactions indiquées par M. Delore.

d'une manière très-nette. On en retire de 12 à 20 pour 1000, c'est-à-dire une quantité plus considérable que celle qui existe dans le sang. M. Delore y a vainement cherché l'urée indiquée par quelques auteurs (1). On n'y rencontre pas de glycose. Quelques-uns pensent l'avoir trouvée dans le pus des diabétiques (2).

La cholestérine est importante à signaler dans le pus, parce qu'elle cristallise très-facilement; on peut la voir parfois à l'état cristallin dans le pus de certains abcès et en particulier dans les abcès du bassin, de l'ovaire, du testicule, surtout lorsque le pus a séjourné longtemps dans l'économie. Il en est de même dans les abcès profonds du pli de l'aine et du psoas. On peut en retirer jusqu'à 8 et même, dit-on, jusqu'à 12 pour 1000. Il existe aussi de la lécithine (voy. p. 81). Il y en a beaucoup plus que dans le sang, car on en retire de 6 à 10 pour 1000.

Le pus contient des corps gras à l'état de savons, dont les acides peuvent être mis en liberté par des acides minéraux ou d'origine organique puissants. Les acides stéarique et margarique et probablement aussi l'acide oléique y ont été vus. Par la distillation au contact de l'acide tartrique du pus devenu acide par décomposition, Fischer en a retiré les acides formique, amylique et butyrique.

Principes immédiats de la troisième classe dans le pus.

Le pus contient de 11 à 48 pour 1000 seulement de principes albuminoïdes. On n'en trouve que 11 à 12 pour 1000 dans le pus très-fluide, comme celui des abcès par congestion, tandis qu'il y en a davantage, jusqu'à 48 pour 1000, et même quelquefois 50 pour 1000, mais jamais au delà dans le pus phlegmoneux dont le sérum est dense.

C'est dans le sérum du pus qu'on a signalé la présence d'un principe immédiat particulier qu'on a appelé quelquefois des noms de *pyine*, d'*albumine*, de *caséine* et d'*albuminate de potasse du pus*.

Il n'est plus douteux aujourd'hui, ainsi que l'a montré Denis (voy. p. 85), que ce qu'on a ainsi appelé est un mélange de *métalbumine* surtout et de *sérine* (3).

(1) Delore, *loc. cit.*, 1854, p. 50, 51 et 54.

(2) Bœdeker a noté aussi la présence de la leucine et de la tyrosine dans e pus, et Naunyn celle de la xanthine.

(3) D'après Bœdeker, le sérum du pus des abcès par congestion contiendrait de la *chondrine* et de la *glutine*. Pour éviter toute confusion, il faut noter que tous les traités de chimie décrivent sous le nom de *glutine* une substance azotée soluble dans l'alcool bouillant et ne s'en séparant pas par le refroidissement, ainsi nommée dans le siècle dernier par Rouelle, décrite ensuite par Fourcroy sous le nom d'*albumine végétale* et à laquelle Soubeyran a fait rendre son premier nom de *glutine*. Or, sans tenir aucun compte de ces données qu'on trouve dans leurs traités de

La présence de ces principes albuminoïdes montre d'avance pourquoi le pus est coagulé par tous les agents qui solidifient les autres sérosités et le sérum sanguin ; pourquoi aussi l'ammoniaque, la potasse ou son carbonate gonflent le pus, le rend gélatiniforme, glutineux comme un mucus, action que ces composés exercent sur presque tous les albuminoïdes, tant liquides que demi-solides. On connaît du reste l'action dissolvante énergique de l'ammoniaque sur les leucocytes.

En résumé, les proportions de substance qui existent dans le sérum du pus diffèrent de celles qu'on retire du plasma sanguin. Il est impossible de considérer le sérum du pus comme une simple exsudation du plasma sanguin au travers des capillaires, sans influence de la part des éléments anatomiques ambiants. Les différences dans les chiffres qui représentent la composition du sérum du pus tiennent à ce que ces analyses sont faites d'après des pus d'origines diverses. De telle manière que lorsqu'on analyse, par exemple, le pus qui vient des os, on ne trouve que 11 pour 1000 de substances albuminoïdes, tandis que lorsqu'on prend du pus phlegmoneux tel que celui qui existe dans les larges phlegmons diffus de la cuisse ou du dos on retire jusqu'à 48 pour 1000 de cette substance.

Il y a donc une grande différence entre la constitution de ce liquide et celle du plasma sanguin, et même celle des sérosités des œdèmes. En effet, le sérum du pus est souvent bien plus riche en principes solides que la sérosité des œdèmes, et les proportions des principes constitutifs montrent très-vite les différences qui séparent ces deux sortes d'humeurs. Il en est de même pour les autres sérosités, même lorsqu'elles renferment des leucocytes.

Le pus n'est aucunement un produit de *dépuration* de l'économie, comme l'urine, et il n'est pas sécrété comme cette dernière ni sécrété comme les autres sérosités par un organe préexistant spécial, *pyogénique*, membraneux ou non.

Le pus est un produit de *sécrétion générale* de tous les tissus (voy. p. 42), produit de nature *séreuse* plutôt que *muqueuse*, etc., dont la composition varie avec celle des tissus qui deviennent le siége de cette sécrétion ; sécrétion toujours compliquée par la génération de leucocytes

chimie comme dans les autres, les chimistes allemands modernes nomment *glutine* la gélatine obtenue en soumettant à l'eau bouillante l'osséine, *gélatine* dont ils ont de plus changé le nom en celui de *collagène*, et que les chimistes du commencement du siècle croyaient avoir trouvée dans le pus. Il résulte de là une confusion qui frappe tous ceux qui sont au courant de la chimie et qu'il importe de prévenir. Nous verrons, en parlant du mucus, un exemple tout aussi peu justifié de cette manière de faire croire à la description de faits nouveaux, consistant à donner un autre nom aux choses déjà connues, sans tenir compte de ce que le temps les a faites, procédé très-suivi par quelques auteurs allemands et par leurs imitateurs.

en quantité variable qui rendent opaque cette sérosité comme ils le font pour les mucosités et d'autres humeurs auxquelles ils viennent s'ajouter. Les changements circulatoires qui amènent la sécrétion séreuse sont les mêmes que ceux qui, simultanément, favorisent la génération des leucocytes ; comme avec la supersécrétion des sérosités pleurale, péritonéale, etc., nous voyons toujours une hypergenèse plus ou moins prononcée de ces cellules.

TREIZIÈME LEÇON

DES DIFFÉRENTES VARIÉTÉS DU PUS.

Pus phlegmoneux des tissus lamineux, dermique, etc.

Le pus du derme, du tissu lamineux, du tissu adipeux, soit superficiel, soit profond, a en général les caractères du liquide qu'on appelle pus phlegmoneux, jaunâtre, crémeux et duquel on dit quelquefois qu'il est bien lié, qu'il est de bonne nature.

C'est ce qu'on voit dans les cas de furoncles, c'est ce qu'on voit aussi dans le pus des abcès survenus à la suite de l'introduction d'un corps étranger, d'une contusion, par exemple.

L'abondance des leucocytes coïncide avec un bon état général du sujet, c'est-à-dire avec une tendance, si l'on peut dire ainsi, à la production d'éléments anatomiques cicatriciels (d'éléments anatomiques destinés à remplacer ceux qui ont été lésés par le corps étranger, s'il s'agit de la pénétration d'un corps étranger dans les tissus), d'éléments destinés à remplacer les fibres élastiques ou les ligaments dans le cas de la mortification de ces tissus, lorsqu'il se produit un furoncle ou un panaris, et ainsi des autres. Les conditions générales étant bonnes, il y a tendance à la génération d'éléments anatomiques solides.

Lorsque le pus a séjourné très-longtemps dans des cavités, on peut trouver, indépendamment des leucocytes ayant les caractères normaux, un plus ou moins grand nombre de ces éléments devenus granuleux ; ils offrent les caractères de ce qu'on a appelé autrefois les *globules granuleux de l'inflammation* ou de l'*exsudation*, qui ne sont autre chose que des leucocytes remplis de granulations graisseuses et hypertrophiées. Deux à trois jours suffisent dans l'épaisseur des tissus pour qu'ils arrivent à cet état ; mais il faut un temps plus long dans la sérosité purulente de la plèvre, dans le pus phlegmoneux, etc.

Le pus qui sort du pourtour des bourbillons en voie de s'isoler par mortification de quelque portion de tissu fibreux est souvent granuleux, en flocons presque pâteux ou pulpeux et d'un gris brunâtre. Cette coloration n'a aucune signification fâcheuse. Elle est due à des globules sanguins entiers, mais noirâtres, désoxygénés, en voie d'altération ou même dissociés en fines granulations roussâtres. Ils viennent des capillaires rompus du tissu mortifié entre les éléments duquel ou dans le voisinage duquel se sont formés les leucocytes.

Il est commun de rencontrer dans le pus des gouttes d'huile, apercevables parfois à l'œil nu ; elles viennent de cellules adipeuses ouvertes lors de l'incision de l'abcès.

Ce liquide peut différer un peu d'aspect sous le microscope, selon qu'il est observé aussitôt après sa sortie ou vingt-quatre heures plus tard. Le pus pris sur un abcès qui vient de se former depuis quelques heures différera aussi du pus pris sur un abcès fluctuant depuis trois à quatre jours.

Lorsque le pus a séjourné longtemps dans les abcès, ou bien lorsqu'il y a un jour et plus qu'il est sorti du foyer, les leucocytes, qui étaient uniformément granuleux, présentent après cette issue de deux à trois noyaux dont la production est le résultat de modifications moléculaires chimiques ou cadavériques qui indiquent que le leucocyte est mort, ne se nourrit plus, etc. On connaît bien aujourd'hui les conditions physico-chimiques dans lesquelles on peut à volonté faire apparaître ou non ces noyaux dans les leucocytes de toutes provenances. Ces derniers faits ont une certaine importance, parce que faute d'avoir été connus ils ont été regardés comme pouvant servir à différencier les leucocytes du pus de ceux du sang.

Lorsque du pus vient de se former immédiatement, ses leucocytes sont tout à fait semblables à ceux du sang. On sait, de plus, que lorsqu'ils sont frais, ils présentent des expansions sarcodiques, comme les leucocytes du sang, tandis que dans le pus d'un abcès fluctuant depuis un ou plusieurs jours, déjà des leucocytes sont morts en quelque sorte et n'émettent plus ces expansions amibiformes ; à plus forte raison cela a-t-il lieu lorsqu'il est extrait depuis vingt-quatre heures et plus.

Le pus des furoncles, des phlegmons proprement dits et des phlegmons diffus peut contenir des corps et flocons filamenteux, tenaces s'ils sont volumineux, qui sont des débris de *bourbillon* autour duquel s'est produit le pus. Ces débris, comme le bourbillon lui-même, sont formés par les fibres élastiques des tissus lamineux, fibreux ou dermiques, qui se sont mortifiées sans se détruire, en raison de leur grande résistance physique à la plupart des agents destructeurs. Entre ces fibres élastiques se trouvent quelques faisceaux de fibres lamineuses encore reconnaissables, une substance amorphe très-granuleuse, provenant de ces fibres et d'autres éléments anatomiques en voie de destruction, et enfin des leucocytes en quantité beaucoup moindre que ne portent à le croire la couleur et la provenance du bourbillon. L'observation infirme complétement l'hypothèse d'après laquelle le bourbillon aurait été de nature fibrineuse et produit par exsudation sanguine dans le tissu enflammé.

Dans le pus des abcès mammaires et lymphatiques, on peut rencontrer, soit des cellules épithéliales pavimenteuses, soit des épithéliums nucléaires venant des ganglions lymphatiques, soit des épithéliums nucléaires ovoïdes de la mamelle. Ils sont toujours en petite quantité, toutefois il est bon de pouvoir se rendre compte de la cause de leur présence dans ce liquide.

Dans la mamelle, il n'est pas rare, si la femme était en état de lactation, de trouver des globules de lait mêlés au pus.

Que ce pus soit bien ou mal lié, il peut être *granuleux*, c'est-à-dire chargé de petits grumeaux jaunâtres ou blanchâtres opaques. La composition anatomique de ces grumeaux varie d'un cas à l'autre. Dans le pus phlegmoneux, ce sont des leucocytes agglutinés par une substance amorphe plus ou moins granuleuse, pouvant l'emporter en masse sur ces cellules. Ce sont parfois de très-petits bourbillons. Ce peuvent être des fragments de tissus mortifiés ou dissociés comme dans le cas de suppuration des divers produits morbides dits *tuberculeux*.

Pus de la surface des plaies, et flocons jaunâtres qu'il renferme parfois.

Ce pus est crémeux, bien lié, ce qui est dû, comme dans les cas précédents, à la prédominance des leucocytes produits dans de bonnes conditions générales. Ces conditions sont celles de la régénération des éléments anatomiques cicatriciels; celle-ci a lieu en même temps que s'accomplit la génération des éléments anatomiques du pus et malgré elle, si l'on peut ainsi dire, les uns et les autres naissant au même titre dans ces conditions-là. Cette régénération à la surface des plaies récentes a pour résultat la formation de la couche des *bourgeons charnus* qui continuent à se développer en même temps que le pus qui les recouvre jusque dans leurs plus petites anfractuosités; couche qui n'est pas essentiellement *pyogénique*, comme le prouvent les faits précédents et autres encore.

Dans ce pus, on trouve presque toujours des cellules épithéliales, surtout lorsque ce sont des plaies qui datent déjà d'un certain temps, qui sont sur le point de se cicatriser d'une manière définitive; plaies dans lesquelles la surface cicatricielle, la réparation du derme est en partie produite et tend déjà à donner naissance à de l'épithélium.

Si ce sont des plaies causées par une brûlure, les vésicatoires, naturellement on observe des épithéliums qui viennent des parties de la peau qui sont brûlées superficiellement.

Il est commun de rencontrer à la suite des amputations, des plaies par armes à feu ou des plaies par écrasement, dans le pus, un ou plusieurs petits filaments ou flocons qui sont couleur d'ocre, couleur de rouille, que quelques auteurs ont même considérés comme étant un signe d'un bon pronostic pour la suite de la cicatrisation. C'était une vue purement empirique.

Ces productions-là, dont on m'a apporté des spécimens pour me demander si ce n'étaient pas des champignons, sont entièrement formées par des détritus d'éléments anatomiques, fibres musculaires, fibres élastiques, éléments du tissu adipeux; parfois tous ces éléments sont mélangés ensemble. On y rencontre de plus des hématies en voie d'altération, et la couleur rouge ou ocracée est due à la présence d'un grande quantité d'hématosine et de cristaux d'hématoïdine provenant de celles-là.

C'est chose remarquable de voir en deux ou trois jours, à la suite des amputations et des plaies par écrasements, les hématies présenter cette destruction qui fait passer leur hématosine ou matière colorante à l'état d'hématoïdine cristallisée en cristaux rhomboédriques très-faciles à reconnaître.

Zeis est le premier qui ait décrit ces filaments, dont la présence n'est pourtant pas très-rare.

Dans certaines plaies, dit-il, à l'époque où la suppuration commence à s'établir, on observe quelquefois ces filaments de couleur orangée brillante, de la consistance du pus bon et louable. Jamais une plaie n'en est entièrement couverte. Ce phénomène ne paraît jamais avant le quatrième jour, et il persiste pendant quatre, six et huit jours au plus.

Quand on veut enlever cette substance à l'aide d'une éponge ou d'une spatule, il en reste toujours au fond de la blessure une petite quantité adhérente au tissu cellulaire, et qui doit se mortifier avant que la plaie devienne pure et nette. Quand on l'a enlevée autant que possible, on la retrouve le lendemain, même si aucune goutte de sang ne s'est mêlée de nouveau avec le pus; mais quand la suppuration est parfaitement établie et abondante, et quand les granulations charnues recouvrent la surface de la blessure, elle ne revient pas (1).

Chacun des filaments, larges de 1 à 4 millimètres, longs de 10 à 20 millimètres, dans les cas que j'ai observés, était composé de fibres du tissu lamineux, peu nombreuses, accompagnées quelquefois de fibres élastiques flexueuses, contournées; le tout formait une sorte de trame lâche remplie d'une matière amorphe, molle, se gonflant par l'eau et par-

(1) Zeis, *Note sur des filaments floconneux de couleur orange, qui se produisent dans certaines plaies récentes* (*Mém. et Compt. rend. de la Soc. de biol.* Paris, 1855, in 8, p. 149).

semée de fines granulations moléculaires très-nombreuses. Cette matière amorphe était généralement teintée en jaune rougeâtre ou d'une couleur orangée pâle. Souvent on trouvait dans le centre ou sur les bords de ces filaments floconneux, soit des vésicules adipeuses accompagnées de gouttes huileuses libres provenant sans doute du contenu de celles qui étaient rompues, soit seulement de gouttes huileuses plus ou moins grandes, soit enfin quelquefois des globules du sang intacts ou devenus irréguliers. Ces particularités indiquent bien que la substance même des filaments est formée de portions des tissus lamineux aponévrotiques et adipeux qui se sont détachées, par mortification éliminatrice, lors du travail inflammatoire qui précède et accompagne la suppuration des plaies.

La teinte orangée des filaments, vus à l'œil nu, est le résultat : 1° de la présence des cristaux en aiguille ou rhomboédriques rouge pourpre ou rouge orange vif, qui sont manifestement de l'hématoïdine ; 2° de la présence de la matière colorante amorphe ou liquide qui teinte en jaune rouge pâle la substance amorphe granuleuse des flocons vus au microscope. Cette dernière matière colorante paraît être l'*hématosine* séparée des globules rouges détruits pendant le travail éliminateur qui a lieu à la surface de quelques plaies ou après de petites hémorrhagies des capillaires ; hématosine naturellement demi-liquide et coagulable, qui n'a pas encore subi la modification chimique particulière qui la fait passer à l'état d'*hématoïdine*, corps solide, peu soluble et cristallisable. Ce qui tend à appuyer cette interprétation, c'est que quelquefois on trouve des filaments floconneux orangés qui, examinés de suite, ne présentent pas de cristaux colorés, mais seulement la matière colorante liquide qui les teinte et les imbibe en quelque sorte uniformément ; puis au bout de plusieurs heures après la chute et le premier examen de ces filaments, des cristaux se forment. Cependant jamais la matière colorante ne passe tout entière à l'état d'hématoïdine cristallisée ; car la substance amorphe granuleuse des filaments reste toujours un peu teintée en jaune ou orangé pâle. C'est à cette cause, sans doute, qu'est due la teinte safranée que présente parfois le pus des plaies récentes par broiement des membres, etc., décrit par Delore.

Pus des abcès froids.

Le pus des abcès froids, des abcès par congestion qui a séjourné longtemps dans l'économie est généralement fluide, moins lié que le précédent, d'une coloration plus grisâtre ; cela est dû à ce qu'il contient moins de leucocytes et au contraire plus de sérum. Ce sérum est moins riche en substances coagulables (voy. page 377 en note). Les leucocytes y sont plus pâles, moins granuleux que dans les autres pus, moins granuleux même que les leucocytes du sang, ce qui n'empêche pas qu'à côté de ces leucocytes très-pâles, il y en a quelques-uns qui sont à l'état de globules granuleux. Souvent ces leucocytes pâles, comme gonflés, peu grenus, manquent de noyaux ou n'en produisent pas au contact de l'acide acétique. Ces éléments sont toujours accompagnés de granulations moléculaires grisâtres, pâles, en suspension dans le sérum, de telle manière que, malgré la filtration, le sérum est toujours trouble, en raison de la présence de ces petites granulations moléculaires, larges au plus de $0^{mm},001$, qui existent en quantité considérable dans ce cas.

Il n'est pas très-rare d'y voir des cristaux de carbonate et de phosphate de chaux, irréguliers, réfractant fortement la lumière, qui ne sont pas attaqués par l'eau, mais que les acides attaquent et dont on détermine la nature à l'aide des réactions chimiques appropriées. Parfois encore il s'y trouve des cristaux de cholestérine. Les cristaux de cholestérine se rencontrent surtout dans les abcès des ligaments larges, des testicules et des ovaires.

Pus des os.

Le pus qui vient du pourtour des os enflammés et cariés est séreux, grisâtre, encore plus fluide et plus transparent que celui des abcès dits *abcès froids* et par congestion. Le sérum est très-peu albumineux. Il contient très-peu de leucocytes, d'où la demi-transparence, l'aspect grisâtre de cette variété de pus. Ces leucocytes sont quelquefois très-pâles, comme ceux des abcès par congestion. Il n'est pas rare d'y trouver des grains calcaires et même des détritus osseux pulvérulents qui se sentent quelquefois même au toucher. Mais lorsqu'ils sont très-petits on ne les voit que sous le microscope. Il est commun d'y observer des gouttes d'huile qui viennent du tissu des os, s'il s'agit d'une carie du tissu spongieux.

Pus des abcès du foie.

Le pus provenant des abcès du foie peut présenter des caractères variables : dans la majorité des cas, il est blanc, phlegmoneux, bien lié, quelquefois il est séreux, d'autres fois verdâtre ou jaunâtre, parce qu'il est coloré par la bile ; enfin il peut offrir une coloration rouge-lie de vin ou brun-chocolat, à cause de son mélange avec du sang et avec le détritus de la substance du foie. Dans ces derniers cas, le liquide ressemble davantage à de la lavure de chair.

Lorsque ce pus est brunâtre, parfois même de couleur chocolat, cette coloration est due à la présence, au milieu des globules de pus, de détritus des cellules et même de cellules hépatiques entières. Il renferme toujours une grande quantité de globules du sang, ce qui tient à la richesse des lobules hépatiques en capillaires de la veine porte qui ont été détruits.

Le pus du foie est fluide, mal lié quand il se forme lentement, et souvent alors on trouve la cavité qui le renferme tapissée d'une membrane d'enkystement, mince, dite à tort *pyogénique*.

Les leucocytes y sont toujours très-petits, remplis de granulations grisâtres, ou ont une teinte rougeâtre. Cette coloration rougeâtre des granulations semble due à la destruction d'une certaine quantité de globules du sang, dont l'hématosine a imbibé les leucocytes.

Des particularités analogues s'observent dans le pus des abcès métastatiques du poumon. On voit assez fréquemment des cristaux de cholestérine dans ce pus, et on y trouve aussi des gouttelettes de graisse en grande quantité qui viennent certainement des gouttes huileuses qui renferment très-ordinairement les cellules hépatiques.

Pus des abcès pulmonaires.

Dans les pneumonies, la morve, etc., le pus est infiltré dans la trame pulmonaire, et lors même qu'il se trouve dans de très-petites bronches, il reste demi-liquide, comme dans la pie-mère.

Presque toujours les leucocytes sont très-granuleux. Dans les abcès dits *métastatiques*, ces derniers ont fréquemment cette teinte brunâtre signalée déjà, et due à la destruction des globules sanguins dont l'hématosine a imprégné, par un phénomène de teinture, les éléments ambiants. Entre ces leucocytes, il n'y a qu'une substance amorphe finement granuleuse, demi-liquide. Elle est même presque solide dans les infiltrations purulentes du poumon pendant la morve, et souvent forme une masse plus considérable que les leucocytes, surtout chez le cheval.

On entraîne accidentellement, avec ce pus, des cellules épithéliales du poumon plus ou moins granuleuses, devenues sphéroïdales, etc., et qu'il importe de ne pas confondre avec les leucocytes granuleux.

Pus des ulcères.

Le pus des ulcères variqueux ou non variqueux des vieillards, des tumeurs épithéliales, des cancroïdes, des ulcères phagédéniques et des chancres, est séreux, mal lié, *sanieux*, tantôt grisâtre, parfois légèrement coloré en rouge. Dans ce dernier cas, malgré sa teinte demi-transparente, il contient des hématies qui se sont épanchées. Les leucocytes y sont très-peu abondants, tandis que la sérosité prédomine, et c'est une sérosité peu *albumineuse*.

Dans toutes ces circonstances, le pus se produit à la surface des plaies dans lesquelles les éléments anatomiques sont en voie d'atrophie, de résorption, et dans lesquelles il n'y a nullement tendance à la génération d'éléments anatomiques cicatriciels. Alors il est produit sous l'influence des éléments anatomiques voisins et sans tendance à la génération d'éléments anatomiques, leucocytes ou autres; d'où la prédominance du fluide sur les éléments anatomiques solides, d'où l'état grisâtre, demi-transparent, d'où l'absence d'état crémeux et d'état bien lié du pus de bonne nature. Sous ce rapport, l'expression de *pus de bonne nature* a sa valeur, comme aussi de *pus de mauvaise nature*, parce que dans ce dernier cas on indique qu'il s'agit d'une plaie dans laquelle il n'y a pas tendance à la génération d'éléments anatomiques cicatriciels. L'humeur conserve cet état séreux, mal lié, etc., tant qu'il y a tendance à l'atrophie des éléments du tissu et par suite à l'agrandissement de l'ulcère; mais lorsque les conditions générales ou locales deviennent bonnes, on voit le pus prendre les caractères de la première variété que j'ai décrite, parce que les leucocytes se multiplient en même temps que tendent à naître les éléments permanents et cicatriciels.

Ce pus renferme habituellement des vibrions en plus ou moins grande quantité, comme toutes les humeurs qui s'altèrent à l'air; mais leur présence ne donne aucune indication sur la nature virulente ou non, etc., du pus. Ils se développent là comme dans toute infusion placée à une température convenable et entrant en putréfaction. Du reste, toutes les autres variétés de pus exposé à l'air et fétide, servent aussi de milieu favorable au développement de ces infusoires et peuvent en renfermer plus ou moins.

De l'ichor et de la sanie.

C'est de la variété de pus que je viens de décrire, plus peut-être que des mucus, que doivent être rapprochés les liquides connus sous les noms d'*ichor* et de *sanie* ou de *pus sanieux*.

Ils sont produits surtout à la surface des ulcères cutanés et des muqueuses, par la superficie des tumeurs ulcérées, d'origine épithéliale ou glandulaire, dites cancer.

Ces humeurs se présentent souvent sous l'aspect d'un liquide séro-purulent, demi-transparent, trouble, grisâtre ou roussâtre, plus ou moins fétide, peu visqueux, coulant comme par suintement ou exsudation en quantité parfois considérable. A la superficie des ulcérations de l'intestin, du poumon, etc., il offre le même aspect avec une teinte plus foncée, moins de transparence et une viscosité plus grande ou du moins un état presque crémeux. Ici la viscosité est due au mélange de mucus avec le liquide produit à la surface de l'ulcération; mucus qui du reste peut être sécrété par celle-ci, même lorsqu'elle a dépassé en profondeur l'épaisseur de la membrane muqueuse ou de la masse morbide épithéliale. Ce liquide tient en suspension un petit nombre de leucocytes avec des noyaux et des cellules d'épithélium. Il sert en outre de véhicule à des hématies en quantité variable et surtout à une grande abondance de fines granulations moléculaires grisâtres. D'un sujet à l'autre, on y voit plus ou moins de granulations ou de gouttelettes graisseuses et des vibrions. C'est plus encore aux granulations moléculaires qu'aux éléments anatomiques en suspension que les ichors doivent, soit leur opacité, soit seulement leur état trouble. A la surface des tumeurs ulcérées, de celles qui siégent dans les cavités digestives particulièrement, on observe des différences très-notables de fétidité et de viscosité ou de leur propriété de faciliter le glissement, entre les ichors examinés sur le vivant ou de quelques heures à plusieurs jours après la mort. Ils subissent en effet des modifications cadavériques, arrivant bientôt à la putréfaction, plus vite que les autres variétés de pus, et ces altérations changent davantage leurs caractères extérieurs qu'elles ne le font sur ces derniers.

Pus de l'œil, de l'iris, de la choroïde, du corps vitré, de la pie-mère, et pus sous-arachnoïdien.

J'ai constaté avec M. Desmarres que le pus des abcès interstitiels profonds de la cornée renferme des leucocytes des mieux caractérisés; que ces globules offrent tous les caractères et les réactions propres à ces éléments; qu'ils possèdent la plupart deux ou trois noyaux, quelquefois un seul, et que quelques-uns, peu nombreux, sont de la variété pyoïde. Ce pus ne se produit qu'autant que les tissus vasculaires qui entourent la cornée sont enflammés. Comme c'est à ces tissus vasculaires que la cornée emprunte de proche en proche ses matériaux nutritifs dans l'état normal, elle leur emprunte aussi ceux à l'aide desquels naissent les productions morbides dont elle est le siége, fait qui n'a lieu, en général, qu'autant que ces tissus vasculaires sont eux-mêmes malades.

Tous ces tissus en raison de conditions qui ne sont pas encore déterminées parce qu'on ne les a pas étudiées, produisent un pus qui n'est pas fluide, c'est-à-dire que la substance appelée sérum dans les autres pus est ici demi-solide, facile à réduire en pulpe, facile même à dissocier dans l'eau, de manière à former une sorte d'émulsion; mais elle est primitivement demi-solide. Dans les cas de méningites, par exemple, quelle qu'en soit la cause, le pus est sous forme d'infiltrations le long des sillons des circonvolutions cérébrales ou de ceux de la moelle épinière, etc.

Cette matière amorphe est remplie de granulations grisâtres très-abondantes et d'autres qui bien que jaunes sont attaquées par l'acide acétique.

Quant aux leucocytes, ils sont en général moins nombreux que dans le pus phlegmoneux; mais souvent hypertrophiés et remplis de granulations graisseuses, comme les leucocytes qui ont séjourné longtemps immobiles dans l'économie.

Du pus concret des os.

Le pus concrété des os a été fluide et il est devenu solide, particulièrement dans le canal médullaire ou dans le tissu spongieux des extrémités osseuses.

Dans les os on rencontre assez fréquemment des cavités remplies d'une matière pulpeuse ou friable demi-solide, parfois comparable au *tubercule;* les autres produits morbides qui reçoivent comme ceux-ci le nom de *tubercule*, proviennent d'une lésion de la moelle des os. Dans une moitié des cas environ, ce sont des productions purulentes dans lesquelles le pus n'a pu s'échapper. Il a séjourné plus ou moins longtemps dans les os, et il a perdu sa sérosité très-probablement, car on ne la rencontre plus. La matière y est demi-solide, friable; elle détermine la mortification du tissu osseux ambiant, et parfois même le tissu périphérique est devenu plus ou moins compacte, lorsqu'il s'agit d'une de ces masses développées au sein d'une extrémité spongieuse des os.

Dans ce cas-là, on trouve des leucocytes, mais devenus irréguliers, polyédriques, offrant cette irrégularité que l'on a donnée comme caractéristique des éléments du tubercule.

Lorsqu'on vient à traiter ces leucocytes par l'eau d'abord, puis ensuite par l'acide acétique, la forme polyédrique, irrégulière, qu'ils avaient d'abord, change peu à peu; ils repassent assez vite à leur forme sphérique primitive et sous l'influence de l'acide acétique on voit apparaître les deux ou trois noyaux comme sur les leucocytes ordinaires.

A l'aide de l'action de l'eau et de l'acide acétique on peut ainsi reconnaître si l'on a affaire à des productions morbides dérivant d'une ostéite ou d'un abcès intra-osseux, passé de l'état liquide à l'état concrété, ou si l'on a sous les yeux des tumeurs dérivant de la moelle des os. En effet, lorsqu'il s'agit de productions dérivant de la moelle des os, les noyaux des médullocèles qui, lorsqu'ils sont irréguliers, ressemblent beaucoup à ces leucocytes altérés, ces noyaux des médullocèles, dis-je, reprennent leur forme sphérique, mais ils ne se gonflent pas sous l'influence de l'acide acétique et ils ne présentent pas les deux à trois petits noyaux tels que ceux des leucocytes du pus resté liquide (1).

(1) Notons que si on les traite par l'acide directement, sans action préalable de l'eau, ils pâlissent et montrent leurs noyaux, quand ils en ont, en conservant leur forme irrégulièrement polyédrique. Les leucocytes des pièces durcies par l'alcool et

Des conditions générales de l'économie qui influent sur les caractères du pus.

Durant l'état morbide général dit de l'*infection purulente*, le pus des plaies devient aussitôt grisâtre, parfois sanieux, moins lié et toujours il diminue de quantité comparativement aux jours précédents. Constamment aussi il devient plus facilement altérable à l'air, il passe plus rapidement à l'état putride.

Les modifications qui surviennent alors dans le pus ont été précédées par un changement dans l'état général du malade, et cette diminution de la quantité du pus, de son état crémeux, etc., ne sont pas la cause, mais l'effet des accidents généraux. Ils indiquent l'existence d'une altération du sang en particulier, qui est devenu moins apte à la génération des éléments anatomiques quelconques, y compris d'abord les leucocytes du pus. Aussi voit-on, lorsqu'une réunion par première intention avait commencé, les parties cicatricielles récemment formées se détruire graduellement, se liquéfier, et les bords rapprochés de la plaie s'écarter l'un de l'autre. Ici l'altération du pus est consécutive à l'altération générale du sang; elle n'est pas primitive. Les leucocytes sont moins nombreux et par suite le liquide est demi-transparent, grisâtre, et très-souvent aussi il devient légèrement rougeâtre, parce que les capillaires se détruisent dans les *bourgeons charnus* qui avaient commencé à se former, parce que ces parties ne trouvent plus à emprunter à un sang qui n'est plus normal les matériaux convenables à leur rénovation moléculaire. Ces capillaires se rompent avec la plus grande facilité, et la plaie devient le siége de petites hémorrhagies; celles-ci quelquefois peuvent être constatées sous la forme de petites ecchymoses dans l'épaisseur de la couche des *bourgeons*, lorsqu'on les examine avec soin au moment de l'autopsie. Ce sont ces mêmes particularités qui font que dans les abcès dits métastatiques qui, pendant la durée de ces symptômes généraux, se produisent dans les poumons, le foie, la rate, les muscles, etc., le pus est presque toujours de teinte lie de vin, souvent mal lié, quelquefois même brunâtre. Dans d'autres circonstances, il est presque séreux. Sa couleur tient à ce que des capillaires rompus en grande quantité ont laissé échapper des hématies, qui se sont mélangées aux leucocytes peu nombreux. Là aussi, ces hématies s'altèrent fréquemment très-vite, leur hématosine vient teinter les glo-

surtout par l'acide chromique et les chromates deviennent irréguliers, grenus, et ne présentent plus les réactions caractéristiques qui, à l'état frais, permettent de les distinguer des autres éléments anatomiques, tels que ceux dont il vient d'être question. Aussi ceux qui méconnaissent la nécessité de l'emploi des réactifs et n'examinent que des pièces durcies, confondent souvent le tubercule, par exemple, avec le pus, ou disent que nul caractère ne les distingue, ce qui est erroné.

bules du pus et concourir de la sorte à la production de cette coloration grisâtre ou lie de vin (voy. p. 243).

Du pus bleu ou vert.

M. Delore, qui a publié de nombreuses observations sur les cas dits de suppurations bleues (1), a fait remarquer que généralement le liquide purulent qui colore le linge a sa couleur habituelle; que la sérosité et les linges sont au moins aussi souvent *verts* que *bleus;* que, sur la même pièce de pansement, il y a des taches vertes et des taches bleues. Comme la biliverdine n'est jamais bleue, comme un liquide jaunâtre des plaies tache en bleu ou en vert les linges au contact de l'air, il pense que ce n'est pas elle qui colore les sérosités purulentes et les pièces à pansement.

Les linges à pansement, la charpie, sont seuls colorés en bleu, parce qu'il y a eu là un phénomène de teinture, une accumulation de la matière bleue sur les linges.

C'est sur le pus qui se produit en nappe à la surface d'une plaie ou de la cavité d'un foyer ouvert antérieurement qu'on observe cette teinte bleue ou verdâtre du pus, et on ne la rencontre pas sur le pus d'un abcès au moment où il s'écoule, lors de l'ouverture de celui-ci (2). S'il s'agit d'un vésicatoire, la pseudo-membrane fibrineuse restant à la surface du derme est colorée en bleu aussi intense que le linge.

Les sérosités colorées en *jaune foncé* ou safrané ou en *bleu verdâtre* se voient parfois dans les plaies voisines des grandes contusions; la matière colorante qu'on trouve parfois en amas amorphes sur les linges, sur l'épiderme, ou qu'on en retire, se transforme après quelques jours en amas jaunâtres ou rougeâtres analogues aux amas d'hématoïdine. De ces faits, M. Delore conclut que ces diverses variétés de teinte sont dues à des modifications chimiques successives de l'hématosine, de même ordre que celles qui la font passer à l'état d'*hématoïdine.*

M. Fordos admet que le liquide qui colore les linges à pansement peut

(1) Delore, *Compt. rend. et Mém. de la Soc. de biol.* Paris, 1863, in-8, p. 57.

(2) Il ne faut pas confondre ces suppurations bleues avec certaines taches d'un bleu verdâtre que présentent quelquefois les appareils à pansement. En effet, sur les pièces des pansements renouvelés à de longs intervalles, il y a parfois de grandes traînées ou de grandes taches d'un bleu verdâtre, et lorsqu'on les examine on les trouve composées par des algues microscopiques, voisines des *Protococcus,* section des *Palmellées.* Ces algues unicellulaires présentent des spores de $0^{mm},005$ à $0^{mm},006$ de large, et quelques granulations dans leur intérieur; elles sont colorées en bleu verdâtre et faciles à reconnaître au microscope. On peut ainsi distinguer facilement cette variété de coloration des cas dans lesquels les pièces du pansement ou le pus sont colorés par une matière en dissolution qui n'a fait que les teindre. (Voyez *Chimie anatomique.* Paris, 1853, t. III, p. 492, art. MATIÈRE COLORANTE DE LA SUPPURATION BLEUE.)

n'être pas coloré par lui-même et qu'il renferme à l'état incolore la matière qui devient colorée et colorante dans certaines circonstances. Il regarde cette dernière comme étant naturellement bleue et donnant au pus une couleur verte ou verdâtre, parce qu'elle y est accompagnée par une matière jaune. Du liquide verdâtre que donnent les linges teints par le pus *vert* ou *bleu*, après quelques heures de macération dans l'eau ammoniacale, il a retiré une combinaison chlorhydrique rouge, et celle-ci, décomposée par le carbonate de baryte, dépose des cristaux prismatiques bleus, solubles dans l'eau, l'alcool, l'éther et le chloroforme. La solution se décolore dans un flacon bouché, mais reprend sa teinte par l'agitation au contact de l'air. Il a nommé *pyocyanine* ce composé qu'il considère comme étant chimiquement dans le pus verdâtre tel qu'il est lorsqu'il sort de sa combinaison chlorhydrique (1).

La solution de pyocyanine dans le chlore y devient verte, puis jaune. Elle se transforme alors en *pyoxanthose* (Fordos) cristallisable aussi en aiguilles, rendue rouge par les acides et violette par les alcalis (2).

De la fétidité du pus.

Par lui-même, le pus n'est pas fétide. C'est là un point très-important à connaître. Il est même très-peu altérable. On peut conserver du pus phlegmoneux au contact de l'air pendant huit et quinze jours à une température de 30 degrés, sans le voir s'altérer, sans que la réaction change, et sans qu'il prenne une odeur de putréfaction.

Mais il paraît que la dissolution des gaz qui arrive, molécule à molécule, dans des foyers purulents, est une condition favorable à l'altération des principes constitutifs du pus. Cette altération se manifeste non-seulement dans les circonstances que je viens de signaler, mais aussi dans les cas où, l'abcès étant ouvert, le foyer se trouve en communication avec l'air extérieur. C'est ce qu'on voit souvent dans les abcès par congestion. Au moment de l'ouverture, le pus n'est pas fétide, mais il le devient quelques heures après. Et dans ces abcès, la fétidité se manifeste bien plus

(1) Fordos, *Recherches sur la matière colorante des suppurations bleues* (*Compt. rend. des séances de l'Acad. des sc.* Paris, 1860, in-4, t. LI, p. 215 et 362).

(2) Il y a aussi parfois du pus qui prend une coloration noire, surtout dans le cas de carie des os. Cette coloration noire est due principalement à l'altération des hématies qui sont mêlées au pus, altération qui se manifeste sous l'influence de la production du sulfhydrate d'ammoniaque bien étudiée par Bonnet (1833). Alors leur hématosine, sous l'influence de l'hydrogène sulfuré, prend toujours une coloration noire ou d'un brun très-foncé, qui teint le pus de cette manière. Il est question ici du pus qui coule noirâtre, et non du pus coloré en noir par de l'eau blanche que l'on verse quelquefois sur la charpie, cas dans lequel les sulfhydrates forment du sulfure de plomb par décomposition du sous-acétate de ce métal.

vite que dans le cas de pus phlegmoneux tenu au contact de l'air à 30 degrés. Cette altération porte d'abord sur les substances albuminoïdes du sérum du pus, et celle-ci entraîne le passage des sulfates à l'état de sulfures. Il se forme probablement alors d'autres composés odorants.

En général, lorsque le pus devient fétide, il dégage une certaine quantité d'hydrogène sulfuré. En même temps, par décomposition des substances albuminoïdes, il se produit de l'ammoniaque et de l'acide carbonique, de sorte que là on trouve principalement du sulfhydrate (Bonnet) et du carbonate d'ammoniaque. Comme les substances albuminoïdes renferment du phosphore, il est probable qu'il se forme aussi de l'hydrogène phosphoré, dont il faut seulement des traces à peine saisissables aux réactifs chimiques, pour donner une odeur très-fétide aux gaz avec lesquels on le mélange.

Il y a aussi dans ces liquides des corps gras volatils qui concourent à donner de la fétidité. Les espèces mêmes de ces corps gras n'ont pas encore été déterminées à l'exception de celles qui sont indiquées pages 380 et 396.

L'odeur infecte du pus qui s'écoule des bubons de la peste a été souvent notée. Dans la variole confluente, les pustules de la face vers le onzième jour, et celles du corps quatre ou cinq jours plus tard, exhalent une horrible fétidité, qui, suivant Trousseau, *n'existe jamais dans la variole discrète*. D'après Rilliet et Barthez, cette odeur, quoique très-fétide, est à la fois fade et nauséeuse. Elle commence à se développer lorsque la suppuration s'épanche au dehors pour y former les croûtes. On la sent encore quelquefois même lorsque la desquamation est très-avancée. Ces auteurs ne l'ont jamais rencontrée dans la varioloïde, ni dans la varicelle.

Dans le pus, de même que dans un certain nombre de sécrétions, on retrouve des principes odorants absorbés par la muqueuse digestive et respiratoire. Briende dit que les ulcères aux jambes sont reconnaissables chez les tanneurs à la fétidité de leur suppuration. Le passage dans le pus de principes odorants déposés dans le sang, s'explique aussi bien que celui de la matière colorante de la bile dans ce même liquide.

L'action de l'air sur le pus contenu dans une cavité à parois anfractueuses et à ouverture étroite amène sa fétidité dans les abcès froids après leur ouverture, dans certains abcès phlegmoneux profonds du tronc et des membres, dans les empyèmes avec fistule pleurale, dans certaines dilatations bronchiques avec bronchorrhée, certaines cavernes pulmonaires, etc., etc. La fétidité du pus n'a rien alors de particulier; elle n'est pas constante : elle tient à la réunion des circonstances les plus favorables à la fermentation des liquides organiques.

Ces conditions offrent leur maximum d'efficacité, lorsque les foyers purulents communiquent avec une altération osseuse, dont l'odeur fétide du pus est symptomatique. Dupuytren comparait la fétidité du pus de la carie vertébrale à celle des eaux de macération. Dans les ozènes symptomatiques de lésions osseuses des os du nez, il y a une fétidité spéciale, distincte, comme nous le verrons, de l'ozène constitutionnelle : de même dans l'otorrhée avec carie du rocher.

Dans certains abcès non ouverts, l'air vient altérer le pus, non plus directement, mais en filtrant par endosmose à travers les parois (1). C'est une des variétés des *abcès fétides* de Velpeau : ils sont fréquents autour des gencives, du maxillaire inférieur, dans la langue, les joues, sur les côtés ou sur la partie antérieure du larynx, du pharynx, de la trachée-artère. Ces abcès ont pour caractère commun une fétidité repoussante et exceptionnelle de leur pus (Velpeau). Cette odeur diffère sensiblement des abcès de la bouche à ceux du cou et de la poitrine. L'odeur extrêmement fétide que répand le pus d'un abcès à la partie supérieure latérale du cou, dénote que le foyer était profond; car c'est au voisinage de la paroi latérale du pharynx que l'humeur renfermée dans ce foyer a contracté une odeur aussi infecte.

La fétidité du pus provient en certains cas non pas de son altération en présence de l'air, mais de son mélange endosmotique au travers des membranes de séparation des cavités, avec les principes des matières *odorantes*. Telle est la fétidité spéciale de la suppuration des abcès urineux et stercoraux. D'après Huguier, l'odeur fécale du pus de ces derniers abcès est importante pour les différencier de ceux des glandes vulvo-vaginales et du pus fétide des vulvites. Ainsi la fétidité stercorale peut s'observer dans des abcès qui ne communiquent pas avec l'intestin : elle est même, d'après P. Berard (2) et M. Chassaignac, le caractère le plus saillant des collections purulentes des parois de l'abdomen et de la marge de l'anus (3). Elle se produit par un mécanisme analogue à celui que nous avons signalé dans les abcès du cou. Il y a endosmose et transsudation à travers les parois intestinales des composés d'où dérivent chimiquement des produits fétides. Aussi suivant la nature de ces composés, l'odeur n'est pas la même dans toutes les régions de la paroi où les abcès se développent. Certains abcès de la fosse iliaque droite présentent une odeur stercorale bien caractérisée;

(1) A la suite de certains empyèmes traités par les injections iodées ou autres on peut voir parfois après la guérison et la cicatrisation de la ponction, se former au bout de plusieurs mois du pus véritable dans la plèvre ; il détermine la réouverture de l'orifice cicatrisé et sort en présentant une extrême fétidité. M. le docteur Dieder m'en a encore communiqué récemment une observation recueillie par lui.

(2) Bérard, art. Pus, *Dictionn. de méd.*, 1842, t. XXVI.

(3) Chassaignac, *Traité de la suppuration*, Paris, in-8, 1859, t. II, p. 356.

tandis que dans d'autres collections siégeant dans les régions épigastriques, l'odeur du pus est aigre, comme celle des matières alimentaires mal digérées : au contraire, d'autres abcès ont une odeur analogue à celle des substances contenues dans l'intestin grêle, et bien différente de la fétidité stercorale (1).

Il faut donc tenir compte de ces faits au point de vue du diagnostic (Velpeau), et ce serait une erreur de croire que l'odeur fécale du pus est un signe caractéristique des abcès stercoraux et des fistules à l'anus. La même odeur a été signalée dans le contenu du sac de quelques hernies étranglées (Astley Cooper, Dionis, etc.) : il est probable que dans ces cas, les parties les plus liquides du contenu du sac avaient transsudé par un mécanisme analogue au précédent (2).

Le pus putride présente toujours des leucocytes gonflés, devenus très-pâles. S'il s'agit d'un foyer ou d'une surface suppurante directement au contact de l'air, il y a presque toujours des vibrions qui se développent en plus ou moins grande quantité, comme ils se seraient développés dans une matière quelconque qu'on aurait laissé pourrir à l'air sous l'influence d'une température voisine de celle du corps humain. Mais la présence de ces cryptogames n'a aucune signification spéciale, quant à la nature du pus. Parfois l'altération du pus va à ce point que tous les leucocytes sont détruits. Alors l'humeur doit sa coloration grisâtre, sa demi-opacité aux détritus des leucocytes disparus en totalité ou en très-grande partie. Il n'est pas rare d'avoir à examiner certains liquides fétides dans lesquels on est tout étonné de ne pas trouver de leucocytes. Cela tient à ce qu'ils ont été détruits de la sorte, et ce sont les granulations qui résultant de leur destruction restent en suspension dans ce liquide qui le troublent.

De l'action du pus fétide sur l'économie.

Les effets sur l'économie de cette altération du pus, bien étudiés depuis longtemps par Sédillot, Bérard, etc., sont ceux d'un véritable empoisonnement, c'est-à-dire de l'introduction dans le sang de certains principes immédiats accidentels vénéneux. Que ces principes aient été ingérés, ou qu'ils se soient formés dans une cavité du corps, cela revient au même, c'est toujours un phénomène d'empoisonnement par certains composés définis accidentels (voy. p. 236). Aussi l'infection dite *putride* peut guérir; elle peut présenter des variations pendant la cicatrisation d'un abcès, d'un jour à l'autre, selon qu'on a laissé séjourner ou non le pus, tandis qu'il n'en est pas de même dans l'*infection purulente* (voy. p. 245 et suiv.).

(1) Velpeau, *Leçons de clinique chirurgicale*, 1841, t. III.
(2) Nicaise, thèses de Paris, 1866.

Il faut être bien prévenu de la différence qu'il y a entre ces deux ordres d'altérations, et ne pas appeler empoisonnement, septicémie, l'infection *purulente*, qui n'est pas un empoisonnement, mais bien une altération *totius substantiæ* des principes coagulables du sang dont il sera question à propos des sécrétions muqueuses.

De la virulence du pus.

Les causes de la virulence du pus ne sont pas la présence de tel ou tel corps solide en suspension visible et pondérable, tels que des vibrions comme on l'a cru, ou les globules du pus. Ce sont les mêmes que celles de la virulence du sang, de la salive ou des mucus. Elles sont dues à des altérations particulières des substances coagulables qui prennent part à la constitution du sérum du pus.

Que le pus soit riche ou pauvre en leucocytes, ce qui est si fréquent lorsqu'on vient à comparer le pus de la variole à celui de la vaccine ou de la morve, il n'en est pas moins virulent, car les causes de sa virulence sont dues à des modifications isomériques particulières des substances coagulables qui prennent part à la constitution du sérum du pus. Ici ce liquide est virulent, en tant que fluide, contenant des substances coagulables et au même titre que le sang ou autre humeur de l'économie qui peuvent également devenir virulents.

Le pus est virulent en tant qu'humeur ayant pour principe immédiat constitutif fondamental des substances coagulables.

De quelques humeurs qui sont décrites comme du pus et qui n'en sont pas.

En premier lieu, je signalerai sous ce titre des liquides qui se trouvent mélangés accidentellement de leucocytes. Ainsi, la sérosité du péritoine, du péricarde, de la plèvre, lorsqu'elles se produisent sous certaines influences inflammatoires, se mélangent de leucocytes et alors elles deviennent troubles. Ce sont des sérosités purulentes. C'est ce qu'on voit dans certaines formes de pleurésie et de péritonites.

Ici, en même temps, il y a une particularité qu'on n'observe pas dans le pus et qu'il importe de signaler, c'est que la plasmine de la sérosité de la plèvre et du péritoine se produit en quantité plus grande que dans les cas où le liquide reste transparent.

Aussi, après la mort du malade, mais seulement alors, on trouve dans la plèvre, le péritoine, etc., des caillots fibrineux qui résultent du dédoublement de la plasmine, laquelle en se coagulant forme ces caillots floconneux, plus ou moins adhérents au péritoine ou au péricarde, qui ont englobé du pus et qui sont jaunâtres. Ce sont là des caractères qui appartiennent en propre à la sérosité et qu'il ne faut pas attribuer au pus, parce que dans aucune circonstance on ne trouve dans l'épaisseur des tissus du pus qui soit fibrineux.

Ainsi donc, dans la péritonite, dans la pleurésie, etc., on a sous les yeux des sérosités devenues troubles par l'hypergenèse des leucocytes, et ce n'est pas un liquide absolument comparable au pus, si ce n'est dans les cas du genre de celui qui a été indiqué plus haut (p. 412, en note).

Le *muco-pus* est du mucus normal, mais sécrété en quantité exagérée, qui est devenu trouble par suite de l'hypergenèse des leucocytes normaux, à la surface des muqueuses, dans la trachée, les bronches, les fosses nasales, l'urèthre et d'autres régions du corps.

Jusqu'à présent on ne sait nullement si un liquide semblable ou analogue à la sérosité du pus, est surajouté aux mucus qu'il gonfle. Ce fait est probable, mais la seule chose certaine, c'est qu'il y a supersécrétion du mucus et de plus hypergenèse des leucocytes, à ce point que le liquide normal devient jaunâtre, puriforme (voy. p. 377).

On voit souvent dans les autopsies le liquide des bassinets indiqué comme étant formé par du pus, parce qu'il a en effet la couleur et la consistance du pus. Or, l'examen microscopique montre que c'est de l'urine tenant en suspension de l'épithélium desquamé des tubes urinipares. Des faits de même ordre s'observent aussi dans le mucus de l'utérus et des trompes. Il en sera question plus loin.

Il y a aussi à signaler comme ayant souvent été pris pour du pus le liquide prostatique. C'est une condition analogue qui lui donne l'aspect purulent. Il est mélangé de cellules épithéliales qu'on a exprimées des conduits prostatiques lors de l'autopsie. Il est d'autant plus puriforme que le sujet est mort depuis plus longtemps. Nous y reviendrons en étudiant le sperme.

Le liquide du thymus, celui des amygdales et des ganglions lymphatiques hypertrophiés, en raison de leur aspect puriforme, ont été quelquefois pris pour du pus ; ils ne sont composés que d'une sérosité tenant en suspension les épithéliums nucléaires, des amygdales, du thymus, des ganglions lymphatiques, etc., qu'il est facile de reconnaître sous le microscope.

Il faut rappeler aussi le pseudo-pus fibrineux résultant de l'altération des caillots, soit des artères, soit du cœur (voy. p. 196-221).

Pour compléter cette énumération, je signalerai la substance pâteuse, plus ou moins molle, qu'on trouve assez souvent dans le psoas, sur les côtés de la colonne vertébrale, en disséquant des sujets qui ont des maladies anciennes de la colonne vertébrale. Son analyse n'est pas encore exactement faite. Cette matière pâteuse, comparable par sa couleur, soit au pus, soit au tubercule, est composée principalement par une substance amorphe finement grenue, très-molle, parsemée de granulations calcaires et de gouttes de graisse, avec ou sans cristaux de cholestérine.

La forme et les dimensions variables, le pouvoir réfringent et l'action des acides, permettent de déterminer la nature de ces grains calcaires et de leurs amas. On y rencontre du reste aussi quelques leucocytes, mais toujours granuleux et hypertrophiés, sans parler des fragments de tissus musculaire et cellulaire, plus ou moins granuleux également.

De l'aspect purulent de certains tissus ramollis.

Malgré qu'il soit aujourd'hui possible par la comparaison des tissus normaux et de leurs éléments, d'arriver à pouvoir déterminer la nature réelle de chaque sorte de leurs altérations les plus diverses, sans les confondre avec aucune, on peut dire que les procédés à suivre ont seuls fait des progrès en ce qui concerne l'emploi du microscope. Mais en est-il de même pour ce qui regarde la méthode voulue, pour arriver à formuler ce qui caractérise réellement tel ou tel produit morbide au point de vue des éléments qui le composent, des altérations qu'eux et leur arrangement réciproque ont subies, de ce qu'il est en fait, et du nom qu'il doit recevoir, comparativement à la dénomination du tissu dont il provient? Nullement; ici, rien n'a changé dans l'esprit des micrographes qui ne font que de l'anatomie pathologique, comparativement à ce que faisaient ceux qui nommaient les tumeurs d'après leur analogie avec telles plantes ou tel produit alimentaire. C'est ainsi que, pour beaucoup de médecins, qui adoptent les hypothèses et les néologismes correspondants des auteurs allemands, tout produit morbide des glandes lymphatiques, du poumon, de la moelle des os, du testicule, etc. qui est *jaune*, est au fond une sorte de pus, si le sujet qui le porte n'est pas mort des accidents pulmonaires dits de la phthisie. Quelle que soit du reste la consistance du produit, il est confondu sous le même nom avec le pus dont sa présence finit par déterminer la formation (voy. p. 380); seulement, comme la nature anatomique réelle de l'un ni de l'autre n'est déterminée, on se tire d'affaire en disant que celui-ci est du *pus bien ou mal lié* et l'autre du *pus concret*, *phymatoïde*, *granulo-graisseux*, *caséeux*, etc. ; peu importe le nom, pourvu qu'il soit sonore et qu'on ajoute que c'est un pus de *vieille suppuration et à globules intacts rares* (1). Il importe de décrire ici cette matière jaune si souvent prise pour du pus concret, en choisissant pour type celle du testicule et de l'épididyme qui, en tout ce qui touche ses

(1) Il faut rappeler ici que, sauf les leucocytes en voie d'expansions amiboïdes, il n'y en a pas qui soient à bords *déchiquetés*, surtout dans le pus, même des abcès les plus anciens ; dans le pus concret réel, ils sont seulement plus ou moins irrégulièrement polyédriques (voy. p. 407).

caractères anatomiques visibles à l'œil nu, a été on ne peut mieux décrite par Bayle (1800).

L'altération dont il s'agit ici, consiste en fait en une substitution fibreuse du testicule, puis de l'épididyme ou de celle-ci seulement, compliquée par la production graduelle du centre vers la circonférence de la masse (dès qu'elle devient un peu grosse), d'une substance amorphe,

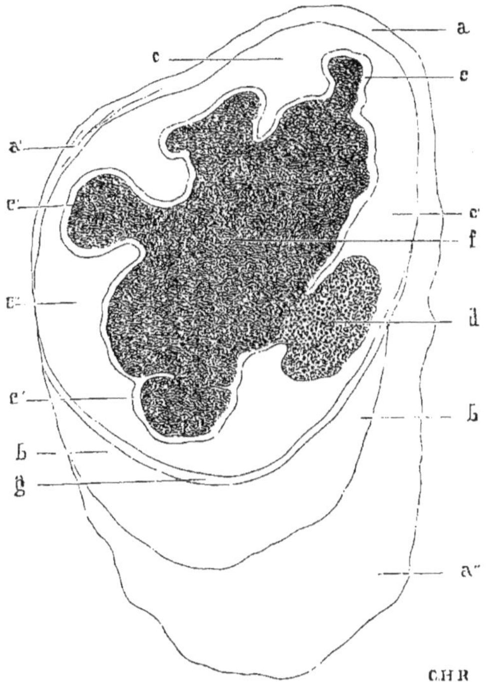

FIG. 9. — Ramollissement puriforme du testicule (*).

granuleuse, jaune, quoique relativement pauvre en graisse. La production de celle-ci (fig. 9) entraîne la disparition des capillaires du tissu, puis elle se ramollit de manière à former une matière plus ou moins

(*) *c, tissu devenu entièrement fibreux*, sans traces restantes d'éléments testiculaires presque sans capillaires ; il est tenace, gris blanc, à coupe homogène, d'aspect fibreux peu prononcé à l'œil nu ; *g, reste de l'albuginée ; a, tissu lamineux* du scrotum, parsemé de très-petits lobes de tissu adipeux ; *d, tissu gris rougeâtre* d'aspect grenu, offrant d'assez nombreux capillaires coupés, très-fins, assez friable, se fondant insensiblement d'une part avec le tissu jaune (*f*), et d'autre part tant avec le tissu fibreux *c*, qu'avec la couche *c* ; *c*, tissu gris demi transparent, presque colloïde, formant une couche mince de 1 millimètre au plus, rendant facile à énucléer le tissu jaune (*f*) ; *b*, tissu formé partie de tissu fibreux mou, partie de restes de tubes épididymaires encore reconnaissables à l'œil nu et dont l'épithélium se voyait encore au microscope. C'est pour l'épididyme la même altération que pour le testicule *c*, mais moins avancée ; *f*, tissu jaune, dur, friable, sans vaisseaux, offrant très-nettement l'aspect du *tubercule cru*, facile à énucléer dans presque toute son étendue, surtout dans les portions où est la couche grisâtre demi-transparente *c*.

coulante remplissant une cavité anfractueuse centrale ; d'autre part, à mesure qu'elle empiète sur le tissu fibreux (*c*), elle modifie celui-ci de manière à en être toujours séparée par une mince couche (*e*) de tissu lamineux mou, gris, presque colloïde, permettant d'énucléer la portion devenue jaune et sans vaisseaux (1).

L'altération débute par la génération (ou si l'on veut par l'hypergenèse des cloisons intertubulaires) d'un tissu lamineux dense ou fibreux (*b*) plus ou moins mou, vasculaire, d'un gris rougeâtre laissant encore distinguer à l'œil nu, ou au moins sous le microscope, les tubes, soit épididymaires, soit testiculaires selon la partie primitivement affectée. Ce tissu passe à l'état de fibreux (*c*) gris blanchâtre, tenace à coupe homogène, formé de fibres lamineuses, généralement facile à dissocier ; car elles sont en couches ou nappes et non en faisceaux, tels que ceux du derme, des aponévroses, etc. Il en est plus ou moins qui sont à l'état de cellules fusiformes ou étoilées, avec des noyaux libres çà et là. Ce tissu est vasculaire, mais moins qu'il ne l'était dans la période antérieure ; mais on n'y trouve plus de tubes séminifères ni d'épithélium.

Souvent des portions, plus ou moins étendues du tissu (*d*), isolées ou plus habituellement en continuité avec celles dont il va être question, sont d'un gris rougeâtre, parcourues par d'assez nombreux capillaires visibles à l'œil nu quand ils sont congestionnés. Ces portions de la masse sont friables, la trame de fibres lamineuses fixes y est très-nette sous le microscope ; cela est en raison de l'interposition d'une matière amorphe finement grenue analogue à celle de la portion jaune centrale, mais pauvre en granules jaunes, et presque tous ceux qu'elle contient sont dissous par l'acide acétique. On y trouve aussi des noyaux du tissu cellulaire, tant ovoïdes que plus petits et sphériques, à l'état dit de *cytoblastion*.

(1) La maladie causée par l'altération dont il s'agit a été décrite sous les noms de *sarcocèle*, de *sarcocèle scrofuleuse*, *tuberculeuse*, d'*inflammation chronique*, d'*inflammation scrofuleuse*, de *faux tubercule inflammatoire*, de *dégénérescence caséeuse* ou *tuberculeuse non enkystée du testicule* (Bayle, 1800), de tubercule d'inflammation (Velpeau), de tubercule du testicule, d'orchite chronique, d'inflammation chronique de l'épididyme, d'épididymite tuberculeuse ou caséeuse, de suppuration chronique du testicule, etc. Ajoutons que la confusion est portée à son comble par les auteurs allemands et leurs imitateurs français qui donnent comme un progrès d'avoir appelé *produits caséeux* ce que Laënnec et autres appellent *tubercule* ou *matière tuberculeuse jaune*, crue ou ramollie, et *caséification* ou *inflammation et métamorphose caséeuses*, le passage des *granulations grises*, et d'autres productions morbides encore, à l'état jaune et friable, puis de ramollissement et de liquéfaction, qu'ils nomment *dissolution du tubercule*. En d'autres termes, l'histoire du tubercule de Laennec est pour eux celle de l'*inflammation caséeuse* ; c'est ainsi qu'ils entendent éclairer l'anatomie pathologique, c'est-à-dire déterminer la nature réelle des modifications accidentelles des tissus de l'économie.

Quant à la couche mince (*e*), épaisse au plus d'un millimètre, qui sépare le tissu fibreux gris blanchâtre, compacte de la portion jaune, compacte aussi ou déjà ramollie, elle est demi-transparente et molle. Elle montre les mêmes noyaux et les mêmes fibres faciles à dissocier que les masses précédentes; mais elle ne renferme pas de capillaires et la matière amorphe interposée à ses fibres ne renferme presque pas de granulations.

Quant à la portion centrale de ces produits morbides, dès qu'elle est devenue jaune, elle est dépourvue de vaisseaux, homogène, compacte, bien qu'assez friable et réductible en fragments irréguliers.

Ce tissu jaune (*f*) est une altération du tissu fibreux lui-même ; il est formé en grande partie de matière amorphe très-granuleuse et uniformément granuleuse; les granulations sont petites, de volume égal, les 2/3 sont solubles dans l'acide acétique; alors la masse devient transparente, homogène, gélatiniforme, parsemée des fines granulations jaunâtres restantes. Cette matière amorphe est déposée dans une trame fibroïde encore apercevable; déjà bien décrite à l'œil nu par Bayle. Par places même, on voit encore la disposition fibrillaire sur les bords des fragments de la préparation. Les faisceaux fibrillaires entrecroisés larges de 3 à 8 millièmes de millimètre sont homogènes, et ne sont plus striés en long. Ils sont comme en voie de résorption. Dans leur épaisseur et dans celle de la substance granuleuse, on retrouve les noyaux du tissu cellulaire déjà indiqués, mais un peu moins réguliers, plus pâles après l'action de l'acide acétique, quoique encore colorables par le carmin. Ce sont eux qui, d'un auteur à l'autre, sont désignés, soit comme des globules de pus, soit comme des leucocytes, surtout par ceux qui n'ont examiné ces pièces qu'après les avoir durcies.

La manière dont l'acide acétique rend transparent ce tissu jaune (dit aussi *phymatoïde*) et sa pauvreté en principes graisseux malgré sa couleur, montrent à quel point sont inexactes les dénominations de *produit caséeux* et de *métamorphoses graisseuse* ou *caséeuse* qui lui sont attribuées par divers auteurs. Notons enfin que cette matière, lorsqu'elle s'est ramollie au point de devenir *puriforme*, granuleuse ou non, reste constituée de la même manière, à l'exception toutefois des fibres lamineuses qui ont disparu. Rien donc n'est plus facile que de la distinguer du pus, tant par la nature des granules flottant dans la substance amorphe fluidifiée, que par les caractères propres des noyaux, si distincts des leucocytes, qui lui restent mélangés; et cela même lorsque du pus venant des abcès et des trajets fistuleux qui se forment alors au travers du testicule et de l'épididyme se joint à elle.

La matière ramollie peut être un peu verdâtre, assez bien liée, formant un foyer à parois épaissies, irrégulières, anfractueuses. Aux environs des fistules, il peut y avoir cette matière qui, à la coupe, ressemblait à de la pulpe de marron d'Inde, mais jaunâtre.

Il existe ou non des foyers multiples dans tout l'épididyme, dans le testicule, qui font saillie à la surface. Il y a d'autres organes où des lésions chroniques de cet ordre marchent de cette manière; dans les os, dans les ganglions lymphatiques, dans les affections articulaires, on en voit des exemples. Dans les ganglions du cou des jeunes gens scrofuleux, on trouve cette matière dure, analogue à celle que l'on rencontre dans l'épididyme et dite aussi *caséeuse* ou *tuberculeuse*. Seulement le tissu de ces glandes plus riche en noyaux, tant du tissu cellulaire que d'épithélium nucléaire, montre davantage de ces éléments. En outre, la couche demi-transparente qui sépare le tissu jaune du reste de la masse est plus mince et disparaît plus vite en raison du plus petit volume des organes affectés.

Il est du reste des tumeurs fibreuses proprement dites dans lesquelles on voit cet ordre d'altération suivre les phases qui viennent d'être indiquées et présentent cette matière que malgré sa consistance et sa couleur il ne faut pas prendre pour une *espèce particulière du pus*, pas plus que comme analogue à des produits caséeux quelconques.

Résumé de l'étude du pus.

En résumé, nous voyons que le pus est une humeur de production accidentelle hétérotopique, mais non hétéromorphe, liquide ou demi-solide, variant du grisâtre séreux au jaunâtre crémeux.

Ce liquide est le résultat de la double production simultanée : 1° d'une humeur séreuse ou demi liquide, demi solide, hétérotopique et accidentelle comme la sérosité des œdèmes, quoique d'une composition différente, et 2° de la génération hétérotopique, par genèse, de leucocytes coexistant avec cette sécrétion. Le pus est caractérisé physiologiquement par cette double production qui en montre la nature.

Ces faits fixant et dominant la question de la nature du pus, n'ont pu être déterminés qu'après la connaissance de ce que sont les sérosités œdémateuses d'une part et les leucocytes d'autre part, au point de vue de leur propriété d'autogenèse, de leur développement et de leur nutrition, de leur indépendance par rapport aux hématies, etc., et aussi par rapport à toute membrane sécrétante ou pyogénique. La production d'une membrane à la face interne des abcès anciens et dite pyogénique est postérieure à la génération des leucocytes et du sérum; elle ne s'oppose pas à cette génération, qui là a lieu alors comme à la surface d'une muqueuse, etc., mais cette membrane n'est pas la condition, ni surtout la condition première de cette génération.

Ces faits de production d'un liquide nouveau dont la composition est en rapport avec la constitution du tissu où il se forme séparent cette double génération hétérotopique et accidentelle de sérum et de leucocytes ou du pus proprement dit, de ceux dans lesquels des sécrétions, soit séreuses, soit muqueuses des cavités naturelles, sont rendues *purulentes* par la production outre mesure ou *hypergenèse* de leucocytes qui s'y trouvent du reste normalement.

Dans ces dernières circonstances, ce n'est pas la présence des leucocytes qui change les propriétés des humeurs, sauf la couleur, mais au contraire il naît alors des leucocytes, parce que la composition des sécrétions naturelles est modifiée, et la naissance des leucocytes dans le liquide survient par suite de ce changement même.

Ces notions d'hypergenèse et d'hétérotopie nous montrent pourquoi : 1° les leucocytes restent toujours eux-mêmes, conservent partout leur spécificité anatomique et physiologique, ne varient essentiellement que de quantité d'un tissu ou d'une condition physiologique à l'autre, et ne donnent au pus que sa couleur physique, mais non sa nature dynamique et chimique; 2° pourquoi, au contraire, l'humeur liquide ou demi-solide produite molécule à molécule à l'aide et aux dépens du plasma sanguin (avec influence des éléments anatomiques solides interposés aux capillaires), varie d'un tissu à l'autre, tant en nature (au point de vue de la composition immédiate) que sous le rapport de sa quantité, soit absolue, soit relative aux leucocytes.

La *condition médiate* de la génération du pus est un trouble de la circulation capillaire, dit inflammatoire, rapide ou à marche lente (comme lors des abcès froids), trouble déterminant la production du fluide et en même temps la genèse des leucocytes; l'*excès* du premier *forme le sérum*, rendu trouble, purulent par les leucocytes et plus ou moins selon la quantité de ceux-ci.

Cette production peut avoir lieu immédiatement entre les capillaires et les éléments propres du tissu vasculaire, comme c'est le cas ordinaire, et celle des leucocytes peut même s'accomplir dans l'épaisseur des éléments anatomiques (1); elle est toujours compliquée de rupture de capillaires distendus, ramollis, ainsi que de celle des éléments propres du tissu au sein duquel se passent ces phénomènes.

Mais elle peut s'accomplir loin des capillaires, dans les tissus non vasculaires, où les matériaux du sérum arrivent de proche en proche. C'est ce qu'on voit lors de la production du pus des abcès de la cornée, dans la sérosité purulente des vésicatoires, dans le pus des pustules varioli-

(1) Voy. Ch. Robin, *Journ. de la physiol.* Paris, 1859, in-8, p. 46 et 54.

ques, etc., logés entre la couche cornée ou à cellules sans noyau de l'épiderme et la couche à noyau dite de Malpighi et même dans la cavité de ces cellules. Donc le pus n'est pas une provenance des noyaux embryoplastiques hypertrophiés et segmentés, ni des leucocytes *exsudés*, etc.

Les leucocytes non plus que la sérosité du pus n'ont besoin, pour naître, de la présence de tel ou tel tissu spécialement, tel que le tissu lamineux, comme on l'a admis. C'est ce que montre la génération de ce liquide dans la substance blanche et grise encéphalique et entre deux lames épidermiques ou entre l'ongle et la couche de Malpighi sous-onguéale, etc. Seulement la vascularité et la mollesse du tissu lamineux s'y prêtent mieux que dans les autres tissus.

En même temps naissent les éléments dont la genèse a lieu le plus facilement après les précédents, c'est-à-dire ceux du tissu lamineux, etc., d'où, suivant les circonstances, la formation de la *couche granuleuse ou des bourgeons charnus*, ou bien l'induration autour d'un phlegmon, puis la cicatrice; cicatrisation qui survient bien mieux si le trouble circulatoire, n'ayant pas lieu, ne cause pas la génération de leucocytes, etc.

Aussi, dans les derniers temps de la cicatrisation d'une plaie ou de la cavité d'un abcès, c'est parce que la quantité des éléments anatomiques cicatriciels naissant l'emporte sur celle des leucocytes, que le pus exprimé alors devient grisâtre, demi-transparent, presque séreux, et perd l'aspect crémeux que lui donnaient les globules tant qu'ils étaient abondants. Là est la cause du petit nombre de leucocytes existant dans ce pus, dont l'aspect particulier indique au chirurgien le rapide achèvement de la régénération des parties détruites et la prochaine cicatrisation définitive. Humeur d'élimination, le pus entrave la régénération des éléments anatomiques des tissus lésés, sans l'empêcher entièrement, et son aspect extérieur comme sa constitution se modifient quant à la quantité des leucocytes et à la composition du sérum, à mesure que la génération des autres éléments anatomiques prend le dessus par rapport à celle des leucocytes; et le retour du pus à l'un des états qu'il a offerts auparavant est un signe d'une entrave à la cicatrisation.

La production du pus peut être suscitée :

1° Par un trouble circulatoire primitif ou de cause moléculaire et générale, comme dans la variole, les bubons, l'infection purulente, la fièvre puerpérale, etc.

2° Par un trouble circulatoire amené par un corps étranger venu du dehors, ou à une portion de tissu mortifié, écrasé mécaniquement, etc., qui doivent être éliminés et remplacés; aussi y a-t-il alors génération de beaucoup de leucocytes et production de pus phlegmoneux.

3° Par un trouble circulatoire dû à une lésion d'un tissu enlevé qu'il s'agit de remplacer, comme à la surface des plaies. Là il exprime la tendance à la génération d'éléments anatomiques avec exsudation en excès (trop considérable pour que les lymphatiques puissent emporter le surplus) et dans des conditions accidentelles amenant la génération de leucocytes en même temps que celle d'autres éléments, ceux de la cicatrice dont la genèse serait seule nécessaire en fait.

Aussi, lorsque les conditions générales favorables à la génération des éléments cessent, la génération des leucocytes cesse également à la surface des plaies. A la vérité il s'en produit, mais peu, dans la profondeur des tissus mal nourris dont les éléments s'altèrent avec troubles circulatoires locaux et épanchements sanguins (abcès métastatiques), mais cela n'est que le signe d'un mauvais état général.

Aussi, dans les ulcères, dans les plaies survenant par mortification (p. 405) de certains éléments, la sérosité est produite sans génération abondante de leucocytes, d'où un pus non crémeux, mais séreux ou d'aspect sanieux par suite du peu de leucocytes qu'il renferme et par le mélange de granulations moléculaires, d'hématies et de cellules épithéliales.

Bien que le pus ne soit pas malfaisant par lui-même, sa production n'indique pourtant rien de bon et n'est pas une *épuration* salutaire; elle doit être évitée toutes les fois qu'on peut le faire sans compromettre une autre série de phénomènes importants, etc.

Dans l'épaisseur des tissus, cette double production a pour résultat l'apparition hétérotopique d'une tumeur liquide, qui se comporte comme les produits solides, en ce qu'elle progresse et envahit en déterminant l'atrophie et la disparition des éléments ambiants doués de propriétés végétatives moins énergiques que celles des leucocytes qui naissent et se développent plus vite, qui se nourrissent plus énergiquement.

A la surface des plaies, cette double production pyogénique a pour résultat l'émission d'un liquide inutile en fait, bien que non nuisible par lui-même, mais cette production qui ralentit la génération des autres éléments, de ceux qui doivent être cicatriciels. Aussi l'on peut se passer de cette pyogénie, comme le montre la réunion par première intention.

La production du pus, abondante ou non, n'indique pas une altération préalable des humeurs, ni un besoin de *dépuration du sang*, etc., comme le croient encore quelques médecins avec le vulgaire.

Injectées dans les vaisseaux, ses substances organiques, déjà altérées, altèrent celles du sang et amènent un état analogue à celui dit de l'infection purulente ou pyohémique primitive. Mais pour causer ces accidents avec du pus frais, il faut en injecter des quantités énormes, plus que n'en peut produire une plaie d'amputation pendant le temps que les accidents mettent à se développer. La virulence du pus est due, comme pour le sang, les mucus, la salive, à une modification moléculaire, *totius substantiæ*, mais portant principalement sur les substances coagulables; elle n'est pas due à l'introduction de solides dissous ou en suspension, visibles, isolables et pondérables.

C'est comme humeur contenant des substances coagulables et non spécialement comme pus que cette humeur est virulente.

Qu'il soit clair, séreux, etc., ou non, ses qualités, sous ce rapport, restent les mêmes; car elles proviennent du sérum, partie fondamentale, et non des leucocytes en suspension qui sont accessoires ici.

Il est des circonstances dans lesquelles le pus formant abcès disparaît en peu de jours, par résorption de son sérum d'abord et des leucocytes ensuite, ou même par résorption de ces deux parties constituantes simultanément. Les conditions qui font que ce phénomène a lieu ne sont pas connues comparativement à celles dans lesquelles il ne s'accomplit pas, mais il n'est pas contestable. La résorption du sérum n'a pas lieu autrement que celle de toutes les autres sérosités. Celle des leucocytes se signale par la diminution de volume, le passage à un état moins granuleux, de plus grande transparence et de moins de régularité de ces éléments. Lorsque la résorption est lente, ils finissent par former une masse pâteuse, dans laquelle un petit nombre seulement des leucocytes est à l'état granuleux. Les autres, devenus plus petits, irréguliers, se gonflent peu au contact de l'eau, montrent, au contact de l'acide acétique, deux ou trois noyaux réduits de 1 à 2 millièmes de millimètre, et entre ces éléments existent des granulations moléculaires, les unes grisâtres, les autres graisseuses.

Dans quelques cas, sans qu'on puisse savoir encore exactement pourquoi, les leucocytes deviennent un peu plus petits et plus irréguliers qu'ils n'étaient, et en même temps plus grenus, plus foncés, sans passer à l'état de *globules granuleux*. La masse pâteuse ou friable qu'ils forment constitue alors le *pus concret*, dont la fin reste encore inconnue.

On sait que le pus qu'on fait avaler aux animaux ou dégluti par l'homme dans certains cas d'abcès, s'ouvrant dans l'arrière-gorge, est digéré sans causer d'accidents; il en détermine, au contraire, s'il n'a pas subi l'action digestive de l'estomac, alors il est rejeté, soit seul, soit mêlé de bile, de sang, de mucus intestinal ou de matières fécales, ainsi qu'on le voit lorsque des abcès du foie ou sous-hépatiques et autres s'ouvrent dans le duodénum ou dans les autres portions de l'intestin.

QUATORZIÈME LEÇON

DES HUMEURS RÉCRÉMENTITIELLES TRANSITOIRES EN GÉNÉRAL, DE L'OVARINE ET DU SPERME EN PARTICULIER.

2. Humeurs récrémentitielles transitoires ou de génération.

Les humeurs qui rentrent dans cette subdivision sont remarquables par leur composition et par le rôle physiologique qu'elles jouent; elles doivent la possibilité de remplir leurs usages à ce que dans leur constitution entrent de l'eau, des sels et des principes cristallisables d'origine organique réassimilables, comme les principes gras et sucrés, et une substance organique coagulable abondante, assimilable.

Leur composition immédiate offre peu de rapports avec celle de la paroi formative.

Ces humeurs jouent le rôle de milieu par rapport à des éléments spéciaux en suspension (ovule, spermatozoïdes), ou un rôle, soit physique de protection, soit chimique ou nutritif, dû à la présence de principes assimilables (lait, liquide de la vésicule ombilicale).

Les humeurs de ce groupe sont, chez la femme : l'ovarine, le lait et le liquide des glandes vulvo-vaginales; chez l'homme ce sont toutes celles qui concourent à former le sperme. Il a en outre le liquide de la vésicule ombilicale.

PREMIÈRE ESPÈCE. — DE L'OVARINE OU LIQUIDE DES VÉSICULES DE DE GRAAF.

De Blainville appelle *ovarine* le liquide à peine visqueux d'un blanc jaunâtre albumineux, qui remplit les vésicules de de Graaf, fluide peu abondant à l'état normal, qui augmente beaucoup de masse accidentellement, et cause alors l'hydropisie enkystée de l'ovaire. L'ovarine a pour usage de déterminer par une action toute mécanique (en augmentant de quantité) la rupture de la vésicule qui la renferme, afin de donner issue au germe suspendu dans l'humeur, et introduire ce petit corps dans la trompe (1).

J'ai toujours trouvé ce liquide légèrement alcalin, ayant l'aspect extérieur du sérum de la saignée, d'une teinte légèrement jaunâtre, transparent. A l'état normal, il n'est pas filant et visqueux, il est fluide, et se réduit assez facilement en très-petites gouttelettes. Ces données ont une assez grande importance au point de vue physiologique.

Il renferme une petite proportion d'une matière coagulable par l'alcool, par les acides et par la chaleur.

(1) De Blainville, *Cours de physiologie*. Paris, 1833, in-8, t. I, p. 178.

Ce liquide tient en suspension un épithélium nucléaire sphérique, et des cellules épithéliales complètes, également de forme sphérique, qui se sont détachées de la couche qui tapisse la face interne de l'ovisac, et qui forment ce qu'on appelait autrefois la *couche granuleuse* de l'ovisac. Dans certaines espèces animales, ce sont des cellules prismatiques qui tapissent cet ovisac, et qui flottent dans ce liquide. Il y a même quelques animaux, comme les rongeurs, sur qui l'on trouve de ces cellules qui ont des cils vibratiles, qui tapissent pourtant la face interne de ces vésicules closes. Du reste, les cils ne se trouvent que sur un petit nombre de cellules.

Chez la femme, il arrive quelquefois que, même à l'état normal, ces cellules sont devenues granuleuses; on les voit remplies de granulations graisseuses, et alors elles sont beaucoup plus foncées que les cellules analogues en suspension dans le liquide.

Sur les usages du liquide de l'ovisac.

Dans les ovisacs, il y a une partie essentielle et fondamentale, c'est l'ovule, qui naît par genèse avant le liquide, par un phénomène essentiellement différent des phénomènes de sécrétion, et plus tard il y a un liquide qui a été sécrété par les parois de l'ovisac (1). Il ne faut pas confondre le phénomène de la génération de l'ovule, produit essentiel de l'ovaire, avec celui de la sécrétion du liquide qui lui est surajouté, et qui lui sert de milieu dans lequel il continue à vivre, à se développer jusqu'à la période de maturité.

Consécutivement à cette génération de l'ovule qui a lieu pendant la vie intra-utérine, plus ou moins tard après la naissance des mammifères a lieu la sécrétion d'un liquide dans lequel l'ovule continue à vivre et à se développer jusqu'à la période de sa maturité. Cette humeur sert de milieu à

(1) D'après Vieussens, *on doit regarder la semence de l'homme comme un véritable extrait de la partie rouge et de la partie blanche du sang* (p. 371). « Tous les anciens anatomistes, ajoute-t-il, ont cru que les femmes avaient une semence semblable à celle des hommes, qui coulait dans la matrice lors des embrassements amoureux. Cette opinion a été rejetée, dans le siècle passé, par les grands anatomistes qui ont découvert que les testicules des femmes, cachés au dedans de leur corps, sont de véritables ovaires qui contiennent des œufs, dans lesquels la semence de la femme se trouve naturellement renfermée » (p. 373). « A l'égard des œufs, continue-t-il, je ne saurais entrer dans l'opinion de ceux qui veulent que les œufs de toutes les femmes qui ont été jusqu'ici et seront à l'avenir fussent contenus dans les ovaires d'Ève. Je croirais plutôt que chaque fille qui vient au monde porte dans ses ovaires des moules où se forment les œufs. Un grain de froment n'en contient pas en soi formellement plusieurs, mais il a un germe, et ce germe contient en soi une tige, et cette tige se forme de manière qu'elle a plusieurs cellules où se forment plusieurs grains de froment ; pourquoi est-ce que la génération de l'homme ne se ferait pas à peu près de la même manière ? » (*Nouveau traité des liqueurs du corps humain*. Toulouse, 1715, in-4, n° 374.)

l'ovule, comme l'eau sert de milieu à divers ovules et autres êtres, comme l'air forme le milieu complexe dans lequel nous vivons.

Ce liquide n'est pas organisé comme le plasma sanguin ou comme celui de la lymphe, pas plus que l'air et l'eau ne sont organisés; mais il peut servir de milieu pour fournir des matériaux d'assimilation et pour recevoir des principes de désassimilation, empruntés ou rejetés par l'ovule, pendant la durée de son développement jusqu'à sa chute (1).

Selon toute probabilité, ce fluide tombe dans le péritoine, et sa quantité est telle qu'il ne peut guère faire autre chose que mouiller les plis que présente le pavillon de la trompe. Il n'y en a pas assez pour qu'il soit rejeté par la trompe elle-même. C'est donc un liquide qui humecte le pavillon de la trompe ou qui, s'il tombe dans le péritoine, y est résorbé, et se trouve en trop petite quantité pour causer un accident quelconque, au moins à l'état normal.

Des produits liquides accidentels des ovisacs.

Les ovisacs peuvent devenir le point de départ de la formation de cavités accidentelles qui contiennent des humeurs diverses rattachées à trois groupes principaux, selon qu'elles se rapprochent par leur couleur et leur fluidité de l'humeur normale des ovisacs, qu'elles sont plus ou moins filantes, mais toujours fluides, jaunâtres, blanchâtres, modifiées ou non par des épanchements sanguins anciens, ou enfin selon qu'elles offrent une consistance et une viscosité qui les rapprochent des mucus.

Les premiers de ces liquides ont été plus ou moins vaguement comparés quant à leur aspect extérieur et à leur quantité à la sérosité des

(1) Les ovules comptent au nombre des premières parties de l'ovaire qui naissent lors de l'évolution de celui-ci. Ils se montrent sur les vertébrés dès l'âge embryonnaire et, pour les mammifères du moins, tous ceux qui devront jamais exister, existent déjà lors de la naissance. Il est possible même que les premiers qui se montrent dans les involutions tubuleuses du feuillet blastodermique externe qui deviendront les ovisacs, soient (comme les cellules de ces involutions) des provenances directes du *noyau vitellin* et de la substance du vitellus progressivement segmentés (voy. *Anatomie et physiologie cellulaires*, p. 292, 296 et suiv.). S'il en est ainsi, la substance des ovules renferme directement comme le vitellus fécondé lui-même de la substance des spermatozoïdes qui ont imprégné celui-ci. Quoi qu'il en soit à cet égard, il est certain que dès la vie intra-utérine tous les ovules qui existeront jamais sont déjà nés et que plus tard il ne s'en forme plus. Il est certain aussi que c'est bien après la génération de ces éléments anatomiques, produits essentiels de l'ovaire, qu'est sécrété le liquide des ovisacs, par un mécanisme qui n'a rien de comparable à celui de la genèse des ovules. Il faut avouer que si l'ovaire était une glande, ce serait une singulière glande que celle qui formerait des éléments anatomiques comme produit essentiel et qui les formerait dès les premiers mois de l'existence, pour ne plus rien en faire ensuite, que ce qui se rapporte à leur chute. Physiologiquement aussi bien qu'anatomiquement, l'ovaire rentre donc dans le groupe des parenchymes non glandulaires et nullement dans celui des glandes.

hydropisies, d'où le nom d'*hydropisie enkystée de l'ovaire*, sous lequel on désigne parfois les cas morbides dans lesquels on les trouve. Ceux du dernier groupe appartiennent aux affections dites *tumeurs ou kystes multiloculaires*, ou aréolaires et *colloïdes* de l'ovaire.

1° Liquides ovariens accidentels très-fluides.

Ces humeurs, plus fluides encore que celles des séreuses, sont en général contenues dans des kystes uniloculaires à face interne lisse, tapissée d'une rangée discontinue de cellules d'épithélium pavimenteux, quand celui-ci n'a pas disparu par suite d'hémorrhagies ou de la production de saillies ou végétations grenues, rougeâtres, etc.

Ces kystes eux-mêmes semblent être une dilatation des ovisacs avec hypertrophie de leur paroi, dont la structure s'est en même temps plus ou moins modifiée. Ce sont les seuls et parfois aussi quelques-uns des suivants qui peuvent être guéris par la ponction suivie d'injections iodées. L'humeur des kystes extra-ovariens, attenant soit à l'une des franges du pavillon, soit à l'organe de Rosenmuller, dans le ligament large, cette humeur, dis-je, est également un fluide séreux analogue à celui dont nous venons de parler.

Les liquides fluides de ces kystes ovariques, séparés pour la première fois des suivants, par M. Papillon, sont les plus rares de tous. Ils sont remarquables par la petite quantité des substances coagulables qu'ils renferment, et par celle des principes en dissolution dans l'eau. Ces liquides sont mobiles, sans aucun état filant ni viscosité. Ils sont clairs, incolores, ou à peine citrins.

Ils peuvent cependant parfois être troublés par des cellules épithéliales en suspension. Ils sont inodores, neutres, ou légèrement alcalins.

Dans quelques petits kystes des ligaments larges pleins d'un liquide clair, filant, on trouve parfois des sympexions, soit isolés, soit agglomérés en petites masses flottant dans l'humeur ou restant collées à la face interne des kystes. Ces sympexions ont depuis 3 à 4 millièmes de millimètre jusqu'à 5 ou 6 centièmes. Ils sont polyédriques à angles arrondis, à facettes convexes ou un peu déprimées, concaves. Leur contour est net, assez foncé, bien qu'ils soient incolores et ne réfractent pas fortement la lumière. Quand ils sont très-nombreux dans des kystes du volume d'un pois, ils donnent au liquide une teinte opaline ou grisâtre (fig. 10). Au milieu de ces amas de sympexions s'en trouvent d'autres qui atteignent jusqu'à 8 ou 10 centièmes de millimètre et qui sont assez régulièrement sphériques. Ils ont un contour net et foncé, leur masse est (d, e, f) transparente, finement granuleuse, avec un petit amas arrondi ou irrégulier de granulations graisseuses vers le centre. Tous ces corps ont une consistance cireuse, s'écrasent facilement en s'élargissant ou éclatent d'espace en espace sur leur périphérie.

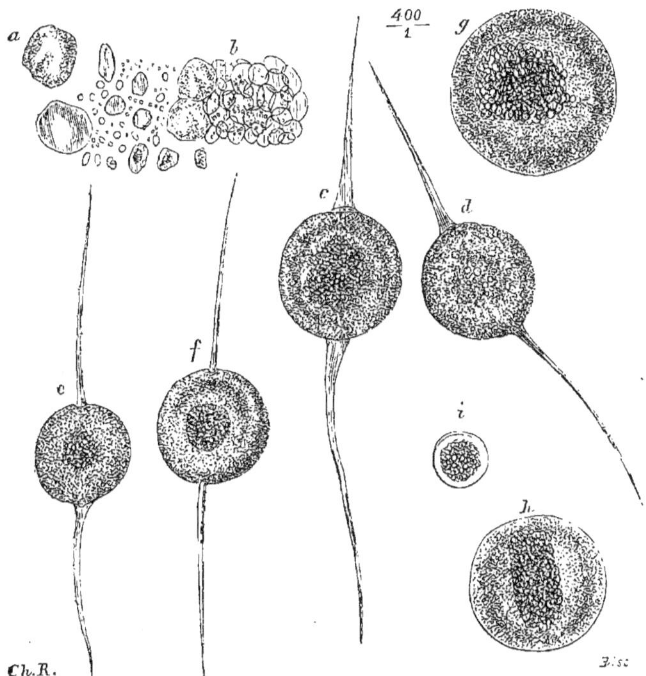

FIG. 10. — Sympexions de kystes des ligaments larges (*).

M. Papillon, qui en a analysé plusieurs, leur a trouvé la composition suivante :

Eau	982,5
Sels d'origine minérale (sulfates, phosphates et chlorures)	12,0
Sels d'origine organique	4,0
Cholestérine	traces.
Principes albuminoïdes	1,5

Ces liquides sont souvent entièrement dépourvus de graisse, de fibrine et d'*albumine*. Alors, la chaleur et l'acide azotique n'y déterminent pas

(*) *a*, *b*, sympexions irréguliers agglomérés dans le liquide dense de petits kystes des ligaments larges chez une femme âgée. Autour d'eux nagent beaucoup de granulations azotées isolées, plus ou moins volumineuses ; *c*, *d*, *e*, *f*, *g*, *h*, *i*, corpuscules arrondis mous, s'écrasant très-facilement, pâles, grisâtres, qui donnent à quelques-uns des kystes précédents une teinte blanchâtre. Ils sont accumulés dans le liquide des kystes précédents, au milieu des amas de granulations grisâtres azotées. Ils sont à peu près sphériques, ils ont un bord net et foncé, masse transparente finement granuleuse, centre occupé par un amas sphérique ou irrégulier de granulations. Ils ont deux prolongements pâles et nets, plus ou moins longs, striés, d'aspect muqueux, placés aux pôles opposés de leur masse. Ils manquent à quelques-uns (*g*, *h*, *i*).

de précipité ; ils les troublent à peine. Leur densité était de 1006. M. Méhu en a vu d'opalescents.

Dans le liquide séreux d'un kyste de ce genre et d'une densité de 1005, M. Méhu a trouvé 8 pour 1000 de matières minérales anhydres et 9,2 de principes albuminoïdes (1). M. Latour (2) n'a retiré que 6,60 de matières albuminoïdes et graisseuses et 6,73 de sels d'un liquide analogue, mais pourtant un peu filant.

2° Liquides ovariens accidentels fluides, mais filants.

Dans un autre groupe se rangent des kystes dont les liquides sont plus ou moins filants, parfois de consistance oléagineuse ou sirupeuse, mais coulant encore facilement, moussant généralement quand on les agite.

Ces humeurs sont claires, de teinte ambrée ou citrine, ou rosée. Il en est qui, après avoir eu l'une ou l'autre de ces teintes, lors de la première ponction, sont rougeâtres à la seconde ; mais, par le repos, les hématies qui les coloraient se déposent et le liquide transparent surnage avec la couleur qui lui est propre.

Il en est qui sortent troubles, grisâtres, jaunes verdâtres, blanchâtres ou soit rouge brun, soit d'un ton chocolat ou de café torréfié (3). Ce fait est dû aux éléments anatomiques ou aux gouttelettes graisseuses qu'ils tiennent en suspension. Ces liquides troubles contiennent parfois aussi des cristaux de cholestérine, qu'on ne trouve que rarement dans ceux qui sont transparents et presque jamais dans les deux autres variétés.

Il n'est pas rare d'y voir des flocons grisâtres, formés d'éléments anatomiques et de gouttes graisseuses, retenues par une petite quantité de matière amorphe finement granuleuse.

Ils ont quelquefois une odeur fade plus ou moins marquée. Leur réaction est alcaline. Leur densité varie entre les chiffres 1009 et 1018, et elle peut varier de 1 à 3 degrés d'une ponction à l'autre. Au point de vue de la composition du liquide, ces kystes sont très-différents de ceux qui n'ont qu'un fluide séreux, pauvre en principes immédiats.

(1) Méhu, *Du liquide des kystes ovariques* (*Arch. gén. de méd.* Paris, 1869, in-8, t. XIV, p. 524).

(2) Latour, *Journ. de pharm. et de chim.* Paris, 1861, in-8, t. XL, p. 342.

(3) Dans certaines ascites dont le liquide s'est formé très-lentement, le poids des matières solides desséchées s'élève par kilogramme à 50 grammes, et même à davantage. Le liquide est alors *oléagineux*, non filant, jaune, et non pas de couleur café torréfié ; il contient de la métalbumine complétement coagulable par la chaleur après légère acidification par l'acide acétique ; de plus, ce liquide est précipité par quatre fois son volume d'alcool ; la substance ainsi séparée est de nouveau soluble dans l'eau pure, comme la *paralbumine*. Mais elle se distingue de la paralbumine en ce que le sulfate de magnésie la précipite, tandis que ce sel paraît sans action sur la paralbumine. Elle n'est pas précipitée par l'acide acétique, ce qui la différencie à son tour de la caséine (Méhu).

Cette humeur coagule par l'action de la chaleur, de l'alcool ou de l'acide azotique, comme la sérosité de l'ascite; aussi on ne peut pas, à l'aide de ce moyen, déterminer sa provenance péritonéale ou ovarique, comme on le peut faire quand par la ponction l'on a retiré un liquide tel que les précédents.

Dans cette humeur, on trouve ordinairement un certain nombre de cellules épithéliales, presque toujours pavimenteuses, comme celles qui tapissent la paroi du kyste, mais pouvant être devenues sphériques, quand elles sont isolées et granuleuses ou non. Elles ne troublent pas toujours le liquide. Parfois elles sont assez abondantes pour former un dépôt grisâtre au fond du vase, lorsqu'on a laissé reposer le fluide pendant quelques heures. Ces cellules épithéliales sont très-fréquemment creusées de vacuoles qui leur donnent un aspect remarquable, non pas seulement en raison du grand nombre de ces petites cavités, mais par suite dela déformation que leur présence détermine dans les cellules.

Des leucocytes, d'aspect normal ou devenus granuleux, et souvent hypertrophiés et creusés ou non eux-mêmes de vacuoles s'y voient aussi.

Assez fréquemment, il y a encore des hématies qui viennent de capillaires qui se sont rompus à la surface interne du kyste de l'ovaire. Alors le liquide, tout en conservant ou non sa fluidité, prend une teinte brune, quelquefois comparable à la teinte chocolat ou brun foncé. Ces hématies n'étant pas au contact de l'oxygène, beaucoup d'entre elles prennent une forme sphérique et une teinte foncée brunâtre déjà notée.

Lorsque les kystes sont très-anciens, le liquide devient plus épais, parfois boueux, d'une consistance et d'une couleur qui l'ont fait comparer au café moulu délayé dans l'eau. Alors on y trouve, en outre, des granulations d'hématosine, à l'état de grains sphéroïdaux, irréguliers, provenant de globules du sang qui se sont décomposés. La matière colorante se détruisant plus lentement que la matière azotée des globules ou globuline, l'hématosine se réunit en amas.

Dans ce liquide brun, on voit beaucoup de leucocytes devenus granuleux, hypertrophiés, chargés de granulations graisseuses avec des cellules épithéliales qui sont dans le même cas. On n'y trouve pas de fibrine.

Presque toujours la face interne de ces kystes est rugueuse, brunâtre, chargée de petites éminences vasculaires plus ou moins dures, ayant la structure du reste de la paroi, mais contenant plus de matière amorphe.

Dans un liquide épais, alcalin, couleur café moulu, d'odeur fade, de saveur douceâtre et tiré d'un kyste de l'ovaire, Julia-Fontenelle a trouvé la composition suivante :

Eau	983,00
Chlorure de sodium	0,24

Phosphate de soude	0,43
Albumine	12,10
Gélatine	4,72
Résidu boueux resté sur le filtre et séché	0,80

Il a recherché l'urée dans cette humeur sans pouvoir la trouver.

Dans une de ces humeurs, limpide, un peu mucilagineuse, alcaline, d'une densité de 1018, Bright a trouvé :

Eau	940,10
Chlorure de sodium	3,76
Carbonate de soude	1,70
Sulfate de soude	traces.
Phosphate de chaux	traces.
Graisse	traces.
Albumine	47,75
Albumine dissoute	6,69

Les substances désignées par Bright et autres sous les noms d'albumine dissoute, de gélatine et d'albumine incoagulable sont probablement la métalbumine.

Dans un liquide, ovarien, jaune, lactescent, filant, MM. Béchamp et Saint-Pierre ont rencontré :

Eau	955,0
Principes minéraux	7,0
Graisse et cholestérine	4,0
Matière extractive	0,6
Albumine	30,2
Albumine incoagulable	3,2

Boedecker (1) a analysé le liquide de deux kystes ovariques d'une même femme qui furent opérés successivement ; le plus ancien donna un liquide jaune de vin, clair, légèrement alcalin, non filant et d'une densité égale à 1,009. Il contenait :

Eau	942,3
Matières solides	57,7

L'auteur dit que la matière dissoute était de l'albumine, mêlée à une petite quantité de mucosine, à du sel marin. La liqueur coagulée par la chaleur donna un liquide qui contenait de la glutine (gélatine) et de la leucine (voy. la note p. 336).

Le kyste le plus récent contenait un liquide brun, orangé, épais, filant, très-légèrement alcalin et d'une densité égale à 1,049.

Deux dosages donnèrent pour les matières solides, 20^{gr},65 et 20^{gr},98 par 100 grammes, ou en moyenne.... 20^{gr},85

d'où :

Eau	891,85
Matières solides sèches	208,15

(1) Boedecker, *Henle und Pfeuffer's Zeitschrift*, VII, p. 149-151, 1859.

La densité du liquide, sa richesse en matériaux solides qui égale celle du sang de l'homme, ont atteint dans ce dernier cas une limite extrême. Il est regrettable que l'auteur n'ait pas fixé la proportion es matières salines. Ce dernier kyste contenait aussi de la leucine (1).

L'analyse du liquide de quelques kystes ovariques qui semblent se rapprocher des précédents, a donné à M. Méhu les résultats suivants :

Densité (2).	Résidu sec total pour 1000.	Matière albumineuse pour 1000.	Matières minérales anhydres.	
—	—	—	—	
	Grammes.	Grammes.	Grammes.	
1. indéterm.	42,8	34,7	8,1	
2. 1,014 à 32°	46,75	37,60	9,15	(3).
3. 1,014 à 25	47,52	38,52	9,0	(3).
4. 1,014 à 26°	51,19	42,24	8,85	(3).
5. 1,015	61,50	53,06	7,9	
6. 1,0185 à 20°	59,50	51,45	7,95	(4).
7. 1,019 à 19°	61,6	53,39	8,21	(4).
8. 1,0205	59,0	51,0	8,0	

Le contenu d'un kyste ponctionné par M. Desgranges a donné à M. Drivon les résultats suivants : liquide brunâtre, un peu trouble, légèrement visqueux, inodore; neutre. Densité 1025,05.

Eau	924,479
Matières solides	75,521
Sels solubles	3,348
Sels insolubles	6,798
Albumine	48,347
Hydropisine (métalbumine)	5,688
Mucosine	11,213

(1) Sur une femme de quarante-sept ans, atteinte d'un kyste ovarique, la première et la seconde ponction, à 20 jours d'intervalle, donnèrent issue chacune à huit bouteilles d'un liquide blanc comme du lait, homogène, doux et onctueux au toucher, collant aux doigts; il offrait quelques grumeaux blancs et son odeur était celle de la crème. Il laissait une tache blanche, empesée, pulvérente, sur l'étoffe; densité, 1002; réaction neutre. Il était formé d'une forte proportion de graisse en émulsion dans un liquide albumineux contenant une certaine quantité de pus (Perrin, *Bulletin de la Soc. médic. de la Suisse romande*, août 1873).

(2) La densité du liquide ovarique dépend beaucoup de la température; c'est ainsi que le n° 4 offrait au densimètre une densité 1,014 à 26° et 1,018 à 13°. Le n° 2 avait une densité 1,014 à 32° et 1,0185 à 4°. Il est difficile de se servir du flacon à densité, à cause des bulles de gaz qu'emprisonne le liquide visqueux; le densimètre est d'un usage plus commode; mais, pour rendre les observations plus comparables, il faut noter la température au moment de l'expérience; peut-être vaudrait-il mieux opérer à une température constante de 15° (Méhu).

(3) Liquides provenant d'un même sujet ponctionné à quarante et quarante-deux jours d'intervalle.

(4) Même remarque, ponctions faites à quatorze jours d'intervalle.

3° Contenu visqueux et tenace des kystes ovariens.

Le mode de production des tumeurs kysteuses dites *aréolaires* ou *multiloculaires*, à contenu ordinairement visqueux et filant, tenace, parfois d'aspect muqueux ou gélatineux, est aujourd'hui très-nettement connu.

On sait depuis les recherches de Valentin (1838), confirmées et étendues plus récemment par Pfluger, Waldeyer, etc., que les ovules se développent en série et s'entourent d'épithélium et d'une paroi représentant des tubes ressemblant à ceux du testicule; tubes qui se resserrent entre chaque ovule pour l'entourer en forme de vésicule ou ovisac.

Or, il est bien démontré aussi, par les recherches de Fox, que la paroi des vésicules déjà devenues kysteuses peut produire un ou plusieurs prolongements tubuleux gagnant dans la substance de l'ovaire et se resserrant au point de continuité première avec le kyste ou la vésicule originels, pour s'accroître ensuite individuellement et isolément, en produisant aussi de nouveaux prolongements. Ceux-ci, quand ils sont grands, peuvent présenter eux-mêmes une série d'étranglements, de manière à former une suite de cavités closes. Les chirurgiens ont noté depuis longtemps ce fait souvent vérifié, que ces kystes ne guérissent jamais par la ponction et les injections et qu'ils exigent l'ovariotomie.

Ces kystes ou prolongements, à paroi très-mince, sont d'abord tapissés d'une couche d'épithélium nucléaire, qui représente au début la partie la plus épaisse de cette paroi. L'épithélium conserve parfois cet état pendant toute la durée du kyste, même lorsque la paroi propre de celui-ci s'épaissit; mais, le plus souvent, il passe à l'état d'épithélium prismatique ou polyédrique, parfois même sphérique. Telle est l'origine et la nature de la paroi qui sécrète ce liquide; dans cette paroi prédominent bientôt les faisceaux de fibres lamineuses et les capillaires.

Le contenu de ces kystes est généralement incolore ou grisâtre, demi-transparent. Il est visqueux, tenace, comme l'humeur vitrée ou certains mucus demi-concret, ou encore s'étire en longs filaments glutineux. Aussi s'écoule-t-il difficilement ou même nullement par le trocart, lorsqu'on vient à en faire la ponction. Ces caractères le font distinguer sans peine de la sérosité péritonéale. Suivant la remarque de M. Méhu, on peut parfois saisir la masse et la soulever entière avant qu'elle s'effile.

On peut, à côté de kystes renfermant cette matière, en rencontrer dont le contenu est fluide ou coulant et seulement filant, comme les humeurs décrites précédemment. Parfois, dans un même kyste, on trouve une humeur pareille à côté de la matière demi-liquide dont il est question ici. Au liquide simplement filant peut succéder la production d'un contenu tenace, d'aspect muqueux. Il est sans odeur ou d'une odeur fade, et de réaction faiblement alcaline.

Cette matière a sous le microscope l'état strié, etc., que présentent les mucus demi-solides. Parfois elle offre par places ou dans toute son étendue des plaques ou traînées grisâtres, blanchâtres ou jaunâtres dues à de très-nombreuses granulations contenues dans cette masse, demi-liquide ou plutôt demi-solide. De plus, on y voit des cellules épithéliales, tantôt prismatiques, d'autres fois polygonales ou pavimenteuses; très-fréquemment elles sont chargées de granulations graisseuses et souvent creusées d'excavations, de vacuoles. Ces particularités donnent alors à la préparation un aspect remarquable.

Il manque encore une analyse convenable de ces humeurs, une analyse consistant à déterminer d'une part la quantité de leurs sels d'origine minérale, et, d'autre part, la quantité de leurs principes cristallisables d'origine organique, soit graisseux, soit à l'état salin, soit à l'état de corps voisins des alcaloïdes, comme l'urée, la créatine, la leucine, etc. Il faudrait étudier en troisième lieu les quantités de substances coagulables non cristallisables qu'elles renferment, et quelle est l'espèce de ces substances qui existe dans tel ou tel de ces liquides. M. Méhu a constaté que cette matière visqueuse et tenace avait une densité de 1024 et donnait 89 pour 1000 de résidu total. Il en a observé d'une densité de 1030 qui ont donné 100,2 de substances organiques pour 1000 et 9,4 de sels dans un cas; 93,36 des premières et 8,74 des seconds dans un autre. Il a constaté aussi que les kystes ovariques contiennent deux matières albuminoïdes, la paralbumine et la métalbumine, qui ont des caractères communs et des caractères distinctifs (1).

Caractères communs. — Leurs solutions sont coagulables par la chaleur après légère acidification par l'acide acétique; leurs solution naturelles ou artificielles sont précipitées par l'alcool, et le précipité se redissout dans l'eau. L'acide acétique ne les précipite ni l'une ni l'autre, ce qui les distingue bien de la caséine. Le sérum du sang, l'albumine de l'œuf, additionnés d'une quantité considérable d'alcool, ne se redissolvent presque pas dans l'eau.

Caractères distinctifs. — Le sulfate de magnésie précipite la métalbumine et ne précipite pas la paralbumine. La métalbumine donne une solution oléagineuse, la paralbumine une solution visqueuse qui se laisse étirer en longs filaments (2).

(1) Méhu, *Études sur le dosage de l'albumine* (*Arch. gén. de méd.*, mars 1869), et *Chimie médicale*, 1871, p. 172 et 174.

(2) La séparation exacte de la paralbumine d'avec l'*albumine* qui l'accompagne ne paraît pas avoir été effectuée. Haerlin (*Chem. Centralblatt*, 1862, p. 884) a

Comme l'albumine, la paralbumine n'est pas précipitée par l'acide acétique ; la solution acétique, additionnée de ferrocyanure de potassium, donne avec la paralbumine, comme avec l'albumine, une combinaison insoluble. L'acide acétique précipite la caséine de ses dissolutions, ce qui la distingue de la paralbumine. Si l'acide acétique trouble légèrement certains kystes ovariques, ce trouble n'est jamais en rapport direct avec la quantité de paralbumine qu'il contient, on ne peut l'attribuer qu'à la présence probablement de la mucosine.

La liqueur est-elle simplement albumineuse (1), elle filtre facilement ; contient-elle de la *paralbumine* en petite proportion, il n'en est plus de même. Dès que le liquide ovarique prend une consistance telle qu'on l'étire avec une baguette de verre en filaments de plus de 30 à 55 centimètres, il passe si difficilement à travers un filtre de papier et même à travers un tissu de toile, qu'un filtre de la contenance de 500 grammes débite à peine quelques grammes de liquide en vingt-quatre heures. En été, la putréfaction atteint le liquide avec une extrême rapidité et en modifie les qualités sans le rendre plus facile à filtrer (2).

Tout liquide paralbumineux additionné de quatre fois son volume alcool est entièrement précipité. Si l'on dessèche dans le vide ou simplement à la température ordinaire le précipité alcoolique, il est possible de le redissoudre plus tard dans l'eau, lentement à la vérité, mais l'eau devient visqueuse et filante comme la solution naturelle du produit. L'addition des sels naturels des kystes à l'eau rend cette dissolution beaucoup plus rapide.

Le coagulum jeté sur un filtre, il passe un liquide incolore qui n'est troublé ni par l'acide azotique, ni par l'acide phénique, ni par l'addition

tenté cette séparation. Il a d'abord précipité le contenu du kyste par l'alcool (4 volumes), puis il a recueilli le précipité. Celui-ci a été redissous dans l'eau distillée, filtré, et le nouveau liquide filant précipité par l'alcool. Mais rien n'empêche que le produit ne soit encore un mélange de paralbumine et de métalbumine. D'ailleurs, cette paralbumine contenait encore 2,53 pour 100 de cendres. La composition centésimale se rapproche beaucoup de celle de l'albumine et de la caséine. Les solutions alcalines de caséine ont la consistance visqueuse à un très-haut degré (Méhu).

(1) L'un des caractères qui distinguent la *paralbumine* de Schérer (1852) de l'albumine, c'est la faculté qu'elle conserve de se redissoudre dans l'eau après avoir été précipitée par l'alcool employé en quantité considérable. Elle a cela de commun avec le mucus ; mais l'acide acétique précipite la mucosine, tandis qu'il ne précipite pas la paralbumine.

(2) Quelques auteurs ont annoncé que les solutions de paralbumine n'étaient pas complétement coagulables par la chaleur ; M. Méhu a toujours trouvé le contraire, mais à la condition d'ajouter au liquide, avant de le chauffer, quelques gouttelettes d'acide acétique, de manière à le rendre très-légèrement acide au tournesol. Le contenu des kystes ovariques est toujours alcalin : à plus forte raison s'il a subi un commencement de putréfaction, et dans les liqueurs alcalines les matières albumineuses sont toujours incomplétement coagulées.

du sulfate de soude à la température de l'ébullition. Le coagulum produit par la chaleur est si épais parfois que la masse devenue compacte ne laisse écouler aucune goutte de liquide. Il est d'autres fois si élastique qu'il est impossible de le laver sur le filtre. L'acide phénique en solution donne le même résultat. Il faut étendre le liquide de 6 à 10 fois son volume d'eau pour rendre le coagulum plus facile à laver.

En traitant le résidu sec de l'évaporation de ces kystes par l'éther, on obtient une petite quantité de matières grasses, dont le poids ne paraît pas dépasser, dans la plupart des cas, 1 à 2 décigrammes par kilogramme de liquide. L'alcool concentré n'enlève guère à ce résidu sec que des sels alcalins à acides organiques. (Méhu.)

DEUXIÈME ESPÈCE. — DU SPERME.

Le sperme est un liquide complexe, opalin, blanchâtre, visqueux, filant, d'odeur particulière, produit par les organes génitaux mâles et projeté dans le vagin pour servir à la fécondation de l'ovule.

Il est nécessaire de l'envisager d'abord analytiquement au point de vue anatomique, pour pouvoir se rendre compte des faits relatifs à l'ensemble de sa composition.

Avant de l'observer tel qu'il est au moment de l'éjaculation, il faut l'examiner au point de vue de l'origine de chacune de ses parties constituantes. L'étude du sperme paraît très-souvent difficile, parce qu'on ne s'est pas préoccupé de suivre cette voie, qui est la seule régulière et indiquée par l'examen des choses mêmes.

Nous verrons que beaucoup d'autres liquides de l'économie, au moment où ils sont appelés à remplir leurs usages, sont déjà un mélange d'humeurs dont la production préalable a été successivement la condition déterminante de la sécrétion de celui dont l'action est effective (salives, suc intestinal, etc.).

Des éléments caractéristiques du sperme.

Il y a dans la description du sperme à considérer d'abord la partie essentiellement caractéristique du fluide séminal quant au rôle physiologique qu'il a à remplir ; ce sont les spermatozoïdes (1).

(1) Les spermatozoïdes, considérés longtemps comme des animaux, ont été appelés *animalcules spermatiques*, *larves* ou *embryons* des mammifères, etc., par Leeuwenhoeck ; *Trematoda pseudopolygastrica*, Ehrenberg ; *Macrocercus*, Hill, de la famille des *Cercozoa ; infusoires céphaloïdes* (poissons), *uroïdes* (oiseaux et reptiles), *céphaluroïdes* (mammifères), par Czermak. Ils ont été appelés aussi *filaments spermatiques*, *spermatozoaires* ou *spermatozoïdes*. Quelques auteurs écrivent par abréviation *spermazoaires* et *spermazoïdes*.

Nature des spermatozoïdes. — Ce sont les agents essentiels de la fécondation. Leur naissance et leur développement montrent quelle est leur nature. Dans les organes génitaux mâles des plantes et des animaux se produit un *ovule mâle* de la même manière que naît l'ovule femelle dans l'ovaire; leur structure est analogue ; il n'y a de différence que dans le volume, dans la coloration et dans l'épaisseur de la membrane vitelline. Arrivé à un certain degré de maturité, le vitellus de l'ovule mâle se segmente spontanément, comme le fait après la fécondation le vitellus de l'ovule femelle. Les sphères de fractionnement deviennent des *cellules embryonnaires mâles* de la même manière que se développent les cellules qui doivent constituer l'embryon dans l'ovule femelle. Seulement les cellules embryonnaires mâles, une fois nées, au lieu de rester cohérentes comme les cellules embryonnaires femelles qui constituent ainsi l'embryon, restent distinctes les unes des autres : de plus, on voit leur forme et leur structure changer peu à peu et se développer leur cil vibratile ou queue (1). Chez la plupart des végétaux et des animaux, ce n'est pas toute la cellule embryonnaire mâle qui devient un spermatozoïde; c'est dans sa cavité que se produit celui-ci aux dépens du contenu et parfois du noyau ; il en sort par rupture de la paroi de la cellule (2).

On voit, d'après ce qui précède, qu'on doit définir les spermatozoïdes : des éléments anatomiques spéciaux, qui sont des provenances directes d'une portion de la substance de chaque cellule embryonnaire mâle par une succession régulière de modifications évolutives de ces cellules.

Quant à la queue ou aux cils vibratiles de ces éléments anatomiques mâles et à la motilité dont ils sont doués, ils sont ici les analogues des cils et de leurs mouvements sur les cellules épithéliales de beaucoup de muqueuses. Ces mouvements ne suffisent pas pour faire dire que les spermatozoïdes sont des animaux, pas plus qu'on ne peut dire qu'une cellule d'épithélium vibratile, entraînée pendant des heures par les cils qu'elle porte, est un animal. Les uns et les autres sont des parties constituantes spéciales ou éléments anatomiques des animaux et de quelques plantes. Ainsi les spermatozoïdes ne sont pas des animaux, pas plus que les cellules épithéliales à cils vibratiles, ou que toute autre espèce d'élément anatomique, contractile ou non, faisant partie des tissus ou des humeurs d'un organisme quelconque.

(1) Ces déterminations, généralement connues et adoptées en France depuis mes recherches de 1848, sont données, par quelques publications allemandes récentes, comme dues à Schweiger-Seidel.

(2) Rien de plus erroné, comme on le voit, que de parler encore avec la plupart des auteurs de la *sécrétion des spermatozoïdes* et que de comparer le testicule à une *glande*. Pas plus que l'ovaire, il n'est comparable aux glandes et ses actes n'ont aucune analogie avec les sécrétions, pas plus que n'en présente la genèse des *ovules femelles* dès l'âge embryonnaire (voy. la note p. 427).

Les grains de pollen se produisent d'une manière analogue aux spermatozoïdes; toute la sphère de segmentation devient grain de pollen par la production d'une enveloppe extérieure de cellulose; ils sont les analogues des spermatozoïdes (1). Les grains de pollen transmettent par endosmose à l'ovule femelle une partie de leur liquide par l'intermédiaire du boyau pollinique; les spermatozoïdes sont aussi la seule partie fécondante du sperme et des organes mâles des algues, mais seulement par liquéfaction dans le vitellus après la pénétration dans l'ovule femelle. C'est là ce qui caractérise la fécondation; et alors commence ou se continue dans le vitellus femelle le phénomène de segmentation qui avait été entièrement spontané dans le vitellus de l'*ovule mâle*. Cet ovule est ce qu'on a appelé longtemps *cellule* ou *vésicule mère des spermatozoïdes ou des grains de pollen*.

Composition du contenu des canaux déférents.

En fait, les testicules donnent naissance aux spermatozoïdes, partie essentielle du sperme, mais non au liquide éjaculé. Une fois ces éléments produits, les canaux déférents viennent les verser dans les vésicules séminales ou les mélanger aux liquides que nous étudierons tout à l'heure, qui sont le *milieu* dans lequel ils vivent.

Le testicule ne donne pas le sperme tel qu'il est éjaculé; il ne fournit que les spermatozoïdes, et lorsqu'on prend la substance venant du testicule dans le canal déférent, on ne la trouve pas liquide, c'est une matière pâteuse, demi-liquide, d'un blanc mat, opaque, crémeux, légèrement jaunâtre ou non. Elle est constituée pour les neuf dixièmes au moins par des spermatozoïdes (2).

Il n'est pas rare de trouver dans chaque goutte du sperme du canal déférent et même dans celui qui est éjaculé quatre ou cinq spermatozoïdes qui entraînent la *cellule embryonnaire mâle* dont ils dérivent et dont ils ne sont pas entièrement sortis. Leur tête est parfois encore plon-

(1) Ch. Robin, *Sur l'existence d'un œuf ou ovule mâle*, etc. (*Compt. rend. des séances de l'Acad. des sc.* Paris, 1848, t. XVI, p. 343; *Revue zoologique*, 1848, t. XI, p. 287 et 319). Dans ce travail, j'admettais que la tête des spermatozoïdes représente tout le corps des *cellules embryonnaires mâles*, et la queue un cil vibratile unique. Suivant Schweiger-Seidel, c'est leur tête qui est le noyau de cette cellule, et c'est leur partie moyenne qui est formée par le corps cellulaire. D'après Kölliker, c'est du noyau de ces cellules que dérive tout le spermatozoïde.

(2) On y voit, en outre, des traces d'un fluide finement grenu et des cellules sphériques larges d'un centième de millimètre environ, sans noyaux, peu granuleuses : ce sont probablement des cellules de segmentation, *cellules embryonnaires mâles*, provenant des *ovules mâles* ou *vésicules mères des spermatozoïdes*, et restées stériles par accident au lieu d'avoir donné naissance à un spermatozoïde comme à l'ordinaire.

gée en totalité dans la cellule, et le plus souvent elle est ou à moité ou tout à fait saillante hors de la cellule pendant que la queue la traverse. Ces cellules sont larges de 7 à 10 millièmes de millimètre, ordinairement ovoïdes, parfois sphériques, un peu aplaties, finement granuleuses, sans noyau. D'autres spermatozoïdes, faciles à distinguer des précédents, traînent derrière leur tête, à la base de leur queue, un lambeau irrégulier ou circulaire, provenant probablement de cette cellule embryonnaire mâle.

On voit aussi dans le sperme du canal déférent des granulations moléculaires très-fines, les unes azotées, et les autres jaunâtres, réfractant fortement la lumière, graisseuses.

Enfin il renferme quelques rares épithéliums nucléaires principalement sphériques, très-petits, larges de $0^{mm},005$ à $0^{mm},006$, quelquefois seulement de $0^{mm},004$, venant de l'épithélium, de l'épididyme très-probablement sans avoir servi de centre à la génération de cellules épithéliales. On les retrouve, mais en très-petit nombre également, dans le sperme éjaculé (1).

Il y a des animaux chez lesquels le sperme est introduit dans l'ovaire ou dans les canaux où s'opère la fécondation sans addition de liquide quelconque aux spermatozoïdes. Le sperme est porté dans la femelle à l'état de matière demi-solide qui s'est enroulée chemin faisant sous la forme de corps appelés *spermatophores*. Il est porté là dans l'état où on le trouve sur l'homme dans les canaux déférents seulement. Il y a aussi des animaux chez lesquels les ovisacs ne renferment que l'ovule sans suraddition de ce produit sécrété qui vient compliquer ici la constitution

(1) Avant la puberté, l'épithélium des conduits épididymaires n'est pas encore prismatique. Il est formé de noyaux ovoïdes, semblables à ceux des cellules prismatiques de ces conduits chez l'adulte; une petite quantité de matière amorphe existe entre ces noyaux, mais elle n'est pas segmentée en cellules. Parmi ces noyaux ovoïdes, il en est beaucoup qui sont sphériques, du volume de ceux que je viens de décrire dans le sperme; mais ils sont plus foncés, leur contour aussi bien que leur centre, qui est bien plus granuleux. Avant la puberté aussi, l'épithélium remplissant les tubes testiculaires (dont la paroi propre est alors très-mince), cet épithélium, dis-je, est exclusivement nucléaire et non polyédrique comme chez l'adulte. Ses noyaux sont sphériques, pâles, à contour net, à contenu homogène ou à peine grenu, ordinairement sans nucléole ou avec un petit nucléole clair. Sous ces divers rapports, les noyaux du sperme décrits ci-contre leur ressemblent assez d'une manière générale, mais ils sont de moitié plus petits environ; car les épithéliums nucléaires du testicule, avant la puberté, sont larges de 7 à 8 millièmes de millimètre. Ils sont très-analogues aux épithéliums nucléaires sphériques des ovisacs des fœtus femelles, alors que ces noyaux ne sont pas encore devenus un centre de segmentation pour leur passage à l'état d'épithélium cellulaire à cellules polyédriques. La portion intra-pelvienne du canal déférent a sur bien des sujets sa muqueuse colorée en jaune brun foncé comme celle des vésicules séminales. Cette coloration est due à la réplétion de toutes les cellules épithéliales prismatiques de ces muqueuses par des granules jaunâtres foncés à centre brillant, à contour brun et opaque.

de l'ovisac. Ce fait est important, et il a un très-grand intérêt lorsqu'on vient à comparer le sperme dans la série des êtres (1).

Sur beaucoup d'animaux à ce produit du testicule se trouvent surajoutés plusieurs humeurs. Il se passe quelque chose d'analogue pour les ovules qui sont accompagnés d'un liquide surajouté dans les ovisacs, liquide dû à un phénomène de sécrétion ayant lieu postérieurement à la génération des ovules. Ces liquides surajoutés servent de milieu dans lequel continuent à vivre pendant des mois et même des années les spermatozoïdes, qui empruntent des matériaux à ce milieu, et dans lequel ils en rejettent; car ce sont des éléments doués d'une individualité propre, d'une vie propre. Cette vie, ils la manifestent dans un milieu déterminé, et ce milieu déterminé est fourni par une série de glandes annexées à l'appareil générateur, au delà du parenchyme non glandulaire du testicule. Je vais actuellement décrire les produits de ces diverses glandes.

TROISIÈME ESPÈCE. — SÉCRÉTION DES FOLLICULES DU CANAL DÉFÉRENT.

Les spermatozoïdes pris dans le canal déférent forment une masse de coloration blanche, lactescente, et de consistance crémeuse, épaisse. Au bas de ce canal, ils se mêlent au *liquide fourni par les follicules* qui déterminent une légère augmentation de volume du canal déférent près des vésicules séminales. Ce liquide est brunâtre ou gris jaunâtre, plus ou moins foncé, et formé : 1° d'un fluide un peu visqueux; 2° de cellules épithéliales prismatiques et des épithéliums nucléaires ovoïdes venant du canal déférent ou des follicules eux-mêmes; 3° des granulations arrondies ou polyédriques, irrégulières, réfractant fortement la lumière, à centre brillant et à contour brunâtre foncé. Cette humeur se surajoute aux spermatozoïdes et pénètre avec eux dans les vésicules séminales. Dès ce moment, le liquide perd sa coloration crémeuse et devient d'un gris brunâtre.

(1) Le produit du testicule n'est pas un produit de sécrétion; le testicule sert seulement à la génération d'éléments anatomiques qui conduisent à la génération des spermatozoïdes, phénomènes qui n'ont rien d'analogue avec les phénomènes de sécrétion se passant dans d'autres organes de cet appareil. Aussi rien n'est erroné comme d'appeler le testicule une glande ou l'ovaire une glande. Cela est erroné au point de vue anatomique et plus encore au point de vue physiologique. L'un et l'autre appartiennent en effet au groupe des *parenchymes non glandulaires*, et diffèrent autant des *parenchymes glandulaires* que ceux-ci diffèrent des *tissus proprement dits*. J'insiste sur ce fait parce que, à chaque instant, on voit encore répéter ces expressions : *sécrétion du sperme*, *sécrétion des spermatozoïdes*, *sécrétion des épithéliums*. C'est indiquer qu'on ignore à la fois ce que sont les spermatozoïdes et les phénomènes de sécrétion. Voy. p. 427 et Littré et Robin, *Dictionn. de méd.* Paris, in-8, 10e édit., 1855, et 12e édit., 1865, art. PARENCHYME; Ch. Robin, *Progr. du cours d'histologie* Paris, 1870, in-8, 2e édit. (Voy. p. 427).

QUATRIÈME ESPÈCE. — SÉCRÉTION DES VÉSICULES SÉMINALES.

Dans les vésicules séminales se surajoute au sperme un second liquide qui est fourni par les parois propres de ces vésicules mêmes, par la muqueuse de ce conduit replié plusieurs fois sur lui-même.

Le contenu des vésicules séminales est plus lourd que l'eau, sans odeur spermatique. Il offre un aspect qui varie notablement d'un sujet à l'autre. Sur les suppliciés, il est ordinairement de consistance crémeuse demi-liquide, sans viscosité proprement dite ni état filant, parfois un peu granuleux au toucher, ou même de la consistance d'une gelée. Sur les suppliciés, cette consistance diminue au bout de trente à quarante heures, et le liquide devient diffluent sans que pourtant les sympexions disparaissent. Sa couleur peut être d'un gris jaunâtre, demi-vitreux, non lactescent ni opalin ; ou grisâtre demi-transparente ; d'un gris blanchâtre à peine demi transparent ; d'un blanc jaunâtre ou presque transparent et alors un peu jaunâtre ou grisâtre ; ou encore brunâtre plus ou moins opaque. Il peut avoir cette teinte dans une des vésicules et la coloration précédemment indiquée dans l'autre en cas de cryptorchidie de ce côté surtout. Parfois enfin sur les vieillards il est d'un brun légèrement rougeâtre. Il contient tous les éléments des liquides précédents ; il renferme de plus des *sympexions* arrondis ou réunis en masses aréolaires, englobant ou non des spermatozoïdes plus ou moins abondants, des gouttes visqueuses particulières, des flocons de mucosine. On y voit toujours des leucocytes normaux ou hypertrophiés, quelquefois granuleux, ainsi que des granulations jaunâtres graisseuses ou brunâtres, réfractant assez fortement la lumière. Quand il est rougeâtre il y a de l'hématosine en grains amorphes, ou quelques amas d'hématies.

Sur les vieillards, on y trouve souvent des hématies isolées ou en amas, qui peuvent être trop peu nombreuses pour colorer le liquide (Dieu).

Cette humeur est relativement abondante. C'est le plus abondant de tous les liquides concourant à former le sperme. Dans les cas de coïts très-rapprochés, le sperme des dernières éjaculations est composé surtout par lui et par l'humeur prostatique; il renferme alors peu de spermatozoïdes.

La composition immédiate de ce fluide n'est pas connue, mais anatomiquement sa constitution est assez complexe, surtout lorsqu'il a séjourné assez longtemps dans les vésicules séminales. En effet, on y rencontre en premier lieu des cellules épithéliales prismatiques, des épithéliums nucléaires en petite quantité, qui viennent des parois des vésicules, des leucocytes isolés ou en amas, surtout chez les individus qui ont eu des blennorrhagies et sur ceux qui manquent de spermatozoïdes à la suite d'épididymite double; sur un grand nombre d'individus lors de l'autopsie cadavérique, comme sur les suppliciés, on voit dans le fluide homogène tenant ces divers éléments en suspension des gouttelettes sphériques, ovoïdes, fusiformes, etc.; homogènes, incolores ou de ton à peine rosé ou jaunâtre dont le diamètre varie de quelques millièmes à plusieurs centièmes de millimètre. La substance homogène non striée qui forme ces gouttelettes est visqueuse, en sorte que celles-ci s'étirent de diverses manières quand le liquide s'écoule entre les deux lames de verre de la préparation. Parfois elles s'étendent ainsi en longs filaments cylindriques, renflés en massue, etc., simples ou ramifiés, anastomosés par soudure les uns avec les autres dans quelques cas, et presque toujours d'aspects très-variés. L'iode les jaunit et la fuchsine les colore en rouge intense.

On ne sait encore si c'est ou non cette substance qui par solidification produit dans cette humeur de petites concrétions incolores, transparentes, tantôt arrondies, tantôt cylindroïdes, et dans ce cas-là contiguës les unes aux autres et se soudant aux points de contact (1). On les rencontre sur les trois quarts au moins des individus adultes.

Lorsqu'elles se produisent, elles englobent dans leur épaisseur les spermatozoïdes, qui restent immobiles et pris comme des corps étrangers dans la glace. Ces sécrétions englobent en même temps les autres éléments anatomiques, les noyaux, les granules graisseux, etc., qui se trouvaient mélangés à ces corps. Leur diamètre peut dépasser un dixième de millimètre et même un millimètre.

L'acide acétique gonfle, rend très-transparents et dissout rapidement les sympexions des vésicules séminales; il met en évidence alors les spermatozoïdes, les leucocytes, etc., qu'ils avaient englobés. Cette dissolution montre que ces concrétions sont formées par une substance autre que la mucosine; elle est homogène, hyaline, incolore, sans stries. Du reste, ces concrétions n'ont pas toujours un aspect cylindroïde avec des anastomoses les unes avec les autres qui donnent à l'ensemble un état aréolaire très-remarquable. Quelquefois on les voit former de petites masses, ou véritables calculs polyédriques à arêtes mousses, ou soit ovoïdes, soit sphériques, incolores, larges d'un demi-millimètre à 1 millimètre, et quelquefois atteignant 2 à 3 millimètres de large. Chez les vieillards, il n'est pas rare de les trouver brunâtres ou rosés. Cette coloration rosée est due à ce que, lorsqu'il y a séjour très-prolongé du sperme dans les vésicules

(1) Elles sont analogues à celles dont j'ai parlé (voy. page 313) en traitant de la sécrétion des glandes à vésicules closes. Ces concrétions sont formées essentiellement par des substances azotées qui jaunissent par la teinture d'iode et que j'ai appelées *sympexions*, d'une manière générale, pour les distinguer des concrétions calcaires (du mot grec σύμπεξις, qui veut dire concrétion).

séminales, de petites hémorrhagies ont lieu dans celles-ci. On observe alors quelques hématies mélangées au sperme, qu'elles teintent en rose ou en rouge (1).

Indépendamment des sympexions, on rencontre parfois dans ces réservoirs des concrétions calcaires ou de véritables calculs, soit friables, soit durs, compactes, blanc ou gris. Un de ces *calculs des vésicules séminales*, analysé par Peschier, lui a donné :

Phosphate de chaux	86
Carbonate de chaux	2
Matière animale	12

Il n'est pas dit si le phosphate de magnésie y a été recherché ; mais la préséance est probable, à en juger par la composition du sperme.

L'observation montre que ces calculs débutent par l'incrustation, par les sels calcaires des sympexions et des spermatozoïdes qui s'y trouvent englobés. On retrouve ces parties organiques après dissolution des sels de ces petits calculs à l'aide de l'acide chlorhydrique très-étendu.

Les spermatozoïdes disparaissent dans les vésicules séminales, pendant certaines maladies de longue durée, telles que les fièvres typhoïdes, la phthisie chronique, etc. On n'en trouve point alors dans les vésicules séminales, qui renferment néanmoins un liquide de même aspect que celui qu'elles contiennent lorsque les spermatozoïdes existent. Ceux-ci reparaissent lors de la convalescence, et en même temps reviennent les érections, qui avaient cessé antérieurement. Ainsi dans les vésicules séminales, le sperme n'a jamais la coloration blanche qu'il a au moment de l'éjaculation, ni la coloration qu'il avait avant d'y arriver.

CINQUIÈME ESPÈCE. — HUMEUR PROSTATIQUE.

Il y a d'autres humeurs qui peuvent s'ajouter au sperme, mais au moment de l'éjaculation seulement. Tel est le liquide prostatique qui n'est *excrété* qu'au moment de l'éjaculation. Il n'a point de réservoir. Il y a toujours de cette humeur dans les conduits prostatiques, mais elle est fournie en plus grande quantité au moment de l'éjaculation et excrétée en raison de la présence de fibres musculaires de la vie végétative qui existent en nombre considérable dans la trame de la prostate. La masse de la prostate est représentée par un tiers environ de fibres-cellules (2),

(1) Ce fait a son importance, parce qu'il arrive d'être consulté par des hommes qui, ayant eu occasion de voir leur sperme ainsi coloré, en sont très-préoccupés. Cela indique ordinairement qu'il n'y a pas eu coït depuis quelques semaines ou plus, sauf le cas d'hémorrhagie uréthrale.

(2) Voy. Gellie, *De l'hypertrophie de la prostate*. Paris, 1854, in-4, thèse, p 26 ; Littré et Robin, *Dictionn. de méd.* Paris, 1855, 10e édit. ; 1865, 12e édit., art. PROSTATE.

le reste étant constitué par le tissu propre de la glande, des fibres lamineuses, des vaisseaux, des nerfs. Ces fibres musculaires compriment énergiquement les acini de la glande et déterminent l'excrétion du liquide, au moment de l'éjaculation à laquelle cet acte prend part.

Ce liquide, appelé *prostatine* par de Blainville, est alcalin, de consistance analogue à celle du lait épais, chez l'homme, et non visqueux ; il est d'un blanc crémeux, un peu jaunâtre, plus ou moins foncé, selon les sujets. C'est lui qui restitue au sperme, au moment de l'éjaculation, sa coloration blanche, lactescente, opaline, qu'il n'a plus en général dans les vésicules séminales, Comme cette sécrétion prostatique n'est pas très-rapide, lorsqu'il y a plusieurs coïts très-rapprochés, les dernières éjaculations donnent un liquide plus grisâtre, plus clair, moins lactescent ; la coloration opaline que l'on décrit habituellement au sperme ne se rencontre guère alors que dans les deux premiers coïts. Elle ne s'observe bien qu'à la condition qu'il y aura eu ensuite un intervalle de plusieurs heures entre les rapprochements sexuels.

Le liquide prostatique des suppliciés, examiné au moment de l'autopsie et plusieurs heures après, est légèrement alcalin, de couleur laiteuse ou opaline très-prononcée, assez coulant, composé d'un fluide incolore tenant en suspension de très-fines granulations et gouttelettes graisseuses, quelques rares cellules épithéliales prismatiques et quelques gouttes hyalines d'une substance visqueuse. Il ne contient jamais des leucocytes.

Les cellules épithéliales prismatiques manquent ou ne sont qu'en très-petit nombre dans le liquide éjaculé. Si, au contraire, en pressant la prostate, on fait suinter son humeur, on expulse une certaine quantité de ces cellules à cils vibratiles qui tapissent ses canaux excréteurs.

Dans les conduits prostatiques et souvent dans le liquide exprimé sur les adultes, on trouve en outre des concrétions particulières dont nous allons nous occuper ; elles sont surtout abondantes chez les sujets âgés (1).

(1) Ce liquide n'est donc nullement transparent, hyalin et filant comme le décrit Huschke. Il se mêle au liquide des vésicules séminales au moment de l'éjaculation seulement. Il se compose : *a*, d'un sérum ou mucus ; *b*, de nombreuses granulations d'aspect graisseux, à centre brillant jaunâtre, à contour foncé, auxquelles il doit en grande partie sa couleur blanche ; *c*, de granulations moléculaires grisâtres ; *d*, de cellules d'épithélium prismatique à cils vibratiles, régulières ou irrégulières, plus ou moins nombreuses, contenant souvent des granulations graisseuses autour de leurs noyaux ; *e*, quelquefois de petites concrétions ou calculs prostatiques à lignes concentriques. Jamais, jusqu'à présent, on n'a constaté les caractères propres au liquide prostatique dans un écoulement quelconque de l'urèthre. Toutes les humeurs qui en sortent, dans les affections décrites sous les noms de *prostatite chronique*, de *prostatorrhée*, *écoulements uréthro-prostatiques*, ont, ou bien les caractères du mucus uréthral devenu purulent, ou ceux du liquide des glandes de Méry, purulent ou non. C'est donc arbitrairement et sans preuves que plusieurs auteurs, depuis Swédiaur (1786), donnent à ces liquides le nom d'*écoulements*

Lorsqu'on vient à prendre sur le cadavre les vésicules séminales et la prostate, et qu'on les comprime de manière à faire sortir du sperme par les canaux déférents et du liquide prostatique par les canaux correspondants, on distingue de suite ces deux liquides. Le sperme se fait remarquer par sa coloration d'un gris brunâtre et le liquide prostatique par sa coloration et sa consistance crémeuses, ou une teinte légèrement jaunâtre, analogue à celle du pus. Cette dernière particularité est assez importante, car j'ai vu des cas dans lesquels on a pris ce liquide sortant normalement de la prostate après la compression pendant l'autopsie, pour du pus dû à une prostatite, sur des sujets morts pendant la durée d'une épididymite, autopsie faite par des personnes ne connaissant pas la couleur normale et la composition du liquide prostatique. Or cette coloration n'est produite que par des granulations principalement graisseuses et non par des leucocytes.

Calculs provenant du liquide prostatique.

L'humeur prostatique peut devenir le point de départ de la formation de deux variétés principales de calculs. Dans la première variété se rangent des concrétions de nature azotée, qui existent abondamment chez presque tous les sujets, à compter de l'âge adulte confirmé. La seconde variété comprend les calculs bien plus rares qui sont principalement formés de phosphate de chaux, avec une gangue de substances albuminoïdes.

Sous le nom de *calculs prostatiques*, on a décrit et analysé des grains durs retirés des canaux excréteurs de cette glande, qui étaient entièrement formés d'oxalate de chaux ; mais il y a lieu de croire que c'étaient des graviers urinaires engagés dans ces conduits.

Beaucoup d'auteurs décrivent aussi, au point de vue chirurgical, sous le nom de *calculs prostatiques*, des graviers d'origine vésicale qui, s'étant introduits dans les conduits précédents, y ont grossi plus ou moins, en continuant à servir de centre au dépôt des urates, oxalates ou autres principes peu solubles de l'urine, puis ont formé là une tumeur dure distendant et lésant le tissu de la prostate dans laquelle ils se sont graduellement creusé une loge. Mais nous n'avons pas à étudier ici ces calculs, qui sont de nature urinaire, au point de vue de l'origine de leurs principes constitutifs.

Il ne faut pas confondre non plus avec les calculs prostatiques les

prostatiques dans les descriptions des maladies de la prostate, et regardent leur apparition au méat comme un symptôme de celles-ci. Aucun fait ne prouve cette supersécrétion prostatique, ni cette émission continue d'une humeur qui, normalement, n'est excrétée que par une contraction de la trame musculaire de l'organe.

phlébolithes ou concrétions calcaires intra-veineuses, qui sont assez communes dans les veines variqueuses du bassin et du périnée, autour de la prostate particulièrement (1).

De toutes les glandes sans exception, la plus communément affectée de calculs est, sans aucun doute, la prostate. Sur trois sujets ayant dépassé l'âge de trente à trente-cinq ans, il en est généralement deux dont les conduits prostatiques renferment un certain nombre, et quelquefois beaucoup des calculs que nous allons décrire.

Première variété des calculs prostatiques.

Ces concrétions existent, soit dans les prostates qui ont le volume normal, soit dans celles qui dépassent les dimensions ordinaires. Il est exceptionnel de trouver une prostate hypertrophiée dans laquelle ces calculs, invisibles à l'œil nu, ou à peine perceptibles, ne soient très-abondants. Ils offrent un diamètre qui varie depuis un centième de millimètre jusqu'à celui d'une tête d'épingle. Notons que ces derniers ne se rencontrent guère que sur les individus ayant atteint ou dépassé l'âge de cinquante ans, ou chez ceux qui ont une hypertrophie de la prostate. Cependant j'en ai vu sur un supplicié, âgé de quarante-cinq ans, dont la prostate, un peu volumineuse, mais nullement malade, avait ses conduits tellement remplis par ces concrétions, que celles-ci y formaient de petites masses d'un jaune d'ambre demi-transparent, facile à apercevoir sur la coupe de l'organe. Or, en dissociant ces petites masses dans une goutte d'eau, on y voyait des calculs d'un millimètre et d'un millimètre et demi de diamètre. Sur des sujets destinés aux dissections, on observe des cas analogues; on peut rencontrer des calculs larges de 2 à 3 millimètres.

Jamais jusqu'à présent on n'a signalé leur présence dans le sperme éjaculé, mais je l'ai constatée plusieurs fois. Ce sont ordinairement de ceux qui ont moins de 0,1 qui sont expulsés.

Non-seulement ces calculs concourent à augmenter le volume de la prostate, mais encore leur présence complique diverses maladies de cette glande.

La forme de ces petits graviers est très-variable, quel qu'en soit le volume; on peut les voir quelquefois ovoïdes, arrondis ou prismatiques triangulaires. Ils sont plus souvent un peu aplatis, quadrilatères ou polyédriques à angles arrondis, soit cuboïdes, soit de forme pyramidale, à faces légèrement concaves, surtout lorsqu'ils atteignent une largeur d'un

(1) Voyez sur ces questions B. Béraud, *Des maladies de la prostate*. Paris, 1857, in-8, p. 95 et 2 planches.

dixième de millimètre d'un millimètre ou au delà. Souvent par pression réciproque dans un même conduit ils se moulent en quelque sorte les uns sur les autres, en prenant des aspects très-élégants. Leur coloration est presque nulle lorsqu'ils sont très-petits; elle est d'un jaune d'ambre, tantôt pâle, tantôt foncé, lorsqu'ils sont visibles à l'œil nu. Dans certains cas, ces calculs offrent, à l'œil nu, une coloration noirâtre qui les a fait comparer à des grains de tabac à priser ou de café moulu, tandis que sous le microscope, vus par transparence, ils offrent une coloration d'un rouge plus ou moins brun ou foncé, analogue à celle de l'hématosine (1).

Ces concrétions se composent presque toujours d'un petit *noyau* central, souvent granuleux, plus foncé que le reste de sa masse. Dans les cas où elles sont de coloration noirâtre ou rougeâtre, ce noyau, granuleux ou non, offre particulièrement la coloration pourpre foncée ou d'un rouge brun que nous venons d'indiquer, et semble être formé par de l'hématosine provenant de quelque épanchement sanguin. On trouve quelquefois dans l'épaisseur de ce noyau, auprès de la surface, soit des cellules épithéliales, soit des noyaux de l'épithélium prostatique englobés dans son épaisseur.

Il est une particularité de structure qui donne à ces calculs un aspect d'une élégance toute spéciale, et dont aucune autre concrétion n'offre d'exemples aussi tranchés. Autour du noyau, leur masse est en effet composée d'un nombre plus ou moins considérable de couches concentriques régulièrement disposées; les plus minces sont les plus extérieures, ou par zones alternant avec des couches plus épaisses.

Ces dispositions ont fait comparer parfois leur aspect à celui des grains

(1) Sur les coupes du tissu prostatique durci, on voit très-bien ces calculs jusqu'au fond des derniers culs-de-sac et leur mode de juxtaposition quand il y en a plusieurs ensemble. Quoique souvent ils distendent considérablement les conduits sécréteurs et excréteurs, on voit très-nettement l'épithélium glandulaire (à cellules régulièrement polyédriques, dans les culs-de-sac sécréteurs) tapissant la paroi propre homogène qui le sépare de l'abondante trame fibreuse et musculaire. Il faut noter aussi que les côtés du *verumontanum* ne sont pas tapissés d'épithélium pavimenteux comme le reste de l'urèthre, mais d'épithélium prismatique analogue à celui des conduits de la prostate, avec absence toutefois de cils vibratiles. Enfin, fait à remarquer, sur les vieillards il n'est pas rare de trouver, hors des tubes prostatiques, dans l'épaisseur de la trame de la muqueuse du *verumontanum* et des portions voisines de l'urèthre, presque immédiatement au-dessous de l'épithélium, de petits calculs à lignes concentriques semblables à ceux de la prostate; en général, ils sont d'un rouge amaranthe sous le microscope et presque noirs à la lumière réfléchie. Depuis longtemps les calculs de ce genre ont été signalés par Morgagni, qui, dans plusieurs de ses lettres, les a comparés à des grains de tabac à priser. « Alors, ayant disséqué la prostate, dit-il, je trouvai dans son épaisseur, de quelque côté que je la coupasse, des grains semblables, soit dans la partie gauche, soit dans presque toute la moitié droite. » Il dit encore : « Je ne passerai pas sous silence, savoir : qu'on voyait de petits grains semblables à du tabac sur les côtés de la caroncule séminale. »

de fécule, mais on a beaucoup exagéré cette ressemblance qui est purement extérieure et qui ne conduit à rien, au point de vue de la détermination de leur nature intime, de leur signification, de leur mode de formation, etc.

De l'épaisseur et de la régularité de ces couches concentriques peuvent résulter des variétés d'aspect sous le microscope presque infinies et très-élégantes. Plus les calculs sont volumineux, plus sont épaisses ces couches concentriques. Dans ces cas-là également, la substance de ces couches est finement granuleuse, au lieu d'être tout à fait homogène comme dans les calculs invisibles à l'œil nu. Lorsqu'on vient à comprimer ces calculs entre deux lames de verre, ils se brisent, éclatent en quelque sorte, de la surface jusqu'au noyau, qui tantôt résiste, tantôt est déprimé lui-même. Il est commun dans ces conditions de voir les couches concentriques se séparer les unes des autres et s'exfolier.

Quel que soit le volume de ces calculs, tant qu'ils sont encore transparents ou demi-transparents sous le microscope, traités par l'acide chlorhydrique ou par l'acide acétique, ils ne font que devenir un peu plus pâles sans qu'il y ait dégagement de gaz. Ce dernier acide les gonfle et les ramollit. Ce n'est que lorsqu'ils sont devenus opaques que l'emploi de ces réactifs produit un dégagement gazeux et les attaque comme ils le font lorsqu'il s'agit de concrétions de phosphate et de carbonate de chaux ou de magnésie, sels dont ils s'incrustent parfois un peu. L'emploi de la teinture d'iode, avant comme après l'action des acides, détermine l'apparition dans ces calculs d'une teinte d'un brun jaunâtre ou rougeâtre, semblable à celle dont ce réactif détermine l'apparition sur toutes les substances azotées. Chauffés, ils se charbonnent, se boursouflent et brûlent sans laisser de résidu bien appréciable. De ces faits nous sommes donc autorisé à conclure que les calculs transparents ou demi-transparents, de couleur ambrée ou rougeâtre, que nous venons de décrire, sont essentiellement des concrétions de nature azotée.

Deuxième variété des calculs prostatiques.

Les calculs de cette variété ne doivent pas être confondus avec les précédents. Ils sont, du reste, bien plus rares.

Ils sont gris brun ou blanchâtres, d'aspect calcaire, durs ou friables, à surface parfois rugueuse, surtout quand il n'y en a qu'un, et lisses s'ils sont accumulés.

Un calcul prostatique de cette variété, analysé par Lassaigne, lui a donné :

Phosphate de chaux	845
Carbonate de chaux	5
Matière animale (mucus ?)	150

M. Raoul Leroy (d'Étiolles) a montré à la Société anatomique un petit calcul prostatique en forme de cornemuse, d'aspect brillant et poli, comme vitrifié à la surface, composé de phosphate de chaux, qui fut extrait par l'opération de la boutonnière, par le professeur A. Bérard.

On trouve au musée Dupuytren (au n° 145) quatre petits calculs à facettes, retirés de la prostate d'un malade âgé de quarante et un ans. Ils sont composés de :

Phosphate de chaux	60	pour 100.
Phosphate ammoniaco-magnésien	20	—
Carbonate de chaux	20	—

Au n° 166 du même musée sont de petits calculs trouvés dans un trajet fistuleux à travers la prostate; ils sont d'un gris brun à l'intérieur et entourés d'une couche blanche.

Leur composition chimique est :

1° Partie centrale :

Oxalate de chaux	75	pour 100.
Carbonate de chaux	20	—

2° Couche blanche, phosphate de chaux.

Dupuytren a publié une observation de taille pour un cas de pierre de la prostate. Ces concrétions prostatiques adhéraient en forme de chapelet et avaient le volume d'une petite noix. L'analyse qui en a été faite y a démontré 6 parties de phosphate de chaux et 13 de matière animale.

Les auteurs indiquent le nombre de ces calculs comme infiniment variable ; cela est vrai, surtout pour ceux de la première variété. Quant aux autres, on en trouve un seul, d'autres fois deux, trois et même davantage. Il faut rapporter aux calculs de la première variété les cas dans lesquels on en a compté jusqu'à cent. M. Cruveilhier dit avoir observé un sujet sur lequel on ne put les compter, tant ils étaient nombreux.

Leur volume offre les mêmes particularités. C'est ainsi que les uns sont gros comme des petits grains de gravier, tandis que d'autres égalent le volume d'une tête d'épingle; ceux-là sont des concrétions de la première variété, tandis qu'il faut ranger dans la seconde ceux qui ont le volume d'un noyau de cerise, ou même d'un œuf de poule; toutefois on peut en voir qui, formés de sels calcaires, sont encore à peine visibles à l'œil nu.

Leur forme est tantôt arrondie, tantôt triangulaire, d'autres fois placés dans les conduits de la glande ils en dessinent les ramifications, ce qui leur donne une forme arborescente.

SIXIÈME ESPÈCE. — HUMEUR DES GLANDES BULBO-URÉTHRALES.

Les glandes bulbo-uréthrales sont également connues sous les noms de glandes *vulvo-vaginales* ou *de Bartholin* chez la femme, glandes *de Méry* ou *de Cooper* sur l'homme. Elles fournissent une humeur qui est excrétée pendant la durée de l'érection, dans les deux sexes et au moment de l'éjaculation sur l'homme. Ce liquide est complétement hyalin, extrêmement filant, visqueux, s'étirant comme du verre fondu, rendant très-glissantes les parties qu'il mouille, et alcalin. C'est lui qui donne au sperme éjaculé son état filant, car de tous les fluides prenant part à la constitution du sperme aucun n'est visqueux comme celui-ci. Ce liquide est dépourvu de toute espèce d'éléments anatomiques. Il ne renferme ni granulations ni épithéliums, etc. Ce fait doit être noté, parce que fréquemment il est pris pour du sperme, soit par les malades, les hypochondriaques surtout, soit même par des médecins. Il n'est pas coagulé et rendu strié par l'acide acétique comme le mucus, aussi faut-il se garder de le confondre avec celui-là comme l'ont fait quelques auteurs. Il importe d'être bien fixé sur ce que signifie son excrétion, tant pour rassurer les nosophobes, que pour se débarrasser de ceux qui, rendus hypochondriaques par abstinence sexuelle, sont conduits à se préoccuper incessamment de leurs organes sexuels, et qui considèrent comme un accident ce qui est dû à l'inactivité anormale de l'appareil génital.

Il y a en outre, au moment de l'éjaculation, une très-petite quantité d'un autre liquide qui est fournie par les glandes qui tapissent la muqueuse uréthrale. C'est encore une humeur surajoutée aux spermatozoïdes dans leur trajet à partir du testicule; mais elle se rapporte plutôt aux voies urinaires qu'aux voies spermatiques.

Ce fluide est le *mucus du canal de l'urèthre* ou *des glandes de Littre*, que, lors de l'éjaculation, les précédents entraînent; mais elle se rencontre parfois dans le sperme éjaculé, soit sous forme de flocons retenant ou non des spermatozoïdes, des fois sous forme de filaments finement striés, se gonflant lentement dans l'eau sans s'y dissoudre. Ces filaments de mucosine ont quelquefois été décrits dans le sperme, mais à tort, sous le nom de *fibrine* et même comme provenant des canaux séminifères. Il sera question plus loin de leur provenance uréthrale. Ces filaments sont habituellement entraînés par le liquide des glandes bulbo-uréthrales chez l'homme. Ils englobent en général des cellules épithéliales isolées ou en amas, avec ou sans leucocytes. Il faut se garder de les considérer comme appartenant au liquide bulbo-uréthral. Quelques leucocytes libres peuvent aussi être trouvés flottant dans l'humeur étudiée.

L'acide acétique reste sans aucune action coagulante sur l'humeur bulbo-uréthrale et, au contraire, rend plus fortement striés les filaments muqueux uréthraux qu'ils ne l'étaient. Cette action montre que la première, malgré sa viscosité, n'est aucunement un mucus, contrairement à ce que Huguier et beaucoup d'autres ont admis (1). Notons ici, une fois pour toutes, qu'en dehors de ces filaments de mucus, ni les liquides des vésicules et prostatique, ni le sperme éjaculé, ne sont coagulés par l'acide acétique.

SEPTIÈME ESPÈCE. — HUMEUR DE L'UTRICULE PROSTATIQUE.

L'analogie du contenu de l'utricule prostatique (2) avec la sécrétion qui est propre aux *vésicules séminales*, son grand développement chez les animaux qui manquent de vésicules séminales, l'épaisseur de sa couche musculaire, doivent faire penser que, chez les mammifères, cet organe sécrète et verse l'une des nombreuses humeurs qui sont mêlées au sperme lors de l'éjaculation, et dont la présence est nécessaire pour que ce liquide

(1) Il n'est pas rare de voir ce liquide supersécrété chez l'homme en dehors des périodes d'érection à la suite d'excès de coïts, avec ou sans picotement au moment de l'issue de la goutte qu'il constitue. Alors même qu'il est dans ce cas rendu trouble par des épithéliums uréthraux ou par des leucocytes venus de la glande ou de l'urèthre, il conserve son état filant caractéristique, qui le fait nettement distinguer du mucus blennorrhagique dont on peut craindre l'apparition. L'écoulement de cette goutte filante au lieu de ce dernier peut faire affirmer qu'il n'y a pas blennorrhagie, car lorsque l'un est sécrété, l'autre ne l'est pas. Pendant quelques semaines ou quelques mois après les blennorrhagies, le liquide bulbo-uréthral de l'homme et de la femme peut, tout en restant filant, contenir assez de leucocytes au centre de chaque goutte pour être rendu trouble ou opaque en ce point. Huguier a bien étudié les caractères extérieurs et les diverses conditions de la sécrétion normale et accidentelle de ce liquide chez les femmes; mais il le considère à tort comme du mucus. Là il ne diffère pas de ce qu'il est sur l'homme; sa quantité est seulement plus considérable, chez quelques femmes particulièrement. C'est lui qui constitue le liquide des pollutions nocturnes ou diurnes involontaires des femmes ou de l'humectation que suscitent soit les désirs sexuels, soit l'orgasme vénérien. Souvent il devient purulent dans les vulvites et vaginites simples ou blennorrhagiques. On le retrouve avec ses caractères ordinaires ou plus consistant, coloré ou non par des leucocytes, des épithéliums et des hématies dans les kystes de la glande ou de ses conduits (Huguier, *Mém. de l'Acad. de méd.* Paris, 1850, t. XV, p. 609 et 675).

(2) L'*utricule prostatique* ou *uterus musculinus* est un organe en forme de poche pyriforme, ovoïde, aplati ou oblong, allongé, situé sur la ligne médiane entre les deux canaux déférents, à la face uréthrale de la prostate (dont, chez quelques animaux, il dépasse le bord postérieur), et s'ouvrant au sommet de la crête uréthrale ou *verumontanum*, à sa partie antérieure et médiane, entre les deux canaux déférents ou tout près de là. L'utricule prostatique a été décrit chez l'homme, les solipèdes, le porc, les rongeurs, etc. Chez l'homme, il a de 6 à 15 millimètres de long, et une largeur une à deux fois moindre; chez les solipèdes, il atteint 7 à 9 centimètres. Il a une muqueuse à épithélium prismatique cilié. La variabilité de l'utricule prostatique, la terminaison de son fond en filament oblitéré à une hauteur plus ou moins grande, et l'étude de cet appareil chez l'embryon, font voir qu'il est une portion persistante de l'appareil de Wolff.

soit apte à la fécondation. Chez le cheval, le liquide de l'utricule est muqueux, citrin, plus limpide que le sperme, ou jaunâtre et plus ou moins poisseux. Il se compose d'un sérum muqueux, de sympexions généralement abondants (fig. 11) analogues à ceux des vésicules séminales de l'homme, de beaucoup de granulations tant graisseuses qu'azotées, de petits épithéliums nucléaires libres ou englobés dans les sympexions (*b*, *c*, *d*) et de quelques cellules prismatiques ciliées (1).

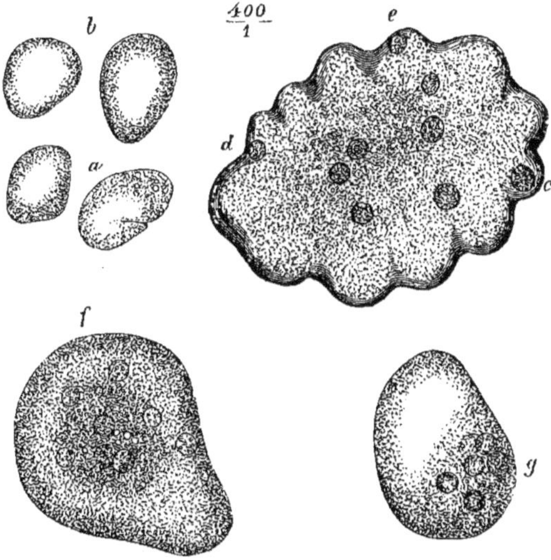

FIG. 11. — Sympexions de l'utricule prostatique du cheval (*).

La quantité de ce liquide qui au moment de l'éjaculation peut sur l'homme être mêlée aux autres parties composant le sperme, doit, comme on le voit, être toujours très-faible.

Du sperme éjaculé ou d'émission.

Le sperme d'émission offre une odeur spéciale, *sui generis ;* il est opalin, grisâtre ou blanchâtre, demi-transparent, surtout à la deuxième ou troisième éjaculation se suivant à peu d'heures d'intervalle, car alors il y a peu de liquide prostatique surajouté. Il est constitué par le mélange

(1) Voy. Littré et Ch. Robin, *Dictionn. de méd.*, 11e édit., 1858, et 13e édit., 1873, art. UTRICULE.

(*) *a*, *b*, petits sympexions hyalins sphéroïdaux ; *c*, *d*, *c*, sympexion volumineux un peu aplati, à contour bosselé, englobant des épithéliums nucléaires isolés (*c*, *d*) ; *f*, *g*, autres sympexions de formes diverses englobant des amas d'épithéliums nucléaires. (Ch. Robin.)

de toutes les humeurs que je viens de décrire, à compter du produit des testicules qui n'est composé que de spermatozoïdes. Tous les éléments existant dans ces liquides se retrouvent naturellement dans le sperme d'émission, et même parfois sans exception des petits calculs prostatiques formés de couches concentriques, ni surtout aussi des sympexions des vésicules séminales. Enfin presque toujours il s'y trouve quelques cellules épithéliales pavimenteuses ou sphéroïdales, de la muqueuse uréthrale, isolées ou groupées en lamelles entraînées avec le mucus au moment de l'éjaculation et présentant ou non quelques vacaoles à contenu teinté de jaune ou de rose.

Ce liquide est plus lourd que l'eau, légérement mucilagineux, peu filant, et cette légère viscosité est due en grande partie à la suraddition de l'humeur des glandes bulbo-uréthrales. Il est mucilagineux plutôt que visqueux ou tenace, à la manière des mucus.

Du reste, tous ces caractères extérieurs n'ont qu'une importance secondaire à côté de la composition de l'humeur, à laquelle ils sont subordonnés, dont ils sont une résultante et qui varie moins qu'eux.

Lorsque le sperme est éjaculé depuis un certain temps, il se perd en gelée, puis il se dessèche et forme des taches qui empèsent le linge. Cette particularité a été considérée comme caractéristique pour les taches spermatiques; mais je montrerai qu'elle ne l'est pas du tout, et qu'il y a une quantité d'autres liquides qui peuvent donner des taches ayant la même couleur, d'un gris jaunâtre, à bords ondulés, irréguliers, etc. Ces caractères-là ont peu de valeur. On a beaucoup insisté sur eux à une époque où on n'en connaissait pas d'autres, et l'on confondait ainsi souvent des taches de sperme et réciproquement. Ajoutons enfin que ce liquide ne se coagule pas par la chaleur et ne contient pas de substance analogue à l'albumine.

Après qu'il a été desséché, il peut se réhumecter, se gonfler et reprendre son aspect primitif cinq ou six ans après sa dissécation et même plus. Les taches qu'il forme peuvent recouvrer leur épaisseur et même la teinte opaline ou grisâtre qu'elles avaient au moment de l'éjaculation. Seulement la matière qui les compose n'est pas filante. L'absence de cette qualité ne doit donc pas être considérée comme un signe de la non-existence de taches spermatiques. Du reste, la recherche de la nature des taches appartient entièrement aux médecins et nullement aux chimistes, car ce qui le caractérise, c'est la présence des spermatozoïdes (1).

(1) Il n'y a qu'un bon procédé pour retrouver les spermatozoïdes. Il consiste à tremper un des bouts du linge, sur lequel se trouve la tache, dans l'eau et de laisser celle-ci monter graduellement. Elle vient imbiber la matière de la tache, qui se gonfle. On peut alors recueillir cette matière comme si c'était du sperme

Le sperme éjaculé a une odeur très-caractéristique; fait remarquable, on ne le rencontre dans aucun des liquides constitutifs du sperme pris isolément, ni dans le contenu des canaux déférents, ni dans les vésicules séminales, ni dans la prostate, ni dans les glandes de Cooper. Cette odeur se développe au moment de l'éjaculation. Elle est ou le résultat du mélange de ces différents liquides, ou de quelques-uns d'entre eux, ou le résultat de la production de quelque principe immédiat au moment du coït. Cette odeur n'est pas due aux spermatozoïdes, car on la retrouve dans le liquide éjaculé par les individus qui ont eu une épididymite double ou qui ont les testicules dans l'abdomen et qui éjaculent un fluide dépourvu de spermatozoïdes; et cependant le pollen de diverses plantes a une odeur analogue à celle du sperme (1).

frais, l'examiner et voir si les spermatozoïdes existent entiers ou non; pour pouvoir affirmer que de plusieurs sortes de taches que l'on compare, l'une est spermatique, il faut montrer qu'il s'y trouve des spermatozoïdes. S'il n'y en a pas, on ne peut jamais affirmer que la tache a pour origine une éjaculation, parce qu'il n'y a pas de caractère physique ou chimique des taches de celui-ci qui ne puisse se retrouver sur celles de quelque autre humeur, car l'odeur spermatique manque sur les taches anciennes. L'odeur du sperme sur les taches anciennes se perd et ne peut être régénérée par l'action de la chaleur, ou du moins elle l'est d'une manière tellement fugace qu'elle ne peut servir de caractère utile en médecine légale. Il n'y a qu'un seul caractère sur lequel on puisse s'appuyer réellement et logiquement, c'est sur la présence ou l'absence des spermatozoïdes. Ce fait est important à noter pour les cas où le médecin légiste peut être appelé à constater la présence ou l'absence du liquide séminal, non-seulement sur la peau ou des étoffes, mais encore dans le rectum ou même dans le vagin. On sait que lorsque celui-ci n'a pas été soumis à des ablutions ou des irrigations après le coït, on retrouve encore des *spermatozoïdes* dans son mucus vingt-quatre heures et plus après le dernier rapprochement sexuel.

(1) Un fait frappe sur les suppliciés : c'est l'absence de toute odeur urineuse ou de celle dite intestinale de tous ces organes et du tissu lamineux ambiant, contrairement à ce qu'on observe sur ces parties dans toutes les autopsies, de vingt-quatre à quarante-huit heures après la mort. Dans un cas, au bout de trente heures, malgré le séjour de ces tissus dans un flacon, par une température de 20 à 25 degrés, ils n'avaient pris aucune odeur cadavéreuse, urineuse ni fécale. Ils n'avaient encore que l'odeur fade des tissus frais. Un second fait à noter encore est l'absence de toute odeur du sperme exprimé du canal déférent coupé et des vésicules séminales ouvertes, *même après frottement du liquide entre les doigts*. Le liquide laiteux exprimé de la prostate sur les côtés du *verumontanum*, a offert la même absence de toute odeur, soit spermatique, soit intestinale ou fécale. Trente heures plus tard, ces liquides étaient encore inodores. C'est d'après des observations de ce genre, faites sur l'homme et sur les animaux, que j'ai reconnu que, prises isolément, les humeurs qui concourent à la composition du sperme éjaculé n'ont pas l'odeur *spermatique*, et que celle-ci ne se développe qu'au moment de l'éjaculation. Sans noter quelle était l'odeur du contenu des vésicules séminales sur les suppliciés qu'il a observés, M. Marcelin Duval dit lui avoir trouvé *une odeur bien différente de celle qu'il exhale pendant la vie* (M. Duval, *Congrès méd. de Paris,* 1867, p. 527). L'absence de toute odeur urineuse, etc., dans le tissu cellulaire du bas-fond de la vessie, du pourtour du rectum et des vésicules séminales, sur les sujets examinés à ce point de vue peu d'heures après la mort, montre que l'odeur fécale ou urineuse tant de ces parties que du sperme des sujets autopsiés

Sur quelques particularités de la constitution anatomique du sperme.

Notons en premier lieu que le liquide de *coloration spermatique* ou grisâtre, clair, assez coulant, sans viscosité muqueuse que rendent certains adultes dans les efforts de la défécation, ne diffère du sperme éjaculé que par les particularités suivantes : 1° il est sans odeur ; 2° les spermatozoïdes libres y sont généralement peu nombreux ; 3° il contient un plus uréthral grand nombre des filaments cylindroïdes striés en long, formé de mucus englobant des spermatozoïdes dans leur épaisseur et venant du golfe de Le Cat ; 4° assez souvent il contient quelques rares cellules épithéliales prismatiques courtes semblables à celles de la muqueuse du *verumontanum* (voy. p. 448.)

Au moment de l'éjaculation, le sperme est parfois granuleux à la vue et au toucher, c'est-à-dire qu'il semble rempli de grumeaux.

Ces grumeaux sont très-réels et ils sont composés par les sympexions dont la formation a lieu pendant le séjour du sperme dans les vésicules séminales. Quelquefois on reconnaît ces grumeaux dans les taches de sperme.

Chaque goutte de sperme éjaculé renferme ordinairement de quatre à six des petits noyaux déjà indiqués page 440, larges de $0^{mm},004$ à $0^{mm},005$. Il en sera question encore à propos du liquide éjaculé par les cryptorchides. Ils sont soit libres, soit au centre d'un petit corps cellulaire sphérique ou polyédrique, pâle.

L'acide acétique ne les attaque pas et ne fait pas apparaître deux trois noyaux comme sur les petits leucocytes larges seulement de $0^{mm},005$ à $0^{mm},006$, qui sur quelques sujets sont mêlés à ceux qui ont le volume habituel. Dans le sperme, on rencontre en effet des leucocytes plus ou moins abondants d'un sujet à l'autre, venant des vésicules séminales (fig. 12, *g*). Ils sont plus nombreux chez les individus qui ont eu des blennorrhagies ou des cystites; mais, néanmoins, leur existence est con-

de vingt-quatre à quarante-huit heures après la mort (voyez Dieu, *Recherches sur le sperme des vieillards*, *Journ. d'anat. et de pathol.* Paris, 1867, in-8, p. 462), est due à l'imbibition graduelle des principes odorants de l'urine et des fèces, mais qu'elle n'existe pas avant cette imbibition (Ch. Robin, *Journ. d'anat. et de physiol.*, 1869, p. 99 et 464). Ajoutons que sur les suppliciés par décollation, le liquide crémeux, blanchâtre, entièrement formé de spermatozoïdes s'agitant dans un fluide finement grenu, qu'on exprime de leur urèthre, est sans odeur. Ce fait montre la nécessité de l'intervention d'un produit formé pendant l'érection et l'orgasme sexuel pour qu'il y ait développement de l'odeur spermatique. Dans ce liquide uréthral on peut trouver encore, outre les spermatozoïdes, des noyaux libres d'épithélium, des cellules épithéliales régulièrement polyédriques, à un ou deux noyaux volumineux, d'autres de larges cellules polygonales aplaties, de la grandeur de celles de l'œsophage. Quelques-unes de ces diverses cellules peuvent être creusées d'excavations pleines d'un fluide hyalin.

stante dans le sperme éjaculé. Ils n'ont pas tous le même volume, mais ils réagissent tous de la même manière au contact de l'acide acétique. Il en est qui sont pâles et peu grenus ; parmi ceux-là on en voit qui sont un peu gonflés et qui atteignent une largeur de 12 à 15 millièmes de millimètre. Ils peuvent être plus gros encore et alors plus ou moins chargés

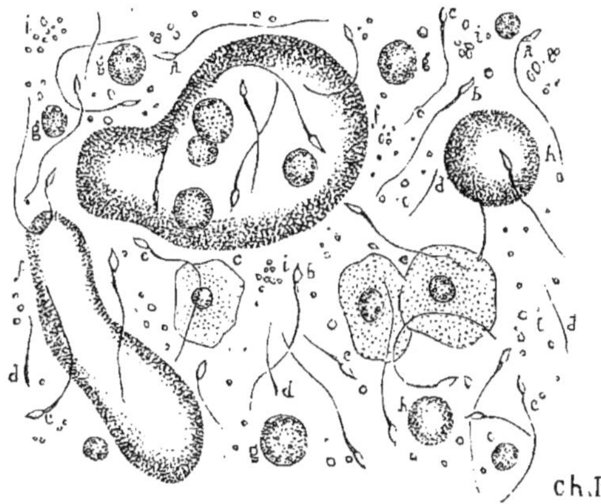

Fig. 12. — Composition du sperme humain (*).

de granules graisseux, avec ou non une à deux gouttes huileuses proprement dites.

Des sympexions arrondis, cylindroïdes, etc. (*f*, *h*, *h*), et autres tels que ceux déjà décrits p. 448, s'y rencontrent très-souvent mêlés à des spermatozoïdes plus ou moins nombreux (*a*, *b*).

Assez communément il montre quelques hématies normales, trop peu abondantes pour le colorer. Quant à la coloration rougeâtre que présente parfois cette humeur, au moment de l'éjaculation, elle tient à la production de petits épanchements sanguins qui se sont faits dans les vésicules séminales et qui ont coloré la totalité du liquide ; de là l'existence de quelques hématies en suspension, ou même les hématies ont fini par se détruire et la matière colorante imbibe les sympexions ou colore uniformément le liquide (voy. p. 443-444.)

Il renferme un assez grand nombre de cellules épithéliales polyédriques ou sphéroïdales, isolées ou groupées, contenant de fins granules graisseux ; leur noyau, large de 0,01, est aussi un peu grenu. Elles sont analogues à celles des vésicules séminales. L'acide acétique les pâlit un

(*) Sperme desséché, puis ramené à l'état liquide par humectation. — *a*, *b*, *c*, spermatozoïdes entiers. — *d*, *d*, queue de spermatozoïdes brisés. — *c*, *c*, têtes de spermatozoïdes brisés. — *f*, *f*, sympexions à contour régulier de diverses formes. — *g*, *g*, leucocytes. — *h*, *i*, granulations isolées ou groupées, grossissement de 400 diamètres.

peu sans les dissoudre. Il y a de plus quelques cellules pavimenteuses (*c*, *c*) de l'urèthre, isolées ou en lamelles déjà indiquées plus haut (p. 454). On y trouve parfois aussi quelques rares masses sphériques ou ovoïdes, larges de $0^{mm},05$ à $0^{mm},10$, finement grenues, à noyaux multiples, épars ou en rangée à la périphérie, comme les groupes de substance épithéliale non segmentée qui, dans certains kystes d'origine sébacée et autres, forment des granules microscopiques grisâtres apercevables à l'œil nu.

Assez souvent on y voit encore de nombreuses petites gouttes sphériques non attaquées par l'acide acétique, incolores, larges de $0^{mm},001$ à $0^{mm},004$, et d'autres tout à fait hyalines atteignant $0^{mm},010$. Ces gouttes avec quelques fins granules graisseux libres, quelques leucocytes, cellules épithéliales et petits noyaux, sont les seules parties qu'on trouve dans le liquide surnageant le dépôt des cristaux, etc., que le sperme légèrement opalescent donne après le repos.

Il ne faut pas confondre ces fines gouttelettes avec les gouttes (déjà indiquées page 443) visqueuses, hyalines, d'une teinte parfois légèrement rosée, larges de 10 à 40 millièmes de millimètre, qui, lorsqu'elles rencontrent un corps étranger sous le microscope, s'allongent, se déforment, puis reprennent leur figure régulière, quand une fois elles ne sont plus au contact de ce corps étranger.

On ne les trouve pas toujours dans le liquide des vésicules séminales, bien qu'elles s'y rencontrent chez quelques sujets; elles résultent probablement d'une influence réciproque des liquides qui se mélangent entre eux.

Presque toujours, dans le sperme éjaculé et refroidi, il y a des cristaux de teinte ambrée qui sont des prismes représentant des rhomboïdes très-allongés, soit isolés (fig. 13 *a*, *c*, *d*, *e*), soit réunis en croix, en étoile (*b*), etc.; à base bien déterminée ou remplacée par des pointements en pyramides allongées donnant au cristal la forme de fuseau, etc. Ils offrent les caractères des cristaux de phosphate de chaux.

Ils peuvent être d'un volume très-considérable (fig. 14), et ils se brisent avec assez de facilité. Il faut en connaître l'existence, parce qu'il est très-ordinaire d'en trouver, en exécutant des recherches médico-légales, même dans les taches spermatiques très-anciennes.

Ils sont accompagnés aussi parfois de cristaux de phosphate ammoniaco-magnésien qui se distinguent des précédents, parce que tout en réfractant aussi assez fortement la lumière ils la laissent passer à l'état de lumière blanche et non avec le ton jaune d'ambre plus ou moins pâle dont il vient d'être question.

Rien de plus varié dans certains spermes normaux ou dépourvus de spermatozoïdes que les dimensions et les modes de groupement de ces cristaux. Ils sont parfois assez abondants pour former de petites houppes blanches, visibles à l'œil nu à la surface des liquides lorsque la dessiccation les amène à l'état croûteux. Parmi eux, il en est sur certains sujets qui sont à l'état de prismes obliques à base rhomboïdale, réguliers, sans décroissement en pointe ; beaucoup sont assez courts pour former des lames rhomboïdales ou des rhombes à faces sensiblement égales et soit isolés, soit soudés en groupes.

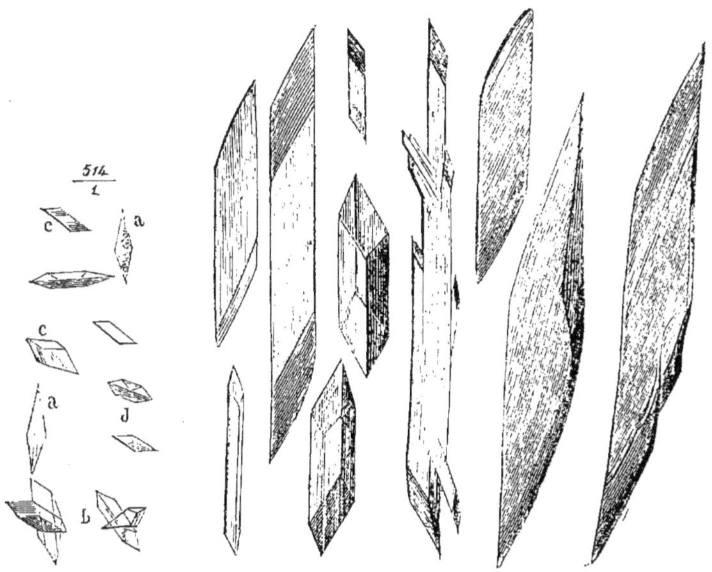

FIG. 13 et 14. — Phosphate de chaux.

Sur quelques sujets, quelques heures après l'émission, le sperme montre beaucoup de petits cristaux aciculaires, longs de 0mm,005 à 0mm,007, réfractant fortement la lumière, jaunâtres, insolubles dans l'acide acétique comme les corps gras mêlés aux granules grisâtres ou jaunâtres (fig. 12, *i*, *i*) qui viennent sans doute du liquide prostatique (p. 445).

Ajoutons enfin qu'à compter du troisième jour environ après son émission le sperme montre d'assez nombreux vibrioniens, soit à l'état de microzymas, soit sous celui de bactéries très-mobiles, d'abord très-courtes et biarticulées, puis de plus en plus longues.

De la composition immédiate du sperme.

Le sperme est de tous les liquides de l'économie celui qui abandonne à l'évaporation le plus de parties fixes. Mais il importe de remarquer qu'une grande portion d'entre elles appartient aux spermatozoïdes en suspension dans le fluide qui leur sert de milieu, et l'on n'a pu encore séparer de ces éléments anatomiques pour faire à part l'analyse immédiate de chacun d'eux. Il en résulte qu'on ne peut encore établir de comparaison entre cette humeur et les autres, telles que les humeurs constituantes d'une part, et les autres humeurs récrémentitielles, comme le lait par exemple.

Les analyses du sperme qui ont été faites sont très-incomplètes, parce que la quantité de ce liquide qu'on peut obtenir est toujours peu considérable, même lorsqu'on prend le sperme des taureaux ou des chevaux.

On en retire une matière albuminoïde. Elle a été appelée quelquefois *fibrine*, bien qu'elle n'ait aucune analogie avec la fibrine; d'autres fois, elle a été appelée *albumine*, bien qu'elle n'ait pas non plus d'analogie avec cette substance. Le nom qui lui est le plus généralement appliqué est celui de *spermatine* (Hünefeld, 1827).

Cette spermatine semble se produire essentiellement dans les vésicules séminales. Elle a quelque analogie avec la *mucosine*. Elle ne lui est pourtant pas identique. Quoi qu'il en soit, cette substance est distincte de l'albumine et de la fibrine.

D'après Berzelius, la spermatine est une substance qui se trouve seulement gonflée dans le sperme, comme du mucus, dont elle diffère par la propriété qu'elle possède, quelque temps après l'émission du liquide, de pouvoir se dissoudre dans l'eau, qui n'avait fait jusque-là que la gonfler, et de produire ainsi un liquide clair qui ne se coagule plus par l'ébullition. L'acide acétique concentré la rend gélatineuse, translucide, puis la dissout, tandis qu'il coagule la mucosine et la rend striée.

Lorsque le sperme a été desséché, il se gonfle de nouveau au contact de l'eau ajoutée lentement, reprend sa teinte, devient grumeleux, mou, facile à dissocier, mais non visqueux, ni filant (1).

Ainsi la spermatine se modifie pendant la dessiccation. Cette particularité se rencontre du reste dans un certain nombre de substances azotées.

Le sperme humain est alcalin; il renferme d'après Vauquelin de 100 à à 120 pour 1000 de matières solides, d'une manière générale, y com-

(1) Voy. Ch. Robin dans Briand et Chaudé, *Médecine légale*. Paris, 1864, in-8, p. 755; Robin et Tardieu, *Ann. d'hyg. et de méd. légale*, 1859. On utilise ce fait pour l'examen médico-légal des taches spermatiques et autres. L'étoffe qui les porte doit être coupée en bandes dont un bout rapproché de la tache trempe seul dans l'eau, et ce liquide vient humecter la tache en montant par capillarité. Il peut n'en mouiller que le pourtour sans l'imbiber ni la gonfler si la tache est ancienne. Alors on la trempe en entier ou partiellement dans l'eau. La substance gonflée est alors examinée comme on le ferait pour le sperme frais ou pour toute autre humeur analogue.

pris la spermatine, les spermatozoïdes, les leucocytes, quelques cellules épithéliales, les granules graisseux et les granulations moléculaires en suspension.

Il y a 30 environ pour 1000 de phosphates de chaux et de magnésie, 10 pour 1000 de sels de soude avec des traces de phosphate ammoniaco-magnésien.

Dans le sperme du taureau, Kölliker indique 820 parties d'eau, 131 parties représentées par les spermatozoïdes, 26 par les sels et 21 par de la graisse contenant de la lécithine. D'après Frerichs, les spermatozoïdes donnent 40 pour 1000 de principes graisseux et 52 de cendre contenant surtout des phosphates calcaires.

L'analyse n'a pas encore signalé la présence de l'oxalate de chaux dans le sperme. Il n'en montre jamais non plus à l'état cristallin, tandis que la présence des cristaux de ce sel dans l'urine oxalique, M. Donné a montré depuis longtemps coexiste assez fréquemment avec la spermatorrhée. Ainsi, lorsqu'on trouve dans l'urine des cristaux d'oxalate de chaux, il est bon de chercher s'il n'y a pas spermatorrhée en même temps, parce qu'il est rare qu'il y ait perte séminale au moment de la miction sans formation de cet oxalate; mais ce dernier existe assez souvent dans l'urine sans qu'il y ait spermatorrhée.

D'après les indications fournies par les réactifs chimiques appropriés, appliqués à l'étude d'un sperme contenant une grande quantité des cristaux que j'ai décrits comme étant du *phosphate de magnésie*, M. Byasson est arrivé à y reconnaître la chaux et non cette dernière base. Ce serait par conséquent du phosphate de chaux et non du phosphate de magnésie qui cristalliserait ainsi directement dans le sperme; je le désigne en conséquence sous ce nom, contrairement à ce que j'avais admis jusqu'à présent en me guidant uniquement sur les formes cristallines. Ce fait est en rapport du reste avec les indications de l'analyse chimique du sperme et des calculs observés dans les voies spermatiques (1).

Au contact prolongé d'une grande quantité d'eau ou mieux de l'acide acétique étendu, ces cristaux offrent une série de modifications des plus intéressantes.

On voit graduellement sous le microscope les angles et les arêtes des prismes s'émousser et les faces prendre un aspect strié. Cette action dis-

(1) Mais il faut remarquer que les cristaux qui se déposent ici sont bien des dérivés du prisme rhomboïdal oblique (forme habituelle du phosphate de magnésie cristallisé), et non des prismes à six pans dérivés du rhomboèdre, comme ceux du phosphate tribasique de chaux. Si donc ce sont bien des cristaux de phosphate de chaux, ainsi que cela est probable, ce doit en être le *phosphate neutre*, ce qu'indiquent du reste ses réactions; les cristaux de ce dernier, dont le type n'est pas encore connu, appartiendraient par conséquent au prisme oblique rhomboïdal.

solvante s'exerçant plus vers le milieu de la longueur des prismes réguliers ou bipyramidaux que vers leurs extrémités, ils prennent bientôt l'aspect des masses cristallines microscopiques dites en *sablier*, *emblée* ou *haltère* de certains sels de l'urine (oxalate et carbonate de chaux, urates, etc.). Souvent alors les prismes ainsi amenés à cet état ont leur surface striée et leurs bouts hérissés, de manière à paraître formés d'aiguilles soudées ainsi. Quand les prismes sont courts, on obtient les formes en *boutons de manchettes*, c'est-à-dire de deux petites masses pyriformes ou lenticulaires plus ou moins déprimées, unies par un point central commun. Ces petites masses qui, vues par la face libre de l'une d'elles (ou par une face quelconque quand elles sont séparées), ont un peu l'apparence d'une cellule dont le noyau est simulé par le point central d'attache, avec ou sans stries s'irradiant à partir de ce point (1). Souvent ces cristaux après dissolution de leur matière minérale laissent après eux une gangue organique très-délicate, transparente, comme le font presque toutes les substances calcaires cristallisant dans un liquide albuminoïde. Cette substance jaunit au contact de l'iode, et brunit par l'azotate d'argent qui la rend ainsi plus visible. Il en est de même des cristaux eux-mêmes qui la renferment.

Sur le rôle physiologique du sperme.

Le produit essentiel de l'ovaire est l'ovule, et le liquide qui s'épanche à la surface du pavillon et peut-être un peu dans les trompes ne se rend pas au dehors, il n'en perd rien. Théoriquement, il devrait en être de même du sperme ; mais il n'en est pas ainsi, car lorsqu'il est normalement éjaculé sur le col de l'utérus, il n'y a guère qu'un petit nombre des spermatozoïdes qui pénètrent dans sa cavité. Les autres parties, comme les leucocytes, les noyaux, les granules graisseux, qui prennent part à la constitution du sperme, et beaucoup de spermatozoïdes, restent dans le vagin, sur le col de l'utérus et s'y perdent.

Lorsque sur des animaux on vient à suivre les spermatozoïdes dans les cornes utérines ou dans les trompes, comme on l'a fait souvent depuis Leeuwenhoeck sur les chiennes et les lapines, on n'y trouve que les spermatozoïdes; on n'y voit plus les autres éléments du sperme.

(1) Ce sont probablement les modifications précédentes mal observées qui ont été prises pour un ratatinement des cristaux au contact de l'eau bouillante par Bœttcher et lui ont fait admettre que ce sont là des *cristaux d'albumine* qui se forment par le refroidissement du sperme En présence de la solubilité de ces cristaux dans l'acide azotique et de leurs autres réactions, cette singulière hypothèse qui laisse de côté les caractères cristallographiques des corps, etc., ne mérite certainement pas discussion. Il en est à plus forte raison de même de celle de Kühne qui admet que ces cristaux ne sont pas formés d'albumine, mais de *vitelline* (substance albuminoïde retirée du jaune d'œuf).

Les spermatozoïdes seuls sur le col de l'utérus ont changé de milieu, ils ont quitté celui qui leur était fourni par le mâle, c'est-à-dire le liquide des vésicules séminales et celui de la prostate sous l'influence duquel ils étaient déjà devenus plus mobiles, que dans les vésicules séminales. Or, une fois sur le col de l'utérus, ils abandonnent ce milieu pour passer dans le mucus utérin qui en représente un autre pour eux. Dans le milieu femelle, leurs mouvements sont bien plus énergiques que dans le liquide spermatique même ; aussi les spermatozoïdes qu'on prend sur le col de l'utérus et dans le mucus vaginal, dans le mucus du col ou dans le mucus du corps utérin, soit chez la femme, soit sur les animaux, ces spermatozoïdes, dis-je, sont doués de mouvements infiniment plus énergiques que ceux qu'ils présentent dans le liquide spermatique, soit au moment de l'éjaculation, soit quelques instants après. Je parle ici du mucus ordinaire et non du mucus dense, gélatiniforme, tenace, qui remplit le col utérin pendant la grossesse et qui assez souvent est supersécrété accidentellement. Sa consistance est en effet telle qu'il gêne les mouvements des spermatozoïdes. M. Donné a vu des femmes dont le mucus utérin tuait les spermatozoïdes en peu de temps. Ces faits, que je n'ai pas observés, mériteraient d'être étudiés encore au point de vue des causes de la stérilité chez la femme.

QUINZIÈME LEÇON

DU SPERME DANS DIVERSES CONDITIONS ACCIDENTELLES.

Sperme naturellement dépourvu de spermatozoïdes.

Sur plusieurs centaines d'observations, j'ai noté quatre fois l'existence de sperme sans spermatozoïdes sur des hommes qui n'avaient jamais eu d'épididymites, et une fois sur un autre ayant eu une légère épididymite à gauche, sans aucune induration consécutive. Tous les cinq étaient des sujets vigoureusement constitués, sans aucune maladie, et très-virils sous tous les rapports, mais n'ayant jamais eu d'enfants. Leur sperme ne se distinguait en rien du sperme le plus normal, sauf peut-être un peu plus de mobilité et un état filant nul ou presque nul. Il était pauvre en leucocytes et en petits noyaux sphériques (voy. p. 440), mais il contenait des sympexions des vésicules séminales et des petits calculs à lignes concentriques de la prostate, se précipitant promptement au fond du tube. Les spermatozoïdes seuls lui manquaient complétement.

Dieu (*loc. cit.*, 1867) a montré que les hydrocèles anciennes et volumineuses causent l'absence de spermatozoïdes du côté où elles siégent, mais non celles qui sont petites, ni les épaississements et les plaques fibreuses de l'albuginée, non plus que les petits kystes épididymaires. Mais les *hydrocèles enkystées du cordon* et les varicocèles volumineuses entraînent leur absence sur les vieillards. Sur ces derniers, de 13 grammes, poids minimum du testicule chez l'adulte (Sappey), il peut descendre à 5 et 6 grammes sans que manquent les spermatozoïdes. Il résulte des recherches de Duplay (1) et de Dieu que, toutes conditions égales, d'autre part, 68 sur 100 sexagénaires, 59 sur 100 septuagénaires, 48 sur 100 octogénaires, ont encore des spermatozoïdes. Ils n'en n'ont pas observé sur quatre nonagénaires; pourtant Casper en a trouvé sur un homme de quatre-vingt-seize ans.

Du sperme dans les cas de cryptorchidie.

A cet ensemble de notions, il faut ajouter quelques données concernant la constitution du sperme envisagé dans diverses conditions accidentelles. Il faut examiner successivement et comparativement ce qu'elle est dans le cas où il y a oblitération des conduits épididymaires et sur les individus atteints de cryptorchidisme simple ou double. Cette condition est plus ou moins analogue, quant à la constitution du liquide, mais non quant aux résultats, à celle qu'offrent les cas d'oblitération morbide des canaux déférents. Je dis plus ou moins analogue quant à la constitution du sperme, mais non quant à l'influence sur l'individu, parce que les hommes qui ont les conduits déférents ou épididymaires oblitérés, conservent leur barbe, continuent à avoir la voix mâle; ils ne présentent pas l'absence de barbe et la complexion féminine des cryptorchides doubles, qui ont, en cas d'atrophie coexistante des testicules, quelque chose qui les rapproche des eunuques; mais ils ne sont pas eunuques, parce qu'ils sont puissants, bien qu'ils soient stériles.

Ernest Godard (2) a insisté sur ce fait que, si l'un des testicules subit un arrêt dans sa migration vers le scrotum, il y a monorchidie. L'anomalie siége-t-elle des deux côtés? il y a cryptorchidie. Dans les deux cas, les testicules qui semblent manquer existent soit dans l'abdomen, le canal inguinal, soit encore dans le pli cruro-scrotal; aussi cet état anormal ne devra pas être confondu avec l'anorchidie congénitale ou absence congénitale du testicule, vice de conformation dont il rapporte un assez grand nombre d'exemples (voy. p. 7 à 9 du travail de Godard).

Godard a démontré que cette anomalie peut être héréditaire ou coïncider avec un arrêt de développement de la moitié correspondante du

(1) Duplay, *Archiv. génér. de médec.*, 1852, t. XXX.

(2) Ernest Godard, *Études sur la monorchidie et la cryptorchidie chez l'homme*, Paris, 1856 et 1857, in-8.

corps. D'autres fois elle résulte de l'inflammation du testicule ou d'une mauvaise position de cet organe qui s'est placé en travers de l'orifice abdominal du canal inguinal. Plus souvent qu'on ne le croit généralement, les lésions ou les dispositions anormales du *gubernaculum testis* sont la cause première de l'ectopie testiculaire.

Godard a montré aussi que le testicule non complétement descendu, n'est pas fibreux, ni graisseux, ni resté à l'état fœtal comme on l'a imprimé. Tout au contraire, ses canalicules s'effilent parfaitement ; seulement il est moins volumineux que celui qui est placé dans le scrotum.

Le testicule arrêté dans sa migration ne produit pas de spermatozoïdes ; cela paraît tenir à ce que, dans le lieu qu'il occupe, il n'y a pas la mobilité qui lui est propre et dont il jouit dans le scrotum, où à chaque instant il est soumis aux contractions du crémaster. On savait déjà, comme l'avaient montré Van Haelst en 1846, M. Goubaux en 1847, puis MM. Goubaux et Follin de 1852 à 1855, que, chez les hommes et autres animaux, la vésicule séminale, du côté où le testicule n'est pas descendu, contient un liquide dépourvu de spermatozoïdes (1).

L'homme monorchide, dont le testicule descendu est sain, éjacule cependant un liquide renfermant des spermatozoïdes et il est apte à procréer des enfants des deux sexes, parce que le testicule du côté opposé fournit les corpuscules fécondateurs au sperme. Il en est de même en cas de maladie du testicule si l'un d'eux seulement est affecté, l'autre étant sain (2).

Godard a démontré en outre que, si les *testicules descendus* offrent un *état pathologique*, *aigu* ou *chronique*, ou ne sont pas normalement développés, ils ne produisent pas de spermatozoïdes. Si un seul testicule étant affecté, le testicule du côté opposé est arrêté dans sa migration, il n'en donne pas non plus, bien qu'il soit sain. Les hommes atteints de cette variété de monorchidie, éjaculent un liquide privé de spermatozoaires. Le testicule arrêté dans sa migration ne donne pas de spermatozoïdes, et l'homme monorchide, dont le testicule descendu est à l'état pathologique, est puissant, mais inapte à se reproduire.

La cryptorchidie est une anomalie caractérisée par l'absence apparente des deux testicules qui se sont arrêtés dans un des points qu'ils avaient à parcourir pour arriver dans les bourses. La cryptorchidie, qui est un vice de conformation chez l'homme, constitue l'état normal du plus grand

(1) Goubaux et Follin, *De la cryptorchidie* (*Compt. rend. et Mém. de la Soc. de biol.*, 1855, in-8, p. 292).

(2) Rien ne doit être négligé pour amener dans le scrotum un testicule arrêté dans sa migration, et, à ce sujet, Godard a indiqué la conduite à tenir dans toutes les variétés de l'anomalie (Godard, *loc. cit.* p. 76 à 84).

nombre des animaux, chez qui elle ne gêne en rien la génération des spermatozoïdes.

Sur ce qui concerne l'influence de la cryptorchidie sur l'habitude extérieure, le moral, la voix, les forces physiques, Godard a démontré que les hommes offrant cette anomalie sont de taille moyenne, blonds, glabres, peu vigoureux; ils ont la voix d'un timbre élevé, ils paraissent plus jeunes que leur âge ne le ferait supposer, ils sont timides et craintifs. Les hommes dont les deux testicules, quoique développés, sont incomplétement descendus, sont puissants, mais éjaculent du sperme privé d'animalcules et, par suite, ne peuvent féconder; ils restent stériles. Dans deux autopsies de cryptorchides, Godard a constaté que le liquide des vésicules séminales et des canaux déférents ne contenait pas de spermatozoïdes.

Le liquide éjaculé dans les conditions dont je viens de parler, est semblable à celui qu'on observe dans les cas où les deux canaux déférents sont oblitérés; celui qui est contenu dans les vésicules séminales est semblable extérieurement au liquide de ces vésicules décrit plus haut, seulement il manque des spermatozoïdes.

Du sperme dans les cas d'oblitérations des voies spermatiques et de maladies du tissu testiculaire.

M. Gosselin a prouvé, au moyen de dissections minutieuses et d'injections fines du testicule, que le canal déférent et la queue de l'épididyme s'oblitèrent quelquefois d'une manière définitive ou temporairement, à la suite des maladies de ces organes. Il a montré que les oblitérations n'entraînent pas l'atrophie du testicule, et il pense que la production spermatique continue d'avoir lieu; seulement il admet que l'absorption débarrasse les canaux spermatiques engorgés (1).

Tout porte à croire, au contraire, que les spermatozoïdes cessent de naître dans ces conditions, mais que les spermatozoïdes déjà nés lors de cette oblitération persistent sans s'atrophier jusqu'à résorption, comme le font les autres éléments anatomiques du parenchyme testiculaire.

M. Gosselin a prouvé catégoriquement que certains malades, qui, à la suite de l'orchite double ou bilatérale, conservent une induration au bas des épididymes, fournissent un sperme dépourvu de spermatozoïdes, quoiqu'il n'y ait rien de changé dans les autres caractères de ce liquide (2), non plus que dans les fonctions génératrices et dans le volume des testi-

(1) Gosselin, *Mémoire sur les oblitérations des voies spermatiques* (*Arch. gén. de méd.* Paris, 1847, in-8, t. XIV, p. 405 et suiv.).

(2) Gosselin, *Nouvelles études sur l'oblitération des voies spermatiques et sur la stérilité consécutive à l'épididymite bilatérale* (*Archives génér. de médecine.* Paris, 1853, t. II, p. 257).

cules, et que cette absence des spermatozoïdes est due à une oblitération des canaux déférents près de leur origine. Il a établi que le traitement des orchites doit être dirigé en vue de prévenir cette lésion, jusque-là inconnue et ignorée des chirurgiens. Il a montré également que le sperme doit presque tous ses caractères physiques et chimiques à la sécrétion des vésicules séminales, et que, sous le rapport de la quantité, les matériaux fournis par les testicules eux-mêmes se réduisent à de très-faibles proportions.

M. Gosselin a aussi fixé l'attention des anatomistes sur de petites tumeurs placées au niveau et dans le voisinage de l'épididyme, que Morgagni avait désignées sous le nom d'*hydatides*. Ce sont non point des hydatides, mais de petits kystes qui se forment par les progrès de l'âge, et quelquefois à la suite des oblitérations précédemment indiquées; ils sont comparables aux kystes de l'ovaire. En outre, M. Gosselin a décrit des kystes beaucoup plus volumineux, qui intéressent surtout les chirurgiens, parce qu'ils peuvent être et ont été plusieurs fois confondus avec l'hydrocèle. Ces grands kystes, indiqués d'une manière incomplète par les auteurs anglais, ont leur point de départ entre la tête de l'épididyme et le testicule; ils renferment habituellement des spermatozoïdes, parce qu'ils ont sans doute eu pour point de départ la rupture de l'un des conduits efférents du testicule. Il pense que les hydrocèles contenant des spermatozoïdes ne sont autre chose que des kystes de ce genre (1).

Ainsi les individus dont les testicules sont arrêtés dans le canal inguinal ou plus haut et ceux qui ont eu accidentellement une oblitération des canaux déférents continuent à être puissants, mais ils sont stériles. La quantité du liquide qu'ils éjaculent est aussi grande qu'avant. Ils ne s'aperçoivent d'aucune différence quant à l'aspect de la matière éjaculée; mais ils sont stériles, parce que les spermatozoïdes ne peuvent plus passer des testicules dans les vésicules séminales.

Ce fluide, à vrai dire, n'est plus du sperme, parce qu'il n'est représenté que par le liquide des glandes de la portion terminale du canal déférent, par celui des vésicules séminales, de la prostate et des glandes bulbo-uréthrales; il renferme tous les éléments que j'ai indiqués dans le sperme, moins les spermatozoïdes. Habituellement on y trouve une quantité considérable des petits noyaux sphériques, dont j'ai signalé l'existence dans le sperme à spermatozoïdes ou fertile (p. 440). Mais, chose remarquable, ces noyaux sont nombreux dans certains cas d'oblitération des conduits épididymaires et de cryptorchidisme (2).

(1) Gosselin, *Recherches sur les kystes de l'épididyme, du testicule et de l'appendice testiculaire* (*Arch. gén. de méd.*, 1848, 4e série, t. XVI, p. 24 et 153).

(2) Ces noyaux ont de $0^{mm},004$ à $0^{mm},005$ de large; ils sont régulièrement

Ils constituent souvent l'élément anatomique le plus abondant de ceux qui sont en suspension dans le liquide. Mais il est des cas de ce genre dans lesquels ils manquent ou sont fort peu nombreux, sans qu'il me soit encore possible de dire quelles sont les conditions qui déterminent leur présence ou leur absence. Ce liquide dépourvu de spermatozoïdes renferme des sympexions des vésicules séminales comme le sperme normal, toutes les fois qu'il est éjaculé après une abstinence sexuelle de quelques jours. Comme lui aussi il contient parfois quelques-uns des petits calculs prostatiques à couches concentriques (p. 448). En outre, quand il se refroidit, il s'y produit, comme dans le sperme normal, des cristaux souvent volumineux de phosphate de chaux.

Enfin, comme le sperme normal également, il se conserve plusieurs jours sans putréfaction, et comme lui encore au bout de trente à soixante heures de repos il laisse déposer les éléments anatomiques tenus en suspension, qui alors forment au fond du vase une couche d'un gris blanchâtre, opaque, nettement limitée (1).

Le liquide qui surnage devient clair, tout en restant légèrement opalescent. Il doit cet état à ce que de fines gouttelettes et granulations graisseuses restent en suspension dans ce liquide (voy. p. 445).

Quant au dépôt, il est formé par des cristaux de phosphate, des leucocytes, des épithéliums, des sympexions et des petits noyaux sphériques quand il y en a, comme cela est fréquent (2). Au bout de ce temps-là les petits noyaux déposés sont devenus un peu plus granuleux qu'ils n'étaient dans le liquide encore chaud et ont pris un contour un peu plus net, plus foncé.

Dans ces conditions, de même qu'à l'état normal, les cristaux de phos-

sphériques avec un contour net; leur substance est translucide, et pour les bien étudier, il faut se servir d'un grossissement de 500 à 550 diamètres, parce qu'avec un plus faible grossissement, ils ressemblent à de petits anneaux auxquels on ne fait d'abord pas attention, tellement ils sont pâles et translucides. Ils sont presque toujours pourvus de quelques granulations grisâtres, très-pâles elles-mêmes, principalement disposées vers la périphérie de ces éléments anatomiques; mais ils ne renferment ni nucléole, ni granulations graisseuses dans leur intérieur. Ils ne sont ni resserrés, ni gonflés par l'acide acétique.

(1) Cette séparation se montrant avant toute putréfaction du sperme, permettrait de séparer nettement par décantation le liquide du dépôt des éléments anatomiques et d'analyser ces deux ordres de parties sans confusion des données de l'analyse.

(2) Dieu (*loc. cit.*, 1867) a constaté que lorsque le sperme manque de spermatozoïdes sur les vieillards, il renferme plus de globules sanguins isolés ou en amas et des grains d'hématosine et plus de leucocytes granuleux plus ou moins gros que dans les conditions ordinaires. En général, alors sa consistance est aussi plus gélatineuse et sa couleur plus brune. Les vésicules sont en outre ordinairement plus petites, aplaties, à parois épaissies, indurées, à cavité plus petite, imparfaitement remplie de liquide, tandis que lorsqu'il y a des spermatozoïdes les vésicules sont gonflées, bosselées, etc., comme dans l'âge viril.

phate de chaux se produisent longtemps avant que le sperme entre en putréfaction. Lorsque celle-ci commence, des cristaux de phosphate ammoniaco-magnésien s'ajoutent aux précédents, puis il s'y dépose des granules jaunâtres, foncés, de carbonate de chaux. Des vibrions s'y développent comme dans tous les liquides contenant des substances coagulables azotées qui entrent en putréfaction. Ce liquide, comme le sperme ordinaire, répand alors une odeur très-fétide, analogue à celle de certains composés phosphydriques.

En résumé, dans les cas de double cryptorchidie ou de double induration épididymaire, le liquide éjaculé existe en quantité normale, parce que la quantité de substance apportée par les testicules dans les vésicules séminales est très-peu de chose par rapport à la quantité de liquide fournie à chaque éjaculation par les vésicules séminales et la prostate. Aussi les individus qui n'ont pas de spermatozoïdes dans leurs testicules ne sont jamais avertis de cette absence par une éjaculation moins abondante. Et, fait important, le liquide séminal éjaculé dépourvu de spermatozoïdes est encore légèrement filant, mucilagineux, odorant, et a tous les autres caractères extérieurs du liquide fertile. Il a toutefois un peu plus de transparence et il est un peu moins opalescent, fait qui pour être saisi exige que les observations de cet ordre aient été plusieurs fois répétées. Il ne lui manque qu'une chose, la partie essentielle au point de vue physiologique, les spermatozoïdes.

Lorsque les épididymes sont oblitérés à la suite d'épididymites doubles, il y a des spermatozoïdes dans le testicule et on n'en voit point dans les vésicules séminales. Dans ce cas, les spermatozoïdes qui existaient dans le testicule persistent; mais il cesse de s'en produire de nouveaux. Ainsi il se passe là un ordre de phénomènes essentiellement distinct de celui des sécrétions. En effet, lorsqu'un canal sécréteur est oblitéré, la sécrétion continue à se produire, qu'il s'agisse du foie ou des glandes salivaires, et cela jusqu'au point de déterminer la production de kystes, de dilatations, etc.

Dans le testicule, il n'en est rien, parce qu'il s'agit là de deux ordres de phénomènes complétement différents, celui des sécrétions et celui de la génération d'éléments anatomiques; et ce dernier est soumis à certaines conditions déterminées tout autres que celles des sécrétions. Il n'y a pas accumulation des spermatozoïdes dans les conduits épididymaires, ni distension des canaux dans le testicule, parce qu'il y a cessation de la génération de cet élément anatomique essentiel, propre au testicule. Ici les spermatozoïdes ne se résorbent pas, non plus que lorsqu'il y a abstinence de relations sexuelles.

Du liquide des kystes spermatiques, ou de l'hydrocèle enkystée spermatique ou mieux épididymaire.

La connaissance des kystes spermatiques ne date que de quelques années. C'est aux recherches cliniques et cadavériques de M. Gosselin qu'on la doit principalement (1). Marcé, qui les a bien étudiés depuis, distingue deux périodes dans la marche et le développement de ces kystes.

Au début, ils se présentent sous la forme d'une tumeur arrondie, fluctuante, sans changement de couleur à la peau, indolente à la pression, dont le volume égale celui d'une noisette ou d'une petite pomme, et qui survient presque toujours à la suite d'un violent effort. Elle siége au niveau de la partie supérieure du testicule, qu'elle coiffe pour ainsi dire, et avec lequel elle est toujours adhérente, car on ne peut lui imprimer le moindre mouvement sans les entraîner tous les deux. L'épididyme, séparé du testicule par la tumeur, peut parfois encore être nettement distingué; dans d'autres cas, il est perdu au milieu des tissus, de manière à ne pouvoir être senti distinctement. Le canal déférent est quelquefois accolé à la tumeur. Rarement, à cette période, les malades accusent-ils de la douleur ou même de la gêne.

Au bout de plusieurs années, la tumeur acquiert un plus grand développement. Non-seulement elle gêne alors par son poids et par son volume, mais elle peut encore altérer mécaniquement les organes voisins. M. Gosselin a prouvé que les kystes sous-épididymaires, au lieu de se déjeter à droite ou à gauche, comme cela se voit d'ordinaire, pouvaient rester sous la tête de l'épididyme, la refouler en haut, allonger et aplatir, en les déroulant, tous les vaisseaux afférents, bien plus, les déchirer et les faire disparaître.

Dans quelques cas, la tumeur, sans cause bien appréciable, devient tout à coup douloureuse, comme si elle subissait une véritable distension; plus souvent encore elle se développe sans amener ni réaction ni douleur, écarte les enveloppes du scrotum, entoure plus complétement les testicules et tend à revêtir l'aspect extérieur des hydrocèles de la tunique vaginale.

La quantité du liquide varie beaucoup, depuis quelques cuillerées jusqu'à plusieurs verres. Vu en mince filet, il semble d'abord parfaitement clair; mais examiné en masse, à travers un récipient transparent, il offre une teinte laiteuse et opaline manifeste. Cette teinte n'a manqué

(1) La présence des spermatozoïdes dans certaines tumeurs liquides épididymaires a été signalée d'abord par Velpeau et ses élèves (thèse de Letellier, 1840), dans l'*hydrocèle enkystée*, par Liston en 1843 et la même année par Lloyd, puis par Paget et Curling.

dans aucune des observations recueillies par Gosselin, Marcé et autres, ce qui en fait un caractère important. Parfois ce fluide est tout à fait opaque, laiteux. Presque toujours il est un peu filant.

Une goutte de cette humeur placée sous le microscope laisse voir souvent une quantité considérable de spermatozoïdes, tantôt morts, tantôt encore vivants et mobiles.

Lorsqu'on jette sur un filtre en papier le contenu laiteux de l'hydrocèle spermatique, après avoir bien constaté au microscope la présence de spermatozoïdes, on le voit passer limpide et clair comme de l'eau de roche. Si plus tard, dans ce liquide ainsi privé de sa teinte opaline, on recherche les animalcules, on n'en trouve plus la moindre trace, mais on les rencontre en quantité innombrable dans le dépôt resté sur le filtre. Ainsi, pour faire reparaître la transparence de l'humeur, il suffit de faire disparaître les spermatozoaires.

Ce fait a été regardé comme donnant une valeur considérable à la couleur laiteuse du contenu pour le diagnostic des hydrocèles, et cette couleur laiteuse a été considérée comme le signe pathognomonique de l'hydrocèle spermatique.

Divers auteurs admettent encore qu'entre l'état opalin du liquide et la présence des spermatozoïdes il existe une relation intime et constante ; mais cette relation n'est pas absolue. J'ai vu plusieurs fois du fluide venant de ces hydrocèles dites spermatiques ayant tous les caractères extérieurs signalés plus haut, et qui pourtant manquaient entièrement de spermatozoïdes. Ils devaient leur couleur lactescente à de fins granules graisseux et à de nombreux noyaux sphériques très-petits, tels que ceux sur lesquels je suis revenu déjà si souvent. Sauf plus de fluidité et un peu plus de transparence, ces liquides étaient à ceux d'origine analogue, pourvus de spermatozoïdes, ce que l'humeur stérile éjaculée après une double oblitération épididymaire est au sperme proprement dit.

La présence de ces petits noyaux dans le liquide des hydrocèles dites spermatiques, montre qu'ils viennent de l'épididyme et non des organes qui, dans le sperme, ajoutent diverses humeurs aux spermatozoïdes (p. 440). Leur existence dans l'humeur éjaculée par quelques-uns des sujets atteints d'oblitération épididymaire double montre d'autre part qu'ils ne viennent pas du testicule.

Leur absence dans le liquide dépourvu de spermatozoïdes éjaculé par d'autres sujets ayant eu des épididymes doubles, montre aussi que cette humeur stérile diffère anatomiquement, selon que l'oblitération siége plus ou moins haut le long de l'épididyme ou du canal déférent.

Dans le sperme, les spermatozoïdes nagent au sein d'un liquide qui leur a été surajouté au delà de l'épididyme. Quant aux kystes dont il est question ici, le liquide dans lequel nagent les spermatozoïdes a une tout autre origine. Il est certainement secrété par la paroi du kyste, paroi dont la texture et l'épithélium demandent encore à être mieux étudiés qu'ils ne l'ont été jusqu'à présent (1).

Il n'existe malheureusement encore aucune analyse de cette humeur qui puisse mériter d'être signalée. On sait seulement que sa densité est de 1010 ou environ, qu'elle est coagulée par la chaleur, par les acides nitrique, sulfurique et chlorhydrique, ainsi que par les sels de plomb et par le sublimé corrosif.

Dans ces liquides, il y a en général des spermatozoïdes, mais ce qu'on n'a pas signalé, c'est qu'on n'y trouve quelquefois point de spermatozoïdes, malgré l'apparence spermatique du contenu. On n'y rencontre alors que les épithéliums nucléaires décrits p. 440. Leur présence montre que l'humeur qu'on obtient par la ponction de la tunique vaginale ou d'un kyste qui fait saillie dans cette tunique, est d'origine épididymaire, lors même qu'il n'y a pas de spermatozoïdes d'origine testiculaire.

Il y a donc deux variétés d'hydrocèles spermatiques, au point de vue de la composition du contenu (car le mode de traitement reste toujours le même) : 1° celles dans lesquelles il y a des spermatozoïdes; 2° celles dans lesquelles le kyste se produit sur quelque partie de l'épididyme, sans rester en communication avec des tubes épididymaires, sans recevoir des spermatozoïdes au fur et à mesure qu'il en naît. Dans ce cas, le fluide a encore une coloration lactescente, due à des granulations graisseuses en suspension; comme il n'est pas en communication avec les tubes qui arrivent du corps d'Highmore et apportent des spermatozoïdes, il s'y produit uniquement de ces petits noyaux sphériques des épithéliums de l'épididyme non passés à l'état cellulaire.

Ainsi, en comparant ces derniers liquides au produit éjaculé par les individus qui ont les canaux déférents oblitérés, on voit que la constitution de ces humeurs est analogue; seulement le kyste s'est produit dans une portion telle de l'épididyme que les spermazotoïdes n'y ont pas été amenés.

Des liquides de la spermatorrhée et de leur examen.

Il est des conditions dans lesquelles le médecin est appelé à constater la composition d'humeurs rendues par les voies génito-urinaires, qui

(1) On a comparé ces humeurs, quant à leur aspect extérieur, au sérum lactescent du chyle ou au lait. On a même été jusqu'à nommer *galactocèles* les kystes qui les renferment et à prétendre y retrouver les principes immédiats caractéristiques du lait, tels que le sucre, la caséine, le beurre, etc.

peuvent être du sperme, ou bien qui sont considérées comme du sperme, sans avoir absolument tous les caractères que présente ce fluide au moment de l'éjaculation. Ce sont les liquides de la spermatorrhée d'une part, et ceux des cas pris pour des spermatorrhées d'autre part.

Ces faits-là ont une grande importance au point de vue de l'interprétation de certains phénomènes qui se passent du côté des organes génito-urinaires, et qui réagissent singulièrement sur les fonctions du cerveau. Ils ont presque toujours été mal interprétés, faute de connaissances suffisantes sur la série des notions que je viens d'exposer, touchant la constitution du sperme et des différentes humeurs coucourant à sa composition.

Notons d'abord que lorsqu'on arrive à rester quatre ou cinq semaines environ sans rapprochements sexuels, ni pollution spontanée ou autre, il y a chez quelques personnes un peu de spermatorrhée normale. Ce fait, en particulier, n'est pas rare chez ceux qu'une blennorrhagie oblige à l'abstinence sexuelle, et il est assez fréquent chez les vieillards.

Il y a alors déversement normal de sperme en petite quantité; les minces filaments de mucus qui se concrètent dans les plis de l'urèthre, et qui sont rendus avec l'urine, renferment toujours quelques spermatozoïdes. Ces filaments se forment dans la région membraneuse du canal de l'urèthre, dans ce qu'on appelle le *golfe de l'urèthre* ou *golfe de Le Cat*, portion de l'urèthre qui est un peu plus large que le reste. Or, il se produit là des plis de la muqueuse dans lesquels s'arrête du mucus qui est presque toujours demi-solide, et qui est rendu en petits filaments flottant dans l'urine. Ils sont surtout nombreux chez les vieillards, et lorsqu'il y a eu antérieurement un peu de blennorrhagie, ce qui amène aussi la formation de leucocytes restant dans ces filaments en quantité un peu plus considérable qu'à l'ordinaire. Ces leucocytes peuvent rendre blanchâtres les filaments, état dont s'inquiètent beaucoup les hypochondriaques qui regardent leur urine à chaque instant.

Lorsqu'on vient à examiner ces filaments, on peut connaître la durée de l'abstinence d'après la présence ou l'absence de spermatozoïdes dans leur intérieur; car les spermatozoïdes qui s'écoulent petit à petit à cette époque, non par l'éjaculation, mais par le trop-plein des vésicules séminales, et qui sont versés vers la partie antérieure de la portion prostatique de l'urèthre, s'accumulent dans ce mucus; ils se trouvent alors englobés dans les petits filaments de celui-ci qui se déposent petit à petit dans l'urine après son émission. Dans ces conditions-là, ils ont été indiqués comme étant des moules de mucus des tubes séminifères; mais seulement par des auteurs qui ne connaissaient pas leur provenance, et qui ne savaient pas que les tubes séminifères ne produisent rien qui ait une analogie quelconque avec les mucus. Il y a là une erreur d'interprétation qu'il importe d'éviter.

Lorsque l'abstinence se prolonge, sans qu'il y ait de pollutions nocturnes spontanées, ce qui arrive chez quelques personnes, il y a issue de spermatozoïdes en plus grande quantité, surtout à la fin de la miction, et quelquefois au commencement. La quantité des spermatozoïdes peut être assez considérable chez ceux qui sont atteints de blennorrhagie, pour rendre les dernières gouttes d'urine un peu grisâtres, pour les rendre légèrement troubles, au lieu de leur laisser la limpidité que présente l'urine. Ces phénomènes ne s'accompagnent d'aucun accident, d'aucune diminution des forces physiques ou intellectuelles, ni des symptômes décrits comme propres à la spermatorrhée.

Ce fait est encore important, parce que, méconnu, il devient la source d'interprétations inexactes de la part de ceux qui voient là un signe de spermatorrhée proprement dite.

Ces gouttes d'urine teintées en grisâtre par le sperme des vésicules séminales n'ont pas l'état filant du sperme, parce que le liquide bulbo-uréthral manque; elles ne sont pas blanches comme le sperme, parce que le liquide prostatique manque également; elles ne sont que troublées par la présence des spermatozoïdes en grande quantité, et généralement immobiles, parce que l'urine tue les spermatozoïdes presque immédiatement (1).

En dehors de ces circonstances particulières, l'urine ne contient jamais de spermatozoïdes, à l'exception de celle qui est rejetée par la première miction qui lave le canal de l'urèthre après le coït ou une pollution.

Du liquide des spermatorrhées proprement dites.

Les véritables spermatorrhées se distinguent par l'écoulement du sperme qui a lieu pendant presque toutes les mictions, et sinon pendant celles du jour, au moins avec celles de la nuit.

(1) Les médecins sont consultés parfois pour des faits de cet ordre; lorsque l'abstinence se prolonge au delà de certaines limites, les sujets deviennent réellement malades; ils deviennent hypochondriaques, et leur maladie est essentiellement caractérisée par une nosophobie génito-urinaire, par la crainte d'être atteints de pertes séminales qui sont alors réelles, mais naturelles. Souvent ils se croient atteints de ramollissement cérébral. Ils sont toujours préoccupés de toutes espèces d'accidents qui pourront se produire du côté des voies génito-urinaires, et ils ne cessent de questionner leur médecin à cet égard, s'il ne sait interpréter exactement la série des faits dont il s'agit. Certains médecins prennent cette sorte d'écoulement pour des pertes séminales morbides, et cautérisent le canal de l'urèthre. Or, il faut bien savoir que la cautérisation ne guérit guère que les pertes séminales de l'ordre de celles que je viens de décrire, lorsqu'elle ne donne pas une blennorrhagie, qui pour être accidentelle n'en est pas moins fâcheuse.

En général, l'urine n'en est pas troublée ou elle l'est très-peu, et l'on ne s'aperçoit du dépôt spermatique que par la production d'une couche blanchâtre plus ou moins nuageuse, vers le fond du vase qui contient l'urine; car les spermatozoïdes et les autres éléments du sperme sont plus lourds que l'urine. Ils forment au fond du vase une couche qui est d'un blanc grisâtre, et nettement limitée quand l'urine ne contient pas de mucus.

Le dépôt spermatique peut également être parfois léger, nuageux, facile à mélanger à l'urine, quoiqu'il soit riche en spermatozoïdes et en leucocytes, avec ou sans oxalate de chaux. Mais on ne peut s'assurer de l'existence réelle de la spermatorrhée qu'en examinant au microscope le dépôt urinaire de plusieurs mictions différentes.

En général, ces spermatorrhées sont consécutives à des accidents réels du côté de la moelle. Il y a des symptômes antécédents autres que ceux des différentes variétés d'hypochondrie dont j'ai parlé p. 451.

Pour rechercher les spermatozoïdes, il suffit de laisser reposer l'urine pendant six à douze heures dans une éprouvette étroite ou dans un verre à pied. Les spermatozoïdes, plus denses que le liquide, se déposent seuls ou avec un peu de mucus et quelques-uns des principes de l'urine dont je parlerai. On va ensuite puiser quelques gouttes du liquide au fond du vase, soit après avoir décanté, soit simplement avec un tube sur l'extrémité supérieure duquel on tient le doigt. Lorsque l'autre bout est descendu assez profondément, on soulève légèrement le doigt de manière à laisser monter quelques gouttes du liquide, qu'on retire ainsi et on le dépose sur le porte-objet destiné à l'examen microscopique.

On voit alors les spermatozoïdes toujours morts et immobiles, droits ou incurvés. Ce procédé est très-sûr, car les expériences de M. Donné, expériences que j'ai plusieurs fois vérifiées, montrent qu'on retrouve ainsi des spermatozoïdes dans un demi-litre d'urine pure auquel on a ajouté une seule goutte de sperme éjaculé ou pris dans les vésicules séminales d'un cadavre.

Avec les spermatozoïdes on observe très-souvent, mais non toujours, des cristaux d'oxalate de chaux, dans les cas de spermatorrhée vraie, ainsi que l'a remarqué M. Donné. La signification de ce fait n'est pas encore bien connue au point de vue de ses relations comme cause ou effet avec l'issue spontanée des spermatozoïdes. On peut rencontrer, en outre, soit des leucocytes et des cellules épithéliales, soit encore des granules d'urates de soude et d'ammoniaque (1), des cristaux d'acide urique ou de

(1) Dans les cas de spermatorrhée par abstinence, il n'y a pas d'oxalate de chaux ou il n'y en a qu'accidentellement, en raison de la nature de l'alimentation. De plus, la quantité des spermatozoïdes rendus avec les dernières gouttes d'urine, n'est

phosphate ammoniaco-magnésien. La recherche des spermatozoïdes est alors rendue un peu plus longue, mais conduit à des résultats aussi certains que lorsque manquent ces dépôts accidentels.

Des humeurs considérées comme du sperme et qui n'en sont pas.

Le liquide des glandes bulbo-uréthrales, filant, visqueux, complétement hyalin et transparent, qui se produit en plus ou moins grande quantité après des érections prolongées, est pris fréquemment pour du sperme, d'abord par les hypochondriaques et quelquefois par des médecins, parce qu'il est filant comme le sperme. Mais il n'en a pas l'odeur, il est absolument hyalin. En le recueillant, on entraîne quelquefois des cellules épithéliales pavimenteuses, mais par lui-même il ne renferme absolument aucun élément anatomique. Chez les individus qui ont eu des blennorrhagies, il n'est pas rare de voir ce liquide sortir des glandes bulbo-uréthrales de temps à autre, pendant un certain temps après la blennorrhagie, deux ou trois mois environ. Il sort soit spontanément, soit après l'équitation, ou après que le malade est resté longtemps assis, soit enfin après une marche forcée ou une érection de quelques minutes. Il sort après avoir déterminé une sensation plus ou moins vive de piqûre au périnée ; au bout de quelques instants vient cette goutte de mucus assez tenace, filant, etc. Seulement dans les cas dont je parle il est très-communément grisâtre, surtout vers le centre de la goutte qu'il forme, parce que à la suite des blennorrhagies il renferme un certain nombre de leucocytes qui le colorent en gris. C'est lorsqu'il prend cette légère coloration opalescente et cette viscosité (qui est plus grande toutefois que celle qu'on retrouve habituellement dans le sperme) qu'on l'a pris pour du liquide séminal. Mais le microscope n'y montre point de spermatozoïdes, et le diagnostic est facile à porter en s'aidant de la connaissance des antécédents. Le malade alors n'a rien à faire, ou lorsque ce petit accident s'accompagne de l'écoulement purulent dit *goutte militaire*, on prescrit l'injection de sulfate de zinc ou d'azotate de plomb une fois chaque soir au moment du coucher. Il ne s'agit là que d'une modification accidentelle du liquide des glandes bulbo-uréthrales. Il n'est pas rare de voir des malades qui ont été cautérisés, par des spécialistes ou des charlatans, pour cet accident comme s'ils avaient de véritables pertes séminales. Ce

pas assez considérable pour former une couche nuageuse au fond du vase. Sous ce rapport, on arrive, en se renseignant sur les symptômes présentés par le malade, à déterminer exactement l'ordre d'affection dont il s'agit ; car les véritables spermatorrhées ne sont jamais primitives, elles sont consécutives à des accidents du côté de la moelle, du cerveau, de la vessie, et sont plus rares qu'on ne l'a dit.

ne sont du reste que ces *pertes*-là qu'ils *guérissent* après qu'ils les ont aggravées.

Il y a une seconde espèce de liquide rendu par le méat urinaire et qui est pris assez souvent (surtout par les malades, moins souvent par les médecins) pour du sperme; c'est l'humeur qui résulte de l'exagération de la sécrétion des glandes de la muqueuse uréthrale, dites glandes de Littre. Ces glandes-là habituellement ne fournissent qu'une quantité extrêmement petite de liquide entraîné par l'urine, de façon que normalement le méat reste toujours sec ou sans goutte quelconque normalement. Mais à la suite de blennorrhagies anciennes, ou plus rarement dans les cas de coïts trop répétés, ou pratiqués pendant l'ivresse, on voit survenir une légère inflammation de l'urèthre, non contagieuse, dans laquelle il y a expulsion petit à petit de gouttes de ce liquide, soit spontanément après une sensation de picotement, ou seulement lorsque le malade presse sur le canal de l'urèthre. Toutefois il est bien rare que ce fait se produise sans qu'il y ait un état blennorrhagique semblable dans l'urèthre de la femme Cet écoulement peut quelquefois durer assez longtemps, surtout chez les buveurs de bière. Ce liquide se distingue déjà facilement du précédent, par son aspect extérieur, en ce sens qu'il ne file pas entre les doigts, qu'il n'est pas tenace ni visqueux comme celui des glandes bulbo-uréthrales. De plus, il renferme une assez grande quantité de cellules épithéliales, en général petites, qui viennent du canal de l'urèthre; il contient aussi des leucocytes, qui ne sont cependant pas assez nombreux pour lui donner la coloration du pus, mais qui le sont assez pour lui communiquer une teinte grisâtre. Ce liquide ne renferme pas de spermatozoïdes, ce qui permet de le distinguer facilement du sperme.

Sur les corpuscules considérés comme des spermatozoïdes mal développés.

En parlant de la constitution du sperme, des taches spermatiques ou des liquides qui sont pris pour du sperme, quelques auteurs signalent la présence dans ces humeurs de spermatozoïdes *mal développés*. Mais jusqu'à présent on n'a jamais constaté l'existence de spermatozoïdes ayant subi un arrêt quelconque de développement. Ils se produisent ou ne se produisent pas. Le sperme renferme des spermatozoïdes ou n'en renferme point. Tout corps qui n'a pas les caractères des spermatozoïdes (voy. p. 440 et 467-468), n'est pas un spermatozoïde.

Leur queue peut être brisée accidentellement, comme on le voit quelquefois dans les taches spermatiques anciennes, parce que le linge a été froissé, ce qui a déterminé la rupture de certains d'entre eux (p. 457, fig. 13, *d*, *e*). Mais lorsque ce fait se présente, on reconnaît très-facilement, d'une manière constante, l'existence d'une tête pyriforme et d'un prolongement caudal ou cil qui, au lieu d'avoir la longueur habituelle, n'a qu'une partie de cette longueur. Ces corps-là existent à côté de spermatozoïdes qui ont conservé intacte leur queue. Il n'y a pas là un arrêt de développement, ni une aberration dans la structure des spermatozoïdes.

L'expression de spermatozoïdes mal développés a été introduite par des personnes qui n'avaient jamais suivi les phases de l'évolution des spermatozoïdes. Rencontrant des corps dont ils n'avaient pu déterminer la nature, comme les petits noyaux d'épithélium décrits page 440 et 467-468, des granules de graisse en particulier, ne sachant à quoi les rattacher, ils se sont servis au hasard de l'expression de *spermatozoïdes mal développés*. Il y a là une erreur qu'il faut éviter.

Les spermatozoïdes n'offrent d'autre anomalie d'évolution que la production d'une double tête ou une tête plus ou moins grosse. Il n'y en a pas qui présentent un arrêt de développement de leur tête ni de leur queue.

SEIZIÈME LEÇON

DU COLOSTRUM, DU LAIT ET DU LIQUIDE DE LA VÉSICULE OMBILICALE.

HUITIÈME ESPÈCE. — DU COLOSTRUM ET DU LAIT.

1° Du colostrum.

Pendant que l'utérus se développe, les seins se gonflent et sécrètent un liquide lactescent appelé *colostrum*, qui devient plus abondant à mesure qu'on s'approche du terme de la gestation.

Le colostrum est un fluide visqueux ou mucilagineux, filant, jaunâtre, assez consistant, de réaction alcaline, et plus abondant chez les femmes multipares et de bonne constitution que chez les autres. Par le repos il se sépare en deux parties, l'une séreuse, renfermant des principes différents, la caséine, la galactose ou sucre de lait, et des sels inorganiques; l'autre épaisse, nageant à la surface, d'un jaune plus ou moins foncé, est de la crème, contenant une assez grande quantité de beurre. Au microscope, on y trouve des globules laiteux, les uns libres, les autres agglomérés entre eux par une matière visqueuse ; il contient de plus des leucocytes nommés *corps granuleux* ou *globules du colostrum*, bien étudiés par M. Donné. Larges de 1 à 5 centièmes de millimètre, ils sont jaunâtres, plus ou moins régulièrement sphériques et mûriformes. Ils diminuent peu à peu pour disparaître complétement vers le huitième ou le dixième jour après l'accouchement.

Ainsi le colostrum est une variété de lait sécrétée lentement pendant l'état de grossesse, dans lequel les principes autres que l'eau l'emportent comparativement au lait sécrété après l'accouchement. En outre, son séjour prolongé dans les canaux galactophores fait qu'il renferme parmi ses principes coagulables une petite quantité de *mucosine* sécrétée par les parois de ces conduits et des leucocytes nés à la superficie de ces derniers. Comme toutes les fois que les leucocytes ont séjourné longtemps immobiles, ceux-ci passent à l'état granuleux en devenant jusqu'à trois à quatre fois plus gros qu'à l'état normal et se déformant ou non. Pourtant il en est toujours quelques-uns qui offrent encore l'état normal (1).

On en trouve depuis le degré où ils ne renferment encore que quelques petites granulations graisseuses, jusqu'à celui où ils offrent l'état granuleux le plus avancé et sont devenus opaques, jaunâtres, d'apparence mamelonnée. C'est à cet état en particulier qu'ils ont reçu le nom de *corpuscules* ou *globules du colostrum*. On sait qu'arrivés à ce degré d'hypertrophie et d'état granuleux les leucocytes cessent de présenter des expansions sarcodiques ou amibiformes. Tant que celles-ci ont lieu (2), en se rétractant, elles entraînent parfois des granules, même volumineux, dans l'épaisseur des leucocytes, granules qui étaient d'abord extérieurs à ces éléments. C'est ainsi également et par pénétration proprement dite que se remplissent de granules de noir de fumée, etc., les leucocytes du larynx, de la trachée, etc. (3). Or, dans les conduits mammaires il est

(1) La mucosine du colostrum forme parfois de légers flocons striés, apercevables sous le microscope, retenant ou non des leucocytes et des globules de lait. C'est ce mucus sans doute qui a été pris pour de la *fibrine* et de l'*albumine coagulée* par Lassaigne, sur une vache malade, et a fait dire à quelques auteurs que dans certaines maladies des vaches le lait donne peu après la traite un caillot fibrineux, insipide et visqueux. Dans un lait n'offrant rien de particulier à l'œil et au goût lors de sa sortie, mais devenant filant en se refroidissant, puis promptement acide et alors mal coagulé, visqueux comme la décoction de graine de lin tout en laissant monter une crème de goût ordinaire, Girardin a trouvé de 47 à 89 pour 1000 d'albumine contre une diminution de la caséine dans des proportions assez régulièrement inverses variant de 32 à 4 pour 1000. Dans le lait des vaches guéries, la caséine remonta au chiffre de 55 à 74, et l'albumine redescendit au chiffre normal de 3 à 6 pour 1000. Nulle analyse n'indique la présence de la fibrine dans ces laits altérés. Notons, à l'appui de ce qui précède sur la mucosine du colostrum et du lait altérés, que Robiquet a constaté que la matière qui donne au lait des vaches atteintes de la *cocotte*, la propriété de devenir visqueux par l'ammoniaque est en suspension et non en dissolution, car le lait filtré a perdu cette propriété (Chevreul, *Rapport sur les recherches de M. Donné concernant la cocotte*, etc. *Compt. rend. des séances de l'Acad. des sc.* Paris, 1839, in-4, t. VIII, p. 386). C'est dans ce travail que se trouve mentionnée l'observation ci-dessus de Lassaigne et celle de Robiquet sur la présence de l'albumine dans le lait malade.

(2) Stricker et Schwartz ont aussi décrit les mouvements amiboïdes des leucocytes du colostrum tenu à une température de 40 degrés.

(3) Voy. Ch. Robin, *Sur quelques points de l'anatomie et de la physiologie des leucocytes* (*Journ. de physiol.* Paris, 1859, in-8, p. 56).

des leucocytes qui englobent de la sorte des globules de lait ayant parfois une largeur de 6 à 8 millièmes de millimètre, qui tranchent à côté des granules grisâtres propres de ces éléments anatomiques. Les leucocytes contenant ainsi un ou deux globules butyreux deviennent granuleux et s'hypertrophient comme les autres. Par leur volume, leur centre large, clair, d'aspect homogène, leur contour net, ces globules de lait tranchent sur la teinte jaunâtre foncée des granules graisseux plus petits, à contour moins régulier, produits dans les leucocytes hypertrophiés ou non.

Tantôt ces globules de lait sont placés vers le centre du leucocyte devenu ou non granuleux, tantôt ils en touchent la superficie, d'autres fois ils sont manifestement en partie saillants hors de la cellule, et en partie enclavés dans son épaisseur.

Lorsque les granulations graisseuses des leucocytes granuleux sont grosses, il n'est pas toujours facile de les différencier des globules laiteux qu'elles entourent, surtout lorsque ceux-ci ont un petit volume. Pourtant on s'habitue assez vite à reconnaître que les globules de lait sont plus pâles, ont, par rapport à leur diamètre, un centre plus large, plus clair, un contour plus net et moins foncé que les granulations graisseuses de production accidentelle (1).

La densité du colostrum est plus considérable que celle du lait et varie de 1040 à 1060 ; elle est d'autant plus grande qu'on prend le liquide à une époque plus éloignée du jour de l'accouchement. Il offre cette particularité qu'il se putréfie plus vite que le lait et *se coagule par la chaleur*. Cela tient à ce que, comme l'ont vu Van Stiprian et Bondt, puis Parmentier, etc., il contient de l'albumine. Il n'en contient pas seulement des traces comme le lait produit après le part, mais une quantité relativement considérable. Lassaigne a même constaté l'absence complète de caséine dans le colostrum de vache. Il résulte aussi des analyses du co-

(1) En d'autres termes, la présence des globules laiteux dans un leucocyte passé ou non à l'état granuleux est un fait qui laisse aux leucocytes leurs réactions propres et ne peut à aucun titre conduire à les confondre avec des cellules épithéliales granuleuses ou non de la mamelle ou des galactophores. Rien de plus aisé à distinguer l'une de l'autre que ces cellules et les leucocytes. En outre, rien n'est plus facile que de distinguer par les caractères rappelés ci-dessus les granules graisseux des leucocytes et des cellules épithéliales de ceux qui représentent les globules laiteux. Aussi ne comprend-on pas en face de ces objets que pour faire de la sécrétion de la matière sébacée et du lait une seule et même chose, Virchow ait pu dire que les leucocytes ou corpuscules du *colostrum* (semblables aux autres leucocytes, si différents pourtant des épithéliums nucléaires et cellulaires de la mamelle) *résultaient de la dégénérescence graisseuse d'une cellule épithéliale ;* que cette dégénérescence *entraînait la destruction de la cellule qui laisse comme seul résidu ces gouttelettes de graisse, et que celles-ci sont les corpuscules du lait*. Transformer ainsi l'accident et l'accessoire en règle, contre tous les résultats de l'observation, pour édifier l'unité et l'absolu d'une hypothèse, c'est là se mettre à plaisir trop en dehors de la réalité pour qu'il y ait aujourd'hui lieu de discuter de telles manières de voir.

lostrum de femme par Clemm, que ce lait ne contient que de l'albumin ordinaire et pas de caséine jusqu'à l'accouchement, puis dès le second jour qui le suit, la caséine s'y rencontre dans la proportion de 21 à 22 pour 100, et il n'y a plus que des traces d'albumine.

Il s'y trouve aussi des petites quantités de mucosine apercevables quelquefois sous le microscope en petits flocons ou filaments striés. Le colostrum contient plus de sels et de lactose que le lait ordinaire; il contient même en moyenne plus de beurre ou du moins autant, c'est-à-dire environ 43 pour 100.

Composition du colostrum de la femme (Clemm).

	Un mois avant terme.	17 j. et 9 j. avant.	2 j. après la naissance.
Eau	945,24 à 854,97	851,00 à 858,00	867,00
Chlorure de sodium... 0,51 — de potassium. 1,25 Phosphates et sulfates de potasse, de chaux et de magnésie... 2,96 Phosphate de fer.... 0,01	4,41 à 4,43	4,40 à 5,40	non dét.
Beurre	7,07 à 41,30	23,00 à 30,00	48,63
Lactose	17,27 à 39,45	36,00 à 43,00	60,99
Albumine	29,81 à 69,00	74,00 à 80,00	traces.
Caséine	0,00 à 0,00	0,00 à 0,00	21,82

Le colostrum traité par l'ammoniaque devient filant, parfois même il se prend en une sorte de gelée glutineuse. Il posssède, dit-on, des propriétés purgatives, propres à débarrasser l'intestin du nouveau-né du méconium qu'il renferme.

L'abondance et les qualités du colostrum sont variables. D'après M. Donné, il existe une relation à peu près constante entre la nature de ce liquide sécrété pendant la grossesse et le lait tel qu'il sera fourni après l'accouchement (1); on peut reconnaître d'avance, par son examen, ce que sera la sécrétion laiteuse et quelles seront ses qualités essentielles, en un mot, dire si une mère sera capable de nourrir son enfant. Il a sous ce rapport rangé les femmes en trois catégories : 1° lorsqu'à la fin de la grossesse, par la pression la mieux faite, on peut à peine faire sortir une goutte de colostrum, qu'on y trouve très-peu de globules laiteux, petits, et une faible quantité de *corps granuleux*, il est presque certain que le lait sera pauvre et insuffisant; 2° si le colostrum s'écoule aqueux, clair, avec facilité et abondance, s'il est reconnu pauvre en globules et en *corps granuleux*, les femmes pourront avoir un lait plus ou moins abondant, mais pauvre et peu substantiel; 3° enfin, lorsque le colostrum s'obtient facilement, tache le linge de la mère en jaune, et séché sur une cuiller, pré-

(1) Donné, *Cours de microscopie*. Paris, 1844, in-8, p. 400.

sente des stries jaunâtres; lorsqu'il contient des globules laiteux en assez grand nombre et quelques *corps granuleux*, on pourra regarder le lait comme riche et abondant.

Du lait des nouveau-nés.

On sait, d'après Morgagni, que les jeunes enfants des deux sexes ont les mamelles pleines de lait, soit au moment de la naissance, soit plus ordinairement à partir de deux ou trois jours plus tard. Cette sécrétion lactée se prolonge parfois pendant deux à trois semaines.

Ce lait qui gonfle les mamelles peut être exprimé par une légère pression; on en retire ainsi de un à quelques grammes et parfois seulement quelques gouttes. Un fait analogue a été observé aussi par les vétérinaires sur des animaux domestiques au moment du part et un peu après.

Du lait de jeunes enfants, recueilli par M. Gubler (1) et analysé par Quevenne, a donné la composition suivante :

PRINCIPES DE LA PREMIÈRE CLASSE.	
Eau	894,00
Phosphates terreux	1,20
Sels solubles	2,20
PRINCIPES DE LA DEUXIÈME CLASSE.	
Beurre	14,00
Lactine et matières dites extractives	62,20
PRINCIPES DE LA TROISIÈME CLASSE.	
Caséum	22,00

La composition de ce lait ne diffère donc pas de celle du lait ordinaire, dont il a également l'aspect extérieur et la réaction alcaline très-caractérisée. J'ai constaté de plus, comme l'ont fait, du reste, d'autres observateurs, qu'il renferme un certain nombre de leucocytes, plus ou moins granuleux, mais rarement autant que ceux du colostrum.

Du lait des adultes sécrété hors de la période de reproduction.

Chez les femmes surtout, mais aussi chez les hommes, dans les cas d'hypertrophie mammaire, les canaux galactophores se remplissent d'un mucus lactescent ou d'un lait mucilagineux, ayant parfois l'aspect de l'eau de savon. Chez quelques femmes, cette humeur s'écoule indépendamment

(1) Gubler, *Sur la sécrétion et la composition du lait sur les enfants nouveau-nés des deux sexes* (*Compt. rend. et Mém. de la Soc. de biol.* Paris, 1855, in-8, p. 283). D'après ce que l'on sait de la composition du colostrum, il serait important de reprendre l'analyse du lait des nouveau-nés dans le but spécial de voir si c'est bien de la *caséine* et non de l'*albumine* qu'il contient. Voy. la note, p. 63.

de toute pression. Ce liquide est alcalin ; il est formé d'un fluide muqueux, tenant en suspension des globules de lait proprement dit, isolés ou agglutinés en amas irrégulier par le mucus ; il contient de plus des leucocytes à divers degrés de leur passage à l'état granuleux et des cellules épithéliales polyédriques, plus ou moins granuleuses elles-mêmes.

Il n'est pas rare de trouver un liquide semblable aux précédents ou seulement un mucus lactescent dans les canaux galactophores des femmes très-âgées. Ce liquide contient des globules de lait, des leucocytes presque tous granuleux et des cellules épithéliales.

Joly et Filhol (1) ont montré que le lait sécrété par la femme qui ne nourrit pas, par les femelles des mammifères domestiques à l'époque du rut, ne contient pas de caséine, mais de l'albumine proprement dite.

Sur la femme et la chienne, ils ont trouvé ce lait jaunâtre, sans odeur, d'une saveur sensiblement salée et contenant bien plus de chlorure de sodium que de phosphates calcaires, contrairement à ce que l'on voit dans le lait normal, et d'une manière générale trois à quatre fois plus de sels. Il est faiblement alcalin, visqueux et un peu filant, non coagulé par la présure et se prend en masse comme du blanc d'œuf vers 75 à 80 degrés. Il contient des leucocytes granuleux.

L'analyse de celui de la femme leur a donné :

PRINCIPES DE LA PREMIÈRE CLASSE.		
Eau		785,00 à 817,00
Chlorure de sodium, environ	11,00	16,00 à 18,80
— de potassium	traces.	
Phosphate de chaux, environ	4,0	
Phosphates de fer, de magnésie et de soude, environ	0,30	
Carbonate de soude	0,30	
PRINCIPES DE LA DEUXIÈME CLASSE.		
Beurre		50,00 à 78,00
Lactose		12,00 à 35,00
PRINCIPES DE LA TROISIÈME CLASSE.		
Albumine		56,00 à 129,60

La densité de ce lait a varié de 1023 à 1029. Sur la chienne, elle était de 1069, et la proportion d'albumine s'élevait à 232 pour 1000.

2° **Du lait.**

Le lait est un liquide d'un blanc mat, avec un léger reflet, soit jaunâtre, soit bleuâtre, opaque, plus opaque même que toutes les autres

(1) N. Joly et E. Filhol, *Compt. rend. des séances de l'Acad. des sc.* Paris, 1853, t. XXXVI, p. 572.

humeurs, le sang excepté, mais pourtant bien fluide, coulant sans filer, moussant un peu par l'agitation quand il est frais, d'une odeur agréable particulière à peine sensible, d'une saveur douce et sucrée. Il a une densité moyenne de 1032 chez la femme, mais pouvant descendre à 1018 et s'élever à 1046.

Chez tous les animaux observés, il est franchement alcalin et ramène au bleu le papier de tournesol rougi, tant au moment de sa sortie du mamelon que pendant plusieurs heures après, ainsi que l'a bien démontré M. Donné. Mais au bout de peu de jours en hiver et quelques heures en été il devient successivement plus faiblement alcalin, puis neutre et même légèrement acide, par suite du dédoublement du sucre de lait en deux équivalents d'acide lactique.

Le lait ne se coagule pas par la chaleur; pourtant une petite partie de ses principes albuminoïdes est coagulée et se réunit à la surface du liquide sous forme de pellicule avec des globules de lait. Cette pellicule, bientôt soulevée par les bulles de la vapeur d'eau du lait bouillant, fait déborder celui-ci en se reformant rapidement à cette température.

Cette pellicule, du reste, n'a pas été analysée, et il est possible qu'elle soit formée non par l'albumine du lait, mais par la caséine modifiée par perte d'eau trop rapide pour qu'elle ait eu le temps de lui être restituée de la profondeur en raison de la quantité de globules graisseux qui alors montent à la surface. Suivant quelques auteurs, elle ne se forme pas si le lait est chauffé au contact de l'hydrogène, de l'acide carbonique ou dans le vide. Suivant Kühne, elle se produit même dans ces conditions.

Les alcalis et les sels neutres ne coagulent pas le lait, tandis que les acides, l'alcool, le tannin et certaines substances d'origine animale coagulent sa caséine en entraînant les globules en suspension dans sa partie aqueuse. Le lait n'est pas coagulé par un courant d'acide carbonique ni même par la chaleur quand il a été saturé de ce gaz. Le lait rendu neutre ou trop légèrement acide par production d'acide lactique aux dépens de la lactose pour être coagulé. Cet agent peut se coaguler alors dès qu'on le chauffe. C'est là ce qui fait dire de ce liquide qu'il a *tourné*.

La chaleur exagère l'odeur du lait, surtout de celui de chèvre et de brebis. Elle rappelle alors l'odeur de l'animal qui l'a fourni ou celle des aliments dont il a été nourri. Elle est due aux principes gras volatils du lait dont il sera question plus loin. On peut enlever au lait ses principes odorants à l'aide du sulfure de carbone (Millon et Commaille).

Après évaporation lente du dissolvant, il reste des traces d'un résidu ayant l'odeur de l'aliment de l'animal qui fournit le lait. C'est l'odeur suave du fourrage ou une odeur désagréable, selon que l'aliment était normal ou altéré.

Constitution physique du lait.

Si l'on excepte le *colostrum*, on peut dire que le lait est un des liquides sécrétés qui entraînent et tiennent en suspension le moins d'éléments anatomiques. Dans le lait proprement dit, en effet, on ne voit pas des cellules épithéliales glandulaires ni de celles des canaux galactophores, ni leurs restes ou leurs débris comme dans le *sebum*; mais on y rencontre normalement quelques rares leucocytes, ordinairement devenus déjà plus ou moins granuleux, sans toutefois être tous à cet état. Tant dans le lait de femme que dans celui de vache, ce n'est que sur trois à quatre gouttes que l'on en trouve une qui renferme un ou deux leucocytes. Le colostrum seul en renferme davantage (1).

Le lait cependant ne doit pas sa couleur, comme la bile, à une matière colorante propre, liquide, répandue d'une manière homogène dans un fluide ou sérum; il la doit à ce qu'il est physiquement hétérogène. Il renferme, en effet, des corpuscules solides ou mieux demi-solides en suspension dans un fluide incolore et qui réfléchissent la lumière sans l'absorber sensiblement ni la décomposer; de là cette couleur blanche. Mais ces corps microscopiques colorant le liquide et appelés *globules du lait*, ne sont pas des éléments anatomiques, comme dans le sperme, le sang ou le pus. Ce sont des globules formés par un mélange de principes immédiats appartenant en fait au sérum (quant à leur origine, à leur mode de formation sécrétoire), mais qui, en raison de leur nature chimique, se trouvent être insolubles dans cette portion de l'humeur. Ils se réunissent par suite en corpuscules sphériques tenus en suspension émulsive au fur et à mesure qu'a lieu leur production.

Physiquement plus légers que le sérum, ils tendent par suite à s'élever et à se rassembler à la surface de ce dernier. De là cette séparation du lait abandonné à lui-même en deux parties ou substances, dont l'une forme une couche superficielle d'un blanc jaunâtre, onctueuse, appelée *crème*, dans la proportion de 14 à 16 pour 100 de lait de vache.

L'autre portion, bien plus abondante et plus aqueuse, reste au-dessous. Elle prend le nom de *lait écrémé*, lorsqu'on a enlevé la crème qui surnage. Celui-ci est plus clair, plus bleuâtre que le lait proprement dit, parce que les globules réfléchissant la lumière en blanc ont diminué de quantité dans sa masse en s'élevant vers sa surface, et par suite rendent au sérum dans lequel il flotte une partie de sa translucidité. C'est la même cause, c'est-à-dire l'existence d'un moindre nombre de ces globules graisseux

(1) Dans le lait comme dans le colostrum, examinés au moment où ils sortent de la mamelle, on peut voir les leucocytes qui ne sont pas granuleux présenter des mouvements amiboïdes.

qu'à l'ordinaire, qui fait que le lait a naturellement une teinte brunâtre. Si au contraire ils sont nombreux, ils ne laissent pas traverser celle-ci, la masse devient tout à fait opaque, avec une légère teinte jaunâtre, qui est encore bien plus prononcée dans la crème, parce qu'elle est plus exclusivement formée de corpuscules butyreux.

Le *lait écrémé* a une densité de 1033 à 1034 environ, celle du lait pur qui l'a fourni étant de 1032. Il tient encore en suspension 2,5 pour 100 de globules butyreux. Si on l'abandonne à lui-même, surtout à une température de 25 à 30 degrés, jusqu'à décomposition spontanée de ses principes constitutifs, il devient acide, prend une saveur aigre et il se forme un caillot ou coagulum caséeux blanc; celui-ci se sépare peu à peu et se dépose dans un liquide jaune verdâtre clair qu'on nomme *sérum du lait* ou *petit-lait*.

La crème a une densité de 1024 environ; elle est formée d'un mélange de la partie aqueuse et des corpuscules du lait dans la proportion de 22 environ pour 100 en poids.

Par l'agitation ou le barattage de la crème, ses globules s'agglutinent ensemble, en une masse graisseuse demi-solide, qui est le *beurre frais*, obtenu dans la proportion de 20 à 21 pour 100 du poids de la crème employée, et de 3 à 3,33 de celui du lait employé.

Il reste un liquide lactescent ressemblant au lait écrémé, bien que plus clair et appelé *lait de beurre*. Sa densité est de 1031. Il doit encore son aspect à des globules du lait ou butyreux en suspension, dans la proportion de 0,25 à 1,5 pour 100 de liquide séreux.

L'agglutination des globules est facile à une température basse (la température de 15° à 16° est la plus favorable), parce qu'alors ils sont demi-solides et non liquides, comme à la température du corps ou à une température voisine.

Le beurre frais retient dans sa masse une quantité de lait de beurre qui s'élève de 16 à 20 pour 100 de son poids, ainsi que l'a vu M. Chevreul. On sépare ce liquide du beurre en tenant la masse en fusion pendant un temps suffisant pour que le sérum du *lait de beurre* se dépose au fond du vase, et le beurre séparé constitue le beurre fondu. Si pendant cette fusion on porte la température à 100 degrés, la vapeur de l'eau de ce sérum déposé au fond soulève le beurre fondu en montant à sa surface et le fait déborder hors des vases employés.

Le beurre de vache se ramollit et devient onctueux à 18 degrés, et fond vers 35 degrés; fondu, il ne durcit qu'à 26 degrés et demi, et au moment de sa solidification sa température s'élève à 32 degrés. Il faut 29 parties d'alcool à 82 degrés pour dissoudre une partie de beurre. Il est plus léger que l'eau. Retirée à l'aide de l'alcool et de l'éther, la graisse du lait n'est colorée en jaune que sur la vache. Celle du lait de femme, de brebis, etc., est incolore (Millon et Commaille).

Globules du lait.

Les globules butyreux ne sont pas des éléments anatomiques vivant dans le sérum auxquels celui-ci servirait de *milieu*, et comparables par exemple aux globules du sang nés dans le plasma, ni aux spermatozoïdes nés dans le testicule qui ont pour véhicule et milieu le liquide des vésicules séminales ; ni comparable enfin aux épithéliums détachés des muqueuses ou aux leucocytes nés à leur surface et qu'on trouve en suspension dans quelques humeurs, etc.

Les globules du lait appartiennent au liquide mammaire lui-même, à la sécrétion (1). Dans le lait pris au sortir du corps de l'animal qui le produit, ce sont des *gouttes* d'une graisse qui est liquide à cette température ; c'est ce qu'il est facile de voir directement et c'est ce qui indique le point de fusion du beurre. Dans le lait froid, ce sont des *globules* du même corps gras devenu demi-solide ; c'est alors qu'ils se soudent assez facilement les uns aux autres par la pression exercée par les mouvements du barattage, et on sait que la température de 16 degrés est celle qui leur donne la consistance la plus favorable à ce fusionnement en masse de beurre (2).

En d'autres termes, le lait est un *produit* récrémentitiel qui renferme des principes graisseux mélangés ensemble, se réunissant sous forme de gouttelettes ou de globules. On a donné une grande importance à l'étude de ces globules, par suite de la facilité avec laquelle on a pu les observer avec toutes sortes de microscopes en raison de la netteté de leurs contours. Le volume des *globules du lait* que forment par leur union les principes graisseux de cette humeur varient de volume depuis $0^{mm},001$ et même moins jusqu'à celui de $0^{mm},020$ (3). Ces variations de volume éloignent déjà toute idée d'assimilation de ces globules à des *éléments anatomiques*, lesquels présentent toujours quelque chose de constant

(1) Voy. *Chimie anatomique*, Paris, 1853, t. III, p. 8 et suiv. Quelques auteurs donnent le nom de *matière colorante du lait* à ses globules ; mais c'est là une erreur. Ces globules ne sont pas plus une matière colorante que la neige n'est une matière colorante relativement à la glace et à l'eau.

(2) Ce dernier fait et ceux dont il sera question plus loin montrent à quel point sont peu fondées les hypothèses : 1° de ceux qui considèrent les globules émulsifs du lait comme des cellules pourvues d'une paroi propre azotée et d'une cavité à contenu graisseux, qui seraient formées elles-mêmes dans des cellules épithéliales devenues granuleuses ; 2° de ceux qui, en conséquence, admettent avec Kühne que l'action du barattage a pour résultat d'enlever aux globules de lait leur enveloppe propre et de mettre en liberté la graisse contenue, qui seulement alors se réunit en masse.

(3) *Chimie anatomique*, pl. XLV, fig. 4, *c*, *d*, *e*, *f*.

dans leurs dimensions, et une *structure* propre différant un peu de l'un à l'autre, mais dont on ne trouve pas trace dans les globules *du beurre en émulsion naturelle.* Les plus gros sont proportionnellement plus nombreux dans le lait de femme que dans celui de vache et de chienne, et plus dans le *colostrum* de femme, etc., que dans le lait proprement dit. On en trouve toujours des groupes formés par des globules adhérents les uns aux autres; ces amas sont surtout plus nombreux dans le colostrum que dans le lait proprement dit. Les plus petits, jusqu'à ceux qui ont un volume de $0^{mm},005$ ou environ, sont doués d'un mouvement brownien très-énergique, surtout dans ceux du moindre volume. On arrête aussitôt ce mouvement en ajoutant de l'acide acétique qui coagule la caséine, laquelle englobe alors les corpuscules graisseux dans une trame ou masse demi-solide qui ne permet plus les mouvements comme le faisait le liquide. Ces globules sont parfaitement sphériques chez les animaux dont le lait donne un beurre mou, comme celui de femme. Ils sont au contraire la plupart un peu polyédriques dans le lait de vache froid dont le beurre est plus ferme. Cela s'observe lors même et surtout lorsqu'ils flottent librement dans le sérum du lait, et on le voit facilement lorsqu'ils roulent dans le liquide, principalement quand on emploie un pouvoir amplifiant de 550 à 600 diamètres. Ils deviennent régulièrement sphériques quand on chauffe un peu ce fluide.

Ces globules du lait sont de coloration jaune pâle, à contours noirâtres, nets et foncés, à centre brillant, parce qu'ils réfractent fortement la lumière en lui donnant la teinte jaune déjà signalée.

Ces globules sont demi-solides ou même presque solides dans le lait de vache froid; ce fait se comprend lorsqu'on songe qu'ils renferment 68 pour 100 de margarine, corps solide, sur 30 pour 100 d'oléine et 2 pour 100 de butyrine qui en sont les principes liquides, avec des traces de caprine, de caproïne, de capriline et même d'hyrcine dans le lait de chèvre. Ils sont un peu plus mous dans le lait de femme et dans le colostrum, ce qui est dû à la présence d'une plus grande quantité d'oléine, etc., d'où résulte qu'après avoir été comprimés, ils reprennent mieux la forme sphérique, tandis que dans le lait de vache ils conservent la forme polyédrique résultant de leur pression réciproque. En un mot, les globules de lait ont chacun individuellement la consistance du beurre, et le beurre n'est formé que par la réunion mécanique des globules les uns avec les autres. Du reste, on en trouve souvent même dans le lait de vache qui sont soudés l'un avec l'autre dans une moitié de leur épaisseur. Il suffit en outre de faire glisser l'une sur l'autre les deux lames de verre qui contiennent le lait entre elles, pour fusionner un grand nombre de globules et les rouler en forme de cylindres plus ou moins contournés et de volume très-divers. Enfin ce qui montre encore l'absence de cette enveloppe, c'est que dans le lait de vache bouillant les globules, devenus liquides par la chaleur, reprennent leur sphéricité comme des gouttes de liquide, et de plus se réunissent avec la plus grande facilité spontanément pendant l'ébullition en grandes gouttes, qui peuvent atteindre un diamètre de 0mm,03 jusqu'à 0mm,20, sans qu'il y ait trace de coagulation d'une pellicule albumineuse.

Ce qu'on a pris pour une enveloppe qu'on séparerait du contenu en pressant sur les plaques de verre de la préparation destinée au microscope, n'est autre chose que la tache d'apparence plissée (d'autant plus évidente que le grossissement est plus grand) laissée par tout corps gras que l'on presse sur une plaque de verre, en le faisant glisser de manière à le déplacer dans une étendue de une ou deux fois son diamètre (1).

Sur quelques points de la constitution des globules de lait.

Quand on filtre le lait, les globules traversent d'abord le papier, et les premières portions qui passent sont blanches et opaques, puis les premiers globules qu'arrête le filtre retiennent de plus en plus les autres, aussi le liquide filtré devient de plus en plus clair, avec une teinte jaune verdâtre très-pâle analogue à celle du petit-lait; il est plus clair dans les dernières parties filtrées que dans les premières. A la fin, il est tout à fait transparent, ainsi que l'a noté depuis longtemps M. Donné (1839). Le dernier liquide obtenu ne contient rien ou ne renferme que de rares globules des plus petits. La portion opaline du fluide doit sa couleur à ce qu'elle contient encore beaucoup de ces globules butyreux des plus petits, larges de 1 à 3 millièmes de millimètre. Ce sont ces globules les plus petits qui ont été considérés autrefois par quelques auteurs comme étant formés de caséine, dont ils auraient représenté la portion non dissoute et en suspension. Mais on sait aujourd'hui qu'il n'y a pas une caséine insoluble et une caséine soluble, que ce principe est naturellement liquide et tout à cet état dans le lait (2). Les globules restent à la longue sur le filtre à mesure que les plus gros retiennent les plus petits.

Il existe beaucoup de divergence entre les chimistes touchant l'action

(1) Ces gouttes ou globules de beurre, dits globules de lait, ne sont donc pas des éléments anatomiques, des corps doués d'organisation, et ils diffèrent de ceux-ci tant par leur mode de formation que par leur constitution propre. Toutefois il est probable que, comme toutes les gouttes des corps gras en émulsion dans un liquide alcalin albumineux et salin, ils s'enveloppent d'une couche mince formée par la combinaison savonneuse des corps gras avec les sels basiques entraînant des traces de substances albuminoïdes. De là vient que la teinture d'iode jaunit légèrement la surface, mais la superficie seulement, des globules du lait.

(2) Voy. *Chimie anatomique*. Paris, 1853, in-8, t. III, p. 121 et 336.

de l'éther sur les globules butyreux en émulsion dans le lait ou globules de lait. Presque toutes tiennent à la fois à ce que leurs expériences ont été imparfaitement suivies et à ce qu'ils agissaient sous l'influence d'une idée préconçue. C'était l'idée de démontrer que les *globules de lait* devaient être organisés, devaient être des cellules composées d'une paroi ou capsule albuminoïde et d'un contenu graisseux qui de la sorte n'était pas libre dans le sérum. Les auteurs dont je parle se fondaient sur ce que le lait agité avec environ son volume d'éther rectifié reste opaque, tandis qu'il devient ensuite clair si l'on surajoute quelques gouttes de solution de potasse pour agiter de nouveau, tandis qu'il devient clair également si la potasse a été versée avant l'addition et l'agitation avec l'éther sulfurique.

Ce réactif ne dissolvant pas les substances azotées, la persistance de l'opacité du lait démontrait pour eux l'existence d'une pellicule azotée protectrice, entourant les globules graisseux. L'addition de quelques gouttes de potasse étant suivie de la disparition de l'opacité du lait après son agitation avec l'éther, ils en concluaient que la potasse avait dissous cette enveloppe, puis permis l'action de l'éther sur la graisse devenue libre, et que par conséquent la pellicule ou paroi de cellule existait réellement. Or aucun anatomiste n'ignore que dans les expériences de ce genre il faut suivre pas à pas, à l'aide du microscope, les effets des agents chimiques sur les substances étudiées, soit coagulables, soit cristallisables, ce que nul des auteurs dont je parle ne semble avoir fait.

Lors donc qu'on agite du lait avec son volume d'éther, sans addition de potasse, il reste en effet parfaitement opaque; si l'agitation a été peu prolongée, une portion de l'éther tout à fait limpide se sépare et vient surnager le reste du liquide. Cette séparation est nulle ou très-lente si l'agitation a été prolongée plus de deux à trois minutes, et toute la masse du liquide reste opaque; celui-ci, il est vrai, a une teinte d'un blanc pur comme le lait, il a pris un ton légèrement jaunâtre, mais il est tout à fait opaque. En comparant alors ce liquide au lait pur sous le microscope, on voit que l'éther en a parfaitement dissous directement les globules et ne les a pas laissés intacts, comme l'a fait croire à tort l'aspect général du liquide. Seulement l'éther n'ayant pas modifié le sérum qui les tenait en suspension, la dissolution éthérée du beurre a été replacée à l'état d'émulsion par l'agitation à mesure même que se faisait la dissolution. Toutefois la graisse est à un autre état émulsif.

En effet, tandis que les globules du lait pur ont le volume indiqué plus haut avec le contour foncé, noirâtre et le centre jaune brillant propre aux corps gras sans mélange, les gouttes du beurre dissous par l'éther agité avec le lait et remises ainsi aussitôt en émulsion sont au contraire pâles, réfractent moins fortement la lumière, ont un contour très-net, mais peu foncé. Elles sont surtout la plupart plus larges que les globules du lait pur et un grand nombre pourrait presque être vu à l'œil nu, si elles n'étaient aussi transparentes. Il est certain que ces gouttes-là sont un mélange d'éther et de corps gras et ne sont pas du beurre pur comme le sont les globules du lait.

Entre ces gouttelettes flottent de petits grumeaux irréguliers, finement grenus, semblables à ceux que donnent les substances azotées coagulées et qui là sont probablement formés de caséine ou de lacto-protéine coagulée par l'éther. Quelques-uns englobent dans leur épaisseur une ou plusieurs des plus petites des gouttes dont je viens de parler. Par le repos ces grumeaux se rassemblent au fond du tube en une couche un peu plus opaque que le reste du liquide.

Que la potasse ait été ajoutée avant ou après l'éther, le lait cesse d'être blanc et opaque dès qu'on l'agite, mais il ne faut pas croire qu'il devienne absolument transparent. Il devient grisâtre ou jaunâtre, plus ou moins louche à l'exception de la couche d'éther en excès qui, peu à peu, se rassemble et surnage limpide le reste du liquide. La masse est devenue un peu épaisse, comme mucilagineuse, non filante, mais légèrement grumeleuse, ce qui sans doute empêche ici l'émulsion de la solution éthérée de beurre qui se reproduit si vite lors de l'agitation du lait avec l'éther seul. Le liquide demeure seulement demi-transparent et non tout à fait hyalin, parce que une petite portion de la solution éthérée et potassique des globules butyreux est retournée à l'état émulsif, sous forme de gouttes pâles, pareilles à celles que j'ai décrites tout à l'heure en parlant du mélange d'éther et de lait seulement. Ce sont elles qui continuent à troubler un peu le liquide sans être assez abondantes pour le rendre opaque, et il est d'autant plus trouble, d'autant moins transparent que le lait était plus riche en globules graisseux (1).

Au bout de quelques heures, la portion de la masse qui est demi-transparente, d'aspect mucilagineux, devient un peu plus claire sans être absolument transparente et se trouve interposée à deux couches hyalines : l'une incolore, qui surnage et qui est formée d'éther; l'autre jaunâtre, qui occupe le fond du tube et qui est formée d'une solution éthérée de beurre.

La solution de potasse suffisamment concentrée, agitée avec le lait, à volume égal ou environ, attaque et saponifie directement les globules

(1) Le microscope montre en outre, dans quelques laits, des leucocytes parfois assez nombreux qu'on ne voyait pas avant que l'éther et la potasse eussent rendu l'humeur demi-transparente. Ces leucocytes sont seulement devenus pâles sous l'influence de la potasse, qui les dissout même tout à fait en une heure ou environ si sa quantité est un peu trop grande.

graisseux. Le liquide brunit un peu, et par le repos le savon se sépare en une couche nette formée en partie d'aiguilles cristallines microscopiques et en partie de substance non cristallisée.

De la composition immédiate du lait.

Le tableau synoptique ci-contre résume les données analytiques que j'ai pu recueillir touchant la composition immédiate du lait.

Composition du lait de femme.

Principes			
PRINCIPES DE LA PREMIÈRE CLASSE.			
Eau tant libre que de la caséine		902,717 à 861,799	
Chlorure de sodium		0,240 à 0,340	4,863 à 6,751
— de potassium		0,710 à 1,830	
Sulfate de potasse		traces.	
— de soude		0,074 à 0,075	
Carbonate de soude		0,053 à 0,056	
— de chaux		0,069 à 0,070	
Phosphate de chaux des os		2,310 à 3,440	
— de magnésie		0,420 à 0,640	
— de soude		0,225 à 0,230	
— de fer ?		0,032 à 0,070	
PRINCIPES DE LA TROISIÈME CLASSE.			
Lactate ? de soude		0,420 à 0,450	62,420 à 87,450
Beurre, 25 à 38, chez la femme, et 26 à 50, chez la vache	Margarine	17,000 à 25,840	
	Oléine	7,500 à 11,400	
	Butyrine, caprine, caproïne, capriline	0,500 à 0,760	
Sels à acides gras ou savons		certains, mais non cherchés.	
Lactine ou lactose		37,000 à 49,000	
Urée (chez la vache)		quelques milligram.	
PRINCIPES DE LA TROISIÈME CLASSE.			
Caséine sèche		29,000 à 39,000	30,000 à 43,000
Lacto-protéine		1,000 à 2,770	
Albumine		traces à 0,880	

Le lait tient en outre en dissolution environ 30 centimètres cubes de gaz par litre, formés de 16^{cc},55 d'acide carbonique, 12^{cc},16 d'azote et 1^{cc},29 d'oxygène d'après Hoppe. Pour l'eau du lait, voyez page 496.

Il ne renferme aucune matière colorante propre, telle que celles de la bile, etc. Il ne contient également pas de cholestérine ni de la séroline, qui pourtant existent dans le sang.

Le lait est essentiellement constitué par la dissolution réciproque de ces principes immédiats les uns par les autres, et par la combinaison de ceux qui sont insolublubles à ceux qui sont liquides. C'est ainsi que les sels de chaux et de magnésie restent en partie fixés à la caséine (2,14 pour 100) et sont entraînés par elle lorsqu'on la coagule, en sorte qu'il n'en reste que des traces dans le petit-lait. Il résulte de là qu'ils sont absorbés dans l'intestin en même temps que la caséine, lorsqu'après avoir été coagulée celle-ci a été liquéfiée par la succession des actes digestifs. C'est aux carbonates et aux phosphates basiques de soude que le lait doit sa réaction alcaline.

La prédominance du phosphate de chaux sur les autres sels, est une particularité importante de la composition du lait en raison de ses usages concernant la nutrition du nouveau-né. Il en est de même du fait de la prédominance notable sur le chlorure de sodium du chlorure de potassium. Ce dernier est le chlorure qui l'emporte quant au poids dans le tissu musculaire, tandis que celui de sodium prédomine dans le sang et l'urine des adultes. Aucune humeur ne contient en aussi grande proportion des principes immédiats de la deuxième classe, même en ne tenant pas compte des corps gras, qui au lieu d'être dissous sont en suspension dans le liquide.

De plus, ces principes n'appartiennent pas aux composés salins et alcaloïdes azotés, formés par désassimilation et excrémentitiels. Ils appartiennent aux principes graisseux et sucrés ou des deux dernières tribus (voyez plus haut le tableau de la page 79), qui tous en général séjournent dans l'économie, où ils se sont formés et s'y décomposent ultérieurement en remplissant un rôle déterminé (1). De là les qualités récrémentitielles qu'ils partagent avec les principes non cristallisables, tels que la caséine, etc., bien qu'à un moindre degré.

Les principes graisseux en particulier, naturellement insolubles dans les liquides aqueux, y sont en outre tellement abondants qu'ils s'y trouvent à l'état physique de suspension émulsive et non à celui de dissolution ou de mélange, bien qu'ils y arrivent molécule à molécule et soient en fait à l'état liquide; car le mélange des principes graisseux qui constitue le beurre est fondu par une température un peu inférieure à celle du corps animal.

Parmi ces principes graisseux, la butyrine, la caprine, la caproïne, la capriline et l'hircine dans le lait de brebis et de chèvre, doivent être notées spécialement comme appartenant en propre à l'humeur que nous étudions ici, comme étant avec la lactose des principes propres au lait. Ce sont eux, en outre, qui lui donnent son odeur caractéristique et dont la décomposition devient le point de départ de la formation des acides gras, dont la mise en liberté caractérise le phénomène du *rancissement*

(1) Voy. *Chimie anatomique*. Paris, 1853, t. II, p. 349 et suiv. Pour les variations de quantité des corps gras dans le lait, voy. *ibid.*, t. III, p. 6 et 7.

du beurre et du lait (1). Le lait constituerait une humeur entièrement limpide et homogène, si certains de ces principes immédiats de la deuxième classe n'étant tout à fait insolubles ne passaient à l'état de gouttelettes aussitôt produits; car ils ne se fixent même pas aux corps coagulables, comme le font les sels terreux qui, insolubles dans l'eau, sont fluides dans le lait, par suite de leur fixation à la caséine.

Les principes savonneux ou salins à acides gras, qui certainement prennent part en petite quantité à la constitution de cette humeur, y sont seuls à l'état de dissolution, mais ne semblent pas encore avoir été recherchés.

Deyeux et Parmentier, Péligot, Reiset, etc. ont montré que la quantité de beurre du lait, sur la femme et les animaux domestiques, augmente pendant la durée de la traite. Sur la vache, la quantité du beurre peut être double et même presque décuple à la fin de cette opération, comparativement à ce qu'elle est au commencement pour une même quantité de lait. Sur la femme, elle peut être plus grande du quart au double. Pour expliquer ce fait, on a supposé que la séparation de la crème pouvait s'opérer dans les mamelles, comme dans un vase après la sortie du lait, que par suite le lait sortait d'abord relativement écrémé, puis chargé de crème. Cette hypothèse n'est pas plus soutenable chez les quadrupèdes que chez la femme. Partout en effet les globules du lait sont assez uniformément distribués dans les canaux galactophores. Mais ils sont plus ou moins immédiatement contigus les uns aux autres, et de telle sorte que sous l'influence de la pression soit directe, soit atmosphérique due à la pression, le sérum doit, couler plus facilement qu'eux et entre eux, de manière qu'ils ne coulent eux-mêmes qu'après les parties les plus fluides et les moins glutineuses.

La lactine ou lactose donne au lait sa saveur légèrement sucrée. Elle est, comme les corps précédents, un principe récrémentitiel plutôt qu'alibile, c'est-à-dire un principe cristallin remplissant un rôle dans l'économie, en y passant par dédoublement ou autrement à l'état de principes d'espèces différentes, plutôt qu'elle n'est une substance s'assimilant aux principes fondamentaux de la matière organisée, comme le font les composés albuminoïdes. Ce principe est essentiellement propre au lait; il est formé dans la mamelle et ne se rencontre ni dans le sang artériel, ni dans le sang veineux. Notons, en outre, que, comme l'a montré Poggiale, il se retrouve toujours dans le lait, quelque prolongée que soit l'alimentation purement animale à laquelle on peut soumettre les mammifères. Seulement dans ces conditions sa quantité diminue un peu. Ce principe soluble dans l'eau, mais non dans l'alcool et l'éther, est en disso-

(1) Voy. *Chimie anatomique*. Paris, 1853, in-8, t. III, p. 40, 190, 438 et suiv. Pour la LACTOSE, voy. t. II, p. 573, et pour la CASÉINE, t. III, p. 334.

lution directe dans le sérum du lait. Il est dextrogyre. Il peut sous l'influence des ferments et des substances coagulables altérées, passer à l'état de glycose, puis fermenter ou se dédoubler en deux équivalents d'acide lactique.

Des principes immédiats de la troisième classe dans le lait.

C'est à la réunion de ces composés des deux premières classes et de la caséine, principe essentiellement alibile, que le lait doit principalement ses qualités récrémentitielles portées au point qu'il peut être absorbé en totalité dans les voies digestives.

Outre cette substance azotée, coagulable, le lait renferme une petite quantité du principe albuminoïde appelé *lactoprotéine*, par Millon et Commaille, coagulé par le nitrate acide de mercure, mais non par la chaleur ni par l'acide azotique. Le lait des divers animaux domestiques en contient quelques centièmes de plus que celui de la femme ou un peu moins.

Les faits indiqués plus haut à propos du colostrum et du lait des adultes dans lequel l'*albumine* (voy. la note p. 67) remplace complétement ou partiellement la caséine, montrent qu'on a eu tort jusqu'à présent de ne pas prendre en considération la détermination par Doyère (1) et Girardin (2) de l'existence constante dans le lait d'une quantité d'albumine plus grande que les traces indiquées généralement. Dans le lait de vache normal, ses proportions varient d'après Girardin entre 2,93 et 6,53 pour 1000 (3).

Millon et Commaille ont trouvé en moyenne pour l'albumine 0,88 par

(1) Doyère, *Du lait, etc.* (*Ann. de l'Institut agronomique de Versailles*. Paris, 1852).

(2) Girardin, *Note pour servir à l'étude du lait* (*Compt. rend. des séances de l'Acad. des sc.* Paris, 1853, t. XXXVI, p. 753).

(3) Les chiffres donnés par Doyère sont les suivants pour 1000 parties de lait normal :

	Femme	Vache.	Chèvre.	Brebis.	Anesse.	Jument.
Caséine.......	3,4	30,00	35,00	40,00	6,90	7,00
Albumine.....	13,0	12,00	13,00	17,00	13,00	14,70

La prédominance si fréquente de l'albumine sur la caséine fait craindre qu'il n'y ait là quelque erreur d'analyse ; d'autant plus que dans ses nombreuses analyses du lait de vache normal, Girardin a toujours trouvé de 3 à 4,66 d'albumine seulement contre 33 à 61 de caséine, tandis que la proportion était devenue inverse dans le lait devenu filant fourni par un troupeau de vaches malades (voyez la note p. 479). Comme l'*albumine* est lévogyre tandis que la lactose est dextrogyre, leur action se compensant rend inexacts les résultats fournis par le polarimètre, dans le but de déterminer leur quantité en poids dans le lait, si l'on n'élimine pas d'abord l'un d'entre eux (Doyère et Poggiale, *Compt. rend. de l'Académie des sciences*. Paris, 1853, t. III, p. 440).

litre de lait de femme, 5,25, 6,43 et 11,83 pour celui de la vache, de la chèvre et de l'ânesse (1).

Le lait contient plus des principes de la troisième classe qu'on n'en voit dans les autres humeurs sécrétées. Le sang et la lymphe nous en ont seuls offert davantage. C'est là ce qui concourt à faire du lait le liquide récrémentitiel par excellence.

La caséine concourt donc pour une part notable à la constitution du lait, fait qui repose particulièrement sur son état naturellement liquide. Elle prend à la constitution de ce liquide une moindre part que celle prise par l'albumine à la constitution du sérum sanguin. Il se sépare, en effet, du lait une quantité d'eau considérable après coagulation de la caséine; cette eau n'en faisait point partie comme eau de constitution, et était simplement mélangée à la caséine lorsqu'elle était encore liquide. Ce fait est des plus importants dans l'étude des principes coagulables et dans celle des humeurs, car il ne s'observe ni dans le sang, humeur constituante, ni dans le blanc d'œuf, humeur sécrétée (voy. p. 70).

La caséine tire très-probablement ses matériaux de formation de la sérine du sang, ou peut-être de la peptone. On ne peut, du reste, faire ici que des hypothèses sur les conditions de formation de ce principe. La caséine sort de l'économie par expulsion du lait, et passe à un autre état spécifique dans le tube digestif ou par putréfaction au dehors de l'organisme.

Nous venons de voir qu'en se coagulant la caséine laisse tout le liquide salin et sucré qui ne faisait pas partie d'elle-même comme *eau de constitution*. De là résulte la séparation d'un résidu liquide appelé *petit-lait*, qui ne s'observe pas lors de la coagulation de l'albumine du blanc d'œuf, ni lors de celle de la plasmine et de la sérine du sang et de la lymphe.

Ce fait montre combien il importe de ne pas considérer comme étant à l'état libre toute l'eau qu'on peut chasser d'une humeur évaporée en masse. En effet, ainsi que nous l'avons déjà vu (p. 20 à 24), les substances organiques retiennent comme eau de constitution dans le sang, etc., toute celle qui est considérée comme libre; elles se séparent, au contraire, dans plusieurs humeurs, telles que le lait, d'une portion d'eau qui garde en dissolution les sels à base alcaline et divers principes cristallisables d'origine organique.

On voit enfin, d'après ce qui précède, qu'il n'est pas impossible qu'un jour on reconnaisse dans la caséine des modifications morbides de sa constitution moléculaire telles, qu'elle puisse fixer plus ou moins d'eau qu'à

(1) Voyez, sur ces questions, Millon et Commaille, *Nouvelle substance albuminoïde* (*Compt. rend. des séances de l'Acad. des sc.* Paris, 1864, t. LIX, p. 301); *Analyse du lait* (*Ibid.*, p. 396).

l'état normal; particularités qui doivent certainement entraîner des différences dans ses qualités alibiles et qui pourraient influer par suite sur celles du lait au point de vue de sa valeur nutritive.

De la coagulation du lait.

Nous venons de voir que ce qu'on dit de la coagulation du lait, ou en d'autres termes du lait caillé, doit être essentiellement rapporté à la coagulation de la caséine.

Les 85 à 86 parties de liquide salin et sucré qui restent lorsqu'on a enlevé de 15 à 16 parties de crème sur 100 parties en poids de *lait pur* de vache constituent le *lait écrémé* (1). Ces 86 parties donnent 8 à 9 parties du coagulum humide appelé *fromage blanc*, qui flotte dans 75 à 76 parties de ce petit-lait. Ce caillot retient les 2 parties environ de globules butyreux que renfermait encore le lait écrémé, et on peut les dissoudre et les retirer à l'aide de l'éther. La caséine humide pure se réduit des troi quarts de son poids par la dessiccation dans le vide sec et contient par conséquent les trois quarts de son poids d'eau de constitution.

Selmi a montré le premier que le lait peut, ayant une réaction alcaline, se cailler sans être neutralisé. Du lait récent à réaction franchement alcaline, chauffé à 50 ou 60 degrés au bain-marie et additionné d'un peu d'infusion de la muqueuse stomacale du veau, se coagule au bout de cinq à dix minutes, et le sérum jaunâtre conserve sa réaction alcaline. La coagulation s'obtient même après addition de soude caustique ou carbonatée (2). Il faut employer deux parties de lait pour une partie d'infusion d'estomac de veau et porter le liquide à 55 ou 60 degrés; la coagulation, dans ce cas, se fait attendre de dix à trente minutes au plus; le lait reste alcalin, comme dans le premier cas. Du caséum précipité par les acides oxalique ou acétique et redissous par un excès de l'acide est coagulé de nouveau par l'infusion de présure. La présure employée était une muqueuse de veau desséchée, taillée en petits morceaux, lavée soigneusement à l'eau tiède, digérée dans d'autre eau légèrement tiède pendant plusieurs heures et laissée plusieurs jours, ensuite, en macération, après lesquels seulement son action est énergique. Elle n'était pas acide au tournesol (3).

(1) Le *lait écrémé* est plus dense que le *lait pur*, parce que le beurre qu'il tient en suspension tend, en raison de sa densité moindre que celle du sérum, à rendre moins dense le tout. Il résulte de là qu'en ajoutant de l'eau dans le lait écrémé on peut lui rendre la densité qu'il avait lorsqu'il était pur.

(2) Ce fait a été récemment confirmé par Heintz, qui a montré aussi qu'en l'absence de la présure il faut une assez forte quantité d'acide lactique pour qu'il y ait coagulation (1872).

(3) Selmi, *Recherches sur l'action de la présure dans la coagulation du lait* (*Journ. de pharm. et de chim.*, 1846, t. IX, p. 265).

La caséine jouit de la propriété d'être coagulée par la simple action dite de contact de certains corps d'origine animale (1).

Ce sont : 1° la *présure solide*, corps neutre, préparé en extrayant le lait caillé de la caillette du veau ; on le lave, l'essuye, le sale au sel marin, le remet dans la caillette elle-même, et l'on fait sécher le tout. Il suffit ensuite de réduire en poudre un peu de la masse sèche et de la jeter dans le lait, en dix minutes la caséine est coagulée.

2° La *caillette* elle-même, lavée et séchée, produit le même effet quand on la plonge dans le lait dont on veut coaguler la caséine, ou quand on en jette la poudre ou des fragments dans ce liquide.

3° La *présure liquide* ou infusion de présure, liquide acide obtenu en mettant tremper la caillette pendant quelques minutes dans l'eau bouillante. De cette présure liquide on peut retirer une matière non cristallisable qui, employée en très-minime quantité, peut coaguler la caséine, comme la présure solide ; elle est du genre de ces produits artificiels qu'on a nommés *pepsine*, *chymosine* ou *gastérase*.

Lorsque sur du lait alcalin on emploie la présure solide ou la caillette, on peut constater que, après la coagulation, le liquide est encore alcalin (2). Ce fait est important à noter ; car, de ce que l'acide lactique qui se forme dans le lait à l'aide du sucre, coagule la caséine, on a prétendu que la caillette ou la présure n'agissaient qu'en faisant passer le sucre à l'état d'acide lactique ; fait qui n'est pas, puisque le lait peut être alcalin après coagulation, et en dix minutes environ l'acide lactique ne peut être formé.

(1) On s'est demandé, mais à tort, si la caséine doit son état liquide dans le lait à une base avec laquelle cette substance se trouverait combinée, formant ainsi un véritable sel. On se fondait sur ce que si l'on ajoute à du lait quelques gouttes d'un acide quelconque, aussitôt le liquide perd sa fluidité, et une masse solide, blanche, se sépare du liquide qu'on peut filtrer et qui passe incolore au travers d'un linge. Le précipité est le fromage, c'est-à-dire de la caséine coagulée, mélangée avec les globules du lait ; la caséine, sous cet état, est légèrement acide, acidité qui ne disparaît que très-difficilement par les lavages à l'eau. Cette caséine se redissout très-facilement à chaud, dans une dissolution étendue de carbonate de soude, et le lait ainsi reformé, ne présente pas la réaction alcaline qui apparaîtrait si du carbonate de soude était resté libre dans la liqueur. Mais ce ne sont pas seulement les acides qui déterminent la coagulation de la caséine. Il suffit, comme nous venons de le voir, de laisser digérer de la présure du lait à une température de 30 à 40 degrés : au contact de cette présure, la caséine se coagule complétement et passe à l'état solide. Il n'y a là aucun acide qui puisse se combiner avec la soude du lait et mettre ainsi la caséine en liberté, et voilà cependant un résultat parfaitement identique, la coagulation de la caséine, obtenu par l'action d'une membrane, ne présentant aucun caractère d'acidité et ne pouvant exercer qu'une action de contact (voy. la note p. 70).

(2) D'après Heintz et Soxhlet, la réaction de ce liquide est amphotère, c'est-à-dire que comme certaines solutions salines complexes (phosphate neutre et phosphate acide de soude, phosphate neutre de soude et acide carbonique, etc.), il bleuit le papier tournesol rougi et rougit le papier bleu, bien que faiblement.

Mitscherlich et Heintz ont vu aussi que la présure coagule le lait bien plus vite qu'elle ne fait passer à l'état acide une solution de lactose.

Le lait mélangé d'une quantité suffisante de sulfate de magnésie cristallisé pour en former une pâte et filtré, laisse couler un liquide incolore qui ne renferme plus de caséine, car ce principe a été coagulé et retenu par le sel précédent.

Le lait se coagule spontanément lorsque la température élevée et des influences les plus diverses ont fait passer le sucre de lait à l'état d'acide lactique. Ainsi un orage, la nature du vase dans lequel le lait est renfermé, la présence de quelques débris d'animaux en putréfaction, peuvent occasionner la coagulation de la caséine. Le lait *tourné* spontanément es toujours franchement acide, et il suffit de la présence d'un peu de carbonate de soude pour lui rendre un moment sa fluidité, ce qui indique assez que dans ce cas l'acide lactique s'est formé aux dépens du sucre de lait.

La caséine présente, comme toutes les autres substances organiques, une constitution chimique qui offre des conditions favorables à la putréfaction. Ces phénomènes ont été bien étudiés, ainsi que les produits qui en résultent, par Proust (1) et Braconnot (2). C'est de cet ordre d'actions qu'on tire parti pour la confection des fromages, en les faisant s'accomplir dans tel ou tel ordre de conditions, avec plus ou moins de rapidité, en les arrêtant à telle ou telle phase de leur production ; mais nous n'avons pas à nous occuper de ce point de technologie, dans lequel il y a aussi à tenir compte des faits de décomposition présentés par les globules gras du lait qu'entraîne la caséine en se coagulant (3). Comme toutes les autres substances coagulables, la caséine ainsi altérée est devenue un ferment, susceptible de déterminer par simple contact sur les autres principes des phénomènes analogues à ceux qu'elle a présentés. Il est probable même que c'est en agissant de la sorte sur les aliments azotés gon-

(1) Proust, *Recherches sur les principes qui assaisonnent les fromages* (*Ann. de physiq. et de chim.*, 1819, t. X, p. 29).

(2) Braconnot, *Mémoire sur le caséum et sur le lait; nouvelles ressources qu'ils peuvent offrir à la société* (*Ann. de physiq. et de chim.*, 1830, t. XLIII, p. 33).

(3) Blondeau a montré que durant les modifications que subit alors la caséine, elle donne lieu à la formation de corps gras, aussi bien que de tyrosine (voy. p. 21), qui, les uns et les autres, comptent parmi les composants des albuminoïdes. Seulement au contact de l'air ces corps gras, aussi bien que ceux du beurre, se détruisent et diminuent ainsi de quantité. L'acide lactique étant *inodore*, l'odeur acidule aigrelette du lait tourné et du petit-lait ne doit pas lui être attribuée, non plus que celle des autres liquides qui peuvent en contenir comme divers vomissements, certaines variétés d'haleine, etc. ; ce sont des acides gras, tels que les acides butyrique, valérianique, acétique ou autres odorants, qui peuvent être formés ou mis en liberté dans ces circonstances.

flés par le suc gastrique et en déterminant leur liquéfaction, que le fromage, pris à la fin du repas, favorise la digestion.

Je ne reviendrai pas ici sur ce que j'ai déjà dit ailleurs sur les variations de la quantité de la caséine, dans diverses conditions normales et accidentelles (1).

Origine et production du lait.

La production du lait est due à une sécrétion temporairement continue, c'est-à-dire qu'elle ne se manifeste que dans certaines conditions déterminées temporaires, mais tant que ces conditions existent, elle a lieu constamment.

Ces conditions sont essentiellement le développement de la mamelle et des vaisseaux mammaires sous l'influence de la grossesse (et parfois sous d'autres influences encore), puis surtout des modifications utérines consécutives à l'accouchement, fait sur lequel les physiologistes n'insistent pas suffisamment, car par elle-même la grossesse nuit à la sécrétion lactée plutôt qu'elle ne la suscite. Elle se continue ensuite pendant des mois et quelquefois des années, sous l'influence de l'évacuation répétée des canaux galactophores par succion ou par pression. Aussi c'est par erreur que quelques écrivains disent de la lactation qu'elle est une sécrétion périodique.

La sécrétion de cette humeur n'a lieu ordinairement que chez la femme ; mais on peut citer des cas où des hommes ayant des glandes mammaires assez volumineuses, ont produit du lait, sous l'influence de succions répétées du mamelon venant congestionner le parenchyme sécréteur. Les enfants nouveau-nés, tant mâles que femelles, sécrètent presque tous un peu de lait quelques jours après la naissance, fait qui avait frappé les anciens (Morgagni).

Chez la femme, cette sécrétion n'a lieu en général abondamment que pendant les huit à vingt mois qui suivent l'accouchement. Mais on a vu des filles et plus souvent des femmes à une époque éloignée de la grossesse, parfois même après la ménopause, produire du lait assez abondamment pour pouvoir nourrir; phénomène dû à l'influence des modifications circulatoires qu'entraînent la succion du mamelon, ou encore l'action convenablement dirigée des courants électriques.

C'est par les modifications de cet ordre apportées dans la circulation viscérale et mammaire surtout, qu'influent, par action réflexe, sur la lactation, les douleurs physiques et les émotions.

Toutes conditions égales d'ailleurs, la quantité de lait sécrété est,

(1) *Chimie anatomique*, t. III, p. 335 à 336.

d'une femme à l'autre, proportionnelle au volume de la glande, c'est-à-dire au nombre des *acini;* nombre qu'il ne faut pas confondre avec la masse donnée à l'organe par la plus ou moins grande quantité de tissu adipeux interposé aux lobes et aux lobules du parenchyme.

Chez la vache, la quantité de lait sécrété en un jour est en moyenne de 11 litres ; le maximum observé a été de 24 litres.

Lamperrière a montré que la quantité de lait sécrétée par heure et par chaque sein, varie en moyenne de 25 à 30 grammes. Elle peut s'élever à 2 kil. 144 gr. par vingt-quatre heures chez certaines femmes (1).

Dans les cas assez fréquents de galactorrhée que mentionnent les annales de la science, la quantité de lait produite peut être beaucoup plus considérable, et Gueneau de Mussy l'a vue s'élever à 7 litres (2).

Tout état de fatigue ou de malaise devient cause de modifications dans la proportion des principes constituants du lait : le lait devient alors plus aqueux, et en même temps moins riche en beurre.

L'âge de la mère amène d'insensibles modifications dans la composition du lait ; mais ce n'est qu'aux points extrêmes de l'échelle qu'on trouve une différence réelle. Becquerel et Vernois (3) disent que le lait des nourrices de quinze à vingt ans contient plus de parties solides que celui des nourrices de trente à quarante ans, et que la période de vingt à trente ans est celle dans laquelle se rencontrent ordinairement les proportions des principes constitutifs les plus favorables pour la nutrition de l'enfant. Chez les femmes à cheveux bruns le lait est plus dense, les principes augmentent, excepté le beurre qui descend d'une unité.

Le retour des règles pendant la lactation semble quelquefois n'avoir aucune action sur les qualités du lait. La santé de l'enfant n'est nullement altérée par cette circonstance ; mais le plus souvent la quantité du lait diminue et il présente, quoiqu'à un moindre degré, les modifications qu'il offre lors du retour de la grossesse.

Le plus souvent, dès que la nourrice est enceinte, le lait diminue, perd de ses qualités nutritives, devient épais, parfois cailleboté. Becquerel et Vernois ont prouvé, par leurs analyses, qu'il y avait diminution dans la proportion de l'eau et du caséum, et augmentation de sucre, de sels et surtout du beurre.

(1) Lamperrière, *Compt. rend. des séances de l'Acad. des sciences*. Paris, 1850, in-4, t. XXX, p. 173.

(2) On semble admettre généralement que pendant la succion ou la traite la mamelle sécrète davantage que dans les intervalles. Mais les expériences de M. Colin (*Physiologie*, 2ᵉ édit., 1873, t. II, p. 893) montrent que ces actions n'ont pas d'effet immédiat sensible. Seulement l'évacuation des canaux galactophores est bientôt suivie d'un redoublement de sécrétion.

(3) Vernois et Becquerel, *Recherches sur le lait* (*Ann. d'hyg.*, 1853, t. XLIX).

Les affections aiguës diminuent ordinairement la sécrétion laiteuse et la font souvent cesser; elles en altèrent en même temps la composition, mais moins, suivant Becquerel, que les maladies chroniques. D'après ses analyses, on peut dire d'une manière générale que, dans les maladies, quelle que soit leur nature, la proportion des matériaux solides augmente. Cette augmentation des principes solides du lait prédispose, dit-on, l'enfant à de fréquentes indigestions et à des entérites consécutives. Les maladies virulentes et diathésiques amènent une altération du lait, que l'analyse ne permet pas de reconnaître; c'est l'examen de l'état de santé de la mère, de l'enfant, qui font juger des modifications du lait.

De l'origine des principes immédiats constitutifs du lait.

Les principes de la première classe arrivent tout formés du plasma sanguin dans la cavité des culs-de-sac sécréteurs. Les parois de ceux-ci n'exercent à leur égard, comme dans tous les autres actes sécrétoires, qu'une action *élective* touchant la nature et la quantité de ceux qui passent dans le lait.

Il est probable qu'il en est de même pour la margarine et l'oléine, parties constituantes principales des globules butyreux, principes qui arrivent normalement dans le sang par le chyle.

Quant au sucre de lait, c'est un principe dont la formation a lieu dans le parenchyme mammaire lui-même ; il n'existe en effet ni dans le sang artériel, ni dans le sang veineux, et ne se rencontre que dans le lait. On ne sait pas encore quels sont ceux des principes du plasma qui servent de matériaux pour la formation de ce composé. Mais comme le sucre du foie, la galactose continue à se produire et à exister dans le lait chez les carnivores soumis à un régime exclusivement animal; sa quantité diminue pourtant un peu, comparativement à ce qu'elle est pendant la durée d'un régime végétal ou mixte (Bensch, Poggiale), mais cette diminution s'arrête au bout de quelques jours et alors la quantité de sucre reste la même.

Cette action formatrice ou glycogénique spéciale et non purement éliminatrice de la mamelle est démontrée du reste par les expériences de M. Cl. Bernard, dans lesquelles il a vu qu'en injectant du sucre de raisin ou du sucre de canne dans le sang des chiennes ou des lapines, c'est toujours du sucre de lait qu'on retrouve dans la sécrétion lactée et jamais le sucre injecté.

Il n'est pas impossible que l'apparition de la butyrine, de la caprine et des autres principes analogues dans le lait, soit, comme pour la lactose, la conséquence de modifications chimiques de quelques-uns des principes du plasma, s'accomplissant dans la mamelle, plutôt que due au simple passage dans le lait de ces principes qui préexisteraient dans le sang ; car leur préexistence dans cette humeur n'est pas démontrée comme elle l'est pour les autres corps gras : pourtant elle est possible (1).

Quant à la caséine, elle n'existe pas dans le plasma, et sa formation dans la mamelle par une modification isomérique de quelqu'une des substances coagulables du sang est certaine, sans pourtant qu'il soit possible de déterminer quelle est de l'albuminose, de la sérine ou de la plasmine, etc., celle qui fournit ainsi les matériaux pour la production de cette substance.

Pflüger, Soubotin et Kemmerich ont constaté que sur la chienne la quantité tant absolue que relative du beurre atteint son maximum pendant la durée de l'alimentation avec des viandes bouillies et dégraissées autant que possible. La proportion s'est élevée jusqu'à 85, 90 et 100 pour 1000, alors que sur les herbivores le maximum est 84 pour 1000. Le poids de l'animal ayant augmenté durant l'expérience, on ne peut pas attribuer l'apparition de la graisse dans le lait à un emprunt fait par le sang de celle des organes de la chienne. En remplaçant la viande par des aliments ternaires, le lard surtout, la graisse diminua dans le lait jusqu'à disparition presque complète.

D'après Lamperrière, la proportion de graisse augmente dans le lait de femme et est au-dessous de la moyenne dans les cinq premiers jours qui suivent l'accouchement. Elle augmente du cinquième au quinzième jour, diminue ensuite un peu, puis reste stationnaire.

La formation de la galactose, celle de la caséine (et peut-être celle de la butyrine et des corps gras analogues) caractérise essentiellement la sécrétion lactée au point de vue physiologique, car ces principes n'existent ni dans le sang artériel, ni dans le sang veineux, et sont absolument de formation mammaire.

Les divers aliments influent d'ailleurs sensiblement sur la nature des principes constituants du lait, et par suite sur ses propriétés. Les plantes alliacées (les poireaux, les oignons) et les crucifères (moutarde, choux, navet) lui communiquent leur odeur et leur saveur. Cependant, en général, la nature des aliments influe sur la quantité de lait produite plutôt qu'elle ne détermine un changement bien notable dans la proportion de ses principes.

On sait, de plus, que les principes immédiats accidentels d'origine minérale, tels que les alcaloïdes de l'opium et autres, les sels de mercure, les iodures, etc., passent rapidement du sang dans le lait, fait qui a même été utilisé pour l'administration aux enfants des médicaments de cet ordre.

(1) Voy. *Chimie anatomique*. Paris, 1853, t. III, p. 90 et suiv.

Rees dit y avoir trouvé de l'urée dans le lait d'une femme atteinte de maladie de Bright, et Marchand de l'hématosine chez une chienne malade dont le lait ne contenait pourtant pas de globules sanguins (1).

Du rôle fonctionnel rempli par le lait.

Sous le rapport de ses usages, de sa fin, si l'on peut dire ainsi, le lait constitue l'une des humeurs les plus intéressantes de l'économie. C'est en effet la seule des humeurs non permanentes qui soit entièrement et absolument récrémentitielle, et cela en raison de la nature de ses principes immédiats constitutifs des trois classes; ce fait est remarquable surtout au point de vue de la nature chimique des principes de la deuxième classe qu'elle contient. Seule, en effet, elle en renferme en quantité plus considérable qu'elle ne donne des autres principes. Tous sont réassimilables et susceptibles de se dédoubler dans l'économie, d'y remplir ainsi un rôle utile aussi bien que les sels d'origine minérale et que la caséine; ils ne sont pas formés par désassimilation excrémentitielle de la substance des éléments anatomiques dans tel ou tel tissu, comme le sont, au contraire, la plupart des principes de la deuxième classe dans le sang, la lymphe et d'autres humeurs encore, les sérosités exceptées, car elles n'en contiennent presque pas.

Il en résulte que les principes immédiats des trois classes prennent part semblablement aux actes accomplis par le lait au point de vue de son rôle d'humeur récrémentitielle.

Les principes immédiats de la deuxième classe prennent une part im-

(1) J'ai indiqué plus haut les conditions qui amènent la production des globules du lait, qui déterminent le passage des principes graisseux à l'état émulsif au fur et à mesure qu'ils arrivent dans les culs-de-sac (voy. p. 487, etc.). Il n'est plus besoin aujourd'hui de discuter l'hypothèse d'après laquelle ces globules auraient été le produit d'une métamorphose directe des noyaux azotés de l'épithélium mammaire en gouttes butyreuses. Nous verrons en étudiant la matière sébacée qu'elle est le résultat de la formation graduelle des gouttes graisseuses dans les cellules épithéliales tapissant les glandes pileuses, jusqu'à réplétion, distension et rupture des cellules, dont le contenu huileux s'échappe. Quelques auteurs, généralisant ce fait par hypothèse, ont considéré toutes les sécrétions, et celles des globules du lait comme ayant lieu ainsi; quelques-uns même, ne tenant compte ni des différences dans le mode de génération et de développement, ni de celles de structure, de fonctionnement et d'altération qui séparent si radicalement les glandes pileuses et la mamelle, n'ont pas craint de considérer celle-ci comme n'étant qu'une glande sébacée, telle que celles qui sont sous l'auréole du mamelon, ayant acquis un volume énorme. Une pareille vue de l'imagination s'éloigne trop des données les plus élémentaires fournies par l'observation anatomique, par la physiologie et par l'étude des produits que versent ces deux sortes de glandes, pour que je sois obligé de la discuter. Je veux seulement noter que l'examen de la mamelle, tant pendant la grossesse qu'au début et durant la période active de la lactation, ne montre jamais la formation des globules de lait dans l'épithélium mammaire. (Voyez aussi page 488.)

portante à la composition du sang, mais avec cette particularité, que ceux d'entre eux qui prédominent sont des principes immédiats excrémentitiels de désassimilation qui ne font que le traverser, qu'il reçoit et rejette tout formés ; ceux du lait, au contraire, sont presque tous de formation mammaire et aucun n'est un produit de désassimilation.

Dans le plus grand nombre des humeurs dont il nous reste à parler, le rôle qu'elles remplissent est surtout d'ordre physique dans les unes, d'ordre chimique dans les autres, et subordonné aux propriétés des substances coagulables qu'elles renferment et qui se décomposent au moment où elles agissent. Ce fait est en rapport avec cette particularité que le rôle de ces liquides est en quelque sorte extérieur à l'économie, car il ne concerne pas les actes intimes d'assimilation, comme lorsqu'il s'agit du lait qui est digéré et absorbé en entier ou à peu près; d'autre part, il ne concerne pas à la fois les actes d'assimilation et de désassimilation comme cela est pour le sang et la lymphe.

La plupart des humeurs sécrétées ne remplissent leur rôle dans l'économie qu'après s'être mélangées successivement à une ou plusieurs autres sécrétions, et ce n'est qu'en changeant de nature chimique ou moléculaire que leurs principes immédiats caractéristiques accomplissent les actes essentiels relatifs à ce rôle. Bien qu'entièrement ou presque entièrement récrémentitiel, le lait ne fait pas exception à cette loi remarquable. Comme les autres humeurs, ce n'est pas en abandonnant l'économie qu'il remplit ses usages. Comme le sperme, il n'agit qu'en quittant un organisme pour entrer directement dans un autre sans être mis au contact de l'air, sans être versé au dehors, sauf les cas d'applications industrielles et sociales d'invention humaine. Il ne quitte les canaux galactophores et le mamelon que pour entrer dans la cavité buccale où il se mélange à la salive, et de là passer dans l'estomac et au delà, où il trouve les sucs gastrique, pancréatique et biliaire, qui amènent la *digestion* nécessaire à sa résorption récrémentitielle ou alimentaire. C'est là un fait des plus intéressants dans l'étude des humeurs et qu'il importe d'avoir présent à l'esprit dans un grand nombre de recherches physiologiques.

De ce que le lait doit, comme le sang, sa couleur à des globules tenus en suspension dans un liquide coagulable ; de ce que, d'autre part, en raison de sa composition immédiate, il remplit un rôle relatif à la nutrition, beaucoup d'auteurs ont été portés à comparer ce liquide au sang. Mais nous avons vu que la constitution, le mode de formation et le rôle des globules butyreux, la composition et les propriétés de cette humeur ne justifient en rien cette comparaison.

Du contenu des canaux galactophores et des tumeurs appelées galactocèles.

Dans les affections de la mamelle dites *cancers squirrheux*, en disséquant les canaux galactophores, on les trouve souvent pleins d'une matière blanche, crémeuse ou butyreuse; parfois elle est blanchâtre, demi-solide et même solide, crétacée, friable. En suivant les galactophores dans l'épaisseur du tissu morbide, on en voit quelques-uns qui sont dilatés sous forme de petits kystes, du volume d'un grain de millet ou un peu au delà, et remplis de la même substance blanchâtre que je viens de décrire.

Les portions dures de ces contenus des conduits sont formées de granules calcaires, accompagnés de granulations graisseuses. Les portions crémeuses ou butyreuses sont composées de globules de lait ordinairement un peu irréguliers, et d'un très-grand nombre de très-fines granulations grisâtres et jaunes. Il n'est pas rare d'y rencontrer, en outre, des cristaux de cholestérine plus ou moins nombreux.

Il faut rapprocher de la description de ces productions accidentelles de lait celle du contenu liquide butyreux de certains kystes, dus à la dilatation des conduits excréteurs, ou des culs-de-sac sécréteurs de la mamelle. Ces kystes restent souvent entourés d'acini à culs-de-sac bien visibles, quoique plus petits de moitié environ qu'à l'état normal, et tapissés d'une couche d'épithélium nucléaire, ou formé de très-petites cellules polyédriques : leur canal central est plein de petits globules laiteux. Quant au contenu des kystes, il est tantôt crémeux, épais, jaunâtre, tantôt de consistance presque butyreuse. Il est constitué par de nombreux globules de lait, dont quelques-uns sont plus gros que dans le lait normal, et forment de véritables gouttes d'huile; d'autres sont agglutinés en groupes irréguliers. Ils sont accompagnés d'un grand nombre de leucocytes presque tous larges de 2 à 4 centièmes de millimètre et très-granuleux.

Dans un cas de kyste butyreux de ce genre, observé par Velpeau, la dissection démontra à M. Lebert l'abouchement d'un conduit galactophore dans la cavité, qui était formée elle-même par la dilatation de l'un de ces canaux excréteurs. Il reconnut aussi les globules butyreux, et l'analyse de Quevenne montra que cette substance avait la composition du beurre.

Parfois le contenu de ces kystes est du lait proprement dit, ou un liquide crémeux, jaune; avec les globules de lait, il contient des leucocytes granuleux en quantité variable ; d'autres fois le liquide est comme séreux ou muqueux, mais seulement rendu louche, trouble, par ces mêmes parties constituantes, moins nombreuses, mêlées de cellules épithéliales polyédriques ou sphériques, généralement très-granuleuses, avec ou sans globules de sang.

Ces kystes de la mamelle sont appelés *kystes butyreux* et *galactocèles*, selon l'aspect de leur contenu. Il n'est pas rare d'en trouver dont le contenu est tout à fait pâteux, comme du mastic, ou même solide et friable, d'un blanc jaunâtre ou grisâtre; mais jusqu'à présent leur constitution anatomique et leur composition immédiate sont inconnues.

Certains kystes des canaux galactophores ne contiennent que du mucus filant ou concret, grisâtre ou transparent, dans lequel sont des épithéliums polyédriques et des leucocytes granuleux ou non, accompagnés parfois de quelques hématies.

Le liquide de ces dilatations kysteuses des galactophores peut être simplement de consistance séreuse avec quelques leucocytes et des épithéliums en suspension. Alors il y a presque toujours des globules sanguins qui peuvent être assez abondants pour colorer en rose ou en rouge brun ces humeurs, dont l'analyse immédiate n'a malheureusement pas encore été faite.

Il est enfin des kystes de la mamelle existant seuls ou compliquant des tumeurs de cet organe qui renferment un liquide coulant, non visqueux, alcalin, remarquable par sa teinte verdâtre. Il en est même dont la couleur est verte comme de la bile et tache le linge à la manière du sérum du pus bleu. On y trouve toujours quelques globules butyreux et des leucocytes, soit tout à fait granuleux, soit à divers degrés de leur passage à cet état, et d'hypertrophie. Il y a, en outre, des hématies, soit encore sans modifications, soit à divers degrés de décoloration, ou même tout à fait décolorées, bien que non déformées. Quelques-unes de celles-ci contiennent de fines granulations graisseuses et sont telles que celles que je vous ai décrites en parlant de ces éléments anatomiques (1). Enfin on y rencontre des cellules épithéliales presque toutes sphéroïdales et arrivées à un degré considérable d'hypertrophie et de passage à l'état granuleux. Quelques-unes de ces dernières cellules ont une teinte jaunâtre, uniformément répandue dans toute leur masse : mais, à part cela, on ne trouve aucune matière colorante en suspension. La teinte verte de l'humeur est due à une substance en dissolution ou liquide elle-même.

De quelques modifications morbides du lait proprement dit.

M. Donné a constaté que dans les cas d'engorgement, d'inflammation et d'abcès de la mamelle chez les nourrices, le lait reste alcalin, mais il

(1) Ch. Robin, *Sur quelques points de l'anatomie et de la physiologie des globules rouges du sang* (*Journ. de physiol.* Paris, 1858; in-8, p. 292).

prend les caractères du colostrum, c'est-à-dire qu'il renferme des leucocytes, les uns granuleux, les autres non granuleux, plus abondants que dans le colostrum. Ce lait se prend en gelée par l'addition d'ammoniaque, et beaucoup de ses globules sont agglomérés comme dans le colostrum, tandis que le lait normal ne présente pas ces modifications au contact de l'ammoniaque.

Il a constaté aussi que cette persistance du lait à l'état de colostrum s'observe dans des cas où rien ne la fait soupçonner à l'extérieur, sauf l'amaigrissement des enfants. Cet amaigrissement a lieu comme s'ils ne recevaient qu'une nourriture insuffisante. Le lait, chez ces femmes, est cependant sécrété en quantité aussi considérable qu'à l'état normal, et il a l'aspect extérieur du lait ordinaire, sauf un peu de viscosité.

On n'a pas encore recherché si, comme le colostrum, il contient de l'albumine au lieu de caséine.

Dans l'affection générale éruptive, épidémique et contagieuse appelée *fièvre aphtheuse* (*stomatite aphtheuse*, *cocotte*), dans laquelle souvent surviennent des pustules sur le pis des vaches qui en sont atteintes, M. Donné a constaté que le lait prend plusieurs des caractères qu'il a chez les femmes dont les mamelles sont engorgées. Beaucoup de ses globules laiteux sont agglomérés, il renferme des leucocytes non granuleux à divers degrés de l'état granuleux et hypertrophique ; en outre, il a acquis la propriété de devenir visqueux par l'ammoniaque. Le lait ne présente ces caractères que dans les *trayons* engorgés ; dans ces derniers, le liquide peut devenir tout à fait puriforme, et alors il est acide, d'une odeur sulfurée fétide qui participe de celle des acides du beurre et de celle des acides développés par la putréfaction des matières azotées. Ce lait reste alcalin, plus même que le lait normal (1).

Sous le nom de *lait bleu*, on décrit une altération de ce liquide qui se produit à sa surface et dans sa profondeur sous forme de taches d'un bleu foncé ou violacé, à contours diffus, se réunissant bientôt les unes aux autres. Elle se montre de nouveau avec persistance dans les mêmes

(1) Chevreul, *Rapport sur des observations concernant le lait des vaches affectées de la maladie vulgairement appelée la* cocotte (*Compt. rend. des séances de l'Acad. des sc.* Paris, 1839, in-4, t. VIII, p. 357 et 380). Ce travail de M. Donné a été, de la part de M. Chevreul, l'objet d'un rapport des plus remarquables qu'il soit possible de lire, tant au point de vue de l'étude des principes immédiats constituant des corps organisés, que sous celui de la méthode à suivre dans les applications de ces connaissances à l'histoire des altérations des liquides et des solides. M. Chevreul a rencontré trois échantillons de lait de vaches atteintes de *cocotte*, dans lequel existait une matière floconneuse (dite fibrineuse par Lassaigne qui l'a observée dans le lait de vaches atteintes d'autres maladies), et ce lait manquant d'homogénéité et de mobilité ou de fluidité, s'épaississant par l'ammoniaque, riche en leucocytes granuleux, ne coagulait pas par la chaleur.

vases quand elle y est apparue une première fois. Un peu de ce lait altéré placé dans du lait d'une vache ou d'une laiterie qui se ne gâtait pas y détermine l'apparition de ces taches. Ce lait n'est plus alcalin, mais devenu plus ou moins fortement acide. Fuchs attribue cette altération du lait au développement d'une grande quantité de vibrions (*Vibrio cyanogenus*, Fuchs). Des vibrions, courts, très-nombreux, existent, en effet, dans toute tache du lait bleu ; mais ils sont incolores, tandis qu'ils sont interposés à des filaments et à des amas de spores d'algues du genre *Leptomitus* ou d'un genre voisin, ainsi que je l'ai constaté. Or, ces filaments et ces spores sont d'un bleu violet plus ou moins foncé sous le microscope lorsqu'ils sont bien développés, et soit isolés, soit surtout accumulés. Ils sont incolores tant qu'ils sont encore jeunes. Déjà, du reste, Bailleul avait vu que cette altération de la couleur du lait est due au développement d'un *byssus* (1843).

NEUVIÈME ESPÈCE. — LIQUIDE DE LA VÉSICULE OMBILICALE.

Chez l'homme, la vésicule ombilicale n'arrive pas à dépasser une longueur de 5 millimètres sur 3 millimètres et demi de large environ. D'un blanc grisâtre, demi-transparent, un peu rosé par suite de la présence des vaisseaux ramifiés dans son épaisseur, elle est d'abord appendue à une anse de l'intestin grêle qui fait hors de l'ombilic une saillie de 1 à plusieurs millimètres; cette anse est contenue alors dans un cordon ombilical un peu plus long qu'elle, épais de 3 millimètres, un peu renflé en fuseau, et dont les enveloppes sont très-transparentes. Son pédicule se détache de la convexité de l'anse intestinale ; il est à cette époque épais de 1 millimètre et long de près de 4 millimètres ; son extrémité sort du cordon au niveau de son adhérence au chorion et laisse plonger la vésicule dans le *magma réticulé* (1).

(1) Ce dernier (aussi appelé *liquide extra-amniotique*, *corps réticulé*, *corps vitriforme*) est composé par des fibres lamineuses très-minces, entre-croisées en tous sens, libres ou fasciculées, entre lesquelles existe une substance demi-liquide parsemée de fines granulations grisâtres. Outre les fibres lamineuses complétement développées, on en trouve en voie d'évolution, à l'état de corps fibro-plastiques, tant fusiformes qu'étoilés. Le *magma réticulé* diminue de masse, s'amincit à mesure que l'amnios grandit et tend à s'appliquer plus intimement au chorion. En même temps, les fibres du tissu lamineux qu'il contenait augmentent de quantité et forment à la fin la couche de tissu lamineux grisâtre, de consistance presque muqueuse, qu'on trouve sur le délivre, entre l'amnios et le chorion (*membrana media* ou *membrane intermédiaire* de Bischoff, qui a très-exactement décrit cette disposition *du développement de l'homme et des mammifères*. Paris, 1843, in-8, p. 157). Cette couche qui correspond à l'*endochorion* de quelques auteurs est un reste de l'allantoïde. Nous avons déjà vu plus haut, page 14, que le liquide de la vésicule ombilicale est la première des humeurs qui se produise dans l'économie.

Le pédicule de la vésicule ombilicale est canaliculé dans toute sa longueur ; peu à peu il s'oblitère à partir de son insertion sur l'anse intestinale. Le contenu de cette vésicule est transparent, à peine opalescent chez les jeunes embryons. Sur les œufs plus avancés, il est tantôt tout à fait jaune ou d'un gris jaunâtre presque opaque, tantôt demi-transparent rendu jaunâtre ou blanchâtre par des grumeaux opaques qui ont cette couleur.

Il est possible de constater que le pédicule offre la même structure que les parois de la vésicule avec lesquelles il est en continuité de substance. Le tissu de l'anse intestinale sur laquelle il s'insère n'offre pas une structure semblable à la sienne (1).

La surface extérieure de la vésicule ombilicale est lisse, assez brillante ; sa face interne est, au contraire, molle, comme pulpeuse, mais ne présente pas de saillies sous forme de plis ou d'une autre apparence.

Il n'est pas difficile de diviser sa paroi en trois tuniques : 1° l'une extérieure, mince, lisse, formée de tissu lamineux ; 2° la seconde ou moyenne très-mince, transparente, assez résistante, formée de cellules polyédriques ; 3° la plus interne est plus épaisse, presque opaque, mais plus molle que la précédente ; elle est composée aussi de cellules, mais dont la forme est sphéroïdale.

Entre ces deux tuniques constituées par des cellules rampent les vaisseaux de la vésicule, qui sont visibles par transparence au travers des deux minces tuniques extérieures.

Composition du contenu de la vésicule ombilicale.

Le contenu de la vésicule ombilicale est, chez certains sujets, jaunâtre, opaque ou presque opaque, friable ou pulpeux. Sur d'autres, il est

(1) Ce fait montre qu'on ne saurait considérer les diverticules de l'intestin grêle qu'on trouve chez certains sujets après la naissance, comme un reste de pédicule ayant persisté et ayant continué à se développer ; car on sait que ces diverticules ont la même structure que l'intestin duquel ils dépendent. Les parois de l'anse intestinale sont formées alors de noyaux embryoplastiques, réunis par une petite quantité de matière amorphe finement granuleuse, et ne contiennent pas encore des fibres-cellules. Sur les œufs de cinquante jours et environ, le cordon, long de 3 à 4 centimètres, laisse voir encore dans son épaisseur l'artère et la veine omphalo-mésentériques, soit seules, soit accompagnées encore du reste du pédicule de la vésicule sous la forme d'un petit filament grisâtre, large de 1 à 2 dixièmes de millimètre. On peut suivre ces vaisseaux au travers de l'ombilic jusque dans la cavité abdominale, et on les voit se détacher du bord concave d'une anse de l'iléum, comme branche des vaisseaux mésentériques correspondants. Au point où le cordon ombilical joint le chorion, en s'épanouissant en quelque sorte à sa face interne, on retrouve le reste du pédicule de la vésicule ombilicale sous forme d'un petit filament grisâtre ; il rampe entre l'amnios et le chorion sur une longueur qui, d'un sujet à l'autre, varie de 2 à 4 centimètres. Les vaisseaux omphalo-mésentériques l'accompagnent jusqu'à son extrémité où ils s'épanouissent sur la vésicule ombilicale qui est généralement ovoïde, plus ou moins aplatie, longue de 3 à 5 millimètres.

opalin ou demi-transparent. Il est formé d'un liquide qui tient en suspension des granulations jaunes, libres, et les cellules que je vais décrire en quantité d'autant plus considérable qu'il est plus opaque.

Les cellules composent dans la vésicule la partie solide du contenu en suspension avec une grande quantité de granulations libres, jaunâtres, semblables à celles que contiennent les cellules les plus foncées. Ces cellules sont généralement polyédriques, peu régulières, quelquefois juxtaposées en nombre variable, en plaques plus ou moins grandes. Il en est de sphéroïdales. Leur diamètre est de $0^{mm},014$ à $0^{mm},035$; elles ont en moyenne $0^{mm},020$ à $0^{mm},025$. On en voit aussi de grisâtres, plus pâles que les autres, finement granuleuses, plus ou moins nombreuses que les suivantes, d'un sujet à l'autre. Il est de ces cellules qui sont noirâtres en raison du grand nombre de granulations à centre jaunâtre, à contour foncé qu'elles renferment. Tous ces éléments sont friables, faciles à écraser de manière à mettre en liberté leur noyau quelquefois, et constamment une partie de leurs granulations. L'acide acétique dissout complétement ces granulations jaunâtres, tant intercellulaires que libres, qui par conséquent, malgré leur aspect, ne sont pas graisseuses. Il pâlit les cellules sans les dissoudre, les rend transparentes et très-finement granuleuses, mais les gonfle et les rend sphéroïdales. Quelques cellules sont en partie finement granuleuses, en partie pourvues de granulations jaunâtres, à contour foncé, disposées en amas ou éparses. La plupart de ces cellules sont dépourvues de noyaux. Sur celles qui en ont, il est sphérique, large de 5 à 6 millièmes de millimètre, finement granuleux, sans nucléole; quelques cellules ont deux noyaux. L'acide acétique ne les dissout pas, mais les pâlit un peu.

On rencontre aussi des noyaux semblables à ceux que renferment les cellules, mais libres, existant dans toutes vésicules ombilicales, entre celles de ces cellules précédentes qui adhèrent à la face interne de la paroi de la vésicule. Leur quantité, souvent très-considérable, est du reste variable d'un embryon humain à l'autre.

Les éléments des deux couches de cellules qu'on trouve dans la vésicule ombilicale diffèrent de l'une à l'autre; mais les uns et les autres diffèrent encore plus de ceux qui composent les feuillets de la tache embryonnaire, qui composent en un mot cette portion du blastoderme dont l'embryon proprement dit provient directement. Celles-ci se ressemblent au contraire beaucoup dans toute l'épaisseur de la tache embryonnaire, ainsi que dans les divers organes du corps de l'embryon les premiers apparus, qu'elles concourent à former (1).

(1) Ch. Robin, *Sur la structure intime de la vésicule ombilicale et de l'allantoïde chez l'embryon* (*Journ. de la physiol.* Paris, 1861, in-8, p. 315).

J'ai constaté sur des embryons de porc, longs de 5 à 7 centimètres, que le contenu de la vésicule ombilicale est mobile, non visqueux, jaunâtre, trouble, légèrement alcalin. Il doit cet état trouble à la présence de cellules granuleuses peu régulières, de noyaux libres et de granulations jaunâtres irrégulièrement polyédriques analogues à celles que je vous ai décrites d'après le contenu de la vésicule ombilicale de l'homme. Ce contenu mériterait d'être étudié plus qu'il ne l'a été jusqu'à présent chez les carnassiers et les solipèdes particulièrement.

Nature et usages du liquide de la vésicule ombilicale.

« Comme l'analogue de la vésicule ombilicale enveloppe le jaune chez l'oiseau, comme les matériaux du jaune passent réellement dans son système vasculaire chez cet animal, comme enfin la vésicule ombilicale des œufs humains renferme parfois un contenu un peu jaunâtre, on a presque généralement enseigné qu'elle contient également l'embryotrophe primaire ou le jaune, chez les mammifères et l'homme, et que ses vaisseaux servent de même à le transmettre à l'embryon. Tout cela est radicalement faux. La vésicule ombilicale ne renferme plus aucune trace du jaune primitif.

» ... Si chez les mammifères la vésicule ombilicale contient réellement des matériaux plastiques à l'usage de l'embryon, c'est de ces matériaux provenant secondairement de la mère, que se développent, soit par suite de leur passage dans le système vasculaire, soit par l'effet d'une assimilation immédiate, les cellules destinées à former les organes de l'embryon. La manière si diverse dont se comporte la vésicule ombilicale, sa disparition précoce chez certains mammifères et sa longue persistance chez d'autres ajoutent encore à la difficulté de lui assigner positivement un rôle par rapport aux phénomènes de la formation et de la nutrition de l'embryon (1). »

Bien que le liquide de la vésicule ombilicale soit sécrété par une membrane qui, comme les séreuses, n'est pas glandulaire, les faits qui précèdent et les si justes remarques de Bischoff démontrent que cette humeur rentre dans le groupe des sécrétions récrémentitielles temporaires proprement dites, telles que le lait, l'ovarine, etc. Mais en raison même des conditions dans lesquelles elle est produite, puis résorbée, elle reste de plus en plus réduite aux éléments anatomiques qui, détachés de la face interne des parois qui la produisent, flottaient dans son épaisseur.

(1) Bischoff, *Développement des mammifères*, trad. franç. Paris, 1843, p. 490.

DIX-SEPTIÈME LEÇON

DES HUMEURS EXCRÉMENTO-RÉCRÉMENTITIELLES EN GÉNÉRAL ET DES MUCUS EN PARTICULIER.

2° DES HUMEURS EXCRÉMENTO-RÉCRÉMENTITIELLES.

Ce groupe des humeurs produites ou de sécrétion est le plus nombreux en espèces; il renferme les salives, les mucus en général remarquables par leur viscosité, par leurs variétés tant sur les vertébrés que sur les mollusques, les échinodermes, les radiaires, etc., il comprend aussi les salives, la bile, etc. Ces humeurs sont surtout caractérisées parce qu'elles contiennent des substances organiques généralement visqueuses, qui en forment la partie constituante principale. C'est à une substance organique ordinairement liquide ou demi-liquide que ces produits de sécrétion doivent leurs propriétés essentielles; c'est à cette substance organique qu'ils doivent de remplir un rôle physique ou chimique capital dans l'accomplissement de quelques fonctions, comme le suc gastrique et le liquide pancréatique dans la digestion.

Ces liquides, à l'exception de la bile, ne renferment presque pas de corps cristallisables d'origine organique. Tous offrent cette particularité importante qu'ils contiennent un principe immédiat dont la composition a de grandes analogies avec celle de l'épithélium qui tapisse les conduits sécréteurs et qui joue un grand rôle dans leur production. Ainsi, lorsqu'on prend ces épithéliums, ou le tissu glandulaire lui-même qui produit ces humeurs, on y retrouve les propriétés physiques ou chimiques fondamentales qui caractérisent le fluide. C'est ce qu'on a noté depuis longtemps pour l'épithélium des glandes salivaires, pour l'épithélium du pancréas, etc.

Si l'on excepte la bile et le sebum, qui manquent de principes coagulables ou n'en renferment que des traces (il sera question plus loin de ce fait particulier), toutes les humeurs de ce groupe sont susceptibles de passer à l'état virulent, comme les sérosités et le sang. Les sécrétions muqueuses, les mucus en un mot, offrent cette particularité au plus haut degré. Elle se manifeste spontanément sur le vivant dans un grand nombre de circonstances où la rénovation moléculaire nutritive est modifiée accidentellement, de même que sur le cadavre le passage des tissus, du sang, etc. à l'état virulent (piqûres anatomiques) est une conséquence des premières modifications cadavériques naturelles de la substance organisée. Ce passage des sécrétions à l'état virulent et miasmatique à la fois ne se manifeste pas seulement de la sorte sur le cadavre, mais aussi sur le vivant, ainsi qu'on le voit pour la sécrétion lochiale des accouchées, le pus des blessés, les sécrétions intestinales des dysentériques, etc.

C'est ainsi qu'étant réunies dans un espace relativement restreint, un nombre plus ou moins grand de femmes en couches, survient cette fétidité pathologique des lochies, et leur état virulent, dit parfois *ferment morbide*. En outre, c'est ainsi que, par l'effet de certaines conditions nosocomiales, leurs propriétés virulentes acquièrent une puissance qui varie avec les circonstances au milieu desquelles elles se sont développées, ce qui, par suite, fait varier les manifestations de ce qu'on nomme à tort l'*empoisonnement puerpéral*.

Toute agglomération de femmes en couches dans une localité peu spacieuse est donc éminemment propice au développement du miasme puerpéral. Les grands traumatismes consécutifs à l'accouchement, certains états pathologiques, soit constitutionnels, soit accidentels, coïncidant avec les suites de couches, une grande détresse physique ou morale, etc., etc., peuvent donner lieu à cette altération virulente des lochies. Si l'on joint à cela une habitation étroite et mal aérée qui ne permette pas le renouvellement de l'air ambiant, on concevra la possibilité de l'infection d'une accouchée isolée par elle-même.

Dans les camps se produisent de la sorte les miasmes qui engendrent le typhus, la dysenterie, la fièvre typhoïde, l'infection purulente, etc.

Les miasmes des salles de blessés donnent lieu à l'érysipèle, à la phlébite, à l'infection purulente, à la pourriture d'hôpital, etc.

Les miasmes des hôpitaux d'enfants déterminent des ophthalmies, des érysipèles, des diarrhées, des pleurésies purulentes, des péritonites purulentes, la diphthérie, etc. Il y a de même des séries morbides correspondant à chacun de ces genres d'états virulents et miasmatiques dérivant des sécrétions lochiales (Hervieux, Lorain, Empis, etc.).

On divise ces humeurs : 1° en *mucus* ou *d'origine muqueuse*, et 2° en *humeurs excrémento-récrémentitielles proprement dites* ou *d'origine glandulaire* (1).

(1) A la fin du tableau des *produits excrémento-récrémentitiels* (p. 13), il faut ajouter le groupe assez considérable des *sécrétions gazeuses* fournies par la tunique interne d'organes vésiculeux qui leur servent en même temps de réservoir, et qui, en raison de la nature physique de leur contenu, remplissent des usages principalement mécaniques de sustentation et de locomotion dans l'eau. Ces produits disparaissent (pour se renouveler ensuite), soit par résorption quand ces réservoirs ou vessies sont clos, comme chez divers poissons, les *Janthines*, les *Velèlles* et autres Acalèphes, soit par excrétion, quand ils communiquent avec le tube digestif comme sur les cyprins et autres poissons, soit avec l'extérieur comme chez les *Physalies*. Ces produits gazeux n'ont été analysés jusqu'à présent que chez les poissons. Ils se composent d'oxygène, d'azote et d'acide carbonique, mais dans des proportions

1° Des mucus.

On donne le nom collectif de mucus à toutes les sécrétions qui proviennent de la surface des membranes muqueuses ou de la peau de divers animaux et des glandes ouvertes à cette surface, tant que le produit de ces dernières n'a pas de caractères spéciaux qui lui méritent un nom particulier (1).

On réunit parfois sous cette dénomination : 1° les débris de la desquamation continuelle de l'épithélium qui revêt les membranes muqueuses; 2° le pus qui se forme dans les inflammations superficielles des membranes muqueuses; 3° la sécrétion liquide des glandes des muqueuses ou de

autres que dans l'air et dans le sang. On ne trouve en effet dans la *vessie natatoire* des poissons que les seuls gaz qui préexistent dans le sang, mais nul principe spécial comme on le voit au contraire dans presque toutes les humeurs récrémentitielles. La production de ce fluide consiste donc essentiellement en un simple fait d'*exhalation élective* physiquement et chimiquement parlant mettant en liberté les gaz dissous dans le sang en proportions diverses pour chacun d'eux, mais sans formation de principes propres à la sécrétion même, comme le fait a lieu au contraire dans les glandes pancréatique, biliaire, etc. Ce fait est en rapport avec cette particularité que la membrane interne de la vessie natatoire ne renferme pas d'élément anatomique spécial ni une texture propre, autre que certaines dispositions et groupements floconneux des réseaux sanguins capillaires chez quelques espèces. On sait du reste que chez les poissons les gaz dissous dans le sang, s'en séparent très-aisément. Chez les raies par exemple, au moment même de la mort par asphyxie dans l'air, alors que le cœur bat encore, des gaz se dégagent du sang, distendent plus ou moins les sinus veineux génitaux et les oreillettes en se mêlant au sang qui s'y trouve. Les contractions de celles-ci font passer le sang mêlé de bulles de ce gaz dans le ventricule, qui les pousse dans l'artère branchiale. Comme pour les sécrétions, les proportions de ces gaz varient soit corrélativement aux modifications apportées au cours du sang indépendamment de tout changement dans sa composition, soit corrélativement à l'état même du sang. Ainsi M. A. Moreau a démontré que la section des rameaux du nerf sympathique accolé aux artères allant à la vessie natatoire amène une augmentation dans la proportion de l'oxygène que contient la vessie natatoire, tandis que la section des filets du nerf pneumo-gastrique qui se rendent sur la même artère ne produit pas cette augmentation, non plus que l'opération expérimentale elle-même pratiquée à l'exclusion de toute section nerveuse. La proportion de l'oxygène par rapport aux autres gaz va aussi en augmentant à mesure que l'activité fonctionnelle de la vessie natatoire est plus prononcée, comme par exemple lorsqu'en évacuant celle-ci on l'amène à se remplir de nouveau. Au contraire, lorsque par asphyxie de l'animal son sang se trouve modifié par diminution de son oxygène et augmentation de son acide carbonique, on voit ce dernier gaz, ordinairement en très-faible proportion dans la vessie natatoire, augmenter de quantité à mesure que l'oxygène est emprunté là par le sang et finit même par disparaître presque complétement sans que la vessie se vide. (A. Moreau, *Comptes rendus des séances de l'Académie des sciences*, 1863 et 1865.)

(1) Les humeurs qui viennent se ranger dans ce dernier groupe sont toutes des espèces bien déterminées quant à leur origine glandulaire et à leur composition. Celles qui sont réunies dans la première subdivision sous le nom de *mucus* sont au contraire le produit de la sécrétion par la muqueuse même, et spécialement par son épithélium; mais dans bien des cas elles sont mélangées d'un liquide sécrété par les follicules ou les glandes en grappe simple annexées à telle ou telle muqueuse.

celles de téguments sur les batraciens, divers mollusques, etc. 4° *Le mucus proprement dit* ou sécrétion, soit de la portion interglandulaire des muqueuses, soit des téguments des animaux aquatiques, soit de toute la surface des muqueuses dépourvues de glandes, comme la vessie et l'uretère, qui donnent du mucus, malgré l'absence de follicules et plus ou moins, selon les conditions d'afflux sanguin dans lesquelles ils se trouvent. Il y a donc en réalité autant de variétés de mucus qu'il y a de muqueuses qui les sécrètent. Ces humeurs sont réduites à leur minimum de quantité chez les articulés, et abondent au contraire chez les batraciens, les poissons, les hirudinées, les mollusques, les *médusaires*, etc.

Les *mucus* doivent leurs propriétés caractéristiques à une substance organique liquide qui est presque toujours visqueuse. Elle est susceptible de se gonfler et de fixer une quantité d'eau considérable sans se dissoudre dans ce fluide dont elle retient pourtant une masse qui dépasse de beaucoup son propre poids (1).

Sur le mode de production des mucus.

Tous les tissus mis à nu, et surtout disposés en membrane, ont la propriété de *sécréter*. Or, de même que les séreuses, par exemple, produisent de la *sérosité*, les muqueuses sécrètent des *mucosités* (voy. p. 319-321). Il est vrai que, sauf le cas de la vessie, des uretères, de la muqueuse vaginale, de la conjonctive, nous n'avons en fait entre les mains que le mélange du mucus aux produits sécrétés par les glandes intra- ou sous-muqueuses; mais dans plus d'un cas, on les observe séparément, parce que la sécrétion du *mucus pur* ou *produit de la muqueuse*, ou par le tégument externe, continue précisément pendant que les follicules intra-muqueux ne sécrètent pas, soit normalement, soit d'une manière accidentelle; car la sécrétion des glandes est généralement temporaire avec des intermittences de repos, tandis que celle de la surface muqueuse est continue. Dans les cas de fistule gastrique, par exemple, on peut étudier le mucus alcalin qui se produit sous forme de couche grisâtre à la surface de la muqueuse dans l'intervalle des digestions, puis, lorsque le suc gastrique acide est versé abondamment par les follicules, il entraîne le mucus au début de l'ingestion alimentaire. C'est encore ainsi que se produisent des couches de mucus concret à la face interne du gros intestin, parce que les follicules de la muqueuse cessent accidentellement de sécréter pendant longtemps.

Le mécanisme moléculaire de la production des *mucosités* par les mu-

(1) M. Chevreul est le premier qui ait montré que les substances organiques peuvent être tellement gonflées par l'eau qu'elles sont tout à fait invisibles et qu'on les dirait dissoutes si le filtre ne les retenait et si la solution de sublimé ne les montrait visibles et en suspension (*Dictionn. des sciences nat.*, 1824, t. XXXIII).

queuses est, du reste, le même que celui de la sécrétion des salives, du liquide pancréatique ou autres par les glandes. Il consiste essentiellement en un excès dans les épithéliums de l'acte d'assimilation d'abord, et de désassimilation ensuite, ayant pour conséquence la formation de la mucosine (ou de quelque autre principe, s'il s'agit des glandes), surtout dans les cellules épithéliales, et son rejet au dehors lorsqu'il y a afflux sanguin dans les réseaux capillaires. Selon la nature et la quantité des matériaux qui affluent, la mucosine peut être plus ou moins tenace, plus ou moins concrète ou fluide, et accompagnée d'une plus ou moins grande quantité d'eau et de sels; elle varie naturellement aussi selon la texture de la trame de la muqueuse, et surtout selon que les épithéliums sont prismatiques ou pavimenteux (1).

Certaines conditions physiologiques amènent quelquefois les mucus à présenter l'état demi-solide, qui les fait appeler *mucus concrets*. Cet état de demi-solidité de leur *mucosine* survient chez les vertébrés durant certains troubles de la circulation des muqueuses, et ces troubles entraînent une modification de l'élaboration produite par les épithéliums; modification telle que la substance organique de ces humeurs, au lieu d'être versée à l'état fluide demi-transparent à la surface de la membrane, est sécrétée immédiatement à l'état demi-solide, au point de produire une véritable membrane, une couche membraneuse non organisée, bien que la substance soit striée en diverses directions, couche qui est grisâtre ou blanchâtre, ou au moins opaline. C'est ce qui se voit fréquemment dans l'intestin, etc. On peut parfois, du reste, saisir en quelque sorte sur le fait le mécanisme de cette sécrétion exsudative sur les cellules de l'épithélium intestinal de divers vertébrés, sur celui de la peau de quelques poissons et surtout des mollusques et des hirudinées. Lorsqu'elles viennent d'être isolées, on les voit sous le microscope s'entourer peu à peu d'une atmosphère hyaline, visqueuse, agglutinative, qui écarte de la cellule les granules ambiantes et qui se comporte chimiquement comme le mucus des membranes dont vient la cellule observée.

Il faut rapprocher de ces phénomènes, quoiqu'ayant lieu au sein d'organes autres que les précédents, ceux qui amènent la production du blanc d'œuf par les glandes de l'oviducte des oiseaux, des diverses varié-

(1) C'est naturellement par suite de différences anatomiques plus grandes encore, mais analogues au fond, que les follicules ou les culs-de-sac des glandes en grappe, tapissés par un épithélium différent, produisent là des salives distinctes, ailleurs la pepsine, l'acide du suc gastrique, la bile, le liquide pancréatique, etc., d'après un mode commun d'actes moléculaires. Tant que persiste l'état d'organisation (Voy. *Anat. et physiol. cellulaires*, 1873, p. 22, 26, etc.), ces phénomènes peuvent continuer plus ou moins longtemps après la cessation de toute action nerveuse et circulatoire

tés de *nidamentum gélatineux* des diptères tipulaires ou autres, ou encore la sécrétion de matières qui, d'abord demi-solides, prennent très-rapidement une consistance et une ténacité remarquables, comme on le voit dans les glandes nidamenteuses formant la coque de l'œuf des chimères et des raies, dans celles qui sécrètent les matières filées par les araignées, les chenilles, etc., et qui sont composées presque exclusivement par une substance organique azotée, la *fibroïne*. Tel est encore le mécanisme de la production de la substance grisâtre, plus ou moins striée et d'aspect fibrillaire tenace, devenant bientôt élastique et d'aspect corné (dont la composition et les réactions se rapprochent plus de celles de la *chitine*, sans lui être identique, que de celles de la mucosine), qui est sécrétée, lors de la ponte, par la ceinture ou *clitellum* des hirudinées, pour former la coque protectrice de leurs œufs. Tel est ensuite le mécanisme de la sécrétion des substances analogues dont beaucoup d'annélides, soit errantes, soit surtout sédentaires, forment leurs fourreaux transparents, parcheminés, vitriformes ou cornés, ou dont quelques-unes se servent pour exécuter une soudure entre les graviers et autres débris dont leurs tubes sont construits, comme chez les térébelles (1).

Sur le rôle rempli par les mucus.

C'est en raison encore de cette formation continue d'une substance coagulable propre dans les épithéliums, par emprunt énergique de principes aux réseaux capillaires, avec excès de tendance à la désassimilation, que les muqueuses jouent un rôle d'organe protecteur des tissus sous-jacents; qu'à l'aide du mucus déjà produit qui les couvre, elles s'opposent à la pénétration endosmotique, et à l'absorption de certaines matières,

(1) Il en est encore de même pour la production des filaments du byssus des moules et de divers autres mollusques bivalves, par des organes analogues aux glandes (substance qui par sa composition et ses réactions se rapproche plus de la *conchyoline* et de la *fibroïne* que de la chitine). La formation de l'enveloppe chitineuse d'enkystement de certains infusoires, des échinocoques et d'autres helminthes a lieu enfin d'une manière analogue; cette substance n'est pas une matière albuminoïde, mais plutôt un principe immédiat voisin de celui du byssus qui contient de 12 à 13 pour 100 d'azote (Schlossberger). Bien que le mécanisme moléculaire de la production de matières mucilagineuse et de véritable matière muqueuse azotée par beaucoup d'algues et de champignons soit moins connu, la formation de ces substances doit pourtant être rapprochée de celle des mucus précédents. C'est ainsi que l'on voit dans tout le groupe des *champignons myxomycètes*, par exemple, et dans d'autres encore d'une organisation plus complexe, les cellules du mycélium ou des conceptacles, sécréter une quantité souvent considérable de matière glaireuse analogue au mucus des limaces, réagissant comme les mucus azotés des animaux, sur un certain nombre d'espèces (*Fumaria*, *Diachea* et autres); ce mucus tient en dissolution une quantité parfois considérable de carbonate de chaux, faisant effervescence au contact des acides et restant comme une poussière fugace de chaux éteinte après la dessiccation (Tulasne).

pendant que d'autres, d'une nature chimique différente, peuvent la traverser. Ces données doivent à chaque instant être prises en considération pour arriver à se rendre compte des usages des mucus cutanés ou autres, produits abondamment, dans certaines circonstances, par les salamandres, les poissons, les mollusques, hirudinées, divers polypes, etc.

On sait, en effet, expérimentalement, que le mucus et l'épiderme, soit dur, soit mou, s'opposent à l'absorption des substances organiques jouant le rôle de *ferments*. Les muqueuses sont souvent en contact avec des ferments : suc pancréatique, venins, virus ; ce qui les empêche d'absorber ces ferments, c'est uniquement le mucus. On garnit un endosmomètre d'une membrane animale pourvue de son épithélium et de son mucus ; dans l'endosmomètre, on introduit de l'eau sucrée, tandis qu'on le maintient au dehors en contact avec un virus ou un ferment : l'eau monte alors dans le tube, mais elle ne contient pas le ferment, grâce à la présence du mucus et de l'épithélinm. Mais, si on enlève avec l'ongle cet épiderme, aussitôt celui-ci pénètre dans l'endosmomètre, et l'on peut, avec le liquide qu'il contient, tuer un animal. Cette propriété persiste tant que le mucus et l'épithélium ne sont pas détruits ou altérés. Ce mucus s'altère rapidement, surtout au contact des acides ; de là cette destruction de la muqueuse stomacale après la mort, que le suc gastrique n'attaquait pas tant que le mucus était intact (Cl. Bernard).

L'épiderme qui produit le mucus, et que par suite on ne peut séparer du mucus sous ce rapport, est aussi protecteur. Qu'on introduise dans le tube digestif d'un animal une graine revêtue de son épiderme, elle le parcourt entièrement, sans avoir éprouvé d'autres modifications qu'un gonflement, et pourtant elle a trouvé sur son passage tout ce qui était nécessaire pour qu'elle fût digérée. Par la même raison, il y a des animaux qui vivent dans le tube digestif d'un autre animal, protégés par leur épiderme : tels sont les œstres, et accidentellement les larves d'autres espèces encore de diptères (*Anthomyia*, etc.) dont les larves se développent et vivent dans l'estomac du cheval et l'intestin d'autres êtres.

L'épithélium et les mucus donnent encore aux muqueuses des propriétés physiques de glissement facile, qui viennent en aide au rôle d'organe de protection, au point de vue moléculaire ou chimique. Dans bien des conditions, la couche de mucus qui recouvre la surface de l'épithélium des muqueuses joue certainement un rôle dans les phénomènes d'entrée ou de sortie de certains principes immédiats à l'exclusion de certains autres qui sont subordonnés à la propriété si remarquable de perméabilité endosmotique de la substance organisée.

On sait que des phénomènes endosmotiques sont obtenus à l'aide d'endosmomètres formés de corps poreux, tels que des poteries non vernies, des argiles ou des ardoises cuites, et même avec des vases de verre ou des vases vernis, offrant des fissures sans écartement sensible. Le liquide qui pénètre dans les fissures et les porosités réelles de ces corps et les remplit, devient immobile et stable mécaniquement en raison des lois de l'adhérence des liquides aux corps solides dans les espaces capillaires. Ce liquide forme ainsi une véritable membrane tendue dans le cadre d'une infinité d'orifices invisibles à l'œil nu. C'est au travers de ce liquide sans écoulement, formant couche ou cloison, que s'opèrent les transmissions endosmotiques, molécule à molécule, de la même manière qu'elles ont lieu au travers des membranes homogènes, formées de substances non cristallisables, dans les endosmomètres ordinaires. C'est lui qui constitue la membrane endosmométrique dans chacun des intervalles dits capillaires, quelle qu'en soit la forme qu'il remplit, et ce n'est pas d'après les lois du mouvement des liquides dans les espaces capillaires que s'accomplit le choix dialytique avec ascension du fluide, d'un côté plus que l'autre, observé dans ces conditions.

La couche de mucus demi-liquide temporairement immobile formant membrane à la surface de l'épithélium même, remplit, par un mécanisme analogue, un rôle important dans les actes de choix par dialyse exosmotique ou endosmotique; et une fois enlevée, bien que l'épithélium reste, ces phénomènes ne s'accomplissent plus de la même manière. Ainsi, par son immobilité, le mucus forme une membrane endosmométrique, et par sa nature demi-liquide cette membrane est temporaire, renouvelable et comparable à celle de nos endosmomètres par le mécanisme moléculaire d'après lequel s'accomplit la transmission au travers d'elle de certains principes à l'exclusion des autres.

Ces mucus exagèrent donc, en quelque sorte, selon les conditions physiologiques dans lesquelles se trouve l'appareil, le rôle protecteur rempli par les épithéliums. Ces derniers jouent en effet un rôle de protection physique, en préservant la trame vasculaire des contacts immédiats qui détruiraient les capillaires, et entraîneraient des ulcérations. De plus, ces épithéliums remplissent un rôle moléculaire. Car on sait qu'ils sont endosmotiques ou ne sont pas endosmotiques pour telle ou telle espèce de substance, et c'est l'expérience qui conduit à voir quels sont les composés dont ils permettent ou ne permettent pas le passage (1).

(1) L'endosmose est un phénomène moléculaire qui dépend des rapports qui existent entre la composition des liquides et celle des parois traversées, beaucoup plus que de l'une quelconque de leurs propriétés physiques. Il consiste essentiellement en une transmission par combinaison et union chimique peu intense et graduelle des liquides aux parois, puis entre eux, mais non en un écoulement de ceux-ci au travers de conduits quelconques. Rien n'est plus manifeste que l'homogénéité absolue des parois des cellules animales et végétales, que l'on voit se gon-

Composition anatomique des divers mucus.

Les mucus sont des humeurs dont les caractères communs sont :

1° Une certaine viscosité, un état plus ou moins fluide ou filant ou presque demi-solide. Ils sont inodores, fades, sans alcalinité ni acidité sensibles aux réactifs colorés (1).

2° Une teinte grisâtre, transparente ou demi-transparente.

3° D'être composés essentiellement d'un liquide constitué par : *a*, la mucosine tenant en dissolution des sels d'origine minérale en très-petite quantité ; *b*, des traces de principes cristallisables d'origine organique.

4° Ils ont enfin pour caractère de tenir généralement en suspension des cellules de l'épithélium de la muqueuse dont ils proviennent. Suivant que cet épithélium est pavimenteux, nucléaire ou prismatique, il fera reconnaître de quelle muqueuse ou de quelle glande vient le liquide muqueux étudié ; s'il vient de la surface des branchies, des poches pulmonaires ou de la peau, s'il s'agit des mollusques, de certaines annélides, etc... C'est ce que l'on peut constater encore dans le mucus cutané des batraciens, des poissons, des mollusques, comparativement à celui de leurs muqueuses digestives ou génitales et branchiales, produits si abondamment dès que ces animaux se trouvent hors de leur milieu habituel ou

fier rapidement par la pénétration d'un liquide dans leur cavité au travers de ces parois mêmes. Rien n'est plus manifeste que la contiguïté immédiate des éléments anatomiques pleins ou tubuleux qui forment le tissu des membranes que traversent par endosmose les liquides de l'organisme et les corps sur lesquels on expérimente. Rien n'est plus facile à constater que l'absence d'orifices dans les premiers et d'interstices naturels dans les seconds, et le manque de *porosité* dans les corps où l'on a supposé qu'elle existait et ne joue aucun rôle dans ces phénomènes. Les deux liquides, gaz ou vapeurs, qui, par endosmose, traversent ces membranes, se sont donc unis molécule à molécule successivement à toute l'épaisseur de la substance solide, en l'abandonnant aussitôt par suite de la combinaison de l'un à l'autre des deux fluides séparés qui se rejoignent. Le phénomène dure jusqu'à ce que l'un des liquides soit en quelque sorte saturé par l'autre, ou tant que la membrane n'étant pas altérée permet aux corps qui la traversent de s'unir à elle ; mais lorsque, par suite de putréfaction ou d'autre mode de décomposition, l'affinité de la substance pour les liquides ou pour les gaz vient à disparaître, le phénomène d'endosmo-exosmose cesse également (Ch. Robin, *Recherches sur l'endosmose. Journ. de physiol.* Paris, 1863, p. 86-91). Or, les corps *colloïdes* de Graham sont ceux qui ne se combinant pas naturellement avec eux-mêmes, c'est-à-dire à leurs analogues chimiques qui composent les membranes à traverser, ne peuvent s'y fixer temporairement de proche en proche et molécule à molécule. Les *cristalloïdes* sont ceux qui, en raison de leur constitution moléculaire dissemblable à celle des premiers, forment avec eux la combinaison instable et progressive dont il vient d'être fait mention. C'est un fait de même ordre qui se passe dans les métaux quand une température très-élevée les a rendus perméables aux gaz oxyde de carbone, hydrogène, etc.

(1) Chevreul, *Dictionn. des sc. nat.*, t. XXXIII, 1824, p. 269, art. Mucus. Toutes les particularités physico-chimiques qui suivent, y compris les réactions de la mucosine, sont déjà exposées dans cet article et avaient déjà été vues en partie aussi par Fourcroy, Vauquelin et Berzelius.

dans quelques autres circonstances, soit accidentelles, soit naturelles, comme lorsque les ophidiens avalent leur proie.

5° Les leucocytes se produisant avec grande facilité à la surface des membranes dès qu'elles sont un peu congestionnées, il est fréquent de trouver des leucocytes en suspension dans les mucus (buccal, nasal et vésical surtout) : ce sont ces globules, produits dans ces circonstances, dont on a voulu faire une espèce à part sous le nom de *globules muqueux*.

6° Souvent les mucus tiennent aussi en suspension des gouttes d'huile, des granulations moléculaires, des algues microscopiques, des vibrions ou des infusoires, lorsque les mucus, n'étant pas activement renouvelés, s'altèrent et deviennent convenables au développement de ces êtres.

Le mucus des mollusque, surtout des *Limax*, des *Arions*, des *Hélix* et des autres mollusques terrestres principalement, renferme en outre aussi des gouttelettes hyalines, incolores ou très-légèrement teintées de jaunâtre ou en rose, souvent très-nombreuses, arrondies ou ovoïdes, plus rarement polyédriques par pression réciproque. Leur diamètre, assez uniforme ordinairement, a de 5 à 8 millièmes de millimètre. L'acide acétique et l'ammoniaque les dissolvent rapidement.

7° Dans le tube digestif, ils renferment souvent des résidus alimentaires. Dès qu'ils s'altèrent dans l'intestin sur l'animal encore vivant et surtout sur le cadavre, il s'y développe des *Leptothrix* (bactéries) et même d'autres infusoires, qui manquent dans l'état normal.

Les mucus renferment une matière organique fondamentale propre, la *mucosine* (1).

(1) Cette substance a été appelée *mucus*, matière ou substance muqueuse propre, matière ou substance spéciale des mucus, *mucosine*, par de Blainville (*Cours de physiologie générale et comparée*, 1829, t. I, in-8, p. 325); *mucus animal*, par Fourcroy et Vauquelin (*Mémoire sur le mucus animal. Annales de physique et de chim.*, 1808, t. LXVII, p. 26); *oxyde animal*, par Pearson (*On expectorated matter. Philosophical Transaction*, 1809; John, *Chemische Untersuchungen*. Berlin, 1810, t. II, p. 124 ; et Ch. Robin et Verdeil, *Chimie anatomique*. Paris, 1853, in-8, t. III, p. 349). Le nom de *mucine* a été donné par De Saussure (*Bibliothèque universelle de Genève*, 1833, in-8, p. 200) à une substance qui dans le *gluten* se trouve associée à la *glutine* et à la *caséine végétale*. La mucine offre des réactions caractéristiques qui sont l'opposé de celles de la substance appelée *mucosine* plusieurs années avant. C'est ainsi que loin de coaguler la *mucine* l'alcool la dissout et l'eau la précipite de la solution alcoolique. Malgré cela et malgré la priorité du nom de *mucosine*, divers chimistes allemands et leurs imitateurs donnent le même nom à ces deux substances. Ce ne peut être que par ignorance des faits précédents ; car il est impossible de considérer ces deux matières comme semblables. On ne saurait non plus faire croire à leur identité de nature en leur donnant le même nom, alors que tous les chimistes, depuis Berzelius, Lœwig et autres, ont évité avec soin de faire une confusion aussi antiscientifique. Je trouve le nom de *mucine* appliqué pour la première fois à la désignation de la matière propre du mucus dans Kraus (*Kritisch etymol. med Lexicon*, 1844).

Composition immédiate des mucus.

La *mucosine*, substance coagulable, offre plusieurs variétés; car elle est certainement un peu différente sous certains rapports secondaires, d'une muqueuse à l'autre, de la conjonctive à la muqueuse nasale, de la muqueuse nasale à la muqueuse intestinale et à la muqueuse vésicale. La mucosine fixe plus de sels d'origine minérale que la caséine (2,14) et que la fibrine (2,63 pour 100). En effet, les mucosines que l'on a analysées jusqu'à présent en retiennent de trois à quatre centièmes. Ce fait doit être noté, les mucus pouvant fournir les principes minéraux qui concourent à la formation de certains calculs (voy. p. 19 et 309).

Les principes cristallisables d'origine organique n'ont pas été déterminés exactement dans les mucus. Il y en a de 1 à 2 millièmes. Il y a des corps gras et accidentellement de la cholestérine en petite quantité. Cependant quelquefois cette proportion s'élève d'une manière brusque et va jusqu'à 5 millièmes, mais alors des leucocytes s'y trouvaient surabondamment. On y a trouvé parfois de l'albumine, mais dans des cas morbides et jamais en grande quantité.

C'est à la mucosine que le liquide doit ses qualités de viscosité plus ou moins prononcées (1).

La mucosine n'est pas coagulable par la chaleur. L'acide acétique y fait apparaître un précipité qui persiste après l'ébullition, si l'on n'a pas ajouté trop d'acide. Acidulée par l'acide chlorhydrique, elle ne précipite pas le ferro-cyanure de potassium. L'acide nitrique la précipite, mais ce précipité est soluble dans le moindre excès d'acide. L'acide chlorhydrique, l'acide sulfurique, le sublimé corrosif ne la précipitent pas; l'extrait de noix de galle ne l'altère pas. Le sous-acétate de plomb donne un précipité floconneux. L'alcool précipite la mucosine inaltérée en un caillot d'aspect fibrineux qui, même après un séjour prolongé dans l'alcool, conserve la possibilité d'être redissout ou mieux regonflé par l'eau, soit à froid, soit à chaud. C'est avec l'action de l'acide acétique la propriété la plus caractéristique et c'est celle de ses réactions qu'on utilise comme procédé d'extraction (2).

La mucosine présente sous le microscope un état strié sous forme de nappes ou de bandes qu'on voit avant l'action de l'acide acétique ou de

(1) Pour l'étude des caractères microscopiques et morphologiques propres de la mucosine, voy. *Anat. et physiol. cellulaires*, p. 129 et suiv.

(2) Fourcroy et Vauquelin sont les premiers qui aient montré que la mucosine est semblable chimiquement à la substance des ongles, des cheveux et de l'épiderme, à ce point qu'on peut considérer ceux-ci comme du mucus solide. On sait aujourd'hui que c'est l'inverse qui est vrai, que la *mucosine* est isomère à la *kératine* et en dérive physiologiquement. D'après Gorup-Besanez (*Anleitung zur qua-*

tout autre réactif coagulant. Elle est susceptible de donner de la viscosité à une assez grande quantité d'eau qu'elle fixe et retient sans perdre complétement cet aspect strié. Seulement les stries deviennent plus pâles. Cet état strié, bien qu'analogue à celui de la fibrine ou du tissu lamineux est très-caractéristique, car l'acide acétique gonfle la fibrine et le tissu lamineux, les rend gélatiniformes, fait disparaître l'aspect fibrillaire. Ici, au contraire, l'acide acétique rend l'état strié bien plus prononcé qu'il n'était d'abord s'il existait, et si à un mucus qui ne présente pas ou presque pas de stries très-pâles, on ajoute de l'acide acétique, on fait apparaître l'état strié caractéristique; on obtient ici des effets contraires à ceux qu'on produit sur la fibrine ou sur le tissu lamineux (1). Dans les *mucus concrets*, c'est-à-dire dans l'état de demi-solidité de la mucosine, qui survient durant certains troubles de la circulation des muqueuses entraînant une modification de l'élaboration opérée par les épithéliums, cette disposition striée est encore plus prononcée (2).

litat. zoochem. Anal, etc., 1871, p. 114), la composition de plusieurs de ces matières est :

	C.	H.	Az.	S.
Épithélium.......	51,5	7,0	16,6	2,5
Épiderme.........	50,3	6,7	17,2	0,8
Ongles..........	51,0	7,0	17,6	2,8
Corne...........	51,0	6,8	16,3	3,4
Cheveux.........	50,6	6,4	17,1	5,7
Plumes..........	52,5	6,9	17,7	»

Stædler a montré que le mucus donne autant de tyrosine que la kératine. Aussi trouve-t-on de la tyrosine dans la plupart des produits morbides contenant du mucus s'altérant.

(1) Ch. Robin, *Annales d'hygiène et de médecine légale*, 1859.

(2) On sait que sur les poissons, les mollusques morts, ou vivant longtemps hors de l'eau, comme les Anguilles, les Congres, etc., le mucus cutané, dès qu'il commence à s'altérer, devient phosphorescent et l'animal laisse avec ce mucus une trace lamineuse partout où il rampe. Un grand nombre de substances organiques (chair animale, bois mort, champignons) en décomposition manifestent dans l'obscurité phosphorescence; quelques plantes vivantes (agarics, euphorbes) et certaines matières végétales en fermentation (pommes de terre) présentent le même phénomène. La matière spéciale qui leur donne cette singulière propriété est, d'après Phipson, la même dans tous les cas, et c'est elle encore qui est sécrétée par des organes spéciaux dans les animaux lumineux. Phipson nomme cette matière *noctilucine*. Pour se la procurer à l'état de pureté, l'auteur indique comme moyen d'y parvenir le plus aisément de faire courir plusieurs individus de l'espèce *Scolopendra electrica* sur une large capsule de verre. On en obtient également, mais plus ou moins mêlée à d'autres substances, en enlevant, à l'aide du scalpel, l'organe phosphorescent des lampyres ou la surface lumineuse des poissons morts; on reçoit sur du papier à filtre mouillé la matière ainsi recueillie. Quelle que soit la source où on l'ait empruntée, la noctilucine présente des caractères identiques. Elle est presque liquide, et contient de l'azote parmi ses éléments. Elle se mêle aisément à l'eau sans s'y dissoudre, et paraît avoir une densité un peu moindre; cependant, elle contient, étant récente, une certaine quantité d'humidité, qu'elle

PREMIÈRE ESPÈCE. — MUCUS CONJONCTIVAL.

Le mucus conjonctival est un mucus mixte. Je ne parle pas des larmes qui sont versées incessamment par les conduits excréteurs des glandes lacrymales, mais du liquide qui, sécrété par la muqueuse conjonctivale, est toujours mélangé au liquide produit par les petites glandes en grappes simples qui se trouvent vers l'angle interne de l'œil, dans le repli oculo-palpébral.

Ce mucus est grisâtre, transparent, et habituellement, au moment où on le retire, il est complétement incolore. Il offre cette particularité qu'au contact de l'eau, il devient demi-solide et blanc, comme l'albumine coagulée, mais moins consistant cependant (1). Lorsqu'on vient à faire passer un courant d'eau sur la conjonctive, pendant la conjonctivite blennorrhagique en particulier, mais dans toutes les autres aussi, cette eau coagule le mucus qui est supersécrété dans ces conditions, et détermine la production d'une membrane opaque ou opalescente à la surface de l'œil. Cette membrane n'est pas comparable aux membranes diphthéritiques qui se produisent dans le croup et les autres variétés de diphthérie. Elle est produite artificiellement par l'action de l'eau sur cette variété de mucosine, et on l'a décrite parfois comme diphthéritique, faute d'avoir connu préalablement les caractères normaux du mucus conjonctival.

Il y a des conjonctivites diphthéritiques, de même qu'il se produit des exsudations diphthéritiques sur les surfaces dénudées par un vésicatoire. Mais, en général, toutes les membranes de la conjonctive qu'on m'a apportées comme étant diphthéritiques n'étaient autre chose que du mucus coagulé par l'eau. On obtient le même effet sur des personnes qui, atteintes de conjonctivite légère, ont une simple supersécrétion de ce mucus.

Ce dernier tient en suspension quelques cellules épithéliales pavimen-

perd par la dessiccation ; elle est blanche et odorante ; son odeur rappelle celle de l'acide caprylique. Insoluble dans l'alcool et dans l'éther, elle est aisément attaquée par les acides minéraux et les alcalis caustiques ; elle dégage de l'ammoniaque au contact de la potasse. Étant humide, elle absorbe de l'oxygène et dégage de l'acide carbonique ; en présence d'une certaine quantité d'eau, elle fermente et dégage une odeur de fromage pourri. Desséchée, elle se conserve sous la forme d'une couche mince translucide, ressemblant beaucoup à la *mucosine* des limaces. La noctilucine reste phosphorescente au contact de l'air humide tant qu'elle absorbe de l'oxygène ; une atmosphère d'oxygène pur ou la présence d'ozone dans l'air augmentent ses propriétés lumineuses. Elle fournit toujours une lumière identique, presque monochromatique, donnant un spectre principalement visible entre les lignes E et F et possédant les mêmes propriétés chimiques.

(1) Toutefois il est probable que cet effet ne résulte pas de l'action de l'eau sur la mucosine, mais sur les leucocytes et les cellules épithéliales que le mucus englobe.

teuses détachées de la face interne de la conjonctive. Dans les cas de conjonctivites, il y a des leucocytes qui sont retenus par le coagulum finement granuleux et strié que produit le contact de l'eau avec la mucosine.

Il y a presque toujours dans ce coagulum des granulations graisseuses, soit en amas, soit englobées en série. Elles viennent très-probablement des glandes de Meibomius, qui versent une certaine quantité de sébum.

Quand le mucus palpébral devient puriforme par production d'une grande quantité de leucocytes, ces derniers englobent souvent alors des gouttes ou granulations graisseuses jaunes, régulières, demi-solides, venant des glandes de Meibomius; ils les englobent de la même manière que le font les leucocytes dans le colostrum (voy. p. 479). Avec ces éléments, ce mucus entraîne des cellules épithéliales pavimenteuses de la conjonctive, souvent à noyau volumineux, entouré de quelques granulations moléculaires, assez régulièrement rangées et offrant ou non de petites vacuoles à contenu rosé.

Ce mucus devient virulent dans un grand nombre de circonstances qui en amènent la supersécrétion, soit qu'il devienne puriforme par addition de leucocytes, comme dans les diverses variétés de conjonctivites purulentes des adultes ou des nouveau-nés, soit qu'il reste demi-transparent comme dans les cas de *blépharite granuleuse*. Constamment alors son inoculation détermine une affection conjonctivale de même espèce que celle qui a causé sa supersécrétion et l'a rendu virulent.

DEUXIÈME ESPÈCE. — MUCUS NASAL OU PITUITAIRE (1).

Ce mucus est tantôt très-fluide, filant, et d'autres fois en flocons demi-solides, conservant sous cet état une viscosité plus ou moins prononcée, parfois même une certaine ténacité, avec résistance à la dilacération. Il est presque toujours grisâtre, demi-transparent. Lorsqu'il est très-clair, très-fluide, il est tout à fait transparent. Mais lorsqu'il devient demi-solide, en grumeaux ou flocons plus ou moins gros, il est presque toujours coloré en gris et même en jaune puriforme. Dans ce cas-là, on peut constater que cette coloration est due principalement à l'existence d'un grand nombre de leucocytes dont la production a été augmentée. Il

(1) Nous avons déjà dit que le mucus est essentiellement représenté par le produit même de la membrane muqueuse, de son épithélium en particulier. Aussi importe-t-il de spécifier que ce qu'on décrit sous les noms de *mucus nasal*, de *mucus bronchique* et de *mucus uréthral*, est normalement composé surtout par le produit des glandes en grappes simples annexées à ces muqueuses. Ce fait est surtout frappant lorsqu'on voit sur les vieillards à quel point sont souvent hypertrophiés ces glandes et leur conduit excréteur versant beaucoup de liquide.

y a là ce qu'on appelle un *muco-pus*, c'est-à-dire un mucus ayant pris la coloration du pus.

Outre ces leucocytes, on rencontre toujours des cellules épithéliales prismatiques en plus ou moins grande quantité, avec des granulations graisseuses et beaucoup de granulations moléculaires. Cet état strié est exagéré par l'action de l'acide acétique qui le rend très-caractéristique (1).

Le mucus nasal est alcalin. Peu de liquides sont aussi nettement alcalins, que ne l'est le mucus puriforme fourni par les fosses nasales, dans les cas de coryza. Dans les bronchites, la matière expectorée présente, assez souvent réunies, les deux sortes de réactions acide et alcaline : les portions de cette matière restées transparentes sont acides ; celles qui sont devenues opaques sont alcalines, et l'on voit ces deux réactions rester parfaitement distinctes l'une à côté de l'autre (Andral, 1848).

Le mucus concret ou demi-solide des fosses nasales peut être accidentellement teinté de rose par des hématies ou même être coloré en rouge plus ou moins foncé. Il forme parfois des amas ou grumeaux de consistance et d'aspect de chair lavée. Il se dilacère alors en petits fragments et en pellicules très-minces, les uns finement striés, les autres homogènes ou plus ou moins grenus. L'acide acétique les rend plus transparents, mais aussi les rend plissés ou striés d'une manière remarquable. Il permet en même temps de mieux voir les leucocytes de diverses dimensions et les noyaux sphériques plus petits que la majorité des éléments précédents venant de l'épithélium des glandes pituitaires. Ces leucocytes sont soit épars, soit en séries, ou en amas plus ou moins allongés et rarement granuleux.

Dans les kystes provenant de la dilatation des glandes pituitaires de la muqueuse nasale proprement dite, et plus souvent de celle du sinus d'Higmore ou même des autres sinus, on trouve une humeur semblable à celle que je viens de décrire. Elle est tantôt filante, assez fluide, incolore ou un peu grisâtre, tantôt de consistance presque gélatiniforme, tremblottante, s'écoulant difficilement de la cavité incisée dont elle s'enlève tout d'une pièce ; elle est alors visqueuse, s'agglutine aux corps qu'elle touche, et file quand on l'étire. Elle est parfois grisâtre, plus souvent jaunâtre, demi-transparente, ou même presque opaque, puriforme. Ce

(1) En médecine légale, on a parfois à examiner des mucosités, à les comparer au liquide spermatique. Or, il n'y a pas dans le sperme de substance qui devienne striée sous l'influence de l'acide acétique. La spermatine qui se gonfle dans l'eau comme les mucosités n'est pas rendue striée par l'acide acétique. Et de plus, ici, on voit dans les mucosités quelques cellules épithéliales et l'on n'y trouve pas des spermatozoïdes, sans lesquels il n'y a pas de taches de sperme pour le médecin légiste.

plus ou moins d'opacité est dû à la plus ou moins grande quantité des granulations grisâtres et graisseuses, des noyaux et des cellules d'épithélium, et surtout des leucocytes en suspension dans le mucus. Dans les kystes dont le liquide est tout à fait jaune et opaque, il y a quelquefois aussi un petit nombre de cristaux et de cholestérine.

Composition du mucus nasal.

PRINCIPES DE LA PREMIÈRE CLASSE.			
Eau	933,70	à	947
Chlorures de sodium et de potassium	5,60	à	5
Phosphates calcaires et alcalins	3,50	à	2
Sulfate et carbonate de soude	0,90		non dosés.
PRINCIPES DE LA DEUXIÈME CLASSE.			
Lactate ? de soude	1,00	à	5,00
Principes cristallins organiques	2,00	à	1,05
Corps gras et cholestérine	0,00	à	5,01
PRINCIPES DE LA TROISIÈME CLASSE.			
Mucosine	53,30	à	34,80

Quelques auteurs y signalent des traces d'albumine. Berzélius (1) a vu que la matière propre du mucus nasal plongé dans l'eau fixe une grande quantité d'eau, devient transparente à l'exception de quelques particules qui restent opaques. Elle peut alors être séparée par le filtre du reste de l'eau et être séchée. Elle reprend son eau si on la plonge dans ce liquide et devient transparente de nouveau.

On voit parfois le mucus nasal abandonner des sels et donner lieu à la production de concrétions ou calculs retenus dans le cornet supérieur ou dans les sinus d'Highmore, ethmoïdaux, etc. (voy. p. 523). Ils se forment, soit autour de quelque corps étranger comme *noyau*, soit en l'absence de tout noyau. Des calculs de cette sorte, analysés le premier par Geiger et le deuxième par Brandes, ont donné la composition suivante :

Eau	0,0	8,93
Phosphate de chaux	46,7	79,56
Carbonate de chaux	21,7	6,41
— de magnésie	8,3	0,00
Chlorure de sodium et sels solubles	traces.	0,58
Matière animale	23.3	8,93

Ce sont ces calculs qui, en raison de leur origine et de leur siége, ont reçu le nom de *rhinolithes*.

La fétidité de l'odeur de l'*ozène* n'est pas due à une modification de l'haleine, mais à une altération soit du mucus nasal, soit du pus mêlé ou

(1) Berzélius, *Mémoire sur la composition des fluides animaux* (*Annales de chimie*. Paris, 1813, in-8, t. LXXXVIII, p. 113).

non de ce mucus. Lorsque l'ozène existe chez des sujets jouissant de la santé la plus florissante, et ne présentant aucune lésion des fosses nasales (cas qui sont irrécusables, quoique moins nombreux qu'on ne le croyait autrefois), l'altération dite idiosyncrasique du mucus nasal est comparée par les médecins à celle dont la sueur des pieds et la sécrétion vaginale offrent des exemples, chez certaines personnes bien portantes. La fétidité de l'haleine est le seul symptôme de cette infirmité : « Cette odeur a quelque chose de si nauséabond, de si pénétrant, de si expansible qu'elle repousse et incommode sérieusement l'homme le plus robuste, quand il se tient quelque temps près du malade, et force ce dernier à vivre dans l'isolement (1). » Elle *est toute spéciale*, et il est presque impossible de la méconnaître (2). Mais il importe de spécifier qu'un examen attentif fait toujours reconnaître alors un vice de conformation des fosses nasales, des cornets en particulier qui s'oppose à l'issue du mucus. Celui-ci se concrète ou non, mais dans tous les cas se putréfie et donne lieu à la production de corps gras et sulfurés, volatils et fétides.

Souvent la punaisie est due à des ulcérations profondes de la muqueuse nasale, avec destruction des os sous-jacents. L'ozène peut encore dépendre de certains polypes nasaux, de maladies du sinus maxillaire, et de nécroses résultant de fractures par armes à feu des os de la face. Dans ces conditions, la fétidité directe du liquide et celle de l'air qui revient par les fosses nasales, n'a pas le caractère spécifique de la punaisie vraie : elle a quelque chose de moins nauséabond (Trousseau). Elle peut alors provenir aussi de la putréfaction subie par le pus osseux toujours plus ou moins mêlé de mucus.

TROISIÈME ESPÈCE. — MUCUS LARYNGO-BRONCHIQUE.

Sous ce nom, on décrit un liquide mixte que constituent l'humeur qui est sécrétée par les glandes qui se trouvent à la face profonde des muqueuses laryngienne et trachéo-bronchique, et le mucus proprement dit, sécrété par la muqueuse même. Les glandes bronchiques, ou trachéales, comme on le sait, existent tant que les bronches présentent des cartilages; mais dès que l'on passe de la muqueuse bronchique au parenchyme pulmonaire ou respirateur, ces glandes disparaissent et avec elles le mucus décrit ici. Il n'y a pas à l'état normal de mucus pulmonaire, il n'y a que de la vapeur d'eau sortant avec des gaz expirés et entraînant les traces de substances azotées en suspension. Chez les animaux sains, les nouveau-nés, les suppliciés, on ne trouve pas de mucus dans les canalicules pulmonaires.

(1) Lagneau, *Dictionnaire de médecine*. Paris, 1840, in-8, t. XXII, p. 610.
(2) Trousseau, *Clinique médicale*, 4e édition, 1872, t. I, p. 624.

Mais dans le poumon il se produit des exsudations diverses durant certains états pathologiques, pendant la congestion par exemple, soit temporaire, comme dans un accès d'asthme, soit permanente, comme dans la pneumonie, ou lorsqu'il y a des congestions locales déterminées par ce qu'on appelle des tubercules soit à l'état de granulations grises, soit à l'état de masses jaunes. Dans ces cas-là, il y a une exsudation sécrétoire d'une matière plus ou moins filante, produite par la superficie des réseaux capillaires qui tapissent les canalicules pulmonaires. Hors de ces circonstances, la surface est simplement humide, légèrement humectée, sans qu'il y ait là un mucus susceptible d'être extrait comme on peut le faire, à la face interne de toutes les bronches pourvues encore de cartilages et de glandes. Ce fait a une certaine importance au point de vue anatomo-pathologique, parce que dans le mucus bronchique, on ne voit presque jamais les cellules pavimenteuses qui tapissent les canalicules respirateurs. On n'y trouve que des cellules épithéliales pavimenteuses qui viennent de la bouche et du larynx, et qui sont entraînées accidentellement, ou des cellules épithéliales prismatiques trachéales (1).

On sait, en effet, que l'épithélium des canalicules pulmonaires ou respirateurs ressemble beaucoup plus à celui des séreuses qu'à celui de quelque muqueuse que ce soit; car il est constitué de larges cellules, à contours sinueux chez l'adulte, épaisses de 2 à 3 millièmes de millimètre seulement, ayant un noyau assez large et mince. Elles sont, sur les jeunes sujets, dépourvues de granulations; chez tous, elles deviennent vésiculeuses et se gonflent lorsqu'elles s'altèrent cadavériquement, etc. Elles ne sont pas stratifiées, mais toujours disposées sur une seule rangée, formant par suite une couche très-mince et par cela assez difficile à voir.

Caractères du mucus laryngo-bronchique.

Ce mucus est grisâtre, demi-transparent. Il est médiocrement filant. Il offre bien une certaine viscosité, mais il n'est pas très-filant à l'état normal. Il peut le devenir et acquérir une assez grande ténacité dans certains troubles sécrétoires, dans certaines formes de bronchite, mais il ne l'est pas normalement. Sa densité, d'après Wright, est de 1009.

Ce mucus est presque toujours mélangé d'air, parce qu'il est rejeté à

(1) D'une manière générale, l'épithélium pavimenteux se rencontre surtout sur les membranes remplissant des usages mécaniques ou relatifs aux fonctions de la vie animale. C'est ainsi que, dans les voies aériennes, l'épiglotte, les cordes vocales supérieures, les ventricules du larynx et les cordes vocales inférieures, jusqu'à leur bord inférieur, sont tapissées par de l'épithélium pavimenteux. L'épithélium prismatique et cilié trachéal, ne commence qu'au niveau du bord inférieur même des cordes vocales inférieures.

la suite de mouvements d'inspiration et d'expiration répétés, déterminés par la toux. Il est alcalin dans les bronches, tandis que le parenchyme pulmonaire a une réaction faiblement acide. De là vient que les crachats pulmonaires ont été trouvés acides par M. Andral (voy. p. 527), et leur peu de fluidité fait qu'ils peuvent entourer la portion de mucus alcalin venue des bronches ou être entourés par elle sans se mélanger ni se saturer promptement.

Composition du mucus trachéo-pulmonaire (Nasse).

PRINCIPES DE LA PREMIÈRE CLASSE.	
Eau	955,5
Chlorure de sodium	5,8
Sulfate de soude	0,40
Carbonate de soude	0,19
Phosphate de soude	0,08
— de potasse	1,0
— de chaux	0,97
Carbonate de chaux	0,29
Sulfate de chaux et silice	0,25
PRINCIPES DE LA DEUXIÈME CLASSE.	
Corps gras	2,88
Principes d'origine organique (extractifs)	9,81
PRINCIPES DE LA TROISIÈME CLASSE.	
Mucosine	23,75

Ce liquide doit sa viscosité à la mucosine qui est d'aspect homogène ou faiblement striée sous le microscope. Il est transparent par lui-même et il tient en suspension un petit nombre de cellules épithéliales, principalement prismatiques à l'état normal, et quelques leucocytes, peu nombreux du reste en dehors des conditions morbides. Alors même que chez les mort-nés les poumons n'ont pas encore été parcourus par l'air, on trouve quelques leucocytes dans ce mucus; mais toujours en moindre quantité que chez l'adulte.

Mucus laryngo-bronchique concret.

A la suite des pneumonies aiguës ou chroniques, ou encore des *bronchites capillaires*, plusieurs semaines ou même plusieurs mois après, on voit parfois des lambeaux de mucus concret être expulsés, et suivis ou non de quelques crachats sanguinolents. Ces amas de mucus peuvent être de simples flocons, des lambeaux membraneux irréguliers, simples ou ramifiés comme les bronches, ou de véritables amas cylindroïdes grisâtres ou blanchâtres plus ou moins opaques. J'en ai reçu de M. le docteur L. Royet qui avaient le volume du petit doigt et une longueur de 9 centimètres.

Le microscope et l'emploi de l'acide acétique y font reconnaître aisément la constitution propre au mucus concret (page 517 et 524), et les différences qui le séparent de la fibrine. En général, ce mucus englobe beaucoup de cellules épithéliales prismatiques effilées à une seule ou à leurs deux extrémités, ou devenues ovoïdes, granuleuses ou non. Elles sont accompagnées de noyaux libres et de leucocytes en quantité variable d'un cas à l'autre.

Des crachats laryngo-bronchiques.

Le mucus laryngo-bronchique peut présenter un assez grand nombre de variétés, selon les conditions morbides dans lesquelles il se produit. Je n'en signalerai pas ici la signification symptomatologique qui est indiquée empiriquement, sinon scientifiquement dans tous les traités de médecine. Je veux seulement noter les particularités de leur constitution que l'on découvre en examinant les principales variétés accidentelles de ces crachats (1).

Dans les sputations habituelles qui renferment ce mucus mélangé de salive, on voit les éléments que j'ai indiqués (p. 521, 4° et 5°), et rien de plus, si ce n'est des bulles d'air plus ou moins grosses.

Crachats perlés.

Il arrive fréquemment que, lorsqu'il y a un peu de congestion laryngienne, il s'accumule dans les ventricules du larynx, et parfois même au-dessus, à la face interne du larynx, une certaine quantité de mucus qui est demi-solide. Il y a là, sous l'influence de ces légères congestions laryngiennes produites par un refroidissement, ou parce qu'on a parlé trop lontemps, une modification de la sécrétion qui se présente alors sous la forme de matière demi-liquide. La substance fondamentale de ce mucus devient visqueuse et demi-liquide ; elle a la consistance de l'empois, un aspect gélatiniforme. Sa présence rend pendant quelques instants la voix voilée. Dans ces conditions, ce mucus est rejeté en masse comme une petite boule bleuâtre (*crachats perlés*) qui, assez souvent, effraye les malades.

Cette substance d'aspect gélatiniforme, est parfois légèrement colorée en rouge ou d'une teinte de rouille, parce qu'il y a eu de très-légères hémorrhagies superficielles, comme il y a de très-légères épistaxis de temps à autre dans les fosses nasales.

Le plus souvent ces crachats qui présentent l'aspect glutineux et la consistance d'empois sont bleuâtres, noirâtres, ou même tout à fait noirs.

(1) Voyez page 230-233 les différences qui séparent les mucus concrets laryngo-bronchiques et autres des pseudo-membranes diphthéritiques.

Ces crachats ont reçu quelquefois le nom de *hem* par onomatopée, du nom de la toux particulière qu'on est obligé de produire pour les expulser de temps à autre. Il doivent leur couleur à des particules de poussière ou de *noir de fumée englobées par le mucus*, ou même contenues dans les cellules épithéliales et les leucocytes que celui-ci entraîne. Les crachats rejetés par le *hem* se composent : 1° de mucus tenace, visqueux, offrant sous le microscope des stries ordinairement rectilignes, généralement parallèles, rarement entre-croisées, comme en présentent habituellement les mucus de cette consistance. Dans l'épaisseur de ce mucus se trouvent englobés : 2° des granulations graisseuses, éparses, ou plus souvent disposées en chapelet parallèlement aux stries, mais dont l'existence n'est pas constante ; 3° quelquefois des noyaux libres d'épithélium, avec ou sans nucléole, et toujours une quantité variable de cellules épithéliales, régulières ou non, isolées ou réunies en lamelles, pavimenteuses ou sphériques, contenant des granulations graisseuses ou bien [des granulations de noir de fumée mentionnées plus haut ; 4° des leucocytes plus ou moins nombreux, selon la cause du *hem*. Ils sont eux-mêmes plus ou moins granuleux, et, suivant les cas, peuvent contenir des granules de charbon. L'acide sulfurique gonfle les cellules épithéliales, les rend pâles, dissout toutes leurs granulations, même graisseuses, à l'exception des fins granules de noir de fumée, qui sont plus ou moins nombreux. On peut s'assurer que c'est du noir de fumée et non une matière colorante organique, parce qu'en laissant pendant vingt-quatre heures ces cellules dans l'acide sulfurique, tout est dissous, excepté les grains charbonneux du noir de fumée, alors même qu'on porte le tout à l'ébullition.

Cette coloration noire ou bleuâtre que présentent souvent ces crachats, est d'autant plus prononcée qu'on est resté exposé plus longtemps à la lumière d'une lampe, et surtout d'une lampe fumeuse ou dans une atmosphère chargée de poussière.

Ces crachats sont donc constitués par la mucosine devenue plus dense qu'à l'ordinaire, renfermant une certaine quantité de cellules épithéliales qui offrent cette particularité que presque toutes ont perdu leur aspect prismatique ; elles sont distendues, gonflées, devenues granuleuses, hypertrophiées. La plupart, du reste, venant de la partie supérieure du larynx et de ses ventricules, sont des cellules polyédriques et pavimenteuses. Les granulations de ces cellules ne sont pas toujours graisseuses ; parfois ce sont des granulations relativement volumineuses qui pâlissent beaucoup sous l'influence de l'acide acétique, malgré qu'elles réfractent fortement la lumière.

Des crachats dits séreux.

Des *crachats séreux*, peu abondants, composés anatomiquement, comme les précédents, existent dans la laryngite aiguë, dans l'asthme, certaines formes de pleurésie, etc. Il sera question de leur constitution chimique dans les paragraphes suivants. Ils sont expulsés après les secousses de la toux. Les phénomènes concomitants, l'enrouement, la douleur au larynx, feront connaître leur origine. Les leucocytes n'y sont qu'en petit nombre. Parfois ils renferment quelques hématies et des cellules prismatiques, ciliées ou non.

Les crachats séreux, venant des bronches, se présentent dans la bronchite aiguë, la coqueluche, la pleurésie, l'œdème des poumons, la bronchorrhée, la phthisie, etc. Dans la bronchite aiguë, l'expectoration, d'abord nulle, paraît vers le deuxième ou troisième jour de la maladie, et sa quantité augmente à mesure que l'inflammation fait des progrès ; puis le liquide expectoré devient plus trouble ou plus consistant, et prend davantage les caractères ordinaires du mucus. Les crachats séreux caractérisent cette période de la bronchite, désignée par les anciens sous le nom de *période de crudité.*

Il n'est pas rare de voir des crachats séreux et abondants vers la dernière période de la bronchite aiguë. Leur apparition indique une nouvelle poussée inflammatoire. Dans la coqueluche, la matière expectorée est filante, glaireuse, abondante, transparente, peu ou point aérée, et diffère un peu de celle de la bronchite ordinaire ; dans la dernière période de cette maladie, les leucocytes la rendent opaline et même entièrement opaque. L'évacuation de ces crachats annonce la fin de l'accès ; ils ne renferment souvent pas ou presque pas des éléments en suspension indiqués ci-dessus.

Dans la bronchorrhée aiguë, un *flux pituiteux*, très-abondant, continue pendant un jour ou plusieurs jours, accompagné de dyspnée et de suffocation ; il disparaît ensuite pour longtemps ou pour toujours. La quantité de liquide rejetée est ordinairement considérable ; il est incolore, filant, légèrement spumeux ; quelquefois opalin et troublé par des leucocytes ; on dit alors qu'il contient des *crachats cuits*, comme ceux du catarrhe muqueux chronique. La formation d'une très-grande quantité de liquide dans les bronches peut être une cause d'asthme, et son évacuation annonce ordinairement la fin de l'accès (1).

(1) Il importe de noter que l'expression de crachats *séreux* a été employée depuis longtemps par les médecins ; mais cela n'implique nullement que la présence d'une *sérosité albumineuse* mêlée aux crachats ait été démontrée avant les essais des auteurs cités dans le paragraphe qui suit. Niemeyer même ne la donne pas, bien

Expectoration albumineuse.

Sous les noms d'*expectorations* et de *crachats albumineux* et *albumino-séreux*, on a depuis quelques années confondu deux ordres d'expuitions : 1° des *crachats séreux* de l'ordre de ceux dont il vient d'être parlé, mais rejetés en quantité considérable, pendant la pleurésie particulièrement et surtout après la thoracocentèse ; 2° la *sérosité pleurétique* rendue plus ou moins abondamment sous forme de crachats ou expuitions et non sous forme de vomique, par suite d'une perforation pleuro-pulmonaire.

Le fait de l'expectoration, après l'opération de la thoracocentèse, d'un liquide analogue au liquide de ponction et la théorie de ce phénomène clinique, telle qu'elle semble aujourd'hui le plus généralement adoptée, ont été indiqués en termes absolument précis, en 1853, par M. le docteur Pinault. « L'action de l'air sur les cellules pulmonaires, dit-il, s'exerce non-seulement au moment de l'opération, mais encore pendant les jours suivants ; les symptômes de bronchite, l'expectoration abondante, les râles sous-crépitants qui surviennent alors, doivent lui être attribués autant qu'à la suractivité qui se produit dans tout l'organe pulmonaire.

» Ces symptômes de bronchite ou plutôt de bronchorrhée, ont persisté, chez presque tous nos malades, jusqu'à sept et huit jours après l'opération ; chez quelques-uns, l'expectoration a été excessivement abondante ; ainsi, celui qui fait le sujet de la dernière observation a rendu, dans la journée même où il a été opéré, deux pleins crachoirs d'un liquide séreux, verdâtre, ressemblant à celui qui avait été extrait de la plèvre ; évidemment, ce liquide avait trop d'analogie avec un liquide séreux pour être regardé comme un produit de sécrétion ordinaire de la muqueuse bronchique ; de plus, l'absence des signes du pneumothorax devait nous empêcher d'admettre l'existence d'une fistule pleuro-bronchique, à travers laquelle ce liquide se serait fait jour à l'intérieur des bronches.

» Nous devons regarder ce fait comme excessivement curieux et l'attribuer peut-être aux nouvelles conditions physiques dans lesquelles se trouve le poumon ; en effet, quoique ressemblant au liquide séreux de la plèvre, les matières expectorées ne peuvent cependant pas venir de

qu'il parle d'une *transsudation séreuse* dans les alvéoles lors du catarrhe qu'on peut observer durant la pleurésie séro-fibrineuse, l'œdème et l'hypérémie du poumon. Il en est de même des auteurs qui admettent que les *crachats séreux* sont formés *de salive, de sérosité et d'un peu de mucus* (Minteguiaga, *Séméiologie des crachats*, thèse de Paris, 1868, in-4, p. 8). La distinction entre les mucosités laryngo-bronchiques et la salive plus ou moins fluide qui succède à celles-là n'a d'autre part jamais été établie jusqu'à présent dans l'étude de ces crachats.

l'intérieur de cette cavité (1); leur formation doit plutôt être attribuée à l'activité qui se produit tout à coup dans la circulation pulmonaire, et surtout à l'afflux considérable du sang, qui fait que sa partie la plus liquide transsude à travers les membranes, pour faire pleuvoir à la surface de la muqueuse bronchique des quantités quelquefois très-considérables de sérosité (2). »

Dans un cas de pneumonie avec épanchement pleurétique suivi de mort, sans qu'il y ait eu thoracocentèse, MM. Barth et D'Espine, en 1867 (3), ont signalé une toux fréquente accompagnée d'une expectoration abondante pendant vingt-quatre heures ayant cessé vingt-quatre heures avant la mort. Les crachats furent alors rejetés à chaque accès de toux par petite quantité à la fois, comme dans une pneumonie ordinaire; il n'y eut pas de vomique. M. Barth fit remarquer l'aspect extraordinaire et tout à fait insolite de ces crachats. Comme Besnier, ces observateurs ont vu que ces crachats sont formés de deux couches : « L'une supérieure, constituée par une écume épaisse, visqueuse, d'une couleur jaunâtre ou même rouillée par places, présentant en un mot les caractères essentiels des crachats pneumoniques; quand on l'enlève, on trouve au-dessous une seconde couche, qui est de beaucoup la plus abondante, couche liquide, d'un jaune citrin, transparente, filante comme du blanc d'œuf, présentant tous les caractères physiques du liquide d'un hydrocèle ou d'un épanchement pleurétique récent. Ce liquide se coagule en masse par addition d'acide azotique et par la chaleur, ce qui indique qu'il est fortement albumineux; l'acide acétique qui, comme M. Robin l'a démontré, détermine un précipité floconneux de mucosine dans les crachats ordinaires, ne détermine aucun trouble. »

J'ai constaté, avec MM. D'Espine et Legros, dans mon laboratoire, que ce liquide était légèrement acide, fait à rapprocher de ce qu'on sait des réactions des sérosités cadavériques (p. 349). Après l'autopsie, nous avons examiné le liquide retiré de la plèvre comparativement à celui-ci.

(1) Pinault, *Considérations cliniques sur la thoracentèse*, thèse de Paris, in-4, p. 16. Voyez aussi Terrillon, *De l'expectoration albumineuse après la thoracentèse*, thèse de Paris, 1873 ; Lande, *Gaz. méd. de Bordeaux*, 1873, n°s 11 et 12.

(2) Dans un cas analogue, Besnier a constaté le premier le caractère spécial de la coagulation des crachats à l'aide de l'acide nitrique et de la chaleur (en 1864, dans une thèse de la Faculté). « Les quintes de toux qui se sont manifestées pendant l'opération n'ont cessé que le soir, et avaient provoqué l'expectoration de deux verres de sérosité jaunâtre, filante, gommeuse, recouverte d'une mousse écumeuse analogue, par son aspect et sa consistance, au liquide extrait de la plèvre. *Ce liquide ne rappelle aucune variété de crachats; par la chaleur et l'acide nitrique, il donne un abondant précipité d'albumine.* »

(3) *Pneumonie, expectoration séro-albumineuse, épanchement pleurétique.* Clinique de M. Barth à l'Hôtel-Dieu, observation de D'Espine, externe du service (*Gaz. des hôpit.* Paris, 1867, in-folio, p. 261, 262).

Il était d'un jaune plus foncé, tirant à l'orange. Nous avons constaté une légère acidité dans l'un et dans l'autre. L'acide azotique détermina dans l'un comme dans l'autre un abondant précipité floconneux; la chaleur donna le même résultat. L'acide acétique ne produisit aucun trouble dans le liquide pleurétique (voy. la note page 350), et ne détermina qu'un nuage très-léger dans les crachats (1).

Féréol (2) a cité l'observation d'un individu ayant expectoré 200 grammes environ d'un liquide brunâtre, épais, offrant l'aspect de la crème de chocolat, sur qui par la thoracocentèse on retira 3500 grammes d'un liquide tout à fait semblable. Outre les cas de sécrétion d'un liquide séro-albumineux par les parois des canalicules respirateurs à l'aide et aux dépens du sang de la petite circulation, il y en a donc dans lesquels, tels que les deux précédents, le liquide expectoré n'est autre que celui de la plèvre qui par perforation pleuro-pulmonaire, soit morbide spontanée, soit due au trocart, passe dans les bronches. Toutefois de la discussion des cas d'expectorations coagulables il semble résulter que les premiers sont plus fréquents que ceux où il y a passage du liquide pleural après perforation pulmonaire. Ces derniers se distinguent des faits de l'ordre de ceux que Barth, d'Espine et moi, ainsi que Féréol, avons observés, en ce que les expectorations sécrétées sont beaucoup moins albumineuses. C'est ce qui résulte des observations de Dujardin-Blaumetz et surtout de Woillez et Ory (3), de Féréol et Leprince (4).

(1) Comment le liquide pleural a-t-il pu passer dans les bronches ? En présence d'un fait aussi insolite, sans antécédents dans la science, au moins à notre connaissance, dit M. D'Espine, on ne peut faire que des suppositions. On peut croire à une transsudation du liquide, hypothèse là improbable, où à une perforation. L'insufflation répétée, et faite avec toutes les précautions voulues, n'a donné aucun résultat à l'autopsie. Néanmoins M. Barth a pensé que l'hypothèse la plus probable est l'existence d'une perforation qui serait formée, puis ensuite aurait été bouchée dans les dernières heures de la vie par quelques fausses membranes. On avait trouvé à l'autopsie un petit épanchement enkysté, situé entre la base du poumon et la plèvre diaphragmatique, se prolongeant en arrière à la face postérieure du lobe inférieur. La quantité du liquide était à peu près d'un demi-litre à trois quarts de litre. C'était un liquide jaune citrin ou plutôt orangé, légèrement filant, ayant les caractères ordinaires d un épanchement pleurétique récent. A ce niveau, le feuillet pariétal et le feuillet viscéral de la plèvre étaient recouverts d'une mince couche de fausses membranes de formation récente, présentant l'aspect décrit dans la péricardite sous le nom de *langue de chat*. Plus haut, les deux feuillets pleuraux étaient accolés dans toute leur étendue par des adhérences nombreuses, molles, se laissant facilement déchirer. L'insufflation, pratiquée à deux reprises, ne révéla aucune perforation. Le poumon présentait tous les caractères de l'hépatisation grise.

(2) Féréol, *Des perforations pleuro-bronchiques sous pneumo-thorax* (*Union méd.* Paris, 1873, t. I, p. 840).

(3) Woillez, *De l'expectoration séreuse dite albumineuse* (*Union méd.* Paris, 1873, t. II, p. 1 et 16).

(4) Féréol, *Ibid.*, 1873, p. 228. Ces derniers n'ont pas trouvé d'albumine dans les crachats d'un albuminurique. D'autres fois ils ont vu des traces d'albumine.

Dans les cas de crachats abondants, séreux, plus ou moins filants, grisâtres, aérés, transparents, causés par l'emphysème avec asthme ou dyspnée, par les anévrysmes aortiques, par certaines pleurésies, la chaleur et l'acide azotique déterminent seulement une teinte opaline s'ils sont employés séparément ; leur emploi simultané détermine un trouble un peu plus prononcé et un dépôt représentant une hauteur qui est le sixième au plus de celle du liquide observé et en général le huitième ou le dixième. Le précipité albumineux n'est abondant qu'autant que les crachats sont colorés par le sang ou par le pus. Ces observateurs n'ont malheureusement pas indiqué la réaction de ces crachats.

L'expectoration dite *séro-albumineuse* consécutive à la thoracocentèse ne donne aussi, fait important, que la simple opalescence et un faible dépôt dans les cas de crachats sécrétés durant l'asthme et la pleurésie. Par ce fait seul elle ne mérite pas à proprement parler le nom d'*albumineuse*, ainsi que l'a remarqué Woillez ; de plus, le liquide retiré de la plèvre des mêmes sujets fournit au contraire un précipité cailleboté considérable occupant toute la hauteur du liquide, et enfin il faut étendre ce liquide d'environ vingt fois son volume d'eau pour rendre son trouble et son dépôt semblables à celui des crachats.

Il est évident, dit à juste titre Woillez, que l'examen chimique par la chaleur et l'acide azotique, pratiqué avec plus de soins qu'on ne l'a fait jusqu'à présent, est d'une plus grande valeur qu'on ne l'a pensé. Cette constatation, qui peut démontrer ou faire rejeter l'identité des deux liquides, n'a été faite que dans la moitié des observations réunies par M. Terrillon. L'identité a été rendue évidente par l'analyse chimique, qui, dans certains de ces faits, a montré que les deux liquides contenaient en poids la même quantité d'albumine, et alors, comme dans le cas cité plus haut, on peut conclure à une perforation pleuro-pulmonaire,

Trois fois ils ont trouvé des quantités fortes et mesurables. Chez un vieillard de quatre-vingt-deux ans atteint de bronchite chronique avec dilatations, la proportion d'albumine était de 1 pour 1000 ; deux autres fois, chez des tuberculeux, l'expectoration était constituée par un liquide transparent, visqueux, filant, très-abondant, dans lequel étaient suspendus quelques crachats grisâtres, pelotonnés, peu abondants. Chez un de ces malades, la proportion d'albumine était de 3 pour 1000 ; chez l'autre, un premier examen a donné 3,15 pour 100 ; un second, 2,50 pour 100 ; dans ce dernier cas, le liquide filtré et débarrassé de *mucosine*, donnait par l'acide nitrique un trouble absolument comparable à celui que l'on constate dans une albuminurie des plus prononcées. Il est donc bien démontré, dès maintenant, que l'expectoration albumineuse, loin d'être un phénomène rare, se rencontre au contraire dans une foule de cas, et que, même en dehors de la pleurésie, la proportion d'albumine contenue dans des crachats d'origine broncho-alvéolaire peut être considérable. C'est là un résultat important, par la confirmation nouvelle qu'il apporte à la théorie de l'œdème broncho-alvéolaire consécutif à la thoracocentèse (Féréol et Leprince).

tandis que dans les autres, quelle que soit l'abondance du liquide, on doit penser à une sécrétion accidentelle par les canalicules pulmonaires (voy. p. 530), ainsi que la comparaison des deux liquides a conduit à le faire dans l'observation citée plus haut (page 536).

Des crachats muqueux en général.

Plus ou moins consistants, ces crachats sont formés par du mucus souvent strié et par les éléments dont je viens de rappeler la présence. Les leucocytes seulement y sont plus nombreux. Ces crachats sont transparents, tantôt liquides, filants comme une solution de gomme arabique, tantôt plus épais, roulant dans le crachoir : *crachats roulants ;* d'autres fois ils sont visqueux, collants, ils affectent la forme d'étoiles, de rubans, ou bien encore à la suite de violents efforts de toux, ils sont battus avec l'air et offrent l'aspect qui les fait appeler *crachats spumeux*. Il n'est pas rare d'observer dans la pneumonie des crachats formés d'un mucus visqueux avec quelques leucocytes, et semblables à une solution concentrée de gomme arabique, sans offrir aucune trace de coloration sanguine, et, d'un autre côté, dans la bronchite aiguë, pendant certains paroxysmes, les crachats deviennent quelquefois très-visqueux, comme gélatiniformes ; mais cette grande viscosité disparaît en même temps que la fièvre, et l'expectoration reprend ses caractères primitifs.

Toutes ces différences d'aspect tiennent surtout à des modifications survenues dans la mucosine même, ou à l'addition de mucus nouveau venant des canalicules respirateurs. Ces derniers n'en fournissent pas à l'état normal ; mais ils donnent accidentellement une quantité variable de mucosine différente de celle des bronches qui se mêlent à celle-ci.

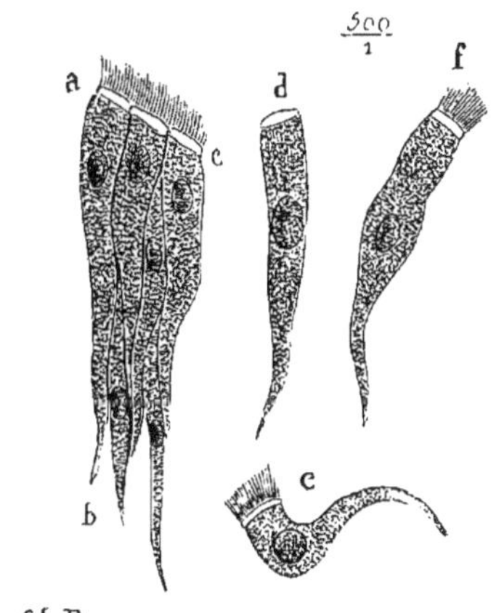

Fig. 15.— Épithéliums de la trachée (*).

Les crachats muqueux très-transparents au début des catarrhes montrent déjà une certaine quantité de leucocytes et des épithéliums prismatiques déformés. Ce qui distingue les crachats plus épais de la période dite de coction, c'est le nombre beaucoup plus considérable des globules de pus. Ainsi on y voit : 1° des cellules d'épithélium prismatique (fig. 15)

(*) *a*, *c*, plateau hyalin de trois cellules trachéales ciliaires d'un crachat muqueux ; *b*, cellules profondes fusiformes imbriquées avec les précédentes ; *d*, cellules ayant perdu les cils et conservé son plateau ; *e*, *f*, cellules un peu déformées.

avec et sans cils vibratiles, à un ou plusieurs noyaux, vésiculeuses ou non, sur quelque point de leur masse; 2° des fragments de cellules ou des cellules prismatiques devenues sphéroïdales dont quelques-unes ont conservé leurs cils vibratiles; 3° des leucocytes ordinaires mêlés d'un nombre variable d'autres à diverses phases de l'état granuleux; 4° des flocons de mucosine plus ou moins striés; 5° des cellules de l'épithélium pavimenteux de la bouche et du pharynx.

Parfois presque toutes les cellules ont perdu leur aspect prismatique; elles sont distendues, gonflées, devenues granuleuses, hypertrophiées. Celles du reste qui viennent de la partie supérieure du larynx et de ses ventricules, sont des cellules polyédriques et pavimenteuses. Les granulations des cellules ne sont pas toujours graisseuses; parfois ce sont des granulations qui pâlissent beaucoup sous l'influence de l'acide acétique, malgré qu'elles réfractent fortement la lumière et la teintent en jaune.

Crachats de la pneumonie.

Souvent les diverses variétés de sputations peuvent avoir une coloration rouge ou rouillée. Là il est facile de reconnaître que cette coloration est due à une plus ou moins grande quantité d'hématies qui s'ajoutent aux différentes variétés d'éléments anatomiques en suspension (voy. p. 521 et ci-contre, p. 539-540).

Les crachats de la pneumonie se distinguent surtout des autres crachats sanguinolents, par leur transparence et leur viscosité. Ils résultent du mélange du mucus d'*origine pulmonaire*, mêlé ou non à celui des bronches, avec des hématies; ils sont couleur *rouge brique*, de *rouille*, de safran, *jus de pruneaux*, *de réglisse*, et même d'un rouge vif surtout au début. Toutes ces colorations ont été reproduites par M. Andral, en mélangeant du mucus à des quantités variables de sang; il a même reproduit ainsi les teintes des crachats verdâtres qu'on avait cru pendant longtemps colorés par la bile. Les crachats peuvent passer par toutes ces colorations dans la même journée; aussi la viscosité et la transparence sont-elles des caractères plus importants et plus stables. Cette coloration est plus ou moins rouillée, selon qu'à côté des hématies il y a plus ou moins de leucocytes, parce que ces derniers tendent à donner une coloration jaunâtre, puriforme, lorsqu'ils sont assez nombreux dans ce mucus. Lorsqu'à ces crachats de teinte jaunâtre s'ajoutent des hématies, ils prennent la couleur de rouille ou légèrement orangée (1).

Les crachats visqueux, transparents, mêlés ou non à de petites bulles d'air, soit *rouillés* ou *safranés*, adhérents au vase, que l'on peut ren-

(1) Andral, *Sur l'expectoration*. Thèse. Paris, 1821, p. 33, 42, etc.

verser sans qu'ils se détachent, sont caractéristiques de la pneumonie; mais ils n'ont pas toujours des caractères aussi tranchés. Ils doivent leur consistance et leur viscosité si caractéristiques aux particularités sécrétoires signalées page 517, qui toutefois ne vont pas jusqu'à donner à la mucosine l'état concret (1).

Dans l'hémoptysie, les crachats n'ont qu'une ressemblance éloignée avec ceux de la pneumonie; ils présentent des stries, des points sanguinolents, mais le sang n'est pas combiné avec le mucus. Les crachats jus de réglisse, qui appartiennent à la pneumonie, ont été observés aussi dans la pneumorrhagie. Lebert a vu des crachats qui devaient leur couleur rouge à la présence de cristaux d'hématoïdine.

Des crachats fibrineux.

Quand on examine les crachats de la pneumonie au microscope, on y trouve un grand nombre de globules rouges intacts, faciles à reconnaître par leur forme et leur couleur, avec une quantité variable de globules de pus; on y voit parfois quelques rares cellules prismatiques ou sphériques renfermant ou non des granules d'hématosine et provenant des bronches. Lorsque la pneumonie passe au second degré, on y rencontre de plus des petits filaments opaques, striés ou non, qui, à un faible grossissement, se montrent divisés et subdivisés par dichotomie. Ce sont les coagulations fibrineuses formées dans les plus petites bronches et englobant des leucocytes visibles directement ou après l'action de l'acide acétique. Suivant quelques auteurs, ils proviennent du sang épanché en nature, après la rupture des vaisseaux (Gubler, Grisolle). Mais il s'agit là d'une exsudation simple du plasma sanguin avec formation de la fibrine qui se coagule aussitôt (voyez p. 233).

A la troisième période de la pneumonie, on trouve en outre du mucus, beaucoup de globules de pus et très-peu de ces filaments fibrineux. Quelques auteurs disent que dans la bronchite pseudo-membraneuse chronique les caillots fibrineux sont accolés aux parois, et que leur centre es creux en forme de canal, tandis que dans la pneumonie ils sont pleins.

Il est encore un autre ordre d'expuitions fibrineuses qu'on peut observer dans divers autres cas de bronchorrhées avec ou sans fièvre chez

(1) Il est peu d'erreurs plus grave que celle des auteurs qui pensent des crachats de la pneumonie qu'*ils doivent leur viscosité à la fibrine qu'ils contiennent* et qui disent que c'est en raison de cela qu'on appelle *crachats fibrineux* ceux de la pneumonie. Les *crachats fibrineux* sont ceux auxquels se trouvent mêlés des *filaments de fibrine* faciles à distinguer de la mucosine par les caractères indiqués page 524.

certains sujets cachectiques. Des productions de cet ordre m'ont été envoyées encore récemment, en assez grande quantité, par M. le docteur Lacroix; elles étaient expulsées par une femme albuminurique, âgée de vingt-sept ans, atteinte d'anasarque, à la suite de quintes de toux, sans crachats puriformes ni sanguinolents.

Ces productions peuvent être rendues presque seules ou avec une quantité plus ou moins grande de crachats fluides. Elles se présentent assez communément avec les mêmes caractères chez les divers sujets pendant des semaines et des mois, sans causer d'accidents aigus, ni comparables à ceux de la diphthérie.

Elles sont parfois à l'état de petits grains blancs, de consistance presque charnue, ayant depuis un volume imperceptible jusqu'à 1 ou 2 millimètres de long. Ces grains sont ou non accompagnés de corpuscules de même aspect, cylindroïdes, simples ou ramifiés.

D'autres fois enfin ce sont des corps cylindroïdes, arborescents, à ramifications allant depuis une épaisseur de 3 à 4 millimètres jusqu'à un diamètre imperceptible, et reproduisant d'une manière curieuse et plus ou moins complète le moule des petites bronches. Il peut en être rendu des amas d'un poids de 20 à 40 grammes, une et plusieurs fois par jour.

La constitution fibrineuse de ces productions, et non muqueuse, est facile à constater à l'aide de l'emploi de l'acide acétique et d'après les caractères indiqués plus haut (p. 524) alors même qu'ils ont séjourné dans l'alcool. Le gonflement et la transparence déterminés par l'action de l'acide acétique permettent d'y reconnaître la présence en quantité variable d'un cas à l'autre d'épithéliums nucléaires, de cellules épithéliales, presque toutes prismatiques, déformées ou non, de leucocytes souvent granuleux, avec ou sans granulations graisseuses libres, isolées ou en groupes.

Crachats purulents.

La coloration jaune, que présentent souvent les crachats à la dernière période des diverses bronchites et de la pneumonie, est due uniquement à l'augmentation du nombre des leucocytes venant graduellement troubler, puis rendre opaque le mucus en le colorant (*muco-pus*) comme ils le font pour le sérum du pus.

Il y a des circonstances dans lesquelles les crachats ont absolument l'air de pus (1). C'est ce qu'on voit dans certaines périodes des différentes formes de phthisie, lorsqu'il y a des cavernes dont la face interne fournit

(1) On donne le nom de *vomiques* à des abcès qui s'ouvrent dans les bronches et déterminent l'expectoration d'une grande quantité de pus, mêlé ou non de sang. Le pus peut provenir des poumons, de la plèvre, des ganglions bronchiques, du foie,

du pus, absolument comme un ulcère. Alors il se produit ce qu'on appelle des crachats nummulaires, lesquels se dissocient généralement assez facilement dans l'eau, parce qu'ils sont représentés presque uniquement par des leucocytes avec une certaine quantité de granulations moléculaires interposées à ces éléments.

Les *crachats purulents* se présentent le plus souvent sous formes de masses verdâtres, blanchâtres, épaisses, à bords déchiquetés, adhérentes au vase ou nageant dans un liquide plus ou moins alcalin. Leur couleur, leur consistance, dépendent de la proportion variable du pus et du mucus qui les constituent. Les crachats formés de pus presque pur sont d'un blanc mat ou jaunâtre, s'étendent, s'aplatissent dans le vase comme de la purée; d'autres fois déchiquetés, ils nagent dans de la sérosité (1).

Les crachats muqueux sont plus consistants, plus tenaces, plus réguliers; les crachats purulents sont plus diffluents, irréguliers, mal liés; mais, lorsque ces deux produits sont mélangés dans un même crachat, la distinction donnée par leur inspection devient le plus souvent impossible. Pourtant si l'on met la matière expectorée en contact avec de l'eau ordinaire ou de l'eau salée, si le crachat est formé de mucus, il surnage le liquide; si c'est du pus, celui-ci trouble l'eau et se précipite ensuite au fond du vase. Si le mucus domine, le pus est souvent retenu avec lui à la surface du liquide; ils constituent alors les crachats dits *muqueux puriformes*. Ces derniers sont opaques, ils se présentent sous forme de masses épaisses, d'un blanc mat jaunâtre ou grisâtre et ressemblant au pus ; pourtant ils sont plus homogènes, non déchiquetés, mieux liés que les crachats purulents; toutefois il arrive souvent que cette distinction est impossible.

Dans la pneumonie arrivée au troisième degré, les leucocytes rendent les crachats sanieux, grisâtres; ils s'écoulent en nappe et simulent beaucoup ceux de la phthisie; ces crachats, lorsqu'ils se présentent, annoncent la terminaison de la maladie par suppuration. De la mucosine granuleuse et striée agglutine les leucocytes.

des reins, etc. Il arrive quelquefois, dit-on, que des matières puriformes formées rapidement en quantité considérable dans les bronches sont rejetées et simulent l'ouverture d'une vomique, à la fin des bronchites capillaire et variolique, par exemple.

(1) On en voit parfois qui ont la teinte *gris de souris* que présente le liquide exprimé de l'hépatisation grise pulmonaire. Les leucocytes sont alors parsemés de granulations grisâtres, fines, solubles dans l'acide acétique. La nature et la couleur des granules contenus dans les leucocytes et en suspension à l'état libre dans le mucus, sont la cause principale des variétés de teinte offertes par ces crachats. Des hématies s'y trouvent parfois, et même en assez grand nombre, pour les colorer un peu.

Dans les crachats nummulaires et puriformes on observe les mêmes éléments prédominants ; mais les globules du pus sont plus ou moins remplis de granulations azotées et graisseuses. Ces granulations existent aussi en liberté dans le liquide, et on observe de plus une grande quantité de gros leucocytes granuleux.

On peut trouver à la première phase de la formation des cavernes pulmonaires, des fibres élastiques rejetées avec les crachats. Ces fibres sont en général petites, minces, isolées, et faciles à reconnaître à leur double contour très-net, à leur direction contournée, et surtout à leur résistance à l'action de l'acide acétique. Quelquefois elles sont réunies en faisceaux affectant la forme annulaire qu'elles présentent dans le poumon ; elles sont alors plus faciles à reconnaître. La présence des fibres élastiques ne peut être rapportée qu'à une affection ulcérative du poumon. Le nombre des maladies autres que la tuberculose, qui produisent de pareilles destructions, est fort restreint ; ce sont la gangrène du poumon et plus rarement l'ouverture d'un foyer hémoptoïque ; ainsi, après abstraction faite de ces deux affections, on peut alors annoncer par le seul examen des crachats qu'il y a formation récente d'excavation tuberculeuse.

Dans les crachats de la phthisie mélangés de sang, on observe en général de grandes cellules épithéliales distendues, sphériques, et contenant de l'hématosine à l'état de granules de formes et de dimensions diverses, de ton plus ou moins foncé également.

Dans la deuxième période de la phthisie, les crachats deviennent purulents, opaques, verdâtres, privés d'air, ordinairement striés de lignes jaunes plus ou moins nombreuses (*crachats striés*). Ces stries ne sont formées que par du pus et des filaments de mucus, et leur forme allongée est due à ce qu'ils reproduisent la forme des canaux bronchiques dont ils viennent. Parfois, on rencontre dans les crachats des grumeaux d'une matière blanche ou jaunâtre que Bayle a comparés à du riz cuit ; elle est formée de cellules épithéliales et de leucocytes plus ou moins granuleux ; ils nagent au milieu d'un mucus fluide plus ou moins trouble (1).

(1) Le volume de ces grumeaux varie depuis celui d'une tête d'épingle jusqu'à un pois. On pourrait les confondre avec des grumeaux venant des amygdales, indiqués plus loin ; mais leur structure les différencie aisément. Ils sont constitués, par de grandes cellules d'épithélium pavimenteux pulmonaire, souvent granuleux, avec des leucocytes agglomérés par du mucus. Ce sont les crachats floconneux. Plus tard, ils deviennent homogènes, leur forme est arrondie (*nummulaires*), ou comme lacérée au pourtour. Ils sont lourds, plus ou moins consistants, ne gagnent pas toujours le fond de l'eau, et flottent quelquefois à la surface d'un liquide clair probablement salivaire, que les malades expectorent en même temps. Si l'on met ces crachats purulents homogènes et en purée dans l'eau, on les voit se séparer les uns des autres et devenir nummulaires. Plus tard ils prennent une teinte grisâtre, un aspect sale assez analogue à celui de la matière contenue dans les exca-

Crachats nummulaires.

Ce sont des crachats muqueux, purulents, épais, sous forme de masses à bords arrondis, circulaires, d'égal diamètre, demeurant isolées les unes des autres, surmontant un mucus plus ou moins clair, assez semblable à une solution de gomme. Si on les examine à la loupe, on reconnaît qu'ils sont composés par la réunion d'une foule de petits points formés par des amas de leucocytes plus ou moins granuleux. Ces petits amas sont réunis par un mucus, tantôt rendu jaune ou verdâtre par des leucocytes épars, avec ou sans globules rouges du sang, tantôt transparents (*crachats composés*). Ces crachats ont été considérés comme un signe certain de phthisie. C'est en effet dans les cavernes tuberculeuses qu'ils se forment le plus souvent.

Leur viscosité est plus ou moins grande, selon que, chemin faisant, au travers des bronches, ces crachats se sont mêlés à une plus ou moins grande quantité des mucosités bronchiques, qui sont toujours supersécrétées dans ces conditions-là.

Dans certains de ces crachats et dans ceux qui sont principalement puriformes, il n'est pas très-rare de trouver des débris de fibres élastiques recourbées sur elles-mêmes, qui viennent du parenchyme pulmonaire en voie de destruction, au fur et à mesure que les parois des cavernes s'agrandissent (1). Dans ces conditions, leurs parois abandonnent un certain nombre d'éléments anatomiques, qui résistent à la résorption, se mortifient et se détachent. Ce sont les fibres élastiques. Les autres éléments, les fibres lamineuses, les noyaux embryoplastiques, s'atrophient, se résorbent ou disparaissent graduellement à l'état de masses amorphes et de granulations moléculaires grisâtres. Mais les fibres élastiques résistent, c'est lorsqu'elles sont tout à fait mortifiées qu'elles se détachent, qu'on en trouve dans les crachats. Il faut pour cela que les cavernes soient déjà assez avancées.

Crachats de la gangrène pulmonaire.

Les crachats gangréneux peuvent être rendus en quantité considérable. L'expectoration est souvent facile, ayant lieu au moindre effort de toux.

vations tuberculeuses déjà anciennes, c'est quelques jours avant la mort qu'ils apparaissent, ils s'aplatissent sur le crachoir, forment une sorte de purée, sont quelquefois mêlés de sang ou entourés d'une auréole rose. On les dit alors *panachés*.

(1) Lorsqu'on fait ces observations, il faut connaître les caractères principaux des cellules et des trachées végétales, des fibres musculaires et autres éléments anatomiques provenant des aliments, parce qu'il en reste toujours quelques fragments dans les plis de la muqueuse buccale, dans le voisinage de l'épiglotte, ou entre les dents, qui se trouvent rejetés avec les crachats.

Parfois ils sont visqueux, collent aux lèvres, et tombent en filant avec salivation. Leur masse forme une bouillie ou détritus d'un gris sale, rouge en quelques points, exhalant une fétidité insupportable qui rappelle celle de la gangrène. L'haleine exhale une odeur semblable à celle des crachats, lesquels deviennent de plus en plus fétides à mesure que la maladie avance et que le malade dépérit. Parfois, plus tard, ils changent d'aspect, et ne sont plus formés que par un sang brunâtre, très-fétide et très-abondant, puis reprennent ou non leur premier aspect (1).

La couleur des crachats est d'abord d'un blanc laiteux, presque opaque, elle est due à des leucocytes et à des gouttes ou des granulations graisseuses; lour consistance est muqueuse alors. Ils deviennent ensuite puriformes, d'un jaune verdâtre, brunâtre, cendré et sanieux par l'addition aux leucocytes de détritus du tissu pulmonaire dont on retrouve parfois les éléments à l'aide du microscope. Ils contiennent souvent une certaine quantité de sang, dont les globules plus ou moins altérés leur donnent la couleur de l'acajou ou celle du chocolat; quelquefois ils renferment des lambeaux de tissu pulmonaire; ils exhalent une odeur de matières animales en putréfaction. Leur passage détermine dans le pharynx et la bouche une saveur désagréable, piquante, nauséabonde, et provoque quelquefois le vomissement (2).

La dilatation des bronches avec bronchorrhée produit quelquefois la fétidité de l'haleine, par suite de l'altération accidentelle du pus dans une cavité offrant les conditions favorables aux fermentations. Les crachats, suivant Laennec, prennent par moment l'odeur du pus d'un abcès, *ou même celle d'une plaie de mauvais caractère.* Grisolle, qui a vu des cas où l'expectoration restait pendant deux ans aussi infecte que dans la gangrène, ajoute cependant : « Ces malades exhalent communément bien moins une odeur de pourriture qu'une odeur fade, acide ou d'hydrogène sulfuré » (3). D'après Trousseau, cette fétidité dépend souvent de prédispositions individuelles, car elle se montre dans le simple catarrhe pulmonaire, comme dans certains flux blennorrhagiques, certains coryzas, etc.; elle rappelle alors l'odeur des matières animales en putréfaction, et se fait remarquer par sa persistance et sa longue durée (Trousseau) (4).

(1) Andral, *loc. cit.*, 1821, p. 83, et Minteguiaga. Thèse, 1868.

(2) Dans deux observations de Laycock citées par Lasègue, l'analyse des crachats fit attribuer leur odeur à la présence de méthylamine, d'acide butyrique et d'acide acétique. Neukomm et Lebert attribuent leur odeur à l'acide valérianique.

(3) Grisolle, *Pathologie interne*, 1864, t. II, p. 298.

(4) Leyden et Jaff (*Deutsches Archiv f. kl. Med.*, p. 488, 509, 1867), ont trouvé par l'action de l'iode sur les crachats putrides une réaction violette dans six observations; et ayant examiné le détritus qu'y forment les cristaux gras à un

On y trouve des leucocytes en abondance, dont beaucoup sont à l'état de corps granuleux, et un détritus composé de granulations très-fines. Il n'est pas rare de rencontrer au milieu de ces produits des faisceaux de fines aiguilles qui, traités par l'éther, le dissolvent comme les cristaux de matière grasse (cristaux de margarine). On y voit quelquefois des fibres élastiques, des amas de granules noirs, de matière graisseuse jaune et d'hématosine. On peut aussi rencontrer des cristaux de phosphate de chaux ou de phosphate ammoniaco-magnésien, et des cristaux de leucine et de tyrosine, produits de la décomposition des matières albuminoïdes (1).

Parfois il y a des fragments de faisceaux du tissu lamineux dans lesquels l'acide acétique ou la teinture de carmin rendent évidents les noyaux propres de ce tissu.

Presque toujours dans ces crachats et autres, quand ils sont fétides, il y a des bactéries (Leptothrix), des mycrozyma, des Spirillum et des cellules, de la levure ou des filaments de mycélium (*Oïdium*, *Leptomitus*).

Dans les crachats rejetés par des individus ayant des cavernes pulmonaires, on a constaté parfois la présence de Sarcines à noyau incolore, par groupe de 4, 8, etc. cellules (Friedreich). Ceux des sujets atteints d'anthracosis sont rendus noirs par des grains de charbon, dont la provenance végétale ou minérale peut parfois être déterminée. Ces granules sont, soit libres, soit inclus dans les leucocytes et dans les cellules épithéliales (2).

grossissement de plus de 600 diamètres, ils ont vu des granulations mobiles et 1° des Leptothrix buccalis ; 2° des champignons semblables à ceux qu'ils ont trouvés dans un cas de déjection de matière cholérique. Ils ont trouvé aussi ces champignons dans les parties gangrenées avec des cristaux de leucine et de tyrosine, des acides gras volatils, de l'acide margarique, de la glycérine, de l'hydrogène sulfuré et de l'ammoniaque, tous produits de la décomposition. Les crachats ordinaires qui se pourrissent présentent les mêmes caractères. Il est donc naturel de supposer que les crachats qui stagnent, donnent lieu à la bronchite putride (voy. Maljean, *Sur le symptôme fétidité*, thèse de Paris, 1873, in-4). Bamberger (*Gazette hebdomadaire*, 18 avril 1862), dans la bronchectasie a trouvé les acides butyrique, acétique et formique, de l'ammoniaque et de l'hydrogène sulfuré. Ils proviennent de la décomposition de matières organiques, qui se fait dans les bronches.

(1) Les cristaux de tyrosine se dissolvent sous le microscope par l'addition de l'éther et de l'alcool absolu : ils résistent à l'action de l'acide acétique et de la soude; l'acide nitrique ne les modifie pas, et après l'action de cet acide ils conservent la propriété de se laisser dissoudre par l'alcool absolu : l'acide chromique les colore légèrement en jaune, mais n'empêche pas leur solubilité dans l'alcool ; la solution d'iode les colore très-légèrement en jaune; ils ne sont pas modifiés par l'acide sulfurique. Ils se présentent sous forme de très-longues et fines aiguilles soit rayonnées, soit disposées en faisceaux, séparées les unes des autres à l'extrémité de ces faisceaux; quelques-uns sont incurvés, les autres droits et peu cassants. On les retrouve dans les foyers gangréneux à l'autopsie. Il ne faut pas oublier ici que dans toutes ces sortes de crachats il peut y avoir des détritus alimentaires végétaux et animaux.

(2) On trouve quelquefois dans les crachats des matières dures et concrètes,

Concrétions du mucus bronchique ou pulmonaire (calculs pulmonaires).

Ces concrétions (*broncholithes*) se forment dans le mucus des bronches oblitérées ou dans les dilatations de celles-ci, et elles sont parfois rejetées à la suite d'accès de toux.

M. Lhéritier en a analysé qui contenaient :

Phosphate de chaux	449
Carbonate de chaux	324
— de magnésie	115
Oxyde de fer	traces.
Mucus et eau	112

Dans quatre calculs de cette sorte, Sgarzi a trouvé :

Phosphate de chaux	156
Carbonate de chaux	39
— de magnésie	6
Oxyde de fer	9
Silice	8
Matière grasse soluble dans l'éther	6
Cholestérine	66
Mucus	9
Albumine altérée jaune brune	3
Perte	5

DIX-HUITIÈME LEÇON

DES MUCUS (FIN)

QUATRIÈME ESPÈCE. — MUCUS BUCCAL.

Il y a des glandules analogues aux glandes salivaires, vers la face des amygdales qui regarde la base de la langue. Mais leur muqueuse proprement dite, même celle qui s'enfonce dans les cavités ou lacunes de l'amygdale, est lisse et ne présente pas de glandes particulières. Néanmoins, elle sécrète comme la muqueuse de la vessie une certaine quantité de mucus.

Le mucus formé dans le pharynx est clair, tenace, filant, difficile à détacher ; les crachats contiennent quelquefois des parcelles caséiformes provenant des amygdales et dont nous reparlerons.

ayant l'apparence pierreuse ou osseuse, elles peuvent avoir une forme rameuse qui les distingue de celles qui viennent des autres parties. On connaît aussi des séquestres venant des cartilages dénudés du larynx ayant une forme aplatie (voy. la thèse inaugurale de M. le docteur Leroy, 1867, in-4). Il y en a qui sont à la fois osseux et cartilagineux. Il est facile de les distinguer des *concrétions* proprement dites.

Le mucus buccal proprement dit est alcalin. C'est en étudiant la salive que nous examinerons les circonstances qui le rendent acide, et qui donnent à la muqueuse buccale des alternatives de réactions acide et alcaline. Ce liquide pur ou mêlé de salive tient en suspension quelques cellules épithéliales pavimenteuses et des leucocytes.

Ces leucocytes sont presque toujours un peu gonflés, transparents. Ils sont gonflés par la salive mixte en particulier qui a la propriété de les rendre translucides et d'y faire apparaître des noyaux comme si on y avait ajouté un peu d'eau. En même temps les granulations moléculaires qui sont dans leur intérieur offrent un mouvement brownien assez énergique, et ils cessent de présenter toute trace d'expansions sarcodiques ou amibiformes.

Presque toujours, lorsque le mucus est acide en particulier, il y a dans ce liquide des leptothrix sous forme de petits filaments qui se développent à la superficie des cellules épithéliales du soir au matin. On les trouve surtout abondants, lorsque la bouche n'a pas encore été balayée, si l'on peut dire ainsi, par la salive.

Du dépôt gengivo-dentaire.

C'est à l'étude du mucus buccal et non à celle de la salive que se rattache l'examen de la constitution de l'enduit pulpeux, blanchâtre, qui se forme en peu de temps entre les dents, à la surface des gencives, et entre les papilles linguales auxquelles il communique une réaction acide, souvent attribuée à la muqueuse ou au mucus de la bouche.

Ce n'est pas par des principes de la salive, en effet, qu'il est composé, mais par du mucus demi-solide, passé à l'état grenu, retenant des détritus alimentaires qui bientôt entrent en voie de putréfaction, et donnant lieu ainsi à la production d'acides qui communiquent d'une manière constante leur réaction à ce dépôt. Ces phénomènes ont été très-bien étudiés par M. le docteur Magitot, et il a insisté sur l'influence qu'ils ont dans la production de la carie dentaire (1).

Ce dépôt est formé principalement par une matière amorphe finement grenue, provenant à la fois du mucus et des aliments; elle est facile à dissocier, et tient englobées d'autres parties constituantes qui peuvent se retrouver dans la salive expuée lorsque les mouvements de la langue et des joues détachent des parcelles de ce dépôt.

Cette substance grenue, blanche, pulpeuse, contient des vibrions des *Spirillum*, des cellules épidermiques, des leucocytes (globules muqueux)

(1) E. Magitot, *Études et expériences sur la salive considérée comme agent de la carie dentaire* (*Gaz. méd.* Paris, 1865, in-4, p. 380 et suiv.).

et des granules moléculaires ; mais les cellules épithéliales, les leucocytes, les granulations moléculaires et les *Leptothrix* (bactéries) s'y trouvent en bien plus grande quantité que les vibrions. Les leptothrix y prennent une longueur considérable lorsqu'on laisse la matière blanche s'accumuler pendant plusieurs jours sans l'enlever. Ces filaments atteignent et dépassent quelquefois $0^{mm},10$ à $0^{mm},20$ en conservant le même diamètre ; ils traversent le champ du microscope dans toute ou seulement dans une partie de sa largeur, sous forme de faisceaux serrés, feutrés et quelquefois ondulés ; il n'est pas rare d'en voir qui sont isolés dans toute leur longueur. Ces faisceaux sont simplement courbés en portions de cercles, ou décrivent de nombreuses flexuosités entre les amas d'épithélium. On parvient souvent à isoler de longs filaments et à constater leur implantation dans les masses granuleuses qui leur servent de sol (1).

C'est là leur développement normal ; ailleurs ils ont l'aspect de petites baguettes rigides, droites ou coudées, qui ne sont que la première période du développement de ces végétaux, et souvent ils sont détachés par les mouvements de la langue ou de la mastication avant qu'ils aient pu atteindre toute leur croissance. De là ils sont entraînés dans l'estomac ou dans le tube digestif, où peut-être ils continuent à se développer.

On trouve toujours ces baguettes ou filaments dans le mucus buccal, mélangés à des cellules épithéliales, aux leucocytes, à une grande quantité de *Leptothrix* à divers états de développement (voy. p. 248 et 250) et pris autrefois pour des vibrions (*Bacterium termo*, Duj. ; *Vibrio lineola*, Müll. ; *Vibrio baccillus*, Müll., etc.), et à des granules moléculaires ; on les observe chez tous les individus, bien portants ou malades.

Pour voir l'implantation de ces algues filiformes dans les masses finement granuleuses sur lesquelles ils croissent, il faut râcler fortement la langue avec le dos d'un scalpel aussi loin en arrière que possible ; car le dépôt pulpeux dont je parle se retrouve en fines couches à la surface de la langue, même à l'état normal, surtout le matin. C'est M. Lebert qui le premier a fait remarquer que les *baguettes* qui flottent dans la salive sont les filaments des algues arrachés du sol dans lequel ils croissent, et qui a été indiqué plus haut. La gangue amorphe granuleuse sur laquelle les filaments sont fixés par leur base, paraît formée soit de substances alimentaires déjà en voie de putréfaction commençante, réunies par suite de leur propre mollesse et par la salive ; soit de détritus de cellules d'épithélium, ou de mucus desséché à la surface de la langue et également en voie d'altération. Ce degré d'altération semble prouvé par la présence

(1) L'enduit devenant rapidement fétide qui se fixe intimement aux corps étrangers et aux pièces prothétiques de la bouche est constitué comme celui du sillon gengivo-dentaire. Il en est de même de celui qui recouvre le tartre des dents.

des leptothrix et des vibrions, qui ne se rencontrent que là où a lieu la putréfaction des substances azotées; il est prouvé aussi par ce fait que le développement du végétal est d'autant plus grand que les substances sont plus altérées et plus fétides (1).

La composition anatomique de ce dépôt se retrouve identique à peu de chose près dans les petites masses blanches que l'on voit assez fréquemment dans les lacunes des amygdales. Il faut connaître ce fait, parce que les malades, hypochondriaques ou non, sont très-préoccupés lorsqu'ils ont rejeté à la suite d'accès de toux quelqu'une de ces petites concrétions blanchâtres qui se forment dans les cavités des amygdales.

Il n'est pas besoin d'insister sur les différences qu'il y a entre ces concrétions et les plaques de *muguet*, qui sont essentiellement formées par des végétaux qui se sont développés à la superficie des cellules épithéliales sur la langue, sur la face interne des joues, et qui parfois se produisent en petite quantité à la surface des aphthes. Notons enfin que la matière blanche des aphthes renferme les éléments anatomiques que je viens de signaler tout à l'heure, des cellules épithéliales et des leucocytes, et de plus, des végétaux qui appartiennent au genre *Oïdium* (2).

Il se produit parfois dans les lacunes ou cavités de la surface des amygdales des concrétions ou calculs, soit durs et à cassure nette, soit assez résistants au toucher, mais friables sous l'influence de frottements un peu forts. Ils sont d'un blanc grisâtre, à surface verruqueuse ou poreuse, tandis que le centre est plus homogène, plus compacte. On y retrouve des cristaux cohérents, dont les arêtes et les faces sont plus ou moins régulières, de phosphate et carbonate calcaires. Une concrétion de ce genre a donné, à l'analyse faite par Laugier :

Eau	25,0
Phosphate de chaux	50,0
Carbonate de chaux	12,5
Mucus	12,5

J'ai constaté sur de petits calculs pisiformes de ce genre que la gangue indiquée ici sous le nom de mucus n'est pas formée de mucus proprement dit; elle contient, entre quelques cellules épithéliales, une assez grande

(1) Ch. Robin, *Histoire naturelle des végétaux parasites*. Paris, 1853, in-8, p. 347, et pl. I, fig. 1 et 2. Nous verrons, en étudiant la salive, pourquoi l'acidité de ce dépôt a été considérée comme appartenant à cette dernière humeur, soit à l'état normal, soit pathologiquement. Nous verrons aussi que ce produit n'a aucun rapport avec le *tartre dentaire*, qui est un véritable dépôt salivaire.

(2) Le mucus buccal et tonsillaire, mélangé à la salive mixte, concourt à constituer les *sputations buccales* étudiées plus loin, qu'il ne faut pas confondre avec les crachats *laryngo-bronchiques*. Ces deux sortes de produits sont souvent mêlés ensemble, mais il importe de connaître l'origine des humeurs qui les composent.

quantité de *Leptothrix* disposée en touffes comme dans la gangue mise à nu par la dissolution des sels du *tartre dentaire*. Les calculs des amygdales peuvent atteindre le volume d'une petite amande, et le poids de 2 à 3 grammes. Il n'y en a qu'un dans chaque lacune, qu'ils remplissent; mais il peut y en avoir plusieurs dans une amygdale seule.

CINQUIÈME ESPÈCE. — MUCUS STOMACAL.

Lorsque l'estomac est vide, dans les intervalles des moments où il ne sécrète pas de suc gastrique, il se couvre d'une mince couche grisâtre de mucus demi-liquide, que soulève le suc gastrique lorsqu'il vient à être sécrété. Ces deux humeurs se mêlent alors ensemble, et la première cesse d'être produite tant que dure la sécrétion de la seconde ; en sorte que l'une est sécrétée quand les organes qui produisent l'autre n'agissent pas, et *vice versa*. Mais en fait, au moment où agit le suc gastrique, il est formé du mélange de cette petite quantité de mucus stomacal sécrété par la surface de la muqueuse avec le produit de la sécrétion des glandes placées au-dessous, dans l'épaisseur de la trame de cette membrane (1). Il en est ainsi dans plusieurs parties de l'intestin au moment où elles accomplissent leur fonction.

Le mucus stomacal est faiblement alcalin, mais n'est jamais acide comme le produit de la sécrétion des glandes gastriques, sauf le cas de mélange avec cette dernière sécrétion.

C'est ce mucus alcalin et non le suc gastrique qui constitue le liquide filant, transparent, jaunâtre ou un peu grisâtre, qu'on trouve dans l'estomac des fœtus humains et des animaux domestiques, et qui est parfois vomi par le nouveau-né peu après l'accouchement (2).

(1) Il ne s'agit pas dans ce paragraphe du produit de la sécrétion des glandes en grappe simple à épithélium prismatique qui abondent surtout au voisinage du pylore, sur les Rongeurs particulièrement. Faciles à distinguer des petites glandes en grappe appelées *glandes à pepsine* parce qu'elles versent dans le reste de l'estomac le liquide contenant celle-ci, ces glandes sont dites *glandes muqueuses stomacales*. Mais si les expériences de Kölliker et de Schiff montrent que l'infusion de la muqueuse de cette portion de l'estomac est peu active comme suc digestif, il n'est pas prouvé que ce soit du *mucus* qu'elles sécrètent, qu'elles soient en un mot des glandes muqueuses. Quant aux *glandes à pepsine*, elles méritent ce nom, car en abrasant leur partie profonde on peut en obtenir une infusion, non acide, qui offre les propriétés de la pepsine et qui acidulée forme un suc gastrique artificiel.

(2) En parlant du suc gastrique et des liquides des vomissements dits *pituiteux*, nous aurons à revenir sur ce fait et sur celui de la supersécrétion de ce mucus filant, supersécrétion qui coexiste souvent avec l'absence de sécrétion des glandules de la muqueuse stomacale. Ces vomissements peuvent être observés à tous les âges dans diverses affections gastriques; la quantité de mucus rejetée peut s'élever à plus d'un litre par vingt-quatre heures, même dès la seconde enfance.

Les particularités précédentes montrent de la manière la plus nette combien diffèrent les mucus sécrétés par la trame des muqueuses et par leur épithélium d'une part, puis d'autre part, les sécrétions spéciales, produites par les glandes annexées à cette trame, soit dans son épaisseur, soit au-dessous d'elle, sécrétions qui entraînent les mucus lorsqu'elles affluent. Ici le produit acide spécial est sécrété par les glandes accompagnant la muqueuse qui a fourni ce mucus même.

C'est ce mucus que l'on croit être produit à l'exclusion du suc gastrique dans les diverses formes d'*embarras gastrique*, et concourir à la constitution des *saburres stomacales*, dont l'état de la langue indiquerait la nature et la quantité. Jusqu'à présent, aucune observation n'a bien établi les relations réelles de coexistence entre ces états de la langue et la supersécrétion du mucus que nous étudions; car la production de celui qui est rejeté après l'ingestion des vomitifs peut, dans ces cas-là, avoir été suscitée par ces médicaments eux-mêmes. On sait seulement que leur administration est généralement suivie d'une amélioration digestive.

SIXIÈME ESPÈCE. — MUCUS DES INTESTINS.

Ce mucus est grisâtre, demi-transparent, assez tenace, filant; il forme à la face interne de la muqueuse une couche demi-liquide douée d'une certaine ténacité naturellement visqueuse avec des flocons finement striés sous le microscope. Entre les stries se trouvent des granulations graisseuses, des leucocytes en petite quantité et des cellules épithéliales desquamées dont les agglomérations sont disposées en séries, en traînées.

Les granulations graisseuses qu'elles tiennent en suspension sont souvent accompagnées de quelques granules de biliverdine qui sont restés lors du passage des matières fécales.

Sur les suppliciés et les animaux récemment tués il n'y a jamais trace de *bactéries* dans ce mucus. Ce n'est qu'au bout de deux à quatre jours qu'il commence à s'en montrer, que ces mucus, soit à l'air libre ou retenus entre deux ligatures des diverses portions des intestins une température variant du jour à la nuit de 9 à 15 degrés.

Sur les suppliciés le mucus duodénal est acide, mais très-peu, surtout dans sa troisième partie. Celui du milieu du jéjunum et de l'iléum est alcalin, mais très-peu. Il en a été de même de celui de l'appendice cæcal, des côlons ascendant et transverse. Pourtant celui du fond du cæcum a été trouvé légèrement acide, ainsi que le liquide gris jaunâtre qui s'y accumule en petite quantité (Ch. Robin, Legros).

Dans toutes ces portions de l'intestin, bien que la muqueuse sous-jacente ait son épithélium normal, le *mucus* se compose pour près de la moitié de sa masse de cellules épithéliales prismatiques très-peu grenues, desquamées, isolées ou en lambeaux, avec quelques noyaux épithéliaux libres. Dans le mucus du milieu du jéjunum, il y a souvent un certain nombre de ces cellules qui sont remplies de granules graisseux en voie de pénétration chyleuse.

Le mucus de la fin du jéjunum, au lieu d'être grisâtre, prend une teinte jaune citron pâle, fait dû à la présence de granules de matière colorante biliaire, larges de $0^{mm},01$ au plus. Là de plus le mucus commence à être légèrement strié quand il ne l'est pas partout. Ces mêmes particularités se retrouvent dans le gros intestin.

Le contenu de l'appendice cæcal est ordinairement une pâte molle, brunâtre, légèrement alcaline, formée par le mucus finement strié, les épithéliums, les granules de matière colorante biliaire et les débris alimentaires qui viennent d'être indiqués. Parfois il y a de plus quelques cristaux de phosphate ammoniaco-magnésien isolés ou groupés.

Ce mucus est très-fréquemment supersécrété en quantité considérable et il peut présenter lors de son expulsion des aspects très-variés. Ainsi, dans la diarrhée, dans la dysenterie, il est rejeté sous la forme de flocons plus ou moins volumineux. Lorsqu'on vient à examiner ces flocons, on voit qu'ils sont formés de cette matière fondamentale du mucus naturellement striée et qui le devient davantage au contact de l'acide acétique.

Dans ces flocons se trouve une plus ou moins grande quantité de leucocytes, puis des cellules épithéliales, soit isolées, soit groupées en série formant en quelque sorte des cylindres agglutinés par ce mucus demi-liquide. Les leucocytes qui sont dans ces flocons sont presque toujours gonflés et présentent de prime abord, avant l'action de l'eau, de un à deux noyaux, comme s'ils avaient été traités par des réactifs, le mucus représentant par rapport à ces leucocytes un véritable réactif qui les modifie déjà.

Quant aux granulations graisseuses, elles sont plus ou moins abondantes selon la nature de l'alimentation. Et il importe d'en connaître l'existence, parce qu'elles peuvent être assez abondantes pour constituer de petites plaques blanches dans l'épaisseur de ces flocons de mucus.

D'autres fois ces corps gras forment des globules qui ont jusqu'à un ou deux dixièmes de millimètre d'épaisseur et qui sont composés par des aiguilles d'acides stéarique et margarique. Ils proviennent des corps gras dédoublés pendant une mauvaise digestion. Ils sont apercevables à l'œil nu, et ont été pris, par des personnes qui n'en connaissaient pas l'existence presque normale, pour des productions cryptogamiques ayant telle ou telle signification pathologique dans les cas de dysenterie et de choléra. Leur existence est donc importante à signaler. Ce sont simplement de petites masses formées par une intrication de cristaux aciculaires de ces corps gras autour d'une goutte d'huile comme centre.

Un liquide assèz mobile, un peu filant, transparent, surtout après le repos, ou grisâtre demi-transparent, d'autres fois trouble jaunâtre, coule assez souvent par l'anus, ou est rejeté par déjection chez les personnes atteintes d'ulcère du rectum, avec ou sans rétrécissement. La quantité rejetée est plus ou moins abondante selon les circonstances. Ce liquide est un peu filant, comme du mucus qui a été délayé dans l'eau. Tantôt il a l'odeur fade ordinaire et sans fétidité du *suc intestinal*, plus rarement il est presque inodore. Il a plus les caractères de celui-ci que du mucus.

Il tient habituellement en suspension des flocons blanchâtres, grisâtres ou jaunâtres, quelquefois bruns. Dans ce dernier cas, ils sont formés de débris de matières fécales. Les autres sont composés de mucosine striée englobant des leucocytes à peine granuleux, des épithéliums nucléaires avec ou sans cellules prismatiques, et souvent quelques restes d'aliments, tels que des fibres musculaires, des cellules végétales, etc., des gouttes graisseuses seules ou avec des groupes de petites aiguilles graisseuses.

Ces flocons sont plus ou moins jaunâtres selon qu'ils contiennent plus ou moins de leucocytes. Si tout le fluide est trouble, cela est dû tant à ces flocons qu'au nombre des leucocytes flottant librement ou en amas.

Il y a enfin dans ce liquide des amas finement grenus de forme et de grandeur variables, sphériques, ovoïdes ou sans coagulations déterminées, qui sont libres ou englobés dans des flocons de mucus strié. Ce sont des amas de substances azotées, mucosine ou autres, en voie d'altération.

Mucus concret de l'intestin.

Les conditions les plus habituelles dans lesquelles le médecin est appelé à étudier le mucus, sont celles où il a pris l'aspect absolument concret que l'on voit assez fréquemment chez les individus âgés, ou chez les dyspeptiques qui présentent des alternatives de diarrhée et de constipation avec *coliques sèches*. Chez ces malades, car cela constitue bien un des symptômes d'une véritable maladie, les selles sont parfois en partie formées par de longs filaments d'une matière muqueuse, blanchâtre, ressemblant un peu, quant à l'aspect extérieur, aux pseudo-membranes diphthéritiques pour lesquelles on les a vu prendre. Ces longs filaments sont doués d'une certaine ténacité. Tantôt ils forment de véritables membranes qui sont même parfois cylindriques, tubuleuses, parce que c'est un tube de mucus concret tapissant tout l'intestin qui a été rejeté d'un seul morceau.

Sous cette forme, il a été quelquefois décrit sous le nom de *rejet de la muqueuse intestinale* entière ou donné des lambeaux de l'intestin mortifié qui aurait été éliminé en entier.

Le plus souvent, on les prend pour des Helminthes, parce que ces masses de mucus s'accumulent et se moulent en bandelettes dans les plis de la muqueuse du gros intestin. Tantôt ils sont simples; tantôt ils sont au contraire subdivisés, bifurqués, trifurqués, parce que ces plis se réunissent les uns avec les autres et que les filaments de mucus se sont moulés sur ces plis. Leur ténacité est très-remarquable. Leur coloration grise et blanchâtre est une des causes qui ont amené à les prendre pour des vers ténioïdes. L'examen de ces filaments à l'aide du microscope fait reconnaître facilement leur nature (1).

(1) Jac. Bérenger a vu se former dans ses propres intestins des peaux de pituite. Gabucinus, Plater et Sennert enseignent que certains *tænias* des intestins ne sont pas des vers. Zollicofer pense que l'on devrait rapporter à ces concrétions pituiteuses les matières que Justus, de Leipzig, rendit par le ventre, s'imaginant que c'étaient ses intestins parce qu'elles en avaient la forme. J. Maurice Hoffmann, en examinant attentivement des matières rendues par une femme, et que d'autres personnes avaient prises pour la tunique interne des intestins, reconnut que c'était un mucus fort visqueux qui s'était formé au-dessus des valvules conniventes et condensé sous l'apparence d'une membrane. Treyling, observant une fausse membrane rendue par l'anus, admet aussi qu'elle est formée de mucus condensé, malgré sa ressemblance avec la forme de l'intestin côlon et de ses valvules conniventes. Parmi les auteurs contemporains, Gendrin (*Traité philosophique de médecine pratique : Des fièvres* [*dyspepsiques ou assodes*, 1842, t. III, p. 23) s'exprime ainsi : « Dans les dyspepsies nidoreuses, cette couche de mucus plus ou moins visqueux adhère aux parois intestinales comme de la glu étendue à leur surface. Cette couche s'enlève ordinairement avec facilité par la percussion d'un filet d'eau. Son adhérence est variable comme sa viscosité. Il n'est pas rare qu'elle ait une adhésion et une solidité si grandes qu'elle ressemble jusqu'à un certain point à une couche pseudo-membraneuse d'un blanc grisâtre ou jaunâtre... Le mucus déposé et comme agglutiné sur la muqueuse gastro-intestinale acquiert quelquefois une assez grande densité pour former des concrétions d'apparence pseudo-membraneuse qui sont excrétées avec les selles, et que l'on rencontre dans l'intestin après la mort. Ces concrétions muqueuses sont le plus souvent moulées sur la surface interne de l'intestin et ont la forme tubuleuse. On les trouve à cet état, enveloppant comme un fourreau les matières fécales, et quelquefois même des matières mêlées de mucus et de bile, qui sont comme elles le produit de la sécrétion morbide gastro-intestinale. Ces concrétions ne présentent jamais la moindre trace d'organisation qui autorise à les comparer autrement que par l'apparence aux concrétions pseudo-membraneuses organisables qui se forment sur les séreuses enflammées. Quelquefois la matière muqueuse ainsi à demi coagulée est rendue sous la forme de masses globuleuses plus ou moins denses, ressemblant à des masses d'albumine demi-coagulées. » Barrier rapporte une observation de ce genre avec autopsie : il s'agissait d'un enfant de trois ans (*Traité pratique des maladies de l'enfance*, t. II, p. 36, 2e édit., 1845). Il y a des exemples de *matière mucoso-gélatiniforme expulsée par l'intestin pendant la défécation*, cités dans les *Bulletins de la Société anatomique*, par Broca, 1854 et 1857, in-8, p. 163; 1° par Potain, sous forme de bandes blanchâtres, molles, longues de 30 à 40 centimètres, ne se dissociant pas dans l'eau. On n'y trouve que des globules de mucus et des cellules épithéliales plus ou moins déformées. Il les considère comme du mucus concret qui se coagule le long des bandelettes longitudinales de l'intestin ; ce mucus était expulsé par une

Ils sont composés d'une masse homogène, striée, qui devient encore plus striée par l'action de l'acide acétique. Ainsi, loin de passer à l'état homogène comme la fibrine sous l'influence de ce réactif, elle prend au contraire un aspect strié plus caractéristique encore.

Cette substance est demi-transparente ; elle réfléchit la lumière en gris lorsqu'elle est arrivée à l'état solide par suite de troubles de sécrétion dont j'ai signalé les causes principales (page 517). Cette opacité est due aussi à ce qu'il y a dans cette substance une certaine quantité de cellules d'épithélium prismatique presque toujours mal développées, c'est-à-dire n'ayant pas une forme prismatique bien nette ; elles sont même souvent ovoïdes et mélangées d'épithéliums nucléaires libres et de leucocytes en plus ou moins grande quantité. Ce mucus englobe aussi des granulations graisseuses, soit isolées, soit en séries, et enfin des fragments de matières fécales, surtout des corpuscules de la matière colorante de la bile devenue solide et qui sont plongés dans cette substance demi-concrète. Il n'est pas rare également d'y voir, chez certains sujets, des hématies.

Les épithéliums forment parfois des traînées assez longues cylindriques, qui ont été prises pour des glandes de l'intestin, par des personnes qui certainement n'avaient pas encore vu ses follicules, ou qui étaient persuadées que ces lambeaux venaient de la muqueuse intestinale mortifiée et expulsée. Il est très-facile de voir, en comparant l'aspect de ces cylindres d'épithélium aux glandes mêmes de l'intestin, que la disposition de celles-ci ne se rapproche en rien de celle des traînées de cellules épithéliales qui se sont agglomérées en amas cylindriques sous l'influence des contractions péristaltiques de l'intestin. Elles n'ont pas non plus la forme des gaînes épithéliales qui tapissent les villosités de l'intestin grêle.

Ces *mucus concrets* blanchissent un peu dans l'alcool qui les racornit et les durcit beaucoup. Ils se conservent longtemps dans l'eau sans s'y gonfler, ni s'y dissocier, et ils se putréfient lentement. En dehors des conditions dans lesquelles ils sont mélangés à des matières fécales, ils n'ont que l'odeur particulière fade propre à la sécrétion du gros intestin.

On voit quelquefois, mais plus rarement, du mucus concret de l'in-

jeune fille de dix-sept ans, après des attaques d'hystérie. 2° Par Dufour et Axenfeld, dans des cas de constipation opiniâtre. 3° Par Barth, qui regarde ces matières comme une sécrétion morbide de la muqueuse, avec disposition de ce mucus à se concréter. 4° Par Blondeau, chez une femme dyspeptique ; les fragments ressemblaient à des débris de vers. Il cite Morgagni, qui pense qu'on a pris parfois pour des déjections de graisse des matières muqueuses plus ou moins concrètes, blanchâtres, que sécrètent les glandes intestinales, sous forme de lambeaux plus ou moins épais, plus ou moins longs et plus ou moins larges. Van Swieten, Bontius, Sylvius, Benevoli, en ont signalé sous le nom de *pituite concrète*. Voyez aussi Cruveilhier, *Anatomie pathologique*. Paris, 1862, t. IV, p. 452, etc.

testin grêle rendu comme des filaments dont je viens de parler et offrant les mêmes caractères. Ces bandelettes ou filaments se distinguent cependant des précédents, parce qu'ils sont plus souvent subdivisés et même anastomosés. Cette dernière particularité est due à ce que, concrété dans les sillons qui séparent les valvules conniventes de l'intestin grêle, ce mucus demi-solide reproduit la forme de ces interstices; par suite, le lieu de la formation de ces concrétions peut facilement être déterminé.

SEPTIÈME ESPÈCE. — MUCUS CHOLOCYSTIQUE.

Le mucus de la vésicule du fiel doit être rangé au nombre des mucus types et les plus purs qu'on puisse obtenir en quantité notable. Il est en effet sécrété par la muqueuse de la vésicule biliaire, qui chez l'homme est dépourvue de glandes et de villosités. Il se mêle habituellement à la bile, dont il n'est guère isolable et à laquelle il donne une certaine viscosité qui n'est pas naturelle à cette humeur, tant qu'elle est encore dans le canal hépatique; fait noté depuis longtemps (1795) par Bernard (de Leyde) d'après l'examen de ce liquide dans un cas d'oblitération du canal cystique. Mais il n'est pas rare de trouver ce mucus pur remplissant simplement la vésicule du fiel ou même la distendant considérablement. C'est ce qu'on observe dans toutes les lésions du foie qui font cesser la sécrétion biliaire, comme la cirrhose, l'*ictère grave* et quelques-unes des autres affections qui amènent ce qu'on a appelé l'*acholie*.

On rencontre aussi ce mucus pur quand un calcul biliaire ou une tumeur des voies biliaires ou de l'intestin amènent l'oblitération du canal cystique ou du conduit hépatique. Il est probable toutefois qu'on a pris parfois la bile incolore pour du mucus.

Dans ces conditions, la sécrétion du mucus continue comme à l'état normal, on voit nettement alors qu'elle n'a rien à faire avec celle de la bile et que ce mucus constitue une humeur surajoutée à celle-ci, et encore seulement lorsqu'elle séjourne dans la vésicule. Ce mucus manque par conséquent chez les animaux qui, comme les solipèdes, n'ont pas de vésicule biliaire. La bile de bœuf en contient plus que les autres. Il est tantôt très-coulant, comme séreux, bien que filant, ou d'aspect analogue à celui du blanc d'œuf et filant comme lui ou comme de la synovie; tantôt il a la consistance, la viscosité et l'état filant du mucus nasal, ou même il est presque gélatiniforme tremblotant.

Il est tout à fait incolore, ou jaunâtre à la manière du sérum sanguin, ou un peu grisâtre, troublé par des granulations moléculaires, des flocons de mucosine concrète striée, des cellules épithéliales prismatiques, plus ou moins granuleuses, déformées ou non; parfois cependant il est rendu légèrement verdâtre sans doute par un peu de biliverdine restée dans la vésicule.

Il est d'une saveur fade sans trace d'amertume ou tout à fait insipide, ce qui montre l'absence des principes de la bile. Il est alcalin. L'acide acétique le rend visqueux, épais, comme coagulé et d'aspect strié sous le microscope, sans le rendre blanc à la manière de l'albumine coagulée. La chaleur ne le coagule pas, mais rassemble en couche et sépare du reste du mucus les portions floconneuses de mucosine, et celles-ci entraînent les particules en suspension. L'alcool ne le coagule pas non plus et sépare aussi en flocons la mucosine sans la blanchir. Ce n'est par conséquent pas une humeur *albumineuse*. Il se mêle à l'eau et la rend muqueuse, susceptible de mousser par l'agitation. La soude et la potasse n'en changent pas sensiblement l'aspect (1).

Gorup-Besanez a vu ce mucus former une masse jaunâtre, présentant la plus grande analogie avec le mucus nasal. Desséché et pulvérisé, il était insoluble dans l'eau, l'alcool et l'éther.

L'analyse de cette substance lui a donné les nombres suivants, ce qui le rapproche des autres mucus (voy. la note p. 523-524) :

Carbone	51,68
Hydrogène	7,06
Oxygène	28,04
Azote	13,22

Quevenne a fait l'analyse d'un mucus de ce genre recueilli par Gubler dans une vésicule biliaire dont le col était entièrement oblitéré par un calcul de cholestérine gros comme une aveline; un autre calcul semblable était libre dans la vésicule, dont la membrane interne était lisse et polie comme une séreuse. Elle contenait environ 200 grammes d'un liquide jaune-paille, un peu plus pâle que le sérum du sang, limpide, de consistance sirupeuse, filante, d'odeur cadavéreuse, d'une saveur légèrement salée, nullement amère. Densité, 1007, à 16 degrés centigrades; réaction légèrement alcaline. Une portion versée par le filtre passait limpide en conservant sa propriété d'être filante.

L'ébullition ne coagulait pas ce liquide et ne faisait que le rendre nébuleux. L'acide acétique y produisait des flocons glaireux, lesquels étaient fortement rétractés, mais non redissous par un excès d'acide. L'acide azotique y causait un précipité *albuminoïde* que dissolvait un excès du réactif. Toutes ces réactions se rapportent à celles qui ont été reconnues

(1) Gubler, *Compt. rend. et Mém. de la Soc. de biol.* Paris, 1850, in-8, p. 145.

comme propres à la mucosine, y comprise la proportion des phosphates terreux qu'il a fournis par la calcination (p. 523).

L'analyse du liquide a donné à Quevenne les résultats suivants :

Eau	985,00
Chlorure de sodium (en forte proportion) — de potassium (des traces) Carbonate de soude	3,06
Phosphates de chaux et de magnésie	0,25
Matières extractives	5,44
Matière protéique coagulée (mucosine)	6,25

En admettant que la bile existe encore dans la vésicule du fiel au moment de l'oblitération du canal cystique, les faits qui précèdent montrent qu'elle disparaît complétement par un long séjour dans ce réservoir, et que c'est bien une humeur ayant la composition des mucus, produite par une membrane dépourvue de glandes qui remplace la bile.

Ce n'est donc pas aux calculs biliaires qu'appartiennent les concrétions purement calcaires, blanches, et les matières de même nature et de même couleur, pulvérulentes ou pâteuses, qu'on rencontre parfois dans la vésicule du fiel avec oblitération du canal cystique (Cruveilhier). On ne les trouve en effet que dans celles qui sont pleines de mucus et ne renferment plus de bile, parce que depuis longtemps elles ont cessé d'être en communication avec le canal hépatique.

Un calcul de ce genre, observé par Bailly et analysé par O. Henry, a offert la composition suivante :

Carbonate de chaux	72,70
— de magnésie	traces.
Phosphate de chaux	13,51
Oxyde de fer	2,98
Mucus avec un peu d'oxyde de fer et de matière colorante biliaire	10,81

HUITIÈME ESPÈCE. — MUCUS VÉSICAL.

Il est produit principalement par la muqueuse vésicale et par la muqueuse de l'uretère sans mélange de liquide glandulaire (1).

D'abord il n'est pas apercevable dans l'urine. Mais au bout de quelques instants d'immobilité du liquide, il se dépose sous la forme de flocons plus ou moins nuageux, et au bout d'un certain temps, lorsque

(1) On sait que ces muqueuses, y compris celle du trigone vésical, sont dépourvues de glandes, fait important dans l'étude de la sécrétion des mucus (p. 517).

les urines sont chargées d'urate de soude, on voit se produire un dépôt de ce sel à la superficie du mucus floconneux.

Il existe dans l'urine à l'état de mélange et en suspension plutôt qu'à l'état de dissolution; car invisible après la miction, il se dépose en nuages grisâtres légers, transparents, quand la substance est peu abondante. Ce sont des flocons grisâtres, moins hyalins, lorsqu'il y a beaucoup de cette matière, fait qui accompagne le catarrhe vésical et quelques autres affections de l'organe. Leur moins de transparence est, du reste, proportionnelle à la quantité des éléments anatomiques de l'épithélium et du pus qu'entraîne la substance en se déposant. Ce qui prouve que, même dans l'état normal, il y a mélange et non dissolution, c'est qu'en recevant, comme l'a fait Berzelius, dans trois verres différents l'urine rendue après être longtemps resté assis, la première portion est celle qui renferme le plus de cette substance; il y en a moins dans la deuxième et pas ou presque pas dans la troisième.

Le mucus donne à l'urine la propriété de produire une mousse épaisse, lorsqu'on vient à l'agiter. Ayant à peu près la même réfrangibilité que l'urine, il ne trouble pas sa transparence au moment même de l'émission; mais quand il forme des nuages ou énéorèmes d'une teinte blanchâtre ou d'un reflet légèrement brillant, si l'on filtre de l'urine, le mucus reste sur le filtre en flocons isolés et transparents, qui se rassemblent ensuite à la surface du papier et forment un enduit brillant comme vernissé. Humecté d'eau, ce résidu se gonfle et reprend l'apparence première du mucus sans se dissoudre; les acides minéraux non étendus le dissolvent avec facilité; il en est de même de la potasse et de l'ammoniaque; mais ces alcalis le rendent visqueux et filant. Traité par l'éther, il abandonne les traces de matière grasse dont les analyses indiquent l'existence dans l'urine à l'état normal. La quantité de mucus contenue dans l'urine est très-faible, 0,32 sur 100 en moyenne, d'après Berzelius (1).

On ne constate quelquefois, dans les nuages ou énéorèmes formés par le mucus, que des cellules d'épithélium; mais, le plus ordinairement, on distingue en même temps des leucocytes chagrinés, compressibles, plus

(1) Rayer a proposé de déterminer approximativement la proportion du mucus accidentel de l'urine, en remplissant de ce liquide de petits tubes de verre, dans lesquels il se produit, au bout de vingt-quatre heures, un dépôt dont le mucus constitue la couche inférieure, surmontée d'une certaine quantité d'acide urique, d'urates, ou d'autres sels. Ces *dépôts muqueux* morbides varient depuis l'état nuageux jusqu'à celui de flocons ou même de matière en masse visqueuse, dense, tenace, comme certains crachats dits de *gomme en gelée*. Ils peuvent être plus ou moins opaques, selon la quantité d'hématies, de cellules du pus et d'épithéliums granuleuses ou non qu'ils entraînent.

ou moins adhérents entre eux. Ces globules existent en nombre variable, tantôt rares et isolés, tantôt abondants et groupés de différentes manières. Rayer et Vigla ont considéré la présence de ces leucocytes dans le mucus urinaire comme l'indice d'un état morbide. Selon ces auteurs, le mucus normal est privé de leucocytes; mais M. Donné a noté avec raison la constance à l'état normal d'un petit nombre de ces éléments dans les énéorèmes.

Depuis longtemps, M. Donné a signalé que les globules du mucus vésical sont plus petits que ceux des autres mucus et que ceux du pus (1). Il résulte de recherches que M. G. Hervé de Lavaur et moi avons faites sur des urines d'un grand nombre de malades que, dans les cas où les urines sont fortement purulentes et laissent déposer du pus proprement dit, les leucocytes sont semblables ou à peine différents de ceux du pus phlegmoneux. Il en est de même de la conjonctive quand elle est violemment enflammée; les leucocytes du mucus purulent produit alors ne diffèrent pas de ceux du pus ordinaire. Si au contraire l'urine ne laisse déposer que des flocons de mucus grisâtre et léger, les leucocytes qu'ils entraînent diffèrent des précédents, et quand les urines commencent à devenir purulentes, ils se trouvent mêlés à ceux qui ont les caractères des leucocytes ordinaires du pus, dont ils se distinguent néanmoins facilement.

Les leucocytes du mucus vésical non purulent ont un volume qui est d'un tiers ou de moitié plus petit que celui des globules du pus. L'état de concentration relative de l'urine fait que dans ce liquide frais ils sont moins transparents, à contour net, brillants comme un petit globule d'argent, tandis qu'ils sont comme gonflés et turgescents, quand l'urine est ammoniacale, et cela par la même raison qui fait que se gonflent les leucocytes du mucus buccal, car dans l'un et l'autre cas ces caractères se rapprochent de ceux que présentent les globules de pus mis en contact avec l'eau. Sur un certain nombre des leucocytes du mucus vésical la paroi pelliculaire superficielle est distendue sous forme d'une auréole transparente parfaitement homogène, non granuleuse, à bords nets. Vers le centre, ou le plus souvent contiguë à cette dernière, se trouve placée la masse granuleuse du leucocyte conservant encore tous ses caractères. Les plus grandes de ces auréoles peuvent aller jusqu'à doubler à peu près le diamètre total du leucocyte. Ces leucocytes sont isolés ou

(1) Toutes les urines fraîches d'une densité moyenne ou supérieure à la moyenne resserrent un peu les leucocytes de la sorte, comme le font les solutions de phosphate de soude et autres analogues. Elles diminuent aussi un peu la largeur des hématies par une action analogue, fait dont il importe de tenir compte dans l'examen de l'urine des diverses sortes d'hématurie.

réunis en groupes de trois ou en plus grand nombre. L'action de l'acide acétique, de l'eau, etc., est la même que sur les autres leucocytes. Quoique très-petits, presque toujours cet acide y détermine la formation de trois noyaux d'un volume proportionné à celui du globule; leur nombre peut varier de deux à quatre. L'acide acétique n'a aucune action sur l'auréole signalée plus haut, il la rend un peu plus transparente, mais elle continue à entourer le globule devenu plus pâle et dont les noyaux sont plus apparents qu'avant l'action de l'acide acétique. Les dimensions des leucocytes du mucus vésical sont les suivantes : de $0^{mm},007$ à $0^{mm},009$, avec l'auréole de $0^{mm},010$ à $0^{mm},13$; le diamètre des noyaux est de $0^{mm},001$ à $0^{mm},003$ (1).

Chez les individus qui ont eu autrefois une cystite, il y a, d'une manière constante, production assez abondante de ce mucus, et sa supersécrétion est très-caractérisée dans certaines affections de la vessie, dans ce qu'on appelle le catarrhe vésical, dont c'est là un des symptômes. Le dépôt dans ce cas est plus ou moins coloré, rendu plus ou moins opalescent par la présence des leucocytes, et le liquide devient parfois puriforme. En se déposant, il entraîne toujours les éléments anatomiques en suspension dans l'urine, c'est-à-dire des cellules épithéliales pavimenteuses ou prismatiques irrégulières qui se détachent de la face interne de la muqueuse vésicale, les leucocytes et les globules du sang s'il y en a.

NEUVIÈME ESPÈCE. — MUCUS URÉTHRAL.

En fendant le canal de l'urèthre et comprimant sa muqueuse d'arrière en avant, on fait suinter par l'orifice des glandes de Littre un liquide muqueux assez tenace, demi-transparent, grisâtre, se délayant assez difficilement dans l'eau. Il tient toujours en suspension quelques leucocytes peu nombreux et quelques cellules épithéliales polyédriques venant des glandes, ou des cellules pavimenteuses venant de la muqueuse uréthrale (voy. p. 454).

Ce mucus est supersécrété dans un grand nombre de conditions, et cette supersécrétion caractérise les diverses variétés des blennorrhagies. Tantôt il reste grisâtre, demi-transparent, teinté de cette manière par quelques leucocytes et quelques cellules épithéliales; tantôt il est rendu puriforme par le grand nombre des premiers. Dans ces dernières circonstances, les leucocytes se chargent de nombreuses granulations, les unes grisâtres, les autres graisseuses, et ils donnent au liquide une coloration d'un jaune verdâtre.

(1) Voyez Hervé de Lavaur, *De la cautérisation de la vessie dans les hématuries vésicales*. Paris, thèse in-4, 1849, p. 21 à 23.

Dans presque toutes ces conditions, l'humeur devient virulente en même temps qu'elle est supersécrétée, et son contact détermine dans les muqueuses conjonctivale ou vaginale, une supersécrétion analogue d'un mucus semblablement virulent.

Il importe de bien distinguer parmi les écoulements de l'urèthre les deux variétés de mucus qui les composent :

1° Dans les uns le mucus est produit (parfois assez abondamment) sans causer de sensation de piqûre bien vive ; il est presque aussi transparent que de l'eau, non filant, empesant un peu le linge qu'il tache en grisâtre très-pâle et forme des marques à bord net un peu plus foncé que le centre de celles-ci. Quand il est peu abondant, il ne fait qu'humecter les lèvres du méat. Il ne contient qu'un petit nombre de cellules épithéliales polyédriques grisâtres et de rares leucocytes peu granuleux. Lorsque l'on recommande aux malades de ne faire sortir ce mucus qu'après plusieurs heures, ces deux sortes d'éléments deviennent plus abondants, le rendent grisâtre, demi-transparent ou gris blanchâtre opalin, sans qu'il prenne la teinte jaune du pus qu'il offre dans la blennorrhagie, et les taches qu'il forme, au lieu d'être jaunâtres, sont d'un gris sale.

2° La deuxième variété est le mucus puriforme ou muco-pus virulent blennorrhagique jaunâtre ou même verdâtre. Dans celui-ci les leucocytes l'emportent de beaucoup sur les cellules épithéliales. Il répand en outre une odeur spéciale fade et pénétrante à la fois, désagréable, s'exagérant promptement au contact des corps poreux, comme les étoffes qu'imprègne le liquide.

DIXIÈME ESPÈCE. — MUCUS DU COL UTÉRIN.

On donne ce nom au produit de la sécrétion des glandes du col de l'utérus, glandes larges et volumineuses qui versent constamment une très-petite quantité de cette humeur et qui la produisent surtout pendant la grossesse. Toutefois il importe de noter qu'il est un véritable produit de sécrétion glandulaire et non un mucus.

Ce produit est gélatiniforme, tenace, visqueux, toujours alcalin. Au contact de l'eau, il est très-long à se gonfler. Il conserve pendant très-longtemps la configuration qu'il avait au moment où on l'a placé dans le liquide. La plupart des autres mucus se gonflent dans l'eau, et lui communiquent de leur viscosité. Il n'en est pas de même de l'humeur dont je parle en ce moment.

C'est ce produit qui, supersécrété dans certaines affections du col de l'utérus, forme cette masse gélatiniforme tenace qui se rencontre à l'orifice du col utérin ; il est quelquefois rejeté comme une masse assez volumineuse pendant la durée des injections que l'on recommande dans ces conditions-là.

C'est un produit incolore et tout à fait translucide. Il ne tient en suspension que quelques cellules épithéliales prismatiques en très-petit nombre, qui manquent même parfois tout à fait chez des femmes qui pourtant ont eu des enfants ou des métrites. Il contient en outre un certain nombre de leucocytes. Sa substance est tout à fait homogène ou à peine striée.

Il forme, pendant la grossesse, cette masse tenace qui remplit le col de l'utérus qu'on appelle le *bouchon gélatineux* (1); car, à cette époque, il est normalement sécrété en quantité plus grande que pendant l'état de vacuité de cet organe, et il forme alors une masse assez considérable.

Dans les cas morbides dont j'ai parlé, il est très-souvent troublé ou rendu puriforme par la présence d'un certain nombre de leucocytes.

Les glandes du col qui produisent ce liquide sont fréquemment le siége de dilatations kysteuses qui portent le nom d'*œufs de Naboth*, lorsque les kystes sont petits et siégent dans la muqueuse de la cavité même du col, au lieu d'être placés sur les lèvres du museau de tanche. Le contenu de ces kystes est tantôt semblable au mucus versé hors des glandes, tantôt un peu moins consistant et plus filant. Il tient en suspension assez souvent, mais non toujours, des cellules épithéliales plus ou moins granuleuses et des leucocytes, qui le rendent moins transparent, grisâtre ou blanchâtre, uniformément ou çà et là.

Il n'est pas rare d'y rencontrer des sympexions tels que ceux dont je parlerai plus loin.

Comme depuis longtemps l'ont très-exactement reconnu les accoucheurs, les glaires de l'accouchement, filantes et transparentes comme le blanc d'œuf, sont constituées par la sécrétion des glandes utérines du col, produite en quantité considérable lors des derniers jours ou des dernières semaines de la grossesse et surtout pendant le travail (2).

ONZIÈME ESPÈCE. — MUCUS DU CORPS DE L'UTÉRUS.

Ce produit est tout différent du liquide sécrété par le col de l'utérus. Il est toujours alcalin, grisâtre, très-peu visqueux, demi-liquide. Il est

(1) Burdach, *Traité de physiologie*. Paris, 1837, in-8, t. IV, p. 72, etc., et Ch. Robin, *Sur les modifications de la muqueuse utérine pendant et après la grossesse* (*Mém. de l'Acad. de médecine*. Paris, 1861, in-4, t. XV, p. 81 et suiv.).

(2) Il ne faut pas confondre ce produit *glaireux*, filant, etc., sursécrété pathologiquement parfois, s'écoulant nécessairement par le vagin et la vulve, avec le mucus vaginal décrit plus loin.

sécrété par la muqueuse même et son épithélium; il vient évidemment aussi des glandes de la muqueuse du corps de l'utérus; car on y trouve des gaînes épithéliales semblables à celles qui tapissent ces glandes, c'est-à-dire des gaînes formées par des épithéliums nucléaires rapprochés les uns des autres. Il contient de plus beaucoup d'épithéliums nucléaires libres et des cellules d'épithélium prismatique détachées de la face interne de l'utérus.

Ce liquide complexe ou mixte est supersécrété dans un certain nombre de circonstances qu'il importe de passer en revue, parce que dans ces cas-là son aspect et sa composition sont notablement modifiés.

La matière demi-liquide, lactescente, visqueuse, qui suinte par l'orifice des follicules utérins, sous forme de petites taches blanches, lorsqu'on presse la muqueuse chez les femmes mortes pendant leurs règles ou dans les premiers mois de la grossesse, offre la constitution suivante. Elle se compose d'un fluide visqueux, tenant en suspension une quantité considérable de fines granulations en grande partie graisseuses; mais elle doit surtout sa couleur et son état demi-liquide à la présence d'un nombre plus grand encore de cellules épithéliales, polyédriques, granuleuses, semblables à celles qui remplissent le tube glandulaire lui-même. La masse de celle-ci l'emporte de beaucoup sur celle du liquide même et des granulations. Les cellules sont la plupart parsemées de granulations graisseuses; quelques-unes en sont remplies et sont devenues sphériques ou sont restées polyédriques.

Ainsi, ce liquide ou plutôt cette matière est principalement composée des cellules épithéliales glandulaires en voie de desquamation, simplement humectées en quelque sorte par une petite quantité de mucus visqueux. C'est là également la composition de la substance blanchâtre, plus ou moins liquide, qu'on trouve entre l'utérus et les cotylédons placentaires chez les ruminants.

Il ne renferme ni principe immédiat, ni élément anatomique spécial qui puisse permettre de le comparer au lait, contrairement à ce qu'ont pensé pouvoir faire plusieurs auteurs anciens, qui le considéraient ainsi comme destiné à être absorbé et assimilé par l'embryon dans les premiers temps de la vie intra-utérine.

Il n'est pas très-rare de trouver des calculs ou concrétions dans la cavité du corps de l'utérus des femmes âgées. Ils sont parfois assez durs, mais le plus souvent friables, et ont quelquefois, bien que rarement, un corps étranger comme noyau. Ils sont formés principalement de phosphate de chaux, puis de carbonate de chaux et de phosphate ammoniaco-magnésien, avec une gangue flottant en nuages floconneux dans le liquide qui a servi à dissoudre les sels.

Du mucus utérin pendant la menstruation.

Pendant toute la durée de la menstruation, ce mucus est sécrété abondamment, et il devient plus filant que dans les circonstances dont nous venons de parler. Il s'y ajoute une certaine quantité de mucus du col et de mucus vaginal, mais en moindre proportion que ne semblent l'indiquer beaucoup de descriptions.

La veille ou l'avant-veille du jour où les règles vont se manifester, le mucus sécrété par l'appareil sexuel contracte une odeur *sui generis*, mais c'est plus encore celui de la vulve et du vagin qui acquièrent cette odeur que celui de l'utérus même; car normalement à l'état frais il a seulement une faible odeur fade spéciale. A l'époque du rut, les organes génitaux des mammifères femelles produisent des émanations qui correspondent à ce que nous venons de signaler chez la femme (1). L'invasion de la menstruation s'annonce ordinairement par le changement de coloration que subit le mucus utéro-vaginal ; de grisâtre qu'il était, il devient brunâtre, et tache le linge en cette couleur. La durée de cette période est ordinairement de un ou deux jours ; quelquefois, après une durée de douze ou vingt-quatre heures, ces signes s'effacent, et le mucus devient normal ; puis, après un intervalle d'un jour, apparaît subitement un écoulement de sang presque pur.

Aux éléments anatomiques en suspension dans le mucus ordinaire, et que nous avons étudiés plus haut, il faut joindre dans ces conditions nouvelles un plus grand nombre de leucocytes, quelques hématies venant des capillaires rompus à la superficie de la muqueuse utérine et des cellules épithéliales pavimenteuses en assez grand nombre, venant de la surface du vagin et de la vulve.

Lorsque l'hémorrhagie utérine se manifeste avec la plus grande intensité, en observant cette sécrétion trois jours après l'invasion, on y découvre : 1° une énorme quantité de globules de sang à l'état normal ; 2° quelques leucocytes ; 3° des cellules d'épithélium pavimenteux, surtout du vagin, des cellules prismatiques et des épithéliums nucléaires de l'utérus. Le tout nage dans un liquide assez abondant provenant du mélange de la sérosité du sang et des mucus du corps et du col utérin. La cessation des règles est caractérisée par la diminution de l'écoulement menstruel et par la disparition du sang, qui, précédemment, abondait dans le mucus utéro-vaginal. Le dernier jour, il a beaucoup d'analogie avec la sécrétion de la première période. On voit, après l'écoulement sanguin, assez souvent revenir un mucus blanchâtre, un peu purulent.

(1) Cette odeur est la même que celle du produit des glandes anales sébacées mais plus pénétrante.

Le sang qui s'ajoute au mucus supersécrété lors des phénomènes congestifs qui annoncent la maturation de l'ovule et amènent la rupture de l'ovisac, ce sang, dis-je, versé par le réseau capillaire sous-épithélial de la muqueuse utérine, ne diffère pas de tout autre sang épanché à la surface d'une membrane quelconque. Il n'était pas besoin des analyses du sang menstruel pour prouver ce fait, analyses qui n'indiquent pas la présence du mucus et des épithéliums qui pourtant l'accompagnent toujours. Aussi le sang menstruel ne constitue pas une variété particulière de sang, contrairement à ce que croient encore divers auteurs.

Notons enfin qu'à l'époque du rut la face interne de l'utérus et du vagin de beaucoup de mammifères sécrète un mucus semblable à celui que nous venons d'étudier. Ce mucus renferme même habituellement des hématies, mais en trop petit nombre pour colorer le liquide. Cependant, lors de la première ou de plusieurs des manifestations du rut, chez les femelles des carnassiers, etc., il est parfois sanguinolent et même assez fortement. Souvent aussi il est assez abondant pour couler en gouttes tombant hors des voies génitales.

Des lochies.

Le sang qui s'écoule de l'utérus après la délivrance est riche en leucocytes chez la plupart des femmes ; ce fait est en rapport avec celui que j'ai signalé plus haut, c'est-à-dire avec la présence de nombreux leucocytes dans les capillaires de la muqueuse utéro-placentaire et de la mince muqueuse en voie de génération. On en trouve généralement environ de un à cinq, pour cent globules rouges, quelquefois même leur quantité va jusqu'au double de la précédente. Cette proportion est celle qu'on observe dans le sang des lochies du premier jour, à partir de trois à six heures après la délivrance, sans qu'il soit possible de savoir exactement s'ils viennent uniquement du sang, ou si, comme il est probable, un certain nombre ne s'est pas déjà produit à la surface interne de l'utérus. Quoi qu'il en soit, ce fait est constant, mais il n'a aucunement l'importance qui a pu lui être attribuée d'après les vues inexactes qui règnent encore sur la nature du pus.

A compter de la *fin du premier jour*, le liquide qui s'écoule par le vagin ne contient plus qu'un tiers environ de globules rouges ou hématies à côté des autres éléments en suspension dans le fluide séro-muqueux des lochies. Les autres éléments sont des leucocytes en nombre un peu moindre que les hématies; ils sont isolés ou agglutinés les uns aux autres et forment ainsi des amas plus ou moins volumineux; ce sont enfin des cellules épithéliales pavimenteuses du vagin, isolées ou imbriquées plus ou moins abondantes, d'un sujet à l'autre. Parmi ces cellules, il en est qui sont sphéroïdales ou à peine polyédriques par pression réciproque, réunies en groupes, rarement isolées, semblables à celles de la profondeur de l'épithélium du vagin ou des lèvres du col de l'utérus. Ces dernières, bien plus étroites que les autres, et plus épaisses, renferment un noyau sphérique, parfois nucléolé, large de 7 à 8 millièmes de millimètre. Les premières ont un noyau ovoïde, sans nucléole, et quelques-unes d'entre elles manquent de noyau.

Le liquide plus ou moins visqueux et odorant qui tient ces éléments en suspension est parsemé de granulations moléculaires grisâtres très-nombreuses et d'un certain nombre de petits granules graisseux.

A partir du *deuxième jour*, les leucocytes augmentent de nombre, tandis que les globules rouges diminuent ; ils l'emportent en quantité sur les hématies, et les lochies prennent peu à peu une teinte roussâtre ou d'un gris roussâtre, qui passe au blanc grisâtre ou jaunâtre, à compter du troisième jour ou du quatrième jour, plus rarement du cinquième jour. Pendant cette période, on ne trouve presque plus de globules rouges dans les lochies, et même plus du tout du cinquième au septième jour. Les leucocytes sont, au contraire, l'élément anatomique prédominant, et parmi eux il en est qui sont devenus volumineux et ont pris les caractères qui les font appeler *globules granuleux*.

Avec ces éléments il existe encore des cellules pavimenteuses de l'épithélium du vagin, mais en moindre nombre que pendant les jours précédents; elles sont généralement réunies par imbrication en lamelles plus ou moins larges, auxquelles adhèrent souvent quelques-uns des éléments précédents. On trouve encore quelques cellules polyédriques, ou presque sphéroïdales, semblables à celles des couches profondes de l'épithélium vaginal et du col de l'utérus.

Les granulations moléculaires grisâtres en suspension dans le liquide devenu plus visqueux, sont beaucoup plus abondantes qu'aux époques antérieures, et les granules graisseux ont diminué de quantité (1).

Cette composition des lochies reste la même jusqu'à leur cessation, seulement dans les derniers jours, les leucocytes qui ont pris l'état granuleux deviennent plus nombreux.

Dans les maladies de l'utérus, la fétidité de l'écoulement symptomatique augmente par l'addition de l'odeur cataméniale. Durant la fièvre typhoïde, les règles deviennent fétides lorsqu'elles ne sont pas suppri-

(1) Voy. Ch. Robin, *De la muqueuse utérine pendant et après la grossesse* (*Mém. de l'Acad. de médecine*. Paris, 1861, in-4, t. XXV, p. 153 et suiv.). Les observations précédentes concordent avec celles faites déjà par M. Rombeau, soit seul, soit avec moi, et dont il a résumé les résultats dans sa thèse (Rombeau, *Études faites à l'Hôtel-Dieu sur les femmes en couches*. Paris, 1856, in-4, p. 23).

mées. L'écoulement utérin qui succède à l'accouchement présente déjà, vingt-quatre ou trente-six heures après la délivrance, une odeur spéciale, fade, nauséabonde, *gravis odor puerperii :* elle n'atteint son maximum d'intensité que vers le cinquième jour, alors que les lochies sont purulentes (Béhier). Tous les accoucheurs sont d'accord sur la fadeur caractéristique de cette fétidité et sur laquelle on ne peut se tromper. Elle varie, du reste, d'intensité à l'état normal, suivant les soins de propreté (Cazeaux), et suivant les individualités (Béhier).

A l'état pathologique elle change de caractère, lorsqu'aux lochies sont mélangés des détritus cancéreux, hémorrhagiques, gangréneux, ou des débris des membranes restées dans l'utérus. Le caractère spécial de putridité que peut prendre le sang au contact du pus ou du séro-pus lochial est alors un symptôme caractéristique de la métrite, surtout de l'endométrite (1).

Lorsque la maladie puerpérale se traduit par l'envahissement gangréneux superficiel, à tort dit diphthéritique, de la plaie utérine, la sanie qui s'ajoute aux lochies leur communique une fétidité spéciale, celle de la pourriture d'hôpital. Elle peut être, dans la plupart des cas, distinguée de l'odeur gangréneuse qui, outre ses caractères spéciaux, possède aussi celui d'être encore plus pénétrante et désagréable.

Il faut distinguer trois catégories dans les cas où les lochies prennent l'odeur gangréneuse. Dans un premier degré, le moins grave, qui survient, d'après M. Béhier, immédiatement après l'accouchement, chez quelques femmes vigoureuses, il se fait des mortifications superficielles de la muqueuse vaginale ; de là, l'odeur gangréneuse des lochies, passagère toutefois, et non accompagnée de symptômes généraux. A côté de cela, une autre espèce de gangrène, qu'on peut appeler traumatique, résulte de la compression des parties molles de la mère par la tête fœtale, et donne aux lochies une odeur gangréneuse qui fait craindre un accident redoutable, nous voulons parler de la fistule vésico-vaginale.

La métrite gangréneuse s'annonce par une fétidité intolérable des lochies. Cette fétidité acquiert de telles proportions que, malgré les soins de propreté les plus assidus, elle remplit tout une salle, saisit et révolte les odorats les plus habitués à ces sortes d'émanations, et est parfois mal supportée par la malade de qui elles proviennent. A cette horrible puanteur s'ajoute l'aspect sanieux et grisâtre ou gris noirâtre des lochies (Hervieux).

Dans les cas de rétention des membranes et du placenta dans l'utérus, les lochies s'imprègnent alors d'une odeur de putréfaction pro-

(1) Voy. Maljean, *Sur le symptôme fétidité*, thèse. Paris, 1873, in-4.

prement dite et caractéristique. Elle est quelquefois tellement intense, que l'approche de la malade en est rendue insupportable, presque impossible (Cazeaux, Jacquemier) (1).

Composition du mucus de la cavité du corps de l'utérus pendant sa régénération.

La substance rougeâtre, demi-liquide, presque pulpeuse, ayant à peu près la viscosité d'un mucus, qui tapisse la cavité de l'utérus chez les femmes mortes dans les premiers jours qui suivent l'accouchement, offre la constitution suivante.

Elle se compose : 1° d'un fluide visqueux tenant en suspension ;

2° Un grand nombre de granulations grisâtres très-fines, attaquables par l'acide acétique ;

3° Une quantité plus grande encore de granulations ou gouttes graisseuses ayant de 1 à 6 millièmes de millimètre environ.

4° On y voit aussi beaucoup d'hématies, mais en proportion variable d'un sujet à l'autre.

5° Après ces particules, les éléments qu'il importe de noter sont les leucocytes, les uns très-petits, finement granuleux ; les autres offrant les dimensions et la structure qui leur sont habituelles ; mais la plupart sont hypertrophiés et surtout granuleux ; on en trouve à toutes les phases de ce dernier état, et parfois qui contiennent des granulations graisseuses larges de 5 à 6 millièmes de millimètre. Ces particularités leur donnent des aspects assez variés de l'un à l'autre.

6° A compter du huitième ou dixième jour environ qui suit l'accouchement, on y voit aussi des cellules épithéliales sphériques, pavimenteuses ou irrégulièrement prismatiques et pyramidales, plus grosses du double que celles de cette forme qui tapissent cette muqueuse hors de l'état de grossesse. Indépendamment de ces variétés de forme, ces cellules sont en outre presque toutes parsemées de granulations graisseuses qui les remplissent, les rendent opaques et les distendent en quelque sorte, comme sur la muqueuse utérine pendant la grossesse. Des noyaux libres d'épithélium semblables à ceux qui sont dans les cellules existent aussi au milieu de ces éléments. Les cellules non granuleuses sont de toutes les moins nombreuses. Dans le col de l'utérus les cellules sont du double plus grosses qu'à l'état normal, un peu moins régulières, presque toutes dépourvues de cils vibratiles et souvent granuleuses.

7° On y trouve aussi des corps fusiformes fibro-plastiques, étroits, courts, parfois sans noyaux. Tous sont pâles, transparents, excepté toutefois ceux qui sont parsemés de granulations graisseuses souvent dis-

(1) Hervieux, *Traité clinique des maladies puerpérales*. Paris, 1870, p. 862.

posées en chapelet. Ces corps sont, du reste, moins nombreux que les leucocytes et que les cellules épithéliales.

8° Ces éléments sont accompagnés encore de noyaux embryoplastiques, pâles, peu granuleux, sans nucléole, plus étroits que dans la muqueuse même.

Ce mucus persiste très-longtemps dans la cavité utérine après l'accouchement. Il existe encore lorsque l'utérus est revenu sur lui-même au point de n'avoir plus que 9 à 10 centimètres de longueur totale. Il forme à cette époque une mince couche peu visqueuse, d'un rouge grisâtre assez foncé, qui est constituée de la manière suivante. On y voit :

1° Un fluide visqueux tenant en suspension beaucoup de granulations, les unes azotées, grisâtres, les autres graisseuses, jaunâtres, à contour foncé, à centre brillant ; 2° des hématies en assez grande quantité; 3° quelques leucocytes, la plupart non granuleux ; 4° un très-grand nombre de cellules épithéliales prismatiques, les unes isolées, les autres juxtaposées en lambeaux d'étendue variable ; parmi les cellules de cette forme, il en est quelques-unes qui sont plus ou moins remplies de granulations graisseuses. Il existe en outre beaucoup de cellules qui sont polyédriques plus ou moins irrégulières, sphéroïdales ou tout à fait sphériques, les unes très-chargées de granulations grisâtres foncées, les autres remplies de granules graisseux formant parfois de véritables gouttes, tellement ils sont gros. Des noyaux libres, semblables à ceux de ces cellules, dont quelques-uns sont granuleux, accompagnent ces éléments et sont assez nombreux. L'aspect de ces derniers diffère alors notablement de celui des noyaux contenus dans les cellules.

Ce sont surtout les cellules très-granuleuses qui donnent à la préparation dans laquelle elles flottent un aspect remarquable, et leurs déformations diverses, par le dépôt de granules graisseux, rend difficile, au premier abord, la détermination de leur nature épithéliale. Dans le mucus on trouve aussi de ces cellules qui contiennent des granulations d'hématosine amorphe, seules ou accompagnées de granules graisseux. Il existe en outre des granulations libres d'hématosine flottant dans la préparation.

5° On voit enfin, parmi ces éléments, quelques corps fusiformes fibroplastiques libres, et flottant dans le mucus.

Dans la cavité du col le mucus est plus visqueux que dans le corps ; il est gris, à peine rougeâtre.

Mucus des kystes de la cavité du corps de l'utérus.

Le contenu des kystes formés par une dilatation des follicules du corps de l'utérus est généralement assez transparent, incolore ou grisâtre, quelquefois légèrement brunâtre ; il se compose principalement d'un mucus visqueux, moins filant que celui des glandes du col de l'utérus.

Dans ce liquide, se trouvent en suspension les éléments anatomiques suivants :

1° Quelques globules sanguins isolés, tantôt de forme parfaitement déterminée, tantôt un peu dentelés, quelquefois présentant déjà un commencement de décoloration, comme dans le sang épanché depuis longtemps, et alors renfermant quelques granulations moléculaires brillantes; on observe aussi, dans ce cas-là, un certain nombre de corps mamelonnés formés par des globules sanguins cohérents.

2° Il existe quelques cellules pavimenteuses, libres, offrant les mêmes caractères extérieurs que ceux de la couche d'épithélium des kystes ; on y voit en même temps quelques éléments d'épithélium nucléaire.

3° On y rencontre constamment quelques leucocytes et des épithéliums granuleux, tels que ceux qui existent dans beaucoup de kystes.

4° On y observe en outre un certain nombre de *sympexions*. Ce sont des corps incolores, réfractant très-faiblement la lumière, à bord net, mais très-pâle. La plupart sont complétement homogènes, transparents ; quelques-uns pourtant sont finement granulés au centre. Leur volume varie de 20 à 75 millièmes de millimètre, et la plupart ont 30 ou 40 millièmes; leur forme est ou régulièrement sphérique, ou ovoïdale, ou même un peu polyédrique, à angles arrondis. Ils sont généralement libres et isolés, cependant on en trouve qui sont accumulés en amas visibles à l'œil nu. Ils offrent une certaine résistance, et par l'écrasement ils se brisent, comme le feraient des corps demi-solides, de consistance *cireuse*. Ces corps sont, du reste, moins abondants ici que dans les kystes ou œufs de Naboth du col utérin, où je les ai d'abord décrits en 1848.

5° Enfin, il existe dans ce liquide une petite proportion de granulations moléculaires, les unes de nature azotée, les autres graisseuses.

Liquide de l'hydrorrhée utérine.

Dans l'*hydrorrhée utérine* on constate un écoulemont de liquide qui peut s'élever jusqu'à la quantité de près d'un litre par jour, et se prolonger pendant des semaines. Pendant sa durée l'utérus est volumineux, congestionné; il revient à son volume après la cautérisation de la cavité utérine (Richet) quand elle a amené la cessation de l'écoulement. C'est sur des femmes ayant eu des enfants et à la fin de la période menstruelle que cette production a lieu. Elle paraît être due à une sécrétion par transsudation au travers des parois des capillaires superficiels de la muqueuse mal régénérée, au moins quant à son épithélium.

Le liquide produit est alcalin, coulant, non visqueux, incolore, ressemblant à un sérum. Il est coagulable par la chaleur, mais contient aussi du mucus plus ou moins dilué par le liquide albumineux. Mais ce mucus peut parfois être en flocons ou avoir un aspect pseudo-membraneux ou filamenteux, comme les flocons de ce genre qui accompagnent parfois le sang des règles. Ce mucus peut être coloré en gris blanchâtre par des groupes ou des lambeaux de cellules épithéliales et des leucocytes. Il y en a surtout dans le liquide rendu dans les intervalles des cautérisations utérines. Le fluide de l'hydrorrhée peut être parfois rendu plus ou moins sanguinolent par des hématies; mais ce fait n'est pas habituel.

Quant à l'hydrorrhée décrite par les accoucheurs, c'est-à-dire celle qui survient pendant la grossesse, nulle analyse des liquides n'est venue montrer si elle vient d'une déchirure des membranes, y compris l'amnios, avec écoulement du contenu de celui-ci, ou si le fluide s'est accumulé entre deux des membranes décollées l'une de l'autre. Cette détermination à l'aide des liquides rejetés ne serait certainement pas difficile.

DOUZIÈME ESPÈCE. — MUCUS DE LA CAVITÉ DES TROMPES.

Chez la plupart des femmes mortes en couches avec ou sans péritonite, ainsi que chez celles qui sont mortes enceintes, on trouve la cavité des trompes pleine d'un liquide blanchâtre ou jaunâtre, semblable à du pus pour la couleur et la consistance. Il est commun de voir donner le nom de pus à ce liquide que la pression fait sortir de l'un ou de l'autre orifice des trompes. Cependant il ne renferme pas trace de leucocytes, ou n'en contient pas 1 pour 100 à côté des éléments dont suit l'indication.

Ce mucus se compose d'un fluide un peu visqueux, tenant en suspension une grande quantité de fines granulations graisseuses et surtout des épithéliums, qui donnent au liquide son opacité, sa couleur, son aspect émulsif et purulent. Ces épithéliums sont des noyaux libres, et des cellules en proportion variable d'un sujet à l'autre.

Les épithéliums nucléaires sont ovoïdes allongés, quelquefois un peu courbés en quart de cercle. Leur longueur est de 10 à 14 millièmes de millimètre sur une épaisseur qui est de plus de moitié moindre : ils sont finement granuleux sans nucléole.

Les cellules d'épithélium sont ordinairement irrégulières, parfois le corps de la cellule n'entoure qu'imparfaitement le noyau ; d'autres sont ovoïdes un peu allongées ; quelques-unes, enfin, sont plus ou moins régulièrement prismatiques, mais sans cils vibratiles. Ces cellules ont un noyau plus court et plus large que ne sont les noyaux libres ; il est parfois presque tout à fait sphérique, mais il est rarement pourvu de nucléole. Il peut y avoir aussi des cellules régulières, ciliées ou non (1).

TREIZIÈME ESPÈCE. — MUCUS VAGINAL.

Le mucus vaginal est nettement acide, normalement peu abondant, presque sans viscosité. Ce liquide serait presque nul s'il n'était accompagné de nombreuses cellules épithéliales pavimenteuses qui se desquament incessamment, qu'il humecte et tient faiblement unies ensemble plutôt qu'en suspension ; car la masse de ce que produit la muqueuse vaginale est surtout représentée par ces cellules pavimenteuses desquamées et un petit nombre de noyaux libres. A l'état normal les leucocytes y manquent au contraire tout à fait ou n'y sont qu'en très-petit nombre. Du reste, les descriptions de ce mucus, données comme faites d'après l'état normal, sont au contraire celles du liquide supersécrété en plus ou moins grande quantité. En effet, hors ce cas et celui des approches de la menstruation, l'épithélium du vagin comme celui du canal de l'urèthre ne produisent d'autre suintement sécrétoire que celui qui maintient à l'état d'humidité les surfaces de ces conduits, sans trace de la surabondance voulue pour qu'il y ait écoulement, même à la pression. Ce suintement laisse les surfaces relativement *sèches*, et quand il devient écoulement, quelque faible qu'il soit, il passe à la supersécrétion, sinon morbide, au moins menstruelle ou accidentelle.

C'est la suraddition des cellules épithéliales et des leucocytes en suspension qui fait que le mucus vaginal est habituellement blanc crémeux non filant. Il n'est pas rare d'y trouver, en dehors de tout état morbide, des filaments courts et plus ou moins nombreux de *Leptothrix*, soit rec-

(1) Chez une femme morte subitement au cinquantième jour de la grossesse et dont l'utérus entier m'a été apporté par M. le docteur Topinard, le 12 février 1858, les deux trompes étaient pleines d'un liquide puriforme semblable à celui dont il est ici question ; sa composition était telle que je viens de la décrire d'après des observations faites sur des utérus de femmes mortes en couches. Toutefois les cellules épithéliales complètes, qui entraient pour les deux tiers dans la composition du liquide à côté des noyaux libres, ovoïdes allongés, étaient presque toutes pourvues de cils vibratiles. Ces cellules étaient régulièrement prismatiques, longues de 14 à 18 millièmes de millimètre, et leur largeur était de 7 à 8 millièmes de millimètre. Leurs cils étaient longs de 6 à 8 millièmes de millimètre ; ils étaient fins, très-nets, très-rapprochés les uns des autres. Aucun leucocyte ne les accompagnait. Sur une femme morte subitement deux jours après la cessation de ses règles, j'ai trouvé les trompes pleines d'un liquide crémeux, blanchâtre, presque puriforme, entièrement composé de mucus contenant des cellules épithéliales prismatiques ou mieux polyédriques, ciliées pour la plupart, avec des noyaux libres d'épithélium, ovoïdes, et de fines granulations grisâtres. La face interne de l'utérus était tapissée d'un liquide semblable et semblablement composé, mais dans lequel la plupart des cellules manquaient de cils. Ce liquide avait été pris à l'œil nu pour du pus.

tilignes, soit coudés. Il s'y joint des leucocytes et des vibrions dans les cas de vaginite ou de leucorrhée lorsque le mucus séjourne dans le vagin ou à la vulve sans être entraîné par des injections. C'est dans ces conditions que se rencontre l'infusoire monadien découvert par M. Donné et qu'il a appelé *Thrichomonas vaginale ;* il nage au milieu des leucocytes et des cellules épithéliales. Dans les cas de blennorrhagie vaginale, le mucus devient puriforme, jaunâtre, fluide, coulant, souvent il est abondamment sécrété. Il empèse le linge et le tache en jaune. Il est formé alors d'une plus grande quantité de fluide ou de mucus proprement dit, tenant en suspension beaucoup de granulations moléculaires, des leucocytes et des épithéliums pavimenteux et nucléaires. Il est acide tandis que le mucus du col reste alcalin, presque transparent ou seulement grisâtre, tenace, et prend plus de consistance au contact de l'acide acétique sans être rendu opaque ni dissocié par cet agent.

Comme les mucus conjonctival et uréthral, celui-ci devient facilement et rapidement virulent dès qu'il est supersécrété, qu'il prenne ou non l'état puriforme.

Le mucus vaginal, épais, blanchâtre, ayant à l'état normal, sur quelques sujets, une odeur aigre spéciale, assez forte (Courty), acquiert dans la vaginite blennorrhagique, une fétidité nauséabonde qui est à son maximum lorsque le col de l'utérus participe à l'inflammation (1). La leucorrhée vaginale donne lieu à un écoulement d'odeur aigre ; mais ce caractère, qui n'a du reste qu'une importance secondaire, est difficile à apprécier à cause du mélange et de l'altération réciproque des divers liquides séjournant dans le vagin, où ils contractent alors une *odeur de fermentation* (Courty).

Le *mucus vulvaire* n'existe réellement que dans les cas de vulvite. Il est alors visqueux à réaction et à odeur acide (Courty) : en se mélangeant à la matière sébacée, il forme souvent une sorte de magma à odeur caséeuse (Courty). Dans les cas de vulvite compliquée d'acné sébacé, ce caractère devient plus apparent : l'écoulement répand une fétidité spéciale, repoussante (A. Guérin, Cullerier), comparable à celle du suif rance ou du lait fermenté (Courty) tenant à la décomposition du sébum des petites lèvres. Lorsque la gangrène ou la diphthérie envahissent la vulve, ces maladies donnent lieu à la fétidité qui leur est habituelle et spéciale.

Ajoutons (voy. p. 570) que dans les altérations de la muqueuse dites *cancer de l'utérus*, ce n'est plus à proprement parler du mucus qui est produit, mais un mélange de ce dernier, à un état anormal et de suintement séro-sanguinolent, entrant rapidement en putréfaction au contact

(1) Maisonneuve et Montanier, *Traité pratique des maladies vénériennes*, Paris, 1853, page 81.

de l'air. Tous les auteurs ont signalé le caractère particulièrement repoussant de la fétidité de l'écoulement. Elle n'a pas le cachet gangréneux, elle provient de la décomposition putride des détritus liquides, épithéliaux, etc. ; elle ne ressemble pas non plus à l'odeur spéciale des tissus putréfiés dans la cavité utérine, ni à celle du pus décomposé. En un mot, c'est une fétidité *sui generis*, caractéristique. Lorsque par le séjour d'un pessaire le liquide utéro-vaginal accumulé s'altère, il prend une odeur infecte, mais qui n'est autre que celle de la fermentation acide ou de *pus échauffé* que tous les chirurgiens perçoivent lorsqu'ils découvrent une plaie dont la suppuration abondante a été retenue dans les plumasseaux de charpie ; au contraire, l'odeur des muco-pus du cancer est nauséabonde, fade plutôt qu'acide, rappelant celle des macérations de matières animales, véritable odeur de putréfaction qui se perçoit quelquefois à distance ou dès qu'on soulève le vêtement de la malade (1).

Ce caractère n'existe pas à toutes les périodes de la maladie. D'après Ch. West, la leucorrhée des épithéliomas est souvent inodore, lors même que les surfaces ont été envahies par l'ulcération. C'est surtout à cette dernière période que l'écoulement du cancer devient sanieux et fétide; les parties superficielles de la muqueuse sont mortifiées et se mêlent au sang qui s'écoule des vaisseaux érodés; le tout subit dans la cavité utéro-vaginale une décomposition simultanée : de là les principes fétides.

DIX-NEUVIÈME LEÇON

DES SÉCRÉTIONS EXCRÉMENTO-RÉCRÉMENTITIELLES GLANDULAIRES EN GÉNÉRAL, DES LARMES ET DES SALIVES EN PARTICULIER

2. Des sécrétions excrémento-récrémentitielles glandulaires ou proprement dites.

Cette subdivision des humeurs excrémento-récrémentitielles comprend un ensemble de liquides sécrétés d'une manière intermittente par des organes bien délimités. Chacun est doué de caractères physiques, et d'une composition immédiate bien distincte. De là des propriétés physiques spéciales qui n'ont rien de ce que les mucus nous ont offert de commun, d'une région du corps à l'autre sous ces divers rapports. Aucun de ces liquides n'agit tel qu'il a été produit. C'est ainsi qu'il y a trois espèces de salive qui généralement n'agissent jamais que mélangées les unes aux autres. Prises individuellement aucune d'elles n'a la propriété qu'elles

(1) Courty, *Traité pratique des maladies de l'utérus*, 2e édit., 1871, p. 125.

ont lorsqu'elles sont mélangées au moment de leur action sur les aliments, d'autre part la production de chacune d'elles influe sur celle des autres. Ainsi le suc gastrique n'est bien sécrété qu'autant que ces derniers sont très-imprégnés de la première lors de leur arrivée au contact de la muqueuse stomacale; les sécrétions biliaires et pancréatiques à leur tour sont subordonnées l'une à l'autre et particulièrement aux actes de même ordre qui ont lieu préalablement dans l'estomac. On retrouve du reste des faits de cet ordre dans l'étude du liquide spermatique. Les humeurs qui dans l'acte de la digestion et celui de la reproduction remplissent quelque usage, ne sont donc jamais ou presque jamais, au moment où elles agissent, le produit d'une seule glande. Elles sont généralement mixtes. C'est ainsi que la salive buccale des mammifères est formée par le mélange du produit, versé par les glandes qui sécrètent trois espèces de liquides différents; c'est ainsi que le suc pancréatique et la bile n'agissent en général que mélangés ensemble, et, de plus, au produit des glandes de la muqueuse intestinale.

Les humeurs de ce groupe se subdivisent : *a*, en celles qui ont pour principe essentiel et caractéristique une ou *plusieurs substances coagulables*, et *b*, en celles qui ont pour principes fondamentaux des *composés cristallisables*. Cette dernière subdivision ne contient chez les vertébrés que la *bile* et les *sébum*.

a. Humeurs excrémento-récrémentitielles glandulaires coagulables.

Dans cette subdivision nombreuse en espèces, il faut signaler d'abord celles auxquelles des propriétés toutes particulières ont fait donner le nom de venins.

Des venins. — Les humeurs qu'on appelle des venins chez quelques batraciens, les serpents venimeux, divers insectes, certaines arachnides, les *Scolopendres morsicantes*, etc., sont produites par des glandes spéciales. Ce sont des humeurs qui, sous ce rapport, se rapprochent des salives et du suc pancréatique.

Les expressions de venins, de virus, de poisons, sont très-souvent employées l'une pour l'autre, bien qu'elles aient une signification radicalement distincte, et que chacune d'elles désigne des composés essentiellement différents. Les virus ne sont pas des substances isolables, à la manière de certains poisons, comme la strychnine ou l'arsenic. Ce sont des états d'altérations indiqués page 257, portant sur la totalité d'une humeur, du sang, de la lymphe, des sérosités, du pus, du mucus, de la salive, etc. Ce sont ces divers liquides, même arrivés à un certain degré d'altération *totius substantiæ*. Mais on ne peut pas en retirer une matière particulière séparée des autres, et jouissant de la propriété essentielle qui fait dire de l'humeur qu'elle est virulente. Il faut, pour retrouver ces propriétés, prendre l'humeur de toutes pièces, tout à fait fluide ou desséchée, mais sans modification caractéristique dans sa composition (sans décomposition de quelqu'un de ces principes), autre que la présence de plus ou moins d'eau.

Pour les poisons comme l'arsenic, les sels de mercure, de plomb, de fer, de cuivre, de strychnine ou de morphine, il s'agit là de composés cristallisables ou volatils sans décomposition, d'origine minérale ou d'origine organique, ou fabriqués de toutes pièces, introduits dans l'économie : ils peuvent en être retirés tels qu'ils y étaient entrés, sauf quelques exceptions, comme les cyanhydrates qui se décomposent particulièrement. Mais ces corps-là sont des principes immédiats accidentels; ils vont se fixer à tel ou tel élément anatomique en particulier, les sels de cuivre et de plomb dans le foie, d'autres dans le rein, d'autres dans le cerveau, comme les sels de plomb, l'alcool, etc. Quelques-uns, comme la strychnine, se fixent particulièrement sur le système nerveux, d'autres sur les fibres musculaires, selon leur affinité propre, en tant que corps cristallisables susceptibles de se combiner à tels ou tels des principes naturels de la substance organisée. La portion des poisons qui ne s'est pas fixée, lorsqu'une fois les principes qui sont capables de se combiner à eux sont saturés, s'élimine telle qu'elle était entrée.

Il ne faut donc pas confondre les poisons avec les virus, qui ne sont pas des objets, des principes isolables et pondérables, mais des altérations moléculaires *totius substantiæ* de telle ou telle partie liquide ou solide de l'économie; il faut se garder de confondre les états virulents avec les intoxications et les empoisonnements (voy. p. 240 et 257).

Les venins ne sont pas assimilables non plus aux poisons. En effet, ce sont des humeurs sécrétées par une glande spéciale de tel ou tel animal. Elles sont venimeuses même pour l'animal qui les sécrète, selon la partie dans laquelle on les introduit, parce que ces humeurs renferment chacune des principes qui n'existent pas dans le sang; et ces principes sont fabriqués par les culs-de-sac des glandes à venin, comme la caséine et la pancréatine sont fabriquées par les culs-de-sac du pancréas et de la mamelle. Ils n'existent pas dans le sang, et on les retrouve de l'autre côté de la paroi glandulaire. Ces principes sont caractéristiques des venins, au même titre que la caséine et la pancréatine le sont pour le lait et le suc du pancréas; car de même que ces substances coagulables, une fois extraites et isolées, conservent leurs propriétés comme lorsque, par exemple, on met la pancréatine au contact des corps gras, de même aussi les substances coagulables caractéristiques des venins une fois isolées, conservent leurs propriétés décomposantes à l'égard des principes non cristallisables du sang, etc.

On a pu isoler des glandes à venin ou des réservoirs à venins des serpents venimeux, une substance que l'on appelle *échidnine* (du mot ἔχιδνα, vipère). C'est un principe immédiat qui se rapproche, sous certains rapports, de la pancréatine, en tant que matière coagulable. Une fois isolée, tant qu'elle n'entre pas en putréfaction, elle conserve indéfiniment les propriétés du venin de serpent. C'est un corps coagulable, ce qui la sépare immédiatement des poisons, qui sont des composés cristallisables ou volatils sans décomposition. C'est un corps qui, en tant que coagulable, est susceptible d'imprégner, en quelque sorte, toutes les substances organiques de l'économie, ou telle et telle de celles-ci appartenant soit aux éléments musculaires, sanguins, soit aux éléments nerveux, etc., tandis que les poisons vont se fixer à telle ou telle espèce d'élément anatomique en particulier. La matière des venins, une fois qu'elle est introduite dans l'économie, n'est jamais éliminée telle quelle et elle agit en particulier sur les substances coagulables du sang. Elle n'est jamais éliminée comme le sont les poisons. Les poisons, lorsqu'ils ne sont pas introduits en quantité suffisante pour coaguler le sang de la veine-porte, circulent avec les principes du plasma et vont se fixer aux éléments anatomiques propres du rein, du foie, du cerveau, etc. Au contraire, lorsqu'il s'agit des venins, le sang est imprégné, il est modifié tout entier, par suite l'action des premiers s'exerce sur la totalité des éléments anatomiques. C'est pour cela que cette action est si rapide par rapport à l'ensemble de l'économie; car elle s'exerce sur la totalité des substances des éléments anatomiques, une fois que le sang en est mélangé. Il résulte de là, que l'action d'un venin est proportionnelle à la quantité de cette humeur qui est introduite, comme lorsqu'il s'agit d'un poison. C'est ainsi que deux morsures de vipère sont plus dangereuses qu'une seule, de même qu'un centigramme de strychnine est plus dangereux qu'un demi-centigramme de la même substance. Au contraire, si on introduit un gramme ou un milligramme d'une humeur virulente, l'action sera toujours la même, à peu de choses près. C'est ce qui différencie au point de vue dynamique, au point de vue de leur action moléculaire, les venins des virus.

Il n'y a de venins que là où il y a des glandes à venins qui les fabriquent, comme il n'y a de lait que là où il y a des mamelles qui le sécrètent, tandis que toutes les humeurs coagulables peuvent devenir virulentes. Ce sont ces glandes surajoutées à l'organisme qui fabriquent ces liquides spéciaux, récrémentitiels toutefois et inoffensifs tant qu'ils ne se sont pas déposés ailleurs que sur des muqueuses. Ces organes existent dans l'économie de tel ou tel animal, à l'exclusion de tel ou tel autre groupe, même d'une organisation voisine. C'est ainsi qu'il y a des araignées qui ont des glandes à venin et d'autres qui n'en ont pas, comme il y a des serpents, tels que les vipères qui ont des glandes à venins, tandis que la couleuvre vipérine qui lui ressemble extérieurement n'en a pas. C'est donc une erreur que de considérer comme synonymes les termes poison, venin et virus, ainsi que de considérer comme analogues les trois espèces de matières que chacun d'eux désigne spécialement (1).

Les venins sont donc des humeurs récrémentitielles qui ne sont nuisibles que lorsqu'elles entrent dans le sang, c'est-à-dire lorsqu'elles agissent dans l'économie hors des muqueuses qui ne sont pas perméables à leur principe actif (2). Le venin peut tuer ou déterminer seulement des accidents plus ou moins graves ; mais il ne transmet pas aux humeurs de l'animal blessé l'état qu'il possède ou la propriété de causer des accidents

(1) Ch. Robin, *Sur les états de virulence et de putridité de la substance organisée* (*Compt. rend. et Mém. de la Soc. de biol.* Paris, 1863, in-8, p. 95). Nous avons vu, p. 240 et 246, qu'il ne faut pas confondre la *virulence* avec la fermentation, la putridité, ni surtout avec le *parasitisme.* D'après Chauveau, l'activité virulente serait inhérente aux *particules granuliformes libres* en suspension dans toute humeur dite virus ; cette activité se déduirait, par extension, *pour les autres éléments anatomiques de l'humeur*, de la présence des granulations dont leur substance est parsemée ; l'activité virulente serait absolument absente de la partie liquide des humeurs ; les plasmas ou les sérums dans lesquels flottent les éléments granuliformes les plus virulents seraient toujours tout à fait inactifs, quand ils sont privés de ces éléments granuleux ; ce seraient donc ces derniers qui constitueraient exclusivement les agents de la virulence. Mais les expériences de Colin infirment formellement cette opinion, et montrent que le fluide même est virulent au même titre que les granules et autres éléments figurés des humeurs. Eu égard à l'origine et au mode de développement des agents virulents, d'après Chauveau, la cause intime de la virulence réside dans les propriétés spécifiques qu'acquerrait la substance des éléments qui naissent et se développent au contact d'un germe virulent déjà doué de ces mêmes propriétés spécifiques, en produisant des germes semblables ; l'activité virulente se développerait et se confinerait étroitement dans la matière granuleuse des néoplasies que provoquerait l'*irritation spécifique* due à la présence du principe virulent. Mais, d'une part, on sait que la plupart des granulations observées dans l'épaisseur des cellules et autres éléments anatomiques, ainsi que dans les humeurs, n'apparaissent que lorsque, l'état d'organisation disparaissant par coagulation, etc., survient l'état cadavérique, dont cette apparition même est un signe ; d'autre part, la nécessité de faire intervenir une vue fictive telle que celle de l'*irritation* pour expliquer ces phénomènes en même temps que ceux de la *nutrition*, de la *prolification cellulaire* et de l'*inflammation* suffit pour mettre en garde contre de telles interprétations. Voyez Littré et Robin, *Dictionnaire de médecine*, 13e édit., 1873, art. HÉRÉDITÉ et VIRULENCE.

(2) J'ai constaté que le venin de la vipère au sortir de ses crochets rougit faiblement, mais nettement, le papier bleu de tournesol sec ou mouillé. En faisant mordre le papier, les trous s'entourent d'une zone rouge. Ce venin est filant, limpide, un peu jaunâtre. Mis sur la langue, il est sans saveur proprement dite ; mais au bout de peu de minutes il y cause une sensation faible et persistante de brûlure profonde, de gonflement et de roideur. Il en a été de même pour les lèvres qui ont gonflé avec un peu d'œdème pendant trois heures pour diminuer ensuite. La sensation précédente a duré trois heures environ. Ainsi les épithéliums pavimen-

semblables; le virus rend, au contraire, l'économie virulente au moins pour un temps, comme il l'était lui-même. Bien que l'action moléculaire des venins sur les substances organiques de l'économie semble être une action de contact, elle est décomposante; aussi la quantité introduite est tout dans leur action, à la manière des poisons cristallisables. Pour les virus, la quantité n'est rien ou est peu, et les traces agissent comme une grande quantité. L'influence des milieux extérieurs n'est rien dans le cas des venins; elle est, au contraire, pour beaucoup dans celle de plusieurs virus. Les venins s'usent dans l'économie, mais ne s'éliminent pas. Les poisons agissent en s'unissant molécule à molécule aux principes immédiats des éléments anatomiques, dont ils modifient la constitution ou qu'ils rendent inaptes à la rénovation moléculaire. Selon leurs affinités chimiques, ils se fixent et agissent plutôt sur tel tissu que sur tel autre et s'éliminent plus ou moins facilement, tels qu'ils sont entrés (1).

D'après J. Short (2), le venin du *Cobra* est de consistance oléagineuse, limpide et d'une couleur paille. Son poids spécifique est de 1,046 à la température de 23 degrés; il est âcre, produisant une vésication et l'engourdissement à la partie de la langue avec laquelle on l'a mis en contact. Mead signale des particularités analogues pour le venin de la vipère, d'autres le disent simplement âpre. Avec le papier de tournesol le venin de Cobra donnait une réaction acide; il est soluble dans les dissolutions alcalines, dans l'eau distillée, la solution restant parfaitement limpide. Fontana l'a dit neutre, sur la vipère. L'alcool le coagule ainsi que l'acide azotique. Ce fait n'indique pas la présence de l'albumine, mais celle de l'échidnine, principe coagulable par l'alcool, propre au venin de la vipère, etc. (Ch. Bonaparte).

Le caillot alcoolique et les injections hypodermiques tuent les oiseaux en cinq à quinze minutes. Mais lorsque l'on a employé la solution composée de venin et de potasse, l'effet a été nul: en traitant les oiseaux mordus par le serpent avec de l'alcali administré à l'intérieur et à l'extérieur, ils n'ont pu échapper à la mort (Short.)

Les expériences de Brainard et surtout de Jousset (1872) montrent

teux non enduits de mucus ne sont pas absolument privés de pouvoir osmotique à l'égard de l'échidnine. D'autre part, l'observation montre qu'une même quantité des venins de la vipère, des hyménoptères, etc., a une action qui diffère beaucoup d'un sujet à l'autre, suivant les constitutions individuelles, en ce qui concerne l'intensité et la durée de l'enflure locale, des accidents généraux, etc. La mort à la suite des morsures de vipère est néanmoins fort rare, même sur les enfants. Il en est encore ainsi pour les chiens de chasse.

(1) Littré et Robin, *Dictionn. de médecine*, 1855, 1858 et 1873, art. POISON et VIRUS; Ch. Robin, *Sur les états de virulence*, etc., *loc. cit.*, 1863.

(2) (*The Lancet*. London, 1868) *Cobra di Capello*, vipère à lunette, Naja des Indes, *Naja tripudians* ou des jongleurs.

que le venin agit sur le sang avant d'agir sur le système nerveux. Les globules se gonflent un peu, se ramollissent, s'agglutinent entre eux et aux parois des capillaires qu'ils obstruent en déterminant ainsi des ecchymoses, etc. Le venin brunit la teinte des hématies et modifie le plasma, qui ne donne plus ou que fort peu de fibrine peu consistante.

Production des humeurs excrémento-récrémentitielles, coagulables. — Il n'y a qu'une portion de leurs principes et même de certains d'entre eux seulement qui soit réabsorbée. Les autres sont expulsés en tant qu'excréments ou résidus. Sous ce rapport l'expression de liquides excrémento-récrémentitiels est exacte. Il est important d'être bien fixé sur le rôle rempli par ces liquides qui ne sont pas réabsorbés en masse, qui n'ont de repris qu'un certain nombre de leurs principes et qui n'agissent qu'à la condition de se décomposer en tant que suc gastrique, salive, liquide pancréatique, bile, etc. Dans chacun des liquides excrémento-récrémentitiels il y a une substance organique coagulable par tel ou tel réactif à la présence de laquelle l'humeur doit ses propriétés physico-chimiques fondamentales. Cette substance est habituellement comparée ou assimilée aux ferments au point de vue de sa manière d'agir, mais cette assimilation n'est pas absolument exacte. On retrouve cette substance comme principe constitutif des épithéliums qui tapissent la membrane sécrétant le liquide.

Le rôle élaborateur des parois glandulaires est dévolu principalement à l'épithélium qui tapisse les culs-de-sac glandulaires pancréatiques, salivaires, les follicules gastriques, etc. Ici, ce sont les épithéliums qui élaborent les principes fournis par le sang qui leur font subir des modifications et ces épithéliums restent en quelque sorte gonflés et remplis par les principes caractéristiques des humeurs biliaire, salivaire, pancréatique, jusqu'au moment où il y a une surabondance de sang, dans les capillaires de la glande ou de la muqueuse (1). Alors, par suite de cette surabondance de sang, il y a une plus grande quantité de liquide qui passe des capillaires dans le tube de la glande ou à la surface de la muqueuse ; à ce moment, les principes caractéristiques de l'humeur dont les épithéliums étaient chargés se trouvent entraînés dans la

(1) Les *actes sécrétoires* ainsi que l'absorption sont des cas particuliers de l'accomplissement de la même propriété élémentaire, la nutrition, celle des épithéliums spécialement. Les choses sont telles que certaines dispositions données font que c'est soit les premiers, soit l'autre qui ont lieu. Il suffit pour cela que les principes du plasma arrivent par telle face plutôt que par telle autre. L'absorption se fait aussi bien dans les glandes que la sécrétion selon la face où arrivent les principes immédiats, pourvu que ce ne soient pas ceux-là même qui sont sécrétés, pourvu que les épithéliums ne soient pas mis dans l'impossibilité de s'en pénétrer parce qu'ils en sont saturés déjà. (Voy. sur ce point Ch. Robin, *Anat. et physiol. cellulaires*, 1873, p. 492, 506 et 551.)

cavité même des tubes glandulaires ou à la superficie de la muqueuse. Ainsi, il ne faut pas croire qu'au moment où la salive est versée surabondamment dans la bouche, les *principes caractéristiques* que l'on trouve dans ce liquide soient formés instantanément. Ils existaient dans les cellules épithéliales, ils y étaient accumulés et ils sont, à un moment donné, entraînés dans ce tube glandulaire et versés à la surface de la bouche. Il en est de même pour les liquides pancréatique, salivaire, etc. Ils sont produits petit à petit dans les épithéliums; il y a là une sorte d'excès de l'acte de leur assimilation nutritive propre, qui dure jusqu'au moment où ces épithéliums se trouvent traversés par une grande quantité de liquide qui entraîne ces principes, ce qu'il fait en quelque sorte avant que par dédoublement désassimilateur ces derniers soient arrivés à l'état de principes cristallisables azotés, d'origine organique. Les sécrétions biliaire, sébacée, lactée (en ce qui concerne spécialement la formation de la lactose), sont au contraire caractérisées par ce fait que la production de leurs principes cristallisables spéciaux résulte de ce que l'assimilation est suivie de ce dédoublement désassimilateur; l'action sécrétoire est ici poussée plus loin en quelque sorte que dans le cas précédent.

Cet acte ne s'observe pas seulement sur les épithéliums glandulaires; il a lieu sur tous les épithéliums sans exception, mais avec des différences d'énergie d'une variété à l'autre et selon qu'il offre tel ou tel mode dans l'arrangement de ses noyaux ou de ses cellules. C'est là ce qui fait que les muqueuses dépourvues de glandules, comme celles de la vessie et du vagin, sécrètent les *mucus*, ayant certains caractères communs, tandis que les glandes sécrètent de leur côté des liquides spéciaux, se signalant à côté des premières par des propriétés caractéristiques plus tranchées, dues à des principes immédiats, spéciaux également, qui se forment dans ces glandes. Ces données s'appliquent également, comme on le voit facilement, aux humeurs qui ont pour principe fondamental et caractéristique la *fibroïne* ou quelque autre se durcissant soit à l'air, soit au contact de l'eau, comme la matière fournie par les glandes de la soie des chenilles et des araignées, celle de la ceinture des hirudinées, des organes formant le *nidamentum* ou coque commune des œufs des *Purpura lapillus* et autres mollusques, et la coque particulière d'aspect corné de l'œuf des raies, des torpilles, des chimères, etc.

Sécrétions pigmentaires, sébacées et cireuses.

Quant aux sécrétions pigmentaires telles que la pourpre, l'encre des céphalopodes, ou aux sécrétions sébacées et cireuses, le mécanisme de leur production est un peu différent. Ce n'est plus comme dans les précédentes une élaboration dans laquelle les principes caractéristiques formés restent unis molécule à molécule aux éléments formateurs et sont absolument invisibles dans leur masse, jusqu'à ce qu'ils suintent à leur surface, pour tomber dans la cavité du tube qu'ils tapissent ou s'y trouvent entraînés par un afflux de liquide ; liquide qui traverse le cul-de-sac glandulaire, puis son épithélium, sans détruire ni entraîner nécessairement celui-ci à chaque fois.

Dans les glandes de l'œsophage des pigeons, dans les glandes sébacées libres ou annexées aux poils, dans celles qui forment les cires des abeilles ou de quelques bourdons et les laques : lorsque d'autre part se produisent les gouttes ou les granules pigmentaires plus ou moins gros et plus ou moins irréguliers de *mélaïne* dans l'encre des céphalopodes, les granules du principe de la pourpre, etc., on voit ces corpuscules, de composition et de teinte différentes selon l'espèce de glandes, très-fines d'abord, puis de plus en plus grosses, se former autour du noyau qui est au centre de la cellule. Chaque goutte occupe alors une cavité qu'elle remplit, cavité dont sa production a déterminé l'apparition, et bientôt, les gouttes devenant contiguës, le corps de la cellule est ainsi creusé d'une cavité qu'il ne possédait pas auparavant. Les gouttes d'huile, etc., remplissent cette cavité. On ne voit aucun liquide interposé entre elles. La paroi est formée par la substance azotée du corps de la cellule ; les contours indiquant ses faces interne et externe sont bien marqués, et leur écartement indique l'épaisseur de cette paroi, épaisseur d'autant plus grande que la cellule renferme un moindre nombre de gouttes graisseuses, cireuses, pigmentaires, etc., et qu'elle est moins distendue par elles.

Au fur et à mesure que le nombre et le volume de ces granules pigmentaires ou de ces gouttes graisseuses, résineuses, cireuses, etc., etc., à contour foncé, vont en augmentant, la cellule devient plus grosse et sa paroi plus mince. Bientôt celle-ci se rompt, et le contenu, qui forme une masse plus considérable que la paroi de cette dernière, devient libre et entraîne avec elle cette paroi ; réduite à une mince pellicule, tantôt elle se liquéfie, tantôt elle se retrouve dans le liquide, soit dans les culs-de-sac glandulaires, soit dans le canal excréteur (1).

(1) Ce mode de production des liquides sécrétés est connu sous le nom de *sécrétion par déhiscence*. Il n'est pas vrai que toutes les sécrétions aient lieu d'après ce mécanisme, comme beaucoup d'auteurs l'ont admis longtemps. Il est au contraire restreint au petit nombre de cas cités dans ce paragraphe et se distingue nettement de ceux dont il a été précédemment question, dans lesquels le rôle élaborateur dévolu aux épithéliums s'accomplit dans toute leur épaisseur sans que son accomplissement entraîne la destruction immédiate de chaque cellule. Avant de se rompre, la cellule pleine de gouttes d'huile, de cire, etc., est déjà écartée de la paroi glandulaire contre laquelle elle s'est individualisée ; elle en est écartée par une nouvelle couche de noyaux et de matière amorphe se segmentant autour de ceux-ci comme

Ce mode de sécrétion, le plus simple de tous, le moins répandu chez les animaux, l'est beaucoup plus dans les plantes, où cependant il existe aussi des cavités glandulaires circonscrites par des cellules plus ou moins nombreuses. Sur les végétaux, bien plus souvent que sur les animaux, les produits huileux, résineux ou formés par des essences sont associés à des liquides aqueux ou mucilagineux. La non-miscibilité de ces principes à l'eau et aux principes albuminoïdes fait que chez les animaux on ne trouve plus entre le produit sécrété et les parois glandulaires (cellules épithéliales et paroi propre) l'analogie de composition immédiate et de propriétés qui est si frappante dans les mucus et dans les *sécrétions excrémento-excrémentitielles* proprement dites (1).

Dans certaines de ces glandes, les principes essentiels sont formés seuls, sans production simultanée de liquides aqueux ou séreux. Les gouttelettes qu'ils constituent se soudent ensemble soit dans les cellules, soit lors de leur rupture. Il en résulte alors des humeurs homogènes qui peuvent être liquides ou demi-liquides, huileuses comme la sébacine ou matière sébacée proprement dite et pure de l'homme, de plusieurs autres mammifères, des oiseaux, etc. (2).

Dans beaucoup d'autres glandes, pendant que se forment les gouttes graisseuses, colorées, etc., dans les cellules, ces dernières ou la paroi

centres pour former de nouvelles cellules. Il y a parfois même des cellules qui tombent et sont entraînées par l'humeur sécrétée sans qu'elles se soient rompues ou qui restent imparfaitement pleines des granules ou des gouttes colorés, graisseux ou cireux. Ch. Robin, *Dict. d'hist. nat.* de D'Orbigny, 2e édit., 1869, art. HYGROLOGIE.

(1) C'est de ce mode de sécrétion qu'il faut rapprocher celui qui a lieu dans les glandes unicellulaires des chenilles urticantes et d'autres insectes. Placées sous la peau proprement dite de ces animaux, elles ont une cavité pleine de liquide coloré ou non, se prolongeant sans discontinuité dans la cavité d'un poil traversant le tégument chitineux et faisant saillie à la surface du corps ; la cavité du poil est pleine de liquide et sans orifice à l'extérieur, de manière que le liquide ne sort que lorsque la cellule s'ouvre par rupture du poil servant de canal excréteur. C'est enfin de ce même mode sécrétoire, que doit être rapprochée la production et l'excrétion du liquide hyalin des cellules ou vésicules urticantes intracutanées ou sous-cutanées des actinies, des polypes médusaires, hydraires et autres, cellules qui contiennent en même temps soit des corpuscules baccillaires, soit des crochets avec ou sans fil et doivent être plutôt rapprochées des épithéliums glandulaires que des cellules épithéliales cutanées proprement dites.

(2) Dans d'autres de ces glandes au contraire les liquides ainsi produits se concrètent dès qu'ils deviennent libres, comme on le voit à des degrés divers pour la sécrétion cireuse des abeilles, versée d'abord au fond des *aires cirières* entre les anneaux de l'abdomen et pour les bourdons qui la versent immédiatement au dehors entre ces anneaux ; c'est ce qui a lieu aussi pour les laques, des *Coccus* et de quelques cynips. D'autres fois ce passage à l'état concret ou demi-concret ne survient que peu à peu après le déversement du produit ; c'est ce qu'on voit pour le cérumen, le musc des chevrotains et des crocodiles, le castoréum, la civette, etc. ; ce phénomène peut ne survenir qu'après l'évaporation des principes volatils et odorants ou non accompagnant ceux qui sont fixes, comme on le voit pour le produit sécrété par les punaises, les brachines, etc.

qu'elles tapissent sécrètent un liquide soit séreux, soit muqueux, dans lequel les gouttes du produit caractéristique restent en suspension émulsive, sans se fondre entre elles, ni dans ce dernier avec lequel elles ne sont pas miscibles. De là résultent les liquides émulsifs laiteux ou jaunâtres, tels que le liquide des glandes œsophagiennes des colombidés, le liquide des glandes anales des chiens et de divers carnassiers, celui des glandes des appendices mâles des plagiostomes, des glandes parotidiennes à venin des crapauds, des urodèles, celui des glandes cloacales des mêmes animaux et des ophidiens, celui des dytiques et des gyrius, etc.

En même temps sont produits les principes volatils odorants propres à un grand nombre de chacune de ces diverses espèces de glandes, principes dont la nature reste encore à déterminer, pour la plupart, sauf quelques espèces de principes gras volatils, comme les acides hircique, butyrique, avique (Chevreul), etc., dans les matières sébacées. Mais on ne sait rien de la nature de ceux qui donnent les odeurs d'ail, de moutarde, de sulfure d'arsenic, de poudre brûlée, etc., que répandent certaines de ces humeurs chez les mammifères, les reptiles, les insectes, etc. Il en est de même de ceux qui donnent leur odeur aux matières des glandes latérales des musaraignes, caudales des desmans et des ondatras ; de ceux qui donnent au produit des glandes anales des chiens, etc., l'odeur de fiente de renard fraîche, qu'elle présente lorsqu'elle sort de ses conduits excréteurs.

PREMIÈRE ESPÈCE. — DES LARMES.

Les larmes sont l'humeur sécrétée par les glandes lacrymales.

Elles constituent un liquide clair, incolore, alcalin, de saveur légèrement salée, dont la densité n'est pas connue. Elles sont sécrétées d'une manière régulière et constante, en quantité qui ne peut être déterminée, mais qui augmente sous un certain nombre d'influences les unes directes, les autres produites par actions réflexes à la suite d'impressions diverses sur la conjonctive, sur la muqueuse nasale même et sur le nerf sus-orbitaire. Leur quantité augmente aussi dans un grand nombre d'altérations de la conjonctive et de la cornée, mais alors plus encore que dans l'état normal, elles se mélangent avec le mucus conjonctival (p. 525).

L'étude du cours des larmes et de leurs usages est subordonnée à celle des mouvements et des usages des paupières.

Composition des larmes (d'après Lerch).

PRINCIPES DE LA PREMIÈRE CLASSE.

Eau	982,0
Chlorure de sodium	13,0
Sels minéraux indéterminés	0,2

PRINCIPES DE LA DEUXIÈME CLASSE.

Non indiqués.

PRINCIPES DE LA TROISIÈME CLASSE.

Dacryoline (1) dite albumine	5,0

Sur les malades dont les accidents oculaires coexistaient avec un rétrécissement ou une oblitération des voies lacrymales, les malades présentaient un degré d'alcalinité extrêmement marqué (Galezowski) (2).

Calculs lacrymaux ou dacryolithes.

En passant à l'état concret, le mucus des conduits lacrymaux, du sac lacrymal et du canal nasal forme des concrétions qui s'incrustent de quelques-uns des sels des larmes et donnent lieu ainsi à la formation de vrais calculs bien étudiés par M. Desmarres.

Leur volume peut varier depuis celui d'une petite tête d'épingle jusqu'à celui d'un gros pois et plus.

Leur consistance peut offrir tous les degrés intermédiaires entre celle de la cire et d'une petite masse calcaire plus ou moins friable. Leur couleur est jaunâtre, grise ou blanchâtre.

Un calcul du conduit lacrymal inférieur extrait par M. Desmarres et analysé par M. Bouchardat, après un séjour de près de deux ans dans l'alcool, a donné la composition suivante :

PRINCIPES DE LA PREMIÈRE CLASSE.	
Carbonate de chaux	48
Phosphates de chaux et de magnésie	9
Chlorure de sodium	traces.
PRINCIPES DE LA DEUXIÈME CLASSE.	
Graisse	traces.
PRINCIPES DE LA TROISIÈME CLASSE.	
Matière albumineuse concrète (dacryoline)	25
Matière muqueuse	18

Un dacryolithe analysé par Wurzer lui a donné la composition suivante :

(1) Voy. *Chimie anatomique*, t. III, p. 452.

(2) L'intensité des accidents oculaires était en raison directe du degré d'alcalinité des larmes. Dans les cas où l'œil était exempt de toute irritation et où le larmoiement seul coexistait avec l'affection des voies lacrymales, l'alcalinité des larmes était moins marquée que dans le cas d'affections oculaires, mais bien plus forte qu'à l'état normal. Le rétablissement partiel ou complet des voies lacrymales amenait constamment la diminution ou la disparition de cette alcalinité ; avec cette modification, il y avait constamment amélioration des accidents oculaires (dans Ferrand, thèse, juillet 1873, p. 12).

PRINCIPES DE LA PREMIÈRE CLASSE.

Eau	30
Phosphate de chaux	473
Carbonate de chaux	84
— de magnésie	11
Oxyde de fer	9
Chlorure de sodium et traces de matière animale	59

PRINCIPES DE LA DEUXIÈME CLASSE.

Graisse	119

PRINCIPES DE LA TROISIÈME CLASSE.

Mucus	203
Perte	12

Les calculs formés dans le sac et les conduits lacrymaux portent le nom de *dacryolithes* et ceux qui se sont produits dans le canal nasal sont appelés *rhinolithes*. On en a vu là de gros comme une noisette, ayant pour centre un corps étranger, tel qu'un noyau de fruit. Ils sont alors d'aspect et de consistance calcaires.

M. Desmarres m'a envoyé des concrétions blanchâtres, de la consistance d'une pâte demi-sèche, friables, extraites du sac lacrymal et qui étaient composées autrement que les précédentes. Elles étaient formées d'une substance finement grenue, se gonflant un peu dans l'eau comme du mucus concret et se dissociant en partie sous forme de fines granulations. Elles renfermaient en outre quelques granulations et gouttelettes huileuses, avec des traces de carbonates, car l'acide acétique y faisait apparaître des bulles de gaz. Mais elles contenaient particulièrement une quantité considérable de *Leptothrix*, tels que ceux qui se développent dans les matières concrétées des interstices dentaires et des cavités de la surface des amygdales.

C'était là par conséquent des concrétions formées non pas à proprement parler par des principes immédiats salins des larmes, mais davantage par le mucus du sac lacrymal, concrété, à divers degrés d'altération avec développement de filaments de cette algue, qui se produit presque partout où des mucus séjournent et s'altèrent.

DEUXIÈME ESPÈCE. — DES SALIVES.

On donne le nom de *salive* au liquide fourni par les glandes parotides, sous-maxillaires, sublinguales, et des glandes sous-muqueuses bucco-labiales. M. Bernard a le premier distingué la salive (1) d'après son origine en : 1° *salive parotidienne*, 2° *salive sous-maxillaire*, 3° *salive*

(1) Cl. Bernard, *Archives générales de médecine*, 1847 ; *Mémoires de la Société de biologie*, 1852 ; *Leçons de physiologie*, 1856, t. II, p. 61, et *Leçons sur les liquides de l'organisme*, 1859, t. II, p. 240.

sublinguale et *bucco-labiale*, puis enfin en *salive mixte* résultant du mélange des premières dans la cavité buccale, tant entre elles qu'avec le mucus proprement dit de la muqueuse tapissant cette cavité. Toutes sont sans odeur et sans saveur, ou du moins ne donnent qu'une faible sensation analogue à celle de l'eau gommée.

1° Salive parotidienne.

La salive parotidienne pure est sans saveur ni odeur ; dépourvue de viscosité, elle est alcaline, fluide et limpide comme de l'eau au moment où elle est sécrétée ; mais, par le refroidissement, cette salive devient, après quelques heures ou le lendemain, un peu opaline par la précipitation de carbonate de chaux, dépôt dû probablement au dégagement d'acide carbonique dissous dans le fluide qui tenait lui-même en dissolution le carbonate insoluble. Elle devient écumeuse par l'agitation.

Sa *densité*, un peu variable, est de 1006 sur l'homme, et va de 1003 à 1004 sur le chien, de 1005 à 1007 sur le cheval, selon qu'il n'a pas bu depuis 12 heures ou qu'il vient de boire (Lehmann). Elle est de 1010 sur le bélier et la vache (Lassaigne).

Son *alcalinité* est un fait constant, d'après tous les observateurs. Si Mitscherlich a constaté chez l'homme que les bords d'une fistule parotidienne étaient acides pendant l'abstinence, cela était dû à de la sueur ou à quelque altération des liquides naturels, car, dès que la salive coulait, l'alcalinité reparaissait. Elle est toujours plus alcaline que la salive mixte, et elle l'est d'autant plus qu'il y a plus longtemps qu'elle coule.

Les premières gouttes de liquide que sécrètent la parotide ou toute autre glande donnant une humeur hyaline, sont troublées par des parcelles de mucus grisâtre et quelques cellules épithéliales des canaux excréteurs. Par le repos, ce mucus forme dépôt au fond du vase, tandis que le carbonate de chaux produit d'abord une pellicule à la surface du liquide, puis se précipite quand on agite celui-ci. Ce dépôt de carbonate de chaux ne se forme pas dans les salives mixte, sous-maxillaire et sublinguale, et distingue déjà la première de celles-ci.

Le carbonate de chaux de la salive parotidienne est assez abondant pour donner lieu à une effervescence quand on ajoute un acide puissant à cette humeur au moment de sa sortie.

Le carbonate de chaux se dépose en cristaux et en groupes cristallins de configurations variées qui se fixent à une substance coagulable qu'ils entraînent en se déposant dans les humeurs (1).

Comme la plupart des parenchymes glandulaires, les parotides ne

(1) *Chimie anatomique*, 1852, t. II, p. 230, 240, pl. IV, V.

sécrètent que d'une manière intermittente; seules, elles entrent par moment en action dans l'intervalle des repas. Leur sécrétion est alternative, c'est-à-dire que lorsque la glande du côté gauche sécrète et verse de la salive, l'autre est en repos. La quantité de cette espèce de salive est augmentée par la présence dans la bouche d'un aliment sec, et diminuée, suspendue même quand la substance ingérée est humide, à moins qu'elle ne soit très-rapide.

Au point de vue de sa fluidité, la salive fournie par les glandules labiales doit être rapprochée de celle des parotides (1). La composition immédiate de la salive parotidienne est encore mal connue, bien que ce soit la plus facile de toutes à recueillir chez les animaux, et qu'on puisse en obtenir d'assez grandes quantités. C'est ainsi que nulle analyse n'y indique la présence du carbonate de chaux, bien que son existence y soit des plus manifestes.

Elle renferme de 980 à 985 parties d'eau pour 1000 chez l'homme ; de 970 à 995 dans le chien; de 980 à 992 sur le cheval, et 980 chez la brebis. Les 5 à 20 parties de matières solides sont formées pour les deux tiers au moins de cendres minérales, et le reste est représenté par des substances organiques à l'état sec.

Les sels sont des bicarbonates de potasse et de soude, des chlorures de sodium et de potassium, du carbonate et du phosphate de chaux, et enfin des traces de sulfocyanure de potassium, selon quelques auteurs, dans celle du chien du moins. Les carbonates alcalins y sont plus abondants que dans la salive mixte, ce qui est, sans doute, la cause de la plus grande alcalinité de la première. Le carbonate de chaux y est en plus grande quantité aussi que dans les autres salives.

Quant à la substance coagulable ou aux substances coagulables de la salive parotidienne, la nature en est encore mal déterminée, et l'on ne sait pas la quantité d'eau de constitution qu'elle fixe. On sait seulement (2) qu'on peut retirer de cette matière jusqu'à 5 pour 1000 à l'état sec chez l'homme, et de 1 à 2 chez les autres animaux. Voici quels sont les caractères les plus nets qu'on lui connaisse, tels qu'ils ont été déterminés par M. Cl. Bernard.

Cette substance organique est coagulée par la chaleur, l'alcool et par l'acide azotique. Elle est coagulée par le sulfate de magnésie qui ne coagule pas la sérine et la métalbumine, quoiqu'il coagule la caséine.

(1) Ces glandes ne doivent par conséquent pas être appelées mucipares, non plus que les glandules palatines et génales ou malaires.

(2) Voy. *Chimie anatomique*. Paris, 1853, in-8, t. III, p. 351. C'est elle surtout qui a reçu le nom de *ptyaline;* elle a été comparée, soit à la *caséine*, soit à l'*albumine* d'œuf, sans pourtant qu'elle soit semblable à ces substances.

Elle filtre sur le sulfate de soude sans être retenue par celui-ci. Elle est plus abondante dans la salive du cheval que dans celle de l'homme et du chien (1).

Cette substance se modifie d'une manière encore indéterminée, quand la salive parotidienne se mélange aux autres salives dans la bouche.

2° Salive sous-maxillaire.

La salive fournie par le canal de Wharton est limpide, filante, visqueuse et beaucoup moins fluide que la salive parotidienne. Elle est sans odeur, et sa saveur est celle de l'eau faiblement gommée; elle devient parfois un peu gélatineuse à l'air, et ne laisse pas déposer des cristaux de carbonate de chaux, quoiqu'elle contienne une certaine quantité de ce sel en dissolution, puisqu'elle fait effervescence avec l'acide azotique. Elle ne tient aucun élément anatomique en suspension. Elle est alcaline et paraît l être au moins autant que la salive parotidienne.

La chaleur et l'acide azotique n'y produisent aucun coagulum; à chaud, le liquide se boursoufle sans cesser d'être filant. Le bichlorure de mercure en augmente la viscosité naturelle, la rend gluante, gélatineuse, sans la troubler. Elle perd ce caractère ainsi que sa viscosité en s'altérant à l'air. Elle est moins dense que la salive parotidienne; car elle ne pèse que 1002 à 1003.

M. Cl. Bernard a montré que c'est particulièrement sous l'influence des impressions causées par des substances sapides que la sécrétion de cette salive a lieu abondamment. Elle a lieu simultanément des deux côtés en même temps, très-activement pendant le repas, et elle est presque nulle pendant l'abstinence. Un chien en a fourni 44 centimètres cubes en une heure et un quart; pendant ce temps une parotide en a donné 23 centimètres cubes, et les sublinguales 5 centimètres cubes.

Il y a, de plus, une relation entre sa production et celle du suc gastrique. Tout ce qui active sa sécrétion augmente aussi celle du suc gastrique, et en excitant le bout supérieur du pneumo-gastrique coupé, sa production augmente en même temps que celle du suc gastrique, ce qui est dû à une action réflexe par l'intermédiaire du grand sympathique. Ce sont, au contraire, les impressions qui suscitent par action réflexe des mouvements des muscles masticateurs qui excitent la sécrétion parotidienne.

(1) Les analyses de Lassaigne, déjà anciennes, indiquent dans cette salive des herbivores presque autant de *mucus* que de *matière animale propre*. Il n'est pas impossible qu'il y ait en effet deux substances coagulables dans les salives et que l'une d'elles soit un peu de mucosine.

Bidder et Schmidt en ont retiré chez le chien :

Eau	991,45	à	996,04
Chlorures de calcium et de sodium	4,50	à	2,45
Carbonates et phosphates de chaux et de magnésie	1,16		
Matière organique	2,89	à	1,51

Comme pour la salive parotidienne, les dernières portions de salive recueillies contiennent moins de principes fixes que les premières. Elle présente chez le chien et les autres animaux les mêmes caractères de viscosité, de transparence, etc., que chez l'homme.

3° Salive sublinguale.

Les *glandes sublinguales*, les *glandules palatines*, la *glande accessoire de la parotide* et la *glande de Nuck*, sécrètent un liquide plus épais et plus visqueux encore que celui de la sous-maxillaire. M. Cl. Bernard a prouvé qu'elles n'entrent en action que pendant la déglutition. Le liquide que fournissent ces glandes est déversé dans la cavité buccale, soit par les canaux de Rivinus et des canaux qui vont dans le canal de Wharton, soit par le canal de Sténon pour la glande accessoire de la parotide, soit enfin par des conduits particuliers à chaque glandule. Tous ces conduits possèdent une contractilité très-prononcée.

Ces salives sont tellement filantes qu'elles ne s'écoulent qu'avec une grande difficulté ; elles s'attachent comme de la glu aux différentes parties qu'elles touchent et l'on n'en peut prendre la densité. Elles sont transparentes et ne laissent pas déposer de sels par leur exposition à l'air. Elles sont alcalines, mais ne font pas sensiblement effervescence par les acides. Elles donnent une sensation sur la langue analogue à celle de l'eau de gomme, mais n'ont pas d'odeur. Elles épaississent et deviennent gélatineuses quand on leur ajoute la moitié de leur volume environ d'alcool. Mais elles ne s'épaississent pas par leur simple refroidissement, tandis que nous avons vu la salive sous-maxillaire assez fluide, mais filante, devenir plus visqueuse et se prendre en gelée par le refroidissement.

Les glandes palatines (dites, à tort, *mucipares*) sécrètent un liquide semblable à celui de la sublinguale proprement dite, liquide qui a les caractères extérieurs des mucus en général, mais non la nature. Il en est de même de la glande de Nuck.

Bidder et Schmidt ont trouvé la composition suivante au mélange du liquide des glandules buccales et de la glande de Nuck sur le chien :

Eau	990,02
Chlorure de potassium et de sodium	5,20
Phosphates (et carbonates ?) de soude, de chaux et de magnésie	0,84
Matière organique soluble dans l'alcool	1,67
Ptyaline insoluble dans l'alcool	2,18
	1000,00

Le rôle de ces salives et de la sublinguale se rapporte surtout à l'invíscation et au glissement du bol alimentaire lors de la déglutition (1).

De l'origine et du rôle des principes immédiats des salives.

Les différentes sortes de salives doivent leur propriété d'humectation et d'inviscation des aliments avec facilitement du glissement du bol alimentaire à la manière dont l'eau est fixée par la variété de *ptyaline* qu'elles renferment. C'est, en effet, à la propriété qu'a chaque variété de cette substance organique de fixer une quantité d'eau de constitution plus ou moins grande que l'une doit de laisser très-fluide la salive parotidienne, de rendre filante la sous-maxillaire et de rendre très-visqueuse la salive sublinguale. Mais, contrairement à ce que semblent admettre presque tous les auteurs, le degré de viscosité de chaque salive n'indique pas la proportion de la substance coagulable qu'elle renferme. C'est ce que prouvent les analyses qui nous montrent plus de substance coagulable dans le liquide parotidien, qui est le plus fluide, que dans les salives sous-maxillaires et sublinguales qui sont les plus visqueuses. La viscosité tient, sans doute, au mode d'association de l'eau avec cette substance coagulable et la quantité de ce liquide que fixe cette dernière (2).

La *salive mixte* ou *totale* étant simplement le mélange des précédentes n'a pas d'origine propre. C'est donc avant d'aborder son étude que nous devons étudier la provenance des principes immédiats constitutifs des salives pour examiner leur rôle et leur fin en parlant de la salive mixte ; car l'état de mélange, en proportions diverses, selon les cas, est la forme

(1) Voy. Cl. Bernard, *Les trois salives* (*Revue des cours scientifiques*. Paris, nov. 1873, p. 418).

(2) Un certain état fade, sans saveur ni odeur tranchées et caractéristiques sont des attributs des substances coagulables qu'il est utile de rappeler. Il en est ainsi pour ces principes autant dans les éléments anatomiques que dans les humeurs. Tous les principes d'une sapidité bien définie sont en effet des composés cristallisables ou volatils sans décomposition, comme le sont les sels spéciaux de la bile et le sucre de lait. Le propre même de la coction est de donner aux corps non cristallisables de la saveur et de l'odeur, en raison de ce qu'elle amène la formation chimique, à leur aide et à leurs dépens, de composés divers cristallisables ou volatils sapides et odorants, qui n'existaient pas avant cette opération dans les tissus et les humeurs pris à l'état naturel.

sous laquelle ces humeurs d'origine et de propriétés différentes remplissent habituellement leurs usages.

Les principes d'origine minérale sont manifestement empruntés, tout formés, au sang artériel. Quant à la substance coagulable propre à chacune d'elles, elle n'existe ni dans le sang artériel, ni dans le sang veineux, et se produit dans les cellules épithéliales glandulaires, ainsi que le montrent les expériences suivantes de M. Cl. Bernard. En broyant des glandes salivaires et ajoutant ensuite de l'eau, puis filtrant au bout de vingt-quatre heures, après avoir agité le tout de temps en temps, M. Bernard a obtenu les résultats suivants avec les glandes parotides. Le liquide était fluide comme de l'eau, sans viscosité, sans odeur ni saveur. Il ne précipitait pas par la chaleur, était troublé par l'infusion de noix de galle, et le sublimé y causait un précipité blanchâtre assez abondant, sans devenir visqueux ni gélatineux.

Le liquide ainsi obtenu avec les glandes sous-maxillaires est limpide, visqueux, légèrement rosé, filant, neutre, sans odeur ni saveur proprement dites; mais il donne sur la langue la sensation que produit l'eau fortement gommée. L'alcool y cause un précipité blanc abondant, la chaleur aussi, mais une goutte de potasse dissout ce dernier. L'acide chlorhydrique lui enlève sa viscosité en déterminant un précipité qui se dissout dans un excès d'acide. Il en est de même avec l'acide acétique, seulement le précipité est grisâtre, membraneux, gluant, très-abondant. La teinture de noix de galle y produit un précipité abondant et floconneux. Le sublimé le rend gluant, adhérent au vase et sous forme de masse gélatineuse, mais sans la troubler.

L'infusion fournie par les glandes sublinguales réduites en pulpe donne un liquide très-visqueux, coulant à peine, offrant les réactions propres à la salive que donnent isolément ces organes.

Il se passe dans cette formation des substances coagulables propre à chaque variété de salive, au sein même des cellules épithéliales glandulaires, des actions autres que des faits de pure endosmo-exostomose physique; il se passe là, comme dans tous les autres actes caractéristiques des sécrétions (1), des actes moléculaires s'accomplissant avec toute l'énergie physique et chimique des actes de ce genre, et indépendamment de toute influence nerveuse, dès que les principes à l'aide et aux dépens desquels a lieu cette formation se trouvent réunis. De là vient que, ainsi que l'a vu M. Cl. Bernard, les actes sécréteurs des salives continuent encore quelque temps dans la tête d'un animal décapité, et que l'excré-

(1) Voy. Béraud, *Éléments de physiologie*. Paris, 2e édit., 1856, t. I, p. 100; Littré et Robin, *Dictionn. de médecine*, 10e édit., 1855, et 12e édit., 1865, art. SÉCRÉTION, et ci-dessus, p. 584.

tion a lieu abondamment lorsqu'on excite les nerfs qui se rendent à chacune de ces glandes, dont la trame du reste renferme des fibre-cellules. De là vient aussi, comme l'a vu Ludwig, que la pression exercée sur le kymographion est plus grande dans le conduit de Sténon que dans les artères apportant le sang à la parotide, ce qui n'aurait pas lieu si le fait de la sécrétion était un simple fait de filtration, par suite de la pression du sang artériel. Du reste, le cours du sang dans les capillaires des glandes aussi bien que des autres organes, ne permet pas de comprendre que cette hypothèse ait été mise en avant.

C'est aussi parce que ces actes de formation sécrétoire sont de nature chimique, sont des actes de combinaison ou autres analogues, en rapport avec la composition immédiate des cellules et des parois glandulaires, que de l'iodure de potassium injecté dans le canal d'une parotide en voie de sécrétion, traverse les parois des tubes glandulaires comme il traverse les muqueuses dans les cas d'absorption digestive, etc., et se retrouve au bout de quelques secondes dans la salive qui coule par le conduit de Sténon du côté opposé.

C'est pour la même raison aussi qu'on voit des glandes ne pas être traversées par les substances injectées dans le sang. C'est ainsi que l'iodure de potassium, poussé dans les vaisseaux, qui sort par la salive, ne s'échappe pas par le rein, comme l'a montré encore M. Cl. Bernard. C'est par la même raison enfin que le ferrocyanure de potassium injecté dans le sang, au contraire, s'échappe par le rein et non par les glandes salivaires. Injecté dans un canal de Sténon, il est absorbé par les tubes glandulaires, pénètre dans le sang, s'échappe avec l'urine sans que la salive du canal parotidien du côté opposé en renferme, sans que même la parotide, par laquelle il a été introduit, en fournisse, lorsqu'on la fait sécréter de nouveau après l'injection.

L'interprétation de ces faits importants se rattache intimement à la connaissance de la composition immédiate des humeurs et surtout des éléments anatomiques qui concourent à la sécrétion.

C'est encore à des causes de cet ordre que sont dues les modifications de composition de la salive par le passage dans cette sécrétion de principes immédiats accidentels du sang, à l'exclusion de certains autres, quand la constitution du plasma vient à être modifiée. Ainsi le ferrocyanure jaune de potassium, les sels de fer à acide organique injectés dans le sang ne passent pas dans la salive. L'iodure de fer et les autres iodures, au contraire, entrent dans la composition de ce liquide, quand le sang en contient, et ne sortent pas par l'urine, de manière qu'ils séjournent longtemps dans l'économie, parce qu'ils sont réabsorbés incessamment dans l'estomac après y être arrivés avec le bol alimentaire. Le sucre qui s'échappe facilement par le rein ne passe pas du sang dans les salives, qui le dissolvent pourtant assez vite; aussi ne trouve-t-on pas ce principe dans la salive des diabétiques. Il en est de même de la biliverdine sur les ictériques, et pourtant celle-ci et le sucre passent aisément du sang dans les mucosités des crachats de provenance pulmonaire et bronchique.

4° Salive mixte.

La salive mixte est le fluide qui est dans la bouche, celui qui sert à la mastication et à l'*insalivation*. C'est un liquide qui résulte du mélange des différentes salives sécrétées par les parotides, les glandes sous-maxillaires, sublinguales, molaires, labiales, palatines; de plus, il s'y ajoute du mucus provenant de la muqueuse bucco-linguale.

Lorsqu'elle est expuée chez l'homme, elle constitue les crachats salivaires, liquides, écumeux, filants, peu visqueux, qu'il ne faut pas confondre avec les crachats bronchiques dont j'ai parlé ailleurs. Cette salive a l'aspect d'un liquide spumeux, d'abord trouble, qui par le dépôt dans un verre à pied se sépare en trois portions : 1° l'une qui surnage, d'épaisseur variable d'une expérience à l'autre, est formée par un liquide écumeux et filant; 2° la portion moyenne, la plus considérable, est claire, liquide et moins visqueuse que l'autre; 3° la portion inférieure est un dépôt gris blanchâtre, composé de cellules de l'épithélium buccal en grande quantité, de leucocytes nombreux, de gouttelettes ou de granulations graisseuses avec d'autres détritus alimentaires venant de l'interstice des dents, tels que fragments de cellules végétales, de fibres musculaires, grains de fécule, etc. On y voit aussi parfois quelques vibrions avec de petits amas de substance amorphe, quelques tubes de *Leptothrix buccalis*, Ch. R., et des granulations calcaires; le tout venant du dépôt formé entre les dents, détaché par les mouvements d'expuition.

On peut isoler la partie moyenne par décantation avec une pipette, ou filtrer la totalité du liquide. Les parties supérieures et inférieures restent sur le filtre et il passe un liquide limpide, un peu visqueux, moussant légèrement si on l'agite.

Sa densité peut varier entre 1004 et 1008.

M. G. Colin, en recueillant par une plaie œsophagienne les bols imprégnés de salive après avoir pesé l'aliment avant l'insalivation, a trouvé que le cheval donne 6 litres de liquide buccal par heure; M. G. Colin calcule ensuite que pendant vingt-quatre heures le même cheval sécrète 40 litres de liquide buccal. Chez les ruminants, elle serait de 56 litres. On admet que sur l'homme *une seule* parotide fournit en vingt-quatre heures environ 100 grammes de salive; celle qui provient des autres glandes salivaires serait à peu près dix fois plus grande : on pourrait penser en conséquence que 1000 grammes représentent la quantité de liquide buccal sécrété par l'homme en vingt-quatre heures. Mais ces nombres calculés pour vingt-quatre heures sont fort arbitraires; car ces glandes ne sécrètent pas d'une manière continue, et chacune sécrète plus ou moins, selon la nature des aliments soumis à la mastication et à la déglutition. Aussi suppose-t-on approximativement que la quantité totale de salive mixte produite est de 400 à 500 grammes par jour.

Il est certain que la salive mixte obtenue par expuition est constamment alcaline, comme l'a bien démontré M. Cl. Bernard.

Elle est alcaline comme les diverses variétés de salives dont elle est le mélange, et, comme elles, elle doit sa réaction alcaline au carbonate et au phosphate de soude basiques qu'y montre l'analyse. Elle est également alcaline sur les chiens, les chats, les lapins, les chevaux, etc.

La muqueuse buccale rougit le papier de tournesol lorsque la salive n'a pas coulé depuis longtemps, le matin à jeun aussi bien que dans un grand nombre d'affections pendant lesquelles le malade est à la diète. Ce fait a lieu dans l'état de santé de même que pendant les maladies, et n'offre rien de caractéristique à cet égard. Elle provient réellement, comme le pense M. Cl. Bernard, de la fermentation acide, lactique et butyrique, des parcelles alimentaires qui séjournent entre les dents et entre les papilles linguales. Elles trouvent là les conditions de température et d'humidité favorables à cette décomposition, et les acides produits donnent leur réaction à leur petite quantité de liquide qui humecte la muqueuse (1).

(1) On a dit que la salive mixte est faiblement alcaline, quelquefois neutre (Tiedemann et Gmelin). Schultz l'a vue acide chez l'homme, quand elle avait séjourné longtemps dans la bouche, et toujours alcaline chez les enfants. Mitscherlich l'a trouvée alcaline pendant le boire et le manger, déjà même après la première bouchée ; en tout autre temps elle était acide. Garrod et Marshall ont trouvé chez un homme atteint de fistule salivaire la salive acide avant le repas, pendant lequel elle devenait d'abord neutre, puis alcaline, différences qu'ils attribuent à celle des proportions respectives de la salive et du mucus. Budge dit la salive mixte toujours alcaline dans l'état de santé, mais sujette à varier très-facilement et très-promptement, même à devenir acide. Donné a le premier nettement montré les différences normales de réaction entre la *salive alcaline* et le *mucus buccal acide*, surtout le matin et dans diverses affections gastro-intestinales et cela au point d'influer sur la carie générale des dents (Donné, *Histoire physiologique et pathologique de la salive*. Paris, 1866, in-8, et *Cours de microscopie*. Paris, 1844, p. 209). M. Andral s'exprime ainsi sur ce point après avoir vérifié ces derniers faits : « L'acidité de la bouche disparaît dès qu'on fait affluer dans la bouche une certaine quantité de salive; on la retrouve d'autant plus prononcée qu'on la recherche à une époque plus éloignée de celle où des aliments ont été pris, et dès lors on comprend facilement comment elle sera plus forte et plus persistante dans les maladies où depuis un certain temps une diète rigoureuse a dû être observée. On a prétendu que, dans certains états de maladie, la salive pouvait perdre de son alcalinité qui constitue son état normal, et devenir acide. Je crois devoir conclure de mes recherches sur ce point qu'il n'en

M. Cl. Bernard a montré que chez les animaux sur lesquels ces conditions ne se rencontrent pas la muqueuse n'a pas cette réaction acide sur le papier bleu de tournesol, lors même qu'on empêche l'arrivée de la salive dans la bouche par la division des conduits parotidiens, sous-maxillaires, sublinguaux et de la glande de Nuck.

La faible exsudation que laisse se produire à la surface de la muqueuse buccale l'épaisse couche de cellules épithéliales qui la tapisse ne fait pas exception à cet égard, comparativement à ce qu'on observe sur toutes les autres muqueuses, à l'exception de l'estomac pendant la durée de la sécrétion du liquide fourni par les glandes propres de sa muqueuse.

M. Bernard a vu, de plus, que dans les cas fréquents où, à la suite d'opérations pratiquées sur l'intestin ou l'estomac des chiens, il survient des dérangements digestifs, leur muqueuse buccale s'enflamme. Il en est de même lorsque sur des chiens porteurs d'une fistule gastrique qui ne les rendait pas malades on vient à mal boucher la canule de manière à laisser pénétrer l'air dans l'estomac et couler au dehors une partie du suc gastrique, ce qui épuise l'animal. La salive mixte des chiens qui ne contenait pas de cellules épithéliales ni des globules de pus en présente alors plus ou moins. En même temps les dents s'entourent d'un dépôt noirâtre et parfois de tartre à leur base, se carient et la salive devient acide. Elle reprend son état normal et les dents redeviennent blanches si l'on a soin de boucher hermétiquement la canule et quand l'animal revient à la santé.

est jamais ainsi, et qu'il n'est donné à aucune maladie de transformer la salive en un liquide acide. J'ai dit plus haut que chez beaucoup de personnes, soit bien portantes, soit malades, la bouche présente une réaction acide des plus nettes. Cette sorte de réaction a été, à tort, attribuée à la salive. On peut facilement démontrer qu'elle ne lui appartient pas en introduisant dans la bouche un corps sapide quelconque ; sous son influence, une certaine quantité de salive arrive rapidement dans la bouche, et dès ce moment on trouve dans la cavité buccale une réaction alcaline très-prononcée ; ce n'est donc point, dans ce cas, la salive qui est acide, c'est le liquide qui est fourni par la membrane muqueuse de la bouche. On s'est donc évidemment trompé lorsqu'on a dit que dans les inflammations d'estomac la salive devenait acide. On a également commis une erreur lorsqu'on a avancé que chez les diabétiques, la salive acquérait des propriétés acides. Souvent, sans doute, chez les diabétiques, on trouve dans toute la bouche une réaction acide ; mais cela n'a rien de propre au diabète, et, dans cette maladie pas plus que dans les autres, la réaction acide de la bouche ne dépend de la salive. Pour m'en assurer, j'ai fait mâcher à des diabétiques qui présentaient cette réaction un peu de racine de pyrèthre ; j'ai déterminé ainsi, en quelques instants, un flux abondant de salive, et j'ai bien constaté que ce liquide avait conservé son alcalinité ordinaire. Ainsi tombe un des principaux arguments qu'on avait fait valoir pour étayer la théorie d'après laquelle on regarde le développement de la glycosurie comme le produit de l'acidification soit du sang, soit d'autres humeurs de l'économie. » Andral, *Compt. rend. des séances de l'Acad. des sc.* Paris, 1848. Voyez aussi E. Magitot, *Études et expériences sur la salive considérée comme agent de la carie dentaire* (*Gazette médicale*. Paris, 1869, in-4, p. 380 et suiv.).

En fait, dans toutes ces conditions, ce n'est ni la salive ni la muqueuse qui deviennent acides, ce sont les détritus alimentaires et épithéliaux en voie de fermentation qui adhèrent à la muqueuse et aux dents. M. Magitot a constaté aussi que le contenu du sillon gingivo-labial peut être normalement acide, et cela pendant toute la durée de la vie; de sorte qu'en admettant *a priori* la conséquence de cet état sur les dents, la destruction de celles-ci doit commencer aussitôt qu'est achevée leur éruption; ce qui arrive en effet chez un certain nombre de sujets dont les dents sont dès l'enfance envahies par cette maladie (voy. p. 549).

Cette réaction acide particulière au sillon gingivo-labial à l'état normal, avait été constatée également par M. F. Boudet (1), qui a reconnu en outre qu'elle était surtout marquée au voisinage des incisives supérieures, tandis que pour la gencive inférieure la salive qui y afflue sans cesse neutralise cette réaction. Cette circonstance, vérifiée par M. Magitot, explique encore pourquoi les incisives inférieures échappent habituellement à la carie, tandis qu'elle affecte de préférence les supérieures.

Deux réactions peuvent donc s'observer au contact des dents à l'état normal. Le plus souvent cette réaction est alcaline comme dans tout le reste de l'étendue de la muqueuse et les dents conservent ordinairement une intégrité complète; dans un certain nombre d'autres, cette réaction est acide, et ce fait qui entraîne comme conséquence la production de caries dentaires nombreuses, semble être une disposition normale et habituelle à certains sujets, susceptible de s'étendre quelquefois aux divers membres d'une même famille, et transmissible par hérédité au même titre que certaines prédispositions quelconques (Magitot) (2).

Sur la composition immédiate de la salive mixte.

Les principes immédiats qui entrent dans la composition de la salive mixte de l'homme sont les suivants :

(1) F. Boudet, *Journ. de pharmacie et de chim.*, mai 1842.

(2) *Des liquides pharyngo-œsophagiens.* Indépendamment des liquides salivaires, l'estomac reçoit encore à chaque mouvement de déglutition une certaine quantité de liquide venant des glandes de la base de la langue, du pharynx et de l'œsophage. Ce liquide est abondant sur le cheval qui en chasse 15 grammes à chaque déglutition. Il n'a encore été bien observé que chez cet animal, par M. Riquet, sans que toutefois son analyse immédiate ait été faite. Il est limpide, très-visqueux et communique cette viscosité à une grande quantité d'eau; il la perd lorsqu'on l'abandonne à lui-même pendant plusieurs jours et il devient fluide. L'ébullition au contraire ne la lui enlève pas et ne modifie pas non plus ses autres caractères. L'acide azotique et le sublimé le troublent sans le rendre plus fluide. Quand on l'agite avec la salive parotidienne qui est très-fluide, il se mélange d'abord, mais il s'en sépare au bout d'une heure de repos.

PRINCIPES DE LA PREMIÈRE CLASSE.	Salive mixte normale.	Salive du ptyalisme mercuriel.
Eau	988 à 995,16	974,12 à 991,0
Chlorures de sodium et de potassium	0,84	7,55 à 2,4
Sulfate de soude	0,02 ou traces.	
Phosphate de soude tribasique	0,94	
Phosphates de chaux, de magnésie et de fer	0,60 ou traces.	
Carbonate de chaux et alcalins	0,03	
— de magnésie	0,01	
PRINCIPES DE LA DEUXIÈME CLASSE.		
Sulfocyanure de potass. (Jacubowitsch)	traces à 0,06	
Lactates (?) de potasse et de soude	0,70 ou traces.	
Graisse phosphorée	0,32 ou traces.	
Corps gras	0,00 à 0,00	6,74 à 0,4
PRINCIPES DE LA TROISIÈME CLASSE.		
Ptyaline	4 à 1,34	3,65 à 1,9
Matière muqueuse et épithélium	2,13 à 1,62	à 3,8
Albumine	0,00 à 0,00	7,77 à 0,6

La substance organique ou les substances organiques de la salive sont un mélange de celles que nous avons étudiées dans chaque espèce de salive séparément. Le principe coagulable qu'on a pris pour de l'*albumine* dans la salive buccale de l'homme, du cheval, etc., est en particulier celui qui est propre à la salive parotidienne. C'est lui qui fait que la salive traitée par la chaleur, par l'acide azotique, etc., donne un précipité plus ou moins abondant, floconneux, insoluble dans l'eau et dans l'alcool (voy. p. 591).

Ces divers principes sont dissous les uns par les autres et ceux qui sont insolubles dans l'eau, tels que les carbonates et phosphates calcaires sont particulièrement dissous par les substances coagulables auxquelles ils sont fixés; à ces substances naturellement liquides est fixée également comme eau de constitution, une partie de celle qu'on obtient par évaporation en chauffant la salive. Ce fait important n'a pas été pris en considération par les auteurs qui ont étudié les variations de la quantité d'eau dans la salive pendant la durée de divers états morbides. Envisageant ce fait d'une manière absolue, comme si toute cette eau était libre en quelque sorte, les résultats qu'ils ont obtenus n'ont aucune signification réelle.

Le phosphate tribasique de soude forme à lui seul la moitié des principes salins qu'on trouve dans la salive mixte et c'est à lui qu'elle doit sa réaction alcaline, sa propriété de ramener au bleu le papier de tournesol rougi. Il est possible que les carbonates alcalins concourent à cette réaction, mais ils sont trop peu abondants pour qu'ils y prennent une part notable. Aucune analyse ne signale dans la salive, non plus que dans les larmes, la présence du chlorhydrate d'ammoniaque, dont on voit pourtant les cristaux dans le résidu solide que donnent ces humeurs soumises à l'évaporation.

La salive mixte contient moins de carbonates que de salive parotidienne. Elle donne peu ou pas d'effervescence par les acides, et n'est pas sensiblement précipitée par les eaux de chaux et de baryte, contrairement à ce qui a lieu avec celle-ci. Ce fait tient en partie à ce qu'elle est un mélange de salive parotidienne et des salives sous-maxillaire et sublinguale, moins riches en carbonates que la première. Mais ce fait tient aussi à ce que, comme est porté à l'admettre M. Cl. Bernard, la salive parotidienne laisse déposer ses carbonates calcaires en arrivant au contact de l'air et de la muqueuse buccale, comme elle le fait par le repos à l'air libre dans les expériences.

Il n'y a que des traces difficilement pondérables de phosphates calcaires dans la salive, mais il y en a toujours. Ce principe, comme tous les autres de la première classe, venant tout formé du sang, peut augmenter ou diminuer facilement de quantité sous diverses influences. Le peu de solubilité des phosphates et des carbonates de chaux et de magnésie, fait qu'ils se déposent sous forme de calculs ou de concrétions dès qu'ils deviennent trop abondants ; ce fait a lieu encore lorsque, sans qu'ils augmentent de proportion, les principes qui tiennent en dissolution tel ou tel d'entre eux viennent à diminuer. La ptyaline étant sécrétée en moindre quantité dans quelques cas morbides, peut être une cause de leur dépôt faute d'être là pour les tenir en dissolution (1). Il en est de même si en arrivant dans la bouche elle vient à être altérée chimiquement, ou encore si c'est l'acide carbonique salivaire jouant le rôle de dissolvant qui disparaît. De là résulte que, dans les calculs en général, on trouve leurs principes constituants associés dans des proportions autres que celles

(1) Il est probable que les faits de ce genre jouent un grand rôle dans les cas où, au lieu d'être borné à une ou deux dents malades, le dépôt de tartre se généralise. M. Cl. Bernard a montré en effet (*Leçons de physiologie expérimentale*, 1856, t. II, p. 134) que chez les chiens qui n'ont pas les dents tartreuses, à l'état normal, un dépôt de cette nature, plus ou moins abondant, se formait lorsqu'on venait à opérer un dérangement des voies digestives, en laissant par exemple une fistule gastrique bouchée incomplétement pendant quelque temps, et cette production de tartre s'arrêtait et disparaissait quand cessait l'irritation des voies digestives et celle de la muqueuse buccale par la suppression de la cause qui l'avait produite. Notons de plus qu'on sait que le tartre est rare chez les enfants bien portants ; il se trouve surtout en grande quantité chez les vieillards. Chez les sujets atteints d'hémiplégie faciale, un côté des parois buccales restant dans l'inaction, il arrive souvent qu'il se forme, du côté malade, des dépôts de tartre pouvant être très-abondants.

qu'ils offrent dans les humeurs qui fournissent ces principes; c'est pour cela que, dans les calculs salivaires en particulier, et même dans le tartre, il y a souvent plus de phosphates calcaires que de carbonates, et d'autres fois c'est l'inverse.

Les intéressantes recherches de Pflüger ont montré que les gaz de la salive recueillie en évitant le contact de l'air et soumises à la pompe à mercure sont les suivants. De 100 centimètres cubes on retire en centimètres cubes :

Acide carbonique........................	19,30 à 22,50
Azote..........................	0,70 à 0,80
Oxygène..............................	0,40 à 0,60

L'addition d'acide phosphorique chasse en outre 29,9 à 42,2 c. c. d'acide carbonique des carbonates salivaires.

On s'est beaucoup préoccupé de la cause de la légère coloration rouge que la salive prend après l'addition de quelques gouttes de perchlorure de fer. Elle ne s'obtient pas toujours avec de la salive fraîche ; mais on l'observe après avoir évaporé celle-ci ou après l'avoir traitée par l'alcool sans la faire évaporer; elle est attribuée au sulfocyanure de potassium qui donne cette même coloration et dont plusieurs chimistes ont retiré des traces de la salive qu'ils ont analysée dans ce but. Il est néanmoins des personnes bien portantes chez lesquelles la salive fraîche donne la réaction propre au sulfocyanure de potassium, tandis que chez d'autres elle ne s'observe que dans les conditions indiquées plus haut. Du reste, la quantité de ce composé est trop peu considérable pour qu'il puisse jouer un rôle nuisible ou utile quelconque dans la salive. On ne connaît pas encore les conditions qui en amènent la production.

Sur les principes coagulables des salives.

La *substance* ou les substances non cristallisables propres aux salives diffèrent d'une glande salivaire à l'autre, soit par la quantité d'eau dont elle est susceptible de s'emparer après dessiccation, soit par le degré de viscosité qu'elle a la propriété de donner à celle-ci, soit par d'autres particularités relatives à leur coagulabilité. Cette substance organique ou ces variétés de *substances organiques*, sont naturellement liquides et non dissoutes; elles fixent et dissolvent des principes salins insolubles dans l'eau, comme le font leurs analogues et les laissent se déposer quand elles s'altèrent (*tartre des dents*). C'est leur mélange qu'on étudie sous le nom de *ptyaline*. Cette matière ne se coagule pas par la chaleur ni par les acides. Elle n'est pas précipitée par le tannin, mais les sels d'argent, de plomb, de fer et de mercure, la troublent ou la coagulent. Desséchée, elle reprend l'eau qu'elle a perdue en lui rendant la viscosité caractéristique de celle des variétés de ptyaline observée. L'eau qui est chargée ainsi de cette substance dissout plus lentement les sels solubles que l'eau pure. De tous les liquides sécrétés, c'est le plus pauvre en principes coagulables après la sérosité céphalo-rachidienne.

C'est lorsque ces substances se sont altérées au contact de l'air dans la bouche après mélange des salives (*salive mixte*), qu'elles acquièrent la propriété de jouer le rôle de ferment à l'égard de l'amidon ; mais lorsqu'elles ne sont pas ainsi altérées, elles ne jouissent nullement de cette propriété. Il ne faut surtout pas oublier que dans tous les cas, c'est sur la fécule *cuite* et jamais sur l'amidon *cru*, seul mangé par les animaux sauvages, que la salive agit de la sorte. Aussi, nous allons voir que c'est en se plaçant dans des conditions spéciales, hors de l'économie, qu'on a pu dire que ces substances jouaient le rôle d'un ferment pour la digestion et la transformation des fécules ; tandis que dans les conditions naturelles et en expérimentant d'une manière directe sur les animaux vivants, en prenant, soit les salives isolément, soit leur mélange, on reconnaît que le rôle des salives n'est point tel. Ce fait est aussi montré par l'étude de leurs usages chez les carnassiers carnivores qui ne mangent jamais de féculents (1).

Sur les usages des salives.

Les usages de la salive sont de deux ordres. Les uns sont d'ordre physique relatifs à l'inviscation et à la déglutition ou glissement des aliments. Les autres sont, soit d'ordre chimique et soit d'ordre organique, subordonnés aux propriétés chimiques de la salive. Ces derniers se réduisent le plus souvent à l'influence qu'exerce le bol alimentaire, rendu alcalin par la salive, sur la sécrétion du suc gastrique que favorisent tous les liquides faiblement alcalins (2). Mais par ce fait même que ce suc acide enlève à la salive son alcalinité et à la ptyaline les propriétés qu'elle a dans les vases où l'on peut la recueillir, les actions chimiques sur les fécules, etc.,

(1) C'est le produit résultant de l'altération des *ptyalines* dans la salive mixte qui a été étudié sous le nom de *diastase salivaire*, après avoir été coagulé. Il a été considéré, à tort, comme le principe coagulable *normal* de salives. M. Cl. Bernard a montré qu'il n'existait pas dans la salive parotidienne non altérée (*Archives générales de médecine*, 1847 ; et Robin et Verdeil, *Chimie anatomique*, t. III, p. 554). Vieussens définissait la salive : « Une liqueur grasse et transparente destinée à délayer les aliments dans la bouche et leur communiquer un levain propre à aider leur coction dans l'estomac ». Il ajoute que : « La salive est un véritable ferment qui est destiné à commencer la digestion des aliments dans la bouche et à l'aider dans l'estomac. » (*Traité nouveau des liqueurs du corps humain.* Toulouse, 1715, in-4°, p. 158 et 164.)

(2) Il en sera question à propos du suc gastrique.

attribuées par divers auteurs à la salive, se réduisent à peu de chose et dans tous les cas n'ont lieu que sur les animaux qui mangent des fécules *cuits*.

La salive favorise la *gustation* et la *mastication*. Aussi, pendant que ce dernier acte s'accomplit, on la voit pleuvoir au voisinage des dents les plus employées, tandis qu'elle manque chez les animaux qui prennent leurs aliments dans l'eau. Sa viscosité favorise la formation du bol alimentaire; c'est de la sorte qu'elle est utile à la *déglutition*. Le gosier sec ne peut avaler, et quand un aliment solide n'a pas été convenablement humecté, il ne coule pas facilement dans la gorge. Les expériences de Lassaigne, de M. Cl. Bernard, et celles faites par une commission de l'Institut, pour prouver l'influence de la salive sur la mastication et la déglutition ont montré que la quantité de salive sécrétée et employée est en raison de la sécheresse de la matière alimentaire, et qu'une même substance en absorbe des proportions différentes, suivant qu'elle est humide ou sèche.

M. Cl. Bernard pense que les glandes parotides, labiales et buccales qui sécrètent une humeur plus fluide, sont plus spécialement auxiliaires de la mastication; tandis que les glandes maxillaires, sublinguales et palatines fournissent le matière muqueuse plus épaisse qui entoure le bol alimentaire et facilite son glissement dans l'acte de la déglutition.

La salive mixte du chien transforme l'amidon *hydraté* en sucre; mais cette transformation ne se fait guère qu'une heure après le contact; chez l'homme, la conversion de la fécule *cuite* en sucre se fait en petite proportion en traversant la bouche (1). Il croit en conséquence que dans cette circonstance l'action chimique de la salive n'est qu'accidentelle et de peu d'importance. Dans la stomatite, dans la salivation mercurielle, la salive a une action saccharifiante bien plus prononcée que dans l'état de

(1) Lassaigne le premier a montré (*Compt. rend. des séances de l'Acad. des sciences*, 1845, t. XX, p 1347 et 1640) que la salive parotidienne du cheval et la *salive mixte* de l'homme pure ne convertissent pas l'amidon *cru* en sucre à 38°. Mialhe a montré que la fécule cuite passe à l'état de dextrine avant d'arriver à celui de sucre dans la salive mixte. Il a vu aussi que la fécule crue reste à l'état de fécule pendant des jours dans cette salive; toutefois si ses grains ont été écrasés par trituration au pilon elle se comporte à peu près comme la *fécule cuite* (1845-46) Dans ce cas en effet l'hydratation physique a lieu presque comme lorsqu'elle a été chauffée (voy. p. 23). Mais Lassaigne a montré que chez tous les animaux les grains de fécule crus arrivent entiers dans l'estomac. Les faits confirmatifs de Jacubowitz sont postérieurs aux précédents. Le peu de temps pendant lequel la salive est au contact des fécules avant qu'intervienne l'action du suc gastrique sur ces mêmes corpuscules, fait que la quantité de sucre produite ainsi à l'aide de l'amidon cuit est peu de chose comparativement à ce qui a lieu dans l'intestin. Du reste, les grains de fécule alimentaires se retrouvent intacts dans le chyme, sauf plus ou moins de gonflement par hydratation. Le rôle émulsif des salives sous-maxillaire et sublinguale (Longet) est moindre encore, bien que la présence de principes albuminoïdes plus ou moins visqueux le rende possible.

santé, ce qui peut donner à penser que la salive n'agit que si elle est altérée. Il faut, de plus, remarquer que, dans tous ces cas, on emploie de la fécule hydratée, qui permet une transformation facile, puisque la fécule hydratée sans aucun mélange et dans un temps orageux, par exemple, se convertit spontanément en sucre (1); si alors on y ajoute de la salive qui s'altère aussi très-facilement, on conçoit que sa conversion puisse se faire rapidement. De la salive prise au sortir du conduit excréteur et mise immédiatement avec de la fécule hydratée, est sans action ; mais si on l'expose un certain temps à la chaleur, elle se putréfie et agit alors avec une grande rapidité ; de plus, tous les liquides normaux de l'économie, et tous les fluides pathologiques transforment la fécule en glycose (2).

On s'étonne de ne pas voir insister davantage sur le rôle que remplit la salive en tant que fournissant l'eau nécessaire à l'hydratation et au gonflement de tous les aliments, moins les corps gras (3), hydratation rendue possible par l'action chimique du suc gastrique et qui a pour résultat le passage des solides à l'état de pâte chymeuse et le facilitement de la *liquéfaction* ultérieure des matières gonflées et ramollies par suite.

C'est ainsi qu'a lieu *la fin* de la salive dont la ptyaline modifiée par le suc gastrique est probablement réabsorbée en entier ou partiellement avec les principes salins et l'eau, lors de la liquéfaction et de l'absorption intestinale du chyme. Ainsi retournent au sang les principes de la salive sécrétée en telle quantité que le volume de celle qui est produite en vingt-quatre heures, dépasse parfois celui de la masse du sang, au moins sur les animaux qui se nourrissent d'aliments secs (p. 604) et qui n'ajou-

(1) Spontanément implique ici la pensée que le lecteur sait que les fécules et les gommes retiennent toujours des traces de principes albuminoïdes jouant le rôle de ferment dès qu'ils s'altèrent, et qu'on ne sépare des principes ternaires précédents qu'en mettant en œuvre les procédés appropriés de purification.

(2) Pour montrer la différence qu'il y avait entre la salive altérée de l'homme et la salive pure des animaux, et combien peu il fallait tenir compte de son action sur les féculents, M. Cl. Bernard a fait les expériences suivantes : il a mêlé à de la fécule, d'un côté, avec de la salive altérée d'homme, et de l'autre, avec de la salive pure de chien. Dans le premier cas, l'eau iodée ne décelait plus la présence de l'amidon et la liqueur de Frommerhz donnait, au contraire ,une réaction glycosique très-évidente ; dans le second cas, c'était l'opposé ; ce qui prouve bien le peu d'action de la salive des animaux sur la fécule. Il a ensuite expérimenté sur de la fécule hydratée qu'un chien à fistule gastrique avait prise une demi-heure avant ; l'eau iodée était bleuie immédiatement, tandis que la liqueur de Frommerhz ne donnait absolument rien. Tous ces faits montrent qu'il n'y a pas lieu de s'occuper des hypothèses encore développées dans quelques Traités récents concernant les usages saccharifiants et *émulsifs* des salives ou autres analogues.

(3) Ce fait en rapport avec cette particularité que la salive est, après la sérosité sous-arachnoïdienne, le liquide le plus pauvre en substances coagulables ramenées à l'état sec, celui qui par conséquent fournit le plus d'eau sous un volume donné.

tent pas de liquides à ces derniers pendant le repas. De là aussi la nécessité de remplacer par des boissons la salive non sécrétée pour que la digestion soit bonne (1): d'où encore les troubles de la digestion toutes les fois que les aliments sont ingérés sans que la quantité de salive ou d'eau nécessaire à cette hydratation leur soit ajoutée.

Altérations de la salive.

Toutes les recherches tentées jusqu'à présent sur ce sujet n'ont conduit aucun résultat méritant d'être noté, en dehors des questions de quantité de cette humeur et de sa viscosité plus ou moins grande quand il y a excès de sécrétion des glandes sous-maxillaires sur les autres, et cela sous l'influence d'actions réflexes suscitées par des impressions diverses qu'étudient la physiologie et la pathologie. Toutefois il est bien certain que dans la néphrite albumineuse on trouve de l'urée dans la salive (0,36 pour 1000. Picard), fait qui est une conséquence de son excès dans le sang (voy. p. 238). Dans le tableau ci-contre (p. 601), j'ai noté d'après Simon et Wright la composition qu'ils indiquent comme appartenant à la salive du ptyalisme mercuriel; mais ces analyses demandent à être répétées. Ils signalent l'existence de l'albumine dans ce liquide (2).

Dans les cas de fluxions, de caries dentaires, de gingivite, de stomatites, de scorbut, de diphthérites pharyngiennes, etc., il est facile de constater que l'odeur n'appartient pas à la salive même, qu'il n'est pas survenu dans sa sécrétion un trouble tel que la formation d'un principe nouveau et odorant ait eu lieu (3).

Les produits fétides se forment dans la cavité buccale même, tant par la putréfaction des substances alimentaires, de l'épithélium, du mucus buccal proprement dit, que par celle de la salive et du pus. Cette putré-

(1) De même que le contact des corps durs suscite la sécrétion du suc gastrique, presque aussi bien que celle des liquides faiblement alcalins, la digestion peut s'accomplir quand on introduit dans l'estomac des aliments par une fistule gastrique, sans addition de la salive, pourvu que ceux-là soient convenablement divisés. Ces faits ont été constatés depuis longtemps par M. Sédillot sur les chiens auxquels il réséquait l'œsophage. Seulement à la longue il y a toujours des troubles de la santé.

(2) D'après Kühne, la section de la corde du tympan amène le développement d'une salive sous-maxillaire qui contiendrait de l'albumine, de la mucosine et de la *globuline* (voy. p. 70-71). Cette salive contiendrait de 12 à 14 p. 1000 de principes fixes chez le chien; sa densité s'élèverait à 1003 et 1005 (Eckhard). Après la section du grand sympathique, sa densité serait de 1007 à 1018 et ses principes fixes seraient dans la proportion de 15 à 28 p. 1000. Elle est alors très-visqueuse, très-alcaline, rendue grisâtre, blanchâtre, opaque, par des éléments en suspension, *gélatineux*, se creusant de vacuoles, mais dont la nature n'est pas précisée par Eckhard et Kühne.

(3) Voy. *Chimie anatomique*, t. III, p. 481, art. PRINCIPES ODORANTS.

faction est en effet favorisée dans ces conditions accidentelles par la salive dont la sécrétion est devenue permanente, par la stagnation des matières précédentes qui se prolonge parce que la mastication ne les entraîne plus comme à l'ordinaire ou parce que les soins donnés à la bouche sont interrompus. Les produits de la putréfaction varient à leur tour avec les espèces de substances qui se décomposent et selon les conditions spéciales à chaque cas dans lesquelles a lieu la décomposition (1).

Crachats salivaires.

Les crachats salivaires parfois dits *séreux* sont formés par un liquide clair, transparent, dont la fluidité égale presque celle de l'eau; souvent ils sont mélangés à de l'air qui s'y présente sous forme de bulles fines et nombreuses : on leur donne alors le nom de crachats salivaires proprement dits ou spumeux. Leur quantité varie, selon les circonstances, de quelques grammes à plusieurs litres ; ils sont formés de salive parotidienne et d'un peu des salives filantes. En dehors des sputations salivaires normales, on observe celles des aphthes, de la salivation mercurielle. Dans quelques cas d'hystérie, dans plusieurs formes de l'aliénation mentale, lors de la supersécrétion parotidienne survenant à la vue de certaines substances inspirant le dégoût, un peu avant le vomissement, après la syncope, etc., ces sputations deviennent parfois abondantes.

Dépôts salivaires.

Certains principes immédiats de la salive peuvent passer de l'état liquide par dissolution à l'état solide, en fixant et retenant une petite quantité de substance organique coagulable.

L'un de ces dépôts est celui qui se présente à la surface des dents sous l'aspect de petites taches ou de plaques minces, soit noires, soit d'un noir verdâtre ou vertes, très-minces, très-adhérentes, difficiles à enlever autrement qu'avec la rugine. Le microscope montre que leur substance n'est pas cristalline ; elle est sous forme de corpuscules irréguliers, réfractant fortement la lumière à la manière des sels de chaux, mais en lui donnant ici une teinte d'un jaune verdâtre.

L'acide chlorhydrique étendu les dissout avec dégagement de quelques bulles de gaz et laisse à leur place une légère trame d'aspect muqueux, incolore, retenant quelques granules noirâtres ou verts, surtout chez les herbivores, sur qui ces plaques se rencontrent fréquemment. Ces granules sont formés par de la chlorophylle qui, soit encore granuleuse, soit à l'état

(1) Voyez sur ce point les observations et les recherches expérimentales de M. le docteur E. Magitot (*loc. cit.*, 1866), touchant les conséquences de ce fait relativement à la carie dentaire et aux maladies des gencives.

homogène, colore les carbonates et les phosphates auxquels elle se fixe chimiquement dans la substance de ces dépôts; elle les retient de la même manière que diverses substances colorantes sont fixées par l'alumine et divers sels métalliques, dans ce qu'on appelle les *laques* (voy. p. 310).

Du tartre dentaire.

On donne ce nom à une matière dure comme du plâtre sec, dont elle a un peu l'aspect, qui se dépose entre les dents ou à leur surface, autour de leur collet particulièrement, mais pouvant parfois s'élever jusqu'au niveau de leur surface triturante ou coupante.

Le tartre dentaire est blanc grisâtre ou un peu jaunâtre, assez dur, mais se laissant écraser et réduire en poudre par la pression avec un corps dur. La cassure est peu grenue, non poreuse, et laisse voir à la loupe de petites facettes brillantes; sa surface libre, examinée ainsi, est chargée de très-petits mamelons arrondis, atteignant au plus une épaisseur d'un dixième de millimètre, disposés presque par couches, interrompues d'espace en espace.

Réduit en poudre et vu sous le microscope, il montre surtout des corpuscules irréguliers, réfractant assez fortement la lumière, et une certaine quantité de globules calcaires sphéroïdaux ou à surface mamelonnée, grenus ou homogènes à l'intérieur. Quelques-uns, en très-petit nombre, sont pourvus de lignes ou stries pâles irradiées à partir de leur centre, mais toujours difficilement apercevables.

On y rencontre un certain nombre de fragments de cristaux lamelleux, soit isolés, soit encore imbriqués, analogues à ceux qui forment des groupes fasciculés dans la salive parotidienne abandonnée à l'air, et dont j'ai déjà parlé (1). Il est des sujets chez lesquels ces fragments nettement cristallins, non grenus à leur intérieur comme les autres, sont assez nombreux (2). On en trouve, mais moins que dans les concrétions amygdaliennes (p. 551), qui ont la forme prismatique ou de rhomboïdes encore reconnaissable.

(1) Voyez plus haut, page 495, et *Chimie anatomique*, 1853 atlas, pl. IV.

(2) Leur présence montre que c'est bien par suite d'un phénomène analogue à celui que l'on observe dans la salive recueillie expérimentalement, que les sels dissous dans la salive passent à l'état solide accidentellement dans la cavité buccale, pour s'agglutiner en concrétions en s'associant au phosphate de chaux et aux substances coagulables de la salive. M. Cl. Bernard est porté à admettre que telle est l'origine du carbonate de chaux du tartre dentaire, mais que son phosphate serait dû à une sécrétion anormale du périoste alvéolo-dentaire (*loc. cit.*, 1856, t. II, p. 134). Toutefois, les données exposées page 602 rendent ce fait peu probable, bien que pourtant des concrétions puissent dériver du mucus comme il a été dit page 551, en raison de ce que ceux-ci fixent aussi beaucoup de composés calcaires (p. 559). Quant aux *glandes tartareuses* des gencives admises par Serres (1817), et qui sécréteraient le tartre, on sait qu'elles n'existent pas.

Outre ces grains et ces amas calcaires cristallins ou non, agglutinés ensemble, le microscope montre des touffes de *Leptothrix buccalis*, et de la matière amorphe finement grenue, telle que celle que j'ai décrite dans l'enduit interdentaire du mucus buccal (page 549). Souvent ces touffes sont adhérentes à la surface des grains calcaires dont je viens de parler; les filaments végétaux sont tantôt longs de 4 à 5 centièmes de millimètre seulement, tantôt deux à trois fois plus longs. On reconnaît assez facilement ainsi comment cet enduit buccal, encore en couche mince, commençant à se former, a été recouvert incessamment par le dépôt des sels calcaires de la salive. On voit un bien plus grand nombre encore de ces touffes après qu'on a dissous les sels du tartre à l'aide de l'acide chlorhydrique étendu. Ces filaments donnent par places un aspect finement strié à la gangue qui reste après l'action des acides. Il est rare qu'il y ait des cellules épithéliales pavimenteuses. On n'y rencontre pas de leucocytes.

La couleur du tartre est variable. Il a quelquefois une coloration verte attribuée à de la chlorophylle qu'il retient dans sa masse. D'autres fois, il est brun plus ou moins foncé, particulièrement à la face interne des dents. Cette teinte, semblable à celle du tabac ou de la suie, n'a rien d'étonnant chez les fumeurs et les gens qui ont les gencives plus ou moins saignantes; mais, comme elle se rencontre en dehors de ces conditions étiologiques, il faut supposer que ces particules colorantes ne sont pas fournies seulement par du charbon et du sang; il est probable qu'elle trouve son origine dans le sédiment de la salive ou des aliments.

Chez certains sujets, le tartre a une couleur ardoisée ou bleuâtre, ou noirâtre. Elle lui est habituellement donnée par des sulfures de plomb, quelquefois de cuivre, ou même de fer, suivant la profession de l'individu. Chez les enfants, le dépôt de tartre, dans quelques cas rares, est jaune de safran; cette variété est assez friable. Abandonné à l'air et aux intempéries, le tartre perdait sa couleur jaunâtre; au bout d'un certain temps, il devenait blanc comme de la craie.

Le tartre adhère fortement aux dents, moulé et collé sur elles. Vu avec un grossissement suffisant, la surface extérieure du tartre a un aspect finement spongieux, quand on a eu soin de le laver et de le laisser sécher. Ces petites cavités sont de forme polyédrique irrégulière (1).

(1) La surface du tartre frais est plus ou moins gluante, parce qu'elle est toujours recouverte de l'*enduit* qui a été décrit page 550, comme au fur et à mesure que celui-ci se forme, a lieu aussi le dépôt des sels dont il vient d'être question, cet enduit se trouve englobé dans la masse calcaire. De là vient que dans la gangue organique du tartre se retrouvent les *Leptothrix;* mais ce sont les seules parties de l'enduit gengivo-dentaire qui se retrouvent en fait dans le tartre; car on n'y retrouve pas les épithéliums, les leucocytes, etc., contrairement à ce qui a été avancé.

Par sa face adhérente, le tartre porte l'empreinte des dents sur lesquelles il s'est développé; de plus, cette face offre un aspect bien différent de celle qui est extérieure; très-souvent elle est couverte par une couche noire ou verte plus ou moins foncée. La teinte noire est accusée dans les endroits où cette sorte de dépôt est plus épais. Elle se convertit en coloration verdâtre dans les points les plus minces.

Si l'on fait une coupe allant de la superficie à la profondeur, on reconnaît que la teinte noire, très-accusée au point où le tartre confine à la dent, disparaît insensiblement, lorsqu'on se rapproche de la surface externe, en passant par des nuances fondues du noir au vert foncé, au vert, vert clair, puis la couleur ordinaire du tartre. En l'usant sur un verre dépoli, on distingue, quand le dépôt a acquis un certain volume, des couches séparées par une raie noire ou vert foncé où se trouve la substance dont nous venons de parler. Sur certaines coupes, on voit parfois une coloration rougeâtre formant des réseaux ou des arborisations.

L'acide acétique attaque lentement le tartre dentaire en dégageant quelques bulles de gaz.

L'acide chlorhydrique en dissout les sels rapidement, et produit un abondant dégagement de gaz. Après son action, il reste une gangue de substance albuminoïde amorphe finement grenue, transparente, aussi volumineuse que chaque grain dont elle provient, et conservant d'abord la forme arrondie ou irrégulière de ceux-ci, puis se gonflant et prenant l'aspect de magmas floconneux ou nuageux.

Dans l'épaisseur de ces magmas ou entre eux, les filaments isolés ou fasciculés de *Leptothrix buccalis* restent intacts ou seulement deviennent un peu plus pâles (1).

Ce sont ces magmas floconneux insolubles qui, dans les analyses, représentent ce qu'on y désigne sous le nom de mucus; mais cette désignation est inexacte, cette matière n'offrant pas l'état strié au contact de l'acide acétique, ni les autres réactions du mucus.

Les analyses de MM. Ditte et Vergne (2) donnent les résultats suivants pour la composition du tartre dentaire :

Comme la gangue organique (moins les *Lepthotrix*) dont il s'agit existe même dans les parcelles cristallines du tartre, il n'est pas absolument exact de dire, avec Vergnes et autres, que le dépôt gengivo-dentaire joue dans la formation du tartre un rôle aussi important que la salive.

(1) Ce sont ces filaments que Henle (*Anatomie générale*, 1842, t. II, p. 554) a indiqués comme une trame dans le tartre, et Mandl, comme des carapaces siliceuses d'infusoires (*Compt. rend. des séances de l'Acad. des sc.* Paris, 1843, t. XIII, p. 213). Delestre dit avoir vu des cristaux d'*hématoïdine* dans le tartre (thèse inaugurale, 1861); mais ce fait demande à être confirmé avant d'être admis.

(2) Dans A. Vergne, *Du tartre dentaire*. Paris, 1869, in-8, p. 32 et suiv.

	Tartre des incisives.	Tartre des molaires.
Matière organique...........	27,98	24,01
Sels alcalins...............	0,14	0,31
Carbonate de chaux..........	8,12	8,10
Silice......................	0,21	0,38
Phosphate de fer............	0,82	4,01
Phosphate de chaux..........	62,55	63,12
TOTAUX.......	99,83	99,93
Pertes......................	0,17	0,07

Il y a ainsi :

Matières organiques contenues en plus *dans le tartre des incisives*.	3,97
Sels alcalins en plus dans le tartre des molaires..............	0,17
Carbonate de chaux en plus dans le tartre des incisives........	0,02
Silice en plus dans le tartre des molaires....................	0,17
Phosphate de fer en plus dans le tartre des molaires..........	3,19
Phosphate de chaux de plus dans le tartre des molaires.......	0,56

Ainsi la matière organique domine dans le tartre des incisives, tandis que la silice, et surtout le phosphate de fer se trouvent en plus grande proportion dans le tartre des molaires (1).

D'autres analyses ont donné :

	Tartre des incisives.	Tartre des molaires.
Pertes (matière organique, eau, magnésie et sels alcalins)....	24,69	24,40
Phosphate de chaux...........	63,88	55,11
Carbonate de chaux...........	8,48	7,36
Silice.......................	0,21	0,37
Phosphate de fer.............	2,72	12,74

(1) La composition du tartre dentaire est la suivante, d'après Vauquelin et Laugier :

Eau..	70
Phosphate de chaux et traces de phosphate de magnésie.	660
Carbonate de chaux..........................	90
Mucus insoluble dans l'eau et les acides..............	130
Matière organique soluble (ptyaline)...............	50

Dans une analyse du tartre dentaire par Berzelius, la présence du carbonate de chaux n'est pas signalée; c'est là certainement une omission; car constamment les acides produisent un dégagement de gaz lorsqu'on les met au contact de cette concrétion. Denis a recueilli l'enduit saburral de la langue, raclé et enlevé chaque matin avec un couteau d'ivoire. Il a obtenu de la sorte une masse qui, desséchée, était ferme, d'un gris jaunâtre, ne montrant pas de cristaux, et composée ainsi qu'il suit :

Phosphate de chaux............................	347
Carbonate de chaux............................	87
Mucus..	500
Perte...	66

Le tartre du même sujet a donné à l'analyse une composition analogue.

Il y a ainsi :

Matière organique en faveur des incisives..........	0,29
Phosphate de chaux en faveur des incisives........	8,77
Carbonate en faveur des incisives...............	1,12
Silice en faveur des molaires.....................	0,16
Phosphate de fer en faveur des molaires...........	10,02

Le phosphate de fer et l'oxyde de fer existent dans les aliments et dans les boissons. Le phosphate de soude contenu dans la salive se comporte alors comme les phosphates alcalins en présence d'une dissolution d'oxyde de fer, il se transforme en phosphate de fer (1). Quant à la silice, elle existe dans le sang, les muscles, le blé, presque toutes les substances alimentaires (2).

Nous connaissons : 1° les conditions accidentelles qui font que de l'état de dissolution où ils étaient les phosphates et les carbonates salivaires passent à l'état solide, cristallin ou non, et les causes de leur adhésion entre eux et aux dents (p. 308-309) ; 2° celles qui font que le phosphate de chaux, moins abondant dans le carbonate que dans la salive, devient prédominant dans le tartre. Ces deux sels sont facilement dissous ou attaqués par les acides carbonique, lactique, etc. Aussi on ne comprend pas que l'acide du dépôt gingivo-dentaire puisse amener leur séparation de la salive et leur dépôt.

La manière dont ce dépôt vient choisir en quelque sorte la dent dont la gencive enflammée suppure, à l'exclusion des voisines saines, montre que la production du sérum alcalin du pus peut amener molécule à molécule et localement la séparation des sels salivaires précédents, alors que nulle concrétion ne se forme dans le reste du sillon gingivo-dentaire dont l'enduit est acide (p. 549).

Quoi qu'il en soit, le tartre se fixe dans les interstices dentaires en même temps qu'il se rassemble dans le cul-de-sac gengivo-dentaire. Son dépôt présente d'abord l'aspect d'un croissant ou d'une lunule qui doit servir de base à l'accumulation du précipité phosphato-calcaire qui se forme continuellement, mais lentement, sous forme de cristaux mal définis et de poussière amorphe. Il s'attache aux dents, se comportant vis-à-vis de l'émail comme les sels de chaux tenus en dissolution dans l'eau vis-à-vis des parois du vase qui les renferme. Ce croissant, en agissant

(1) Enderlin, *Recherches chimico-physiologiq.* (*Ann. der Chem. und Pharm.*, 1844, t. LV, p. 317), indique la présence dans la salive de l'homme du phosphate de fer. Keller (*Sur les éléments inorganiques de la chair musculaire. Ann. der Chem. und Pharm.*, 1847, t. LXX, p. 91) a trouvé 8,02 pour 100 de phosphate de fer dans les cendres de 5 kilogrammes de viande.

(2) En outre, d'après Mitscherlich, les cendres provenant de la salive parotidienne en contiendraient 0,015 pour 1000. La silice n'a pas été constatée dans la salive sous-maxillaire.

sur les gencives comme un corps étranger, augmente leur inflammation. Il les ramollit jusqu'à les rendre fongueuses et saignantes; par suite, les replis semi-lunaires gengivaux devenus lâches laissent pénétrer la salive en voie d'altération, entre le périoste alvéolo-dentaire et les racines de la dent, où elle va déposer ses principes salins insolubles. Quelquefois ils s'y entassent peu à peu et changent la position normale de la dent. L'inflammation des gencives peut gagner le périoste, les bords alvéolaires eux-mêmes, y provoquer une ostéite partielle qui ébranle la dent et lui fait perdre sa direction habituelle.

Des calculs salivaires.

Les calculs salivaires sont, les uns microscopiques, plongés dans l'épaisseur des acinis de ces glandes ou des tumeurs dont elles proviennent, les autres sont les calculs salivaires proprement dits, ordinairement observés dans les canaux excréteurs de la parotide, de la sous-maxillaire et de la sublinguale.

Sable salivaire.

Les premiers de ces calculs qui peuvent recevoir le nom de *sable* ou de *gravelle* salivaire se trouvent, soit dans la cavité des culs-de-sac des tumeurs salivaires, soit même dans les interstices et dans la trame fibreuse de la tumeur. Ils présentent deux variétés répandues à peu près en égale quantité dans le produit morbide.

a. La première variété est représentée par des corpuscules de configurations variées et remarquables par la disposition mamelonnée de leur surface, les uns disposés en masses arrondies, d'autres allongés, contournés sur eux-mêmes, sinueux. Leur volume varie de 2 à 8 centièmes de millimètre ; ceux qui sont allongés dépassent même quelquefois ces dimensions. Outre l'aspect particulier que leur donne leur disposition mamelonnée, ces calculs se distinguent de ceux dont la description suit par une assez grande transparence, sans coloration spéciale. Sur un certain nombre d'entre eux, les mamelons offrent des stries s'irradiant du centre à la circonférence (fig. 15, *d*, *g*, *h*).

b. La seconde variété de calculs microscopiques existant dans ce tissu glandulaire est composée de grains généralement arrondis ou ovoïdes ; mais souvent des calculs de configurations variées et plus volumineux résultent de la soudure de plusieurs des grains précédents. Ces petits calculs, considérés isolément, offrent une longueur ou une largeur qui varie entre 4 et 12 centièmes de millimètre. Tous sont remarquables par la teinte jaunâtre, propre, comme on sait, aux granulations calcaires dont ils offrent du reste les réactions ; leur contour est foncé, leur centre brillant (*e*, *f*).

Beaucoup de ces calculs présentent un point central plus foncé, et quelquefois même un petit noyau, en prenant ce mot dans le sens de *noyau de calcul*. Quelques-uns de ces calculs sont homogènes (*g*), mais beaucoup d'entre eux sont striés à partir de leur centre, et ces stries, assez analogues à celles qui séparent de petites aiguilles entassées, se rendent vers la périphérie (*d*, *e*), sans l'atteindre toutefois pour le

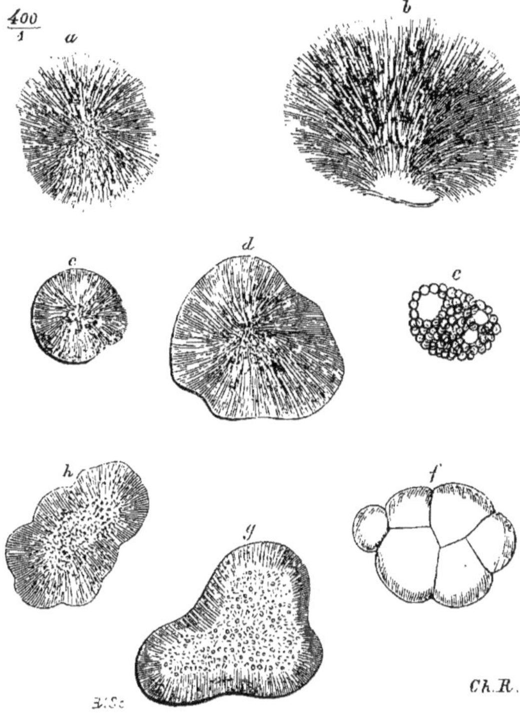

FIG. 15. — Sable salivaire (*).

plus grand nombre. Quelques calculs sont réellement composés d'aiguilles très-fines soudées entre elles et comme imbriquées par couches (*a*, *b*) ; ils sont remarquables par leur teinte noirâtre ; en outre, leur surface, au lieu d'être lisse comme celle des autres calculs, est hérissée par les petites pointes des aiguilles, et il en résulte un aspect spécial très-remar-

(*) Granules microscopiques de sable salivaire mêlé à d'autres apercevables à l'œil nu provenant soit de glandules palatines prises sur le cadavre, soit d'un instrument glandulaire de cette région. (Voy. Ch. Robin. Dans Fano, *Des tumeurs de la voûte palatine*, etc. Paris, 1857 et pl.). *a*, *b*, *c*, *d*, grains formés de fines aiguilles cohérentes, rayonnantes, saillantes ou non à la surface du granule ; *e*, *f*, grains formés d'autres granules calcaires homogènes, cohérents ; *g*, grains à contour sinueux ; *h*, autre pâli par l'acide chlorhydrique, n'ayant laissé que la gangue organique après dissolution des sels.

quable et souvent très-élégant. D'autres calculs, et ce sont surtout les plus gros, sont entourés d'une coque fibreuse, à couches concentriques, qui leur forme une enveloppe épaisse d'environ 1 à 4 centièmes de millimètre, enveloppe analogue, par la disposition de ses fibres, à celles que présentent les granulations calcaires que l'on voit souvent dans la pie-mère. J'ai rencontré ces calculs dans plus de la moitié des tumeurs d'origine salivaire que j'ai pu examiner, et particulièrement sur celles du voile du palais, de la face interne des joues, des lèvres et de la région sous-maxillaire.

Leur nombre est plus ou moins considérable d'une tumeur à l'autre; leur fréquence montre qu'il est utile d'en signaler l'existence et de les décrire, surtout lorsqu'on se reporte à ce que l'on sait de la présence du carbonate de chaux dans la salive et des cristaux qu'il peut y former (1).

On voit quelquefois, sur des glandes prises pour la démonstration de l'état normal, de petits calculs analogues à ceux que nous venons de décrire; tantôt ils sont plus petits, tantôt ils sont, au contraire, plus volumineux. Dans certaines circonstances, ils sont assez gros ou assez nombreux pour donner une coloration blanche aux petites glandes du voile du palais, qu'ils distendent et rendent saillantes. Dans d'autres cas, ils sont microscopiques, polyédriques, avec des facettes se correspondant assez exactement pour leur donner l'aspect de cristaux. Ces gravelles se trouvent à l'état normal, soit dans une seule des glandules, soit dans plusieurs; plus rarement enfin, on les observe dans la presque totalité de ces petits organes (2). On rencontre assez souvent, dans les glandules du voile du palais, des calculs à l'état plus ou moins pulvérulent; il est beaucoup plus rare de les voir durs, volumineux, formant une seule masse, sans hypertrophie des glandules qui ne sont que dilatées. M. Anselmier a publié (3) deux observations de ce genre (4).

(1) Ch. Robin et Verdeil, *Chimie anatomique*, 1852, t. II, p. 230, 236, et atlas, pl. IV et V.

(2) Ch. Robin, *Moniteur des hôpitaux*. Paris, 1856, in-4, p. 443.

(3) Anselmier, *Union médicale* du 23 octobre 1856.

(4) Ces calculs étant composés surtout de carbonate de chaux, le docteur Anselmier les a dissous par l'acide sulfurique étendu de son volume d'eau. Sur un sujet, deux applications de cet acide suffirent pour expulser tout le calcul sous forme de bouillie blanchâtre, que l'analyse démontra être composée de sulfate de chaux. Le malade fut complétement guéri en vingt-quatre heures, et la guérison a persisté. M. Gueneau de Mussy a signalé un exemple de gravelle pharyngienne. Les glandules du pharynx présentaient, à leur sommet, un point blanchâtre qui devenait saillant, et donnait ensuite issue à des matières concrètes, puis s'affaissait. Les concrétions expulsées étaient composées de phosphate, de carbonate et d'urate? de chaux. M. R. de Gusmao a trouvé à la partie postérieure du pharynx, sur la ligne médiane et à la hauteur de la luette, un corps étranger qui fut extrait sans peine.

Des calculs salivaires proprement dits.

Les *calculs salivaires* proprement dits, assez gros pour être facilement examinés à l'œil nu, sont ronds ou allongés, à surface lisse ou rugueuse, sillonnée, tantôt d'un blanc pur, d'autrefois d'un blanc sale ou jaunâtre. Leur consistance est assez variable, ils se réduisent parfois facilement en poudre blanche comme de la farine, d'autrefois ils sont aussi durs que le tartre dentaire, et cela soit qu'ils se trouvent constitués de couches concentriques, soit que leur masse présente partout la même homogénéité. En général, leur centre est plus dur que la périphérie et parfois ils ont pour noyau un corps étranger tel qu'un fragment de bois ou d'arête de poisson. Leur cassure est d'un grain plus fin que celle du tartre dentaire et ne présente pas à la loupe l'aspect comme irrégulier ou poreux que j'ai indiqué plus haut dans ce dernier, non plus que des portions brillantes d'aspect micacé quand on les examine ainsi.

Sous le microscope, leur poussière est composée surtout de grains irréguliers, allongés comme des fragments de cristaux et d'un très-petit nombre seulement de globules arrondis, tels que ceux dont j'ai parlé plus haut à propos du tartre et des concrétions existant dans les tumeurs d'origine salivaire. Les fragments de cristaux ne sont pas lamelleux pour la plupart comme dans le tartre, mais prismatiques et plusieurs offrent encore une base rhomboïdale à arêtes nettes facilement reconnaissables.

Les acides attaquent plus rapidement les fragments de calculs salivaires que ceux du tartre et avec un dégagement de gaz qui paraît plus considérable. Après cette dissolution, il reste aussi un gangue amorphe, de même volume que les grains pulvérulents eux-mêmes ; mais cette gangue est plus finement grenue, plus homogène et plus transparente que celle du tartre dentaire ; de plus, elle est totalement dépourvue des nombreuses touffes de *Leptothrix* dont j'ai parlé plus haut, en sorte qu'il est facile de la distinguer, d'après cela seul, de celle qui provient du tartre dentaire. On n'y aperçoit ni cellules épithéliales, ni leucocytes (1).

C'était un calcul de forme à peu près sphérique, à la surface rugueuse, poreux, mesurant 1 centimètre en long et 5 millimètres en large, et pesant 1 décigramme. (*Gaz. méd. de Lisbonne*, 1859, t. V, p. 317). L'analyse ne fut pas faite.

(1) Borreli a vu un calcul salivaire du volume d'une noix, et un autre un peu plus gros ; ces deux calculs et celui du docteur Bassow, de Moscou, qui pesait $18^{gr},60$, sont les plus volumineux qu'on ait rencontré. Les calculs qui pesaient, comme ceux trouvés par Husbnad, $4^{gr},40$; par M. Fleury (de Clermont), $3^{gr},50$; par Forget, $2^{gr},90$, dépassent encore la moyenne ordinaire. En général, leur poids ne s'élève pas au-dessus de $1^{gr},50$ à 2 grammes. Dans la plupart des cas, on n'a constaté la présence que d'un seul calcul ; cependant Drelincourt en rencontra 7, Ribes 10, Jarjavay 2, Jobert 6 dans la glande sous-maxillaire ; enfin, en 1859, Arachard (de Lille) en a vu tout un chapelet dans le canal de Wharton. Ces faits sont exceptionnels.

La plupart des glandes salivaires peuvent être le siége de calculs, mais ils ne se rencontrent pas également dans toutes. La glande sous-maxillaire ou plutôt le canal de Wharton est leur siége de prédilection. Les calculs trouvés dans la parotide et dans le canal excréteur de cette glande ne comptent que pour un dixième environ dans le nombre total des observations. On en a vu aussi, mais rarement dans les glandes sublinguales. M. Dourlen (1865) en a vu un cas et en a rassemblé deux autres dans sa thèse.

Composition des calculs salivaires.

Nous indiquons les analyses de calculs les plus complètes que nous avons trouvées éparses dans les publications médicales et scientifiques :

1837. Calcul extrait par Dourlen, analysé par M. Poggiale :

Phosphate neutre de chaux	0,94
Matière animale	0,04
Eau	0,02

1847. Le calcul de Forget (de Strasbourg) a donné à l'analyse :

Phosphate de chaux	14
Carbonate de chaux	5
Matière organique	5

1859. Arrachard (de Lille), analyse de M. Garreau (1) :

1861. Analyse faite par M. Darbel (2) :

De l'*oxalate de chaux?*
Du mucus en quantité notable,
Des traces de carbonate de chaux,
De l'eau.

1857. Calcul de M. Demorey, analyse faite par le docteur Humbert :

Phosphate de chaux	66,70
Carbonate de chaux	11,30
Matière animale	20,00
Magnésie	
Oxyde de fer	
Chlorure de sodium	2,00
Sulfates	
Sulfocyanure de sodium	
Pertes	

1857. Calcul extrait par Jobert, analysé par M. Grassi :

Phosphate de chaux	80
Carbonate de chaux	15
Matière animale	5

(1) Le calcul était composé en grande partie de carbonate et de phosphate de chaux, d'un peu d'*urate? de chaux*, et de matière animale équivalant à 1 dixième.

(2) Thèse de M. Lancelot.

	Wright.			Bibra.
Eau et perte..........	1,3	2,3	1,7	6,3
Carbonate de chaux.....	81,3	79,4	80,7	13,9
Phosphate de chaux.....	4,1	5,0	4,2	38,2
— de magnésie..	0,0	0,0	0,0	5,1
Sels solubles..........	6,2	4,8	5,1	..38,1
Matière animale.......	7,1	8,5	8,3	

Dans un calcul du canal de Sténon, Lassaigne a constaté la présence des principes suivants :

Eau et oxyde de fer...........................	2
Phosphate de chaux...........................	55
Phosphate de magnésie........................	1
Carbonate de chaux...........................	15
Matière animale..............................	25
Perte..	2

On dit ces calculs plus fréquents chez l'homme que chez les femmes; ils sont très-rares chez les enfants. Ils siégent ordinairement dans les conduits excréteurs, mais parfois aussi dans la glande même.

VINGTIÈME LEÇON

DU SUC GASTRIQUE.

TROISIÈME ESPÈCE. — DU SUC GASTRIQUE.

Normalement l'estomac est le siége de deux sécrétions distinctes, soit alternatives, soit simultanées, avec prédominance de l'une ou de l'autre. L'une de ces sécrétions est celle d'un *mucus alcalin* (p. 553). W. Beaumont, puis M. Cl. Bernard, ont bien montré que sa production est tout à fait indépendante de la sécrétion du suc gastrique. L'alcalinité du liquide stomacal après la section du pneumogastrique et dans diverses circonstances, soit normales, soit accidentelles, tient à la prédominance de la sécrétion du mucus sur celle du suc gastrique acide dont la production diminue ou cesse. Mais il n'y a pas eu là une altération ni un changement de propriétés de ce liquide même. Lorsque des aliments, ou même d'autres corps arrivent dans l'estomac, il devient le siége de la sécrétion du liquide acide; puis sa muqueuse reprend plus tard la réaction alcaline lorsqu'il s'est vidé, parce que le mucus, proprement dit, est seul sécrété; il en est de même toutes les fois que les actes digestifs sont suspendus. En irritant le bout supérieur du pneumogastrique coupé, et en faisant arriver dans l'estomac des matières légèrement alcalines, la quantité de suc gastrique acide qui est sécrétée est considérable, et dépasse celle qu'il faudrait pour saturer ces derniers. La salive, par exemple, est dans ce cas, et déterminer ainsi la sécrétion du suc gastrique constitue l'un de ses usages importants.

On peut constater sur les animaux auxquels une fistule gastrique a été pratiquée, que ce mucus alcalin forme pendant l'abstinence une couche grisâtre à la surface de la muqueuse de l'estomac vide ; celle-ci est pâle et exsangue. Quand les aliments arrivent dans cet organe, des mouvements s'y manifestent et la muqueuse devient turgescente. La couche de mucus grisâtre, alcalin, filant, est alors soulevée par une grande quantité de gouttelettes incolores, comme celles de la sueur, se réunissant en une couche transparente qui laisse voir au-dessous la muqueuse vascularisée et rouge.

Si on le recueille dans ces conditions, il est grisâtre, un peu trouble, filant et muqueux, presque neutre ou encore alcalin.

Caractères du suc gastrique.

Lorsque le suc gastrique n'est pas mélangé au mucus, c'est un liquide clair, transparent, incolore, ou à peine citrin s'il est observé en masse un peu considérable; il est inodore ou d'une odeur un peu fade, de saveur un peu salée et acidule, non filant, se conservant des mois sans s'altérer; sa densité varie entre 1001 et 1010.

Il se mélange facilement avec la salive et devient alors écumeux; il se mélange aussi à l'eau, à l'alcool et au vin. Dans l'estomac comme au dehors, les viandes déjà arrivées à un commencement de putridité perdent leur odeur en peu de temps au contact du suc gastrique. Les parties qui ne se dissolvent pas dans cette humeur s'y conservent longtemps sans altération, tandis qu'elles se putréfient en peu de jours dans la salive.

La réaction du suc gastrique est toujours nettement acide; mais cette acidité n'est pas assez prononcée pour qu'il fasse effervescence avec les carbonates alcalins, tant qu'il n'a pas été très-concentré par évaporation.

L'acidité du suc gastrique est bien une de ses propriétés essentielles, surtout au point de vue du pouvoir qu'a cette humeur de gonfler les substances albuminoïdes, en leur donnant la possibilité de fixer une plus grande quantité d'eau, à la manière de ce que font plusieurs acides, soit minéraux, soit d'origine organique, dilués. Mais, à cet égard, ce liquide offre cette particularité, que son acidité ne se manifeste que lorsqu'il arrive par déversement à la superficie même de la muqueuse stomacale. Toutes les propriétés caractéristiques des autres humeurs sécrétées se retrouvent, au contraire, dans l'épaisseur même des glandes qui les produisent, ainsi que le montrent les liquides artificiels obtenus en faisant macérer dans l'eau ces parenchymes réduits en pulpe. Du fait précédant résulte qu'on ne peut pas faire un suc gastrique artificiel avec la muqueuse stomacale seule, dont les glandes ne donnent que l'un des principes essentiels du suc gastrique, celui qui est coagulable, la *pepsine*. Mais on l'obtient si l'on ajoute à la muqueuse 3 à 4 millièmes d'acide lactique ou d'acide chlorhydrique. Ce liquide possède alors les propriétés digestives du suc gastrique naturel, quel que soit l'acide qui lui donne sa réaction ; la nature de ce dernier agent a été reconnue indifférente, bien que ce soit l'acide lactique qui existe dans l'humeur stomacale naturelle. Il faut toutefois que la muqueuse soit celle d'un animal tué bien portant, ou d'un homme mort subitement hors de l'état de maladie.

Les expériences de M. Cl. Bernard prouvent que les follicules de la muqueuse gastrique éliminent très-promptement un certain nombre de sels solubles introduits dans le sang qui ne se décomposent pas dans cette humeur. Le cyanure jaune de potassium, et le lactate de fer, par exemple, injectés dans le sang, se retrouvent au bout de peu de minutes dans le suc gastrique et dans l'urine, mais dans ces seuls liquides seulement, et ils ne sortent pas par les autres sécrétions. Ce n'est, du reste, que lorsque ces deux composés viennent à passer du sang dans un liquide acide, qu'ils trouvent les conditions nécessaires à leur double décomposition, et que leur réaction donne du ferrocyanure de fer (1).

La production de l'acide du suc gastrique continue à être formée par la muqueuse des animaux récemment tués, alors qu'on l'a isolée et divisée en fragments après lui avoir enlevé son acidité par des lavages (Brücke).

On ne sait pas encore quel est l'acte de décomposition désassimilatrice qui amène, soit la formation d'un acide sur place, soit la séparation d'une base de l'acide de quelque sel formé ailleurs (voy. la note p. 517). Mais on conçoit nettement que l'acide ne saurait être mis en liberté qu'à la

(1) En injectant du prussiate de potasse dans une veine, et du lactate de fer dans une autre, M. Cl. Bernard a trouvé, au bout de trois quarts d'heure, une coloration bleue à la surface de la muqueuse de l'estomac, et particulièrement de la portion qui correspond à la petite courbure, qui est celle qui est la plus riche en follicules et qui fournit le plus de suc gastrique. Mais cette coloration était toute superficielle, et ni l'œil nu, ni le microscope n'ont montré des parcelles de ferrocyanure de fer dans les glandules au sein de la muqueuse. Si le suc gastrique était déjà doué de sa réaction acide dans les follicules, on aurait, dans leur épaisseur, la combinaison donnant le prussiate de fer. Celle-ci ne s'opérant qu'à la surface même de la muqueuse, le suc gastrique n'acquiert donc sa réaction acide qu'en dehors des glandes; mais on ne sait pas encore si c'est par suite de son mélange avec quelque exsudation venant du réseau capillaire superficiel, ou par suite d'une action réciproque de quelques-uns de ses principes immédiats au moment où ils abandonnent les épithéliums glandulaires, au sein desquels plusieurs se forment ou qui les empruntent au sang.

superficie même des couches épithéliales muqueuses ou glandulaires; car s'il était produit dans l'épaisseur même des cellules épithéliales, il serait certainement saturé par les bases des carbonates prenant part à la constitution de la substance de ces cellules. En tout cas, si c'est de l'acide lactique qui se trouve dans le suc gastrique, on comprend qu'il puisse être formé par suite de quelque dédoublement des substances coagulables. La présence du soufre et du phosphore comme élément de ces matières, rend possible aussi la formation des acides sulfurique et phosphorique par dédoublement désassimilateur de celles-ci et par suite la décomposition des chlorures et des lactates par ces acides, de manière à mettre en liberté l'acide de ces derniers composés.

Sur la composition immédiate du suc gastrique.

Il résulte des expériences de M. Colin, que pour digérer 1 kilogramme de viande en vingt-quatre heures, un chien pesant 20 kilogrammes lui ajoute 1 kilogramme de liquides, dans lesquels le suc gastrique entre pour moitié environ (la salive et le mucus formant le reste) (1). Ce chiffre donne 25 grammes de suc gastrique sécrétés en vingt-quatre heures pour chaque kilogramme du poids du corps de l'animal. L. Corvisart était déjà arrivé à des résultats analogues, savoir 50 à 60 grammes (2), dont il faut retrancher environ la moitié de salive et de mucus.

Composition du suc gastrique du chien (Otto).

	1° Sans salive.	2° Mêlé de salive.
Eau	973,062	971,171
Chlorure de sodium	2,507	3,147
— de potassium	1,125	1,073
— de calcium	0,624	1,166
Chlorhydrate d'ammoniaque	0,468	0,537
Phosphate de chaux	1,729	2,294
— de magnésie	0,226	0,323
— de fer	0,082	0,121
Acide lactique (chlorhydrique) (3)	3,050	2,337
Substance organique propre	17,127	17,336

(1) Cette proportion, d'un poids de suc gastrique égal à la moitié environ du poids des aliments solides ingérés, si elle est la même chez l'homme, ainsi que cela semble probable, montre qu'il y a à peu près 800 à 900 grammes de suc sécrété par jour dans l'âge adulte. Toutefois la quantité produite varie avec la nature des aliments; ceux qui sont sapides en particulier et ceux qui sont durs l'augmentent plus que ceux qui sont fades et que ceux qui sont mous. En outre, le vin, le café, etc., activent cette sécrétion.

(2) L. Corvisart, *De la sécrétion du suc gastrique*. Paris, 1857, in-8. Ces données semblent bien plus certaines que celles de Bidder et Schmidt qui indiquent 100 grammes au lieu de 25 sur le chien, et 6500 grammes par vingt-quatre heures pour l'homme.

(3) Plusieurs physiologistes admettent encore avec Prout et C. Schmidt que c'est

On voit d'abord, comme le remarque M. Cl. Bernard, que le mélange de la salive au suc gastrique, dont elle suscite la sécrétion en arrivant dans l'estomac, n'apporte que d'assez légères différences dans la composition du suc gastrique. Les substances faiblement alcalines activent aussi sensiblement cette sécrétion.

Néanmoins, ces analyses laissent certainement encore plus d'une lacune à remplir. On comprend bien l'absence des carbonates dans le suc gastrique qui est acide, alors qu'ils existent dans la salive qui est alcaline ; mais on ne comprend pas l'absence des phosphates alcalins dans le suc gastrique mêlé de salive, alors que cette dernière en contient des quantités notables. En outre, aucune analyse n'y signale la présence des lactates, même dans le suc gastrique mêlé de salive, alors que les expériences de MM. Cl. Bernard et Barreswil montrent que c'est l'acide lactique et non l'acide chlorhydrique qui donne à cette humeur son acidité (1).

L'acide du suc gastrique et l'acide lactique ont les propriétés communes suivantes : ils sont fixes au feu, ne distillent pas de leur solution aqueuse, chassent l'acide chlorhydrique des chlorures, donnent des sels de chaux, de baryte, de zinc, de cuivre solubles dans l'eau, un sel soluble double de cuivre et de chaux plus coloré que le sel simple, un sel de chaux soluble dans l'alcool et précipitable par l'eau (Cl. Bernard, Barreswill, Berthelot).

La substance organique coagulable, propre au suc gastrique, et qui, pure, a reçu le nom de *pepsine* (2) est différente de la substance coagulable des salives et de celle des mucus. Son activité digestive est subordonnée à la présence de l'acide dans le suc stomacal. L'un et

de l'acide chlorhydrique qui existe dans le suc gastrique. C'est bien de l'acide chlorhydrique que contient celui des poissons, des Raies en particulier (Rabuteau et Papillon, *Comptes rendus des séances de l'Académie des sciences*, 1873). D'après Schmidt, le suc gastrique de l'homme ne contiendrait que 3,19 de pepsine et 1,46 de chlorure de sodium, mais renfermerait 5,60 de principes gras ; il y aurait de ceux-ci 13 sur le mouton et 27 sur le chien.

(1) Ces expériences montrent aussi que l'acide chlorhydrique retiré des produits de la distillation du suc gastrique, provient de la décomposition des chlorures par l'acide lactique (qui est fixe et inodore ; voy. p. 499) dans la liqueur arrivée à un certain degré de concentration. Ces faits confirment, du reste, ceux qu'avaient autrefois observés MM. Chevreul, Leuret et Lassaigne, qui avaient signalé l'acide lactique et non l'acide chlorhydrique dans le suc gastrique. D'autre part, on sait par expérience que l'acide chlorhydrique ne peut rester à l'état libre en présence d'un phosphate existant en assez grande quantité pour que sa base puisse saturer l'acide. Enfin l'acide oxalique détermine un précipité dans le suc gastrique filtré, alors qu'il ne précipite pas la chaux des liquides qui en contiennent dès qu'on y ajoute 1 pour 100 d'acide chlorhydrique.

(2) Voy. *Chimie anatomique*. Paris, 1853, t. III, p. 555. C'est la pepsine qui est la partie active et essentielle des matières plus ou moins mêlées de mucus et autres substances organiques appelées *présure*, *gastérase* et *chymosine*.

l'autre de ces corps sont indispensables, et leur influence résulte de leur action simultanée; sa cause ne réside ni dans l'un ni dans l'autre exclusivement. M. Cl. Bernard a montré en effet que si l'on neutralise le suc gastrique avec du carbonate de soude, il perd immédiatement ses propriétés digestives, et il les recouvre lorsqu'on le rend acide de nouveau. Si on le fait bouillir, il perd ces propriétés sans cesser d'être acide, mais parce que la substance organique a été altérée. Celle-ci est coagulée par l'alcool, mais le précipité peut être redissous dans l'eau. Le sous-acétate de plomb la coagule et peut être détruit par l'hydrogène sulfuré de manière qu'elle soit mise en liberté, sans que ses propriétés soient détruites. La dessiccation du suc gastrique à une basse température ne lui enlève pas ses propriétés. Le tannin et la créosote coagulent et précipitent la pepsine et la rendent inerte.

La chaleur portée à 100 degrés ne trouble pas le suc gastrique, ne coagule pas la pepsine, mais lui enlève son action propre (Schwann), fait qu'il ne faut pas confondre avec la coagulation. Cette action propre est à son maximum entre 30 degrés et 40 degrés, mais disparaît déjà entre 45 degrés et 60 degrés (Blondlot).

Sur les principales propriétés digestives du suc gastrique.

Ce liquide gonfle, ramollit, puis liquéfie la substance azotée des cellules végétales, les fibres du tissu lamineux et dissocie de la sorte les éléments musculaires, nerveux, glandulaires, etc., sans les dissoudre. De là vient qu'il réduit les aliments en pâte molle ou chyme, sans qu'il les dissolve, ni qu'il les liquéfie (1). C'est cette dissociation des éléments anatomiques qui fixe une certaine quantité d'eau, amène leur gonflement, qui fait que les aliments forment une pâte ou *chyme*. Cette dissociation des éléments a pour résultat de favoriser la mise au contact de chacun des éléments individuellement avec les sucs pancréatique et biliaire qui sont les agents essentiels de la liquéfaction digestive, préparée seulement jusque-là par l'hydratation gastrique.

M. Cl. Bernard a vu que cette dissociation des fibres musculaires est plus rapide pour la viande cuite que pour la viande crue, et par suite les aliments cuits séjournent moins longtemps dans l'estomac que les autres, sans que pour cela ils soient plus vite liquéfiés. L'estomac des chiens est vide trois heures après un repas de viande cuite, et quatre heures seulement après un repas de viande crue. En général, cette évacuation n'est

(1) Ce fait et nombre d'autres montrent que c'est faute d'avoir connu les actes digestifs ultérieurs que quelques auteurs donnent l'estomac comme étant le centre, l'organe essentiel et principal de la digestion.

jamais absolument complète, même après douze heures (Colin). Le suc gastrique gonfle et ramollit beaucoup le caséum et l'albumine coagulée.

Le suc gastrique est sans action sur l'épiderme des animaux et des plantes; ces épidermes ne sont pas endosmotiques à l'égard de la pepsine. De là vient que l'estomac est protégé contre l'action liquéfiante du suc gastrique. Mais quand, après la mort des animaux tués en pleine digestion, l'épithélium stomacal se détache sans se renouveler incessamment, la muqueuse est attaquée par le suc gastrique de la même manière que les aliments. De là vient aussi que les animaux et les graines dont l'épiderme est intact traversent le tube digestif sans subir d'altérations. Si l'épithélium se détache facilement, surtout sous l'influence des acides, comme chez les grenouilles, les anguilles, etc., le tissu lamineux du derme et des organes sous-jacents est liquéfié sur l'animal vivant aussi vite que sur un individu mort de la même espèce (1).

Notons enfin avec M. Cl. Bernard que le suc gastrique acide chez les lapins comme chez les chiens, mis en contact avec la viande crue, la décolore, la crispe, mais ne la ramollit pas avec la même énergie que le fait le suc gastrique des chiens, et il ne cause pas la disparition des stries transversales des faisceaux musculaires. M. Cl. Bernard a vu en outre que le suc gastrique artificiel du chien et de l'homme se ressemblent sous ce rapport, tandis que le suc gastrique artificiel du lapin et du cheval agissent comme le suc gastrique naturel de ces animaux, et avec les différences que nous venons de noter comparativement aux carnivores.

Cette action d'hydratation avec gonflement sans liquéfaction ni dissolution est moins rapide sur la viande qui a été durcie par une coction imparfaite, que sur la viande crue ou saignante (Colin). La parotide, le

(1) La nécessité de l'action simultanée ou au moins successive de l'acide d'une part, de la pepsine, de l'autre, pour que les aliments soient, non pas dissous, mais *gonflés et ramollis,* est importante à spécifier pour bien se rendre compte de l'action de cet ordre qu'il exerce sur l'estomac après la mort et qu'on a appelé à tort *autophagie.* La pepsine, qui est *colloïde* ou non endosmotique, en raison de ce que nous avons vu page 519, ne peut pas pénétrer la mince couche de mucus ni l'épithélium gastriques. De plus, alors même qu'elle les pénétrerait, elle ne pourrait les gonfler parce que l'acide endosmotique qui les pénètre certainement en minime proportion est emporté et saturé promptement tant que dure la rénovation moléculaire nutritive. Mais dès que celle-ci cesse, l'acide reste dans le mucus et l'épithélium, s'y accumule, les imbibe de manière à ce que bientôt ainsi modifiés ils puissent se mêler à la pepsine, et alors le suc gastrique même exerce son action complexe propre qui amène le ramollissement des parois stomacales. En liant les artères stomacales sur l'animal vivant, Pavy a obtenu des ramollissements suivis d'ulcérations localisées qui n'avaient certainement pas d'autre cause. L'influence liquéfiante du suc intestinal qui est énergique quand elle s'exerce sur des matières qui ont été hydratées par le suc gastrique naturel ou artificiel est au contraire nulle sur l'intestin du cadavre parce que là manque l'acide cristalloïde qui pénètre et imbibe les cellules. Voy. aussi Mialhe, *Acad. des sciences,* août 1846.

foie, le rein sont moins attaqués lorsqu'ils sont bien cuits que s'ils le sont peu ou sont crus (1). C'est l'inverse pour les tendons ou le tissu élastique (Colin).

Ces tissus ainsi que le cartilage et la substance organique des os (osséine) sont attaqués lentement et de la surface vers la profondeur, surtout quand la coction ne les a pas déjà hydratés, gonflés et par suite amollis. Pour les tendons et les os contenant la même substance organique fondamentale que le tissu lamineux (l'osséine ou géline), l'action est moins prompte que sur ce dernier, surtout à l'état cru, en raison de l'état de cohésion des éléments.

L'action qui vient d'être décrite est l'action principale, mais en même temps que les particules gonflées augmentent de poids, mais dissociées passent à l'état de pâte dans l'intestin grêle, il y en a un peu de liquéfiée déjà qui est absorbée (2). La proportion toutefois ne peut en être nettement déterminée, et ce qu'il y a de certain, c'est que la digestion gastrique n'est pas une liquéfaction, car on retrouve dans le chyme de l'intestin grêle tous les éléments anatomiques constitutifs de chaque tissu, plus ou moins gonflés et rendus transparents.

L'action du suc gastrique sur les fécules crues est aussi une action d'hydratation physique, avec gonflement et ramollissement des grains que favorise la présence de l'acide (3). La surface des granules peut même se dissocier partiellement; mais on les retrouve dans le duodénum, et la teinture d'iode continue à les bleuir. Il en est de même lorsqu'on fait bouillir l'amidon avec l'acide lactique, tandis qu'avec l'acide chlorhydrique les grains de fécules perdent bientôt la propriété de bleuir par l'iode en passant à l'état de dextrine, etc.

Ce n'est que par une action expérimentale prolongée qu'il fait passer le sucre de canne à l'état de glycose, puis à la longue celle-ci à l'état

(1) Ce n'est pas à l'état *albumineux* de ces tissus qu'il faut attribuer leur peu de digestibilité, mais à ce qu'ils sont formés surtout par des épithéliums, dont la substance propre (kératine) n'est que peu et lentement attaquée par le suc gastrique, et ne l'est même pas du tout quand les cellules qu'elle compose sont juxtaposées en matière cornée.

(2) D'après les expériences de M. Colin le tissu jaune élastique quand il est cuit est digéré presque comme les tendons. Il est certain que le myolème disparaît autour des faisceaux striés cuits, plus vite que les fibrilles musculaires mêmes. Mais les fibres élastiques des ligaments et des artères se retrouvent souvent dans les fèces normales. (Colin, *Physiologie comparée des animaux*, t. I, p. 729).

(3) Cl. Bernard, *loc. cit.*, 1856, t. II, p. 401. D'après Conheim la ptyaline n'est pas digérée dans l'estomac et reprend son activité après avoir été pendant plusieurs jours en présence du suc gastrique, dès qu'on neutralise celui-ci. De là vient qu'il ne se forme pas de sucre dans l'estomac des hommes ayant pris de l'amidon cuit. Voy. aussi les excellents chapitres sur le suc gastrique de A. Flint. *Physiology of man*. New-York, 1867.

d'acide lactique (1). La paroi de cellulose des cellules végétales n'est pas attaquée et se retrouve dans les matières fécales (2).

Le suc gastrique dissout naturellement les principes solubles introduits à l'état solide. Mais imbibant et gonflant principalement les solides, il passe avec eux dans le duodénum pour être décomposé chimiquement par la bile et le suc pancréatique, puis partiellement résorbées avec les matières mêmes dont il a préparé la liquéfaction et auxquelles, lors de celle-ci, certains de ses principes se trouvent naturellement mélangés. Telle est la *fin* de cette humeur qui ne survient en fait qu'après que certains des principes de la bile et du liquide des glandes de Brünner ont saturé son acide (3).

Des modifications pathologiques des liquides gastriques.

Lorsque, après la mort, on applique un morceau de papier de tournesol sur la membrane muqueuse de l'estomac, on voit le plus ordinairement ce papier rougir d'une manière très-prononcée ; quelquefois il reste bleu, mais jamais la membrane muqueuse gastrique n'a offert à M. Andral de réaction alcaline après la mort. Quant à sa réaction acide, il l'a rencontrée dans les cas où l'estomac contenait des débris de matière alimentaire, et dans ceux où depuis longtemps aucune digestion ne pouvait avoir lieu. M. Andral note que ces faits ne sont pas d'accord avec d'autres faits fournis par la physiologie expérimentale, et desquels il résulterait que l'estomac ne manifesterait de réaction acide que lorsqu'il serait stimulé par la présence d'aliments ou de divers corps étrangers, tandis que, lorsqu'il est vide, il aurait une réaction alcaline. Mais il est facile de voir qu'il n'y a aucune contradiction entre ces données. En effet, les liquides sucrés, ou alcalins surtout, suscitent la sécrétion du suc gastrique aussi bien que le font les aliments solides. Or, on sait que les malades sont laissés moins longtemps à jeun de tisanes ou de potions que les

(1) Le suc gastrique non plus que la salive ne sont doués à l'égard du sucre de canne du pouvoir de la changer en glycose et lévulose (voy. p. 88-89). Mais d'après Hoppe-Seyler l'ingestion de beaucoup de saccharose amène la supersécrétion (catarrhale) du mucus stomacal qui fait passer ce sucre à l'état de glycose. Les chiens sur lesquels on fait ses essais ont ensuite des vomissements riches en acides lactique, acétique et butyrique. Ces acides se forment surtout lorsqu'il n'y a pas sécrétion de suc gastrique acide (Hoppe-Seyler).

(2) Les graisses solides ou demi-solides se fondent dans l'estomac en raison de sa température, mais le suc gastrique est sans action sur les corps gras. Il dissout seulement l'enveloppe azotée des cellules adipeuses.

(3) Brücke a montré qu'en agissant sur les aliments dans l'estomac, la pepsine ne perd pas ses propriétés, ne se détruit pas, ne passe pas à un autre état chimique et peut être retirée des matières qu'elle a imbibées et que par son imbibition molécule à molécule elle a modifiées et rendues aptes à se liquéfier.

hommes valides, même aux approches de la mort. Une fois sécrété, ce suc acide n'étant plus entraîné par de nouveaux aliments liquides ou solides reste naturellement dans l'estomac, et ne peut pas ne pas se retrouver après la mort, ou du moins sa réaction se constate dans le mucus et les épithéliums qu'il a imbibés dans ces conditions. Il est facile de comprendre aussi, d'après cela, comment les conditions morbides variées, au milieu desquelles succombaient les malades observés par M. Andral, n'ont pas apporté de modifications dans la nature de la réaction de l'estomac. Elle était également acide dans les affections les plus diverses, dans la fièvre typhoïde, dans les inflammations aiguës du poumon, dans la phthisie pulmonaire, dans l'albuminurie, dans le diabète sucré. Cette même réaction acide existe d'ailleurs, d'une manière à peu près constante, dans les matières rejetées de l'estomac par l'acte du vomissement. Il y a, entre autres, peu de substances qui rougissent aussi fortement le papier de tournesol que ne le rougit la matière noire, constituée par du sang, que vomissent si souvent les malades atteints des affections dites cancéreuses de l'estomac. Ce fait se comprend aisément ; le sang légèrement alcalin étant un des stimulants les plus énergiques de la sécrétion du suc gastrique, ne peut, quand il est versé dans l'estomac, qu'y susciter la sécrétion de ce liquide acide.

Il est encore assez fréquent de constater chez l'homme, après la mort, une réaction acide sur la membrane muqueuse du duodénum et sur celle de la partie supérieure de l'intestin grêle. Cependant, comme dans cette portion du tube digestif affluent des liquides alcalins, du pancréas et du foie, il n'est pas très-rare de rencontrer cette sorte de réaction dans le duodénum et même au-dessous de lui. Quant au gros intestin, M. Andral y a toujours constaté une action alcaline très-prononcée (1).

Des vomissements muqueux ou pituiteux de la gastrorrhée.

Les substances qui, fournies par l'estomac, se rencontrent dans les déjections du vomissement, ne sont pas toutes du suc gastrique. On voit souvent des matières vomies qui sont formées exclusivement par le mucus gastrique alcalin (p. 468), rejeté après avoir été accidentellement sécrété en quantité bien plus considérable qu'à l'ordinaire. Cette supersécrétion caractérise la gastrorrhée lorsqu'elle est suivie de vomissements. D'autres fois on observe un mélange de deux humeurs, l'une acide, l'autre alcaline, qui, supersécrétées toutes les deux, composent un liquide neutre ou à peine acide. Dans d'autres circonstances, le suc gastrique l'emporte, mais ordinairement alors il se trouve mêlé dans les

(1) Andral, *Compt. rend. de l'Acad. des sc.* Paris, 1848, in-4, t. XXVI, p. 649.

matières vomies à des aliments ou à diverses substances accidentellement introduites dans l'estomac dont il n'y a pas lieu de parler ici.

La matière de cette variété de vomissements est surtout rejetée dans certaines formes de gastralgies, après des accès d'hystérie ou par les individus qui font abus des alcooliques pris à jeun, et enfin au début de certains cas d'ulcères simples ou de tumeurs faisant saillie dans l'estomac sans être encore ulcérées.

Le liquide vomi dans ces conditions est un mucus glaireux, filant, assez fluide, incolore ou à peine grisâtre quand il est abondant, sans saveur ou fade. Il est parfois mélangé de flocons d'un blanc grisâtre, demi-transparents, plus consistants, et filants entre les doigts. Tout le liquide peut offrir cet aspect, surtout quand il est rendu en petite quantité.

Ce mucus est alcalin, il mousse par l'agitation au contact de l'air; il est plus dense que l'eau, se mêle à elle et s'y gonfle sans s'y dissoudre; car par le repos il s'en sépare et se dépose au fond du verre comme le mucus vésical dans l'urine. De même que la plupart des mucus que nous avons étudiés jusqu'à présent, il est précipité par l'acétate de plomb, par l'acide acétique, qui l'amène à l'état strié, demi-solide, sans le rendre blanc comme l'albumine coagulée. Il ne coagule pas par la chaleur ni par l'acide azotique. Ce dernier acide y décèle parfois des traces de bile, qui dans d'autres circonstances forme quelques stries verdâtres dans la masse du liquide.

Sous le microscope, on observe des filaments ou des flocons de mucus striés ou finement grenus, de petits amas de granulations moléculaires grisâtres, et des cellules épithéliales prismatiques peu nombreuses qui manquent parfois.

Dans certaines formes d'affections gastriques ou intestinales avec vomissements fréquents, abondants, ces derniers sont grisâtres, troubles, très-fluides, et peu filants, d'odeur aigrelette, acides. Ce sont des granulations moléculaires très-fixes, parfois des bactéries, et le plus souvent des cellules du ferment avec un très-grand nombre de tubes mycéliaux analogues à ceux des *hygrocrocis* qui troublent ou colorent ces matières (voyez aussi la note 2, p. 552 et la note 1, p. 627).

Vomissements bilieux.

Les vomissements décrits sous ce nom sont constitués comme les précédents, mais avec cette particularité qu'ils sont mélangés de bile amenée dans l'estomac par les contractions antipéristaltiques du duodénum (1).

(1) Il n'est pas impossible qu'à ce liquide se soit surajouté aussi, et de la même manière, du suc pancréatique; jusqu'à présent on n'a pas recherché si ces matières

La bile sature le suc gastrique, arrête son action propre, le colore en vert ou en jaune, en vert brun, verdâtre et uniformément, soit par masses, par flocons ou sous la forme de stries. Elle donne une saveur d'une amertume extrême aux substances rejetées. L'analyse y fait reconnaître la biliverdine et les réactions du taurocholate de soude, qui est, comme on le sait, le *principe amer* de la bile humaine (1).

Dans les vomissements bilieux verdâtres ou safranés, on rencontre parfois des cristaux de *taurine*, plus ou moins abondants, provenant du dédoublement de l'acide taurocholique du taurocholate de soude.

Ces vomissements, ceux qui sont muqueux et mucoso-purulents contiennent aussi quelquefois des spores du champignon du ferment (*Cryptococcus cerevisiæ*, Kützing) qui peuvent s'y rencontrer, soit en petit nombre, soit en quantité considérable, de même que les Sarcines (2).

Vomissements muco-purulents.

Je n'ai pas à parler ici du pus proprement dit qui, provenant d'abcès ouverts dans l'estomac ou l'œsophage, est rejeté par le vomissement, mais du mucus gastrique devenu puriforme par addition de leucocytes. Ce dernier fait s'observe dans certains cas de tumeurs de l'estomac ulcérées, dans diverses sortes d'ulcères proprement dits de l'estomac et du pylore et parfois aussi dans quelques cas de gastrites aiguës ou chroniques.

Dans ces circonstances, le mucus est filant, visqueux comme le mucus nasal, uniformément jaunâtre, opaque, ou jaunâtre et opaque par places seulement et transparent ailleurs ; il reste alcalin.

Outre les parties indiquées plus haut (p. 629), il renferme des leucocytes nombreux qui le colorent, souvent aussi quelques hématies en trop petite quantité pour être rendu sanguinolent, ou au contraire des stries sanguinolentes, des gouttelettes d'huile et parfois des fragments de résidus alimentaires.

vomies contiennent la pancréatine, facile à reconnaître par sa propriété de rougir par le chlore.

(1) Pour reconnaître la présence de la bile dans les liquides de l'organisme, on mêle le fluide avec les deux tiers de son volume d'acide sulfurique concentré, en ayant soin que la température du mélange ne dépasse pas 60° ; on y ajoute ensuite quelques gouttes d'une dissolution d'une partie de sucre de canne pour quatre parties d'eau, et presque immédiatement, le mélange prend une teinte violette (Pettenkofer).

(2) Voy. Ch. Robin, *Histoire naturelle des végétaux parasites*. Paris, 1853, in-8, p. 327, et pl. XIII, et Charcot et Robin, *Compt. rend. et Mém. de la Soc. de biol.* Paris, 1854, in-8, p. 89.

Vomissements sanguins.

Le sang épanché dans l'estomac peut être rejeté avec sa couleur rouge encore peu modifiée quand il est resté peu de temps au contact des liquides gastriques (*hématémèse*). S'il y a séjourné longtemps et surtout s'il s'est écoulé peu à peu, comme par les capillaires rompus d'un ulcère de l'estomac, il n'est plus rejeté sous forme de caillots, mais sous celle d'un liquide caillebotté ou uniformément fluide, brun ou brun noirâtre, et même tout à fait noir (*vomissements noirs*), semblable à de la suie délayée. Dans ce dernier cas, presque toutes les hématies sont dissociées en granules irréguliers, larges de un à quelques millièmes de millimètre. Il ne reste qu'un petit nombre de globules encore circulaires, soit dentelés, soit à contour net, de teinte brune, et friables, non susceptibles de s'étirer et de se déformer au contact des corps étrangers. Dans les autres cas, les globules qui se trouvent à cet état sont nombreux et sont remarquables par la netteté de leur contour, la transparence et la largeur de leur centre, comparativement à la teinte foncée brune de leur bordure plus épaisse. Le microscope les fait reconnaître aisément.

Ces globules isolés ou en grumeaux flottent dans un liquide de consistance séreuse, plus souvent muqueux, plus ou moins filant, ordinairement très-acide, d'odeur et de saveur aigre, coagulable par la chaleur et par l'acide azotique.

Matières des vomissements cholériques.

M. Burguières a constaté que dans le choléra tout à fait au début les premières matières vomies étaient franchement acides. Ces matières renfermaient dans tous les cas où il a eu l'occasion de les observer des détritus d'aliments ayant subi un commencement de digestion (1).

Lorsque les malades avaient vomi trois ou quatre fois, l'acidité naturelle des matières rendues disparaissait et faisait place à une réaction *manifestement alcaline*. Cette réaction existait dans des cas où les matières prenaient l'apparence blanchâtre et floconneuse qui caractérise spécialement les évacuations cholériques.

Lorsqu'après la mort il a examiné les liquides renfermés dans l'estomac, M. Burguières leur a également trouvé une réaction alcaline, bien que quelquefois il y eût au milieu de ces liquides des débris de matières alimentaires. Quant à la membrane muqueuse stomacale elle-même, il a observé que chez les sujets qui avaient succombé au choléra cette membrane présentait, au lieu de la réaction acide normale, une réaction *franchement alcaline* (voy. ci-dessus, p. 552).

(1) Burguières, *Journal l'Institut*. Paris, 1848, in-4, p. 302, et *Études sur le choléra-morbus observé à Smyrne*. Paris, 1849, p. 76.

Becquerel a vu ces vomissements tantôt neutres, tantôt acides, mais il n'indique pas si leur déjection avait ou non été précédée de l'ingestion de boissons ou de médicaments pouvant stimuler la sécrétion du suc gastrique. Leur densité d'après Becquerel varie entre 1006 et 1021.

Ces liquides sont assez mobiles, peu visqueux, grisâtres ou blanchâtres, avec des granules riziformes, et quelques flocons de mucus filant.

Ces grains sont formés comme ceux de même aspect que nous aurons à étudier dans les déjections intestinales du choléra, c'est-à-dire par des épithéliums, quelques leucocytes, avec des granulations moléculaires azotées et graisseuses réunis par une substance amorphe finement grenue et des flocons de mucus un peu strié.

Dans le liquide flottent en outre beaucoup de granulations libres et quelques cellules épithéliales. Jeté sur le filtre, il passe limpide et transparent en laissant sur celui-ci de 2 à 11 pour 100 de matières auparavant en suspension. Dans l'humeur limpide, Becquerel a trouvé depuis des traces impondérables soit d'*albumine*, soit d'*albuminose*, jusqu'à 31 parties et demie pour 1000, du sel marin dans la proportion de 2,35 à 6,75 et de 991 à 931 parties d'eau.

Le liquide coagulait par la chaleur lorsqu'il contenait de l'albumine et par l'alcool rectifié seulement lorsqu'au contraire il renfermait de l'albumine.

Des vomissements dits uréiques.

La présence de l'urée dans les vomissements d'une femme hystérique a été signalée pour la première fois par Nysten. Elle a été indiquée aussi dans les vomissements et les déjections diarrhéiques de la maladie de Bright par M. Hepp (de Strasbourg). Chez une femme albuminurique (atteinte de cette forme de lésion rénale à laquelle les Anglais donnent le nom de *Contracted Kidney*), avec des vomissements répétés, Ern. Hardy a dosé l'urée contenue, soit dans l'urine, soit dans les matières vomies; voici les résultats obtenus trois jours de suite (1) :

Dates.	Quantité d'urines rendues.	Quantité d'urée dans les urines.	Quantité de matières vomies.	Quantité d'urée dans les matières vomies.
16 octobre.	1,180 grammes.	10gr,02	780 grammes.	1gr,82
17 —	750 —	8gr,25	480 —	1gr,22
18 —	480 —	4gr,08	350 —	1gr,18

D'après M. Charcot (2) et M. Fernet, dans l'oligurie hystérique (3),

(1) Ch. Fernet, *De l'oligurie et de l'anurie hystérique et des vomissements qui les accompagnent* (*Union méd.* Paris, 1873, t. I, p. 566).

(2) Charcot, *Revue photographique des hôpitaux*. Paris, 1872. Leçons reproduites dans une thèse, Paris, mars 1873.

(3) D'après eux, elle est caractérisée par une diminution ou même une suppres-

les vomissements qui surviennent ne seraient qu'un cas particulier d'un groupe de vomissements se rattachant à l'insuffisance de la dépuration urinaire et qui reconnaîtraient pour cause l'élimination de l'urée par l'estomac.

Chez les hystériques observées par eux, l'élimination supplémentaire d'urée ne paraissait pas se produire par l'intestin en même temps que par l'estomac; ces malades étaient, en effet, constipées : or, quand on a constaté la présence de l'urée dans les déjections intestinales, il y avait toujours de la diarrhée.

Dans le cas observé par M. Charcot, M. Gréhant analysa, à diverses époques du mois, les urines et les vomissements de douze jours. Durant ce laps de temps, la moyenne quotidienne des urines a été de 206 grammes, contenant $3^{gr},095$ d'urée; la moyenne quotidienne des vomissements, c'est-à-dire 362 grammes, renfermait $2^{gr},138$ d'urée; le maximum pour une journée a été de 3,699 dans $1^{lit},46$ de matières vomies. Dans celui de M. Fernet, la quantité d'urée extraite par M. Hardy a été de $0^{gr},55$ à $1^{gr},80$ dans les matières vomies; quand la sécrétion urinaire a été supprimée, la quantité d'urée contenue dans les matières vomies a été graduellement croissante durant ce laps de temps (du 19 septembre au 27, le chiffre s'est élevé de $0^{gr},62$ à $1^{gr},08$); enfin, du jour où l'urine rendue par la vessie a atteint un chiffre qu'on peut considérer comme normal, l'urée a diminué dans la sécrétion gastrique (1).

C'est pousser par trop loin le désir de fonder la pathologie en dehors des données de la physiologie que de vouloir, d'après les seules observations qui précèdent, faire admettre qu'il y a *un balancement réciproque entre l'oligurie et les vomissements hystériques, et qu'il se passe là quelque chose d'analogue à ce qui arrive chez les animaux auxquels on a enlevé les reins ou lié les uretères : on sait que, dans ces cas, on constate une élimination supplémentaire d'urée ou de carbonate d'ammoniaque par l'intestin* (loc. cit., p. 573-574).

En premier lieu, si les vomissements sont dus à la présence de l'urée dans le liquide que sécrète l'estomac, il faut que l'urée soit un vomitif énergique, puisqu'on voit dans l'une des observations précédentes 55 à 75 centigrammes d'urée contenue dans 350 à 570 grammes de liquide dont elle aurait causé le vomissement, en même temps que la quantité d'urine rendue était soit nulle, soit d'un litre. Avant de songer à faire

sion temporaire de l'excrétion de l'urine, et secondairement par des vomissements dans lesquels on trouve de l'urée. Les vomissements des hystériques ont peut-être, pensent-ils, souvent cette origine.

(1) On ne comprend pas comment dans ces observations il ne soit fait mention nulle part de l'état acide ou autre des vomissements non plus que de leur composition anatomique, par du mucus, des résidus alimentaires, etc.

admettre par qui que ce soit une telle relation de cause à effet, il fallait au moins dire pourquoi, depuis Vauquelin et Ségalas jusqu'à Rabuteau, tous les Traités de thérapeutique formulent l'urée à la dose de 2 à 5 grammes à la fois d'après les expériences faites sur l'homme qui prouvent qu'*elle ne produit aucun effet général ni local* autre parfois que la diurèse, d'après quelques observations. Avant de faire croire à ces explications il eût été nécessaire d'infirmer expérimentalement les faits du mémoire de Bernard et Barreswil (1) qui montre : 1° que sur les chiens dont les reins sont enlevés le vomissement est l'exception, bien que les liquides gastriques et intestinaux soient produits abondamment et riches en sels ammoniacaux ; 2° que dans ces liquides supersécrétés ce n'est ni l'urée, ni du carbonate d'ammoniaque qu'on y trouve, mais des sels ammoniacaux (phosphate ou lactate), qui laissent ces fluides sans odeur ammoniacale, et acide le suc gastrique qui les contient; 3° que l'urée ingérée qui n'est pas absorbée, ne peut séjourner plus de quelques instants dans l'estomac d'un animal sain, sans y disparaître en y passant à l'état de sels ammoniacaux, par suite de phénomènes de l'ordre des fermentations, tels que ceux dont il a été question plus haut pour le sucre de canne; 4° que c'est probablement sous cette forme que l'urée ingérée médicalement est absorbée. Ainsi qu'on le voit, toutes les hypothèses précédentes sur les vomissements uréiques de l'hystérie ne supportent pas l'examen scientifique le plus élémentaire.

VINGT ET UNIÈME LEÇON

DU SUC PANCRÉATIQUE ET DU SUC INTESTINAL.

QUATRIÈME ESPÈCE. — DU SUC PANCRÉATIQUE.

On donne ce nom au liquide sécrété par le pancréas, et qui, à l'état normal, est incolore, limpide, visqueux et un peu gluant, coulant lentement sous forme de grosses gouttes perlées ou sirupeuses, devenant mousseux par l'agitation, sans odeur spéciale, d'un goût un peu salé comme le sérum du sang. Il est constamment alcalin; il se coagule en masse par la chaleur ou mieux c'est la *pancréatine* (à laquelle il doit ses propriétés essentielles) qui se coagule ainsi (2).

(1) Bernard et Barreswil, *Sur les voies d'élimination de l'urée* (*Archiv. génér. de méd.*, 1847, t. XIII, p. 449).

(2) Pour l'*extraction du suc pancréatique* le procédé de M. Cl. Bernard consiste à pratiquer une incision dans l'hypochondre droit, à tirer au dehors le duodénum

On peut obtenir de 2 à 3 grammes de suc pancréatique par heure et même de 5 à 6 grammes au plus sur un chien de moyenne taille (1). Sa sécrétion n'est abondante que pendant la digestion ; c'est peu après la fin de l'ingestion des aliments qu'elle commence. Elle dure de cinq à six heures. Pendant l'abstinence, cette sécrétion devient insignifiante ou nulle. Avant de s'arrêter, elle devient un peu plus abondante et un peu plus aqueuse (2).

On a observé, chez une femme affectée d'une fistule pancréatique, que la quantité du fluide augmentait quand elle avait mangé, pour cesser de couler trois ou quatre heures après les repas ; si le trajet venait à être bouché par du mucus, il y avait des douleurs intolérables (Cl. Bernard).

Quand on voudra obtenir la plus grande quantité de suc pancréatique possible, il faudra prendre un chien au début de sa digestion. De plus, il faudra faire l'expérience avec célérité et laisser le pancréas exposé à l'air le moins longtemps possible. Dans ces conditions la sécrétion du suc pancréatique n'est pas suspendue par l'opération. Mais une autre circonstance importante à signaler, c'est que la sécrétion augmente considérablement au moment où survient l'inflammation. Quelquefois ce phénomène se manifeste peu de temps après l'opération, ou bien n'arrive que le lendemain ou le surlendemain. Or dans ces conditions le fluide pancréatique n'a plus les mêmes propriétés, et l'on s'explique ainsi la différence d'opinions des auteurs sur ces dernières (3).

Les animaux chez lesquels on maintient des fistules en activité succombent du dixième au quinzième jour, dans un état de marasme et d'amaigrissement prononcé ; mais si la lésion est abandonnée à elle-même, elle guérit bientôt, et les animaux se rétablissent rapidement.

avec une partie du pancréas, passer une double ligature sur son canal et à y fixer une canule d'argent ; à l'extrémité extérieure de celle-ci, est attachée une petite poire de caoutchouc dans laquelle le fluide s'écoule sous forme de grosses gouttes perlées. Le chien est l'animal le plus favorable pour cette opération, qui doit être rapidement faite, le contact de l'air déterminant l'inflammation du pancréas et l'arrêt de sécrétion du fluide. On doit aussi avoir l'attention de bien remettre les viscères en place ; car s'ils restent au dehors de la cavité abdominale, on n'obtient rien, le pancréas ayant besoin de la compression exercée sur lui par les organes qui l'avoisinent.

(1) D'après M. Colin cette quantité est de 150 à 300 grammes par heure sur le bœuf et le cheval. (Colin, *Physiologie comparée des animaux*).

(2) Comme pour la salive l'iodure de potassium passe rapidement dans le suc pancréatique tandis que le ferrocyanure jaune de potassium n'y passe pas (Cl. Bernard).

(3) Le pancréas, d'un blanc éclatant à jeun, devient, comme cela arrive pour l'estomac, d'une couleur rouge des plus marquées pendant le travail de la digestion, qui est aussi le moment de son activité sécrétoire (Cl. Bernard).

Caractères du suc pancréatique.

La densité du liquide pancréatique est de 1008 à 1010. Il est généralement plus visqueux chez les carnivores que chez les herbivores, sans que la viscosité soit proportionnelle à la quantité des principes solides cristallisables et coagulables.

Ce fluide n'a de rapports avec la salive qu'au point de vue physique : 1° il en diffère au point de vue de sa constitution immédiate ; 2° il en diffère essentiellement au point de vue physiologique. Il est limpide, transparent, filant, gluant, devenant mousseux par l'agitation, sans odeur ; sa réaction alcaline est prononcée, analogue à celle du sérum du sang. Il est très-promptement altérable et laisse alors précipiter du sulfate de chaux en aiguilles groupées en touffes (Robin et Verdeil).

Le suc pancréatique se putréfie rapidement, surtout à la température de 40 à 45 degrés ; cette altération a lieu en quelques heures pendant les temps d'orage et les chaleurs de l'été. Il répand alors une odeur d'hydrogène sulfuré, prend une consistance sirupeuse, mais sans viscosité ; il perd ses propriétés spéciales et ne se coagule plus par la chaleur ni par les acides. La salive ne présente pas ces particularités.

Coagulable par l'alcool, les sels métalliques et les acides concentrés, il se convertit sous leur influence en une masse concrète d'une grande blancheur. Bien que présentant les caractères physiques de l'albumine, ce coagulum en diffère néanmoins en ce que, obtenu par l'alcool, par exemple, et desséché, il se redissout en totalité dans l'eau, ce qui n'arrive pas avec l'albumine ; de plus, cette solution du fluide desséché recouvre toutes les propriétés physiques et physiologiques du suc pancréatique frais.

Il existe donc dans cette humeur une substance organique qui ne se trouve pas dans la salive et le suc gastrique, puisque par la chaleur ces deux fluides ne se prennent pas en masse. C'est la *pancréatine* (1).

Exposée à la chaleur elle se coagule en masse et se convertit en une matière concrète d'une grande blancheur. La coagulation est entière et complète, comme s'il s'agissait du blanc d'œuf ; dans le suc pancréatique

(1) Ch. Robin et Verdeil, *loc. cit.*, 1853, t. III, p. 345. Elle a été aussi appelée *mucus pancréatique ; matière animale du pancréas soluble dans l'alcool* (Leuret et Lassaigne, *Recherches physiologiques et chimiques pour servir à l'histoire de la digestion*. Paris, 1825, p. 106, in-8) ; *matière qui se colore en rouge par l'action du chlore ; matière analogue à la caséine dans le suc pancréatique ; matière salivaire du suc pancréatique et albumine du suc pancréatique* (Tiedemann et Gmelin, *loc. cit.*, 1827, t. I, p. 28, et t. II, p. 316) ; *matière pancréatique ; matière coagulable du suc pancréatique ; matière active du suc pancréatique* (Cl. Bernard, *Du suc pancréatique, et de son rôle dans les phénomènes de la digestion* (*Compt. rend. et Mém. de la Soc. de biol.* Paris, 1849, p. 99, in-8).

tout devient solide et il ne reste pas une goutte de liquide. Cette matière du suc pancréatique est aussi coagulée par l'acide azotique, ainsi que par l'acide sufurique et par l'acide chlorhydrique concentré. Les sels métalliques, oléagineux kystiques et l'alcool ordinaire précipitent encore d'une manière complète la matière organique du suc pancréatique. Les acides acétique, lactique et le chlorhydrique étendus ne coagulent pas cette substance. Aucune de ces particularités ne s'observe dans la salive. Les alcalis n'y produisent aucun précipité et redissolvent la matière organique quand elle a été préalablement coagulée par la chaleur, les acides ou l'alcool. En mêlant le suc pancréatique à son volume de sulfate de magnésie, cette substance est coagulée et le liquide qui s'écoule ne renferme plus de pancréatine. C'est la seule substance organique qui, traitée par le chlore, prenne une coloration rouge (Cl. Bernard). Elle se distingue de la caséine par sa coagulation par la chaleur, et de l'albumine parce qu'elle ne filtre pas au travers du sulfate de magnésie; elle s'en distingue de plus par ce fait que, coagulée par l'alcool, puis desséchée, elle se redissout totalement et avec facilité dans l'eau en lui donnant la viscosité particulière du suc pancréatique, tandis que l'albumine traitée ainsi ne se redissout plus d'une manière appréciable (1).

La coagulation en masse de cette humeur, sans qu'il reste trace de liquide, montre que cette substance forme à elle seule le *fluide* pancréatique et que c'est elle qui tient en dissolution les sels qu'on y trouve (2).

La pancréatine tire évidemment ses matériaux de formation des substances organiques du sang, passant dans le tissu glandulaire du pancréas d'un état à un autre. Elle disparaît en tant que pancréatine, soit par suite de sa participation aux actes digestifs, soit en étant rejetée en partie au dehors avec les résidus de la digestion.

Composition immédiate du suc pancréatique.

Les données suivantes résument l'état de nos connaissances sur la composition de cette humeur.

(1) Cl. Bernard, *Compt. rend. et Mém. de la Soc. de biol.*, 1849, in-8, p. 106. La réaction par le chlore signalée par Tiedmann et Gmelin n'a lieu que lorsque le suc pancréatique commence à s'altérer à l'air ou au contact des aliments dans l'intestin; lorsque cette altération est très-avancée, l'acide azotique produit ce même effet, mais le chlore devient alors impuissant à la déterminer (Cl. Bernard).

(2) Dans le suc pancréatique morbide, cette substance ne s'altère pas brusquement, mais bien d'une manière graduelle; or, à mesure que cette matière disparaît, le suc pancréatique devient de plus en plus aqueux et perd son activité. Enfin, lorsqu'elle s'altère, les principes salins non solubles dans l'eau, et qui l'étaient dans la pancréatine du suc normal, se déposent. (Voy. *Chimie anatomique*, t. II, p. 281.)

Composition du suc pancréatique (C. Schmidt).

	1° Obtenu par une fistule permanente.	2° Par une ouverture du canal.
Eau	980,45	900,76
Chlorure de sodium	2,50	7,35
— de potassium	0,93	0,02
Phosphate de chaux	0,07	0,41
Phosphates de magnésie et de fer	0'01	0,12
Phosphate de soude tribasique	0,01	traces.
Carbonate de soude et pancréatine	3,31	0,58
— de chaux et pancréatine	traces.	0,32
— de magnésie et pancréatine	0,01	traces.
Pancréatine	22,71	90,44

On y a aussi constaté la présence de traces de graisse, de leucine, de tyrosine, d'*extrait* organique soluble dans l'alcool. De l'urée y a été signalée à l'état morbide. Il doit sa réaction faiblement alcaline au carbonate de soude surtout, et aux traces de phosphate de soude tribasique qu'il renferme. Leur quantité est trop petite pour qu'il soit possible d'attribuer au suc pancréatique le rôle de saturateur du chyme, que lui ont supposé quelques auteurs. Il ne tient en suspension ni éléments anatomiques, ni globules graisseux. Toute l'eau obtenue par dessiccation du suc pancréatique appartient à la pancréatine, qui la fixe comme eau de constitution, sans qu'il en reste après la coagulation une partie en excès, comme dans le lait par rapport à la caséine.

Sur les usages du suc pancréatique.

Dans l'économie comme au dehors, le suc pancréatique peut simultanément ou séparément : 1° émulsionner les matières grasses; 2° saccharifier les fécules cuites ou hydratées par le suc gastrique (1) ; 3° liquéfier les substances albuminoïdes (2).

(1) Lassaigne le premier a montré que l'action liquéfiante et la transformation en dextrine de l'empois par le tissu du pancréas (indiquée par Valentin en 1841 et en 1844 par Bouchardat et Sandras) est rendue nulle par la coction du tissu à 100 degrés. Elle est toujours nulle si l'amidon n'a pas été hydraté. Ce dernier conserve tous ses caractères, même à une température de 38 degrés (*Comptes rendus des séances de l'Académie des sciences*. Paris, 1845, t. XX, n° 1350).

(2) Ce triple rôle du suc pancréatique a été ainsi formulé pour la première fois par M. Cl. Bernard. Il est remarquable de voir que, malgré les attaques dirigées contre ses travaux à cet égard, ceux-là mêmes qui les ont produites finissent par ne pas conclure autrement que lui. Après M. Bernard, M. L. Corvisart a étudié l'action du suc pancréatique sur les matières albuminoïdes placées dans diverses conditions (L. Corvisart, *Sur une fonction peu connue du pancréas*. Paris, 1857-1858, in-8). D'après lui, il agit énergiquement à la façon du suc gastrique sur les matières albuminoïdes crues ou cuites, et cette action peut être obtenue avec du liquide pancréatique naturel ou artificiel. Il pense que les matières albuminoïdes sont transformées en peptones (albuminoses) analogues, sinon semblables aux peptones gastriques. Cependant il y a, entre ces agents, des différences fondamen-

Ce triple rôle fait supposer par quelques auteurs que la pancréatine est un mélange de trois corps albuminoïdes jouissant chacun spécialement de l'une des propriétés précédentes.

On peut obtenir, avec une infusion du pancréas réduit en pulpe, un liquide qui a les principales propriétés du suc pancréatique, comme on fait des salives artificielles avec les glandes correspondantes.

La pancréatine, coagulée par l'alcool et séchée, se redissout en totalité dans l'eau, à laquelle elle communique toutes les propriétés du suc pancréatique normal, c'est-à-dire qu'elle lui communique la propriété d'émulsionner les graisses, et de *dédoubler les graisses neutres* (butyrine, oléine, margarine, stéarine) *en glycérine et en acide libre* (butyrique, etc.), lequel manifeste son acidité sur le tournesol, et cristallise s'il est solide.

Le suc pancréatique, pur et récemment extrait, offre cette particularité qu'il *émulsionne les graisses et les huiles* avec la plus grande facilité. L'émulsion persiste pendant longtemps. Le chyle ne commence à se réunir dans les chylifères qu'à partir de la région du tube intestinal où le suc pancréatique est venu se mêler aux matières alimentaires. Dans les affections du pancréas, qui arrêtent sa sécrétion, on voit les corps gras contenus dans les aliments passer tout entiers dans les déjections. Il est incontestable que les corps gras sont émulsionnés par le suc d'une manière facile et persistante; il ne l'est pas moins que la salive, le suc gastrique, la bile même, sont privés soit de la propriété de maintenir les graisses en émulsion persistante, soit de les dédoubler (1). M. Legros et moi avons constaté d'autre part que le sérum du lait, séparé des glo-

tales. La plus capitale, c'est que le suc gastrique n'agit qu'à condition d'être acide, tandis que le suc pancréatique agit, que sa réaction soit neutre ou alcaline, et quand bien même on l'aurait acidifié.

(1) Dans le liquide pancréatique le corps émulsionnant est abondant. C'est la *pancréatine* jouant ici le rôle que le blanc d'œuf, les gommes, les mucilages et autres substances coagulables remplissent quand on émulsionne des corps gras ou résineux. On sait en effet que jamais les corps émulsionnants ne sont des composés cristallisables liquides ou en dissolution. Il est remarquable à cet égard de voir avec quelle obstination, depuis que Tiedemann et Gmelin ont émis l'hypothèse que la bile était un dissolvant des graisses, les médecins qui ne tiennent pas compte des données de la physique et de la physiologie s'efforcent d'attribuer à la bile le rôle d'agent émulsionnant qui lui manque absolument; et cela contre toutes les données : 1° de la chimie qui montrent que celle-ci manque de principes constitutifs émulsionnants (car elle peut manquer de biliverdine) ; 2° de l'expérience physiologique qui, comme conséquence, prouve que si l'huile par l'agitation avec la bile se mélange mécaniquement à celle-ci, elles se séparent complétement l'une de l'autre après une demi-heure de repos. Au contraire, le suc pancréatique forme, avec plusieurs fois son poids de graisses, une émulsion qui persiste pendant un jour et plus à la température de 35 et 40 degrés, qui d'abord alcaline devient ensuite acide par dédoublement des graisses, etc. Voy. Cl. Bernard, *loc. cit.*, 1856, t. II, p. 257, 441.

bules butyriques par filtration, n'est pas émulsif à proprement parler ; les corps gras qui agités avec lui donnent un liquide laiteux s'en séparent en effet au bout de quelques minutes de repos, en reprenant leur état huileux propre. C'est même en raison de ce que le beurre n'est qu'à un état d'émulsion peu parfaite dans le lait que ses globules se rassemblent sous forme de crème à la surface de celui-ci.

Lorsqu'on étudie les propriétés du suc pancréatique *dans l'intestin*, tel qu'il agit en réalité, mélangé aux autres liquides intestinaux, on constate que c'est la propriété émulsive qui persiste presque seule, et rend ainsi les graisses miscibles aux liquides intestinaux, et capables de pénétrer les villosités. Mais la propriété de décomposer les graisses en acide et glycérine, qui est si caractéristique sur le suc pancréatique, quand on examine son action isolée, en dehors de l'économie, est tantôt annulée, tantôt réduite à fort peu de chose dans le tube digestif. L'acidité que ce dédoublement détermine alors est généralement neutralisée en entier par la bile et par les autres liquides de l'intestin (1).

M. Cl. Bernard, à qui on doit ces faits, a démontré en outre que le pancréas possède deux autres propriétés lorsqu'il agit concurremment ou postérieurement aux divers liquides intestinaux. D'une part, il transforme presque instantanément dans le duodénum les fécules en dextrine et en glycose solubles. Comme la salive, le suc pancréatique n'agit directement ainsi que sur la fécule cuite, et non sur celle qui est crue (2), mais quand, quoique crue, elle a traversé l'estomac qui l'a hydratée et gonflée, elle passe à l'état de dextrine et de glycose qui se dissout, même dans l'intérieur des cellules végétales. Si au contraire l'action du suc pancréatique est empêchée, les grains de fécule ingérée, crue ou cuite, se retrouvent dans les matières fécales (Cl. Bernard) (3).

Ces faits, du reste, n'ont aucune importance chez les *carnivores* et chez les *herbivores* proprement dits qui ne mangent pas des fécules.

(1) Les petits cristaux aciculaires d'acides stéarique et margarique ou plutôt de leurs sels qu'on trouve dans les fèces dès le milieu de l'intestin grêle doivent certainement venir des petites quantités de graisses neutres ainsi dédoublées par le suc pancréatique. Suivant M. Cl. Bernard, l'un des usages probables de la bile est de fournir des bases qui neutralisent ces acides, car les graisses à l'état libre ou de savon qu'on trouve dans le chyle sont à l'état neutre (*Leçons de physiologie*. Paris, 1856, t. II, p. 320).

(2) M. Cl. Bernard (*loc. cit.*, 1856, t. II, p. 430) a montré que la fécule cuite ou hydratée par l'estomac ne donne pas de sucre au contact de la bile. Ce fait est en rapport avec l'absence ici de principe coagulable jouant le rôle de ferment dialytique, inversif ou liquéfiant, comme d'agent émulsionnant physiquement. Voy. la 1re édition de ces *Leçons*, p. 811.

(3) Les faits indiqués page 605 montrent bien que malgré cette action du suc pancréatique sur les fécules, c'est une erreur que de dire qu'il représente à leur égard *une salive*, ainsi que l'avancent quelques auteurs.

D'autre part, le suc pancréatique a la propriété de *liquéfier* définitivement les tissus musculaires et autres *gonflés* et *dissociés*, mais non *fluidifiés*, par le suc gastrique, lequel agit à peu près comme fait la coction des viandes. Il liquéfie en même temps les portions de substances azotées que le suc gastrique avait *dissoutes*, mais qui s'étaient coagulées lorsque la bile était venue saturer cette humeur. Le fluide du pancréas n'agit bien comme liquéfiant qu'autant que le suc gastrique a gonflé ces tissus, etc.; la bile agissant seule, après l'action du suc gastrique, ne fluidifie pas les matières alimentaires ; enfin, le suc pancréatique, agissant seul, ne liquéfie pas bien ni très-vite les corps azotés, tandis que, agissant après la bile ou mélangé à elle, la liquéfaction s'opère bientôt. La bile, qui est à peu peu près inerte sur les aliments, forme avec le suc pancréatique un mélange doué de propriétés fluidifiantes énergiques (1).

D'après Corvisart, l'action digestive du suc pancréatique n'est pas la même à toutes les heures à compter du début de la sécrétion. Son action sur les viandes cuites ou crues ne se montre que quatre heures et demie après le repas et va en augmentant jusqu'à la septième heure où elle acquiert son maximum. De plus, pour que le suc pancréatique possède cette action, il faut qu'il y ait eu digestion gastrique (absorption des peptones gastriques suivant l'expression reçue). Elle ne se manifeste pas si les éléments ont été introduits directement dans l'intestin, ni si c'est de l'eau ou du sucre qui ont été absorbées par l'estomac. Il en est de même pour le suc pancréatique produit sous l'influence d'excitations nerveuses (Meissner, Schiff). Schiff a constaté aussi qu'en tous cas cette action manque toujours sur les animaux dératés ; ce fait est important en présence des variations et surtout de l'augmentation constante de l'appétit et de mort relativement prompte s'il n'est pas suffisamment satisfait, observées sur tous les animaux et les hommes dératés. Ces résultats ont encore été confirmés récemment par Ch. Legros et moi.

(1) On voit, d'après ce qui précède, que le suc pancréatique, sans être aucunement le liquide digestif général (puisqu'il n'agit en réalité qu'autant que les sucs gastrique, biliaire et des *glandes de Brunner* ont opéré déjà dans un certain ordre de succession), offre une action prédominante dans tel ou tel sens, d'un animal à l'autre, selon que son alimentation est plus spécialement graisseuse, *féculente* ou azotée; et il concourt activement, d'une manière égale, à l'émulsion et à la *liquéfaction* de toutes ces matières, si l'alimentation est mixte. On peut encore prouver le rôle du pancréas dans la digestion en faisant la ligature des conduits pancréatiques. Mais, pour que l'expérience soit suivie de succès, il faut avoir soin de lier exactement les deux conduits qui s'anastomosent entre eux, et tenir compte de la présence de petites glandes semblables à lui, sous la muqueuse, s'ouvrant autour de lui et du canal cholédoque sur divers animaux. C'est pour ne pas avoir pris ces précautions, que quelques expérimentateurs, en Allemagne et en France, n'ont pas pu toujours reproduire les résultats indiqués par M. Cl. Bernard.

Altérations du suc pancréatique.

Le *suc pancréatique* s'altère quand le pancréas s'enflamme ou subit quelques autres lésions. Dans le premier cas, il est versé plus abondamment, et il en coule jusqu'à 15 grammes par heure. Il devient peu à peu moins visqueux, et parfois il arrive à être aussi fluide que de l'eau, et soit rougeâtre, soit opalescent. Il reste alcalin, mais il perd de sa densité et prend une saveur salée et nauséeuse. Il n'est pas coagulé par la chaleur ni par les acides. En même temps il cesse d'agir sur les graisses, les substances azotées, etc. (1).

Lorsqu'une fistule vient d'être pratiquée, le liquide qui coule d'abord est alcalin, très-épais, gélatiniforme, sans être filant, et laisse déposer à froid des flocons que Kühne considère comme un caillot albuminoïde. D'après le même auteur, l'eau distillée coagule à froid ce suc, et la matière précipitée ne serait autre chose que de la *myosine* (voy. p. 392), tandis qu'en le précipitant avec les acides faibles ce serait de la *syntonine* qu'on obtiendrait.

CINQUIÈME ESPÈCE. — DU LIQUIDE DES GLANDES DE BRUNNER OU DUODÉNALES.

M. Cl. Bernard a constaté que les glandes de Brünner versent dans le duodénum, pendant que le chyme le traverse, une quantité de liquide qui est considérable relativement à leur masse. Il est limpide, très-visqueux, alcalin, et concourt certainement à saturer l'acide du chyme. Il transforme en sucre l'amidon hydraté. Il ne donne pas d'émulsion permanente avec les graisses et ne les acidifie pas hors de l'économie. Ces faits ont aussi été constatés sur le cheval par M. G. Colin, qui a noté que ce liquide a une saveur salée, et qu'il ne coagule pas par la chaleur (2).

Lassaigne a vu que ce liquide a une densité de 1008 à + 15°, qu'il

(1) Il existe dans la science quelques cas de calculs pancréatiques, trouvés tantôt uniques, tantôt au nombre de huit à douze dans une cavité formée par une dilatation du canal pancréatique. Leur volume est signalé comme variant entre les dimensions d'un grain de sable et celui d'une lentille lorsqu'ils sont multiples et comme atteignant celui d'une noisette dans les cas où il n'y en avait qu'un. Ils sont blanchâtres, tantôt à surface lisse, tantôt rugueux, arrondis ou irréguliers. Portal en a vu qui mis en poudre avaient une saveur fade et se dissolvaient dans l'eau bouillante. Baillie les a vus se dissoudre avec dégagement de gaz dans l'acide chlorhydrique. L'analyse d'un calcul de ce genre faite par Golding Bird lui a donné :

Phosphate de chaux	80
Carbonate de chaux	3
Matière animale	7

(2) Les glandes qui le produisent ne peuvent par conséquent pas être données comme analogues au pancréas.

contient 984,70 d'eau, 4,80 de chlorure de sodium et de carbonate de soude, 1 de phosphate basique de chaux et 9,50 de matière organique qu'il appelle du mucus.

M. G. Colin a constaté de plus ce fait important que le déversement du suc pancréatique surtout et celui de la bile rendent sa sécrétion abondante (1). C'est là un point sur lequel on ne saurait trop insister au point de vue de l'étude des usages de la bile d'une part, de celle de la corrélation fonctionnelle des diverses sortes de glandes intestinales; car cette influence s'étend aussi aux glandes de Lieberkühn, dont nous allons étudier le liquide. Plus alcalin que la bile, ce liquide et le suivant doivent certainement concourir à la saturation du chyme et au maintien à l'état neutre ou alcalin du *contenu alimentaire* de l'intestin, qui, surtout chez les carnivores, reste légèrement acide jusqu'à l'iléum. Ce fait résulte du reste des expériences de Frerichs, qui a constaté que le contenu de l'intestin grêle devient alcalin alors même que la bile est toute recueillie au dehors par une fistule.

SIXIÈME ESPÈCE. — SUC INTESTINAL PROPREMENT DIT OU DES GLANDES DE LIEBERKUHN.

M. A. Moreau a montré que la section des nerfs qui se distribuent à une anse d'intestin détermine la production de liquide dans cette anse. La portion d'intestin placée à un centimètre plus haut ou plus bas demeure dans un repos complet sous le rapport de la production des liquides intestinaux (2).

La quantité de liquide ainsi obtenue dans une anse d'intestin s'est élevée à 100 grammes sur un chien sacrifié trois heures après l'opération; elle était de 225 grammes sur un autre qui avait été sacrifié dix-

(1) L'influence de la bile comme stimulant des sécrétions intestinales est généralement admise. D'après Bérard et les médecins en général, un excès de la sécrétion biliaire cause une diarrhée particulière. Vücherer a attribué cette action au taurocholate de soude et l'a proposé comme remède contre divers troubles digestifs (1850). En injectant 1gr,20 de taurocholate de soude dans les veines des chiens. MM. Ritter et Feltz ont vu survenir des diarrhées sanguinolentes et divers accidents toxiques; mais ils ne spécifient rien sur la sécrétion même, comme on le fait par exemple pour le sulfate de magnésie, etc.; voyez page 644.

(2) A. Moreau, *Compt. rend. des séances de l'Acad. des sc.* Paris, 1868, t. LXVI. Lassaigne, qui le premier a étudié ce liquide qu'avait obtenu M. G. Colin sur le cheval (1856), l'a trouvé d'une densité 1010 à 15 degrés, presque clair et d'une teinte jaunâtre, avec eau, 981; chlorures sodique et potassique, phosphate et carbonate sodique, 14,50; matière organique donnée comme de l'*albumine*, 4,50. Plus tard, Thiry lui a trouvé une densité de 1011, sur la vache, avec 975 pour 1000 d'eau, 8,01 d'*albumine*, 7,33 d'autres substances organiques, 8,78 de cendres contenant 3,15 à 3,37 de carbonate de soude.

huit heures après l'opération. Ce fluide sur le chien est tout à fait exempt de globules rouges, si ce n'est dans le cas où les fils qui serrent l'intestin ont rompu les vaisseaux sanguins (1).

Par le repos, il laisse déposer du mucus, quelques traces d'aliments, et fréquemment aussi des débris de ténias, enfin des épithéliums et des leucocytes, dont la quantité offre des variations intéressantes à étudier.

Ce suc filtré est clair, avec une teinte légèrement jaunâtre. Sa densité égale 1008. Il est *fortement alcalin* (2), et contient une quantité de carbonate ou de bicarbonate correspondant à 2gr,72 de soude anhydre pour 1000 grammes.

Les matières organiques ont fourni un poids de 3gr,50 à 4gr,50, et les matières minérales un poids de 9 grammes à 9gr,50 pour 1000.

Le résidu fixe est composé de carbonates alcalins, de chlorures, d'un peu de sulfate et de phosphate de chaux. L'analyse quantitative a montré sur trois liquides différents que le sodium y variait de 34 à 36 pour 100, le potassium de 2 à 6, le chlorure de 32 à 45 et l'acide sulfurique de 1 à 4. Le phosphate de chaux, pesé dans une seule analyse, formait environ 2 pour 100 du résidu. Si dans la liqueur filtrée on verse de l'acide acétique de façon à neutraliser l'alcali, on obtient par l'ébullition un coagulum dont le poids a varié entre 0gr,80 et 1 gramme pour 1000, et qui représente ainsi le tiers ou le quart des matières organiques.

L'urée se trouve dans les matières non coagulées; pour 1000 grammes de liquide il y en a 0gr,16. Cette proportion est la même que celle que Marchand a trouvée dans le sang (voy. p. 238); l'absence de tout autre principe excrémentitiel montre que cette humeur ne peut en rien être comparée à l'urine et à la sueur.

Une solution de sulfate de magnésie au cinquième, mise dans une anse intestinale d'un chien, détermine dans les conditions physiologiques ou suffisamment voisines de l'état physiologique, l'afflux de quantités notables de liquides (3). La théorie qui admet qu'une semblable solution, séjour-

(1) On évite facilement cet accident par l'emploi de ligatures qui ne coupent pas, telles, par exemple, que des tubes de caoutchouc d'un petit diamètre.

(2) Aussi la muqueuse contenant les glandes qui se sécrètent est-elle toujours alcaline, alors même que les matières contenues dans l'intestin sont acides. (Voyez les notes ci-après p. 646.)

(3) Rabuteau, le premier (*Société de biologie*, 1868, p. 26 ; et *Éléments de thérapeutique*, 1873, p. 668), puis Moreau, Jolyet et Frémy ont montré que les purgatifs salins constipent lorsqu'ils ont été injectés dans le sang ou pris à faible dose ; qu'ingérés à *dose purgative* ils agissent par supersécrétion ou hyperexosmose. Legros et Onimus ont de plus montré que ces purgatifs n'augmentaient pas l'énergie des contractions intestinales (*Journal de l'anat. et de physiol.* Paris, 1869, p. 190) Pour les actions de ce genre relatives à la bile, voyez page 670, et surtout le paragraphe concernant les fèces diarrhéiques colorées.

nant dans l'intestin dans les conditions ordinaires, produit l'afflux des liquides, trouve ainsi une confirmation expérimentale (1).

D'après M. Cl. Bernard, la seule propriété bien connue du liquide de l'intestin grêle est son action inversive très-rapide sur le sucre de *canne*, etc., qui ne se retrouve pas dans la bile, le foie, la rate, etc. (il en a déjà été question p. 89). L'alcool en précipitant la matière organique azotée qui lui donne les propriétés d'un ferment, n'enlève pas ces dernières à cette substance; celle-ci est semblable à celle que Berthelot a extraite de la levûre, mais n'est pas de l'albumine.

D'après Thiry, le suc intestinal hors de l'intestin est sans action sur les graisses, les fécules, les viandes crues et l'albumine cuite (2). Il dissout la fibrine tant que sa réaction alcaline propre persiste (3). Parmi les usages que remplit le suc intestinal propre, il en est un que je considère comme important et qui a faussement été attribué à la bile. *Fortement alcalin*, manifestement plus que ne l'est la bile, versé au pourtour de la base de chaque villosité, ce liquide ne peut pas ne pas couler à la surface de celles-ci pour arriver dans la cavité même de l'intestin et les humecter, les alcaliniser, bien mieux que la bile ne peut le faire, d'autant plus que le contact de la bile avec les villosités suscite la sécrétion de ce

(1) A. Moreau, *Expériences sur l'intestin* (*Gazette médicale*, Paris, juillet 1870 et sept. 1871). Dans un mémoire présenté à l'Académie des sciences de Vienne en 1864, et intitulé *Sur une nouvelle méthode d'isoler l'intestin grêle*, Thiry s'exprime ainsi, page 20 : « Il est hors de doute que le sulfate de magnésie, le séné, l'huile de croton (les deux premiers au contact direct de la muqueuse intestinale, le dernier seulement instillé sous la peau), ne provoquent pas la diarrhée par une augmentation de sécrétion de glandes de Lieberkühn, mais que cette diarrhée doit tenir à autre chose. Il est très-vraisemblable que les médicaments cités agissent en supprimant d'une certaine manière la résorption de l'eau du contenu de l'intestin. Et ceci arrive surtout en ce que le contenu de l'intestin passant dans un temps plus rapide dans le canal intestinal, est chassé au dehors avant que la résorption des parties aqueuses ait été faite à cause des mouvements péristaltiques exagérés par l'action de ces médicaments purgatifs. » Dans un mémoire publié au mois d'avril 1870 dans les « Archiv » de Dubois Reymond et Reichert et intitulé *Sur l'action physiologique des purgatifs*, Radziejewski (de Berlin) partage les idées théoriques de Thiry sur le mode d'action des purgatifs ; ainsi, page 87 : « Les laxatifs les plus énergiques n'amènent, dit-il, des évacuations aqueuses qu'en empêchant, par l'accélération des mouvements péristaltiques, la résorption des liquides. » Et page 100, il dit : « De toutes les propriétés attribuées aux purgatifs (cités plus haut, par exemple le sulfate de magnésie) l'exaltation du mouvement péristaltique reste seule et est seule prouvée ; d'elle seule provient la diarrhée. » Mais ces vues sont infirmées par les expériences citées plus haut.

(2) D'après Frerichs, Bidder et Schmidt, Busch, et G. Colin, il transformerait la fécule en sucre et dissoudrait assez bien les matières albuminoïdes, sur l'homme et les animaux affectés de fistule intestinale, et cela en dehors de toute influence des liquides gastriques, biliaire et pancréatique (Zander, Koelliker et H. Müller).

(3) D'après Kühne, cela serait dû à la présence dans ce liquide d'un ferment organique séparable qui, en dissolution dans la soude, dissout la fibrine.

suc (p. 643). C'est donc lui et non la bile qui par ce fait favorise la pénétration des graisses dans le mucus, l'épithélium et la substance des villosités jusqu'aux chylifères, d'après ce fait qu'ont appris les expériences de Matteucci, savoir, que l'émulsion d'huile d'olive traverse facilement les membranes humectées d'une solution faible de potasse caustique et non les autres (1).

Il importe de remarquer ici que l'*émulsion* des graisses et leur *pénétration* constituent deux actes de la digestion essentiellement distincts, bien qu'également nécessaires à la *chylification*. Divers auteurs les confondent à tort quand ils attribuent à la bile, dépourvue de composé émulsionnant, les mêmes usages qu'au suc pancréatique (p. 639). Celui-ci *émulsionne*. Le suc intestinal, plutôt que la bile favorise la *pénétration*, en l'absence de laquelle les graisses sortent avec les fèces, malgré qu'il y ait pu y avoir émulsion.

Du suc intestinal mixte.

Souvent on donne ce nom au mélange réel ou supposé du liquide précédent et des fluides gastrique, biliaire et pancréatique.

Si l'on ouvre un intestin grêle sur un animal vivant, si l'on absterge la membrane interne, et si on la touche avec du vinaigre étendu d'eau, on voit sourdre le suc : 1° des glandes de Brunner; 2° des follicules de Lieberkuhn. Ce liquide, moins cohérent que le mucus, se mêle au mucus intestinal plus ou moins visqueux, entraînant avec lui les cellules d'épithélium prismatique. La sécrétion augmente au moment où le chyme arrive dans l'intestin. Si beaucoup d'aliments sortent de l'estomac sans avoir été chymifiés, une sécrétion abondante a lieu et la diarrhée survient. La bile fait augmenter aussi cette sécrétion (Eberle, 1840). Le cheval, qui n'a pas de vésicule biliaire et chez qui la bile coule dans l'intestin à mesure qu'elle est sécrétée, a plus de suc intestinal, à jeun, que le chien. (2).

(1) Versée faiblement alcaline, la bile ne neutralise le chyme que par décomposition du taurocholate de soude ou de ses analogues, sels neutres (et non basiques), qui cèdent leur base acide du suc gastrique. Au delà du duodénum, cette réaction est accomplie et il ne reste plus à la bile mêlée au chyme que la réaction offerte par ce dernier, sans réserve aucune d'alcali libre susceptible de se mêler aisément aux graisses, d'alcaliniser les villosités absorbantes et de favoriser ainsi l'imbibition de celles-ci par les premières, contrairement à ce qu'admettent divers auteurs (Bidder et Schmidt, Wistinghausen, Wundt, etc.) qui considèrent ce fait comme l'un des usages de la bile.

(2) Le liquide intestinal, toujours mêlé du reste à des portions de bile et de suc pancréatique rougissant par le chlore qu'on retrouve jusque dans les fèces, à une action liquéfiante énergique sur les divers aliments hydratés par les sucs gastriques naturel ou artificiel. Il exerce son action liquéfiante sur les restes d'aliments qui

Remarquons, en terminant cette étude des humeurs déversées dans l'intestin et analogues, sous divers rapports, les unes aux autres par leur constitution immédiate, qu'aucune d'elles n'est excrémentitielle; plusieurs des principes même de la bile sont récrémentitiels. Aucune n'est essentiellement composée de principes formés par désassimilation, comme le sont les excrétions que nous étudierons plus loin. Il n'y a dans ces humeurs de rejeté et prenant part à la constitution des excréments, que la portion de leurs principes qui n'est pas résorbée, portion en excès en quelque sorte, qui pourrait encore être réassimilée.

Si l'on se reporte d'autre part à ce qu'a de spécifique la sécrétion formatrice de chacun des ordres de glandes qui les fournit, comparativement à la simple action éliminatrice du rein et des organes sudoripares à l'égard de principes préformés, on sera porté à réfléchir sur ce qu'ont d'inexact les théories qui font considérer comme excrémentitiels tous les produits versés dans l'intestin. Rien donc ne justifie les hypothèses qui conduisent empiriquement à amener l'exagération de ces sécrétions à l'aide des purgatifs; qui font confondre la simple exsudation morbide des réseaux superficiels (analogue à celle qui a lieu dans le choléra) avec la sécrétion normale et continue du mucus; qui amènent à confondre cette dernière avec celle des humeurs de formation périodique et glandulaire proprement dites, que nous venons d'étudier; qui enfin ont fait comparer l'*albuminurie* à une enterorrhée (1).

Rien, encore, dans l'étude des humeurs intestinales, ne justifie bien les hypothèses admettant une action *purgatrice* ou dépuratrice qui serait obtenue en déterminant l'exagération de la sécrétion des follicules intestinaux à l'aide de certains sels, des résines, de diverses huiles, etc., dits

ont passé dans l'intestin grêle comme chyme, et que l'estomac avait gonflés, mais n'avait pas liquéfiés. Enfin, les parties aqueuses des aliments mêlées à ce liquide intestinal sont absorbées par les capillaires de la muqueuse de l'intestin grêle et par ses lymphatiques avec les portions liquéfiées des aliments; de là vient qu'il acquiert plus de consistance à mesure qu'il avance vers le cæcum. M. Cl. Bernard a montré que l'état acide ou alcalin de l'intestin grêle variait suivant l'espèce d'aliment dont on a fait usage. Sur les chiens tués quelques heures après avoir fait un repas composé exclusivement de matières animales, le contenu de l'intestin grêle est acide. Chez les lapins nourris exclusivement avec des substances végétales, il est alcalin. Si l'on renverse l'expérience et que l'on nourrisse les lapins avec de la viande exclusivement, et les chiens avec des substances végétales, on trouve chez les premiers un état acide et chez les seconds un état alcalin. Des expériences faites par Bouchardat et Sandras avaient déjà donné un résultat analogue. Un lapin et des gallinacés nourris d'orge et d'eau distillée avait l'estomac très-acide et le contenu de l'intestin grêle manifestement alcalin.

(1) Ces remarques s'appliquent également aux hypothèses qui font considérer comme *dépuratrices* de matières morbides *préformées*, les supersécrétions pathologiques des muqueuses nasale, trachéale, gastrique et autres, ainsi que du poumon dans la pneumonie, l'emphysème, etc.

purgatifs. Rien enfin n'indique la nécessité, ni même l'utilité pour l'économie de répéter cette action de temps en temps, en hehors des circonstances qui exigent, soit de ramener cette sécrétion suspendue, soit une déplétion de l'appareil circulatoire et celle de la congestion intestinale temporaire, congestion diminuant celle de quelque autre appareil et substituant un mal moindre à un plus grave.

VINGT-DEUXIÈME LEÇON

DES SÉCRÉTIONS EXCRÉMENTO-RÉCRÉMENTITIELLES GLANDULAIRES (FIN)

b. Des humeurs excrémento-récrémentitielles glandulaires à principes cristallisables.

Les sécrétions de ce groupe comprennent seulement deux espèces chez l'homme et les autres vertébrés, savoir : la *bile* et le *sebum*. Ce dernier fluide, du reste, présente de nombreuses variétés d'une espèce animale à l'autre.

PREMIÈRE ESPÈCE. — DE LA BILE.

La bile de l'homme est une humeur demi-transparente, ordinairement tantôt d'un jaune fauve, orangé ou safrané, clair ou foncé, tantôt brun fauve ou rougeâtre. Ces teintes peuvent se rencontrer seules, sans trace de ton vert qui pourtant peut exister à un degré plus ou moins prononcé. Les variations de ces teintes sont presque infinies, entre une incoloréité complète ou à peu près, le jaune fauve ou verdâtre pâle, et le brun jaunâtre ou verdâtre presque noir et même réellement noir de goudron, selon les diverses conditions normales individuelles ou les circonstances morbides dans lesquelles on observe ce liquide. Quand la bile n'est pas incolore, elle est dichroïque, et sa couleur à la lumière transmise est alors le rouge foncé, tirant ou non à l'orangé (1).

Sur le chien, elle offre les mêmes particularités de teintes ; parfois, mais non toujours, elle a un ton verdâtre ou vert plus prononcé. Chez les herbivores, elle tire au vert d'herbe plus ou moins franc, plus ou moins brunâtre ou rougeâtre parfois. Elle est très-verte sur les oiseaux.

Quel que soit le ton de la bile prise sur les suppliciés ou les cadavres, sur des chiens, etc., elle devient verte, et de plus en plus, au contact de l'air, puis d'un véritable vert d'herbe, si elle ne se putréfie pas.

(1) Cette particularité est due à la présence de la *biliverdine* à laquelle elle appartient en propre (voy. Ch. Robin et Verdeil, *Chimie anatomique*. Paris, 1853, t. III, p. 383) et qui se retrouve dans la *chlorophylle ;* mais celle-ci présente une fluorescence rouge et la première une fluorescence verte pour les rayons bleus du spectre.

Par la putréfaction à l'air, elle revient au brun plus ou moins sale et foncé (1). Elle se couvre d'une couche plus grisâtre de *microzymas*, passant à l'état de vibrions ou bactéries mobiles, puis immobiles arrivant peu à peu à l'état de Leptothrix. Cette couche se reforme quand on l'enlève. Plus tard, la réaction devient alcaline, l'odeur piquante ; il se forme des cristaux de phosphate ammoniaco-magnésien. A la longue, la bile devient acide avec dépôt de matière colorante, d'aiguilles ou de gouttes de composés graisseux.

Sur les caractères physiques de la bile.

La densité de la bile humaine varie ordinairement entre 1020 et 1026, mais peut s'élever à 1043 dans le choléra (Hermann, de Moscou) et jusqu'à 1046, ainsi que l'a noté M. Bouchardat pour la bile d'un vert foncé retirée de la vésicule d'un sujet atteint de *foie gras* (2).

La bile est très-fluide tant qu'elle est pure, c'est-à-dire tant qu'elle est dans les canaux hépatiques. Mais lorsqu'elle a séjourné dans la vésicule du fiel, tout en restant un liquide *très-mobile*, elle devient un peu filante, visqueuse, parce que c'est là que de la mucosine s'ajoute au liquide biliaire proprement dit ; aussi elle est d'autant plus visqueuse qu'elle a séjourné plus longtemps dans la vésicule, qu'elle est restée plus longtemps sans être évacuée dans l'intestin.

On peut constater très-bien ce caractère sur les solipèdes, comme les chevaux qui n'ont pas de vésicule biliaire. Chez eux, en effet, la bile qu'on recueille par les fistules est toujours fluide et n'a pas la viscosité que lui donne la mucosine et qu'on lui trouve dans la vésicule du fiel de l'homme, du chien, du porc, etc. (voy. p. 558).

Elle a une saveur amère très-prononcée, qui dégénère bientôt en un arrière-goût douceâtre désagréable. Cette saveur est due au taurocholate de soude, qui est le *principe amer* de la bile ; l'ébullition ne la modifie pas.

Recueillie encore chaude sur un supplicié, elle avait une faible odeur fade un peu nauséeuse, et sans autre caractère bien déterminé. Sur trois autres suppliciés, observée quatre heures, neuf heures et vingt-huit heures après la mort, elle a offert la même odeur à un degré un peu moins prononcé. Sur le bœuf, il s'ajoute à cette odeur une faible odeur musquée.

(1) Il est probable que le contact de l'air est la cause de la coloration verte présentée parfois par la bile des vomissements bilieux (p. 630). La bile rendue un peu acide reste très-longtemps sans se putréfier (Cl. Bernard).

(2) 1030, donné comme moyenne par quelques auteurs (Wundt), est un chiffre exagéré. Sur le cheval, Lassaigne et Colin l'ont vu descendre à 1005. D'après Gorup-Besanez, sa densité varie entre 1026 et 1032. La densité du tissu du foie est de 1046 suivant M. Sappey, de 1056 d'après Schubler et Kapf.

A l'autopsie, la bile comme le foie répandent déjà une odeur piquante particulière, très-tenace, très-désagréable, toute spéciale, dans les cas de mort causée par la fièvre puerpérale, l'infection purulente, certaines formes de la fièvre typhoïde.

La bile des suppliciés et la bile de chiens récemment tués, étudiées comparativement, portée à l'ébullition, devient d'un brun verdâtre ; il s'y produit de petits grumeaux grisâtres flottants, épars dans le liquide, se déposant au fond du tube à expériences en une couche épaisse de quelques millimètres pour une hauteur de liquide de 7 à 8 centimètres. Quoique devenu d'une teinte plus foncée, le liquide surnageant reste plus clair qu'avant, n'ayant plus l'aspect un peu louche qu'il offrait d'abord quand on l'examine par transparence. En outre, il cesse d'être filant comme il l'était auparavant et redevient fluide, mobile. Les flocons ci-dessus sont faciles à dissocier, formés d'une substance finement grenue, non striée, englobant quelques rares granules graisseux et des groupes de cellules d'épithélium prismatique (1).

On voit par ce qui précède qu'il n'est pas exact de dire avec quelques auteurs (2) que la bile *coagule par la chaleur*, car ce que coagule la chaleur est le mucus surajouté à la bile par la trame et l'épithélium de la muqueuse de la vésicule (p. 558), et seulement en très-petite quantité (3). Quant aux acides acétique et azotique, ils coagulent aussi ce mucus, mais en outre ils précipitent l'acide taurocholique à l'état de gouttelettes ayant l'aspect de celles des corps résineux.

La bile se mélange à l'eau et parfois le mucus rend celle-ci facilement

(1) Sur l'un de ces suppliciés, la bile encore chaude était remarquable par sa teinte d'un jaune orangé foncé, troublée, ainsi que cela se voit assez souvent, par quelques petits flocons de même teinte, mais presque opaque ; elle avait communiqué cette teinte autour de l'orifice pancréatico-duodénal sur une étendue d'une pièce de 5 francs environ. Ces faits sont importants à signaler, parce qu'ils montrent avec d'autres encore que la bile, normalement sécrétée, peut présenter non-seulement des variétés très-diverses de teinte, mais encore des proportions variables de ses matières colorantes, au point d'être parfois presque incolore si on n'en voit que quelques gouttes à la fois. Aussi ne peut-on pas considérer, comme prouvant que la bile se colore de plus en plus pendant son séjour dans la vésicule, le fait d'Aran qui a vu la bile sortir transparente et à peine colorée d'un trocart enfoncé, par erreur, dans la substance même du foie (voy. Liégeois, art. BILE, du *Dictionn. encyclop*. Paris, 1868, t. IX, p. 267). Sur les deux premiers sujets, par l'ébullition, la bile est devenue plus foncée qu'avant et d'un brun verdâtre. Sur ces suppliciés, la vésicule contenait 28 et 43 grammes de bile (Ch. Robin, *Journ. d'anatomie et de physiologie*, 1869, p. 96 et 461).

(2) Vulpian, *Le foie et la bile* (*Revue des cours scientifiques*. Paris, 1867, p. 46).

(3) Du reste, la science réclame encore une étude comparative, faite au point de vue précédent, entre la bile coulant du canal hépatique avant son arrivée dans la vésicule et la bile ayant séjourné dans ce réservoir. Ce n'est qu'alors qu'on saura s'il est vrai que la bile a une partie de son eau résorbée pendant son séjour dans la vésicule ainsi que l'admettent hypothétiquement divers auteurs.

mousseuse. Cette propriété n'est pas due à des savons, car elle ne contient que des traces de sels à acides gras, et dans les corps gras qu'elle renferme, c'est la lécithine ou graisse phosphorée, la margarine et l'oléine qui l'emportent. Quant au taurocholate ou choléate de soude, son acide n'a pas du tout la composition des corps gras, et ce sel n'a aucun caractère des savons (1).

La bile de la vésicule chez les suppliciés et chez les chiens ne change sensiblement ni le papier bleu, bleu de tournesol, ni ce papier légèrement rougi ; pourtant, au bout d'un quart d'heure environ de contact, le papier rougi revient un peu au bleu jaunâtre, jamais bleui tout à fait. On peut donc dire que la bile est, soit neutre, soit légèrement alcaline. Cette alcalinité est un peu plus sensible chez les herbivores et le porc que sur l'homme (2).

L'acide acétique versé dans la bile fraîche lui fait prendre instantanément l'aspect d'une masse floconneuse jaune, filante, à flocons se tenant les uns aux autres ; la substance de ces derniers est granuleuse et

(1) D'après M. Cl. Bernard, ce serait une erreur de croire, comme cela est généralement admis, que la bile est toujours alcaline. Cela est vrai pour celle du canal hépatique, mais la réaction de la bile de la vésicule varie de réaction suivant le genre de nourriture; elle est alcaline chez les *Herbivores*, et un peu acide chez les *Carnivores* quand elle a séjourné dans ce réservoir. De même aussi, chez ces divers animaux, pendant l'abstinence complète d'aliments, la bile prend cette légère réaction acide. Sur les chiens, le bœuf et les lapins, chez ces derniers animaux en particulier, la bile, habituellement alcaline, devient acide quand on les soumet à une abstinence de trente-six à quarante-huit heures, et dès qu'on les nourrit avec des substances herbacées, elle reprend une réaction très-nettement alcaline. Les conclusions de ces faits, dit M. Cl. Bernard, sont faciles à déduire. Il est évident, en effet, que, dans l'analyse de ces liquides animaux, la question physiologique doit dominer la question chimique. Et si l'on ne tient pas compte de l'état physiologique dans lequel se trouvent les animaux sur lesquels on expérimente, il devient impossible d'appliquer avec fruit les analyses si discordantes des chimistes à l'étude des phénomènes d'ordre vital. Il est un fait remarquable, et qui a été signalé aussi par M. Cl. Bernard, c'est que très-fréquemment, lorsque la bile se mélange au liquide pancréatique, bien que les deux humeurs soient alcalines, le mélange est acide par suite, sans doute, de dédoublements de l'ordre de ceux que je signalerai, en parlant des principes d'origine organique de la bile (Bernard, *Journal de l'Institut*. Paris, 1848, in-4, p. 64). Ce fait est très-important, parce qu'il y a des pancréas accessoires le long du canal cholédoque chez divers animaux, et cette réaction se manifeste assez fréquemment avant que la bile soit arrivée au duodénum, durant son trajet le long de ces conduits.

(2) Quelques auteurs donnent la bile comme toujours et très-nettement alcaline. Les réactions que j'indique ici d'après mes observations sur des suppliciés et des chiens sont aussi celles que donne Gorup-Besanez. Kühne remarque avec raison que la bile décolore le tournesol. Il recommande de la diluer avant d'étudier sa réaction afin de diminuer cette influence. On réussit mieux en humectant le papier réactif avec l'eau distillée et ne trempant qu'une de ses extrémités dans la bile qui monte par capillarité dans le reste du papier contre les parois de la capsule et dont on suit l'action sur celui-ci ou mieux sur un papier rouge et un papier bleu comparativement.

striée sous le microscope ; elle contient beaucoup de gouttes jaunes, sphériques, souvent volumineuses, d'aspect huileux ou résineux qu'elle englobe. A la longue, ces flocons se déposent au fond de l'éprouvette, et l'agitation ne les mêle pas aisément au reste du liquide. L'acide sulfurique agit d'abord comme le réactif précédent, mais il rend rapidement la masse d'un brun rougeâtre. L'acide azotique, surtout mêlé d'acide azoteux, rend la bile épaisse, grumeleuse, jaune, puis successivement verdâtre, d'un vert noirâtre, bleu violet, rougeâtre, orangé, puis jaunâtre; à la longue, il la laisse grisâtre et décolorée. Les mêmes effets sont produits par ces acides sur la bile préalablement bouillie ; toutefois le liquide est alors un peu moins floconneux (1).

Sur les actions dissolvante et tinctoriale de la bile.

La bile a une action tinctoriale des plus tranchées sur les éléments. Dès qu'elle est mise au contact d'éléments anatomiques animaux, elle les pénètre, elle les imbibe, sa matière colorante se fixe aux cellules épithéliales surtout, et les teinte d'une manière intense. Cette coloration s'étend rapidement aux parois de la vésicule et aux organes qu'elle touche.

On peut reconnaître, par suite, quels sont les organes qui sécrètent la bile dans le foie. Les petites glandes tant en culs-de-sac que réticulées placées le long du canal hépatique ont leur épithélium coloré en vert jaunâtre (visible surtout après l'action de l'acide azotique étendu) par la matière colorante de la bile ; en même temps qu'on les trouve ainsi colorées, il y a certains éléments, et en particulier la paroi propre de ces conduits, qui échappent à cette action tinctoriale. Cette imprégnation de l'épithélium à l'intérieur de ces glandes prouve qu'elles sécrètent la bile, et que ce n'est pas un mucus qu'elles produisent, contrairement à ce qu'ont pensé divers auteurs (2).

(1) La bile de chien fraîche donne les mêmes effets au contact de ces réactifs, mais elle reste violacée après l'action de l'acide azotique. La réaction obtenue à l'aide de l'acide azotique, employée pour faire reconnaître les matières colorantes biliaires dans divers liquides est dite *réaction de Gmelin*. Ces colorations correspondent à la formation successive de divers produits d'oxydation des principes colorants biliaires. Le dernier seul a été étudié sous les noms de *cholétiline* (Maly, 1872), *choléverdine* et *cholécyanine* (Stockvis) et *bilicyanine* (Heynsius et Campbell).

(2) Ce fait est prouvé de plus par les recherches de Mac-Gillavry, Irminger, Riess, Beale Frey, Ludwig, Kölliker et Ch. Legros, qui ont montré que tout ou partie des tubes de ces glandes se prolonge en conduits capillaires anastomotiques, sécréteurs de la bile, à épithélium propre (Legros, 1869) entre les cellules glycogènes. Il est parfaitement vrai, comme l'indique M. Sappey, qu'on ne trouve plus de ces glandes plus bas que la jonction du canal hépatique avec le cystique. Les glandes que présente le canal cholédoque près de l'intestin sont analogues au pancréas (Cl. Bernard). Quant

L'action tinctoriale de la bile s'exerce au dehors de ses conduits sécréteurs, dans certaines conditions morbides, comme dans les cas de cirrhose où la bile séjourne dans ces conduits. Alors on trouve les cellules épithéliales glycogènes, légèrement teintées en verdâtre, surtout par places. Cela est dû à la transmission graduelle de la matière colorante de la bile en dehors des conduits qui l'ont sécrétée.

Si l'on met la bile au contact des cellules glycogènes épithéliales, elles ne sont pas dissoutes, comme on l'a dit; elles paraissent d'abord plus pâles, plus transparentes dans la bile fraîche; mais, au bout de quelques heures d'action tinctoriale de la bile, elles redeviennent foncées, très-faciles à apercevoir à l'aide de la lumière transmise sous le microscope. Cela vient de ce que, après avoir été quelques moments plus translucides que la bile dans laquelle on les plonge, parce que celle-ci réfracte plus fortement la lumière qu'elles, ce fait n'a plus lieu, une fois qu'elles ont été colorées en vert par l'action tinctoriale particulière de la biliverdine qui les imprègne. C'est donc à tort qu'on a dit que la bile dissolvait les cellules hépatiques, lorsqu'elle était pathologiquement amenée à leur contact.

Les seules cellules que dissolve la bile sont les leucocytes et les hématies. Elle en débarrasse en une heure et même moins, les préparations dans lesquelles elles masquent les autres éléments; pour celles de la moelle, des os,, par exemple, elle laisse intactes les médulocelles, dont le noyau ni le corps cellulaire n'y sont soit modifiés, soit colorés sensiblement après un séjour de vingt-quatre heures (1). Les leucocytes placés dans la bile s'y dissolvent sous les yeux de l'observateur en moins d'un quart d'heure. Ils y pâlissent en y restant d'abord finement grenus, puis y disparaissent complétement; aussi ne trouve-t-on du pus dans le véhicule que lorsque la bile y manque tout à fait ou à peu près. Quand les leucocytes sont frais, c'est-à-dire manquent de *noyaux*, il ne s'en produit pas avant la dissolution, contrairement à ce qui a lieu lorsque ces éléments sont attaqués par l'eau ou par l'acide acétique. Sur les hématies l'action dissolvante est beaucoup plus lente, surtout quand les éléments sont pris au sortir du vaisseau. D'abord elle rend plus petite la dépression centrale, elle gonfle les globules d'un côté et les rend hémisphériques, puis peu à peu tout à fait sphériques, ce qui diminue leur diamètre d'un

à la vésicule biliaire et au conduit cystique, ils sont complétement dépourvus de glandes, aussi bien que de villosités. C'est donc par erreur que divers écrits récents répètent, les uns, que dans la vésicule les produits de ces prétendues glandes s'ajoutent à la bile et la modifient; les autres, que la muqueuse de l'appareil biliaire renferme *dans son épaisseur une infinité des petites glandes utriculaires*, etc.

(1) Au bout de deux ou trois jours le corps cellulaire disparaît pourtant, mais le noyau reste intact. Les corpuscules nucléaires des leucocytes sont dissous au contraire promptement.

tiers environ. Elle donne en même temps une teinte de carmin ou violacée aux globules vus à la lumière réfléchie. Mais à la lumière transmise, on constate qu'ils sont devenus plus pâles, qu'ils se dissolvent lentement si la bile est très-visqueuse ou peu abondante, et assez vite si elle prédomine sur la quantité de sang employée. J'ai constaté que les solutions concentrées de taurocholate et de glycocholate de soude dissolvent ces cellules comme la bile.

On comprend aisément qu'une action de ce genre soit exercée dans l'intestin sur les éléments anatomiques gonflés par le suc gastrique.

Sur la constitution anatomique de la bile.

Sous le microscope, on voit d'abord un liquide homogène coloré d'une manière uniforme par une substance qui est fluide et unie molécule à molécule aux autres parties constituantes de l'humeur. Cette coloration n'est pas le résultat de la présence d'éléments anatomiques en suspension, comme pour le sang, ni de corpuscules en émulsion, comme pour le chyle et le lait. Dans cette humeur homogène, il y a quelques éléments anatomiques ; mais ils sont accidentels par rapport au fluide et ne se voient que dans la bile à l'état cadavérique.

Examinée au microscope, avant l'action de la chaleur, la bile des suppliciés ne présente que des cellules épithéliales prismatiques, sans cils vibratils, ainsi que celle de la muqueuse de la vésicule; les unes sont isolées, les autres sont juxtaposées au nombre de deux à dix ou environ (1). Par le repos, il se forme au fond du vase un dépôt trouble, léger, composé de ces cellules et de petits flocons microscopiques de mucus. Elle ne présente ni les *Leptothrix* (bactéries), ni les vibrions que contient la bile de presque tous les cadavres au moment de l'autopsie. Elle montre aussi quelques rares gouttelettes graisseuses. Les petits grumeaux ou flocons qu'elle tient en suspension sont composés de mucus demi-liquide, parsemés de granulations grisâtres, agglutinant quelques cellules épithéliales avec quelques gouttes graisseuses, et devenant strié au contact de l'acide acétique.

Dans ce liquide pris sur le cadavre à l'autopsie, flottent : 1° des granulations moléculaires grisâtres douées du mouvement brownien, semblables à celles qu'on trouve dans tous les liquides cadavériques, mais plus abondantes ici que partout ailleurs, à part les sucs intestinaux :

(1) Les cellules épithéliales de la vésicule biliaire ne sont pas ciliées ; mais elles ont un *plateau* très-net, strié, surtout chez le chien. Celles des conduits hépatique, cystique et cholédoque sont au contraire habituellement ciliées chez l'homme. Le conduit cystique du chien à muqueuse mince, lisse, non plissée, a des cellules non ciliées, à plateau très-mince.

leur volume ne dépasse pas 0^{mm},01 ; 2° des amas ou plaques jaune verdâtre, formées de l'association de ces granulations, qui adhèrent fortement les unes aux autres dans ces plaques : le diamètre de celles-ci varie de 0^{mm},02 à 0^{mm},09 ; de Blainville a le premier signalé ces amas ou plaques ; 3° des gouttelettes d'huile tirant sur le jaune verdâtre, reconnaissables à leur sphéricité, à la netteté de leurs bords, qui sont noirâtres, et à la forte réfraction qu'elles font subir à la lumière ; ces gouttelettes sont peu nombreuses, elles manquent même quelquefois ; de Blainville les avait vues ; presque tous ses successeurs ont oublié ces détails ; 4° des cellules d'épithélium prismatique provenant des gros conduits excréteurs du foie ; elles sont peu abondantes. Dans la bile *cystique*, les granulations moléculaires sont plus nombreuses, ainsi que les plaques irrégulières provenant de l'adhérence des granulations entre elles. On n'y rencontre pas de leucocytes, si ce n'est dans les cas de cystite biliaire. La bile n'a pas d'élément anatomique qui lui soit propre.

Il n'y a jamais à l'état normal de cholestérine cristallisée en suspension dans la bile, parce qu'elle est à l'état de combinaison dans ce fluide. Lorsque la cholestérine se sépare de la bile, elle cristallise, et chaque cristal se soude à d'autres cristaux pour former des calculs. C'est dans ces circonstances morbides qu'on trouve, bien que rarement, la bile parsemée des paillettes de ce composé. On en voit aussi dans quelques-unes des maladies qui amènent la stase prolongée de la bile dans la vésicule ou dans les canaux excréteurs oblitérés en un point et distendus dans le reste de leur longueur.

Sur la composition immédiate de la bile.

Composition de la bile humaine.

PRINCIPES DE LA PREMIÈRE CLASSE.

Eau	916,00	à	819,00
Chlorure de sodium	2,77	à	3,50
Phosphates de soude	1,60	à	2,50
— de potasse	0,75	à	1,50
— de chaux	0,50	à	1,35
— de magnésie	0,45	à	0,80
Sels de fer	0,15	à	0,30
— de manganèse	traces,	à	0,12
Silice	0,03	à	0,06

PRINCIPES DE LA DEUXIÈME CLASSE.

Taurocholate ou choléate de soude (biline)	56,50	à	106,00
Glycocholate ou cholate de soude	traces.		
Leucine, tyrosine, urée (traces)	non dosées.		
Choline (alcaloïde $C^{10}H^{13}AzO^{2}$)	traces.		
Cholestérine	0,62	à	2,66
Lécithine / Margarine, oléine et traces de savons	3,20	à	31,00

PRINCIPES DE LA TROISIÈME CLASSE.

Biliverdine et ses analogues..........	14,00 à 30,00
Mucosine (traces)....................	non dosée.

La bile n'offre rien de particulier au point de vue de la quantité et de la nature des principes salins de la première classe qu'elle renferme, tant d'une manière absolue que par rapport à ce qu'on voit dans les autres humeurs. De la bile des suppliciés, Gorup-Besanez en a retiré de 6 à 10,80 pour 1000.

Les phosphates y prédominent. Il y a des traces de sels de fer, probablement du phosphate, uni aux principes colorants comme à l'hématosine (voy. p. 662, note 1re). Il y a aussi des traces de silice. Il s'y trouve fort peu de sels de chaux, fait en rapport avec cette particularité que les composés calcaires forment une laque avec la biliverdine et la précipitent (1).

La bile contient de 820 à 916 parties d'eau seulement. Avec le lait qui en renferme de 902 à 961 parties, avec le plasma sanguin qui en contient 905, avec la lymphe ou le chyle qui en donnent de 920 à 960, elle semble être l'humeur la plus riche en principes immédiats fixes, en principes solides dissous; car tous les liquides, autres que ceux-là, perdent beaucoup plus d'eau par l'évaporation. Mais toute cette eau est à l'état libre, à l'état de dissolvant direct; aussi en fait, la bile élimine plus d'eau que les humeurs que je viens de nommer; car dans le lait, le sang, etc., on considère comme différant des principes fixes une quantité d'eau considérable qui de fait appartient aux substances coagulables, en tant qu'*eau de constitution* (p. 20 à 21 et 476).

Les liquides précédents exceptés, la bile est néanmoins, de toutes les humeurs de l'économie, celle qui contient le plus de principes fixes. Elle est d'une manière absolue celle qui, de toutes, fournit le plus des principes de la deuxième classe, puisqu'elle en renferme plus que le lait.

Principes immédiats de la deuxième classe dans la bile.

Parmi ces principes, on trouve d'abord le *taurocholate* ou *choléate de soude*. Ce sel est un principe propre à la bile de l'homme et des carnassiers; elle en contient une quantité considérable, c'est-à-dire de 56 à 106 parties pour 1000 (2). Aucune humeur ne donne une telle

(1) Bergeret (de Saint-Léger) a constaté la présence constante du phosphate ammoniaco-magnésien et du chlorhydrate d'ammoniaque en très-petite quantité dans la bile de bœuf fraîche (*Journ. d'anat. et de physiol.*, Paris, 1869, in-8, p. 437). Leur présence a été notée dans la bile en putréfaction chez l'homme, mais non dans celle des suppliciés ni des fistules sur les chiens.

(2) D'après Kühne, on trouve bien moins de taurocholates dans la bile des cadavres que dans la bile fraîche, l'acide s'étant déjà décomposé par la putréfaction en acide cholalique formant un cholalate et en taurine.

proportion de principes cristallisables considérés dans leur ensemble, et surtout une telle quantité d'un princiqe d'une même espèce, formé par le foie biliaire lui-même.

Ce sel a une saveur amère, avec un arrière-goût douceâtre (1). Il n'a pas à proprement parler la propriété de dissoudre les corps gras ni la cholestérine, mais seulement de s'emparer d'une petite portion des acides margarique, etc., des graisses neutres, sans donner d'émulsion stable avec elles (W. Marcet, 1857).

Ce sel pur ou faisant encore partie de la bile, traité par la chaleur, surtout avec addition d'alcalis caustiques, se décompose. Il en est de même durant la digestion. Son acide se dédouble en *acide cholatique* et en *taurine*, corps quinquennaire azoté et sulfuré très-nettement cristallisable. L'*acide taurocholique* est en effet un acide copulé dû à l'association chimique d'un équivalent de taurine et d'un équivalent d'acide cholalique dont les sels sont également amers.

A côté de ce principe, il y a dans la bile des carnassiers des traces d'un sel qu'on appelle *glycocholate* ou *cholote de soude*. On n'en trouve qu'une quantité très-minime et quelquefois point du tout dans la bile humaine. Il prédomine au contraire dans la bile des ruminants, où le taurocholate ou choléate de soude n'est qu'accessoire.

Le glycocholate de soude cristallise d'une manière remarquable (2). Il est aussi très-amer et se décompose comme le précédent, par la chaleur, au contact des alcalis; mais son acide en se dédoublant, au lieu de donner de la *taurine* comme le taurocholate de soude, produit un équivalent de *glycocolle* ou sucre de gélatine et un équivalent d'*acide cholalique*.

Dans la bile de porc, on ne trouve pas les sels précédents, mais de l'*hyocholate de soude*, qui, au contraire, manque dans la bile d'homme, de chien, et des ruminants. Il est d'une saveur franchement amère, très-prononcée. Son acide est également un acide copulé, qui se dédouble sous l'influence des alcalis en *sucre de gélatine* ou *glycocolle* et en un acide particulier, l'*acide hyocholalique*, contenant deux équivalents d'oxygène de moins que l'*acide cholalique*.

Ce dernier acide renferme en effet 10 équivalents d'oxygène, ce qui l'éloigne des *acides gras*, qui sont tous des acides à 4 équivalents d'oxygène. Ces faits montrent que ces sels ne sont pas des savons, contrairement à ce que beaucoup d'auteurs admettent encore depuis que Cadet (1767-1769) a comparé la bile à un liquide savonneux, parce qu'elle a la propriété de faire mousser l'eau et de détacher les corps gras des tissus

(1) *Chimie anatomique*. Paris, 1853, t. II, p. 472.
(2) *Chimie anatomique*. Paris, 1853, t. II, p. 467, pl. XXXIX et XL.

qu'ils ont humectés. Mais nombre de substances qui ne sont pas des savons partagent aussi ces propriétés.

Les sels de ces acides constituent l'*amer biliaire* ou *principe amer du fiel*. Ils constituent les principes prédominants et essentiels physiologiquement ou caractéristiques de la bile. On ne les trouve ni dans le sang, ni dans l'urine quelques cas morbides exceptés (1).

La biliverdine est très-diffusible, imbibe les éléments anatomiques avec énergie, et souvent passe de la bile dans le sang ou des aliments dans le sang en certaine proportion; mais lorsqu'on trouve de la matière colorante de la bile quelque part, cela ne veut pas dire que la bile y soit en même temps ; il peut n'y avoir, et il n'y a souvent, que sa matière colorante. Pour qu'on soit sûr qu'il y ait de la bile, il faut y trouver le principe constitutif essentiel de ce liquide, c'est-à-dire le taurocholate de soude. Or, lorsqu'on veut en déterminer la présence, on traite le liquide par les acides et la chaleur ; on amène ainsi le dédoublement de l'acide taurocholique en taurine, qui cristallise facilement et qui est très-peu soluble, et en acide cholalique, qui reste combiné avec les bases. De sorte que pour être sûr qu'il y a de la bile quelque part, il faut avoir vu la taurine si l'on n'a pas retiré l'acide taurocholique ou au moins son dérivé cholalique; mais la présence de la matière colorante ne suffit pas pour déceler la présence de la bile, parce qu'elle peut se séparer de celle-ci et pénétrer seule dans quelque autre liquide, tel que le sang, la lymphe ou le chyle (2).

(1) Dans la bile des oiseaux, des batraciens et des poissons, ce sont des sels amers à acides, soit sulfurés, soit non sulfurés, analogues aux précédents, mais non identiques chimiquement qui en forment le principe essentiel.

(2) Il faut encore tenir compte de ce qu'il y a dans l'économie un autre acide combiné habituellement avec des bases, qui est aussi un acide copulé donnant de la taurine; mais au lieu de l'acide cholalique, c'est l'acide lactique, qui est uni à celle-ci. Il y a dans la trame du poumon un principe constitutif qui est l'acide pneumique, dont quelques physiologistes et quelques médecins ont nié l'existence, faute de connaître les données précédentes. Cet acide est un acide copulé comme l'acide taurocholique. Verdeil a vu qu'il représente une combinaison à équivalents égaux de taurine et d'acide lactique. C'est en raison de cette particularité que dans l'analyse de presque tous les solides et liquides, on indiquait autrefois la présence de l'acide lactique, lequel provenait du dédoublement de l'acide pneumique qui existe à l'état de pneumate de soude dans le sang. On le retrouve aussi dans l'urine à cet état et en quantité très-notable dans le poumon toujours à l'état de sel de soude et en petite proportion à l'état d'acide libre qui donne au poumon sa réaction acide. C'est aussi pour n'avoir pas tenu compte de ces faits que quelques auteurs ont cru avoir prouvé la présence des principes de la bile dans le poumon durant l'ictère, parce qu'ils avaient retiré de la taurine de son tissu ; car l'acide pneumique est comme l'acide taurocholique, susceptible de donner de la taurine en se dédoublant. Il faut donc savoir que, indépendamment de l'acide taurocholique, il est un autre principe qui peut donner de la taurine cristallisée; que celle-ci peut provenir du pneumate de soude, dont l'acide a été dédoublé par l'emploi de la chaleur ou des acides employés par l'analyse.

La solution des choléates et cholates, additionnée d'acide sulfurique, puis de sucre, prend une belle coloration violette, ainsi que l'a reconnu Pettenkofer. Cette coloration se produit aussi avec la bile elle-même, seule ou mêlée à d'autres liquides, comme l'urine, le sérum sanguin, etc. Cette réaction peut être utilisée pour reconnaître la présence d'une petite quantité des sels propres de la bile dans l'économie : pour cela le liquide qu'on suppose contenir de la bile est mêlé avec les deux tiers de son volume d'acide sulfurique concentré, en procédant lentement, de manière à éviter le plus possible l'élévation de température, puis on ajoute 4 5 gouttes d'un sirop préparé avec 1 partie de sucre pour 5 d'eau. La coloration violette se montre bientôt si le liquide contient les sels caractéristiques de la bile.

Principes cristallisables accessoires de la bile.

On rencontre normalement de la cholestérine dans la bile, mais en très-petite quantité, c'est-à-dire de 0,62 (Fliut) à 2,50 pour 1000. Le plus souvent il n'y en a guère que 1 pour 1000 à l'état normal.

Il y existe des corps gras, de la lécithine ou graisse phosphorée en petite quantité, de la margarine, de l'oléine et des traces de savons. Lorsqu'il y a beaucoup de corps gras dans la bile, on trouve une partie de cette graisse à l'état de gouttelettes en suspension dans le liquide biliaire.

Il n'y a pas de créatine, de taurine libre, dans la bile ; elle manque également de xanthine, de leucine et de tyrosine, alors que l'urine en renferme ainsi que le parenchyme hépatique lui-même, parenchyme dans lequel se forment ces principes par désassimilation de ses cellules propres, surtout dans les cas d'*ictère grave*, par exemple. Ce sont là autant de faits relatifs à la composition de cette humeur qui montrent qu'elle n'est pas assimilable aux *excrétions* proprement dites, comme l'urine et la sueur (1). Elle rejette pourtant un des principes de la deuxième classe formés ailleurs que dans la glande, la cholestérine ; mais nous verrons, en étudiant les matières fécales qu'elle remplit, au delà de son point de déversement, dans l'intestin, un rôle déterminé, comme le fait le sucre dans le sang, comme le font les principes de formation glandulaire, soit dans la bile, soit dans les autres sécrétions proprement dites (2).

(1) L'urée a été signalée dans la bile des cholériques et des albuminuriques (0,30 pour 1000, Picart), la leucine et la tyrosine dans le typhus.

(2) Il est possible que la petite quantité de cholestérine que contient la bile soit tenue en dissolution par les taurocholates (voy. p. 657), mais il est plus probable qu'elle s'y trouve au même état que dans le sang (p. 79) et que lorsqu'elle devient libre, c'est qu'elle s'est séparée de l'acide avec lequel elle était combinée pour

Strecker a retiré des biles de bœuf et de porc quelques centièmes de l'alcaloïde, formant une base très-alcaline, qu'il a appelée *choline* (1), donnant des sels qui cristallisent bien. Elle rentre dans le groupe des ammoniaques composées, et, comme elles, peut jouer le rôle d'alcool et former des éthers en se combinant avec les acides gras et autres. C'est à ce titre qu'elle est un des composants de la lécithine (voy. p. 81). D'après Dybkowsky, elle ne préexiste pas à l'état libre dans le tissu du foie. C'est donc dans l'acte de sécrétion qu'elle est formée ou qu'elle se sépare de la lécithine quand on la trouve libre dans la bile.

Il n'y a pas de sucre dans la bile à l'état normal. Mais, lorsqu'il y a du sucre dans le sang au delà de 3 millièmes, il passe dans la bile avant que l'urine en contienne. Ainsi, la glycose passe plus vite du sang dans la bile que du sang dans l'urine, car il faut, pour que la glycose passe dans l'urine, qu'il y en ait environ 4 pour 1000 dans le sang (Cl. Bernard).

Il y a aussi des sels qui passent très-facilement dans la bile. Tels sont, par exemple, l'iodure de potassium, le cyanure jaune ferrico-potassique et les sels de cuivre, d'antimoine, d'arsenic et de zinc, tandis que le calomel, les hippurates et les sels de quinine ne sont pas éliminés par cette humeur, bien qu'on en introduise des quantités notables dans le sang ; ces mêmes sels, au contraire, passent très-facilement du sang dans l'urine. L'essence de térébenthine ingérée arrive en très-petite proportion dans la bile en lui donnant une faible odeur résineuse.

Principes immédiats de la troisième classe et matières colorantes dans la bile.

La bile offre cette remarquable particularité qu'elle ne contient pas de substance albuminoïde venant du foie (2). (Voy. p. 558 et 656.)

former un éther soluble. Dès lors elle passe à l'état solide cristallin en raison de son insolubilité dans l'eau. Cet acide est peut être l'acide *sarcolactique* signalé par Strecker dans les biles de porc et de bœuf (Strecker, *Sur quelques matériaux de la bile. Compt. rend. des séances de l'Acad des sc.* Paris, 1861, t. LII, p. 1270). Le nitrate de potasse, la quinine, le calomel, l'acide benzoïque ne passent pas du sang dans la bile. D'après Chrzonszczewsky, les diverses matières colorantes ne sont pas toutes égalcment éliminées par la bile. La fuchsine, l'indigo sulfurique et l'indigo carmin du commerce sont éliminés à la fois par le foie et les reins. Le ferrocyanure de potassium, le bleu d'aniline ne passent pas.

(1) Strecker, *loc. cit.*, 1861. Dybkowski a montré que le corps retiré depuis de la substance cérébrale (peut-être par décomposition de la lécithine) sous le nom de *névrine* et que Wurtz a obtenu par synthèse chimique n'est autre que la *choline;* sa formule est $C^{10}H^{13}AzO^{2}$.

(2) C'est à cette particularité de sa composition que la bile doit sa propriété, importante au point de vue physiologique, d'être miscible à l'eau et aux autres liquides alimentaires. C'est à cela d'autre part, ou si l'on veut, c'est à ce qu'elle n'est à peu près qu'une solution complexe de principes cristallisables qu'elle doit de ne

Mais la bile contient une proportion notable d'un mélange colorant vert qui lui est propre, non cristallisable à cet état, qui est associé au reste du liquide. Une fois isolé et desséché, il est pulvérulent, amorphe, d'un vert noirâtre, inodore, sans saveur et insoluble dans l'eau, mais qui se dissout dans l'éther, l'alcool, les acides sulfurique et chlorhydrique. L'acide acétique et les alcalis le colorent en jaune. Ses dissolutions sont dichroïques comme la bile elle-même; elles sont rouges par lumière transmise et vertes à la lumière réfléchie. Évaporées dans le vide, elles laissent cette matière sous forme d'une pellicule vitreuse. L'acide azotique la colore comme la bile (voy p. 652).

Lorsque ce mélange colorant est encore à l'état de liquidité dans la bile, il se combine avec les matières terreuses, forme une laque et se précipite avec elles. On utilise cette propriété pour l'extraire en se servant de l'eau de chaux ou de baryte, portée à l'ébullition. On peut retirer ainsi de 14 à 33 parties de matières colorantes de 1000 parties de bile; le plus souvent on en obtient de 18 à 20 parties. Elle peut en contenir beaucoup moins et même en manquer tout à fait, ainsi que nous le verrons (1).

Il résulte des recherches des chimistes modernes, de Staedler surtout (1863) que la matière ou les matières colorantes de la bile, dites *biliverdine* (Berzelius), *cholépyrrhine* (Berzelius), *biliphéine* (Simon) et *bilifulvine* (Berzelius), sont des mélanges non cristallisables de plusieurs principes cristallisant quand ils sont isolés, et ne sont pas des substances coagulables. Du moins, parmi ces principes, dont il va être bientôt question, la *bilirubine*, et peut-être aussi celui auquel Staedler, après Heintz, a conservé le nom de *biliverdine*, ont été obtenus à l'état cristallisé (Hoppe-Seyler). La composition de ceux qu'on n'a pu faire cristalliser est si voisine de celle de ces derniers et de celle de l'hématoïdine, qu'il y a tout lieu de croire que ce sont bien de véritables principes définis que l'on a eu sous les yeux, et non des mélanges impurs; que, d'autre part,

pas être miscible aux huiles, car nous avons vu qu'elle s'en sépare aussitôt qu'on cesse de l'agiter avec elles (p. 639). Quand on injecte de l'eau pure ou albuminée dans les veines, il passe de l'albumine dans la bile en même temps que dans l'urine. On a dit que la bile des nouveau-nés en contenait normalement. Thenard dit que la bile devient partiellement, puis tout à fait albumineuse dans le *foie gras* Bernard (1799) dit avoir trouvé albumineuse la bile incolore et sans la moindre amertume d'un hydropique autopsié par Brügmann; il pense que cette albumine venait des parois de la vésicule. Mais toutes les observations de ce genre demandent aujourd'hui à être refaites avant qu'on soit sûr de leur exactitude.

(1) Ces matières colorantes ne sont pas en suspension dans la bile comme on l'a dit; on a pris pour elles alors les granulations azotées qu'elles colorent par une action de teinture. Elles ne se déposent pas au fond du vase par le repos, et la bile conserve la même couleur dans toute sa masse, sans se séparer en un dépôt coloré et un sérum incolore ou à peu près, comme le font le pus, les sérosités purulentes, etc.

ces composés représentent plusieurs principes immédiats à molécule complexe, dont la composition est très-voisine, et qui paraissent dériver les uns des autres. Ce sont : l'hématoïdine, $C^{28}H^{16}Az^2O^4 + H^2O^2$; la bilirubine, $C^{32}H^{18}Az^2O^6$; la bilifuscine, $C^{32}H^{20}Az^2O^8$; la biliverdine, $C^{32}H^{20}Az^2O^{10}$ (Heintz) et la biliprasine, $C^{32}H^{22}Az^2O^{12}$ (1).

La bile de l'homme, au moment où elle vient d'être sécrétée, ne contient que de la *bilirubine* et de la *biliverdine*, mais celle-ci en bien moindre proportion que la première. Les autres corps colorants ne se formeraient qu'après la mort, au contact de l'oxygène, ou lors de la production des calculs, par oxydation et hydratation. La biliverdine, au contraire, existe seule, ou l'emporte de beaucoup sur la bilirubine dans la bile de bœuf et autres biles très-vertes (2).

Nous avons vu (p. 112) comment l'*hématosine* (3) dérive de l'hémo-

(1) L'hématoïdine n'a pas encore été retirée de la bile ni des calculs biliaires; mais elle se rencontre à peu près constamment dans les kystes à échinocoques du foie; c'est là où on la trouve le plus abondamment, souvent accompagnée par le mélange colorant de la bile. On remarquera que chimiquement l'hématoïdine peut aussi bien dériver de la *bilirubine*, de la *bilifuscine* et de la *biliverdine*, que celles-ci peuvent dériver de l'hématosine par l'intermédiaire de l'hématoïdine. Celle-ci peut donner la première en fixant le dérivé de l'acétylène $C^4H^2O^2$; la seconde en se combinant avec l'acide acétique $C^4H^4O^4$; la troisième en s'unissant à l'acide glycolique $C^4H^4O^6$ et *vice versa*. Outre les corps précédents, Staedler décrit sous le nom de *bilihumine* la substance qui reste après avoir traité les calculs biliaires successivement par l'alcool, l'éther, l'eau, l'acide chlorhydrique et le chloroforme. Peu soluble dans l'ammoniaque elle l'est plus dans les autres alcalis. C'est une matière amorphe, noire, certainement impure. Aucun auteur moderne ne parle du fer que retient le mélange colorant retiré de la bile ni de l'état dans lequel il y est fixé. Cependant Verdeil a démontré qu'il s'y trouvait (Ch. Robin et Verdeil, *Chimie anatomique*, 1853, t. III, p. 389), et M. Méhu en a vu dans les cendres d'une matière colorante retirée de l'urine ictérique (*Chimie médicale*, 1871, p. 135). Du reste, dans l'interprétation des données qui suivent il ne faut pas oublier que Vauquelin, Brandt et M. Chevreul ont toujours soutenu que le fer est étranger à la composition de l'hématosine, qu'il l'accompagne toujours ainsi que la chlorophylle sous un état encore inconnu ; qu'il s'y fixe et les fixe aux éléments anatomiques en agissant à la manière des mordants pour les teintures (Chevreul). Ces faits ont été confirmés par les analyses de Paquelin et Jolly (1872); ils considèrent ce fer des globules comme s'y trouvant à l'état de phosphate tribasique de protoxyde. Ces données montrent que l'*hématoïdine* est produite par simple hydratation chimique de l'*hématosine* (voy. p. 666) et non par perte du fer dont j'avais admis l'existence comme élément de celle-ci d'après Berzelius, Mulder et autres (p. 665).

(2) Dans l'urine et autres humeurs pathologiquement colorées en vert, elle se trouve seule ou mêlée soit à la biliprasine, soit à la bilirubine (Schwanda, 1863). Autrement elle ne se trouve que dans les calculs. La bilifuscine n'a encore été trouvée que dans les calculs. Frerichs et Vulpian (*Compt. rend. et mém. de la Soc. de biol.* Paris, 1858, p. 143) ont vu que les matières colorantes passent dans le mucus bronchique des ictériques, mais non dans leur salive.

(3) Autrefois considérée comme étant la matière colorante rouge propre des globules du sang. Celle-ci a été appelée *hématosine* en 1827 par M. Chevreul. Beaucoup d'auteurs l'on nommée depuis *hématine*, mais c'est à tort, car dès 1811 M. Chevreul avait donné le nom d'*hématine* à la matière colorante jaune rouge du bois de Campêche (*Hematoxylon Campechianum*, L.) qui est encore appelée ainsi.

globine, soit sous l'influence de divers procédés d'extraction, soit dans les épanchements sanguins.

L'hématosine n'est pas cristallisable; mais presque toutes les fois que du sang est épanché dans l'épaisseur des tissus d'un animal vivant, on voit, de deux à vingt jours après l'hémorrhagie, se former des cristaux microscopiques très-nets et quelquefois conformés en aiguilles; toutefois, la plupart sont des prismes obliques à base rhombe et d'un beau rouge. Ce sont ces cristaux qui, figurés et décrits successivement par Éverard Home en 1830, par Rokitansky en 1842, par Scherer en 1843, par Lebert en 1845, par Zwicky en 1846, ont été désignés en 1847 par Virchow, sous le nom d'*hématoïdine* (1).

Les prismes obliques à base rhombe, et les aiguilles d'hématoïdine, sont assez durs, cassants, réfractent fortement la lumière sous le microscope; ils ont une couleur d'un rouge orangé vif, ou rouge ponceau vers le centre, et d'un rouge carmin foncé sur les bords et aux extrémités. A la lumière réfléchie, séparés de toute impureté, ils sont d'un beau rouge de biiodure de mercure ou d'alizarine. Ces cristaux sont doués d'un pouvoir colorant très-intense; ils sont un peu plus lourds que l'eau. La valeur des angles du prisme est de 118 et 62 degrés.

Chauffée au contact de l'air, elle donne d'abord une odeur de goudron, puis de matière azotée ou de corne brûlée; elle s'enflamme alors, brûle comme une bougie, et donne un charbon volumineux, boursouflé, qui finit par disparaître complétement : toutefois, ce composé est difficile à brûler dans l'appareil à combustion. Hors du contact de l'air, la chaleur en dégage des gaz fétides, une substance d'aspect de goudron, et il reste un charbon volumineux boursouflé (2).

(1) Voy. Ch. Robin, *Sur la composition de l'hématoïdine* (*Compt. rend. des séances de l'Acad. des sc.*, t. XLI, séance du 1er oct. 1855; et *Compt. rend. et Mémoires de la Société de biologie*, 1855, p, 115).

(2) Les cristaux d'*hémoglobine* se distinguent aisément de ceux d'hématoïdine par leur forme losangique et par leur couleur d'un rouge brun, par la coloration très-foncée des plus petits, qui même sont tout à fait noirs sous le microscope s'ils sont vus à un grossissement ne dépassant pas 300 diamètres. Quand, avec les grains d'*hématosine*, il y a cristaux d'*hématoïdine* l'acide sulfurique émousse les bords de ceux-ci, et ils sont entourés d'une auréole foncée virant au bleu verdâtre ou violacé sur d'autres préparations; du reste, on peut voir que la potasse, la soude, et surtout l'ammoniaque, gonflent et fendillent ces cristaux, dont les parcelles se dissolvent ensuite peu à peu. Les cristaux d'hémoglobine restent sans modification pendant des heures dans ces réactifs, si ce n'est dans l'ammoniaque qui les dissout rapidement. Dans les taches mélanotiques ou autres, l'action dissolvante de l'ammoniaque et de l'acide acétique sur les hématies sert à débarrasser de leur présence les granules d'hématosine, de mélanine, etc., qu'ils accompagnent parfois dans la préparation ; car elle ne dissout pas ces granules. L'action dissolvante de l'acide sulfurique sur l'hématosine la différencie nettement des granules de la mélanine oculaire, cutanée, ou de celle des tumeurs, avec lesquels elle est parfois mélangée

L'eau, la glycérine, les essences et l'acide acétique ne dissolvent pas trace de ce composé ; l'ammoniaque le dissout rapidement en lui donnant une teinte rouge amarante si la dissolution est concentrée, et, dans tous les cas, celle-ci passe bientôt au jaune safrané, puis brunâtre. La potasse et la soude gonflent les cristaux d'hématoïdine, les fendillent et les dissolvent peu à peu, mais assez lentement comparativement à l'ammoniaque; la solution est rougeâtre. L'acide azotique dissout assez vite ce corps; la solution est d'un rouge assez foncé, et il se dégage des bulles de gaz si elle est concentrée. L'acide chlorhydrique le dissout, mais peu; la solution est d'un jaune d'or ou jaune rougeâtre; les cristaux restant ont une teinte ocreuse à la lumière réfléchie, jaune rougeâtre sous le microscope. L'alcool et l'éther la dissolvent très-lentement.

Ayant reçu d'un de mes élèves, M. Mercier, une quantité assez considérable d'hématoïdine, formant une masse ronde compacte du volume d'une petite noix dans un kyste à échinocoque du foie, je me suis assuré par le microscope que les lavages par l'eau, l'alcool et l'éther n'avaient laissé que des cristaux sans mélange d'impuretés, et que c'est bien sur un produit entièrement cristallisé qu'allait porter l'analyse; j'ai obtenu alors avec le concours de M. Riche les résultats analytiques suivants(1) :

et avec lesquels il importe dans tous les cas de ne pas la confondre. Sous ce rapport ce fait est important, car on trouve souvent de petits épanchements sanguins en forme de pétéchies ou d'ecchymoses dans les tumeurs et les *infiltrations* de mélanose mélaïnique. La couleur des grains d'hématosine, leur volume généralement plus grand et plus irrégulier les fait déjà distinguer de ceux de la mélanine; mais souvent, qu'ils soient mélangés ou non, il faut, pour les différencier, recourir à la réaction caractéristique de l'acide sulfurique que j'ai indiquée (voyez aussi Vulpian, *Soc. de biol.*, 1861, p. 248). Ajoutons pour l'hématoïdine, que tirée des foyers apoplectiques cérébraux ou des kystes du foie, pendant que ses cristaux se dissolvent au contact de l'acide azotique ils s'entourent d'une auréole pâle offrant les teintes propres aux matières colorantes biliaires traitées par le même acide (voy. *Chimie anatomique*, 1853, t. III, p. 433, et Gubler, *Soc. de biol.*, 1859). Enfin Lehmann (1853) a trouvé pour l'*hémoglobine* ou *hématocristalline* :

	I.	II.	III.
Carbone	55,410	55,240	55,180
Hydrogène	7,080	7,120	7,140
Azote	17,270	17,310	17,400
Oxygène	19,980	20,130	20,040
Soufre	00,253	00,206	00,248

Ces nombres et ceux qui se rapportent à l'hématosine et à l'hématoïdine, diffèrent trop de ceux qui concernent la composition de la *mélanine* (voy. p. 274, en note), pour qu'on puisse faire dériver celle-ci des autres ou *vice versa*.

(1) M. Chevreul possède encore le reste de cette masse de cristaux d'hématoïdine soumis au lavage et séchés, représentant un poids de 2 à 3 grammes et que je lui ai remis en 1856.

Hématoïdine.	I.	II.	III.	Hématosine ; moyenne de 5 analyses de Mulder.
Carbone. . . .	65,0460	65,8510	»	65,84 soit C^{44}
Hydrogène. . .	6,3700	6,4650	»	5,37 — H^{22}
Azote.	»	»	10,5050	10,40 — Az^{3}
Oxygène. . . .	18,0888	17,1788	»	11,75 — O^{6}
Cendres.	00,0002	00,0002	»	Fer. . . 6,64 — Fe

Deux autres combustions faites aussi par M. Riche spécialement dans le but de déterminer la quantité de *fer* qu'aurait pu contenir l'hématoïdine, ont été opérées, l'une sur 34 centigrammes, l'autre sur 55 centigrammes de ce composé ; elles ont fourni, la première 7 dix-milligrammes, la seconde 13 dix-milligrammes d'un résidu gris blanchâtre, d'aspect de cendre, mais ne ressemblant point à de l'oxyde de fer. Ce résidu ne contenait pas de chaux, mais des traces de sels alcalins et une notable quantité de fer, décelée par le prussiate de potasse. Il est facile de voir que ce sont là des restes d'impuretés fixées aux cristaux et que les lavages n'ont pu enlever, ainsi qu'il arrive souvent pour les composés d'origine organique. Ce résidu, eût-il été composé uniquement d'oxyde de fer, serait manifestement trop minime pour qu'on pût songer à considérer ce métal autrement que comme impuretés par rapport à l'hématoïdine, et à le faire entrer dans la composition de sa formule. Nous n'avons pu y trouver ni soufre ni phosphore (1).

En comparant les nombres ici reproduits fournis par ces analyses, on reste frappé de leur concordance avec ceux obtenus en 1839 par Mulder, qui opérait sur de l'hématosine évidemment pure. Si de l'*hématosine non cristallisable* on enlève le fer par digestion dans l'acide sulfurique

(1) Il n'existe pas dans la science d'autre analyse de l'hématoïdine que celle qu'a faite M. Riche, dont nul chimiste n'est en droit de nier la compétence et l'habitude en fait de déterminations de ce genre. Il l'a faite à l'aide des cristaux de cette substance que je lui ai remis. Divers auteurs la citent sans dire de qui elle est. D'autres en parlent sans avoir lu le travail et l'attribuent à Robin et Verdeil au lieu de Riche. Tel est Kühne qui, pour les besoins de sa cause, ajoute de plus l'erreur à la confusion en disant que nous avons *fait l'analyse de l'hématoïdine impure*, et que la *préparation de Robin n'était qu'un mélange*, alors que M. Riche et moi avons insisté (*loc. cit.*, p. 126) sur ce que le produit analysé ne présentait au microscope après lavages que des cristaux semblables, sans mélange d'impuretés. Plusieurs douzaines de préparations de ces cristaux ont été répandues parmi les savants, qui toutes permettaient de vérifier exactement le fait. Du reste les médecins français n'ont pas été plus précis à cet égard que les chimistes allemands et se sont bornés à les copier. Staedler n'a commis aucune de ces erreurs ; mais il croit que les nombres de l'analyse donnent 1,50 pour 100 d'oxygène de trop, et au contraire 0,50 d'hydrogène en moins, d'où résulte la formule $C^{30}H^{18}Az^{2}O^{6}$ qu'il propose pour l'hématoïdine et qu'ont admise divers auteurs. Mais j'ai répété les calculs contenus dans notre mémoire original (*Soc. de biol.*, 1855) sans pouvoir constater l'erreur de nombres à laquelle croit Staedler. Quelques-uns même, comme Kühne, donnent arbitrairement C^{32} à cette formule.

concentré, ou par le chlore, ainsi que l'a fait Mulder, il reste un corps composé de 70,49 de carbone, 5,76 d'hydrogène, 11,16 d'azote, 12,59 d'oxygène, c'est-à-dire un corps ayant la composition donnée plus haut pour l'hématosine, moins le fer. La formule brute que donnent ces nombres pour ce produit est : $C^{14}H^{8}AzO^{2}$, or, comme celle qui résulte de ces analyses de l'*hématoïdine* est $C^{14}H^{9}AzO^{3}$, soit, $C^{14}H^{8}AzO^{2} + HO$, (ou en doublant la formule $C^{28}H^{16}Az^{2}O^{4} + H^{2}O^{2}$ ou $C^{28}H^{18}Az^{2}O^{6}$), on reconnaîtra facilement que l'hématoïdine provient de l'hématosine, par fixation d'un équivalent d'eau (HO).

La *bilirubine* purifiée par des lavages à l'alcool et à l'éther est d'un rouge vif, grenue, insoluble dans l'eau, l'acide acétique, fort peu soluble dans l'alcool bouillant, très-soluble dans le chloroforme, la benzine, le sulfure de carbone. Au contact de l'acide azotique elle donne les colorations caractéristiques de la bile. La solution dans le sulfure de carbone est jaune d'or. Évaporée, son résidu donne des cristaux après lavage par l'alcool et l'éther (1).

La *biliverdine* est soluble dans l'alcool, qu'elle colore en vert et par évaporation elle donne un résidu amorphe, vert, qui se dissout en vert dans les alcalis. Les acides la précipitent en vert foncé de cette solution.

(1) Le nom de *bilifulvine* a été donné par Virchow (1850) à des cristaux d'un brun rouge ou violacé, aciculaires, groupés de diverses manières, trouvés à l'état libre dans certains états pathologiques des voies biliaires, qui amènent un séjour prolongé de la *bile* dans l'économie. Valentiner a pensé que ce corps qu'il a pu extraire de quelques calculs biliaires à l'aide du chloroforme, n'est autre que l'hématoïdine (1858); comme elle il est soluble dans l'ammoniaque et dans le chloroforme. L'acide chlorhydrique le précipite en jaune brun de sa solution ammoniacale et ces flocons dissous dans le chloroforme redonnent des cristaux. Valentiner dit en avoir obtenu de la bile normale. Mais Brücke a montré que ce corps passe à l'état de *biliverdine* dans un courant d'oxygène (voy. p. 648), ce que ne fait pas l'hématoïdine. Staedler et Holm ont en outre montré que, malgré les analogies ci-dessus, la composition et les réactions chimiques du composé colorant de la bile et des calculs dont il s'agit diffèrent de celle de l'hématoïdine (c'est ce qu'indique la formule, p. 662) et que contrairement à ce qu'admettent encore divers auteurs (Kühne, etc.), il doit recevoir un autre nom, d'où celui de *bilirubine* (voy. *Journal de l'anat. et de la physiol.* Paris, 1866, p. 110). Rollett (*Kurze Mittheilung einiger Resultate über die Farbestoffkrystalle, welche sich unter der Einflusse von Säuren aus dem Blute abscheiden. Sitzungsbericht der kais. Akadem. der Wissenschaften.* Wien, 1863, in-8, p. 230) avait pensé aussi que l'hématoïdine n'était que de la *cholépyrrhine* (bilirubine) cristallisée. La *biliphéine* et la *bilifulvine* de divers auteurs sont considérées aussi comme correspondant à la *bilirubine* de Staedler. C'est probablemeet la bilirubine et non l'hématoïdine que M. Habran a obtenue à l'état cristallin, six jours après une injection de bile humaine brunâtre dans le tissu cellulaire d'un lapin (J. Habran, thèse. Paris, 1869), et que Potain a trouvée dans des cas d'épanchement biliaire par perforation de la vésicule du fiel (1861). Frey a relevé à juste titre l'erreur de Valentiner et autres sur l'identité des cristaux d'hématoïdine et de la bilirubine qu'il figure très-exactement (*Histologie*, trad. franç., 1871, p. 59 et 61). Ceux de la bilirubine ont des faces convexes, ce qu'on ne voit jamais sur ceux de l'hématoïdine.

Elle est insoluble dans l'eau, l'éther et le chloroforme. Elle donne aussi au contact de l'acide acétique la série des colorations propres à la bile. C'est elle qui colore en vert les bords du placenta des chiens. Elle représente de la bilirubine hydratée (H^2O^2) et oxydée en même temps (O^2).

La *bilifuscine* est soluble dans l'alcool qu'elle colore en rouge brun foncé. Par l'évaporation le résidu est noir, brillant, donnant une poudre d'un brun rouge. Elle est peu soluble dans l'eau, l'éther et le chloroforme. Les alcalis la dissolvent et les acides la précipitent en flocons bruns. Elle représente la bilirubine plus deux équivalents d'eau (H^2O^2).

La *biliprasine* représente la biliverdine plus deux équivalents d'eau (H^2O^2). Elle est noire brillante, donnant une poudre d'un vert foncé. Elle est insoluble dans l'eau, l'éther, le chloroforme. Elle se dissout dans l'alcool qu'elle colore en vert pur, mais la solution est brunie par les alcalis, ce qui la distingue de la biliverdine. Ses solutions alcalines précipitent en vert au contact des acides, ce qui la distingue de la bilifuscine. L'acide azotique lui donne les colorations successives propres à la bile. On les retire des calculs biliaires après les avoir traités par l'eau, l'éther, le chloroforme et l'acide chlorhydrique.

De la bile blanche ou incolore.

On a souvent considéré comme étant simplement du mucus les liquides non colorés que renferme la vésicule du fiel. Mais les recherches de M. Ritter ont prouvé un fait qui jusque-là n'avait été signalé par aucun auteur; c'est que le liquide filant, incolore, plus ou moins limpide, non coagulable par la chaleur, qu'on trouve dans la vésicule biliaire n'en est pas moins de la bile, car il renferme autant de taurocholate de soude qu'à l'état normal (de 55 à 62 pour 1000), avec les autres principes dans les proportions ordinaires aussi. Seulement les matières colorantes manquent complétement. Ainsi il est des cas dans lesquels le foie cesse tout à fait de sécréter ces principes tout en produisant les autres (1). Ces faits sont

(1) Ritter, *Observation de bile incolore* (*Journ. d'anat. et de physiol.* Paris, 1871). M. Ritter a constaté des faits semblables sur le chien et sur des oies engraissées. Il a aussi observé avec Küss un malade qui sans ictère rendait des excréments incolores (ne contenant pas plus de graisse que ceux des sujets bien portants) pendant un certain temps, puis colorés, avec retour aux excréments incolores, etc. A part ce fait ils se comportaient à l'analyse comme les excréments ordinaires. Il n'est rien dit de l'odeur des fèces, en sorte qu'on ne peut savoir d'après cela, comme on l'aurait pu, si les matières colorantes jouent un rôle, 1° en tant que corps antiputride ou 2° comme donnant des produits odorants propres aux fèces. L'absence de taurocholates dans la bile du fœtus et par suite dans le méconium, puis l'absence d'odeur de celui-ci sont des faits qui tendent à prouver que les principes colorants jouent le premier de ces rôles et que le second est dévolu aux sels amers de la bile. On ne connaît pas d'exemple de bile incolore chez le fœtus; cas dans lequel elle serait réduite à une simple solution saline et d'où résulterait un méconium purement grisâtre, etc. (voy. la leçon sur le *méconium*).

importants, car ils montrent qu'il ne faut pas considérer comme *muqueux* tous les liquides biliaires incolores (voy. p. 559), sauf toutefois les cas à vérifier dans lesquels le liquide est absolument sans amertume, ce dont les pathologistes ont publié divers exemples depuis Glisson.

Sur l'origine de la bile en général.

La bile n'est pas sécrétée par la masse principale du foie, dont le volume est disproportionné avec celui des produits hépatiques excréteurs et avec le volume du réservoir, comparativement à ce qu'on peut observer dans le rein, par exemple, ou dans les glandes, comme le pancréas, etc.

La portion la moins volumineuse du foie sécrète la bile; aussi les conduits qui excrètent cette humeur ont un volume qui est proportionnel à la masse des glandes en grappe qui la sécrètent. Si c'était la masse glycogène qui sécrète la bile, il y aurait une vésicule du fiel grosse au moins comme la vessie urinaire, et les conduits excréteurs auraient un volume double de celui qu'ont les uretères. Or, ce n'est pas là ce qui a lieu pour les conduits excréteurs du foie, et l'on sait que la quantité de bile fournie est loin d'être aussi considérable que la quantité d'urine. En outre, si c'était la masse à cellules propres du foie qui sécrète la bile, on ne trouverait pas celle-ci d'un vert brun ou noirâtre chez les individus qui meurent avec le foie à l'état graisseux, et elle ne contiendrait pas encore alors de 25 à 83 parties de taurocholates et de 14 à 48 parties de matière colorante comme le constatent les analyses de Frerichs.

Il est bien établi qu'il y a deux organes dans le foie, l'un qui est glycogène et qui remplit peut-être d'autres usages, puis un autre qui sécrète la bile. Et la bile n'est pas formée par la masse énorme que représente le foie, mais bien par les fins conduits réticulés distribués entre les cellules glycogènes (1).

(1) Parfois c'est l'organe biliaire qui devient malade, indépendamment de l'organe glycogène. Les modifications que subit le foie lorsque les acini biliaires, atteints d'hypergenèse, forment des tumeurs analogues à celles qui, dans la mamelle, sont appelées *hypertrophies mammaires* et *tumeurs adénoïdes* (*Programme du cours d'histologie*. Paris, 1864, in-8, p. 252, et *Journal de l'anatomie et de la physiologie*. Paris, 1864, in-8, p. 557). Dans ces conditions, les culs-de-sac multipliés forment de petites masses ou lobules grisâtres friables, moins vasculaires que le parenchyme hépatique glycogène, ayant un peu les caractères extérieurs du type de la glande sous-maxillaire. Là on voit bien la forme et le volume des culs-de-sac et surtout la disposition de leur unique rangée de petites cellules polyédriques; car, sous tous ces rapports, ces acini de nouvelle génération restent semblables à ceux de l'organe biliaire qu'on isole de loin en loin avec beaucoup plus de peine dans le foie normal. Il en est même qui sont remplis d'un liquide jaunâtre, moins coulant que la bile normale, mais se colorant comme elle au contact de l'acide nitroso-nitrique étendu. Il importe de ne pas prendre ces tumeurs formées

M. G. Colin a fait remarquer que la sécrétion de la bile est peu abondante, relativement au volume énorme du foie, qui représente de la soixante-quinzième à la quatre-vingt-cinquième partie en poids du corps chez le cheval, de la vingt-cinquième à la trentième partie sur le chien. Elle l'est peu aussi, ajoute M. Colin, relativement à la masse du sang qui traverse ce viscère; la parotide, dont le tissu est moins vasculaire que celui du foie, sécrète dix fois son poids de salive en une heure pendant la mastication; tandis qu'en vingt-quatre heures le foie produit un poids de bile égal tout au plus à une ou deux fois le sien propre (1). Ce dernier organe, s'il avait une sécrétion proportionnellement aussi active que les parotides, donnerait de cent vingt à deux cent quarante fois autant de bile qu'il en sécrète réellement (2).

Sur les animaux pourvus de vésicule, il y a relativement au cours de la bile deux questions distinctes à étudier : 1° celle qui concerne les moments de la sécrétion ; 2° celle qui se rapporte à la durée de son déversement dans le duodénum. D'après les recherches de Dalton (1), l'arrivée de la bile dans la vésicule est continue, rémittente et en rapport défini avec l'acte digestif (Flint).

Il y a augmentation régulière dans la quantité de bile arrivant à la vésicule depuis le moment du repas jusqu'à quatre heures plus tard. Elle diminue à la sixième heure, remonte un peu à la huitième heure, puis baisse graduellement jusqu'à la quatorzième. Il y a une faible augmen-

par augmentation du nombre et du volume des *acini biliaires* pour une génération hétérotopique glandulaire, comme l'ont fait, je crois, les premiers auteurs qui ont vu ces tumeurs, et cela faute de connaître la nature des acini biliaires normaux coexistant, bien qu'en petit nombre, avec les canalicules réticulés (p. 652, note 2).

(1) Le poids moyen du foie est donné par les anatomistes comme étant de 2 kilogrammes, fait démontré par les pesées de M. Sappey ; mais la condition que les vaisseaux soient moyennement pleins d'eau. Autrement ce poids descend à 1451 grammes. Si chez l'homme le foie donnait ainsi son poids de bile en vingt-quatre heures, il fournirait aux fèces au minimum 25 à 30 grammes de matières colorantes dans le même temps. On n'en trouve guère en moyenne que 2 grammes dans les 200 grammes de matières fécales de chaque jour. Il n'est pas probable que le reste de ces principes formant une quantité considérable ait été résorbé. Du reste, les recherches de Bidder et Schmidt, Nasse, Platner, Stackmann, etc., tendent à montrer que le chien et le chat sécrètent 15 grammes de bile par kilogramme du poids du corps en vingt-quatre heures pour celui-ci et 19 pour le premier. S'il en est ainsi chez l'homme, la quantité de bile sécrétée serait en moyenne de 1000 à 1100 grammes par jour. 1097 grammes représentent en effet la quantité trouvée par Dalton.

(2) M. Colin, ne connaissant pas encore les données anatomiques indiquées page 652, pensait que les choses sont ainsi, parce qu'un liquide aussi complexe que l'est la bile, demanderait, pour sa préparation, un temps plus long que les autres produits. Mais cette proposition tombe devant ce fait que les mamelles de la femme, débarrassées autant que possible de tissu adipeux, qui, pendant la lactation, pèsent chacune de 200 à 260 grammes, sécrètent 1200 à 2400 grammes par vingt-quatre heures d'un liquide plus complexe que la bile.

tation de la seizième à la dix-huitième heure; elle descend au minimum à la vingtième, et remonte un peu à la vingt-deuxième. Négligeant de faibles variations de quantité qui ont pu être accidentelles, on peut dire d'une manière générale que le *maximum d'arrivée de la bile du foie dans la vésicule a lieu entre la seconde et la huitième heure après le repas, période pendant laquelle il est à peu près le même* (1).

La sécrétion de la bile est continue, même chez les solipèdes qui manquent de vésicule. Elle se ralentit beaucoup, mais persiste pendant l'abstinence prolongée et pendant beaucoup de maladies (2).

M. Colin a constaté que cette sécrétion est plus abondante chez les herbivores et sur le porc que sur les carnivores (3). Il a vu qu'elle varie de 8 à 15 grammes par heure sur le chien. Il en a recueilli de 74 à 160 grammes par heure chez le porc, de 100 à 120 grammes sur le taureau, de 200 à 250 et même plus chez le cheval, ce qui, pour vingt-quatre heures, fait 6 litres de bile environ sur ce dernier. Or, cet animal, par exemple, qui (avec le porc) est celui qui donne le plus de bile, rend à chaque miction de 3 à 5 litres d'urine plusieurs fois par jour. Bidder et Schmidt ont donné comme chiffres par kilogramme dans les vingt-quatre heures : chez le mouton 25, et chez le lapin, 136 grammes; et Friedlander et Barisch, chez le cochon d'Inde 175 grammes par kilogramme. Ces chiffres tendent bien à démontrer que la sécrétion biliaire

(1) Dalton, *On the Constitution and Physiology of the bile* (*American Journal of medical science*. Philadelphia, octobre 1857). Ses observations concordent avec celles de Bidder et Schmidt qui placent toutefois le maximum de la sécrétion entre la douzième et la quinzième heure. La proportion des principes autres que l'eau, diminuait un peu quand la bile sortait en plus grande quantité de la vésicule. Schwann, Bidder et Schmidt, Arnold, Kölliker, Müller, ont fait les premiers des expériences en posant comme Dalton une ligature sur le canal cholédoque et pratiquant une fistule au fond de la vésicule biliaire. Ces divers observateurs ne sont pas complétement d'accord, pour ce qui regarde le moment où la sécrétion de la bile est à son maximum.

(2) D'après Stricker et Röhrig, tout ce qui détermine l'hypérémie des vaisseaux hépatiques augmente la sécrétion biliaire, tandis que l'anémie en amène au contraire la diminution. Elle est arrêtée par la ligature des veines porte et sus-hépatique, celle de la veine hépatique seule comme celle de l'aorte au niveau du diaphragme la diminue seulement. Celle de la veine cave ascendante l'arrête immédiatement. Toutes les conditions favorisant la contraction, le resserrement des vaisseaux, comme l'irritation d'un nerf, la division de la moelle au-dessous du bulbe et l'injection de la strychnine en diminuent aussi la sécrétion. Au contraire, elle augmente après le repas, par l'introduction de l'eau dans l'estomac et les intestins, des cathartiques comme l'huile de croton, la coloquinte, le jalap, le calomel et le sel d'Epsom, de même aussi par la ligature de l'aorte au-dessous de l'origine de l'artère cœliaque (1873).

(3) D'après Nasse, l'alimentation animale l'augmente d'un cinquième environ ; le régime végétal la diminue. Sur les mercuriaux comme cholalogues, voyez le paragraphe *Sur les fèces diarrhéiques colorées*.

est plus active et plus abondante chez les animaux herbivores que chez les carnivores; et cependant nous venons de voir que, d'après les mêmes observateurs, la sécrétion étudiée chez un même animal est plus abondante lorsqu'il est nourri avec des éléments tirés du règne animal que si le régime est exclusivement végétal.

Taconi a vu sortir, par une fistule biliaire, sur une femme âgée, 500 grammes de bile par vingt-quatre heures. Mais d'après Dalton, la quantité de bile versée dans l'intestin par vingt-quatre heures est chez un homme adulte, de 1097 grammes (1).

On sait que la bile continue à être sécrétée lorsqu'on lie la veine porte graduellement de manière à ne pas tuer rapidement l'animal par congestion de l'intestin (2). Si, au contraire, on lie l'artère hépatique, la bile cesse d'être produite. Du reste le volume de celle-ci est en rapport avec celui de la vésicule du fiel et des conduits excréteurs, tandis que le volume de la veine porte est relativement disproportionné.

On constate que, lors du passage du chyme dans le duodénum, il y a un déversement brusque et abondant de bile (Dalton); la vésicule s'affaisse, devient flasque, sans pourtant se vider absolument; mais M. Colin a noté que la quantité sécrétée pendant la digestion n'est pas très-sensiblement plus considérable que celle qui est formée pendant l'abstinence, et dans ces deux conditions elle est alcaline, très-fluide si elle n'a pas séjourné dans la vésicule. Contrairement à ce qui a lieu pour le liquide pancréatique, elle est sécrétée plus abondamment aussitôt après l'opération faite pour obtenir une fistule biliaire que dans les heures qui suivent.

Origine des principes immédiats constituant la bile.

Les matériaux de la sécrétion de la bile viennent essentiellement de l'artère hépatique. Ceux de ses principes communs à toutes les sécrétions, ceux de la première classe en particulier, passent tout formés du sang dans les conduits excréteurs. Il en est de même des traces de corps gras parmi les principes de la deuxième classe (3).

Le taurocholate de soude est fabriqué essentiellement dans les tubes réticulés biliaires. On ne le rencontre pas dans les cellules glycogènes. Ce fait est important, car on sait qu'on extrait la pancréatine du tissu du pancréas

(1) Dalton, *Treatise on Human Physiology*, 2e édit. Philadelphie, 1865, p. 171.

(2) Oré, *Journal de l'anatomie et de la physiologie*. Paris, 1864, in-8, p. 560.

(3) Quant à la cholestérine, elle est, suivant M. Flint, un produit excrémentitiel formé en grande partie par la désassimilation du cerveau et des nerfs, séparé du sang par le foie et déversé à la partie supérieure de l'intestin grêle avec la bile. Ce produit est transformé, dans son passage à travers le canal alimentaire, en *stercorine* qui est rejetée par le rectum. La bile, suivant M. Flint, offre tous les caractères d'une sécrétion en même temps que ceux d'une excrétion.

et la ptyaline de celui des glandes salivaires; les cellules qui fabriquent essentiellement ces principes en sont chargées, aussi bien que le liquide sécrété lui-même. Or, dans les analyses de la substance glycogène, on n'en retire pas le taurocholate de soude, tandis qu'on voit ce sel dans la bile sécrétée par les canalicules biliaires à épithélium très-mince.

C'est un fait à ajouter à ceux que j'ai indiqués tout à l'heure, relatifs à l'anatomie et à la physiologie du foie qui montrent que ce liquide est sécrété par ces conduits, et non par la masse énorme du foie, comme on l'a admis longtemps. De plus, dans le foie gras, souvent toutes les cellules hépatiques sont remplies par de la graisse et représentent des vésicules distendues par de l'huile, de telle sorte que leur substance propre est réduite à une pellicule de substance azotée autour d'une grosse goutte de graisse. Alors cependant la bile continue à être produite, parce que son organe sécréteur, dispersé le long des conduits et dans les lobules hépatiques, n'est pas détruit. La quantité de bile n'est probablement plus la même, parce qu'il se passe là des phénomènes de compression qui gênent évidemment la sécrétion; mais le trouble de la sécrétion biliaire n'est pas corrélatif à la lésion anatomique de la masse du foie glycogène.

C'est donc dans les canicules réticulés hépatiques que sont fabriqués les taurocholates et les glycocholates de soude, etc., selon les espèces animales étudiés. Mais on ne sait pas encore à l'aide et aux dépens desquels des principes du sang a lieu leur formation.

Nous avons vu (p. 112) comment, de l'hémoglobine, peut dériver l'*hématosine* (1), et comment, de celle-ci, peut provenir chimiquement l'hématoïdine (p. 662). Les relations chimiques entre celle-ci et les diverses matières colorantes biliaire sont manifestes. Il ne paraît pas douteux que l'une puisse dériver de quelque autre par perte ou acquisition d'un équivalent d'eau, dès que se rencontrent dans l'économie telles ou telles conditions qu'il reste à préciser.

Mais il reste à savoir si ces dernières sont des produits de la désassimilation de la première, se formant partout où se trouvent et se nourrissent les globules sanguins, pour être simplement éliminées par les canalicules biliaires, ou si c'est spécialement dans le foie que se rencontrent les conditions qui amènent ce changement chimique de l'un de ces composés en l'autre, changement ayant lieu en même temps que la matière sort des globules et des capillaires pour passer au travers de l'épithélium des canalicules et pour arriver à l'état de biliverdine, etc., lorsqu'elle tombe dans la cavité de ceux-ci.

L'hématosine du sang épanché passe rapidement à l'état d'*hématoïdine*

(1) La bile et l'urine décomposent aussi l'hémoglobine en matière albuminoïde et hématosine (Preyer, Hoppe-Seyler, Vogel, Neubauer).

dans le foie; mais elle le fait aussi dans presque tous les tissus. Il se peut aussi qu'elle passe également à l'état de biliverdine, etc., dans d'autres tissus que dans celui du foie sans qu'il y ait hémorrhagie préalable. Ainsi, il y a des animaux, les chiens en particulier, qui ont un placenta qui fabrique de la matière colorante verte dont son tissu est imbibé très-énergiquement et en quantité assez considérable, à partir de la dernière moitié de la grossesse.

Il peut donc se trouver deux ordres de conditions sur la nature desquelles on n'est pas encore fixé qui amènent la formation de la biliverdine, de la bilirubine, etc. (1).

Ces indications sur les probabilités de la formation des principes colorants biliaires, à l'aide et aux dépens de l'hémoglobine comme point de départ, ne résolvent du reste aucune question; elle ne peut que reculer la solution de celle-ci, car il faudrait savoir : 1° comment se forme l'hémoglobine dans les hématies de l'embryon des ovipares, dont l'œuf manque de tout principe colorant du genre des précédents, même de mélanine (voy. la note, p. 274); 2° comment, ainsi que l'a fait remarquer Brücke, se forment cette dernière et les principes colorants biliaires chez les mollusques, les crustacés, etc., qui manquent d'hémoglobine.

Il y a tout lieu de croire, avec M. A. Gautier, que, dans l'économie animale comme dans les tissus végétaux, plus d'un principe immédiat coloré provient du dédoublement de tel ou tel principe. C'est ce que font, en effet, beaucoup de *glycosides* colorées ou incolores, qui, par l'action de l'eau, aidée de celle des acides ou des bases, s'hydratent et se dédoublent en *glycose* et en une matière colorante nouvelle. Ce sujet est assez important pour que je donne ici le tableau des composés qui sont dans ce cas, que je dois à M. le professeur agrégé A. Gautier.

Liste par ordre alphabétique des GLYCOSIDES *se dédoublant en une glycose et une matière colorante.*

ACIDE CARMINIQUE, $C^{17}H^{18}O^{10}$. — Matière colorante de la cochenille et des gallinsectes, donne par l'acide sulfurique faible et l'eau du rouge de carmin et du sucre :

$$\underbrace{C^{17}H^{18}O^{10}}_{\text{Acide carminique.}} + 3H^2O = \underbrace{C^{11}H^{12}O^7}_{\text{Rouge de carmin.}} + \underbrace{C^6H^{12}O^6}_{\text{Glycose.}}$$

(Schützenberger, *Ann. de physiq. et de chimie*, 3e sér., t. LIV, p. 52.)

(1) Il est possible que les canalicules hépatiques ne fassent qu'emprunter ces matières colorantes au plasma sanguin qui en renferme des traces, et il se peut que cette matière colorante, qui est dans le plasma sanguin, soit celle qui a été fabriquée par le foie, puis a été résorbée partiellement dans l'intestin. Toutefois chez le fœtus elle n'est pas résorbée, puisqu'elle forme le méconium en s'accumulant graduellement dans son intestin.

ACIDE CATHARTIQUE. — Principe actif des feuilles du séné, se dédouble sous l'influence de l'acide chlorhydrique alcoolisée en *acide cathartogénique* jaune et en sucre :

$$\underbrace{C^{90}H^{96}Az^2O^{41}S^{\frac{1}{7}}}_{\text{Acide cathartique.}} + 4H^2O = \underbrace{4C^6H^{12}O^6}_{\text{Sucre.}} + \underbrace{C^{66}H^{48}Az^2O^{17}S^{\frac{1}{7}}}_{\text{Acide cathartogénique.}}$$

(Dragendorf et Kubly, *Bull. Soc. chim.*, t. VII, p. 356.)

CONVALLARINE, $C^{34}H^{62}O^{11}$. — Extraite du *Convallaria majalis* par Walz; se transforme en *convallarétine*, substance jaune blanchâtre et sucre :

$$\underbrace{C^{34}H^{62}O^{11}}_{\text{Convallarine.}} + H^2O = \underbrace{C^{28}H^{52}O^6}_{\text{Convallarétine.}} + \underbrace{C^6H^{12}O^6}_{\text{Glycose.}}$$

(Walz, *N. Jahresb. Pharm.*, t. X, p. 145.)

CROCINE, $C^{29}H^{42}O^{15}$. — Matière colorante jaune des baies du *Gardenia grandiflora*, se transforme, par les acides affaiblis, en *crocétine*, belle matière colorante rouge et en sucre :

$$\underbrace{2C^{29}H^{42}O^{15}}_{\text{Crocine.}} + 5H^2O = \underbrace{C^{34}H^{46}O^{11}}_{\text{Crocétine.}} + \underbrace{2C^{12}H^{24}O^{12}}_{\text{Sucre.}}$$

(Rochleder, *Journ. f. Prakt. Chem.*, t. LVI, p. 68.)

GENTIOPICRIN. — Principe amer de la gentiane, donne par l'eau acidulée de la gentiogénine jaune brune et du sucre :

$$\underbrace{C^{20}H^{30}O^{12}}_{\text{Gentiopicrin.}} = \underbrace{C^{14}H^{16}O^5}_{\text{Gentiogénine.}} + \underbrace{C^6H^{12}O^6}_{\text{Sucre.}} + \underbrace{H^2O}_{\text{Eau.}}$$

(Kromayer, *Archiv. de Pharm.*, 2e sér., t. CX, p. 27.)

ACIDE HÉLIANTIQUE, $C^{14}H^{18}O^8$ (?). — Des fleurs du tournesol se dédoublant par les acides étendus en un sucre fermentescible et un acide violet. (Ludwig et Kromayer, *Arch. de pharm.*, 2e sér., t. XCIX, p. 285.)

INDICAN. — Substance jaune pâle contenue dans les urines normales, donne de l'*indicanine*, substance jaune, et de l'*indiglycine* quand on chauffe sa solution aqueuse :

$$\underbrace{C^{26}H^{31}AzO^{17}}_{\text{Indican.}} + H^2O = \underbrace{C^{20}H^{23}AzO^{12}}_{\text{Indicanine.}} + \underbrace{C^6H^{10}O^6}_{\text{Indiglycine, sucre.}}$$

L'indican, sous l'influence des acides étendus, donne du *bleu d'indigo* et de l'*indiglycine* :

$$\underbrace{C^{26}H^{31}AzO^{17}}_{\text{Indican.}} + \underbrace{2H^2O}_{\text{Eau.}} = \underbrace{C^8H^7AzO}_{\text{Bleu d'indigo.}} + \underbrace{3C^6H^{10}O^6}_{\text{Indiglycine.}}$$

(Schünk, *Jahresb.*, 1855, p. 660, et 1858, p. 465; Hoppe Seyler, *Handwort. d. Physiol. u. Path. Chem.*, p. 153.)

QUERCITRIN, $C^{33}H^{30}O^{17}$. — Substance jaune pâle extraite de l'écorce du *Quercus tinctoria*, donne par l'eau acidulée de la *quercétine* en aiguilles jaune vif et de l'isodulcite :

$$\underbrace{C^{33}H^{30}O^{17}}_{\text{Quercitrin.}} + H^2O = \underbrace{C^{27}H^{18}O^{12}}_{\text{Quercétine.}} + \underbrace{C^6H^{14}O^6}_{\text{Isodulcite.}}$$

(Hlasiwetz et Pfaundler, *Journ. f. Prakt. Chem.*, t. XCIV, p. 64.)

ROBININE, $C^{25}H^{30}O^{16}$. — Substance jaune des fleurs du *Robinia pseudoacacia*, fournit de la quercétine jaune et du sucre :

$$\underbrace{C^{25}H^{30}O^{16}}_{\text{Robinine.}} + 2H^2O = \underbrace{C^{13}H^{10}O^6}_{\text{Quercétine.}} + \underbrace{2C C^6H^{12}O^6}_{\text{Sucre.}}$$

Les formules sont celles données par les auteurs. Elles ne s'accordent pas avec celles du quercitrin ci-dessus (Zwenger et Dronke, *Jahresb.*, 1861, p. 774 et 1862, p. 498.)

RUBIAN. — Substance amorphe et incolore de la racine de garance que les acides aqueux décomposent en *alizarine* (rouge), *rubirétine* (id.), *vérantine* (brun rouge), *rubianine* (couleur jaune citron) et *glycose*. (Schunk, *Journ. f. Prakt. Chem.*, t. LXVII, p. 154.)

ACIDE RUBIANIQUE. — Obtenu par l'oxydation du corps précédent (RUBIAN), corps jaune qui, par les acides et les alcalis aqueux, fournit de l'alizarine et du sucre :

$$\underbrace{C^{52}H^{58}O^{27}}_{\text{Acide rubianique.}} + 5H^2O = \underbrace{2C^{14}H^{10}O^4}_{\text{Alizarine.}} + \underbrace{4C^6H^{12}O^6}_{\text{Sucre.}}$$

(Schunk, *loc. cit.*)

RUTINE. — Substance jaune pâle de la *rue* et de beaucoup d'autres fleurs, se dédouble en quercétine jaune et glycose :

$$\underbrace{C^{25}H^{28}O^{15}}_{\text{Rutine.}} + 3H^2O = \underbrace{C^{13}H^{10}O^6}_{\text{Quercétine.}} + \underbrace{2C^6H^{12}O^6}_{\text{Glycose.}}$$

Zwenger et Dronke, *Ann. Chem. Pharm.*, t. CXXIII, p. 145.)

XANTHORHAMNINE. — Substance jaune de la graine de séné, donne par les acides étendus d'eau de la *rhamnétine*, substance jaune pâle cristalline et du sucre :

$$\underbrace{C^{23}H^{26}O^{14}}_{\text{Xanthorhamnine.}} + 3H^1O = \underbrace{C^{11}H^{10}O^5}_{\text{Rhamnétine.}} + \underbrace{2C^6H^{12}O^6}_{\text{Glycose.}}$$

(Gollatly, *Chem. News.*, t. III, p. 196.)

Frerichs et Staedeler ont injecté dans les veines de plusieurs animaux des solutions des sels de la bile, et presque toujours il ont remarqué dans les urines la présence des principes colorants biliaires. On pouvait croire, en conséquence, que ces derniers dérivent des acides des taurocholates et des glycocholates, mais des observations ultérieures ont montré que les principes colorants biliaires (qui sont azotés) se forment également au moyen de l'injection d'acides non azotés (1).

(1) MM. Feltz et Ritter ont injecté dans les veines le glycocholate et le taurocholate de soude à la dose où on les trouve dans la bile et à dose plus forte. Ils ont injecté aussi le chlorate de soude, la dislysine et l'acide choloïdique. Les résultats obtenus ont été à peu près les mêmes. Ils ont vu que la voie d'élimination de ces composés introduits dans le sang est surtout la sécrétion biliaire. Chaque fois ils ont provoqué un abaissement de température de 1 à 2 degrés, un ralentissement du pouls du cinquième, souvent des vomissements, quelquefois de légers accidents nerveux, jamais de jaunisse. Ces corps sont vénéneux et tuent à une dose de 2 à 4 gram-

Sur les usages de la bile.

La bile a des usages multiples. Elle les remplit en raison de la décomposition soit immédiate, soit successive de tels et tels de ses principes constitutifs essentiels, dont on finit par ne retrouver aucun dans le gros intestin, sauf les matières colorantes.

Ces usages sont au nombre de cinq (1). Ce sont : 1° la neutralisation de l'acidité du chyme ; 2° l'activation de la sécrétion pancréatique et de celle du suc intestinal (voy. p. 643 et 646) ; peut être faut-il y joindre une influence sur la contraction des fibres-cellules, des villosités et des tuniques intestinales ; 3° son action liquéfiante sur diverses matières alimentaires ; 4° son action antiputride ; 5° son rôle comme éliminateur excrémentitiel.

Parmi ces usages, du reste, le troisième n'est pas essentiellement rempli par la bile même en tant qu'humeur individuelle, mais en tant que mélange, avec le suc pancréatique surtout (2).

La neutralisation du chyme par la bile a été constatée souvent depuis Tiedemann et Gmelin ; elle n'est, du reste, pas toujours complète. Les sucs intestinaux, plus alcalins que la bile (p. 643 et 645), dont celle-ci suscite la supersécrétion, interviennent promptement aussi. Versée neutre ou faiblement alcaline, la bile ne concourt à neutraliser le chyme que par décomposition du taurocholate ou de ses analogues, qui cèdent leur soude à l'acide du suc gastrique (3). Quant aux acides taurocholique, etc.,

mes. A dose moindre, les animaux reviennent très-vite à l'état normal, car même vingt-quatre heures après la dernière injection, il n'y a plus de traces de modifications dans le sang. Les urines ne renferment ni albumine, ni matières colorantes hématique ou biliaire ; on y trouve de l'indican ; les urines sont rares et renferment une quantité d'urée telle que l'acide azotique y cause un précipité abondant d'azotate d'urée. Les divers principes colorants de la bile injectés isolément ou mélangés jusqu'à la dose de 8 grammes en quatre fois ont produit une constipation opiniâtre, une teinte subictérique très-fugace ; les urines ne renfermaient pas d'albumine ; l'acide azotique ne donne directement les réactions des matières colorantes que faiblement et de temps en temps seulement. Un procédé plus délicat permet cependant de retrouver dans l'urine les matières colorantes de la bile, même lorsque l'acide azotique essayé directement a échoué. L'indican n'apparaît que vers la fin de la quatrième injection (*Journ. d'anat. et de physiol.*, mai, 1870). Frerichs avait appelé *chromogènes* les produits non colorés intermédiaires entre les acides biliaires et les principes colorants dont il supposait la formation et dont l'existence aurait pu être décelée dans le sang et dans l'urine non encore *ictériques*, mais aptes à le devenir, en les exposant à l'air et les traitant ensuite par l'acide azotique. On sait aujourd'hui que ces dérivés taurocholiques générateurs de la bilirubine, etc., n'existent pas.

(1) Ils sont généralement assez mal définis dans les ouvrages classiques et presque toujours d'une manière contradictoire d'un auteur à l'autre.

(2) De même inversement le liquide pancréatique n'émulsionne bien les graisses que dans un chyme devenu neutre ou alcalin au contact de la bile.

(3) Notons ici qu'en touchant l'orifice duodénal du canal cholédoque avec un liquide acide, un flot de bile est aussitôt lancé dans l'intestin, tandis que rien n'a

ils se dédoublent dès ce moment en acide cholalique et en taurine ou en glycocolle, selon les espèces, lesquels subissent encore d'autres dédoublements, qui font qu'on ne les retrouve plus dans les fèces. Bien que peu puissant, l'acide cholalique doit nécessairement être d'abord saturé, dès qu'il se produit, mais on ne sait pas encore par quelle base.

Le premier effet de l'action de la bile sur le chyme est, avec la neutralisation de celui-ci, la précipitation des matières déjà fluidifiées (1), sous forme de traînées blanchâtres (Tiedemann et Gmelin). En même temps le ramollissement et la fluidification commencés s'arrêtent, les substances restent à l'état où elles étaient (Cl. Bernard). Elles peuvent alors demeurer longtemps sans se putréfier, ce qui n'était pas avant. La digestion reste arrêtée si, après l'action de la bile, les sucs pancréatique et intestinaux n'agissent pas. C'est ce qui a lieu si la bile reflue dans l'estomac. Elle est troublée d'autre part, avec tendance à la putréfaction des matières, si elles arrivent dans l'intestin sans que la bile se mêle à celles-ci.

La liquéfaction alimentaire commence à devenir réelle quand, après ou en même temps que la bile, le suc pancréatique se mêle au chyme (p. 635), avec addition successive des sucs intestinaux. L'expérience prouve du reste qu'il n'agit pas ou n'agit qu'imparfaitement sur les matières azotées sortant de l'estomac tant que la bile ne les a pas imprégnées (2). Aussi les animaux maigrissent et meurent vers le quarantième jour ainsi que l'ont montré les expériences de Schwann, de Blondlot, de Flint et autres. De plus les expériences de Brodie, Leuret et Lassaigne, Tiedemann et Gmelin, Lehmann, Bidder et Schmidt semblent bien prouver que le chyle des animaux auxquels on a fait une fistule biliaire est plus pauvre en graisse que le chyle normal. De là ils ont conclu que la bile était émulsionnante ou encore un dissolvant des graisses (Tiedmann et Gmelin). Mais nous avons déjà vu (p. 639) qu'il n'en est rien (3), et que la bile ne coulant plus, le liquide pancréatique et

lieu si l'on se sert d'une solution alcaline (Leuret et Lassaigne Cl. Bernard *loc. cit.*, 1856, t. II, p. 431). L'action neutralisante des sels biliaires a été indiquée ainsi par Strecker et Gundelach : « Lorsque la bile de porc vient en contact dans l'économie animale avec le chyme, qui a toujours une réaction acide, il y a nécessairement précipitation de l'acide hyocholéique et la réaction acide du chyme doit être neutralisée... On observe chez les ruminants que le chyme acide mêlé avec la bile, perd petit à petit son acidité. » (Strecker et Gundelach, *Sur la bile de porc. Compt. rend. des séances de l'Acad. des sc.* Paris, 1847, t. XXV, p. 121.)

(1) D'après Brucke, ce ne sont pas les peptones qui sont coagulées au contact de la bile, mais ce seraient les *matières biliaires* qui seraient précipitées par l'acide du chyme (voy. p. 651-652). Toutefois il faut remarquer que si les principes biliaires, tant propres que colorants, sont précipités par le suc gastrique pur, ils ne le sont plus quand celui-ci tient en dissolution les albuminoïdes du chyme (Dalton, *Human physiology*, Philadelphia, 1861, p. 176).

(2) Cl. Bernard, *Leçons de physiologie*. Paris, 1856, t. II, p. 441.

(3) L'expérience prouve aisément qu'il n'est pas exact de dire que la *bile en voi-*

les autres sucs intestinaux ne sont certainement plus versés comme à l'ordinaire (voy. p. 643). Par suite, les graisses ne doivent plus être aussi bien émulsionnées, et le fussent-elles leur absorption ne serait plus aussi parfaite (p. 645); car ce n'est pas la bile déjà en partie décomposée dans le jéjunum qui favorise l'absorption contrairement à ce qu'admettent divers auteurs (Vulpian, 1867), mais le suc intestinal (p. 646). Aussi les fistules biliaires ne prouvent pas à cet égard tout ce que l'on a voulu leur faire prouver depuis Herbert-Mayo, Tiedemann et Gmelin, etc. (1).

Aux usages énumérés ci-dessus il est possible qu'il faille ajouter le suivant. L'état d'inertie de la musculeuse intestinale pendant l'ictère a fait admettre depuis longtemps aux médecins que la bile suscite les contractions de cette tunique. Depuis les expériences de Schiff ont montré en effet que la bile est un excitant des muscles, et même d'après Budge, cette excitation pourrait se transmettre par l'intermédiaire des nerfs. En outre, elle excite, dit-on, par sa présence les contractions des fibres musculaires propres de la membrane muqueuse de l'intestin, et provoque ainsi l'excrétion du suc intestinal. Enfin la bile pourrait provoquer des contractions dans les villosités intestinales, et favoriser ainsi l'évacuation de leur chylifère central et par suite l'absorption.

Sur le rôle antiputride de la bile.

En même temps que la bile neutralise les substances qui, de l'estomac, passent dans le duodénum, elle remplit un autre rôle très-important. Elle

son de son alcalinité se mêle facilement aux graisses. D'une part, la bile est très-peu alcaline, ne se mêle aux graisses que par l'agitation et se sépare vite de celles-ci, aussi bien à 40 degrés environ qu'à froid. Suivant Wundt, *la bile pure n'émulsionne les graisses qu'à un faible degré, mais celle qui contient des savons (produits aux dépens de la soude des taurocholates, etc., et des acides gras mis en liberté par le suc pancréatique) jouit à un haut degré de la propriété de les émulsionner* (*Physiologie*, trad. franç., 1873, p. 183). C'est là une supposition qui est absolument contredite par l'expérience. La bile dans laquelle on dissout environ le cinquième de son volume de savon à 35 ou 40 degrés émulsionne l'huile par l'agitation. Mais cette émulsion n'est pas permanente. Au bout de deux à trois heures la bile s'est entièrement séparée de la graisse en conservant tous ses caractères propres. Quant à l'huile elle surnage légèrement colorée en jaune verdâtre, ayant repris à la bile le savon qu'on y avait dissous et qui la maintient à l'état d'émulsion au lieu de la laisser transparente, comme dans les cas où le savon n'a pas été employé (p. 639). Du reste, l'analyse du chyle montre que les graisses n'arrivent à l'état de savons dans le chyle qu'en très-petite quantité, comparativement à celles qui s'y trouvent à l'état de margarine, oléine, etc. Déjà Lenz, en 1850, avait dit que la bile mêlée au chyme acide ne peut guère dissoudre les graisses, et que si elle émulsionne les huiles, elle ne possède cette propriété qu'au même degré que les autres liquides visqueux qui sont dans l'intestin.

(1) Ces données suffisent pour faire aisément comprendre comment il se fait que lorsque durant l'ictère les selles sont entièrement décolorées, on y trouve une quan-

empêche la putréfaction des matières alimentaires, qui toutes sont très-putrescibles et se trouvent là dans les meilleures conditions possibles de température et d'humidité pour s'altérer. Aussi cette putréfaction survient-elle lorsque la bile cesse de couler dans l'intestin comme dans l'ictère (1). Le contenu intestinal cesse alors d'avoir l'odeur fécale habituelle. Il répand au contraire une odeur aigre, acidule, très-fétide, dans laquelle on distingue celle des hydrogènes sulfuré et phosphoré, souvent analogue à celle des œufs pourris. Parfois cette odeur devient de moins en moins prononcée à mesure qu'on examine les matières plus avant dans le gros intestin, ou bien elles ne conservent que l'odeur aigre dont j'ai parlé. Cela tient à ce que les gaz sulfhydrique et phosphorés sont absorbés par les réseaux capillaires de la veine porte, à mesure qu'ils se produisent et que les matières progressent dans l'intestin. Ils sont ensuite rejetés par le poumon d'après le mécanisme physiologique indiqué page 235. Aussi arrive-t-il que les matières fécales des ictériques, en même temps qu'elles sont décolorées, avec l'aspect et la consistance de la glaise, n'ont plus l'odeur habituelle, et ont celle des gaz précédents ou n'ont qu'une odeur aigre, parfois même presque nulle.

Aucune expérience n'a encore été faite pour savoir si la bile doit cette propriété antiputride et désinfectante à sa substance colorante qui reste dans les matières fécales ou aux taurocholates, ou à quelques-uns des produits de dédoublement de ce dernier (voy. p. 657 et 667). On sait toutefois que la bile jouit de cette propriété anti-putride non-seulement à l'égard des matières intestinales, mais du pus et d'autres liquides, avec lesquels elle se mêle dans les abcès du foie et sans que dans ces condi-

tité anormale de matières grasses qui ont passé sans être absorbées. Flint a observé que des chiens portant des fistules biliaires, bien qu'ayant un appétit vorace, refusaient de manger de la viande grasse. Cette répugnance pour la graisse a été notée dans des cas de jaunisse avec décoloration des fèces.

(1) Sur la coloration blanchâtre et l'état de putréfaction du contenu intestinal avec odeur autre que celle des fèces ordinaires chez les enfants, dans les cas de non déversement de la bile dans l'intestin, voyez Porchat, *Recherches relatives à l'usage de la bile chez les nouveau-nés* (*Compt. rend. et Mém. de la Soc. de biol.* Paris, 1854, p. 113). Herbert, Mayo, Tiedemann et Gmelin (*Recherches sur la digestion*, 1826) ont constaté une augmentation de la fétidité des selles après la ligature du canal cholédoque. Dans l'*ictère*, d'après Frerichs, il faut distinguer deux degrés de cette fétidité. Lorsque l'alimentation est animale, les matières azotées en l'absence de la bile, arrivent à la décomposition putride, donnent naissance à de l'hydrogène sulfuré : d'où la flatulence de l'abdomen, et l'odeur putride, mais nullement stercorale des excréments. Si le régime est végétal au contraire, c'est une odeur acide, aigre, mais aussi éloignée de la fétidité normale que dans le cas précédent, ainsi que l'avaient déjà remarqué Monro et Springle. (Frerichs, *Traité pratique des maladies du foie*, trad. franç., 1862, p. 99.) Saunders (*Treatise on the structure, economy and diseases of the Liver*, Londres, 1803) a le premier attribué à l'*amer* de la bile son action intestinale antiputride.

tions l'odeur fécale se développe comme elle le fait au contraire dans diverses conditions expérimentales.

L'action de la bile sur le chyme (p. 676), son rôle d'agent anti-putride et ce fait que l'odeur fécale est une odeur *sui generis*, autre que celle de la putréfaction, qui reconnaît pour cause la formation de certains produits de décomposition des principes propres de la bile, constituent dans tous les cas une série de phénomènes intimement et chimiquement liés les uns aux autres.

On ne sait pas encore quels sont ceux de ses principes qui, en se dédoublant, forment les composés volatils et odorants qui donnent leur odeur aux fèces. Une odeur analogue se développe lorsqu'on laisse la bile se décomposer à une température un peu élevée. Elle se produit aussi lorsqu'on laisse des calculs biliaires accumulés dans un vase sans avoir essuyé la bile qui les recouvrait.

Sur les usages de la bile comme humeur excrémentitielle.

Le taurocholate de soude et la cholestérine de la bile se décomposent, au moins en partie, dans l'intestin au contact des matières alimentaires et en même temps jouent un rôle à l'égard de celles-ci en empêchant leur putréfaction. Elles permettent ainsi qu'elles soient absorbées sans qu'elles aient subi d'altérations putrides et autres. Ces faits montrent que sous ce rapport la bile ne saurait être considérée comme une *excrétion*, sauf toutefois en ce qui regarde sa matière colorante, dont le rôle physiologique spécial n'est pas encore bien connu, puisque c'est le seul de ses principes immédiats caractéristiques qui se retrouve dans les déjections fécales peu différent de ce qu'il était au sortir du foie. Car nous verrons que nul des principes immédiats des humeurs excrémentitielles ne se décompose normalement dans l'économie avant d'être rejeté, tandis qu'on observe précisément l'inverse dans toutes les humeurs récrémentitielles, et celles-ci ne remplissent même un trôle dans l'économie qu'à ce prix (1).

(1) Il faut ajouter que dans les fèces, d'après divers physiologistes, on ne retrouve des principes fixes de la bile que de un cinquième à un neuvième du poids de ceux qui sont versés dans le duodénum ; fait qui sépare cette humeur de tous les liquides excrémentitiels. A partir de la fin du duodénum, tous les débris alimentaires azotés sont colorés par la bile, présentent au contact de l'acide azotique les changements de couleur indiqués page 652. En même temps, une portion des matières colorantes passe à l'état de grains arrondis et ovoïdes jaunes verdâtres, larges de 5 à 30 millièmes de millimètre. On les voit avant même que les matières soient *fécales* à proprement parler, c'est-à-dire qu'on en trouve dès le jéjunum, puis déjà en plus grande quantité dans l'iléum, dans le cæcum et surtout dans le rectum. Cette matière colorante passe donc de l'état fluide à l'état solide, et c'est à l'état solide qu'on la rencontre dans les matières fécales.

Nous avons vu que le lait diffère des autres humeurs récrémentitielles et excrémento-récrémentitielles en ce qu'une portion seulement de l'eau qu'on en chasse par évaporation fait partie de la caséine comme eau de constitution, tandis que l'autre portion est libre, n'est pas retenue par la caséine lorsque celle-ci se coagule, de manière que le caillot flotte dans cette eau. Aucune autre humeur n'offre quelque chose de semblable ; ce fait est en rapport avec cette particularité que le lait seul peut servir de *boisson* en même temps que d'aliment solide. Il est en rapport aussi avec la prédominance dans le lait, relativement aux autres humeurs, des principes de la deuxième classe, tels que le sucre de lait, etc.

Or, dans la bile, toute l'eau est à l'état libre. On peut en séparer les principes colorants sans qu'ils retiennent l'eau que l'évaporation chasse de cette humeur, contrairement à ce qui a lieu dans le suc pancréatique, etc. ; de telle sorte qu'on peut obtenir la bile incolore ne renfermant plus de principes colorants (1) et n'ayant perdu de son poids que celui de ces derniers, qui ne fixent, en passant à l'état solide, au contact du charbon, du sulfate de magnésie ou du sulfate de chaux, etc., qu'une quantité d'eau insignifiante (non encore déterminée avec précision), relativement à ce qu'on voit pour la caséine, la pancréatine, la sérine, etc. L'existence de l'eau à l'état libre dans la bile est également en rapport avec la prédominance remarquable dans cette humeur, comparativement aux autres, des principes de la deuxième classe qu'elle tient en dissolution pure et simple.

La nature de ces principes-là est importante à noter. Le taurocholate de soude (*principe amer de la bile, amer biliaire*), bien que formé dans le foie biliaire seulement, fait qui distingue essentiellement les *sécrétions* des *excrétions* (sueur, urine) produites par des parenchymes non glandulaires, le taurocholate, dis-je, est un sel au même titre que les hippurates ou les lactates. D'autre part, la cholestérine est formée par désassimilation dans le tissu nerveux, hors du foie, qui ne fait, très-probablement, que l'éliminer du sang qui l'apporte. Sous ce double rapport, mais sous ce rapport seulement (et sous celui de l'état libre, dans lequel se trouve l'eau de la bile), cette humeur se rapproche des liquides excrémentitiels. Je dis sous ce rapport seulement, car le déversement de la bile dans l'intestin ne la rapproche pas plus des *excrétions* (urine, sueur) qu'il n'en rapproche le suc pancréatique, que nul auteur ne songe à séparer des *sécrétions*, bien qu'il soit déversé au même endroit que la bile chez l'homme, le chien, le cheval et 35 centimètres plus bas sur le lapin et le bœuf. Le suc intestinal qui pourtant ne renferme

(1) Voy. Ch. Robin et Verdeil, *Chimie anatomique*, 1853, t. III, p. 387.

aucun principe excrémentitiel ou de désassimilation est du reste sécrété aussi bien au-delà du duodénum.

Mais ce qui, malgré toutes ces particularités remarquables, fait de la bile une humeur que l'on ne peut séparer des autres *sécrétions* excrémento-récrémentitielles, c'est que, comme pour celles-ci, telles que la salive, le suc pancréatique, etc., tous ses principes (y compris même la cholestérine formée ailleurs que dans le foie) remplissent un rôle dans les actes digestifs, ainsi que nous venons de le voir. Le rôle de la cholestérine n'est pas nettement précisé, mais il est réel, et nous verrons plus loin, en parlant des matières fécales, que comme les taurocholates, etc., elle change l'état chimique, soit par dédoublement, soit par fixation d'eau, etc. Dans tous les cas, elle ne se retrouve pas à l'état de cholestérine dans les *fèces*, ainsi que l'a montré M. Flint. Or, rien de pareil n'a lieu pour les liquides excrémentitiels, dont le propre, au contraire, en raison de la nature et de l'origine de leurs principes constitutifs, est de ne remplir aucun rôle dans l'économie une fois qu'ils sont *excrétés*, et d'entraîner la nécessité d'une expulsion hors laquelle il n'y a que malaise et souffrance pour tout l'organisme.

Ce rôle, accompli par ces sels propres de la bile et par la cholestérine, principes cristallisables de la deuxième classe, au lieu d'être *intérieur*, comme celui que remplissent certains principes récrémentitiels cristallisables aussi et également de la deuxième classe, tels que les corps gras et les sucres venant du foie, du lait ou des aliments ordinaires, ce rôle, dis-je, est seulement *extérieur*, comme celui des principes coagulables de la salive, des sucs gastrique et pancréatique (1).

De l'action de la bile sur la circulation et l'innervation.

L'ictère à la fois intense et apyrétique s'accompagne habituellement d'une diminution nombre des contractions cardiaques (2). Ce phénomène

(1) On voit par ce qui précède que le foie n'est pas autant un organe d'excrétion dépuratrice que le disent quelques médecins, et surtout qu'il ne faut pas prendre à la lettre ceux qui réduisent à peu les usages de la bile en disant que : « La bile a deux rôles physiologiques. Elle favorise l'absorption de la graisse, et, à ce point de vue, elle peut être considérée comme un agent de la digestion ; de plus, c'est un liquide excrémentitiel, et le foie, en sécrétant la bile, exerce une action épuratoire sur le sang qu'il débarrasse de matières hydrogénées, carbonées et azotées. C'est ce dernier rôle qui est certainement le plus important, et c'est le seul qui existe pendant la vie intra-utérine ». (Vulpian, *La bile. Revue des cours scientifiques*. Paris, 1867, p. 74). Voy. surtout les travaux de Blondlot, 1843 et 1846.

(2) On sait que M. Bouillaud est le premier qui, dans sa *Clinique médicale* (1837) et sa *Nosographie médicale* (1846), ait montré que dans l'ictère le pouls tombe de 72 à 60,50 et 40. Frerichs l'a même vu tomber à 21. (*Traité pratique des maladies du foie*, trad. par Duménil et J. Pellagot. Paris, 1866, p. 114).

ne s'observe, toutefois, qu'autant que l'ictérique garde la position horizontale; une accélération marquée du mouvement systolique survient ensuite dès que le malade reprend l'attitude verticale et se livre à quelque exercice. A la diminution du nombre des pulsations se joint constamment, en pareil cas, celle de la pression du sang ou de la *tension artérielle*, affaissement qui persiste, *malgré l'accélération circulatoire obtenue par la station verticale ou par la marche.*

Le ralentissement des phénomènes circulatoires semble dû à la cholémie par une action spécifique inhérente aux sels biliaires, aux taurocholates, action qui s'adresserait spécialement au système ganglionnaire du cœur dont elle paralyserait l'innervation, suivant Rœhrig (1863). Il paraît démontré à ce dernier que le mode d'action des taurocholates diffère essentiellement de celui de la digitale, celle-ci impressionnant particulièrement le système régulateur du cœur dont elle excite l'action, tandis que les sels biliaires ne les troublent en aucune façon; car : 1° pendant l'action toxique des sels biliaires, les usages des nerfs trisplanchniques n'attestent qu'un calme parfait; 2° le ralentissement du pouls dû à la cholémie n'est jamais suivi d'accélération; 3° la section des nerfs vagues, lorsqu'elle est pratiquée pendant l'intoxication cholémique, loin de faire cesser la lenteur des battements du cœur, la fait ressortir davantage; 4° lorsqu'on plonge le cœur d'une grenouille dans une solution de taurocholate ou de glycocholate de soude, ou bien encore dans de la bile concentrée, les contractions de ce viscère se ralentissent ou cessent. D'après Landois (1863), les solutions de glycocholate de soude, de même que la bile en substance, ne ralentissent les mouvements du cœur qu'autant que ces liquides sont introduits en quantité relativement considérable, tandis qu'injectés à faible dose, ils accélèrent ces mêmes mouvements (voy. la note p. 675 et p. 678).

Altérations, sédiments et calculs biliaires.

D'après A. Flint, la cholestérine augmente considérablement dans le sang des malades atteints de cirrhose (1). L'analyse chimique a prouvé à Flint que, dans ces cas, la stercorine a diminué proportionnellement dans les fèces, nouvelle preuve que la cholestérine n'est pas versée en quantité normale dans le canal alimentaire.

(1) On pourrait dire que la cholestérémie ne survient que lorsque la cirrhose est arrivée à un degré tel, que les *canalicules biliaires* ont été atrophiés par l'hypertrophie du tissu lamineux, interlobulaire comme le sont aussi peu à peu les lobules glycogènes. On sait que Frerichs a nommé *acholie* la suppression des usages du foie et qu'il attribue à cette suppression les accidents cérébraux qui surviennent parfois à la fin de la cirrhose (*délire, spasmes*), M. Flint décrit ce même état sous le nom de *cholestérémie*, parce qu'il l'attribue à l'accumulation dans le sang de la cholesté-

Les analyses qui ont été faites de la bile n'y ont montré jusqu'à présent dans les cas morbides qu'une augmentation ou une diminution de la quantité du taurocholate de soude ou de la biliverdine, mais dans des proportions qui ne sortent pas sensiblement des limites entre lesquelles oscille la proportion de ces principes à l'état normal. Cette diminution et cette augmentation n'ont rien non plus de constant dans telle ou telle maladie donnée. Il faut en excepter toutefois la fièvre typhoïde, dans laquelle la quantité de ces principes, de la graisse et de la cholestérine n'est guère que la moitié du minimum observé dans la bile normale.

Dans un certain nombre d'états morbides, et particulièrement quand accidentellement la bile a séjourné longtemps dans la vésicule ou dans quelque autre partie des voies biliaires, on peut voir s'y produire plusieurs variétés de dépôts sédimenteux.

Souvent ils ne sont formés que par des flocons de mucus entraînant quelques-unes des particules dont je vous ai parlé plus haut, comme étant normalement en suspension dans la bile et colorées par la biliverdine. Parfois aussi, on y voit des gouttes ou des granules graisseux.

D'autres fois, ce sont des cristaux de cholestérine, ainsi que l'a signalé M. Chevreul, il y a déjà longtemps (1), qui flottent dans la bile, soit seuls, soit accompagnés des particules précédentes.

Ce peuvent être des aiguilles de bilirubine (page 666). On observe fréquemment le passage accidentel de la matière colorante de la bile à l'état solide dans les canaux hépatiques eux-mêmes, à l'exclusion de toute addition des autres principes de la bile. On trouve surtout dans la cirrhose les canaux hépatiques et même les acini sécréteurs distendus par de la matière colorante biliaire solide sous la forme de concrétions cylindroïdes ou moniliformes, ramifiées ou non, qui injectent ces canaux. Ces concrétions n'ont jamais une coloration verte, mais bien une teinte

rine cessant d'être éliminée par le foie. Si, pense-t-il, dans toute cirrhose, il n'y a pas cholestérémie, c'est que tout le foie n'est pas désorganisé et qu'une partie de l'organe suffit pour l'élimination de la cholestérine. Dans les cas de jaunisse simple, il n'y aurait que résorption de la matière colorante de la bile. L'analyse chimique du sang d'un malade atteint de cirrhose et qui succomba dans une stupeur prolongée, lui a démontré une augmentation considérable de cholestérine dans ce liquide. C'est là un fait évident de *cholestérémie* pour ce physiologiste. Le foie ne sécrétant plus de bile à cause de sa désorganisation, la cholestérine s'est accumulée dans le sang. D'ailleurs Becquerel et Rodier auraient trouvé dans un cas de ce genre, une quantité considérable de cholestérine dans le sang, savoir 1,850 sur 1000.

(1) Chevreul, *Mémoires du Muséum d'histoire naturelle*. Paris, 1824, in-4, t. XI, p. 239. Quelques auteurs citent les globules du pus comme pouvant être en suspension dans la bile dans les cas de *cholécystite*. Mais les faits indiqués p. 653 montrent que ce n'est qu'autant que le pus a remplacé complétement ou à peu près la bile de la vésicule qu'on peut y voir les leucocytes.

orangée, safranée ou rougeâtre plus ou moins foncée. Au contact de l'acide azotique, elles passent brusquement au bleu foncé, puis graduellement au violet rougeâtre.

Des grains presque microscopiques, de même apparence que les précédents sous le microscope ou plus foncés, mais irrégulièrement arrondis forment parfois une pâte noirâtre dans les conduits biliaires ou dans la vésicule. Ils sont tout à fait noirs ou d'un noir verdâtre, quand accumulés, ils sont vus à l'aide de la lumière réfléchie.

Des calculs biliaires proprement dits.

Des calculs peuvent se rencontrer dans toute l'étendue des voies biliaires, depuis les radicules du conduit hépatique jusqu'à l'extrémité du canal choléique. Les véritables calculs sont rares dans les origines du canal hépatique en raison de l'étroitesse de ses rameaux; mais on y observe les petites concrétions de couleur jaune ou noire qui constituent la *gravelle* ou *sable biliaire*.

Quelquefois tous les ramuscules du conduit hépatique sont comme injectés par une bile épaisse qui tient en suspension ces concrétions pulvérulentes. Il n'est pas rare de trouver dans l'intérieur du foie de petits kystes remplis de concrétions biliaires ou seulement de bile épaissie; ces kystes sont très-probablement le résultat de l'oblitération et de la distension des conduits biliaires. Dans d'autres circonstances, les calculs, après avoir été formés dans les conduits biliaires, les perforent et passent dans le tissu du foie, où ils ont été trouvés, au milieu même du parenchyme hépatique. C'est sans doute de cette manière qu'avait pénétré dans la veine porte hépatique droite un calcul décrit, par Devay, comme s'étant formé dans ce vaisseau.

On ne voit que rarement des calculs proprement dits dans le canal hépatique. La vésicule biliaire est leur siége ordinaire. Ils sont libres et flottants dans la bile ou accumulés dans le bas-fond de la cholécyste ou enchâtonnés. On les rencontre souvent chez les vieillards sans que leur présence ait été soupçonnée. La bile qui coule de la vésicule dans le canal cystique tend à entraîner avec elle les concrétions qui y sont suspendues. Le petit volume de celles-ci favorise leur introduction dans ce canal; on a pourtant vu des concrétions très-volumineuses s'y engager par leur grosse extrémité.

Une fois introduits, ils peuvent entrer dans la vésicule, descendre dans le canal cholédoque, ou enfin rester dans le canal cystique. Il n'est pas rare de trouver ce conduit complétement oblitéré par un calcul. Les calculs qu'on rencontre dans le *canal cholédoque* viennent soit du conduit hépatique, soit de la vésicule, après avoir franchi le canal cystique ; ceux qui viennent par cette dernière voie sont les plus communs.

Ils peuvent siéger dans toute la longueur du canal, mais il est assez fréquent de les voir s'arrêter dans l'ampoule commune aux conduits cholédoque et pancréatique ; la muqueuse avec laquelle ils sont en rapport forme derrière eux une sorte de repli qui les guide jusque dans le duodénum par un mécanisme analogue à celui qui expulse les matières fécales du rectum. L'obstacle à l'écoulement de la bile amène la distension des conduits biliaires. Les radicules du canal hépatique, qui ordinairement sont à peine visibles à l'œil nu, peuvent acquérir le volume d'une plume d'oie; quelquefois elles se dessinent à la surface du foie sous forme de petites tumeurs ou d'ampoules remplies de bile, mêlée ou non de pus.

Les concrétions biliaires présentent un volume très-variable. Elles ont communément la grosseur d'une petite noisette. Quand elles ne dépassent pas le volume d'une très-petite lentille, on donne à l'affection le nom de *gravelle hépatique ;* elles sont souvent alors très-nombreuses, noires, sous forme d'un sable fin, semblable à celui qu'on rencontre dans certaines affections des voies urinaires, et elles sont tantôt seules, tantôt mêlées à des calculs proprement dits dans la vésicule ou dans les conduits biliaires.

La gravelle hépatique peut exister indépendamment des calculs; on rencontre assez souvent des vésicules du fiel pleines de graviers, sans trouver dans les voies biliaires un seul calcul proprement dit.

On a cité un certain nombre d'exemples de concrétions biliaires qui avaient atteint un volume considérable. Meckel en a décrit et figuré un qui était à peu près cylindrique, avait 15 centimètres de longueur, 6 de diamètre, et 12 centimètres 8 millimètres dans sa plus grande circonférence ; il remplissait la vésicule, qu'il avait considérablement distendue.

Le nombre des calculs est en général en raison inverse de leur volume. Ordinairement on en observe de 2 à 10. On en a quelquefois trouvé plusieurs centaines et plus; c'est ainsi que M. Bouisson en a compté 1450, Storck, 2000, et d'autres, dit-on, jusqu'à 3646 et plus.

Lorsque les calculs sont solitaires, leur forme est ordinairement arrondie et ovoïde régulière, et leur surface plus ou moins lisse. On les trouve quelquefois hérissés d'aspérités, quand ils n'ont pu augmenter de masse que dans certains points de leur surface.

Les calculs multiples sont pyramidaux, cubiques, tétraédriques, pentagonaux à surface lisse, à arêtes mousses. Ils présentent des facettes quelquefois très-régulières, les unes un peu concaves, les autres légèrement convexes, résultant des frottements qu'ils exercent les uns contre les autres. Dans les conduits biliaires, ces concrétions peuvent affecter une forme rameuse; on y a même trouvé des calculs canaliculés; enfin il en est qui, en se soudant par leurs extrémités, peuvent prendre l'aspect de grains de chapelet.

La coloration qu'offrent les calculs diffère non-seulement selon leur composition chimique, mais encore avec l'arrangement des particules solides, cristallines ou non, de leurs composants.

Le plus ordinairement ils sont brunâtres ou d'un brun verdâtre; les premiers sont formés en grande partie de la matière colorante de la bile, et les seconds de matière colorante et de cholestérine mélangées.

Les calculs de cholestérine pure sont blanchâtres; on en a même observé qui, à l'état frais, étaient transparents comme du cristal, mais ils ne tardent pas à devenir ternes et opaques en se desséchant à l'air.

Il en est qui sont tout à fait noirs, et qui sont désignés sous le nom de *calculs mélaniques*. Il n'est pas très-rare de voir de ces calculs qui sont bleus, rouges, ou de couleur marron. Ceux qui sont de couleur rouge ont une teinte analogue à celle de l'hématoïdine, et de la bilirubine; ils ne la conservent que pendant quelques semaines; peu à peu ils deviennent bruns lorsqu'on les laisse exposés à l'air.

La densité des concrétions biliaires est très-faible, et cette seule circonstance pourait les faire distinguer de tous les autres calculs de l'économie. Ceux qui sont formés de cholestérine sont les plus légers; leur densité est inférieure à celle de l'eau. Du reste, la pesanteur spécifique et le poids des calculs sont très-différents à l'état frais et à l'état sec (1).

Configuration intérieure ou structure des calculs biliaires.

La coupe des calculs biliaires présente sous ce rapport deux variétés bien distinctes : 1° la disposition striée ou rayonnée; 2° la forme de couches ou lamelles superposées.

La surface de la coupe des calculs striés présente l'aspect d'aiguilles pyramidales, ou de lamelles brillantes dont la forme générale est triangulaire, dont le sommet part d'un centre ou noyau, et dont la base correspond à la périphérie; dans les calculs composés de cholestérine pure

(1) Voy. p. 688 à 689. Sur des calculs secs M. Ritter en a trouvé :

	gr.
3920 qui pesaient moins de	0,1
108	0,1 à 0,5
160	0,5 à 1,0
270	1,0 à 2,0
230	4,0 à 6,0
22	6,0 à 10,0
9	10,0 à 12,0
3	12,0 à 14,0

les stries sont radiées et brillantes; dans ceux qui sont tout à fait transparents, il n'existe pas de noyau.

Les calculs lamelleux ont souvent un noyau central et des couches périphériques en nombre variable. On distingue en général deux couches principales : une couche moyenne granuleuse ou d'aspect fibreux, et une couche extérieure plus homogène, appelée aussi couche corticale.

Le *noyau* central est formé ordinairement de mucus et de matière colorante réunis ou par celle-ci seulement. Vue à l'aide de la lumière réfléchie, elle est alors tout à fait noire; mais, réduite en fragments sous le microscope, elle offre l'aspect de lamelles irrégulières à cassure conchoïdale et de teinte orangée. L'acide azotique fait passer brusquement ces dernières au bleu presque noir, puis au violet et au rouge, en déterminant le dégagement de rares bulles de gaz très-petites.

Ce noyau est généralement noir, unique ou formé de plusieurs grains mamelonnés, durs, de matière colorante, faiblement réunis par un peu de mucus. Les calculs dits *mélaniques et résineux* sont des masses plus volumineuses que celles-ci, constituées de la même manière (1).

Parfois on trouve plusieurs noyaux. On en a observé jusqu'à cinq; ce sont alors des petits calculs juxtaposés et réunis par du mucus qui ont servi de noyau pour la formation d'un autre calcul plus volumineux.

La *couche moyenne* dite *fibreuse*, quand elle existe, présente des stries radiées, formées de cholestérine. Ces stries sont en général séparées par de la matière colorante; il en résulte une structure grenue dans certains points. Les *couches corticales* sont plus ou moins nombreuses, onduleuses ou non. Elles sont faciles à distinguer les unes des autres par leur coloration différente et leur alternance, qui donne une certaine élégance à la surface des calculs coupés en deux. Ces couches, qui peuvent manquer dans les concrétions de petite dimension, acquièrent une grande épaisseur dans les calculs volumineux; quand on vient à casser le calcul, on les voit se détacher en coques irrégulières. Les colorations qu'elles présentent sont très-variées; elles sont ordinairement brunes, verdâtres, noires et parfois blanches; ou encore jaunes ou jaunâtres, pâles ou foncées, alternant les unes avec les autres.

Ces particularités, relatives à la structure des calculs biliaires, font qu'ils se prêtent tous à une facile imbibition par l'eau de l'humeur dans laquelle ils sont plongés, aussi perdent-ils du tiers à près des deux tiers de leur poids par simple dessiccation à l'air, prolongée pendant quelques

(1) On dit avoir vu des *calculs* dont le noyau était un petit caillot sanguin. On a cité des cas dans lesquels une épingle, un ascaride lombricoïde, avaient formé le noyau de calculs très-volumineux.

semaines, et ils en perdent encore de 1 à 15 pour 100 par la dessiccation à 100 degrés.

Caractères chimiques des calculs biliaires.

Les calculs biliaires sont rarement composés d'une seule substance ; le plus souvent ils sont mixtes, c'est-à-dire formés de plusieurs des principes de la bile. On les divise, sous ce rapport, en : 1° calculs de cholestérine; 2° calculs de matières colorantes ; 3° calculs composés de principes d'origine minérale (1).

1° Calculs de cholestérine.

Ces calculs, qui sont les plus communs de tous, sont quelquefois formés par de la cholestérine pure ; le plus souvent la cholestérine est unie à une certaine proportion de matière colorante de la bile en fins granules microscopiques adhérents à la surface des lamelles cristallines et les séparant les unes des autres. Ces granules sont jaunes orangés à la lumière transmise. Ils sont surtout abondants vers le centre du calcul, où ils forment parfois le noyau avec des lamelles cristallines plus petites et plus irrégulières que celles du reste de l'étendue du calcul. Ces calculs possèdent les propriétés suivantes :

Si on les expose sur une lame de platine à la flamme d'une bougie, ils fondent d'abord, puis brûlent à la manière des corps gras, en donnant naissance à une lumière fuligineuse ; si le calcul est composé de cholestérine pure, il ne reste pas de résidu sur la lame de platine.

Ils sont insolubles dans la potasse et la soude caustiques, mais ils sont très-solubles dans l'alcool bouillant, et surtout dans l'éther. Si l'on place

(1) Dans un remarquable travail *Sur la composition des calculs biliaires humains* (*Journ. de l'anat. et de la physiol.* Paris, déc. 1871), M. Ritter, se basant surtout sur les caractères extérieurs et sur ceux qu'offre la coupe des calculs biliaires, les divise en huit classes. Mais il est facile de voir par le tableau dans lequel il résume la composition de ces calculs que ceux des six premières classes rentrent dans le groupe des *calculs de cholestérine*.

	1re classe.	2e classe.	3e classe.	4e classe.	5e classe.	6e classe.	7e classe.	8e classe.
Nombre des calculs...	28	16	580	94	220	16	3	1
Cholestérine.........	98,1	97,4	70,6	64,2	81,4	84,3	traces.	0,0
Matière organique....	1,5	2,1	22,9	27,4	15,4	12,4	75,2	18,1
Matière inorganique. .	0,4	0,5	6,5	8,4	3,2	3,3	24,3	91,9

Les plus nombreux étaient ceux de la 3e *classe*, tous de couleur très-variable ; il en est de même de leur forme, on en rencontre d'ovoïdes, de sphériques, de tétraédriques, etc. A leur coupe on reconnaît un mélange intime de cholestérine et de matière colorante, mais la cholestérine a l'aspect pailleté et les cristaux semblent rayonner du centre.

sur le porte-objet du microscope une goutte de cette solution, l'éther s'évapore, et on voit apparaître des lamelles rhomboïdales de cholestérine incolore. Enfin ils sont colorés en jaune par l'acide sulfurique concentré, et l'acide nitrique bouillant les transforme en acide cholestérique.

Ainsi, les calculs biliaires que le microscope montre formés de cholestérine pure ou presque pure sont incolores ou d'un blanc nacré ; ils sont composés de paillettes, visibles sur la cassure des calculs, paillettes larges parfois de 2 à 3 millimètres et disposées en rayonnant autour du centre de la masse, mais généralement microscopiques, lozangiques, souvent encore très-régulières et imbriquées. Cette coloration tire au jaune pâle ou orangé plus ou moins foncé, partout où (vers le centre surtout) s'interposent des granules de la matière colorante à la cholestérine en cristaux lamelleux, souvent très-réguliers. La teinte s'éloigne d'autant plus du blanc nacré pour passer au blanc jaunâtre et au jaune plus ou moins foncé, que ces granules microscopiques, larges de 1 à 5 millièmes de millimètre, sont plus ou moins abondants.

Les matières organiques contenues dans les calculs sont des matières colorantes à l'état de composés calciques, des sels à acides gras, du mucus. En traitant les savons solubles par un acide faible, on voit se séparer les acides gras insolubles. Une seule fois, dans les analyses de M. Ritter, il s'est produit un précipité qui correspondait à 1gr,7 de corps gras, considéré comme de la margarine. Je reproduis, d'après M. Ritter, une analyse détaillée des calculs de sa 3e et 4e classe, qui sont les plus riches en ces composés. Il n'existe du reste dans la science aucune analyse aussi complète (1).

Cholestérine	62,3	
Composés biliaires solubles dans l'eau	18,3	
Sels solubles	4,1	
Composés solubles dans les acides	9,1	(matière inorg. 3,9).
Bilirubine	1,2	
Bilifuscine	0,4	
Biliprasine	0,8	
Bilihumine	1,5	
Matière organique (mucus) et perte	12,3	

(1) Dans un calcul de ce genre, Planta et Kekulé ont trouvé :

Eau	4,89
Sels	0,28
Principes de la bile (taurocholates ?)	0,70
Cholestérine	90,82
Graisse saponifiable	2,02
Matière colorante de la bile	0,20
Mucus	1,35

Cette analyse n'indique pas si les principes de la bile retirés étaient des *taurocholates de chaux*, de *magnésie* ou autres, ni quelle était la nature des sels d'origine minérale.

M. Ritter a constaté que, sauf de rares exceptions, les parties extérieures du calcul étaient plus riches en cholestérine que les parties centrales. Le noyau ou pour mieux dire la partie centrale était toujours la partie la plus riche en sels inorganiques, sauf pour les calculs qui semblent formés de cholestérine pure. Les calculs contenus dans une même vésicule ne varient pas sensiblement de composition (Ritter).

Les cendres ramenaient toujours au bleu le papier de tournesol rouge; comme d'autre part les calculs ne produisaient sous l'influence des acides qu'un dégagement de gaz carbonique très-faible, nullement en rapport avec l'acide carbonique qu'aurait exigé l'analyse alcalimétrique des cendres, il fallait en conclure que l'alcalinité des cendres ne pouvait provenir uniquement de la décomposition seule des carbonates terreux. Ce sont des combinaisons organiques de chaux qui, par leur décomposition par la chaleur, produisent en majeure partie l'alcalinité du résidu. Des recherches faites sur des calculs avant l'incinération ont fait voir à M. Ritter que l'oxalate de chaux n'existait pas dans ces concrétions, en quantité notable. Ce sont donc les matières colorantes et les acides biliaire qui sont combinés à la chaux, et qui, sous l'influence de la chaleur, laissent un résidu de chaux vive (1).

L'analyse des cendres des calculs de la 3e et de la 4e classe a donné les résultats suivants (2) :

Carbonate de chaux primitif	22,2
Carbonate provenant de la décomposition des combinaisons calcaires organiques	69,4
Sulfate de chaux	1,8
Phosphate de chaux et de magnésie	2,9
Phosphate de fer	0,9
Silice, chlorures, alumine (traces) pertes	2,8

L'insolubilité presque absolue de la cholestérine dans les liquides de l'économie, son peu de solubilité dans la bile même, c'est-à-dire dans le taurocholate de soude, nous rendent compte de la facile production des calculs qu'elle forme dès qu'elle est mise en liberté par décomposition de l'éther dont elle représente l'alcool. Il arrive pour elle ce qui a lieu dans l'urine pour l'acide urique et l'oxalate de chaux par exemple. Seulement la cholestérine dissout directement sans l'intervention des substances coagulables et ne se fixant pas chimiquement à ces principes, cristallise

(1) Les phosphates et les sulfates ne se trouvent qu'en quantité très-faible dans ces cendres, et encore n'est-il pas sûr que ces derniers ne proviennent pas de la décomposition des taurocholates (Ritter).

(2) La chaux qui figure à l'état de carbonate primitif a été calculée d'après la quantité d'acide carbonique dégagé par un poids donné de calculs traité dans un petit appareil à poids de Bobière (Ritter).

pure, très-régulièrement, en conservant sa couleur et ses autres propriétés. Ses cristaux se juxtaposent comme ils le font dans toute solution saturée de cholestérine, d'après les lois propres à tout ordre de cristallisation.

2° Calculs de matière colorante.

Ces calculs, qu'on rencontre presque aussi fréquemment que ceux de cholestérine, sont formés, en totalité ou en grande partie, des matières colorantes de la bile.

Ils ne fondent pas à la chaleur, mais ils brûlent sans flamme, et laissent une masse charbonneuse comme résidu.

L'éther et les liqueurs alcalines les dissolvent avec une grande facilité; plongés dans l'eau, ils lui communiquent une teinte légèrement ambrée.

Mais la réaction caractéristique de ces calculs est celle qui est fournie par l'acide nitrique, qui les colore successivement en vert, bleu, violet, rouge, et enfin en jaune; tous ces changements de couleur s'opèrent dans l'espace de quelques secondes. Cette réaction est assez sensible pour être appréciée sur des fragments très-petits. Elle permet aussi de distinguer sous le microscope les parcelles d'abord inapercevables de chaque couche qui sont formées de matière colorante concrète, de celles qui sont formées de cholestérine, lorsque celle-ci n'est pas assez nettement cristallisée pour être immédiatement distinguée,

J'ai pu constater sur des calculs dont la couche superficielle, épaisse d'un quart à un demi-millimètre, était d'un rouge de sang, que sa substance était amorphe, friable, et présentait les réactions de la bilirubine (*cholépyrrhine*). L'acide azotique en dégageait en même temps des bulles gazeuses microscopiques en assez grand nombre, et indiquait son mélange avec des proportions notables de carbonates.

Ces calculs sont noirs ou d'un vert foncé presque noir, s'ils sont vus à l'aide de la lumière réfléchie ; d'un jaune orangé, rougeâtre ou acajou, si les fragments sont vus par la lumière transmise. Ils sont durs, cassants, à cassure conchoïdale ou résineuse, homogènes comme de la cire à cacheter, souvent très-petits, libres ou entourés par des couches d'une autre couleur, ils peuvent former, à eux seuls, des masses plus volumineuses ou calculs proprement dits, tout à fait noirs ou d'un noir verdâtre.

Quand, dans toute l'épaisseur des calculs ou dans leurs couches, s'ajoutent des cristaux de cholestérine à cette matière colorante, la masse où les couches ont une teinte d'autant plus blanche ou jaune pâle que la cholestérine est plus abondante; mais, quelle que soit la couleur des couches, la teinte des granules de matière colorante vus sous le microscope reste la même, c'est-à-dire d'un jaune rougeâtre orangé, comme je viens de le dire (1).

Il faut tenir compte aussi des variétés de teinte que prennent les principes colorants vus à l'aide de la lumière réfléchie selon la manière dont les granules s'associent, et selon leur plus ou moins de cohérence; car tout en étant presque pure, elle peut former des couches ou des masses dont la teinte varie du jaune orangé au jaune d'ocre rougeâtre, au ton acajou, au brun verdâtre et au noir foncé. Mais, quelle que soit celle de ces teintes qu'elle offre à l'œil nu, la couleur de ses fragments vus par lumière transmise sous le microscope, reste la même, c'est-à-dire jaune orangé rougeâtre, et ses réactions au contact de l'acide azotique ne changent également pas. Enfin, dans toutes ces conditions, cet acide en dégage une quantité à peu près égale de petites bulles de gaz indiquant qu'elle est associée à des carbonates. L'existence dans les calculs biliaires d'une combinaison difficilement soluble de la matière colorante avec des sels calcaires a, du reste, été signalée depuis longtemps.

Les calculs ou les noyaux de calculs qui sont noirs, ou d'un vert foncé, ou d'un rouge brun foncé, appelés *mélaniques* ou *résineux*, sont composés principalement de matière colorante. Ils contiennent en outre plus de sels que les calculs riches en cholestérine. Ils donnent, en effet, de 8 à 12 pour 100 de sels calcaires dont les espèces ne sont pas déterminées. Ils donnent aussi des traces de graisse saponifiables non dosées. L'analyse de ces calculs est entièrement à refaire dans l'état actuel de la science. Après leur dessiccation à l'air, ils perdent encore de 10 à 18 pour 100 de leur poids dans l'étuve à 100.

L'analyse de calculs où la bilirubine était assez abondante pour former à la coupe des stries d'un rouge vermillon très-vif, a donné à M. Ritter les résultats suivants (de la 7e classe) :

Composés biliaires solubles dans l'eau	19,4	(dont sels, 13,2)
Composés solubles dans les acides	17,8	(dont sels, 7,9)
Bilirubine	12,1	
Bilifuscine	5,9	
Biliprasine	6,2	
Bilihumine	28,1	
Matière organique et perte	6,2	
Cholestérine	0,9	

On ne sait pas encore pour ces principes colorants si ce sont, comme

(1) Dans ces calculs et ceux de cholestérine, les couches ont inversement une teinte jaune pouvant aller au jaune d'ocre rougeâtre, à la teinte acajou et au brun (verdâtre ou non); cette teinte est d'autant plus foncée que la matière colorante prédomine davantage. On remarque également que les cristaux lamelleux de cholestérine sont d'autant plus petits qu'ils sont moins nombreux.

pour la cholestérine, des conditions de sursaturation de la bile qui amènent son passage de l'état liquide à l'état solide et sa réunion en graviers ou en calculs. Nous avons vu qu'ils se combinent à la chaux et à divers sels calcaires ; ils forment ainsi une combinaison insoluble qui se précipite, et c'est de la sorte qu'on la sépare d'abord des autres principes immédiats de la bile pour l'isoler elle-même ensuite de la chaux. On ne sait pas encore quelle est la quantité de composés calcaires que fixent alors ces matières et qu'il est nécessaire de leur combiner pour qu'elles forment un composé insoluble. Si cette question était résolue, on pourrait savoir alors par comparaison si leur précipitation ne serait pas déterminée par les sels calcaires de la bile, sécrétés en quantité exagérée, se combinant aussitôt à ces matières colorantes en proportion plus grande qu'elles n'en peuvent fixer sans passer à l'état solide.

3° Calculs biliaires formés de principes d'origine minérale.

Les calculs dans lesquels dominent les substances inorganiques sont rares. Un calcul de cette classe a été retiré directement par M. Ritter de la vésicule d'une vieille femme morte à la suite de pneumonie. Il n'a pu obtenir des renseignements certains sur ses antécédents (1). Il n'a pas trouvé de cas semblables dans les auteurs. L'analyse lui a donné les résultats suivants :

Carbonate de chaux	64,6	
Phosphate de chaux	12,3	
Phosphate ammoniaco-magnésien	3,4	
Cholestérine	0,4	
Bilirubine et bilifuscine	0,6	
Biliprasine	0,8	
Bilihumine (2)	12,8	
Matières biliaires solubles dans l'eau	2,3	(dont sels, 0,8).
Mucus, perte	2,8	

(1) Dans la première édition de ces leçons je me suis exprimé ainsi sur ce sujet : « Les sels calcaires de la bile sont assez abondants pour que la formation de calculs de cet ordre ait lieu aussi facilement dans cette humeur que dans la salive, dès qu'il sont sécrétés en quantité un peu plus considérable qu'à l'ordinaire. Jusqu'à présent on n'a pas constaté d'une manière péremptoire la présence dans la bile de calculs salins ; car, ainsi que je l'ai dit (page 560), les productions calcaires observées dans la vésicule n'ont été vues que dans des cas où ce réservoir ne communiquait plus avec le canal hépatique, ne recevait plus de bile et ne renfermait que le mucus que sécrètent ses parois. L'analyse de concrétions calcaires au milieu de la bile devrait du reste être faite de manière que la matière colorante ne fût pas détruite, celle-ci devant être entraînée en certaine proportion par les sels de cette nature. » L'analyse de M. Ritter répond, comme on le voit, aux principales des questions posées alors.

(2) Sur ce composé voy. p. 662, note 1.

VINGT-TROISIÈME LEÇON

HUMEURS GLANDULAIRES A PRINCIPES CRISTALLISABLES (FIN)

DEUXIÈME ESPÈCE. — HUMEUR SÉBACÉE.

Cette humeur (1), avec l'excrétion sudorale, est la moins visible de toutes, en raison de la diffusion sur une vaste surface des organes glandulaires qui la sécrètent. A en juger par le nombre de ces organes, il est possible cependant que comme la sueur elle soit produite en assez grande quantité; mais, à vrai dire, on ne la voit jamais à l'état normal pendant la vie extra-utérine, si ce n'est sous l'aspect d'une couche imperceptible de liquide, humectant ou enduisant légèrement la peau. Encore faut-il pour cela que celle-ci soit un peu congestionnée, et ce n'est même que sur la peau du nez, des joues et du front où les glandes sébacées abondent, qu'on peut constater ce fait, et s'assurer que c'est bien une substance huileuse qui rend la peau légèrement brillante et la mouille d'une manière assez persistante. On peut le faire en recueillant cette substance sur une lame de verre et l'examinant au microscope qui montre qu'elle est formée de gouttes d'huile; on constate aussi que cette couche liquide mouille le papier à la manière des corps gras quand elle est un peu abondante et qu'elle ramène légèrement au bleu le papier de tournesol rougi.

Le microscope montre cette humeur, sous forme de gouttelettes huileuses réfractant fortement la lumière, isolées ou en séries, ou accumulées en une masse demi-liquide, à superficie ondulée; et cela dans les culs-de-sac glandulaires, dans le canal excréteur de celle-ci, ou autour des poils, dans la portion élargie du follicule pileux qui est au-dessus de l'abouchement de ce canal; enfin on peut la voir étendue sans discontinuité du fond des culs-de-sac jusqu'à cet abouchement.

Cette humeur est en effet produite partout où il y a des poils, par les glandes en grappe simple, parfois réduites à un seul cul-de-sac ou follicule, glandes dites *sébacées* ou pileuses, qui sont annexées à presque tous les follicules pileux. Elle est sécrétée en outre par les glandes de structure analogue, qui existent dans deux régions dépourvues de poils, sous la peau de l'auréole du mamelon et dans les petites lèvres de la vulve.

C'est surtout quand la matière sébacée est encore contenue dans la cavité des glandes pileuses et dans celle de leur canal excréteur qu'on

(1) *Matière sébacée, sébacine* (de Blainville), *sébum*.

voit bien quels sont ses caractères physiques. Elle est jaunâtre, elle réfracte fortement la lumière sous le microscope. Lors même qu'elle est réunie en grandes gouttes, ou en une seule masse sans discontinuité du fond des culs-de-sac jusqu'à l'abouchement du canal excréteur ou même jusque dans l'évasement en forme de verre à pied de la partie du follicule pileux qui est au-dessus de cet abouchement, lors même, dis-je, qu'elle offre ces particularités, on voit çà et là, vers la surface de cette masse, de petites gouttes sphériques à contour foncé, à centre brillant, qui ne sont pas fondues avec le reste de cette masse. On ne peut cependant apercevoir trace d'un liquide séreux ou muqueux entre cet amas huileux et la paroi glandulaire qu'il distend en comprimant et repoussant celle-ci. En même temps, par la manière dont ce contenu réfracte fortement la lumière, il masque ou rend difficile à voir l'épithélium qui tapisse la paroi glandulaire.

Par la compression, on fait couler cette matière à la manière d'une huile épaisse ou d'une substance butyreuse à demi-liquide ; mais, dans tous les cas, elle flue difficilement. La matière huileuse ou sébacée, ramenée à l'état de gouttes ou de traînées à contours sinueux, est souvent mêlée à des cellules épithéliales dans la partie élargie des follicules pileux, qui est située au-dessus de l'abouchement de leur canal excréteur. Ces cellules, aplaties, sans noyaux, plissées, chiffonnées, isolées ou réunies en amas, sont mêlées à ces gouttes jaunâtres, réfractant fortement la lumière. Elles sont aussi accompagnées de granulations foncées, grisâtres ou noirâtres, soit azotées, soit calcaires ; vers l'orifice même du follicule pileux, il y a aussi parfois des granules irréguliers de poussières d'origine extérieure. Ce mélange constitue une masse grenue foncée, jaunâtre, irrégulièrement striée de noir, dans laquelle la matière grasse représente souvent la moindre partie, parce qu'elle a suinté au dehors en laissant s'accumuler derrière elle le résidu dont je viens de parler.

Lorsqu'on fait sortir cet amas hétérogène, il se présente à l'œil nu, sous forme d'une petite masse blanchâtre, pulpeuse, d'aspect suifeux bien que, je le répète, il contienne alors plus de cellules épithéliales que de matière grasse.

On n'a encore pu voir l'humeur sébacée en quantité un peu considérable dans ses conditions naturelles ou à peu près que dans les kystes dermoïdes ou pileux de l'ovaire ouverts chirurgicalement par la ponction ou à l'aide de la potasse caustique et encore rarement. Dans un cas de ce genre observé par Nélaton, le liquide qui s'est écoulé et dont un demi-litre environ m'a été remis peu de minutes après, était fluide comme de l'huile presque transparent, d'un jaune pâle et faiblement alcalin. Il s'est bientôt figé à une température de 32 degrés. Il a pris la consistance du beurre et une couleur jaunâtre tirant vers le gris. Il tenait en suspension un certain nombre de cellules épithéliales polygonales. Aucun liquide aqueux ne l'accompagnait, ce qui pourtant peut être parfois.

Une portion du contenu d'un autre kyste de ce genre remis aussi par Nélaton alors qu'il était déjà solidifié, s'était montré demi-liquide dès sa sortie du corps et trouble d'un gris jaunâtre. Cette particularité tenait à la présence d'un nombre considérable de cellules épithéliales qu'il tenait en suspension (1).

Quand on dissout la graisse de cette humeur, à l'aide du sulfure de carbone, on met en évidence les cellules épithéliales glandulaires (et les cellules épidermiques dans les cas de kystes dermoïdes) qu'elle entraîne. Ces cellules sont polygonales, aplaties, plissées ou non, un peu striées, à bords très-nets et soit isolées, soit juxtaposées en lamelles.

Il est un certain nombre de ces cellules qui au lieu d'être aplaties sont sphéroïdales, pleines d'huile et qui dans la préparation tranchent par leur fort pouvoir réfringent sur la transparence des autres cellules.

Cette humeur, recueillie dans ces diverses conditions, a une légère odeur de sueur axillaire, un peu aromatique, sans trace d'odeur rance. La matière sébacée qui distend ces kystes fond à 33 degrés quand elle a été solidifiée par le refroidissement cadavérique, ainsi que l'a constaté Julia-Fontenelle, et ne se fige ensuite qu'à 18 degrés centigrades. Après la solidification consécutive à cette fusion, elle reste molle, pâteuse, d'un jaune blanchâtre avec un peu de demi-transparence (2).

(1) Un autre kyste ouvert, sur une fille de vingt ans, par la ponction, avec dilatation de l'orifice à l'aide de la *laminaire* (*Laminaria saccharina*, Lamour.), avait donné issue à 2 litres de liquide. Il s'était écoulé avec l'aspect d'huile jaune pâle. Une couche huileuse ayant cette couleur, épaisse de 2 centimètres, s'est rassemblée, puis figée sous forme butyreuse, au-dessus d'un liquide clair ayant l'aspect du sérum de la saignée, mais plus mobile. Il est sorti ensuite des cheveux longs de 20 à 40 centimètres, dont l'ensemble a formé une mèche plus grosse que le doigt. Les deux liquides furent malheureusement perdus avant l'analyse.

(2) La paroi des *kystes dermoïdes pileux, dentaires*, etc., est de la peau doublée d'une couche de tissu adipeux dans lequel sont placés des glandes sudoripares et des follicules pileux avec leurs glandes sébacées. L'épaisseur de cette paroi cutanée varie un peu sur chaque sujet, mais les relations anatomiques des organes que je viens de nommer sont les mêmes qu'à l'état normal. Les poils qu'elle porte sont analogues, soit aux cheveux, soit aux poils pubiens, soit à ceux du duvet, et à mesure qu'ils tombent par la mue comme à l'état normal, ils s'accumulent naturellement dans la cavité close que circonscrit cet organe cutané de génération nouvelle clos de toutes parts. L'humeur sébacée fournie par les glandes annexées aux follicules de ces poils ne pouvant s'étaler et être enlevée par les frottements à la surface de cette peau, comme à la surface du corps, s'accumule dans la cavité du kyste qu'elle tend à dilater de plus en plus. Ce sont même là les seules conditions dans lesquelles on puisse voir cette humeur en certaine quantité et conservant ses caractères naturels, sans altération due au contact de l'air. Elle est seulement mélangée à une quantité variable de poils, à des cellules venant des glandes sébacées, semblables

Sur la composition anatomique de l'humeur sébacée.

Nulle part l'examen des glandes pileuses fait à l'état normal ne montre une matière muqueuse ou séreuse associée à ce *sébum*. Il est possible qu'il y en ait seulement des traces suffisantes pour mouiller la surface de la petite masse graisseuse dans la glande, mais insuffisantes pour devenir visibles même sous le microscope, traces disparaissant par évaporation aussitôt après le déversement de cette matière à la surface de la peau. Mais ce n'est là qu'une hypothèse que rien ne confirme encore directement.

Il est cependant des circonstances normales dans lesquelles on voit un liquide d'aspect aqueux s'ajouter aux granules graisseux de la sécrétion sébacée, dans quelques régions déterminées de l'économie et à certaines époques seulement.

Ainsi, lors des derniers temps de la grossesse et pendant la lactation, les glandes sébacées qui existent au-dessous de la peau de l'auréole du mamelon sécrètent un liquide grisâtre ou d'un blanc laiteux. Cette humeur la distend plus ou moins, et la pression le fait sortir sous forme de gouttelettes. Il se compose d'un fluide de consistance séreuse, tenant en suspension de très-fines granulations graisseuses, peu transparentes, et un petit nombre de gouttes huileuses, les unes rares, à contour sinueux, larges de 1 à 3 centièmes de millimètre, les autres nettement sphériques, larges de 2 à 5 millièmes de millimètre. Il contient quelquefois, mais rarement, des gouttes semblables à celles que je vais décrire.

Sur quelques femmes ou sur quelques-unes seulement de leurs glandes de l'auréole mammaire, le liquide est de consistance et d'aspect extérieur crémeux. Cela est dû à la présence, au milieu des particules que je viens de signaler dans le liquide précédent, d'un grand nombre de cellules épithéliales (fig. 17) qui tapissent les glandes sébacées. Ces cellules sont isolées ou en amas; quelques-unes sont complétement ou presque complétement vides, les autres devenues sphéroïdales ou encore polyédriques,

à celles dont j'ai parlé plus haut, et à des cellules épidermiques proprement dites venant de l'épiderme de cette région. La quantité en poids de ces matières n'est peut-être pas aussi considérable que semble le faire croire au premier abord leur examen à l'œil nu, car le contenu d'un kyste de ce genre pesant 2150 grammes, n'a donné, à Julia-Fontenelle, que 65 grammes de cheveux longs de 5 à 6 centimètres, mêlés de quelques autres matières non déterminées (*Archives génér. de médecine*, 1824, t. IV, p. 261). Il serait intéressant de rechercher si les principes de la sueur sont mélangés à ceux de l'humeur sébacée comme dans le cérumen, car les glandes sudoripares sont aussi normalement constituées dans ces kystes que sous la peau des sujets qui les portent. C'est surtout quand dans un même de ces kystes une humeur d'aspect *aqueux* est associée à la graisse que cette étude serait importante.

sont remplies de gouttes d'huile entassées, régulièrement sphériques, claires, réfractant fortement la lumière.

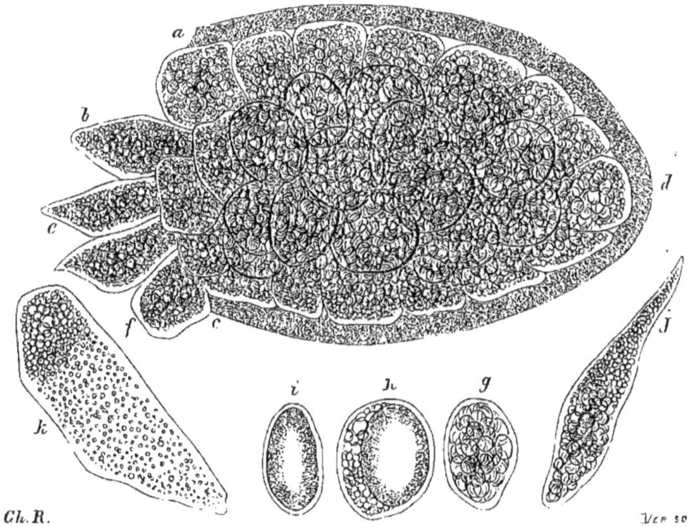

FIG. 17. — Cellules épithéliales des glandes sébacées (*).

Enfin, dans quelques-unes de ces glandes, le contenu exprimé est demi-liquide, presque pâteux. On n'y trouve alors presque pas du fluide d'aspect séreux dont j'ai parlé plus haut. La matière sébacée est ici formée presque entièrement de gouttes huileuses sorties des cellules et surtout de cellules, les unes encore pleines de ces gouttelettes, les autres remplies par une seule grande goutte huileuse qui les distend et les rend vésiculeuses. Les autres enfin de ces cellules sont vides, plissées, irrégulières, contenant ou non encore quelques-unes des gouttes qui les remplissaient (1).

(1) Quant au produit accumulé dans les glandes sébacées distendues de la peau en général, du cuir chevelu, etc., jaunâtre ou blanchâtre, onctueux, il est formé : 1° De cellules comme celles qui tapissent les glandes sébacées; quelquefois elles sont devenues tout à fait sphériques ou ovoïdes, vésiculiformes, distendues qu'elles

(*) Cul-de-sac et cellules d'une glande sébacée d'un poil de la barbe. Grossi 500 fois. *a*, *c*, *d*, la paroi propre hyaline un peu grenue, épaisse d'environ $0^{mm},01$. La cavité du cul-de-sac est remplie de cellules tant polyédriques que sphéroïdales que distendent des gouttes huileuses ; *b*, *c*, *f*, cellules polyédriques se séparant des autres au point de rupture et montrant bien l'épaisseur de la substance hyaline des cellules formant paroi autour des amas de gouttes d'huile qui les distendent ; *g*, cellule isolée devenue sphérique, dans laquelle les gouttes huileuses sont volumineuses ; *h*, autre cellule dans laquelle les gouttelettes se sont en parties fondues les unes avec les autres en une grosse goutte ; *i*, autre cellule dans laquelle tout le contenu est homogène par fusion ensemble de toutes les gouttelettes huileuses ; *j*, cellule épithéliale plus allongée que les autres : *k*, cellule analogue en partie, vidée de son contenu par rupture de son abouchement.

Cette humeur sébacée, d'aspect crémeux, a parfois été comparée au colostrum et a pu être prise pour ce fluide sortant des canaux galactophores s'ouvrant en dehors du mamelon, dans l'auréole même. Mais l'examen direct le plus élémentaire de sa constitution suffit pour faire éviter cette confusion.

La matière sécrétée par les glandes anales du chien a une composition identique quand elle sort en filaments vermiformes et pâteux, Lorsqu'elle est liquide, jaunâtre, plus ou moins épaisse, elle est constituée par un fluide tenant en suspension beaucoup de granulations moléculaires, des gouttes d'huile, les unes irrégulières, les autres sphériques, comme celles que contiennent les cellules épithéliales des glandes sébacées. On y voit aussi quelques-unes de ces cellules pâles, plissées, et d'autres cellules polyédriques à angles arrondis, pourvues d'un noyau, sans granulations isolées ou juxtaposées. Cette matière répand une odeur forte analogue à celle de certains corps gras et surtout à celle de la fiente de renard fraîche. Elle contient, en outre, de petits cristaux aciculaires analogues à ceux de la margarine (1).

Des comédons ou crinons.

Les *crinons* ou *comédons* ne sont rien autre chose aussi qu'une accumulation de ce résidu glandulaire composé surtout de cellules épithéliales vides et aplaties, venant des culs-de-sac sécréteurs et de cellules venant de la face interne d'une portion des follicules pileux. Ils se présentent sous l'aspect de petits cylindres vermiformes, pâteux, blanchâtres, jaunâtres ou d'un gris noirâtre, surtout au sommet, d'aspect graisseux. On les fait sortir par la pression des petits follicules pileux à grosses glandes sébacées de la peau du nez, et, chez quelques personnes, de celle des joues et du front. La plupart des auteurs les disent formés par accumulation de *sébum*,

sont par leur contenu huileux, plus transparent, à contour moins foncé que celui des vésicules adipeuses ; ce contenu est souvent devenu homogène par réunion des gouttes huileuses, au lieu d'être à l'état de gouttelettes distinctes ; 2° de cellules épithéliales claires, transparentes, minces, plissées, sans noyau ni graisse ; 3° de gouttes huileuses libres, en général abondantes, les unes azotées, les autres calcaires ; 4° de granulations moléculaires.

(1) Outre ces *glandes anales* communes aux carnassiers, aux rongeurs, etc., il y a les *glandes musquées* ou *nidorantes,* soit sous-caudales comme celles des Blaireaux, soit périnéales ou *sous-anales* comme celles des Viverriens, soit préputiales comme celles du Castor et du Chevrotain. Ce sont aussi des glandes du groupe des sébacées, quant au mécanisme de la sécrétion, mais différant un peu des autres par leur structure et versant leur produit dans une poche cutanée pileuse. Ces remarques sont applicables d'autre part aux glandes cutanées des batraciens, dont les fins granules graisseux sont en émulsion dans un liquide aqueux, peu coulant, non miscible à l'eau et vénéneux.

mais à tort, car la matière grasse sébacée entre pour fort peu de chose dans leur composition. Les comédons, ainsi que Simon l'a montré le premier, viennent des follicules pileux du duvet modifiés accidentellement ou pathologiquement, dans lesquels s'abouchent ordinairement des glandes pileuses souvent très-grosses. Ils sont formés d'une accumulation, dans le follicule, de cellules d'épithélium semblables à celles des glandes sébacées, souvent parsemées ou même encore remplies de granulations graisseuses. Il en existe aussi quelques-unes, mais en petit nombre, entre les cellules épithéliales qui sont humectées de cette graisse et qui adhèrent ainsi entre elles, bien que faiblement.

Au centre de cette masse se trouvent ordinairement un ou plusieurs petits poils de duvet, qui sont quelquefois au nombre de trente à quarante dans les comédons grisâtres; leur extrémité, en outre, n'est pas pointue comme dans les poils normaux, mais mousse ou arrondie. Leur accumulation et celle des cellules épithéliales déterminent une dilatation anormale du follicule pileux. Le sommet des poils aboutissant au niveau de l'orifice du follicule, où quelques grains de poussière s'accumulant, il en résulte de petits points noirs qu'on voit au fond des dépressions cutanées qui correspondent aux orifices folliculaires, chez les sujets à peau grossière. Ces poils du duvet n'adhèrent plus au bulbe pileux; ils se sont détachés de celui-ci, sont tombés dans la cavité du follicule, et y sont restés avant d'avoir pris un développement extérieur. Quelquefois le comédon, ou cylindre ainsi formé, sort du follicule entouré de la gaîne épithéliale du follicule; souvent il contient un ou plusieurs *acares des follicules*, d'où les noms d'*Acarus epizoon*, *entozoon*, et de *Demodex comedonum*, autrefois donnés à cet *acarien*, aujourd'hui appelé *Simonea folliculorum*, Gervais. L'inflammation des comédons, ou mieux de l'organe qui les renferme, a été considérée comme constituant l'*Acne punctata*, *Varus comedo* ou *Varus vermiforme* d'Alibert.

Des smegmas.

Le *smegma* des petites lèvres n'est également pas de la matière sébacée proprement dite, mais un résidu épithélial et de quelques gouttes huileuses venant de la sécrétion des glandes sébacées volumineuses de ces replis cutanés, mêlé de leurs cellules épithéliales.

Quant au *smegma du prépuce*, on peut dire, en fait, qu'il n'est le résidu d'aucune sécrétion, tellement sont petites et rares les glandes dites de *Tyson*, réduites à de simples follicules et siégeant dans le prépuce seul. Il se présente sous l'aspect d'une matière blanchâtre, demi-liquide.

pâteuse, ou de consistance de savon mouillé, qui s'accumule au fond du repli balano-préputial chez l'homme. Sur la femme, il peut y avoir du smegma entre les petites lèvres, ou entre le sommet du clitoris et son capuchon. Son odeur est toute spéciale, ayant quelque chose de fade et d'aromatique en même temps; elle se rapproche de celle des caprylates alcalins, sans être analogue à celle de la sueur de l'aisselle. C'est lorsqu'elle se putréfie qu'elle prend une odeur forte ou aigre, analogue à celle que présente la sueur des orteils dans de pareilles conditions, et se rapprochant de celle de l'acide butyrique, dont la formation a lieu, en effet, pendant les putréfactions. Normalement, sa réaction est *alcaline* et non acide.

Le smegma se compose : 1° de cellules épithéliales pavimenteuses minces, finement granuleuses, plissées, un peu irrégulières, ordinairement pourvues de noyaux, mais sans granulations graisseuses et nullement vésiculiformes comme celles de la matière sébacée; 2° de beaucoup de fines granulations moléculaires grisâtres, libres ou adhérentes aux cellules, quelquefois réunies en masses amorphes, de rares gouttelettes graisseuses peuvent les accompagner; 3° quelquefois, surtout chez les enfants, de globes épidermiques; 4° presque constamment de quelques rares cristaux offrant les caractères des stéarates ou des margarates et peut être-de ceux de l'acide stéarique, fait qui n'est point en opposition avec la réaction alcaline de ces régions, car l'action de cet acide sur le tournesol est trop faible pour masquer l'action alcaline des sels à base d'ammoniaque, de soude ou de potasse, auxquels semble due l'odeur de cette matière. Il est surtout le produit de l'accumulation de l'épithélium balano-préputial humecté par le liquide qui exsude à la surface de toutes les muqueuses. Pourtant accumulé en grande quantité dans un cas de phimosis, le résidu sec a donné à l'analyse 52 pour 1000 de graisse (Lehmann). Avec les parties précédentes il y a dans celui de la femme quelques cellules venant des glandes sébacées (p. 703-704) et quelques gouttes huileuses.

Du smegma ou enduit fœtal.

L'*enduit fœtal* qui recouvre le corps des nouveau-nés n'est pas non plus, à proprement parler, l'*humeur sébacée*. Ce n'est également que le résidu de cette sécrétion, résidu dans lequel l'humeur même a disparu en très-grande partie, en ne laissant s'accumuler que les cellules épithéliales expulsées des glandes, faiblement agglutinées les unes aux autres par suite de leur imbibition ou humectation par la matière huileuse.

La quantité de l'enduit sébacé varie singulièrement, comme on sait, d'un fœtus à l'autre : tel enfant naît couvert d'un enduit blanchâtre, a le corps réellement blanc ou d'un blanc rosé, à côté d'un autre qui a la peau d'un rose plus ou moins vif, sans enduit notable susceptible de masquer la couleur du tégument. Ce sont là des variétés individuelles qu'il ne faut point rapporter à l'état de l'amnios, comme quelques auteurs ont cru devoir le faire. Dans l'un et l'autre cas, en raclant légèrement la peau du nouveau-né avec un instrument à lame mousse, ou la frottant avec un linge sec, on recueille les mêmes substances, en plus ou moins grande quantité, selon ces circonstances. On peut par le premier de ces moyens recueillir assez d'enduit fœtal (*smegma cutané* ou *fœtal*, *vernis caséeux*) pour en remplir des tubes et l'étudier ensuite. Accumulé ainsi en certaine quantité, il se présente avec l'aspect du saindoux; il en offre la consistance et la couleur; il est un peu plus jaunâtre seulement. Mais sa consistance ne varie pas de la même manière avec la température. En usant du second moyen d'enlever le smegma cutané, il faut racler ensuite le linge avec un scalpel, et délayer dans l'eau mêlée d'un peu de glycérine, ou dans ce dernier liquide pur, le produit obtenu. Ce produit est le moins bon. Dans l'un et l'autre cas, la substance se délaye difficilement dans l'eau, ce que font toutes les matières humectées de graisse. Elle reste obstinément adhérente aux aiguilles, et il faut l'étaler sur la lame de verre porte-objet avant d'y ajouter le liquide et de la recouvrir d'une lamelle mince.

L'enduit sébacé peut être reconnu comme entièrement formé de deux sortes de matières visibles au microscope, savoir : 1° des cellules épithéliales principalement, et 2° des granulations graisseuses en quantité tellement minime, qu'il faut donner beaucoup d'attention à leur examen pour ne pas omettre d'en faire mention.

Les cellules épithéliales sont pavimenteuses, mais plutôt polyédriques, lorsqu'elles sont libres, qu'aplaties, si ce n'est lorsqu'elles sont pressées les unes contre les autres. Leur diamètre est de 2 à 3 centièmes de millimètre, rarement de 35 millièmes. Leurs angles sont ordinairement mousses, peu réguliers. Leurs bords n'ont pas également, sur toutes, la netteté qu'ils offrent dans beaucoup de cellules épithéliales. Elles sont transparentes, incolores, très-souvent plissées, ou marquées de très-fines lignes pâles irrégulières ou rectilignes, se joignant les unes avec les autres sous des angles variés. Ces cellules manquent complétement de noyau. Elles ne sont pas granuleuses, ou le sont à peine. Il est rare que les granulations qu'elles renferment soient graisseuses, mais il est facile de voir, à la manière dont des bulles ou des couches d'air restent adhérentes aux cellules et en gênent l'examen, puis à la difficulté avec laquelle l'eau les humecte, qu'elles sont enduites naturellement d'un liquide de nature graisseuse.

Les caractères qui précèdent sont, du reste, ceux des cellules épithéliales qui tapissent les glandes sébacées annexées aux poils, forment par leur accumulation les comédons, ou distendent les glandes, les dilatent, et en font des kystes sébacés. Leur nature de cellules épithéliales des glandes pileuses, et point de cellules de l'épiderme, est plus facile à reconnaître lorsque, au milieu des cellules plus ou moins irrégulières ou plissées décrites plus haut, on vient à en trouver qui sont vésiculiformes, globuleuses, régulières, transparentes, telles qu'on en voit fréquemment dans les kystes sébacés, les comédons, etc. On ne peut presque pas faire une seule préparation de l'enduit fœtal sans en observer un certain nombre qui offrent ces caractères.

Les granulations graisseuses sont larges de 1 à 4 millièmes de millimètre, jaunes au centre, à contour foncé. Elles sont presque toutes adhérentes à la surface des cellules, mais on n'en trouve pas sur tous ces éléments (1).

La composition de l'*enduit fœtal* (2) ou *smegma cutané* est encore très-imparfaitement connue ; elle n'offre pas, du reste, une très-grande importance. J'ai rassemblé dans ce tableau les indications tirées d'analyses diverses indiquant approximativement la nature et la quantité des principes qu'on croit y avoir trouvés.

(1) Les cellules de l'épiderme du fœtus sont un peu plus larges que celles du smegma cutané. Elles ont de 4 à 5 centièmes de millimètre en général ; elles sont plus transparentes, très-minces, aplaties, imbriquées, plus régulièrement polygonales, souvent contiguës par leurs bords, et juxtaposées en mosaïque ; aucune n'offre l'aspect vésiculiforme et la forme sphéroïdale comme certaines des précédentes. Leurs bords sont pâles, nets, leurs angles généralement bien déterminés, non arrondis. A la surface de l'épiderme, elles sont à peine granuleuses, quelquefois marquées de fines et pâles stries à leur superficie, dépourvues de noyaux et presque tout à fait sans granulations ; plus profondément on en trouve quelques-unes qui offrent parfois un assez grand nombre de granulations grisâtres. On les obtient rarement isolées, mais au contraire imbriquées en lamelles plus ou moins grandes ; là elles sont assez fortement adhérentes les unes aux autres, les lignes qui les limitent sont très-pâles, souvent difficiles à apercevoir lorsqu'on n'a pas l'habitude de les observer. Ce mode d'imbrication, joint aux caractères propres à chaque cellule en particulier, donne à ces lamelles placées sous le microscope un aspect tout spécial. Souvent, sur le bord des lambeaux d'épithélium repliés en double, on aperçoit les cellules de côté ou par leurs bords au lieu de les voir de face. On constate alors très-nettement quelle est leur épaisseur et leur mode de superposition qui donne lieu à un aspect fort élégant. On remarque comment l'épaisseur des cellules va en diminuant et leur largeur en augmentant, à mesure que du côté du derme on les observe plus près de la surface libre de l'épiderme. Là elles sont très-minces et dépourvues de noyaux, tandis qu'à partir du derme elles en possèdent souvent. Sur les lambeaux d'épiderme un peu étendus, on trouve d'espace en espace les orifices des glandes sudoripares et ceux des follicules pileux.

(2) Voy. Ch. Robin et Tardieu, *Sur l'examen microscopique des taches de méconium et de l'enduit fœtal* (*Annales d'hygiène et de médecine légale*, Paris, 1857).

Smegma du fœtus.

PRINCIPES DE LA PREMIÈRE CLASSE.

Eau	769,80 à 778,70
Chlorure de sodium	14,95
Chlorhydrate d'ammoniaque	
Phosphate de soude et de chaux	
Phosphate ammoniaco-magnésien	

PRINCIPES DE LA DEUXIÈME CLASSE.

Cholestérine	108,25
Oléine et margarine	
Oléates et margarate de potasse et de soude	traces

PRINCIPES DE LA TROISIÈME CLASSE.

Matière azotée muqueuse dite caséeuse	4,50
Épithéliums desséchés	101,30

Il importe de noter que la quantité d'eau donnée par les analyses n'est pas de l'eau appartenant à proprement parler à l'humeur sécrétée qui est formée particulièrement par des principes des deux premières classes, mais elle vient des épithéliums et de la matière muqueuse exsudée par ceux-ci.

Il est probable que cet enduit de cellules épithéliales, humectées de graisse, remplit, par suite de ce dernier fait, un rôle protecteur contre toute absorption de l'eau de l'amnios par la peau et contre toute action de macération du tégument externe par le liquide amniotique.

On voit, par l'analyse précédente, que le *smegma cutané* du fœtus ne renferme guère que le dixième de son poids de principes graisseux et de cholestérine. Aussi Burdach avait-il déjà remarqué que cette substance ne fond point à la chaleur comme de la graisse, mais s'y comporte de la même manière que l'albumine, c'est-à-dire qu'elle se boursoufle, brûle en répandant une odeur de corne et laisse beaucoup de charbon (1).

Du cérumen.

Le cérumen est une matière d'un jaune plus ou moins foncé, de la consistance du miel, visqueuse et de saveur très-amère. Il est jaune ou blanc jaunâtre quand il est de sécrétion récente, mais il devient de plus en plus jaune, plus consistant, plus visqueux et même brunâtre quand il est exposé à l'air depuis quelque temps. Il doit sa viscosité à la présence

(1) Burdach, *Physiologie*. Paris, trad. franç., 1837, in-8, t. VII, p. 420. Ces faits, dont il est facile de vérifier l'exactitude, sont complétement en rapport avec la composition anatomique de cet enduit, que nous avons vu être formé par une sécrétion graisseuse, mais dans laquelle il n'existe presque plus de graisse, et dont les épithéliums forment de beaucoup la plus grande partie avant la dessiccation.

d'une petite quantité de substance azotée, que l'on retrouve aussi dans l'enduit fœtal et qui est analogue à la mucosine.

Le cérumen n'est pas essentiellement produit par des glandes de la nature des sudoripares. On a souvent appelé *glandes cérumineuses* les glandes sudoripares de la peau du conduit auditif externe. Mais il est certain que ce sont les glandes pileuses des poils du duvet de ce conduit qui sécrètent essentiellement le cérumen et qu'il est composé surtout de matière sébacée proprement dite.

Seulement, la matière sébacée est mélangée à la sueur des glandes sudoripares de la peau de cette région. Mais ceci est en quelque sorte un fait accidentel par rapport à la composition de cette matière.

Quant au cérumen lui-même, il est formé principalement par des gouttelettes graisseuses, attendu qu'ici la matière sébacée n'est pas entraînée, comme dans les autres régions, par les frottements (1).

Beaucoup des granulations graisseuses sont polyédriques, irrégulières, angles arrondis et non sphériques, demi-solides et non liquides ; toutes réfractent fortement la lumière et ont un contour large et foncé.

Le *cérumen* s'émulsionne par agitation dans l'eau bien plus facilement que toutes les autres matière de provenance pileuse ou sébacée, à l'exception toutefois du produit des glandes de Meibomius. Ce fait est dû certainement à ce qu'il reste mélangé au produit de l'évaporation de la sueur fournie par les glandes sudoripares du canal auditif ; il est dû aussi à la présence d'une petite quantité de matière analogue à la mucosine se gonflant au contact de l'eau.

Notons aussi que le produit des glandes de Meibomius s'émulsionne de la même manière, est composé par des gouttes graisseuses semblables à celles dont je viens de vous parler, mais généralement agglutinées par du mucus conjonctival (2).

(1) Le cérumen contient, en outre, d'une manière constante, des cellules épithéliales, les unes semblables à celles de l'épiderme, les autres venant des glandes sébacées, en quantité variable d'un sujet à l'autre. Avec ces cellules isolées ou réunies en lamelles existent encore assez souvent des portions de gaînes épithéliales venant des follicules des poils du duvet, tombées probablement en même temps que ces derniers ; car des poils de cet ordre se rencontrent aussi en quantité plus ou moins grande dans presque toutes les parcelles de cérumen que l'on extrait du canal auditif.

(2) D'après Galezowski, dans les conjonctivites les sels alcalins des larmes sont saponifiés par les graisses des glandes de Meibomius. L'analyse chimique seule pourrait prouver d'une façon péremptoire la formation de ces savons. Cependant il est certain que si chez les sujets atteints de conjonctivite ou de blépharite, on introduit entre le globe de l'œil et la paupière inférieure un papier de tournesol, on remarque qu'en certains points correspondant aux orifices des glandes de Meibomius, le degré d'alcalinité est plus considérable que les parties voisines. Ce degré d'alcalinité n'est nullement en rapport avec celui du produit normal des glandes de

On ne sait encore à quel principe est due la saveur amère du cérumen, saveur qu'on ne retrouve dans aucune des autres variétés de sécrétions sébacées. On sait seulement que son extrait alcoolique inodore, jaune, soluble dans l'eau, a cette saveur, ainsi que Vauquelin l'a montré le premier. Cette matière amère est complétement précipitée par l'acétate de plomb et le chlorure d'étain ; elle ne l'est presque pas par le tannin (Berzelius). Le résidu, insoluble dans l'alcool, a une saveur piquante.

A l'état normal, on n'y voit pas de cristaux de cholestérine, mais les kystes du canal auditif externe contenant une substance sébacée mêlée de cristaux de cholestérine et de cellules épithéliales ne sont pas rares.

MM. Pétrequin et L. Chevalier ont retiré du cérumen (1) une graisse composée de stéarine et d'oléine (2). Nous nous croyons autorisés, par la facilité avec laquelle l'éther sépare ces matières, à dire qu'elles s'y trouvent à l'état de mélange plutôt que de combinaison.

L'alcool à 95, qu'on fait agir sur le résidu que n'a pu dissoudre l'éther, donne par l'évaporation une matière visqueuse (3), soluble dans l'eau. La solution aqueuse ne précipite pas le chlorure de baryum ni par le nitrate d'argent : preuve qu'il ne s'y trouve ni sulfate ni chlorure. L'oxalate d'ammoniaque y révèle des traces de chaux. Si, au lieu de dissoudre cette matière, on la calcine sur une lame de platine, on obtient un résidu à réaction fortement alcaline. Outre la soude et la chaux, que Vauquelin et Berzelius signalent dans le cérumen, M. Émile Chevalier y a trouvé de la potasse.

L'eau qui épuise la portion du cérumen qui a résisté à l'éther et à l'al-

Meibomius ; il ne peut être que le résultat d'une combinaison entre les larmes devenues alcalines et le produit graisseux des glandes sébacées (Galezowski). D'après Galezowski, l'action irritante des savons suffirait par sa persistance à développer l'inflammation.

(1) Pétrequin, *Union médicale*. Paris, 1873, t. I, p. 314.

(2) Le liquide obtenu par l'action de l'éther sur le cérumen, après avoir été filtré et évaporé, laisse un résidu de matière grasse, opalin, de consistance molle, passant à l'état de liquide transparent à une faible chaleur. Ce corps gras se dissout en entier dans l'alcool bouillant ; par le refroidissement, il se sépare de la stéarine ; l'alcool, passé au filtre, puis évaporé, abandonne un résidu semi-fluide d'oléine.

(3) L'action de l'alcool sur le résidu fournit un liquide ambré qui, filtré, puis évaporé, laisse une matière visqueuse, de la consistance de la térébenthine, d'un jaune doré, sans odeur, d'une saveur amère, soluble dans l'eau. Les résultats obtenus par MM. Pétrequin et Chevalier sont tout à fait différents de ceux que Fourcroy rapporte en ces termes : « L'alcool *enlève très-peu de chose au cérumen*, et ne se colore que légèrement même en le faisant bouillir quelque temps sur le cérumen ; quand on filtre cet alcool et qu'on le laisse refroidir, il se sépare une partie de la matière qu'il a dissoute : la liqueur se trouble, devient laiteuse. D'après cette action comparée de l'eau (action émulsive) et de l'alcool, le cérumen nous a paru être un mélange intime d'un *corps muqueux* animal avec une substance graisseuse. » (Fourcroy, *Système des connaissances chimiques*, t. IX, page 373.)

cool, fournit un liquide ambré dont l'évaporation laisse un corps jaune brun, se desséchant complétement à l'air, et formé de deux autres corps particuliers jouant ici le rôle d'acides avec la potasse, un peu de chaux et des traces de soude. Ces corps peuvent être séparés de ces bases par l'acide sulfurique, lequel rend l'un d'eux soluble dans l'alcool en lui enlevant la potasse.

Le résidu définitif, qui reste indissous après l'action de l'éther, de l'alcool et de l'eau, étant desséché, est comme parcheminé. Calciné, il laisse un résidu fortement alcalin, composé de carbonate de potasse, avec un peu de carbonate de chaux et des traces de carbonate de soude.

Si le cérumen peut conserver longtemps à l'air sa consistance molle, c'est à cet alcali qu'il faut l'attribuer ; en dehors des matières grasses que sépare l'éther, il est principalement formé d'un *savon de potasse* (Pétrequin et Chevalier).

D'après ses analyses (1), M. Émile Chevalier représente ainsi la composition chimique d'un gramme de cérumen :

Eau	100
Matière grasse dissoute par l'éther (stéarine et oléine)	260
Savon de potasse, soluble dans l'alcool	380
Savon de potasse, soluble dans l'eau, insol. dans l'alcool	140
Matière organique insoluble, à base de potasse	120
Chaux et traces de soude	indices

Sur la composition immédiate de la matière sébacée.

Dans un cas d'hypertrophie des glandes sébacées ou pileuses de presque toute la surface du corps décrite et figurée avec beaucoup d'exactitude par M. Lutz, cet observateur distingué a pu faire l'analyse de la matière qu'elles sécrètent.

Les glandes avaient depuis des dimensions un peu plus considérables qu'à l'ordinaire jusqu'à un centimètre d'épaisseur dans leur plus grand diamètre. Après la mort du malade, on put constater qu'il était facile d'enlever l'épiderme et le derme aminci recouvrant ces petites tumeurs glandulaires de forme hémisphéroïdale. Chaque tumeur mise à nu, dit M. Lutz,

(1) Ces expériences sur le cérumen normal à l'état mou ont été faites chez des adolescents et chez des adultes, et en partie sur des échantillons que les docteurs Marmy et Jaubert ont eu l'obligeance de faire recueillir sur des militaires de vingt à trente ans. Les résultats de MM. Pétrequin et Chevalier diffèrent de ceux que Fourcroy dit avoir été obtenus par Vauquelin : Le cérumen est un corps composé, d'après Vauquelin, de trois substances : 1° une huile graisseuse plus analogue à celle qui est contenue dans la bile qu'à toute autre matière adipeuse animale; 2° un mucilage animal albumineux ; 3° une substance colorante qui semble aussi se rapprocher de celle qui fait partie de la bile par sa saveur amère et par son adhérence à la matière grasse. (Fourcroy, *Système des connaissances chimiques*, an IX, t. IX, p. 375.)

n'a pas changé de forme : on voit seulement que ses parois sont très-minces. Cette enveloppe enlevée avec soin, on trouve immédiatement au-dessous la matière sébacée elle-même. Cette substance, d'un blanc de lait, très-consistante, remplissait exactement et distendait énormément non-seulement le follicule pileux, mais encore ses deux glandes sébacées.

Par une légère pression, les glandes malades donnaient une grande quantité de matière sébacée; cette quantité était telle qu'on aurait pu facilement en extraire une centaine de grammes par jour. Avec un peu d'attention, on pouvait voir très-distinctement la matière sortir par l'orifice de la glande, et toujours du côté du poil, où la plus forte pression était exercée. La matière sortait d'abord sous la forme d'un crinon jaunâtre, suivie bientôt d'un flot de matière blanche plus liquide.

Ce sébum, d'abord assez mou, se durcissait bientôt en se refroidissant. Sa couleur alors était d'un blanc légèrement jaunâtre; sa consistance était analogue à celle de la cire; il exhalait une odeur nauséabonde analogue à celle du vieux fromage putréfié. M. Lutz l'a soumis un grand nombre de fois à l'examen microscopique, dans l'espoir d'y découvrir la *Simonea folliculorum*, qu'il était parvenu cependant à trouver assez facilement dans la matière sébacée normale, mais jamais il n'a pu en apercevoir le moindre vestige.

Les huit analyses de cette matière, faites par M. Lutz (1), ont toujours donné très-sensiblement les mêmes résultats.

Pour 1000 parties.

Eau	357
Matière grasse (oléine, 270 ; margarine, 135)	405
Acide butyrique et butyrate de soude	3
Phosphate de soude et traces de phosphate de chaux	7
Sulfate de soude	5
Chlorure de sodium	5
Albumine	2
Gélatine	87
Caséine	129

La dessiccation de la matière a été faite dans un courant d'air sec.

Albumine. — La matière desséchée et pulvérisée a été traitée à plusieurs reprises par de l'eau distillée à la température de 55°. La liqueur filtrée fut chauffée à l'ébullition; il s'y est formé un léger coagulum, lequel, lavé et desséché, a été pesé exactement et a donné la substance considérée par M. Lutz comme étant de l'albumine.

Gélatine. — La liqueur privée de l'albumine coagulée par la filtration fut évaporée au bain-marie en consistance demi-sirupeuse; elle se prit,

(1) Lutz, *De l'hypertrophie générale du système sébacé*. Paris, 1860, in-4, thèse, p. 24.

par le refroidissement, en une gelée très-consistante et fut pesée après avoir été desséchée complétement. Cette matière est soluble dans l'eau tiède ; le tannin produit dans sa solution un précipité très-tenace et très-abondant; par la chaleur, elle exhale une odeur de colle très-prononcée. Il est probable, dit M. Lutz, qu'elle n'existait pas toute formée dans la matière sébacée, mais qu'elle est plutôt le produit de l'action de l'eau chaude sur les enveloppes des globules graisseux (c'est sans doute la paroi des cellules épithéliales glandulaires que M. Lutz appelle ainsi).

Caséine. — Le résidu du premier traitement par l'eau resté en magma volumineux, sur le filtre, fut desséché complétement, pulvérisé et traité jusqu'à épuisement, tantôt par le chloroforme, tantôt par le sulfure de carbone; les résultats de ces divers traitements ont toujours été très-sensiblement les mêmes. Toute la matière grasse fut ainsi dissoute; la solution filtrée laissa un résidu assez considérable: ce résidu traité par l'eau se ramollit, mais ne dissout pas; il est de même insoluble dans l'alcool et dans l'éther; mais, traité par une dissolution faible de soude, il est complétement soluble. Les acides minéraux versés dans cette solution y forment instantanément un précipité volumineux, qui se redissout de nouveau dans la solution alcaline.

Il s'agit là non de la *caséine*, comme le pense M. Lutz, mais de la matière azotée constituant les cellules épithéliales qui entrent pour une part considérable dans la constitution anatomique de la matière sébacée, ainsi que nous l'avons vu (p. 698).

Matières grasses. — La dissolution chloroformique, évaporée très-doucement au bain-marie, laisse comme résidu la matière grasse; celle-ci est d'une consistance molle; elle est d'une couleur d'un blanc jaunâtre, fusible à la température de 33 degrés (voy. aussi p. 697); elle a conservé l'odeur primitive de la matière sébacée, tandis que les autres produits en sont presque complétement exempts. Traitée par une dissolution de soude caustique, elle se saponifie avec la plus grande facilité et forme un savon dur, qui ne diffère en rien du savon ordinaire.

D'après la fusibilité de cette graisse et sa consistance, on juge facilement qu'elle est formée, comme la graisse humaine en général, de margarine et d'oléine. Pour en connaître les proportions, M. Lutz en a formé un savon plombique, en décomposant, par l'acétate de plomb, une dissolution de savon sodique, et il a traité ce savon par de l'éther pur.

L'oléate de plomb étant seul soluble dans ce véhicule, il a pu ainsi séparer les deux sels. 100 parties du mélange ont cédé à l'éther 67 parties; d'où l'on peut conclure que la graisse est formée, très-approximativement, de 2 parties d'oléine et de 1 de margarine.

Acide butyrique. — Pour isoler cet acide, M. Lutz a traité la matière sébacée par une dissolution de soude caustique; tout s'est à peu près complétement dissous; puis il a distillé la liqueur dans une petite cornue, avec un léger excès d'acide sulfurique. Le produit de la distillation, ayant une forte odeur d'acide butyrique, fut agité fortement avec de l'éther; puis la couche d'éther, séparée par le repos, fut décantée et soumise à l'évaporation spontanée. Le résidu liquide de cette évaporation possédait tous les caractères de l'acide butyrique (Lutz, *ibid.*, p. 20).

Chlorure de sodium, phosphate et sulfate de soude. — Pour connaître et doser les sels fixes contenus dans la matière sébacée, on en a calciné une certaine quantité, à l'air libre, dans une capsule de platine. Les cendres provenant de cette combustion étaient presque complétement solubles dans l'eau; il ne restait qu'un léger résidu, que l'auteur a constaté être du phosphate de chaux; la solution avait une réaction alcaline très-prononcée; elle ne contenait pas de potasse ni libre, ni combinée; c'est ce dont il a pu se convaincre à l'aide du chlorure de platine. Le chlorure de sodium et le phosphate de soude furent reconnus par le nitrate d'argent, et le sulfate de soude l'a été au moyen du nitrate de baryte (Lutz, *loc. cit.*, p. 18 à 20).

La quantité des cellules épithéliales est indiquée en fait dans l'analyse de M. Lutz par le poids des substances azotées désignées sous les noms d'*albumine*, *gélatine* et *caséine*, d'une part, et de l'autre par celui de l'eau qui faisait partie de ces cellules comme eau de constitution éliminée par la dessiccation (1).

Il est fâcheux qu'indépendamment du phosphate de soude et des traces de phosphate de chaux, le phosphate et le carbonate de magnésie n'aient pas été recherchés, puisqu'on sait que certains kystes des glandes sébacées renferment une assez grande quantité de ces sels à l'état pâteux ou solide (voy. p. 716) (2).

(1) Ce que j'ai dit plus haut (p. 697) touchant les substances azotées extraites par l'analyse du *sébum*, s'applique encore aux résultats donnés par celle-ci. Ce ne sont autre chose que des substances fournies par des cellules épithéliales, et qui auraient dû être séparées de la matière sébacée proprement dite ou *sébacine* avant l'analyse. Venant de l'organe sécréteur qu'elles concouraient à constituer, elles n'appartiennent pas à l'humeur sécrétée. C'est là un exemple de plus qui montre comment la détermination des espèces de principes immédiats constituant une humeur doit toujours être précédée de l'examen de celle-ci à l'aide du microscope, afin de voir s'il n'y a pas lieu d'abord d'en séparer des éléments anatomiques lui appartenant en propre ou non, comme nous venons de le constater ici.

(2) Aucune des analyses précédentes ne signale la cholestérine parmi les principes immédiats normaux du sébum; cependant ce composé se rencontre fréquemment dans les glandes sébacées lorsque la matière grasse et les épithéliums qu'elles produisent ne pouvant sortir, séjournent dans leur cavité et s'y enkystent.

Sur la matière des kystes pleins de cellules sébacées.

Il est peu de glandes qui soient le point de départ d'un plus grand nombre de productions morbides que les glandes sébacées non-seulement en ce qui regarde les altérations de la glande même, mais encore en ce qui touche les matières sécrétées.

On rencontre parfois, mais assez rarement pourtant, des kystes tout à fait sous-cutanés, pouvant atteindre le volume d'un œuf et plus, qui sont remplis d'une substance inodore qui a la couleur et la consistance du beurre. Le microscope montre que leurs parois ont la structure de celle des glandes pileuses. Il montre aussi que leur contenu est entièrement composé de cellules épithéliales de ces glandes, cellules non rompues, restées pleines de *sébum*. Seulement cette matière grasse n'est plus à l'état de gouttelettes, mais forme, dans chaque cellule, un contenu homogène, d'un jaune pâle, qui distend celle-ci et lui donne l'aspect d'une cellule adipeuse de petites dimensions. Ces cellules accumulées sont immédiatement contiguës les unes aux autres, accompagnées de quelques rares cellules vides et des gouttes huileuses du contenu qui s'en est échappé. Jusqu'à présent l'analyse du contenu de ces kystes n'a malheureusement pas été faite, malgré la pureté habituelle du produit et la facilité avec laquelle on peut séparer par les dissolvants l'humeur sébacée des cellules épithéliales formées de substances azotées que cette matière distend.

Sur les produits morbides dérivant de la sécrétion sébacée.

Je ne m'arrêterai pas à l'étude des produits morbides qu'on a appelés *stéatomes*, d'après la couleur d'un blanc mat ou nacré de leur tissu et sa consistance comparable à celle du suif et même de l'acide stéarique. Malgré son apparence, ce tissu n'est pas formé par de la graisse, bien que la plupart des auteurs le répètent encore. Ces tumeurs ne contiennent que des cellules épithéliales imbriquées qui, ainsi accumulées, réfléchissent la lumière en blanc pur ou jaunâtre. Les tumeurs d'origine sébacée contenant de la graisse sont, au contraire, jaunes, jaunâtres ou d'un blanc sale. Ces stéatomes proviennent d'un épaississement de la couche épithéliale des glandes sébacées, dont les cellules ne se remplissent pas de graisse et restent sans cavité propre. En général, ces cellules sont dépourvues de noyau, excavées et perforées souvent çà et là. Lorsque le contenu est tout à fait blanc, les cellules sans noyau sont aussi dépourvues de granulations, elles sont fort pâles, incolores, plissées ou sphériques, et vésiculeuses, pressées les unes contre les autres, ou polygonales imbriquées. On trouve souvent une couche blanche, friable, qui se détache avec facilité de la face interne des kystes : c'est de l'épithélium pavimenteux, finement granuleux, stratifié, qui forme cette couche blanche.

Le *stéatome* est pesant ; son tissu est dense ; sa couleur et sa consistance se rapprochent de celles du suif ; les vaisseaux sont souvent développés à sa périphérie ; il est plus susceptible de s'enflammer et de passer à l'état d'ulcère rougeant qui envahit les tissus voisins et même les os du crâne ou de la face, selon le siége de la tumeur. Ce qu'on appelle *stéatome* est souvent une hypertrophie d'une ou plusieurs glandes sébacées, production qui, après ulcération, se comporte comme les tumeurs épithéliales d'origine glandulaire. Au contraire, ce que, d'après l'examen à l'œil nu, on nomme *athérome*, est le plus ordinairement une distension kysteuse des glandes sébacées dues à la sécrétion, en excès, de leur contenu ayant la consistance de bouillie.

L'athérome est formé par une matière blanchâtre, jaunâtre ou grisâtre, qui ressemble quelquefois à un pus épais, et dont la consistance surpasse toujours celle du *méliceris* (1). La substance de l'athérome n'est autre chose que la matière sébacée fournie par la glande dilatée qui forme le kyste de la tumeur. Elle est formée : 1° de cellules épithéliales pavimenteuses, larges, pâles, quelquefois excavées et parfois parsemées de granulations graisseuses ; 2° de granulations ou gouttes graisseuses libres ; 3° de granulations de carbonates calcaire et magnésien, souvent très-abondants ; 4° on trouve en même temps des cristaux de cholestérine, des globules de pus et un peu de liquide donnant à la substance sa consistance de bouillie.

Küss a étudié une matière de ce genre qui lui a été remise par M. Bach (2). Cette substance, dont on a recueilli plus de 2 litres, offrait la consistance d'une bouillie épaisse et renfermait quelques masses pâteuses (3).

La *bouillie* d'un blanc grisâtre sale, à peu près inodore, se composait : 1° d'un liquide pulpeux d'un gris sale dans lequel nageaient 2° des plaques blanchâtres, peu consistantes, comparables à de minces croûtes de suif qui se seraient figées à la surface d'un liquide. Ces plaques, rassemblées en nombre variable, adhéraient ensemble comme les feuillets d'un livre ; leur surface était légèrement brillante. Le microscope les montrait composées de cellules d'épithélium très-minces, pâles, à surface chagrinée,

(1) Souvent l'athérome est confondu, sous le nom générique de *loupes*, avec les lipomes, etc., qui sont essentiellement distincts. Il affecte spécialement le cuir chevelu, et les anciens lui donnaient le nom de *taupe* ou de *tortue*, selon sa forme.

(2) Cette matière provenait d'une tumeur située dans la région iliaque externe d'une femme qui la portait depuis quarante ans. Elle s'est abcédée et ouverte spontanément pendant le sommeil de la malade.

(3) Journal *l'Institut*, 1847, in-4, p. 300.

irrégulièrement arrondies, et peu d'entre elles renfermaient un noyau de $0^{mm},007$. Diamètres des cellules : $0^{mm},065$ à $0^{mm},047$, etc. Les intervalles de ces feuillets étaient occupés par des cristaux constitués, au moins la plupart, par de la cholestérine. Ces cellules d'épithélium et les cristaux étaient les seuls éléments appréciables des plaques blanches agglomérées. Lorsque le contenu de ces kystes est entièrement formé de matière semblable, on lui donne le nom de *cholestéatome*.

Le liquide pulpeux dans lequel ces plaques étaient suspendues renfermait les mêmes éléments ; seulement les cristaux dominaient et les épithéliums se trouvaient en partie remplacés par un détritus amorphe.

La *partie pâteuse* de cette matière ne différait de la précédente que par le plus de consistance de la substance amorphe. Kopp en a fait l'analyse chimique. Elle était blanche, caséeuse, et répandait pendant la dessiccation une odeur analogue à celle du fromage. Le résultat de l'analyse des parties en suspension peut s'énoncer de la manière suivante :

PRINCIPES DE LA PREMIÈRE CLASSE.	
Eau	65,80
Phosphates de chaux et de soude. Traces de sel marin et de phosphate de magnésie	2,54
PRINCIPES DE LA DEUXIÈME CLASSE.	
Cholestérine	7,35
Graisse saponifiable	2,53
PRINCIPES DE LA TROISIÈME CLASSE.	
Caséine insoluble, tissu cellulaire, matière fibrineuse	13,25
Caséine soluble	2,77
Albumine soluble	5,45
	99,69

La matière, soumise à une ébullition prolongée, a fourni de petites quantités de gélatine non précipitée par les acides, ni par le prussiate de potasse et l'alun, précipitée par le tannin. Elle ne contenait ni carbonates ni sulfates (1).

On donne le nom de *méliceris* aux produits du genre des précédents consistant en une substance plus ou moins jaune, onctueuse comme du miel ou liquide transparent, jaunâtre, filant comme la synovie. Après avoir acquis un volume plus ou moins considérable, les glandes dilatées s'ouvrent ordinairement au dehors, et il s'établit souvent une fistule intarissable ; ou bien le kyste se vide et s'affaisse, pour se reformer à mesure

(1) Il est certain que les parties désignées dans cette analyse sous le nom de *caséine*, de *matière fibrineuse*, doivent être considérées comme provenant des cellules épithéliales et du *mucus méliceérique* (p. 715-716).

que de nouvelle matière s'y accumule. Le kyste de ces tumeurs est formé par les parois épaissies des glandes en grappe simple sébacées ou pileuses, qui en sont le point de départ et dont l'orifice ne s'est point agrandi, malgré l'énorme volume pris par ces organes distendus. L'orifice ne s'oblitère pas toujours; il est souvent reconnaissable comme un point noir. Que le contenu soit blanc ou jaune, ce sont toujours les cellules épithéliales pavimenteuses, souvent sans noyaux et même sans granulations, vésiculiformes, plissées ou non, qui en forment la principale partie. Ainsi, on y voit : 1° des cellules épithéliales pavimenteuses plus ou moins déformées, aplaties ou vésiculeuses, à contenu homogène ou granuleux; 2° des granulations graisseuses libres ; 3° des cristaux de cholestérine très-souvent ; 4° des carbonates de chaux et de magnésie à l'état de granulations et quelquefois sous forme pâteuse; 5° des leucocytes granuleux ou non.

Valentin a trouvé les principes suivants dans la substance d'un méliceris (1) :

Eau	887,15
Chlorure de sodium	2,21
Sels de chaux	2,12
— de magnésie	1,04
Cholestérine	3,52
Stéarine	2,22
Oléine et oléate de soude	32,16
Albumine liquide avec soude	10,35
— coagulée	59,23 (2)

Dans toutes ces circonstances, le liquide de consistance synoviale ou presque séreux, clair ou plus généralement trouble, qui accompagne la graisse, la cholestérine, les épithéliums, etc., constitue une partie accidentelle, dont la sécrétion est surajoutée en quelque sorte à la production normale de la graisse et à la desquamation épithéliale coexistante (3).

Sur plusieurs kystes sous-cutanés de ce genre, chez l'homme et le chien, j'ai étudié le fluide inodore, filant comme du miel, transparent, légèrement jaunâtre, ou troublé par divers éléments anatomiques, formant des flocons. Il offre sous le microscope et au contact de l'acide acé-

(1) Valentin, *Repertorium f. Anat. und Physiol.* Bern und Saint-Gall, 1838, in-8, t. III, p. 308.

(2) Ici encore les matières dites *albumine* provenaient certainement des cellules épithéliales et au *mucus mélicérique* n'appartenant pas au produit de sécrétion et qui auraient dû en être séparées pour que la composition de ce dernier pût être exactement connue.

(3) Aussi l'étude et l'analyse immédiate de ce liquide devraient-elles être faites séparément de celles des produits ordinaires de la glande, qu'il vient délayer et tenir en suspension.

tique toutes les dispositions et les réactions de la mucosine (voy. p. 524). Les filaments ou nappes du mucus strié offrent çà et là aussi des séries de granulations, soit grisâtres, soit graisseuses.

Ce mucus englobe des leucocytes, granuleux ou non, abondants lorsque le kyste a déjà été ponctionné plusieurs fois. Il contient, de plus, de petites cellules épithéliales polyédriques ou sphéroïdales, comme celles qui tapissent les culs-de-sac des glandes sébacées et, comme elles, pourvues de fines granulations graisseuses, soit épaisses, soit réunies au centre de la cellule, autour d'un noyau ovoïde, qu'elles masquent souvent. On y voit de plus des cellules minces, isolées ou juxtaposées en lamelles, associées ou non aux précédentes, qui sont pâles, non granuleuses, sans noyau. Des flocons plus ou moins gros de mucus très-strié peuvent être colorés en gris ou en jaune butyreux, et être rendus presque demi-solides par accumulation de cellules pleines d'huile et par des granulations graisseuses libres.

Des kystes sébacés à contenu calcaire.

Le produit accidentellement sécrété par ces glandes qui, dans les kystes du genre précédent qu'elles forment, se surajoute à la matière grasse et aux cellules épithéliales, ce produit, dis-je, n'est pas toujours liquide ou moins d'aspect séreux. Il est parfois dû à une supersécrétion des sels d'origine minérale dont normalement il n'existe que des traces dans l'humeur sébacée proprement dite.

Dans ces circonstances, le contenu des glandes dilatées, devenues kysteuses, formant, comme dans les cas précédents, des tumeurs dites *loupes* ou *tannes*, ce contenu, dis-je, est gris blanchâtre, quelquefois tout à fait blanc, ou d'un blanc jaunâtre, parsemé ou non de paillettes d'aspect micacé formées par des lamelles de cholestérine. Cette substance est remarquable en ce que, demi-liquide ou semblable à du plâtre délayé ou ayant la consistance d'un mastic mou, elle durcit à l'air, comme le fait le plâtre, au point de prendre une consistance presque pierreuse bien plus rapidement qu'il ne faut de temps pour qu'elle se dessèche. De là le nom de *gypso-stéatome* donné par quelques auteurs à la matière de ces kystes, mais à tort, car le sulfate de chaux y manque complétement.

Par une longue exposition à l'air, cette matière tombe ensuite parfois en poudre à la moindre pression. Fraîche ou non, elle se délaye dans l'eau en une émulsion d'un blanc jaunâtre, qui ne se putréfie pas à l'air et ne se coagule pas par l'ébullition, mais est coagulable par le sublimé et les acides. Le microscope n'y montre que des granules calcaires irrégulièrement sphéroïdaux, réfractant fortement la lumière et des cellules épithéliales généralement sans noyau, isolées ou imbriquées sans feuillets résistants, parfois encroûtées elles-mêmes de sels calcaires, sous forme de petites granulations jaunâtres leur adhérant fortement. On y voit aussi des gouttes d'huile de dimensions diverses, et souvent des cristaux de cholestérine isolés ou réunis en paillettes.

La seule analyse un peu complète que nous ayons d'une substance de ce genre est celle d'Esenbeck, qui l'a trouvée composée ainsi qu'il suit après dessiccation à l'air :

Phosphates calcaires	20,00
Carbonate de chaux	2,10
— de magnésie	1,60
Chlorure de sodium, acétate? de soude et perte	3,70
Matières grasses	24,20
Extrait alcoolique et traces d'huile	12,60
Extrait aqueux	11,60
Albumine ? (ou mieux mucus)	24,20

Lorsque le contenu de ces kystes est tout à fait pâteux ou même dur comme du plâtre dans la cavité même de la glande, la proportion des sels calcaires est bien plus considérable. Les productions de ce genre se rencontrent surtout au scrotum, autour du genou, des sourcils, etc.

Sur l'origine, la nature et les usages de l'humeur sébacée.

L'humeur sébacée est une sécrétion purement huileuse, liquide à la température du corps humain, ce qui tient à ce que l'oléine l'emporte en quantité sur les autres corps gras et même sur les divers autres principes qui les accompagnent. Dans les culs-de-sac glandulaires, cette humeur huileuse n'est pas accompagnée normalement d'une sécrétion séreuse ou muqueuse ; il y a toutefois des traces d'un fluide très-coulant dans les glandes sébacées de l'auréole du mamelon à la fin de la grossesse.

Comme on ne connaît pas bien la composition immédiate du mucus des méliceris et du liquide surajouté à la matière grasse dans divers kystes sébacés, on ne sait encore nettement si ce liquide représente une supersécrétion de quelque partie constituante normale du *sébum*.

La production, dans des kystes de ce genre, d'une quantité considérable de sels calcaires, égalant ou dépassant en poids celle de la matière grasse, porte à croire que les principes salins de la première classe signalés dans le *sébum* par les analyses, lui appartiennent en propre, qu'ils sont, en d'autres termes, associés, au moins en partie à l'oléine, à la margarine, etc., mais en même temps il est certain qu'une petite partie de la quantité de ces sels et une portion de l'eau indiquée par l'analyse provient de la substance organisée des cellules épithéliales qu'entraîne l'humeur sécrétée.

Comme toujours, ces principes-là passent tout formés du sang dans l'humeur et, dans celle-ci non plus que dans les autres, ils n'ont rien de caractéristique pour elle. Il n'en est pas de même des principes graisseux, qui, ainsi que nous l'avons vu, composent en très-grande partie cette humeur, principes parmi lesquels prédomine l'oléine.

Mais ces principes offrent ceci de remarquable, relativement à l'humeur qu'ils composent, que tous préexistent dans le sang et dans les éléments anatomiques de divers tissus. Il en résulte que jusqu'à présent on ne connaît aucun principe immédiat qui soit propre à l'humeur sébacée, aucun qui soit de formation spéciale due aux glandes qui la sécrètent, contrairement à ce qu'on observe dans les autres sécrétions provenant des parenchymes glandulaires. Sous ce point de vue, elle se rapproche des *excrétions* produites par des parenchymes non glandulaires, comme l'urine et la sueur. Seulement, les principes caractéristiques de celles-ci se forment par désassimilation des éléments de divers tissus pour de là passer dans le sang et être ensuite éliminés par le rein et les follicules sudoripares. Au contraire, on ne sait pas encore si les glandes sébacées ne font que prendre au sang des corps gras neutres d'origine alimentaires, ou si leurs cellules épithéliales les forment à l'aide et aux dépens des principes albuminoïdes et autres (1).

Quoi qu'il en soit, cette humeur reste remarquable entre toutes par le petit nombre des espèces de principes qui la composent, par l'absence presque complète d'eau et de substances coagulables, par la prédominance sur tous les autres des corps gras, principes de la deuxième classe, et en particulier par ce fait que ce sont de ceux qui sont récrémentitiels et non des principes salins ou alcaloïdes excrémentitiels.

Cette humeur remplit, dans l'économie, un rôle qui ne se rattache pas aux propriétés récrémentitielles que présentent ailleurs les principes qui prédominent dans sa composition. Ce rôle est surtout un rôle physique de protection, se rattachant particulièrement aux propriétés de non-miscibilité de l'eau avec les corps gras. Elle protége la peau contre l'action de la sueur après la naissance, contre la macération amniotique pendant la vie intra-utérine. Elle remplit des usages plus spéciaux, mais encore de même ordre au bord des paupières, dans le canal auditif, sur l'auréole du mamelon, aux petites lèvres et à la marge de l'anus, surtout chez beaucoup d'animaux carnassiers, etc.

L'influence protectrice du *sébum* à l'égard de la peau, contre l'actior

(1) Voyez page 22, 1°. Ajoutons que les principes caractéristiques de l'urine e de la sueur sont purement excrémentitiels et accompagnés d'une quantité d'eau considérable, tandis que le sébum est dépourvu, ou à peu près, de ce principe et renferme surtout des corps gras neutres entièrement récrémentitiels qui manquent dan l'urine et dans la sueur.

de l'eau, qui à la longue gonfle et imbibe même la couche cornée de l'épiderme (ainsi que le montre l'application des cataplasmes) se constate aisément; cette influence est des plus manifestes lorsqu'on observe la manière dont elle s'oppose à ce que l'épiderme et les poils soient mouillés quand on se plonge dans ce liquide. Il y a déjà une différence sensible entre la manière dont se mouille la face dorsale de la main pourvue de duvet et de glandes pileuses, comparativement à la face palmaire, qui en manque (1).

On ne voit pas qu'en dehors des variations de la congestion de la peau sa production présente des périodes d'augmentation (2) et de diminution, soit générale, soit unilatérale, par action réflexe sous l'influence de certaines impressions, de l'ingestion et de l'absorption de certains médicaments, comme on le voit pour les autres sécrétions et surtout pour les excrétions urinaire et sudorale. Elle semble être continue sans qu'on lui connaisse de stimulant. Cependant c'est, avec la bile, la seule sécrétion connue qui commence avant la naissance, sous l'influence probablement de l'action du liquide amniotique sur la peau, comme le fait à peu près à la même époque la sécrétion biliaire, sous l'influence des épithéliums et du mucus s'accumulant dans l'intestin. En cela, ces deux sécrétions diffèrent de l'excrétion urinaire, qui commence plutôt encore pendant la vie intra-urinaire dès que le sang fœtal renferme une certaine quantité de principes alcaloïdes et salins de la deuxième classe, formés par désassimilation, et dont une petite proportion même est peut-être inévitablement empruntée à la mère lors des échanges placentaires.

Sur le mécanisme de la sécrétion sébacée.

On peut, de très-bonne heure, sur des fœtus de quatre à cinq mois,

(1) Les influences protectrices de cet ordre, du sébum pour les poils et les plumes des loutres, des phoques, des palmipèdes, etc., sont des mieux connues. Sur les mammifères et les oiseaux, d'autres usages se rapportent aux odeurs des sébums. Ce sont : 1° celle des sébums des glandes, soit pileuses, soit plumeuses ; 2° celle des glandes anales ; 3° celle des glandes nidorantes ou musquées (p. 700). Toutes semblent provenir de la mise en liberté d'un acide gras volatil au contact de l'eau ou de quelque autre liquide aqueux. Ce fait a été démontré pour la première fois par M. Chevreul, successivement pour ce qui concerne le suint, le sébum des oiseaux (acide avique) et les muscs (Chevreul, *Comptes rendus des séances de l'Académie des sciences*. Paris, 1873, t. LXXVII, p. 554). Il est certainement applicable au sébum spécial des glandes anales des carnassiers et des rongeurs. Il est probable aussi qu'on attribue à la sueur, qui est certainement moins odorante que les urines, tout ou partie d'odeurs qui appartiennent aux acides gras volatils du sébum axillaire ou autre et qui deviennent libres lors du contact de celui-ci avec la première.

(2) Il est facile de constater par l'examen direct des liquides à la surface de la peau que la supersécrétion de la sueur *acide*, lorsque la température est élevée, s'accompagne aussi d'une supersécrétion d'humeur sébacée *alcaline*. Il en sera question à propos de la sueur.

suivre les phases de la sécrétion sébacée première et les voir se répéter sur l'adulte. A la face interne de la paroi propre du cul-de-sac unique ou des culs-de-sac multiples des glandes pileuses, les cellules épithéliales naissent, comme partout ailleurs, sous la forme d'un corps polyédrique, finement grenu, grisâtre, plein, sans cavité distincte de la paroi; ces cellules résultent de l'individualisation, par segmentation internucléaire d'une couche de substance amorphe parsemée de petits noyaux pâles, dans laquelle les sillons ou plans de scission passent à peu près à égale distance de chaque noyau (1).

Dans les glandes sébacées, on voit des gouttelettes huileuses, jaunes, sphériques, à contour foncé, très-fines d'abord, puis de plus en plus grosses, se montrer autour du noyau qui est au centre de la cellule. Chaque goutte occupe alors une cavité qu'elle remplit, cavité dont sa production a déterminé l'apparition, et bientôt les gouttes, devenant contiguës, le corps de la cellule est ainsi creusé d'une cavité qu'il ne possédait pas auparavant. Les gouttes d'huile remplissent cette cavité. On ne voit aucun liquide interposé entre elles. La paroi est formée par la substance azotée du corps de la cellule ; les contours indiquant ses faces interne et externe sont bien marqués (fig. 17, *abc*), et leur écartement mesure l'épaisseur de cette paroi ; épaisseur d'autant plus grande que la cellule renferme un moindre nombre de gouttes graisseuses, qu'elle est moins distendue par elles.

Au fur et à mesure que le nombre et le volume de ces gouttes graisseuses, jaunes, à contour foncé, vont en augmentant, la cellule devient plus grosse et sa paroi plus mince. Bientôt celle-ci se rompt, et le contenu, formant une masse plus considérable que cette dernière, devient libre; il se mêle au contenu des autres cellules dans la cavité du cul-de-sac ou du canal excréteur, en entraînant avec lui la paroi vide et aplatie qui est comme perdue dans le produit ainsi sécrété (2). L'huile fluant graduellement au dehors n'entraîne pas toujours ces parois vides, minces et incolores, qui s'accumulent alors dans la glande qu'elles distendent, et c'est de la sorte que se forment les *comédons*. Avant de se rompre, la cellule pleine de gouttes d'huile est déjà écartée de la paroi glandulaire contre laquelle elle s'est individualisée; elle en est écartée par une nouvelle couche de noyaux et de matière amorphe se segmentant, autour de ceux-ci, comme centres, pour former de nouvelles cellules. Il

(1) Voy. Ch. Robin, *Anatomie et physiologie cellulaires*. Paris, 1873, in-8, p. 268.

(2) Le mécanisme de la sécrétion sébacée est aussi remarquable, aussi spécial, aussi différent des actes sécrétoires ayant lieu dans les autres glandes que la composition de ce produit est différente de celle des humeurs que nous avons étudiées avant elle. Rien même n'étonne plus que de voir le mode de production de cette

y a même des cellules qui tombent et sont entraînées par l'huile, dans laquelle on les trouve sans qu'elles se soient rompues et vidées de leur contenu. Leur rupture a lieu ordinairement alors que les gouttelettes sont encore distinctes les unes des autres (fig. 18, *a*, *d*) ; d'autres fois,

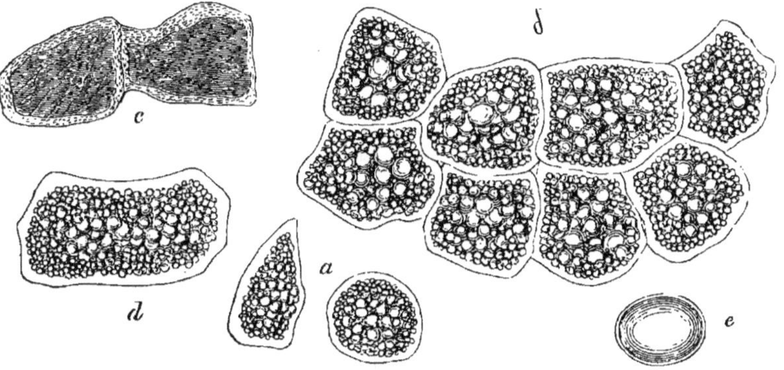

Fig. 18. — Cellules épithéliales des glandes sébacées (*).

auparavant, les gouttelettes se fusionnent de manière à former une goutte de plus en plus grosse à côté des plus petites qui restent, ou même de manière à en constituer une seule qui remplit complétement la cavité de la cellule, qui distend celle-ci, amincit la paroi et donne un peu à cet élément l'aspect d'une vésicule adipeuse (*e*). On voit bien alors que cette masse huileuse homogène constitue à elle seule tout le contenu de la cellule, sans addition d'aucun liquide séreux ou muqueux, de même que dans le cul-ce-sac plein d'huile on ne voit pas d'autre liquide que cette matière grasse, sauf le cas des glandes sébacées de l'aréole du mamelon vers l'époque de l'accouchement (p. 698). J'ai déjà dit que dans certains kystes formés par dilatation des glandes sébacées, presque toutes les cellules sont parfois à cet état vésiculeux, adipiforme, que leur donne l'homogénéité du contenu, mais qu'il n'en est pas ainsi dans les kystes

humeur avoir été considéré comme devant se retrouver dans toutes les glandes, et, qui plus est, comme devant servir encore aux physiologistes de nos jours pour expliquer toutes les sécrétions, qui, suivant eux, ne seraient qu'une destruction épithéliale. Je reviendrai du reste plus loin sur cette généralisation inexacte.

(*) Cellules contenues dans le liquide exprimé par pression des glandes de l'auréole du mamelon, chez une femme morte en couches. Elles sont sphéroïdes ou polyédriques, larges de 25 à 50 millièmes de millimètre. Les unes sont isolées, *a*, *a*, pleines de gouttes d'huile, accumulées, sphériques, larges de 3 à 8 millièmes de millimètre. Les autres sont encore réunies par juxtaposition en couches épithéliales, *b*. Elles sont dépourvues de noyau, leur paroi est épaisse de 3 à 5 millièmes de millimètre. Il en est, *c*, dont le contenu est sorti, dont il ne reste que la paroi, aplatie, chiffonnée ou non, avec ou sans gouttes graisseuses incluses dans leur cavité, qui n'est pas toujours distincte. *d*, grande cellule. *e*, petite cellule dont le contenu ne forme qu'une seule goutte. Grossissement de 450 diamètres. (Ch. Robin.)

dermoïdes ovariques formés par accumulation de l'humeur sébacée sécrétée comme à l'état normal.

La production des gouttes d'huile entraîne d'abord le refoulement du noyau dans l'épaisseur de la paroi, et bientôt son atrophie qui a lieu longtemps avant la rupture qui met en liberté le produit et avant que la cellule soit notablement distendue par les gouttes d'huile (1).

Ainsi, la sécrétion sébacée est une humeur réduite à ses principes immédiats caractéristiques ou essentiels à l'exclusion presque absolue de tous les autres, comparativement aux humeurs dont nous avons fait l'étude jusqu'à présent. Quant aux actes sécrétoires essentiels, c'est-à-dire à ceux qui donnent lieu à la formation ou du moins à l'isolement de ces principes, ils sont, au fond, de même ordre que ceux qui se passent dans les autres glandes. En d'autres termes, ils consistent essentiellement en un excès de la propriété d'assimilation formatrice des épithéliums, comparativement aux autres éléments, en ce qui concerne les principes graisseux, et non en ce qui regarde telle substance coagulable, comme pour les mucus, le suc pancréatique, etc. Seulement, en raison de la non-miscibilité des composés formés, avec les autres principes immédiats de la substance organisée, ceux-là ne sont pas (comme ceux qui se produisent dans les autres glandes) rejetés molécule à molécule par exosmose dialytique et désassimilatrice, au travers de toute l'épaisseur de la substance de la cellule sans destruction de celle-ci. Ils s'accumulent, au contraire,

(1) Ainsi, le noyau manque dans ces cellules épithéliales ayant une cavité et un contenu distincts de la paroi, et il manque dans la pellicule que représente celle-ci lorsque, vidée, elle s'est aplatie ; il manque là comme dans les cellules sans cavité des lamelles desquamées à la surface de l'épiderme ; mais dans ces deux cas, l'atrophie est due à des causes très-différentes. Dans ces deux cas aussi, la persistance du noyau ne s'observe que dans des conditions accidentelles, et sa présence, qui ailleurs est normale, devient ici le signe d'une circonstance pathologique. C'est ainsi qu'il persiste souvent dans les cellules épithéliales des tumeurs dites *stéatômes*, ayant pour point de départ l'hypergenèse de l'épithélium des glandes sébacées, car alors le développement de ces cellules n'étant pas régulier, les gouttelettes sébacées ne s'y produisent pas, la cavité dont elles amènent la formation dans les conditions normales manque, et le noyau ne s'atrophie pas. La présence du noyau et l'absence de cavité sont ici des faits morbides qui, sauf un plus grand volume, laissent ces cellules au point où elles sont, quant à la structure, lors de leur origine et à celui où elles sont partout ailleurs ; elles restent alors au point où s'arrête leur développement dans les autres régions de l'économie, sans qu'elles arrivent au degré d'évolution qui amène ici normalement la production de gouttes sébacées dans leur épaisseur ; au contraire le phénomène analogue est un fait de sénilité ou un fait pathologique dans les autres éléments anatomiques. Il y a là, comme dans les cellules fibroplastiques passant à l'état adipeux, un fait de sénilité anticipée en quelque sorte ; seulement, comme ici le fait se passe dans des *produits* en voie de mue et de rénovation de toute pièce ; les principes ainsi formés molécule à molécule dans l'élément sont incessamment rejetés au dehors, ce qui n'a pas lieu pour les éléments des *constituants*, tels que les cellules adipeuses.

au point même où ils se forment, comme le font les corps gras dans tous les éléments anatomiques où ils sont produits, et cela en raison des mêmes particularités physicho-chimiques de non-miscibilité et de non-transmissibilité endosmo-exosmotique qui leur sont particulières. De là leur accumulation dans l'épaisseur des cellules qu'ils distendent jusqu'à rupture et dont ils entraînent ainsi la destruction matérielle de toutes pièces; et cela bien que leur formation aille toujours en diminuant d'énergie, parce que la substance propre de l'élément anatomique formateur va graduellement en diminuant de quantité à mesure qu'augmente celle des principes formés qui le distendent, le rompent et le laissent comme résidu matériel visible.

Discussion des notions physiologiques précédentes.

On voit, d'après ces données, ce que vaut l'hypothèse qui, d'une manière générale et absolue, fait, dans toutes les glandes, de la sécrétion une destruction de toute pièce de leur épithélium, et cela par une généralisation forcée de ce qui a lieu dans les glandes sébacées. Cette hypothèse ne supporte pas l'examen devant l'étude de la sécrétion du suc pancréatique, des mucus, des sérosités, des liquides kystiques, etc., qui s'accomplit rapidement et surabondamment sans destruction d'une masse de cellules épithéliales équivalente à celle du liquide produit, ce qui ne s'observe que dans les glandes sébacées.

Du reste, toute sécrétion consiste en une assimilation élaboratrice, énergique, donnant lieu à la production de principes coagulables, comme la pancréatine, la ptyaline, etc., dans les éléments doués au plus haut degré des propriétés végétatives, comme les épithéliums, production suivie d'une issue, molécule à molécule, exosmotique et désassimilatrice; ou, au contraire, elle consiste ailleurs en un excès de la désassimilation donnant lieu à la formation de principes immédiats spéciaux cristallisables, comme le taurocholate de soude dans le foie biliaire, le sucre de lait dans la mamelle, de la même manière au fond que dans les muscles se forment la créatine et la créatinine par désassimilation de leur substance à l'aide et aux dépens de la musculine (1).

Quant à la sécrétion sébacée, elle consiste aussi en une élaboration nutritive intérieure qui, bien que fournissant des principes cristallisables,

(1) C'est de cette manière qu'en raison de l'énergie de leur propriété de nutrition assimilatrice et désassimilatrice, les épithéliums élaborent et forment des principes immédiats nouveaux dans les glandes; c'est de cette manière qu'ils *choisissent*, dans les parenchymes non glandulaires, simplement éliminateurs, comme le rein, sans qu'il y ait davantage destruction de toutes pièces des épithéliums dans les premières que dans le dernier, autrement que par la mue lente et graduelle de ces cellules.

semble être autant assimilatrice que désassimilatrice ; mais, étant exclusivement graisseuse et non mixte, comme la bile, le lait, etc., elle s'accumule dans les épithéliums sans traverser leur substance, comme les autres sécrétions, molécule à molécule; par suite, elle entraîne leur distension, leur chute, leur mue par conséquent; mais, pas plus que les autres sécrétions, elle ne consiste en une destruction par liquéfaction ou transformation de leur substance propre, puisqu'on retrouve de toutes pièces ces cellules même dans l'humeur ou dans la glande.

En présence des faits précédents, on ne comprend vraiment pas que des auteurs aient pu écrire que « *la glande mammaire n'est pas autre chose qu'un amas de glandes cutanées (glandes sébacées) ayant atteint un énorme développement et possédant une disposition particulière;* que : *Au point de vue du développement, ces deux séries de glandes sont complétement identiques.* »... que : « *Il faut aussi ranger dans la même catégorie les glandes cérumineuses du conduit auditif externe et les grosses glandes des aisselles* » (1).

L'idée de ramener systématiquement à l'unité les actes les plus divers peut seule conduire à des rapprochements tellement contredits par les faits. Les glandes qui fournissent le cérumen sont les glandes pileuses du canal auditif externe, mais non les glandes sudoripares de cette région, lesquelles n'offrent rien de particulier; mais ranger dans la même catégorie les glandes axillaires qui sont de l'ordre des sudoripares et les précédentes, le tout pour arriver à rapprocher la mamelle des glandes sébacées, c'est là une comparaison qui ne se comprend plus.

Du reste, c'est surtout le côté physiologique de cette question qui doit nous arrêter ici.

Nous ne pouvons étudier une question en physiologie sans retrouver partout une corrélation intime, une solidarité rigoureuse entre l'acte et l'agent. Partout nous voyons à chaque disposition anatomique correspondre une particularité fonctionnelle qui en dépend. Or, il est impossible de se mettre plus en contradiction avec ce principe, que de vouloir rapprocher l'une de l'autre des humeurs qui diffèrent autant que le sébum d'une part et le lait de l'autre, aux points de vue de leur composition immédiate, de leurs propriétés extérieures et alibiles, des conditions de temps, de sexe, etc., qui en suscitent la sécrétion.

La sécrétion sébacée est continue à compter du milieu de la vie intra-utérine, sans stimulant connu, spécial ou autre, venant en accroître ou en diminuer la quantité.

La sécrétion lactée est temporaire, et a lieu sous l'influence de condi-

(1) Virchow, *La pathologie cellulaire*, traduite par Picard. Paris, 1861, in-8, p. 280-281.

tions physiologiques bien déterminées, avec de longs intervalles de suspension, pour cesser ensuite d'une manière définitive.

La sécrétion sébacée est généralement exclusivement graisseuse, sans principes immédiats jusqu'à présent connus qui lui soient absolument propres ; elle s'accomplit exclusivement dans l'épaisseur de cellules qui se rompent et qui se retrouvent en entier à l'état de pellicules aplaties dans l'humeur huileuse, ou qui restent pleines et entières quand elles se détachent sans éclater pour laisser écouler leur contenu (1).

La sécrétion lactée est des plus complexes, composée d'un sérum et de principes exclusivement propres au lait, soit cristallisables (lactine), soit coagulables (caséine), sans parler de la butyrine et de la caprine faisan

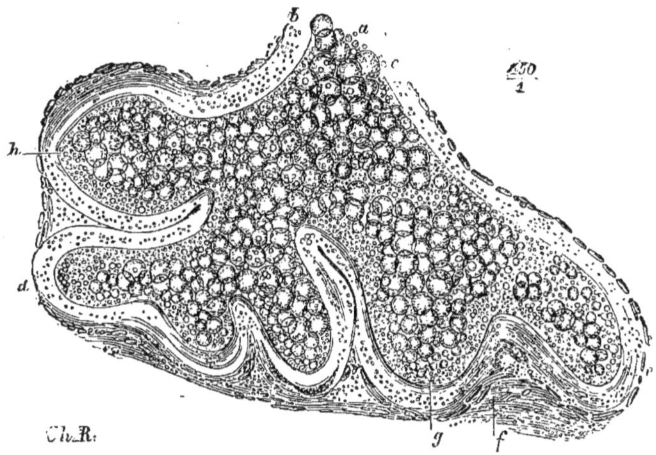

FIG. 19. — Sécrétion lactée (*).

partie des corps gras en suspension émulsive dans le liquide précédent (fig. 19, *a*). Or ici on constate que la graisse comme le reste du fluide sont fournis molécule à molécule directement par les parois, et qu'imme-

(1) On n'a pas jusqu'à présent recherché la cholestérine dans l'humeur sébacée normale ; mais sa fréquence dans de très-petites dilatations accidentelles des glandes pileuses tend à faire croire qu'elle en renferme. Ce fait a son importance ici, car le lait en manque complétement, malgré que le sang en contienne constamment ; fait en rapport avec l'action formatrice et éliminatrice propre à chaque glande que nous avons toujours observée, avec la non-identité des actes sécréteurs dans la mamelle, comparativement aux glandes pileuses.

(*) Portion d'un acinus de la mamelle d'une femme morte au sixième jour après l'accouchement. *a*, globules du lait remplissant les culs-de-sac mammaires ; *b*, *c*, paroi propre de ces derniers, homogène, hyaline, à peine grenue ; *d*, *e*, fond des culs-de-sac ; *g*, portion de la trame glandulaire restée adhérente et contenant des fibres-cellules ; *h*, liquide finement grenu séparant les globules du lait de la face interne de la paroi propre.

diatement le beurre est flottant à l'état de globules libres au fond des culs-de-sac, globules dont le plus grand nombre offrent un volume bien moindre que ne le sont les globules sébacés dans leurs cellules ; car hors de là ils se soudent aussitôt en grosses gouttes. Ici encore on constate que jamais on ne voit ces globules laiteux contenus dans les cellules ou les noyaux d'épithélium qui tapissent ces derniers ; que jamais on ne retrouve trace de cellules vides ou pleines de leur prétendu contenu butyreux, soit à l'état normal, soit dans les tumeurs, kysteuses ou autres, produites par distension des culs-de-sac ; et j'insiste sur ce dernier fait, en rappelant que j'ai montré (p. 480) que les granules graisseux remplissant les leucocytes du colostrum, etc., sont semblables à ceux des leucocytes devenus granuleux dans le pus et n'offrent aucune similitude soutenable avec les globules gras du lait. Aussi des vues systématiques inexplicables peuvent-elles seules faire comprendre que Virchow ait pu dire que : « *Dans tous les cas, la graisse qui représente extérieurement le principal élément du lait, et qui produit le sébum, naît au milieu des cellules épithéliales qui se détruisent peu à peu et qui laissent la graisse en liberté. La sécrétion est purement épithéliale et ressemble complétement à la sécrétion spermatique.* »

VINGT-QUATRIÈME LEÇON

DES FLUIDES EXCRÉMENTITIELS EN GÉNÉRAL. — DE LA SUEUR EN PARTICULIER.

C. — Troisième division. — Des fluides excrémentitiels.

Les liquides que nous devons décrire ici sont les *humeurs excrémentitielles* proprement dites ou *excrétions* (voy. 1re leçon, p. 42, et tableau, p. 13).

Elles ne contiennent pas de produit ou principe spécial caractéristique fabriqué par le parenchyme. Tous leurs principes immédiats qui ne sont pas d'origine minérale sont formés ailleurs, dans les éléments anatomiques de divers tissus, d'où ils arrivent au sang, pour passer ensuite directement dans l'humeur. Ils préexistent donc, par rapport au moment de leur passage du sang au travers du parenchyme. Ils se trouvent dans son artère, et il n'y en a plus ou il en reste fort peu dans ses veines, parce qu'ils ont été excrétés, séparés du plasma sanguin par le tissu parenchymateux. Ils ne renferment pas de substances coagulables ou principes de la troisième classe ; quand ces derniers s'y trouvent normalement, ils y sont surajoutés par des glandes ou des membranes autres que le parenchyme excréteur. Aussi le passage dans ces humeurs de principes immédiats de cet ordre est-il un symptôme grave et absolument caractéristique d'un fait morbide.

Ainsi, en dehors des principes d'origine minérale qui traversent l'économie tels qu'ils y sont entrés, ceux qui prédominent dans l'urine sont des principes des deux premières tribus de la deuxième classe; ils y arrivent tout formés, empruntés au sang par un simple choix excréteur. N'étant pas fabriqués par suite d'actions assimilatrices et désassimilatrices s'accomplissant dans les épithéliums mêmes, l'humeur reste sans analogie avec les parois excrétantes, comme en ont, au contraire, les humeurs qui ont pour principe fondamental, au point de vue physiologique du moins, une substance organique coagulable. Aucune également ne contient des principes caractéristiques, c'est-à-dire qui, fabriqués par les parois des tubes du parenchyme producteur, lui soient exclusivement propres et ne se retrouvent dans aucun autre liquide. Tous leurs principes constitutifs, au contraire, préexistent dans le sang qui les apporte, après les avoir empruntés où ils se sont formés; en outre, quelques-uns de ces principes se voient aussi en petite quantité dans diverses sécrétions proprement dites. Seulement dans les unes dominent certains composés, comme les urates et l'urée dans l'urine, alors que dans la sueur existent surtout des sudorates, dont on n'a pas encore constaté la présence dans l'urine, bien qu'il y en ait peut-être des traces.

Elles ne remplissent pas de rôle spécial propre, et leur composition immédiate est telle que leur séjour dans l'économie, au-delà d'un certain temps, est nuisible.

Dans tous ces liquides enfin, l'eau, fait important, existe à l'état libre, comme principe immédiat proprement dit, et n'est pas fixée comme eau de constitution, à des substances coagulables, ainsi que cela a lieu dans les autres humeurs (voy. p. 21 et 23).

Sur la nature des actes formateurs des liquides excrétés.

La production des deux principaux liquides de l'économie qui rentrent dans ce groupe est le résultat de l'acte caractéristique de deux fonctions de la vie végétative, fonctions excrétrices ou dépuratrices agissant inversement à la digestion, confondues toutes deux par les physiologistes avec la propriété de sécrétion. L'une est l'*urination*, dont j'ai le premier signalé les traits essentiels (1). La seconde est la *sudorification*, séparée des sé-

(1) Voy. *Tableaux d'anatomie*. Paris, 1850, in-4, p. 9 ; et *Dictionnaire de médecine*, 10e édit., 1855, et 12e édit., 1865, art. URINATION ; et Béraud, *Éléments de physiologie*. Paris, 1857, 2e édit., t. II, p. 181.

crétions proprement dites avec beaucoup de justesse et de sagacité par M. Bergeret (1), d'après les analogies très-réelles que présente, avec l'urination, l'acte de la production de la sueur.

Dans l'un et l'autre de ces liquides, les principes immédiats d'origine organique sont non-seulement cristallisables, mais aussi impropres à l'assimilation qu'à jouer un rôle physiologique spécial et déterminé, tel que celui que remplissent la caséine, la pancréatine, la pepsine, etc.

L'urination est la deuxième des fonctions de la vie végétative. Elle est caractérisée par l'expulsion des principes liquides et des principes solides tenus en dissolution, quand les uns et les autres sont devenus impropres à la nutrition ; elle a pour condition d'existence la propriété physique d'exosmose dont jouissent les éléments anatomiques et les tissus, et satisfait à l'acte chimique de désassimilation ou de décomposition désassimilatrice, lequel est un de ceux du double acte organique appelé *nutrition*.

Chez les animaux, l'appareil digestif introduit les matériaux solides et liquides ; la forme exactement déterminée du corps et son accroissement limité (qui est le côté dynamique en corrélation avec la forme ou côté statique) font reconnaître, comme condition nécessaire d'existence, la présence d'appareils correspondants à celui de la digestion, mais agissant en sens inverse. Ce sont l'appareil urinaire et l'appareil *sudoripare*. Ils éliminent des gaz et surtout de l'eau avec les principes solides dissous dont les matériaux, revenus à l'état de composés fixes et cristallisables, sont impropres à servir plus longtemps et doivent être expulsés.

Entre ces deux sortes d'appareils, digestif d'un côté, urinaire et sudoripare de l'autre, se trouve placé l'appareil pulmonaire, qui, à la fois, prend et rejette, mais les principes gazeux seulement, double action qui est une suite nécessaire de l'état fluide de ces principes, dont le mouvement ne peut être qu'un échange.

Ainsi l'appareil digestif introduit les matériaux solides et liquides, l'appareil urinaire et l'appareil sudoripare rejettent les principes liquides et solides, pendant que celui de la respiration fait l'un et l'autre pour les principes gazeux ; quand manque l'expulsion des premiers, l'accroissement n'est arrêté que par la mort, et la forme n'est pas nettement délimitée. Les principes rejetés sont cristallisables ou volatils sans décomposition.

Les organes urinaires constituent un *appareil* aussi net et aussi distinct que l'*appareil respiratoire*, et qu'il faut placer sur le même rang que lui et que ceux de la digestion et de la circulation. Par conséquent,

(1) Bergeret (de Saint-Léger-sur-d'Heune), *Du choix d'une station d'hiver*. Paris, 1864, in-12, *Des fonctions de nutrition*, p. 18.

on reconnaîtra qu'il existe une *fonction* correspondante, la *fonction urinaire* ou *urination*, dont l'histoire ne doit plus être confondue avec celle des sécrétions. Et cela d'autant plus que nous venons de voir que les actes qui amènent la production des humeurs sécrétées proprement dites et ceux qui donnent lieu à la séparation de l'urine, ne sont point semblables du tout (1).

Le nombre des organes de l'appareil urinaire, leur situation extra-péritonéale, leur disposition symétrique et leurs autres caractères, lui donnent tous les attributs généraux des appareils les plus nettement déterminés. Le rein diffère du poumon en ce qu'il n'est qu'éliminateur. L'étude des caractères d'ordre organique, en outre, montre que le parenchyme rénal diffère, autant que le parenchyme pulmonaire, de celui des glandes proprement dites ; il a sa structure et sa texture spéciales, qui ne le rapprochent d'aucun des organes parenchymateux du même organisme (2).

Ces remarques sont applicables aussi à la *sudorification*, dont l'appareil est disséminé dans toute l'étendue de l'organisme sous forme de follicules glomérulés placés dans le tissu lamineux sous-cutané ; *follicules excréteurs*, aussi distincts des *follicules sécréteurs* et des glandes en grappe que le rein en est différent, et appartenant comme lui et le poumon aux parenchymes non musculaires. Nous verrons aussi que la composition de la sueur, comme celle de l'urine, n'a aucun rapport avec celle des parois des conduits qui produisent le liquide. L'action purement éliminatrice de principes préexistant dans le sang (et nullement formatrice de composés spéciaux cristallisables ou coagulables) qui a pour résultat la formation et le déversement de la sueur et de l'urine, reconnaît cependant comme cause essentielle l'influence exercée par les épithéliums à l'égard du sang ; influence en corrélation avec leur composition immédiate, mais

(1) Nul appareil n'a autant que l'appareil digestif de glandes annexées tant au dehors que dans son épaisseur, et pourtant personne ne songerait à rattacher ses fonctions aux sécrétions. De ce que l'urèthre et le pénis servent à deux fonctions, cela n'établit aucune confusion entre les appareils reproducteur et urinaire, pas plus qu'on ne peut confondre la fonction de la voix avec celle de la digestion ou celle de la respiration, par suite du concours des mâchoires, de la langue et du larynx à leur accomplissement. Un seul organe peut, en effet, concourir à former deux ou plusieurs appareils; et, selon qu'il agit de telle ou telle façon, il prend part à l'accomplissement de deux ou plusieurs fonctions, parce qu'un organe peut remplir deux ou un plus grand nombre d'*usages*. On sait, en effet, que la notion d'*usage* unique ou multiple est bien différente de celle de fonction, et se rattache à l'idée d'*organe* exclusivement; comme celle de *fonction* se rapporte uniquement à l'idée d'*appareil*.

(2) Ces faits sont loin d'être indifférents comme on le voit à la question du remplacement d'une de ces fonctions par l'autre et à celle qui montre combien les sucs intestinaux sécrétés diffèrent de la sueur et de l'urine (voyez plus haut, pages 647).

sans formation de principes spéciaux, comme le font les épithéliums glandulaires.

Ces excrétions ont lieu d'une manière continue avec de simples exacerbations momentanées, et ne sont pas, comme les sécrétions, des actes intermittents s'accomplissant seulement sous l'influence de certaines conditions déterminées, les unes physiques et chimiques, comme la sécrétion des larmes, des salives, etc., les autres plus nettement chimiques encore, comme celle des sucs gastrique et pancréatique ; les dernières, enfin, exclusivement d'ordre organique, comme la production du liquide prostatique, du lait, etc.

Les excrétions urinaire, sudorale et pulmonaire ne consistent pourtant pas absolument en une pure et simple séparation physique des principes tout formés dans le plasma. Il se passe de plus dans leur production des phénomènes d'ordre chimique, qui sans conduire à la formation de composés qui n'existent pas dans le sang (comme cela a lieu pour le cas des sécrétions, p. 722), amènent pourtant la mise en liberté de principes réagissant acides, principes qui jusque-là se trouvaient combinés à d'autres qui en dissimulaient l'acidité (1).

PREMIÈRE ESPÈCE. — DE LA SUEUR.

D'une manière générale, on donne le nom de sueur au liquide versé à la surface de la peau, condensé en gouttelettes dans certaines conditions normales, où il abonde par suite d'élévation de la température extérieure, de suspension momentanée de la respiration, de mouvements ou d'efforts énergiques et prolongés, de certaines émotions et de certaines conditions morbides. C'est ce même liquide qui, lorsqu'il s'échappe

(1) Il résulte des observations de M. Berthelot : 1° qu'en comparant la masse du combustible représentée par le sang qui traverse le poumon à celle de l'oxygène considéré comme comburant ; 2° qu'en supposant celui-ci entièrement consommé dans les poumons, ce qui n'est pas, la masse totale de ceux-ci (et par suite du sang qui les traverse) ne serait élevée que de 0°,04 à 0°,05 par chaque inspiration. Ce n'est donc pas dans les phénomènes de *combustion* qu'il faut rechercher les causes essentielles de la coloration animale (voy. *Comptes rendus de l'Acad. des sciences*, Paris, 1873, t. LXXVII, p. 1065). Berthelot a montré en outre (1865) que les actions de contact, combinaison et décombinaison répondent en général à un dégagement de chaleur ; il en est de même des dédoublements avec fixation d'eau, comme lorsque la créatine se dédouble en sarcosine et en urée. Ces faits montrent comment ces actions peuvent être déterminées sans le concours d'un travail extérieur notable ; les fermentations sont dans le même cas ; les déshydratations organiques, telles que celles qui séparent l'eau urinaire de l'albumine aussi (voy. p. 96). Ces faits sont importants parce qu'ils nous rendent compte de la production de chaleur qui résulte de la simple élimination urinaire de principes préexistants (voy. p. 137), de même qu'en produit la sécrétion proprement dite caractérisée par la formation de principes nouveaux (p. 583-584).

à l'état de vapeur, porte le nom de transpiration ou d'exhalation cutanée.

La sueur est un liquide limpide, incolore ou à peine troublé par les lamelles épithéliales. Elle a une légère odeur spéciale, non désagréable, qui n'est pas celle de l'acide butyrique. Pourtant le principe qui donne à la sueur son acidité est un acide libre et volatil comme les acides gras; car, dès que l'évaporation est commencée, la réaction acide disparaît pour faire place à une réaction alcaline (Favre). Il n'en est pas de même pour l'urine, qui conserve son acidité, au moins en partie, pendant l'évaporation. D'après Lehmann et Redtenbacher, ce seraient les acides caproïque et caprilique qui acidifieraient la sueur. Suivant d'autres, ce serait l'acide valérique. On y a indiqué aussi l'acide formique (Byassou).

La densité de la sueur est de 1003 à 1004 environ.

L'excrétion éliminatrice de la sueur est continue comme celle de l'urine; elle n'est pas intermittente comme les sécrétions proprement dites; la quantité produite offre seulement des variations dans un très-grand nombre de circonstances, les unes naturelles, les autres accidentelles, amenant une éphidrose, soit locale, soit unilatérale, soit générale.

Normalement, hors de l'état de moiteur et de sueur proprement dite, cette quantité est de 1000 grammes par vingt-quatre heures ou environ 40 à 42 grammes par heure. Elle peut s'élever jusqu'à 300 et même 400 grammes par heure pendant la durée d'un exercice violent. Notons que le poumon laisse échapper de 400 à 500 grammes de vapeur d'eau en vingt-quatre heures et les reins de 1200 à 1400 grammes.

On sait, du reste, que la quantité de sueur produite est plus considérable sur certains sujets que sur d'autres, pendant le même temps et dans les mêmes conditions de température, de sécheresse de l'air, etc. La sueur du bras enveloppé de caoutchouc recueillie sur 4 hommes a été pour un même temps de l'un à l'autre de 6^{gr},80; 15^{gr},70; 30^{gr},20 et 48 grammes dans les expériences de Funke.

Favre, qui a pu étudier jusqu'à 14 litres de sueur chez un homme atteint de la goutte, mais sans maladie locale ni fébrile, a reconnu que, en provoquant la sueur par les moyens sudorifiques externes, et le malade buvant jusqu'à 2 litres d'eau, la quantité de sueur produite peut s'élever jusqu'à 2 litres et même 2 litres et demi en une heure et demie. Sur cette quantité, le premier tiers était toujours acide, le deuxième neutre ou légèrement alcalin, le troisième toujours alcalin.

Cette excrétion est le produit des follicules glomérulés sudoripares sous-cutanés. Ceux-ci diffèrent à la surface générale de la peau et à l'aisselle. A la sueur s'ajoute le produit des glandes pileuses dans les régions qui sont pourvues de poils, et es cellules épithéliales qui se desquament incessamment. La petite quantité de graisse que l'analyse décèle dans la sueur vient des glandes sébacées (1).

Composition immédiate de la sueur.

Les principes immédiats dont Favre a déterminé la nature et la quantité dans les sueurs sont les suivants :

PRINCIPES DE LA PREMIÈRE CLASSE.

Eau (sur 10 000 parties)	9955,73
Chlorure de sodium	22,30
— de potassium	2,43
Sulfates de soude et de potasse	0,11
Phosphates de soude et de potasse	traces.
Carbonates alcalins restant unis à une certaine quantité de substance azotée coagulable	0,05
Phosphates terreux	traces.

PRINCIPES DE LA DEUXIÈME CLASSE.

Sudorate ou hidrotate de soude	11,72
Sudorate de potasse	5,20
Lactate de soude	2,38
Lactate de potasse	1,02
Urée	0,42
Principes graisseux (matière sébacée ?)	0,13

PRINCIPES DE LA TROISIÈME CLASSE.

Substance azotée coagulable, analogue à l'albumine, et quelques cellules d'épithélium	Traces.

Ainsi, la petite proportion de principes de la troisième classe qui existe dans la sueur montre qu'elle est une humeur excrémentitielle et éliminatrice, de l'eau principalement, au même titre que l'urine.

La masse de sueur recueillie dans la seconde demi-heure est la même que dans la troisième et toujours plus grande que celle de la première.

(1) La peau sécrète deux matières de réaction différente, dit M. Andral : l'une *acide*, c'est la sueur ; l'autre *alcaline*, c'est la matière sébacée (voy. p. 702). La peau cependant ne présente pas partout une réaction acide, et dans quelques-uns des points même où elle est couverte de sueur, elle peut offrir une réaction nettement alcaline. Ces points sont ceux où l'on trouve un grand nombre de glandes sébacées comme au nez chez quelques personnes, et plus généralement au creux de l'aisselle, aux sourcils et dans plusieurs autres parties pourvues de système pileux. Ce n'est certainement pas la sueur qui, dans ces parties, acquiert des propriétés particulières ; ce n'est point elle qui devient alcaline : c'est la matière grasse contenue dans les follicules qui, dans les parties de la peau où elle abonde, produit cette réaction. Celle-ci n'est pas d'ailleurs constante : très-prononcée chez certains individus, elle ne se rencontre pas chez d'autres, et d'ailleurs elle existe ou elle manque indépendamment de toute condition spéciale de santé ou de maladie (Andral, *Comptes rendus de l'Académie des sciences*. Paris, t. XXVI, 1848, in-4, p. 649).

Le rapport de la quantité d'eau à celle des principes solides ne varie pas sensiblement dans ces diverses périodes. La quantité des principes de la première classe atteint son maximum dans la deuxième partie ; celle des principes salins de la deuxième classe est au minimum dans la troisième portion et l'emporte sur ceux d'origine minérale dans la première partie ; dans cette première partie, les sudorates l'emportent sur les lactates. Il n'y a dans la sueur ni acide hippurique, ni acide urique, ni les sels correspondants ; mais il s'y trouve de l'urée et des lactates à base alcaline. Les sels de la première classe dans la sueur sont à ceux de la deuxième :: 6 : 5 environ, et dans l'urine :: 3 : 1.

Les phosphates et sulfates sont en petite quantité dans la sueur par rapport surtout à ce qui a lieu dans l'urine. Il y a proportionnellement plus de sel marin dans la sueur que dans l'urine. Les sels de la première classe, dans la sueur, sont aux bases des sels de la deuxième :: 100 : 12, tandis que dans l'urine ce rapport est :: 100 : 3.

Les principes d'origine organique de la sueur sont à ceux de l'urine :: 1 : 6 ou 8 ; les sels de la première classe sont à ceux de l'urine :: 1 : 5 ou 6. On voit par ce qui précède qu'elle élimine proportionnellement plus d'eau que l'urine, et, en fait, comme elle dépasse le poids de l'urine en été, elle en élimine alors plus que celle-ci.

Elle ne contient pas de sels ammoniacaux, si ce n'est dans certains états pathologiques. Le chlorure de sodium est le sel le plus abondant de la sueur ; il y en a cependant de cinq à six fois moins que dans l'urine ; mais le chlorure de potassium y est proportionnellement plus abondant.

Favre (1) a trouvé les rapports suivants pour 14 litres de sueur et d'urine, analysés comparativement :

	Sueur.	Urine.
Chlorures de sodium et de potassium.	34gr,639	57gr,018
Sulfates (de soude et de potasse)....	0gr,160	21gr,769
Phosphates......................	traces.	5gr,381

Ainsi, les phosphates et les sulfates font presque complétement défaut dans la sueur, absolument et par rapport à l'urine.

L'acide sudorique obtenu par décomposition des sudorates de soude et de potasse, qui sont des principes immédiats de la sueur, n'existe pas à l'état libre et comme principe constituant de ce liquide. Il forme des sels d'argent bien définis, altérables à la lumière. Sa formule empirique est $C^{10}H^{8}O^{13}Az$. Il renferme la même quantité de carbone que les acides urique et inosique et que la xanthine. Son équivalent est le double de

(1) Favre, *Recherches sur la composition chimique de la sueur chez l'homme* (*Archives générales de médecine*. Paris, 1853, in-8, t. II, p. 1).

celui de l'acide lactique, c'est-à-dire qu'il exige une quantité double d'une même base pour être saturé (1).

Pour savoir d'une manière absolue si la sueur est une sécrétion proprement dite ou un produit excrémentitiel, dernier fait qui est plus probable, il reste à savoir si l'acide sudorique ou mieux les sudorates n'existent pas dans le sang. Ce fait est probable aussi; mais on ne les a jamais cherchés dans cette humeur : on ne sait non plus s'il y en a dans l'urine. Une fois trouvés dans le sang, il faudrait voir dans quel tissu ils se forment par désassimilation.

L'eau, dans la sueur comme dans l'urine, est un principe composant direct, n'étant fixé comme eau de constitution à aucun principe immédiat de la troisième classe, contrairement à ce qu'on voit dans beaucoup d'autres humeurs. Comme dans l'urine également, aucun de ces principes n'offre d'analogie avec la composition immédiate des éléments des parois sécrétantes.

La quantité d'acide carbonique *exhalé* par la peau s'élève en moyenne à 5 ou 6 grammes par jour (Aubert), ou si l'on veut par litre de sueur ou environ. Le gaz ainsi rejeté est donné comme exhalé par la peau, par l'épiderme interposé aux orifices pileux et sudoripares. Il est donné comme une preuve de la *respiration cutanée* de l'homme et des autres mammifères. Mais il est certain que cette interprétation est absolument inexacte, qu'il n'y a aucune absorption d'oxygène au travers de l'épiderme venant correspondre à cette élimination carbonique. Ce gaz n'est autre que celui qui est éliminé par les glandes sudoripares (comme il y en a d'éliminé par l'urine) et qui, de l'état de dissolution, repasse à l'état gazeux dès que la sueur est versée à la surface de la peau (2).

L'iode, les iodures, les sulfures solubles, les acides benzoïque, succinique, acétique et leurs sels, le sulfate de quinine, le safran, ainsi que l'alcool, sont rejetés partiellement par la sueur, lorsqu'ils ont été ingérés

(1) Si minime qu'ait été la quantité d'acide volatil libre préexistant dans la sueur et lui donnant l'acidité qu'elle offre avant d'être soumise à l'action de la chaleur, il eût été intéressant d'en bien fixer la nature, mais les circonstances n'ont pas permis à Favre de le faire.

(2) Il est aujourd'hui prouvé que l'épiderme n'absorbe ni l'eau ni les solutions salines quand il est intact, non érodé, ni gonflé et ramolli par imbibition d'eau, suite du contact prolongé avec l'eau chaude ou une matière humide. Il ne l'est pas moins que la *perspiration cutanée insensible* (Anselmino, 1827) n'est pas distincte de la sueur proprement dite; perspiration qui aurait été composée d'eau, d'acide carbonique et d'acétate d'ammoniaque, et qui s'échapperait de la peau, au travers de l'épiderme, entre les poils et les orifices sudoripares. Ce n'est que lorsque des matières ont pénétré par onctions ou frictions dans les orifices des glandes sudoripares ou du follicule pileux, qu'elles sont absorbées en passant au travers de leur épithélium, mais non au travers de la couche cornée de l'épiderme.

en quantité un peu notable. Il en est encore de même des arséniates et des sels de mercure (Bergeron et Lemattre) (1).

La sueur diffère d'une région du corps à l'autre. Celles des *régions inguino-scrotale* et *inguino-vulvaire* sont alcalines et non acides; quoique eur odeur se rapproche un peu de celle de quelques corps gras (2), elle a pourtant quelque chose de plus fade chez certains sujets ou d'un peu aromatique, et elle est bien différente de celle du creux axillaire. La *sueur de l'intervalle des orteils* est également alcaline ; elle a une odeur différente des sueurs scrotale et axillaire, et qui se rapproche de celle de certains corps gras devenus rances (3). Celle de la plante des pieds est acide comme celle de la paume des mains.

Comme l'a montré M. Donné, la *sueur de l'aisselle*, si caractéristique par son odeur, fournie par les volumineux follicules glomérulés sous-cutanées de cette région, est positivement alcaline. Nulle expérience n'a prouvé encore qu'il y eût de l'acide caproïque libre dans la sueur alcaline axillaire. Les valérates, capronates, etc., réagissant alcalin, il est probable que l'odeur de la sueur axillaire est due à la présence d'un valérate ou d'un capronate de soude ou de potasse (4). Peut-être s'y trouve-t-il en même temps d'autres sels à acides volatils et odorants, car il n'y a pas d'odeur qui, dans l'économie, soit due absolument à un seul principe immédiat. Il y a toujours mélange de plusieurs de ceux-ci, et lorsqu'une odeur se rapproche de celle de quelque principe particulier, elle n'est jamais franchement tout à fait celle de ce principe seul (5).

(1) Bergeron et Lemattre, *Archives génér. de méd.*, 1864, t. IV, p. 173.

(2) Il n'est pas douteux que dans ces deux régions la réaction alcaline du liquide humectant la peau ne soit due à l'humeur sébacée de leurs glandes pileuses. La sueur du cheval est alcaline ou neutre. M. Colin pense qu'il est possible que cela tienne à l'influence chimique des corps qu'elle entraîne en coulant entre les poils. (Colin, *Physiol. comparée*, 1873, t. II, p. 679).

(3) Voyez, sur les diverses odeurs de la sueur, l'article PRINCIPES ODORANTS, (*Chimie anatomique*, t. III, p. 89, 144, 439 et 481).

(4) Les sels des acides gras ont presque toujours l'odeur de leur acide, mais moins forte. L'acide caproïque a l'odeur franche de la sueur axillaire, plus forte, mais sans analogie avec celle de l'acide butyrique.

(5) Dans l'étude des matières odorantes normales ou morbides de l'économie (haleine, sueur, pus, etc.), il faut toujours avoir présent à l'esprit ce fait découvert par M. Chevreul, que les principes les plus odorants, tels que les acides *avique*, *butyrique*, etc., peuvent être complétement dissimulés par leur combinaison avec des composés basiques ou autres, pour redevenir odorants lorsque le contact de l'eau liquide ou en vapeur, de l'alcool, de matières organiques, etc., les met en liberté lentement ou brusquement. Il en est ainsi en particulier de l'*acide avique* qui existe dans le produit des glandes sébacées des oiseaux ; il y est plus ou moins dissimulé et il ne devient libre qu'au contact de l'alcool et autres de ses dissolvants ainsi que de l'eau. Il a l'odeur de poulailler (voy. Chevreul, *Comptes rendus des séances de l'Académie des sciences*. Paris, 1873, t. LXXVII, p. 454). Voy. la note p. 700.

La sueur axillaire encore contenue dans ses conduits excréteurs est un peu moins fluide et un peu plus jaunâtre que la sueur générale.

Les observations de M. Andral sur l'alcalinité du sébum (p. 732) rapprochées des observations de M. Chevreul sur l'acide avique et autres principes odorants d'origine sébacée (p. 700) sont importantes. Elles rendent probable que les variétés d'odeur de la sueur d'une région à l'autre du corps, ainsi que chez les blonds, les roux et comparativement aux bruns, aux nègres, aux autres espèces du genre humain, des mammifères et des oiseaux sont dues au mélange de la sueur avec le sébum, faisant dégager de celui-ci ses principes gras volatils; que par conséquent elles n'appartiennent pas, entièrement du moins, à la sueur elle-même. L'examen comparatif de la sueur des mains, toujours inodore quelle que soit la couleur des cheveux, le prouve du reste.

Réactions et odeurs de la sueur dans diverses maladies.

« Quelles que soient les conditions de santé ou de maladie dans lesquelles j'ai examiné la sueur, dit M. Andral, je l'ai trouvée le plus ordinairement acide, quelquefois neutre, et jamais alcaline.

» J'ai constaté l'état neutre de la sueur lorsqu'elle est extrêmement abondante. Son acidité ne lui est enlevée par aucune maladie ; aucune, non plus, ne la rend alcaline. Dans les fièvres typhoïdes, quelle que soit leur gravité, l'acidité de la sueur persiste : il n'est pas vrai qu'elle disparaisse dans le diabète sucré, maladie dans laquelle, d'ailleurs, on a plus d'occasions qu'on ne le croit communément de s'assurer des propriétés de la sueur ; car, chez les diabétiques, elle augmente souvent, et j'ai vu des diabétiques qui, arrivés à une période fort avancée de leur maladie, présentaient, soit dans le cours de la journée, soit la nuit, des sueurs fort abondantes, bien qu'ils ne fussent point atteints de tubercules pulmonaires (Andral) (1). Elle conserve sa réaction acide alors même que l'urine est rendue alcaline par un régime végétal ou les bains (Moriggia, 1873).

(1) La sueur n'est donc pas simplement l'eau du sang qui s'échappe à travers la peau, chargée d'une plus ou moins grande quantité des principes du sérum. Car si telle était la nature de la sueur, elle serait alcaline, comme l'est le sérum du sang et comme le sont la plupart des liquides qui se séparent du sang à la surface cutanée. Ainsi, le liquide fourni par une portion de peau qui a été irritée soit par une brûlure, soit par l'application d'un vésicatoire ordinaire ou d'ammoniaque, présente toujours une alcalinité très-prononcée. Le liquide contenu dans les vésicules de l'herpès ou de l'eczéma, ou dans les bulles du pemphigus, est également toujours alcalin. Cependant il y a à la peau une éruption vésiculeuse qui se distingue de toutes les autres en ce que l'apparition des vésicules n'est précédée d'aucun signe de congestion, et qu'elle est le premier et le seul élément pathologique appréciable. Cette éruption est celle connue sous le nom de *sudamina*. Eh bien ! par une exception singulière, le liquide des sudamina diffère de celui de toutes les autres affections vésiculeuses de la peau, en ce qu'au lieu d'être alcalin, il est au

Dans la première période du choléra, la production de la sueur est à peu près supprimée. Dans la période de cyanose, elle prend le caractère d'un enduit visqueux et froid; cette sueur visqueuse perd son acidité normale, mais elle ne devient pas alcaline; elle a été constamment trouvée neutre. Dans la période de réaction, la sueur redevient acide; c'est en général un bon signe (Burguières, 1848). Quand la sueur visqueuse est abondante, ce phénomène est de mauvais augure (Parrot, 1861).

En dehors des variations de la quantité de la sueur, les seules modifications accidentelles qu'on en connaisse sont celles qui concernent les différences que présente son odeur d'un cas morbide à l'autre; mais les causes immédiates de ces différentes odeurs ne sont pas encore déterminées. Ainsi on ne sait rien encore sur les principes qui sont produits ou qui deviennent odorants en se décomposant dès que survient un peu de sueur lors d'un accès de fièvre; on ne connaît pas non plus la cause de l'odeur musquée qu'elle a chez quelques ictériques, etc. (1).

contraire notablement acide; on n'y trouve d'ailleurs aucune trace d'albumine, tandis qu'on en rencontre dans tous les autres. Le liquide des sudamina est donc le produit d'un travail tout spécial et tout différent de celui qui cause les autres éruptions vésiculeuses. Ce liquide, par sa réaction acide et par son absence d'albumine, ressemble tout à fait à la sueur. Aussi voit-on souvent, dans l'état de maladie, des sudamina se produire chez des individus qui ont des sueurs fort abondantes; mais cette dernière circonstance n'est pas la cause unique de leur développement, car dans beaucoup de fièvres typhoïdes on voit de nombreux sudamina couvrir la peau du tronc, du cou et des membres, sans qu'il y ait eu sensiblement de sueur (Andral, *Comptes rendus des séances de l'Acad. des sciences*, *loc. cit.*, 1848).

(1) L'odeur spéciale de la sueur chez les nègres et chez les individus à poils roux, est ce que Brieude appelle l'*infection des roux*. Chez certaines personnes, la sueur pédieuse alors habituellement abondante, subit, immédiatement après son excrétion, une décomposition qui la rend fétide. Ce dernier caractère, qui se présente souvent malgré la propreté la plus minutieuse, ne peut s'expliquer que par une disposition spéciale constitutionnelle : elle est d'ailleurs le seul symptôme de ces éphidroses, qui sont plutôt une pénible infirmité qu'une véritable maladie. Lorsque les produits de sécrétion et de desquamation restent déposés sur la peau, par suite de défaut de soins, comme chez les malades et les individus malpropres, ils ne tardent pas à s'altérer en dégageant des principes volatiles fétides. De là des odeurs, qu'on attribue fréquemment à la sueur, et qu'on regarde à tort comme symptomatiques de certaines maladies. Dans la suette miliaire, on a attribué à la sueur une fétidité spéciale, *de paille pourrie*. Mais Foucart a montré que cette odeur était due à la malpropreté fréquente qui règne chez les malades pauvres (*De la suette miliaire*, 1854, p. 131). Mêmes remarques sur la prétendue odeur spéciale de la transpiration des goutteux; l'odeur de plumes d'oie fraîchement arrachées Heim), dans la rougeole; celle de foin chez les diabétiques (Latham); sur la fétidité bien connue que répandent les aliénés malgré l'avis de Double, suivant qui elle persisterait quels que soient les soins pris autour du malade, et s'attacherait aux murs des appartements. Rien de plus vrai du reste que ce dernier fait, quelle que soit la cause de l'odeur des sueurs; celles-ci allant se condenser avec l'eau de l'haleine sur les murs, les produits odorants s'y fixent également avec les principes inodores qui tôt ou tard entrent en putréfaction à leur tour, maintiennent la fétidité, changent son caractère et deviennent source de la production des miasmes, après même qu'il n'y a plus là de malades.

La facilité avec laquelle se putréfient toutes les substances coagulables des humeurs et des éléments anatomiques dès que leur rénovation moléculaire a été troublée, nous explique comment la sueur prend une odeur putride dans le typhus, la fièvre typhoïde, les maladies infectieuses, etc. ; d'autant plus que là se rencontrent toutes les conditions de température et d'humidité favorisant la putréfaction des cellules épithéliales. Il en est de même pour les causes de l'odeur aigre plus ou moins nauséeuse que prend la sueur lorsque le corps n'est pas souvent lavé, chez les vieillards surtout. C'est probablement dans les cas de ce genre que se forment des chlorhydrates, lactates et acétates d'ammoniaque dont on dit avoir parfois constaté la présence dans la sueur morbide. Comme ces mêmes circonstances sont celles qui entraînent le dédoublement des corps gras neutres et la décomposition des sels à acides gras, avec mise en liberté de ces derniers, dont beaucoup sont volatils, on se rend compte des différentes variétés d'odeurs rances, butyriques, hircíques et acides mêlées ou non à l'odeur putride que prend la sueur dans beaucoup de maladies (1). Ici sans doute se mêlent à la sueur et sont décomposés de la même manière certains des principes graisseux des glandes pileuses ou sébacées. De plus, dans le choléra, la fièvre typhoïde, etc., la sueur qui précède la mort contient une petite quantité de substances albuminoïdes qui entrent rapidement en putréfaction (2).

Ce sont des altérations de cet ordre portant sur les épithéliums et la matière sébacée, avec réactions entre les principes de la sueur et ceux des liquides qui exsudent du derme même, qui donnent à cette humeur les odeurs diverses qu'elle présente dans quelques affections cutanées. La leucine et la tyrosine, qui sont des produits du dédoublement par putréfaction de toutes les matières albuminoïdes ont aussi été signalées dans les sueurs fétides (3).

Il n'est pas impossible non plus qu'elle contienne parfois de l'acide lactique libre. Mais ce n'est pas lui (p. 499, note 3) qui, contrairement à ce qui a été dit, donne l'odeur de petit-lait ou une odeur acide plus

(1) Voyez *Chimie anatomique*, t. III, p. 89, 144 et 440. Parmi les odeurs plus ou moins fétides et variées dues à des modifications accidentelles de la sueur, il faut aussi noter celles qui coexistent avec la présence des parasites animaux et végétaux du cuir chevelu, du pubis, etc. La putréfaction épidermique et sébacée qui les accompagne, sauf le cas de très-grands soins, est pour beaucoup aussi dans leurs intensités et leurs variétés. Les condylomes manquant de glandes sébacées et de follicules sudoripares, doivent leur fétidité à la putréfaction du liquide muqueux qu'ils sécrètent et des cellules épithéliales desquamées.

(2) L'albumine ne passe pas dans la sueur des albuminuriques (Bergeron et Lemattre, 1864).

(3) On sait de plus que la leucine se dédouble aisément en valérate d'ammoniaque très-odorant dans les liquides en voie de putréfaction.

forte encore; malgré les indications d'Anselmino, de Hartz, de Behrend, de Simon à cet égard, les recherches de cet ordre sont à refaire entièrement dans l'état actuel de la science (1).

Quant à l'urée, elle augmente de quantité dans la sueur, dans l'albuminurie (0,88 pour 1000; Picard), etc., et surtout chez les cholériques. Il est probable qu'en se décomposant accidentellement elle donne parfois, ou concourt à donner lieu à la formation des sels ammoniacaux (phosphate, acétate, sulfhydrate?), qu'on dit avoir trouvés dans la sueur des goutteux, etc.

Le sucre est excrété par la sueur chez les diabétiques. Il en est de même de la matière colorante de la bile dans les cas d'ictères accompagnés d'excrétions sudorales et dans certains cas de fièvres putrides bilieuses. La sueur tache alors le linge en jaune.

La sueur ne tient normalement en suspension aucun élément anatomique, mais on dit avoir vu des hémorrhagies dans les glandes sudoripares rendre la sueur sanguinolente pendant des cas de typhus et dans quelques autres maladies (*hématidrose*). On a signalé aussi des cas de sueur sanguinolente, ou hématidrose, coïncidant soit avec la suppression, soit avec des troubles d'une ou de plusieurs époques menstruelles. D'Andrade a constaté, à l'aide du microscope, la présence des globules rouges du sang dans un cas de ce genre observé à Bombay, en 1862, vérification trop souvent omise. On se rend compte facilement de ce fait en se rappelant la disposition du riche réseau de capillaires entourant de mailles étroites l'enroulement du follicule sudoripare de manière à figurer un glomérule vasculaire. Il suffit de quelque état général amenant le ramollissement de la substance de la paroi propre du tube sudoripares pour que la rupture des capillaires se traduise par un écoulement sanguin par les orifices sudorifères. Des faits de ce genre ont été constatés dans les *fièvres graves*, chez certains névropathiques très-anémiques (2), dans le scorbut, l'hémophilie (Magnus, Huss, Tardieu, etc.), et durant certaines maladies de la peau.

(1) Même remarque pour ce qui touche l'existence de l'acide urique et des urates signalés par Wolff et Stark dans la sueur des rhumatisants, aujourd'hui surtout que les analyses de Favre ont montré que ces principes manquent dans cette excrétion chez les goutteux. En étudiant la sueur d'un goutteux exposé dans un sudatorium, de Martini et Ubaldini se sont assurés aussi qu'elle ne contenait pas traces des urates constituant les concrétions articulaires, ni localement, ni dans les parties éloignées, tandis que les urines contenaient en abondance un sédiment d'urate de soude et d'acide urique. Garrod est arrivé aux mêmes résultats. L'action thérapeutique de l'étuve humide est donc impuissante contre l'*action élective* de chaque parenchyme pour les principes excrémentitiels que lui apporte le sang.

(2) Voy. Parrot, *Mémoire sur l'hématidrose* (*Gazette hebd. de médecine*. Paris, 1861). Montreul, *Physiologie et pathologie de la sueur*. Paris, thèse, 1860, in-4.

Garrod a signalé l'existence de l'oxalate de chaux dans la sueur des goutteux, surtout après les attaques. Le docteur Rob. Sim a vérifié maintes fois sur lui-même ces observations à l'aide du microscope, en prenant toutes les précautions nécessaires pour éviter quelque erreur que ce soit. Il a vu, m'écrit-il, que, pendant les accès de goutte, la sueur prise sur la poitrine contient toujours de l'*oxalate de chaux amorphe*, tandis que la sueur prise au même moment partout ailleurs contient toujours ce même sel à l'*état cristallin*. Après la cessation de chaque accès, et quand tout est rentré dans l'ordre, on ne trouve plus d'oxalate de chaux ni dans la sueur, ni dans l'urine.

De la chromidrose.

Malgré les nombreuses observations de sueurs noirâtres, verdâtres ou d'un bleu ardoisé publiées depuis Le Cat, et depuis par Landerer et M. Le Roy de Méricourt, quelques médecins ont nié les faits de ce genre, désignés sous le nom de *cyanopathie cutanée*, *chromhidrose*, *chromocrinie cutanée*, etc. (1).

M. Le Roy de Méricourt a démontré que la *chromhidrose* est une sécrétion anormale, par les orifices glandulaires cutanés, d'une manière colorante d'un bleu foncé, ayant des caractères propres.

La production de cette sécrétion, sur une surface limitée de la peau, donne lieu à des taches d'étendue variable dont le siége d'élection est aux paupières inférieures.

Cet anomocrinie coïncide souvent avec des troubles plus ou moins sérieux de la santé. Chez les femmes, qui en ont été de beaucoup le plus fréquemment atteintes, il paraît exister ordinairement un certain rapport avec les dérangements de la menstruation. Ces observations ont été confirmées d'une manière péremptoire par M. Warlomont (1864).

Si la simulation de la chromhidrose est en apparence facile, comme celle de beaucoup d'autres affections médicales ou chirurgicales, l'examen

(1) La production d'humeurs autrement colorées qu'à l'ordinaire, par les glandes dont les sécrétions ne sont pas absolument incolores, est un fait dont l'observation est familière aux anatomistes et aux physiologistes; mais il ne semble pas l'être à tous les médecins. Il en est en effet qui, sous prétexte que la vérité réside uniquement dans les faits, que tout gît dans l'observation, omettent de se placer dans les conditions nécessaires pour que ceux-ci puissent être, sinon constatés, au moins exactement interprétés. Or, sans une exacte interprétation le fait n'existe pas, quelle que soit du reste la prétention de vouloir fonder la médecine sur l'observation pure des phénomènes morbides indépendamment de la connaissance et de l'interprétation logiques des conditions extérieures et intimes ou organiques qui les causent. L'accumulation des observations restera illusoire tant que ceux qui les recueillent manquent des notions d'anatomie et de physiologie normale qui servent à rendre compte des modifications accidentellement survenues; car par suite de l'impossibilité d'en juger les modes et la nature, on en voit parfois nier l'existence.

microscopique donne encore plus facilement le moyen de découvrir la fraude. Grâce aux réactions chimiques et au microscope, il n'est plus actuellement possible de nier l'existence, probablement à titre de manifestation morbide secondaire, d'une excrétion sudorale anormale, d'une matière colorante spéciale ayant plus souvent son siége d'élection aux paupières qu'ailleurs, où elle se montre pourtant. Les cas de simulation déjà reconnus ou possibles ne doivent servir qu'à fixer l'attention des observateurs, pour arriver à démasquer la supercherie par des procédés plus sévères d'investigation.

Les follicules sudoripares peuvent produire une matière demi-liquide de coloration brune ou bleu foncé et en être trouvés pleins dans l'épaisseur du tissu adipeux sous-cutané (1). Dans un cas, entre les poils blonds et peu abondants, la peau était légèrement teintée en noir violacé ou ardoisé, en partie par demi-transparence, en partie par suite de la présence d'une petite quantité de l'humeur colorée versée à la surface de l'épiderme. C'est ce qu'on pouvait démontrer en essuyant la peau avec un linge blanc ; celui-ci se tachait en noirâtre et le dernier présentait encore une coloration légère de même teinte, mais moins foncée, due à la présence des follicules sous-jacents apercevables par demi-transparence. Par la pression, il a été possible de faire suinter à une ou deux reprises une substance demi-liquide, par très-petites gouttelettes en forme de points, qui tachaient aussi un peu le linge avec lequel on les essuyait.

En examinant la face profonde de la peau, on était frappé de la présence d'un grand nombre de petits grains lisses, d'un noir violacé ou ardoisé, ovoïdes ou lenticulaires, larges d'un demi-millimètre à un millimètre et même un millimètre et demi. Les plus gros étaient d'un noir intense, les plus petits étaient d'un noir ardoisé ou grisâtre. Ils existaient dans toute l'étendue de la peau pourvue de longs poils ; à partir de la circonférence de la région pileuse ils diminuaient rapidement de nombre, de volume et de coloration, et à un centimètre au delà des poils on ne trouvait plus que des follicules sudoripares plus petits, qui n'étaient plus visibles à l'œil nu. Les grains précédents étaient contigus vers le centre de la région pileuse, à laquelle ils communiquaient ainsi leur couleur accidentelle ; un peu plus écartés vers le bord, ils lui donnaient un aspect tacheté ou marbré de noir grisâtre ou violacé tranchant sur la teinte propre du derme et du tissu adipeux ; en étirant la peau, on écartait les follicules contigus, et toute l'étendue de la face profonde offrait alors l'aspect tacheté de points noirs dont il vient d'être fait mention.

(1) Ces observations ont déjà été publiées dans les *Archives générales de médecine* (Ch. Robin, 1863) et dans la *Gazette médicale de Paris* (1864).

En isolant ces corps et les plaçant sous le microscope, on distinguait nettement le tube roulé sur lui-même, plus large, à circonvolutions moins adhérentes, moins rapprochées, et plus faciles à isoler que dans les follicules sudoripares proprement dits, caractères propres à ceux de l'aisselle. Du reste, la couche de fibres musculaires de la vie végétative, relativement épaisse, qui suit la direction des tubes enroulés, la paroi propre homogène, transparente et l'épithélium de ceux-ci n'offraient rien d'anormal. Mais la substance demi-liquide, finement granuleuse ordinairement, légèrement jaunâtre, qui remplit ces tubes, présentait ici un aspect remarquable par sa teinte d'un brun ardoisé très-foncé, au point de rendre presque opaques les circonvolutions des follicules examinées isolément. Les granulations de cette substance étaient très-nombreuses, d'un noir violacé, à contour net, variant de volume depuis un diamètre presque imperceptible jusqu'à celui de 3 ou 4 millièmes de millimètre. La substance qu'on faisait suinter à la surface de l'épiderme par la pression de la couche glandulaire offrait une constitution semblable.

Les granulations colorées que je viens de décrire devenaient d'un bleu foncé au contact de l'acide sulfurique ; elles s'y conservaient pendant plusieurs heures dans cet état, et finissaient ensuite par pâlir et se décolorer presque entièrement. L'acide azotique les rendait rapidement brunes, puis jaunâtres au bout d'une demi-heure, et finissait par les faire disparaître et les rendre méconnaissables au milieu de l'amas des détritus jaunâtres des tissus ambiants. L'acide acétique, dont l'action est nulle d'abord, fait disparaître la couleur noir violacé de ces granules au bout de peu de jours, mais sans les dissoudre pourtant. Ils conservent, en effet, encore leur forme, leurs dimensions et une teinte d'un brun jaunâtre assez foncé, même après un séjour de plusieurs semaines dans cet acide étendu. L'ammoniaque ne dissolvait pas ces granules colorés ni le contenu demi-liquide finement grenu des tubes glandulaires qui les renfermait ; après la destruction de la couleur par les acides, cet agent ne la faisait pas reparaître, même ajouté en excès.

Tel était la constitution de cette substance, qui était assez colorée pour rendre à peu près complétement opaques sous le microscope les tubes larges d'un dixième à un dixième et demi de millimètre qu'elle remplissait dans toute leur étendue. Elle était notablement plus abondante vers la partie profonde des follicules que dans la portion du tube qui marche isolément à travers le tissu adipeux et le derme. A la lumière réfléchie, elle donnait aux glomérules la couleur noire ardoisée signalée plus haut.

En résumé, la présence de cette substance dans la profondeur même des follicules sudoripares axillaires prouve qu'on ne saurait sans erreur nier l'excrétion accidentelle par les organes sudoripares d'une matière colorante, remarquable par sa teinte foncée, noirâtre ou ardoisée, et assez abondante pour donner une couleur tout à fait noire aux organes dans lesquels elle se trouve accumulée. La présence de cette matière dans les follicules axillaires seulement, et non dans ceux qui sont au delà de la région pourvue de poils, prouve que ce trouble de l'excrétion sudoripare peut survenir dans des proportions restreintes, et assez nettement limitées de la peau, sans affecter les follicules analogues de toute l'étendue de ce tégument.

Le microscope montre que la matière colorante détachée de la peau, dans les cas de *chromhidrose*, est formée de corpuscules lamelleux, polygonaux, irréguliers, à angles nets, comme de minces fragments de verre ou de vernis écaillé, et larges ou longs de 4 à 40 millièmes de millimètre. Leur couleur est un violet ardoisé, tirant au bleu indigo foncé comparable à celui des pastilles pour la gouache, teinte très-sensible sur les fragments les plus minces et les plus translucides, ou sur le bord de ceux qui sont cassés en biseau. Cette teinte tire au violet ardoisé, brunâtre, sur les parties les plus épaisses de ces fragments ou sur la totalité des morceaux plus gros. L'épaisseur de ces derniers ne dépasse pas 2 centièmes de millimètre, et elle suffit pour les rendre presque opaques, tellement était foncé le ton de leur couleur. Cette particularité se retrouve dans toutes les substances douées d'un pouvoir tinctorial très-prononcé.

En examinant le noir de fumée, la poudre de chasse, le koheuïl ou pyrrhomée, le réseau d'azur, l'indigo, l'encre de Chine, le noir d'Allemagne, et le charbon de bois porphyrisé, comparativement à la matière colorante de la chromhidrose, on reconnaît qu'elle est physiquement et chimiquement différente de ces divers produits (1).

J'ai comparé à la *cyanourine* la substance colorante des paupières dont j'ai parlé devant l'Académie de médecine, mais au point de vue de sa nature et non au point de vue de sa couleur à proprement parler.

On sait du reste que l'indigo véritable a été observé par Bizio dans la sueur bleue, comme on en voit aussi dans l'urine bleue. M. Méhu en a signalé dans une sueur inguinale bleue.

(1) Voyez les nombreuses et importantes recherches de M. Ordoñez sur ce sujet, p. 137 et suiv., de la monographie de M. Le Roy de Méricourt, *Sur la chromidrose* (*Ann. d'oculistique*. Bruxelles, 1863) et tirage à part.

VINGT-CINQUIÈME LEÇON

DES LIQUIDES EXCRÉMENTITIELS (SUITE)

DEUXIÈME ESPÈCE — DE L'URINE.

L'urine est le produit de l'action éliminatrice du rein sur le sang, le liquide excrémentitiel excrété par les reins, d'où il coule, par les uretères, dans la vessie, qui, après l'avoir conservé en dépôt pendant quelque temps, le chasse au dehors par l'urèthre (1).

Ce liquide est mobile comme de l'eau, transparent, variant à l'état normal du jaune ambré au jaune rougeâtre dû à la présence de l'urobiline, d'une odeur faiblement aromatique, particulière, dont la cause immédiate n'est pas déterminée avec précision ; d'une saveur légèrement salée et amère, désagréable, dite *urineuse*, due au chlorure de sodium et à l'urée. Mais ces propriétés sont plus ou moins prononcées suivant la durée du séjour qu'il a fait dans la vessie, et surtout suivant l'abondance des boissons ingérées et absorbées. Aussi admet-on trois sortes d'urines : 1° celle *des boissons*, qui est rendue après qu'on a bu une certaine quantité de liquide : elle est plus claire, plus pâle et moins dense (1003 à 1009) ; 2° celle *de la digestion* ou *de chyle*, qui est expulsée deux ou trois heures après les repas : elle est plus dense (1020 à 1028), plus ou moins abondante ; 3° celle *du sang* ou *du matin*, qui est d'une coloration plus foncée, toujours acide, et d'une densité moyenne (1015 à 1025). La moyenne générale est de 1018 (Rayer) ou 1017 (A. Becquerel).

Quantité des urines rendues chaque jour.

Rayer, d'après plusieurs expériences qu'il a faites sur quelques personnes bien portantes, estime que le maximum de la quantité d'urine sécrétée en vingt-quatre heures est 1824 grammes. Becquerel a conclu de nombreuses recherches sur des individus sains que la quantité moyenne pour vingt-quatre heures est chez les hommes de 1267 grammes, et chez les femmes de 1371 grammes. Les quantités extrêmes et moyennes don-

(1) Mon intention avait été de donner dans cette édition un exposé de la marche à suivre pour déterminer analytiquement la nature et la quantité des divers principes normaux et accidentels, non-seulement de l'urine, mais encore de toutes les autres humeurs ; mais j'ai renoncé à ce projet quand j'ai lu, dans le but de l'accomplir, la *Chimie médicale appliquée aux recherches cliniques* de M. Méhu (1871). Tous les procédés physiques et chimiques nécessaires à ces déterminations y sont exposés si nettement et si exactement en peu de lignes que je n'aurais pu que copier cet excellent traité, rédigé manifestement d'après les analyses faites par l'auteur même.

nées depuis par divers observateurs ne diffèrent pas assez de celles-là pour qu'il y ait lieu de les noter spécialement.

Les limites extrêmes à l'état normal ont été placées, par Becquerel, entre 900 et 1500 grammes dans l'espace de vingt-quatre heures; toute augmentation ou diminution de quantité des urines qui ne dépasse point ces limites ne doit pas être considérée, selon lui, comme le résultat d'une influence morbide. Mais il ne faudrait pas conclure à une modification pathologique de la quantité des urines, dans tous les cas où la somme de celles qui sont rendues pendant un jour entier serait exprimée par un chiffre supérieur ou inférieur à celui que nous venons d'indiquer. Les causes qui président à ces variations sont les unes normales, les autres d'ordre pathologique. Les unes comme les autres ont pour effet, selon leur nature, tantôt l'accroissement et tantôt la diminution de la somme des urines émises dans un temps donné. Il importe de remarquer toutefois que, dans l'état de maladie, les causes qui tendent à activer l'excrétion urinaire s'observent bien moins fréquemment que celles dont l'action se produit dans un sens opposé. Au premier ordre on doit rapporter le genre d'alimentation, l'abondance plus ou moins grande des boissons, la température, l'état hygrométrique de l'air, un repos prolongé, des exercices violents, même certaines émotions morales, comme la colère, une vive frayeur.

L'introduction d'une grande quantité de liquides dans l'économie, quelle que soit la voie offerte à l'absorption, accroît d'une manière mafeste l'action rénale ; le produit devient également plus abondant chez les individus soumis à un régime végétal que chez ceux qui prennent une nourriture mixte, ou qui, à plus forte raison, font presque uniquement usage de substances animales. Il existe entre l'excrétion urinaire, la sueur et l'exhalation pulmonaire un antagonisme tel, qu'en général tout ce qui tend à modifier l'une réagit aussitôt sur l'autre. Ainsi l'urine augmente dans une proportion considérable au milieu d'une atmosphère humide, pendant les saisons froides, à la suite d'un repas prolongé, toutes circonstances qui ralentissent les excrétions de la peau et du poumon ; tandis qu'elle diminue non moins sensiblement dans un air sec, durant les chaleurs de l'été, à la suite d'exercices exagérés, qui font, comme on le sait, prédominer les sueurs et activent l'exhalation pulmonaire.

Les influences pathologiques qui déterminent la diminution (*oligurie*) de la quantité de l'urine sont, comme nous l'avons déjà dit, plus communes que celles qui amènent un accroissement de son excrétion (*polyurie*). Au nombre des premières, il faut placer la fièvre et les affections dont elle est un des symptômes, les maladies du cœur à leur dernière période, les maladies du foie, certaines altérations du centre nerveux, le choléra, et généralement toutes les affections qui s'accompagnent d'évacuations alvines abondantes. Parmi les secondes, on signale surtout le diabète, la polydipsie, les névroses hystériformes ; car c'est seulement pendant le cours de ces maladies que l'augmentation de la production urinaire a été parfaitement constatée et bien étudiée. Rayer l'a toutefois observée, mais très-rarement, dans quelques maladies chroniques, la phthisie pulmonaire par exemple. Dans la polyurie, soit diabétique sucrée, soit insipide, cette quantité peut s'élever à 2 ou 3 litres et au delà.

Température et couleur de l'urine.

Au moment de l'émission, la température de l'urine est en général de 35° à 37° centigrades; elle augmente après un exercice actif et diminue à la suite d'un repos de plusieurs heures. Elle serait plus élevée chez l'adulte que chez l'enfant et le vieillard, d'après les recherches d'A. Chevallier et Delcher. Pendant le cours des maladies, elle présente des variations qui sont peu considérables et toujours en rapport avec celles que subit la température du corps. Les nombres extrêmes indiquant la température de l'urine, d'après Rayer, ont été observés dans la scarlatine et pendant le frisson des fièvres intermittentes. Lorsqu'on détermine cette température, il importe d'observer quelques précautions sans lesquelles les résultats obtenus seraient évidemment inexacts. On doit tenir compte de la température du milieu où se fait l'expérience, et recevoir l'urine dans une éprouvette qui plonge dans un liquide marquant au moins 25° centigrades : il faut en outre que le thermomètre soit entièrement recouvert par l'urine et ne se trouve en contact avec elle que pendant la durée de l'émission.

A l'état normal et au moment de l'émission, l'urine est ordinairement d'un jaune ambré ; mais cette couleur varie d'intensité et se modifie sous l'influence d'un grand nombre de causes. L'urine du matin est plus colorée que celle qui est rendue peu de temps après les repas ; elle offre des nuances très-variées chez le même individu, suivant le genre d'alimentation, la nature et la quantité des boissons, suivant les différentes époques de la journée, la température de l'atmosphère, suivant qu'on l'examine après un exercice pénible ou un repos prolongé. Pâle, presque incolore dans la première enfance, elle acquiert avec les progrès de l'âge une teinte plus foncée, et paraît être, dans les mêmes circonstances, moins colorée chez la femme que chez l'homme.

La teinte verdâtre de l'urine se manifeste surtout dans les urines d'individus anémiques, et la rougeâtre dans celles qui sont très-denses, fortement chargées et diminuées de quantité, comme on le voit en été surtout après une diaphorèse abondante. Elle peut être normalement incolore, presque aussi claire que l'eau après l'ingestion plus ou moins abondante d'aliments ou de boissons aqueux, de certains vins diurétiques, etc. (1).

Les diverses variétés de nuances de l'urine ont été comparées à des objets vulgaires auxquels elles ont emprunté leurs dénominations; quoique arbitraires, celles-ci doivent être conservées; car elles sont d'une utilité incontestable dans l'examen des caractères physiques de l'excrétion urinaire. C'est ainsi qu'on dit d'une urine qu'elle est eau de roche, jaune citronné, verdâtre, d'un vert clair, vert foncé, jaune ambré, jaune safrané, rougeâtre, rouge-acajou, etc., suivant les teintes qu'elle prend dans telle ou telle condition normale de sa production et de son émission (2).

Dans beaucoup de circonstances, soit à l'état pathologique, soit à l'état normal, l'examen attentif de ce caractère physique, la couleur, fournit des indications importantes et permet souvent de saisir l'existence de changements survenus dans les proportions des principes constituants de l'urine. Les différences de teinte que présente ce liquide peuvent en effet se rapporter à des causes qui modifient sa composition, en même temps qu'elles font varier sa couleur. La matière colorante, dans le plus grand nombre des cas, augmente ou diminue avec la somme des principes solides tenus en dissolution; de sorte que plus la quantité d'eau sera considérable, celle des principes d'origine organique ou minérale demeurant à peu près la même, moins la coloration de l'urine sera prononcée. La prédominance relative ou absolue des principes solides aura au contraire pour effet d'accroître son intensité. Parmi les principes de l'urine, les urates surtout participent à peu près constamment aux modi-

(1) Pour tout ce qui concerne les caractères physiques de l'urine, en lisant les auteurs modernes, on voit qu'ils n'ajoutent rien en fait aux descriptions de l'urine données par Rayer dans son *Traité des maladies des reins* (1839), par A. Becquerel dans sa *Séméiotique des urines* (1841), par Icery, etc., qu'on ne cite plus guère.

(2) L'urine est dite *ténue* quand elle est transparente, peu colorée et peu dense; elle est *ténue* et *crue* quand, avec ces caractères, elle ne donne ni nuage ni dépôt : ce qui annonce, selon quelques praticiens, que la terminaison de la maladie est éloignée. L'urine est ténue et d'une grande limpidité dans les accès des maladies nerveuses convulsives : on l'appelle alors *urine nerveuse*. On appelait autrefois *urine cuite*, *urine de coction*, celle qui, paraissant dans l'état normal par sa couleur et sa consistance lorsqu'elle vient d'être rendue, ne tarde pas à déposer. L'urine est *épaisse* quand elle contient une grande quantité de principes dissous ou de mucus. Elle est *trouble* lorsqu'elle est mêlée de pus ou lorsque les urates seuls ou accompagnés d'autres principes trop abondants, précipitent par le refroidissement du liquide. Elle est dite *jumenteuse* lorsqu'elle est jaune et trouble comme celle des animaux herbivores : elle est alors souvent ammoniacale, par suite de décomposition accidentelle de l'urée qui donne du carbonate d'ammoniaque et rend le liquide alcalin.

fications de quantité que la matière colorante est susceptible d'éprouver; ces deux produits augmentent dans les mêmes circonstances, parce qu'ils ont l'un pour l'autre une affinité chimique telle qu'il est souvent fort difficile de les séparer.

On peut donc dire, mais d'une manière générale seulement : 1° que la diminution d'intensité de la couleur de l'urine indique un accroissement de l'action rénale dans un temps donné et une diminution relative de la proportion des principes solides, de l'acide urique et des urates particulièrement; 2° que l'augmentation de l'intensité de la couleur coïncide avec un abaissement de la quantité excrétée dans le même temps et se trouve en rapport avec une élévation de la quantité des matières dissoutes dans l'eau, et surtout des urates (*urines chargées*).

Jusqu'ici nous avons considéré uniquement les variations de couleur qui sont dues soit à des différences de quantité, soit à des modifications spéciales et encore mal déterminées de la matière colorante; il en est d'autres qui dépendent du passage accidentel dans l'urine de certaines substances étrangères à sa composition. Alors ce ne sont pas généralement de simples variétés de nuances se rapprochant plus ou moins de la teinte normale jaune citronnée; ce sont des changements véritables de la couleur de l'urine, pourvu toutefois que ces substances s'y trouvent en quantité notable. Les unes sont directement introduites dans l'économie et éliminées en partie par les reins; les autres se développent à la suite d'une perturbation morbide ou sont propres à nos humeurs, et apparaissent dans l'urine sous l'influence de quelque trouble fonctionnel. Parmi les premières, on cite la rhubarbe, qui communique à l'urine une couleur d'un jaune foncé que la potasse change en un beau rouge (1); la gomme-gutte, la racine de la grande chélidoine, qui agissent d'une manière analogue; l'alizarine, qui la colore en rouge, et donne lieu, après l'émission, à un précipité rose; la garance, le bois de Campêche, les baies d'airelles, les mûres, qui jouissent également de la propriété de la faire passer au rouge; enfin l'indigo, après l'usage duquel pendant quelques jours, et à la dose de 5 à 10 grammes, Rayer a vu l'urine d'un épileptique prendre manifestement une teinte bleue verdâtre. Nous aurons à revenir sur ce fait important.

Le sang, le pus et la graisse ne troublent la coloration naturelle à l'urine que lorsqu'ils s'y trouvent mélangés en proportion assez grande; la matière colorante de la bile, au contraire, même en petite quantité, donne au produit rénal une teinte remarquable et tellement caractéris-

(1) Cette coloration s'est montrée au bout de quatorze minutes chez un adulte atteint d'entrophie de la vessie (Hardy, *Comptes rendus et Mémoires de la Société de biologie*, 1863, p. 41, et *Chimie biologique*, 1871, in-12).

tique, qu'on ne saurait se méprendre sur la nature de cette altération. On y voit aussi normalement parfois de petits filaments grisâtres dont nous aurons à parler encore, qui viennent du mucus qui s'est concrété dans les plis de l'urèthre, des portions membraneuse et prostatique surtout.

Frappée convenablement par les rayons du violet ou de l'ultra-violet du spectre, l'urine présente une faible fluorescence verdâtre (Schönbein) qui devient d'un vert-émeraude si elles sont alcalines. Bence Jones et Dupré l'attribuent à la présence dans l'urine d'un peu de *quinoïdine animale*. Mais le composé décrit sous ce nom paraît être un mélange de choses diverses; il n'est pas possible, dans l'état actuel de nos connaissances, de préciser dans chacune des parties du corps qui sont fluorescentes, le principe qui leur donne cette propriété (1). Suivant Chalvet, la fluorescence des urines disparaît durant l'abstinence et durant la fièvre; elle ne se montre qu'autant que les malades sont à la diète.

Odeur, saveur et densité de l'urine.

L'odeur de l'urine est due à des composés volatils qui passent directement du sang dans ce liquide ou qui se produisent aux dépens de certains corps non déterminés. Lorsque l'urine vient d'être rendue, qu'elle ne s'est pas encore refroidie et que son contact avec l'air ne s'est pas prolongé au delà de quelques instants, elle exhale ordinairement une faible odeur qui n'a rien de désagréable. Cette odeur aromatique est de courte durée; elle disparaît bientôt pour faire place à une autre plus pénétrante, qu'on désigne habituellement sous le nom d'*urineuse*. Celle-ci, comme la première, varie d'intensité selon le degré de saturation de l'urine; à peine appréciable quand la quantité d'eau est considérablement augmentée, elle devient au contraire très-sensible toutes les fois qu'il y a prédominance relative de la somme des matières solides en dissolution. L'odeur urineuse persiste aussi longtemps que l'urine conserve son acidité; mais aussitôt que ce liquide prend une réaction alcaline, il s'en dégage des composés ammoniacaux qui altèrent entièrement son odeur normale.

Un grand nombre de substances modifient d'une manière remarquable ce caractère de l'urine : l'essence de cubèbe passe en partie dans l'urine et lui communique une odeur assez forte qui tient de la sienne propre et de celle que lui donne l'essence de térébenthine; il en est de même de l'essence de genièvre, d'ail, de valériane, du chocolat. L'essence de térébenthine et généralement tous ses isomères et les baumes lui donnent au contraire une odeur qui est analogue à celle de la violette; les asperges

(1) Voy. Tirant, *De la fluorescence*, thèse. Paris, 1873, in-4, p. 73.

et certains légumes verts contenant de l'asparagine, agissent aussi puissamment sur son odeur, qui devient alors très-désagréable et presque fétide. Ce fait ne s'observe plus lorsque le rein est atteint de maladie de Bright (de Beauvais), sauf toutefois dans certains cas (Vogel) correspondant à des phases d'altération du rein qui ne sont pas encore déterminées. Cette odeur est due au passage de l'asparagine à l'état d'aspartate d'ammoniaque au contact de l'eau et des liquides alcalins de l'économie (1).

On ne sait pas encore exactement quels sont les principes volatils qui donnent à l'urine son odeur spéciale; elle a été attribuée à la présence des acides phénique et crésylique, dont Staedeler a retiré des traces de l'urine humaine par distillation. D'autres admettent qu'elle est due soit à l'acétone, soit à l'urophéine (Heller) ou à ses produits de décomposition, l'*uropittine* et l'*acide omicholique* (Tudichum), ou encore à l'*oxyde d'omychmyle;* mais aucune de ces déterminations n'est bien précise, non plus que celle de la nature de ces derniers composés chimiques. Il est possible aussi que l'acide phénique soit un produit de la distillation de l'urine.

L'odeur propre de l'urine s'exagère dans certaines maladies inflammatoires, telles que le rhumatisme articulaire, la pneumonie; elle prend une odeur spéciale, dite *odeur de souris*, dans quelques fièvres graves, et une odeur de macération ou gangréneuse dans quelques cas de *fongus* du trigone vésical.

L'urine, dans l'état de santé, a une saveur salée, légèrement amère, et un peu répugnante. Elle est due surtout au mélange de l'urée avec les sels à base alcaline, le chlorure de sodium surtout. L'urine devient très-peu sapide toutes les fois qu'elle est sécrétée momentanément en grande quantité, comme cela arrive souvent à la suite d'un accès d'hystérie. Dans la glycosurie, elle a une saveur sucrée, d'autant plus prononcée qu'elle est rendue en proportion moins considérable et que l'altération dont elle est le siége est plus manifeste.

Pour faire avec utilité l'étude de la densité de l'urine, il est indispensable d'avoir égard à deux conditions sans lesquelles il deviendrait impossible d'obtenir des résultats surtout comparables entre eux : il faut, d'une part, déterminer la quantité d'urine qu'on examine, et, de l'autre, considérer l'espace de temps qui a été employé à l'excrétion de cette urine. Cette manière de procéder est nécessaire, car l'eau éprouve sans cesse des

(1) L'urine devient en même temps un peu mousseuse; elle est sécrétée plus abondamment qu'à l'ordinaire; comme les urines ammoniacales, elle ne peut être gardée longtemps par la vessie et cause des mictions fréquentes. Il sera question plus loin des circonstances accidentelles qui font prendre à cette excrétion une odeur ammoniacale.

variations considérables, qui sont loin d'être toujours proportionnelles à celles que subissent les principes en dissolution dont la somme est soumise à moins de fluctuations dans le même temps et dans les mêmes circonstances. Si l'on veut obtenir des données suffisamment exactes et en tirer des conclusions de quelque valeur, il faut donc examiner la densité de la masse des urines rendues pendant les vingt-quatre heures, par exemple ; car on agit alors dans des conditions semblables et l'on tient compte des causes qui, à toutes les époques de la journée, modifient si diversement cette propriété de l'urine.

On l'a vue s'élever dans quelques cas morbides jusqu'à 1048 et 1070 dans le diabète. Rayer, se fondant sur de nombreux essais comparatifs, a donné le chiffre 1018 comme exprimant la densité de l'urine du matin au moment de l'émission. D'après les expériences de Becquerel, celle du mélange des urines rendues dans l'espace de vingt-quatre heures doit être représentée, à l'état normal, par une moyenne égale à 1017,10. Elle augmente ou diminue dans des limites assez variables, et subit tous les changements de rapports qui s'établissent entre la quantité d'eau et celle des matières dissoutes. Dans les cas les plus ordinaires et en dehors de toute influence pathologique, la densité s'élève ou s'abaisse suivant que la somme des urines rendues aux différentes périodes de la journée est diminuée ou augmentée ; mais il n'en est pas toujours ainsi, et il peut arriver qu'on observe une augmentation de la densité lorsque la quantité émise dans les vingt-quatre heures est cependant restée à peu près normale ou a notablement augmenté ; il peut y avoir au contraire une diminution de la densité, bien que la proportion des urines rendues soit sensiblement diminuée ou n'ait subi aucun changement appréciable. Ce sont là toutefois des faits exceptionnels, mais dont on peut rencontrer des exemples pendant le cours de certaines maladies.

Deux moyens sont généralement employés pour déterminer la pesanteur spécifique de l'urine, la balance et l'aréomètre de Baumé ; il n'est pas indifférent de se servir de l'un ou de l'autre, car les données qu'ils fournissent n'ont pas une égale valeur. La balance doit être préférée toutes les fois qu'on veut obtenir des résultats précis et exacts. Quelle que soit la méthode employée pour prendre la pesanteur spécifique de l'urine, il faut préalablement séparer de ce liquide les matières tenues en suspension et qui peuvent modifier les résultats qu'on cherche à obtenir. Les expériences doivent en outre être rapportées à une température déterminée ; c'est généralement à 10 degrés centigrades qu'on les rapporte, afin de se placer autant que possible dans des conditions toujours semblables (1).

(1) Simon, Beneke et autres ont en effet montré qu'une élévation de 3 degrés

Acidité des urines.

Chez l'homme, l'urine rougit le tournesol au moment de son émission pendant la plus grande partie de la journée, *mais sans décomposer les carbonates*, comme le font les acides. Dans les vingt-quatre heures, elle passe successivement par les réactions alcaline, neutre et acide. Cette dernière réaction est la plus habituelle et s'observe pendant dix-huit heures environ sur vingt-quatre. Ces passages, dus chez l'homme au changement dans les proportions, soit des phosphates de soude, soit d'autres principes encore, sont en rapport avec les modifications de la circulation que déterminent les repas, les aliments et le sommeil.

M. Delavaud a constaté les faits suivants sur lui-même, relativement aux variations normales des réactions de l'urine selon les heures du jour, etc. : 1° la première émission d'urine faite vers six heures du matin, à l'heure du réveil, s'est montrée constamment acide ; 2° les émissions suivantes jusqu'au déjeuner, qui avait lieu vers dix heures, et peu après ce repas, ont été presque toujours neutres ou très-légèrement alcalines, ou à peine acides et fort rarement. Dans quelques cas exceptionnels, elles ont été d'une acidité marquée ; 3° pendant le reste de la journée et pendant la nuit, l'urine a toujours été acide. La première émission, le soir, après le dîner, pendant la digestion stomacale, a offert constamment une acidité très-forte (1).

Deux autres séries d'expériences faites par M. Delavaud mettent aussi en évidence que cette variation régulière dans l'état de l'urine est la même, malgré la différence des saisons et les changements dans le régime. Des données importantes ont été fournies aussi par Bence Jones, en Angleterre, et les résultats auxquels ces deux observateurs sont arrivés s'accordent en tous les points essentiels, en tenant compte du régime et des habitudes.

Quelques circonstances accidentelles, sans être morbides, peuvent, chez un homme bien portant, rendre l'urine momentanément alcaline. Ainsi, elle peut devenir telle par l'ingestion dans l'estomac d'eau chargée de sels alcalins ; elle peut encore acquérir des propriétés alcalines par l'usage, plus ou moins prolongé, d'une alimentation exclusivement herbacée et féculente (2). La privation des aliments, quelle que soit sa

de l'urine observée donne une densité moindre de 1 degré quand elle est prise à l'aréomètre. M. Méhu n'a pu arriver à déterminer aucun rapport exact entre la densité et le poids du résidu sec de l'urine observée sur un grand nombre de malades (*Chimie médicale*, 1871, p. 183).

(1) Delavaud, *Comptes rendus et Mémoires de la Société de biologie*, t. III, année 1851. Paris, 1852, in-8, p. 118.

(2) L'urine ainsi amenée à l'état alcalin prend, en moins d'une heure parfois

durée, n'ôte pas à l'urine de l'homme son acidité. Mais, chose remarquable, on voit, chez quelques convalescents, l'urine devenir passagèrement alcaline, au moment où l'on commence à leur rendre de la nourriture (Andral).

Dans l'état de santé, du reste, l'acidité de l'urine peut devenir très-faible, ou même être remplacée par un état neutre après le bain, ou si une très-grande quantité de boissons aqueuses a été ingérée dans l'estomac, et si en même temps il ne s'est point établi une abondante diaphorèse. Sous l'influence de celle-ci, l'acidité de l'urine augmente d'une manière notable (Andral).

Byasson a constaté que si l'on place, dans une éprouvette, de l'urine du matin, et si l'on verse à la surface une légère couche de pétrole, son acidité va en augmentant pendant sept heures environ, et après quarante-huit heures l'urine, abandonnée dans un lieu frais, a déposé des cristaux d'acide urique coloré. Lavés et calcinés sur une lame de platine, ils ne laissent pas le moindre résidu. L'urine conserve ses caractères de limpidité, d'acidité, et ne paraît pas avoir éprouvé d'altération (1). Lorsqu'on a dissous de l'eau distillée bouillante de l'acide urique jusqu'à saturation, la liqueur présente une réaction à peine acide et nullement comparable à celle de l'urine normale. Si l'on fait dissoudre préalablement de l'urée dans l'eau, la solubilité de l'acide urique, surtout si l'on chauffe la liqueur vers 30 degrés, sera très-augmentée ; même dans ces conditions, la réaction acide sera à peine manifeste. Par conséquent, s'il est vrai qu'une partie de l'acide urique existe à l'état de liberté dans l'urine, on ne peut lui attribuer qu'une très-faible part de sa réaction acide (2).

L'acidité de l'urine, d'après Byasson, n'est pas due au phosphate acide de soude formé par l'action de l'acide urique sur le phosphate de soude basique ou neutre, l'expérience prouvant qu'en présence de l'acide urique ce sel donne lieu à la formation d'un peu d'urate de soude d'une part, et de l'autre formant une combinaison urique, indiquée ci-après, sans formation de phosphate acide (3).

ou en peu d'heures, une odeur ammoniacale plus ou moins forte, surtout si la température dépasse 15 degrés, par décomposition de son urée.

(1) L'expérience ne peut être faite avec l'urine d'une seule journée, la proportion d'acide urique n'étant pas, en général, alors suffisante pour permettre à ce corps de cristalliser.

(2) Les urates acides purs sont à peu près sans action sur le papier de tournesol ; mais dans l'urine ils rendent ce liquide généralement d'autant plus acide qu'ils existent en plus grande proportion.

(3) Voy. Byasson, *Étude sur les causes de la réaction acide de l'urine normale chez l'homme et de sa variation* (*Journal de l'anatomie et de la physiologie*. Paris, 1872, p. 383 à 396 ; *Ibid.*, 1869, p. 557). En 1794, Fourcroy et Poulletier Delassalle commencent à déterminer les propriétés de l'acide urique, et en 1806,

Le phosphate neutre de soude a une réaction légèrement alcaline. Il est facile de vérifier, d'après Liebig, qu'il augmente la solubilité dans l'eau de l'acide urique, de telle façon que, à l'ébullition, 200^{cc} d'eau renfermant 22 de phosphate neutre de soude peuvent dissoudre 0^{gr},221 d'acide urique, et, après refroidissement et repos de quarante-huit heures, une portion de l'acide urique, environ 0,096, reste en dissolution, quantité supérieure à celle que l'eau distillée peut dissoudre. En faisant bouillir pendant plusieurs heures une dissolution de phosphate neutre de soude en présence d'un grand excès d'acide urique, filtrant la liqueur bouillante pour séparer l'excès d'acide urique et laissant refroidir, le liquide prend une réaction acide, analogue à celle de l'acide urique seul. Après vingt-quatre heures, il s'est séparé un corps cristallisé, l'acidité de la liqueur n'a diminué ni augmenté : cette expérience fondamentale, signalée comme devant donner lieu à la formation d'un phosphate acide, a toujours donné à cet égard un résultat négatif à Byasson. Comment d'ailleurs l'acide urique, qui ne décompose pas les carbonates, qui est chassé de ses combinaisons par l'acide carbonique, pourrait-il décomposer le phosphate neutre de soude, sel stable et que l'acide carbonique ne décompose pas ? Si l'on examine le corps qui pendant le refroidissement a cristallisé de la liqueur de phosphate de soude saturée d'acide urique, on reconnaît manifestement deux composés : l'un présente les caractères de l'*acide urique*, l'autre ceux que l'on décrit habituellement comme appartenant à l'*urate de soude*. On ne peut les séparer d'une manière complète, ou du moins Byasson n'y a pas réussi. Si l'on calcine ce mélange bien lavé sur une lame de platine, il reste un résidu de phosphate

Fourcroy et Vauquelin attribuent l'acidité de l'urine à l'acide acétique combiné avec les sulfates. Thénard, en 1806, dans son mémoire sur l'acide de la sueur et de l'urine, conclut à la présence de l'acide acétique. Berzelius fait connaître, en 1810, ses analyses sur l'urine, et attribue son acidité à la présence de l'acide lactique libre. Prout en 1824, dans son étude sur les causes qui peuvent amener les maladies des reins, cherche à démontrer que l'acide urique n'existe pas dans l'urine à l'état libre. Vigla et Quevenne, dès 1847, démontrent, au contraire, que l'acide urique existe en partie à l'état libre, et pensent que l'urine lui doit son acidité. A la même époque, Donné accepte l'interprétation de Prout : l'acide urique est toujours à l'état d'urate. Rayer, en 1839, dans son *Traité des maladies des reins*, adopte cette manière de voir, et quant à la cause de l'acidité, il se range à l'opinion de Berzelius. Quelques années plus tard, Lecanu, Bouchardat et d'autres auteurs signalent dans l'urine normale des dépôts spontanés d'acide urique pur. En 1832, Liebig signale l'action de l'acide urique sur les phosphates basiques qu'il transforme en phosphates neutres et même acides. En 1844, il confirme la présence de l'acide hippurique dans l'urine normale de l'homme signalée déjà par Lehmann en 1839. En 1852, Robin et Verdeil (*Chimie anatomique*, t. II, p. 338), et ultérieurement la plupart des auteurs modernes et en particulier Beale, Bence Jones, Golding Bird, Neubauer, Vogel, etc., attribuent l'acidité de l'urine au phosphate acide de soude. Quelques-uns restent à l'opinion de Berzelius (Longet).

de soude mélangé avec un peu de carbonate de soude, qui est un produit secondaire. Byasson pense que l'eau de constitution du phosphate neutre est ici remplacée par l'acide urique, de la même manière que l'acide borique prend la place de l'eau dans les tartrates acides (1). Ajoutons que, pour les sédiments décrits comme étant de l'urate de soude, leur calcination a donné à Byasson un résidu de phosphate dont le poids est toujours environ le dixième du poids total. Ce *phosphate urico-sodique* existe donc dans l'urine et dans ses dépôts. De ces faits, il conclut que l'acidité de l'urine n'est pas due au phosphate acide de soude; en second lieu, il est probable qu'indépendamment des urates l'urine normale renferme l'acide urique sous deux états : 1° à l'état libre ; 2° conjugué au phosphate de soude neutre, c'est-à-dire à l'état de phosphate urico-sodique, composé peu soluble, mais plus dans l'urine que dans l'eau ; avec celle-ci néanmoins il donne une solution acide, quoique moins que ne l'est celle du phosphate acide de soude (2).

L'acidité de l'urine est donc due à ce composé et de plus aux acides suivants, dans l'ordre croissant d'influence : 1° acide urique; 2° acide

(1) Voyez page 125 les faits concernant la formation d'une combinaison analogue de phosphate de soude et d'acide carbonique.

(2) Voy. Byasson, *loc. cit.*, 1859, p. 558, et 1872, p. 393 et 395. Ce phosphate urico-sodique peut être obtenu expérimentalement soit à l'état de prismes droits à base carrée bien définie, soit sous les formes décrites et figurées comme étant celles des urates de soude et d'ammoniaque. Son acidité disparaît si l'on détruit son acide urique. Si la réaction acide était ici due au phosphate acide de soude, elle devrait persister après calcination et reprise par l'eau, ce qui n'a pas ileu. Ces faits prouvent évidemment que l'acide urique se combine avec le phosphate de soude et que cette combinaison est soluble. Cette combinaison d'acide urique pourrait être formulée en remplaçant l'eau de constitution du phosphate par l'acide urique. Expérimentalement le phosphate urico-sodique ne se produit que très-lentement et par l'action répétée de plusieurs doses d'acide urique; mais ainsi on a un composé en dissolution qui, ramené à l'état sec, contient 1 pour 8 d'acide urique (Byasson) D'après divers essais relatifs à l'action des acides faibles sur les phosphates, Verdeil et moi (*loc. cit.*, 1853) avions admis que le *phosphate de soude basique* (3NaO), qui contient trois atomes de base, réagit alcalin : il peut céder 1 atome de son oxyde à l'acide carbonique. Il se forme alors deux nouveaux sels : du phosphate de soude neutre, qui réagit pourtant alcalin, mais faiblement, et du carbonate de soude. Ce sont eux qui rendent les urines alcalines dans les conditions indiquées page 809. Le changement d'état spécifique peut encore aller plus loin : le phosphate de soude à 2NaO peut céder aux acides les plus faibles, par exemple à l'acide urique, un de ces deux atomes de soude; il forme alors de l'urate de soude, se transforme en phosphate acide de soude, c'est-à-dire en un phosphate qui ne contient que 1 atome de la base, et qui a une réaction acide qu'il montre même lorsqu'il est très-étendu. Nous avons admis qu'il en était ainsi dans l'urine. C'est encore à cette interprétation que se rattachent M. Ménu, d'après des essais du même genre que ceux indiqués ici (Méhu, *Chimie médicale appliquée aux recherches cliniques*. Paris, 1871, in-12), et M. E. Hardy; ce dernier admet que les phosphates acides de la viande en passant dans l'urine peuvent lui donner son acidité (*Chimie biologique*, 1871, p. 420).

carbonique ; 3° acide hippurique (Byasson). Pour l'acide urique, sa réaction sur le papier de tournesol est à peine sensible.

Plusieurs auteurs, et en particulier Morin, ont démontré que l'acide carbonique existe dans l'urine. Lorsqu'on distille de l'urine de façon à la réduire de moitié, la partie volatilisée et condensée est à peine acide, et l'acidité de celui-ci ne persiste pas sur le papier par la dessiccation, preuve que l'acide carbonique en est la cause et non un acide volatil, tel que l'acide formique qu'on trouve dans la sueur. Le résidu de la distillation reste également acide. Si on lui restitue le volume primitif et qu'on évalue son acidité, on trouve une diminution qui correspond à environ le quart.

L'acide hippurique est un principe constant de l'urine normale. Liebig, Bouchardat, Lehmann, Bence Jones, Tudichum, Hallwachs, Neubauer, sont affirmatifs à cet égard : la moyenne est d'environ $0^{gr},50$ par jour (1). Cet acide a une réaction des plus marquées sur le papier de tournesol. L'eau contenant du phosphate de soude et de l'urée en retient en solution une proportion notable. D'après Byasson, il n'enlève pas la soude au phosphate neutre, et il se dépose à l'état libre d'une solution bouillante de ce sel. En faisant une urine artificielle avec les corps suivants et dans les proportions indiquées comme moyenne de la composition des urines : eau, urée, acide urique, acide hippurique, eau chargée d'acide carbonique, phosphate de soude, chlorure de sodium, sulfate de magnésie ; en ayant la précaution d'employer des sels purs, et chauffant jusqu'à 40 degrés, la liqueur est limpide, toutes les substances se sont dissoutes, la liqueur est acide : après quarante-huit heures, elle laisse déposer un peu d'acide urique (Byasson).

La variation de l'acidité aux différentes heures du jour peut recevoir une interprétation autre que celles qui ont été proposées (Byasson). L'urine du matin, la plus acide, se rapporte, comme formation de ses éléments, en quantité surtout, à la plus grande partie de la journée précédente. Les principes de désassimilation formés dans la profondeur des tissus ne s'éliminent pas absolument au fur et à mesure de leur formation, comme le font au contraire quelques sels apparaissant dans l'urine quelques minutes après leur ingestion. On ne peut assimiler cette élimination rapide à celle des principes produits dans la trame même des tissus et dont l'économie se débarrasse en grande partie pendant le sommeil. L'urine la moins acide est celle qui suit immédiatement le premier repas, c'est-à-dire qui est émise environ quatre heures après le lever (les autres émis-

(1) D'après les recherches de Hallwachs, il existe souvent dans l'urine humaine fraîche des hippurates acides, et Lehmann a constaté la présence de l'acide hippurique libre dans l'urine fébrile très-acide. Nous y reviendrons plus loin.

sions sont toujours acides). Il faut ici tenir compte de la quantité d'eau ingérée dans un temps très-court, au moment du repas, et dont une grande portion passe rapidement dans les urines avec les sels alcalins des aliments qu'elle entraîne (1).

La variation dans l'acidité de l'urine s'explique donc en tenant compte des deux conditions principales dans lesquelles elle se produit : la plus acide renferme les composés produits pendant l'activité la plus grande, et elle est aussi la plus dense; la moins acide correspond à la période de repos et en même temps à l'ingestion des boissons (Byasson).

L'urine du veau encore allaité est presque incolore, parfaitement limpide, peu sapide, inodore, même pendant l'évaporation. Elle rougit le tournesol, ne fait pas effervescence avec les acides, comme le fait celle de la vache nourrie de végétaux, et n'est pas alcaline comme elle. Au bout de vingt-quatre heures d'exposition à une température douce, elle répand une odeur d'étable très-prononcée, se trouble et laisse déposer une matière animale en flocons blancs. Elle est alors neutre. Plus tard, l'odeur précédente est remplacée par une odeur putride mélangée à celle du musc, et elle devient alcaline (2).

Même après l'évaporation, elle reste acide. Elle renferme de l'urée

(1) Hardy a vu sur un adulte atteint d'exstrophie de la vessie, que 6 grammes de bicarbonate de soude rendaient fortement alcaline l'urine, antérieurement acide, au bout de deux minutes et demie. Une bien plus petite quantité de carbonates alcalins ou de sels pouvant passer à ce dernier état suffit pour la rendre neutre ou légèrement alcaline à certaines heures, ainsi que l'ont observé Owen Rees, Delavaud (*loc. cit.*, 1863, p. 42) et Bence Jones, Roberts, etc. Roberts le premier a insisté sur l'influence du passage rapide des sels alcalins dans l'urine en ce qui touche ses réactions.

(2) Braconnot, *Analyse des urines de veau et de mouton* (*Annales de physique et de chimie*, 1847, t. XX, p. 239). Elle est constituée ainsi qu'il suit :

	Veau (Braconnot).	Vache (Boussingault).
Eau	993,80	921,32
Chlorure de potassium	3,22	00,00
— de sodium	traces.	1,52
Sulfate de potasse	0,44	3,60
Silice	traces.	traces.
Phosphate ammoniaco-magnésien	0,18	00,00
— de fer	traces.	00,00
— de chaux	traces.	00,00
— de potasse	traces.	00,00
Carbonate de magnésie	00,00	4,74
— de chaux	00,00	0,55
Lactate de potasse	traces ?	17,16
Hippurate de potasse	traces ?	16,51
Urée / Matière urinaire (allantoïne)	2,36	18,48
Mucus	traces.	traces.

et de l'acide urique, à ce qu'il paraît, de même que l'urine humaine normale. La proportion de phosphate de magnésie qu'elle renferme est très-remarquable. Indépendamment de cela, elle contient beaucoup de chlorure de potassium et des sels de potasse, et, par contre, à ce qu'il paraît, peu ou point de sels de soude. On n'y a pas découvert d'acide hippurique, tandis que l'urine de la vache, si riche en hippurates ne renferme pas d'allantoïne (1).

Des changements que subit l'urine normale après son émission.

L'urine peut éprouver divers changements par le refroidissement et le repos : sa surface se couvre quelquefois, au bout de deux ou plusieurs jours, d'une pellicule, *cremor urinæ*, qui est ordinairement composée de phosphates et d'une matière d'aspect muqueux ; ou bien il se forme vers la partie supérieure de l'urine un *nuage* (*nubes*, *nubecula*) composé de simples flocons muqueux irréguliers ou réunis en masse.

Si le nuage se forme plus bas, vers le tiers inférieur de la masse du liquide, ce qui a lieu souvent après quelques heures de repos, on l'appelle *énéorème*. Enfin, on nomme *hypostase* ou *sédiment*, la matière de couleur, de consistance et de composition très-variables qui s'amasse au fond du vase, après avoir troublé l'urine lors de son refroidissement quand elle est formée par des urates, ou immédiatement si elle se compose de leucocytes, d'épithéliums, etc.

L'acidité de l'urine normale va d'abord en augmentant pendant sept heures environ à compter de quelques instants après son émission. Elle reste ensuite sans changement pendant deux ou trois jours; puis elle devient neutre, et enfin alcaline, plus tard, lorsque l'odeur ammoniacale apparaît. C'est pendant la durée de l'augmentation de cette acidité et un jour ou deux encore que se déposent souvent les cristaux d'acide urique (2) dont il a été question plus haut (p. 753).

(1) Wœhler, journal *l'Institut*. Paris, 1849, in-4, p. 311.

(2) La quantité des cristaux d'acide urique qui se déposent alors est trop considérable pour qu'elle puisse être considérée comme l'excès de ce que peut en dissoudre l'urine à 37 degrés comparativement à ce que celle-ci en retient quand elle refroidie. Cet acide urique n'était pas libre dans l'urine. J'ai admis, dans la première édition de ce livre, qu'il provenait de l'urate de soude normal qui a été décomposé peu à peu au contact des phosphates et des hippurates acides et quelquefois par la petite quantité d'acide lactique qui se forme lorsque, l'urine étant exposée à l'air, sa glycose subit la catalyse lactique, d'où la production de lactates solubles et la mise en liberté d'acide urique qui cristallise. J'ai admis aussi avec divers auteurs que c'est l'excès de l'acide lactique par rapport à la quantité d'urate de soude décomposé qui donne alors temporairement à l'urine une réaction plus fortement acide que celle qu'elle présentait d'abord, jusqu'à ce que de l'ammoniaque résultant de la fermentation ammoniacale de l'urée vienne le saturer; et enfin que cet acide lactique proviendrait de la catalyse que parfois subissent au contact de l'air et du

Il suit de là que toute urine encore acide qui, additionnée de phosphate basique de soude, donnera à chaud un précipité incomplétement soluble par le refroidissement, devra être considérée comme ayant déjà subi les premiers phénomènes de la décomposition. L'urine acide et renfermant beaucoup de phosphates terreux devient également louche et opaque lorsqu'on la fait bouillir; mais, rendue alcaline par le phosphate de soude, elle produit à chaud un dépôt qui se redissout rapidement pendant le refroidissement du liquide (Icery, 1854).

Les urines claires deviennent légèrement blanches, opalescentes, lorsque va commencer leur passage à l'état alcalin, et en même temps on y voit apparaître une quantité considérable de *Leptothrix*, de vibrions (*Vibrio linceola*, Mull.), qui par leur présence troublent de plus en plus l'urine, la rendent nuageuse, d'un ton opalescent particulier.

Lorsqu'au bout de quelques jours, l'urine peut prendre une odeur ammoniacale, elle se couvre d'une pellicule mucilagineuse blanche, dans laquelle, aussi bien que sur la paroi interne du vase, se déposent de petits cristaux blancs qui sont du phosphate ammoniaco-magnésien. Avec ces cristaux il y a parfois des granules isolés ou groupés, sphéroïdaux, d'un dépôt de carbonates et de phosphates calcaires, avec ou sans vibrions, spores de la levûre, mycéliums de *Leptomitus*, etc.

La consistance mucilagineuse de cette couche est due à ce quelle est formée par de la mucosine de l'urine altérée au contact de l'air avec un nombre considérable de leptothrix sous forme de microzymas, etc. (p. 247). Elle représente ce que chez les femmes en couches (où le mucus urinaire avec ou sans albumine est assez abondant), on a nommé *gravidine* ou *kyestéine*. Elle joue le rôle de ferment à l'égard de l'urée et amène son dédoublement en carbonate d'ammoniaque. Il faut neuf à dix jours à la température de 10 à 20 degrés avant que cette décomposition ammoniacale de l'urée commence dans l'urine normale exposée à l'air (3). Mais elle a lieu au bout de deux à cinq jours lorsqu'on tient l'urine dans des vases déjà tapissés de dépôts salins et muqueux produits à la suite de putréfaction antérieure et d'évaporation lente de l'urine. Cette décomposition, sur laquelle nous aurons à revenir, commence déjà au bout d'une à quelques

mucus urinaire, sans qu'il y ait maladie, les petites quantités du sucre qui passent dans l'urine. Mais l'analyse chimique des urines, avec la connaissance plus parfaite que nous avons aujourd'hui des acides acétique et lactique, ne peut parvenir à isoler ces deux corps dans l'urine normale (Byasson). D'après les expériences précédentes (p. 753) il est plus probable qu'au moment de son émission et à cause même de son mode de formation dans le rein, l'urine a plusieurs de ses éléments combinés ou copulés entre eux, de façon que les propriétés propres à chaque corps sont en partie masquées (p. 754-755). Pendant les quelques heures qui suivent l'émission, les éléments de l'urine tendent à s'isoler à cause des faibles affinités, comme lors du refroidissement du liquide, jusqu'à ce que la décomposition commence.

heures dans l'urine claire, mais neutre, de quelques calculeux, etc., surtout lorsqu'elle renferme des cellules d'épithéliums desquamés pathologiquement ou d'autres éléments anatomiques en voie d'altération.

La production des bactéries (*Leptothrix*) à l'état de *microzymas* en magmas et de courts filaments très-mobiles (*Vibrio*) a lieu avant que les urines aient sensiblement perdu leur acidité; elle se manifeste d'abord au milieu des éréorèmes, quand il y en a, et elle augmente graduellement leur teinte opaline. Les *Leptothrix* (microzymas) en magmas forment parfois alors, dans ceux-ci, de petits flocons sous forme de taches opalines à peine visibles. Ces particularités se présentent de la même manière, mais au bout d'une demi-journée ou d'un jour dans les urines albumineuses, alors même qu'elles sont encore nettement acides.

Les urines qui ont éprouvé un commencement de décomposition, mais qui n'ont pas perdu toute leur acidité, subissent de la part de la chaleur les modifications suivantes : elles ne précipitent jamais de carbonates, et le dépôt de phosphates qu'elles donnent à 100 degrés est entièrement soluble à froid. Le phosphate ammoniaco-magnésien, produit dans ces urines, à la température de l'ébullition, de même que les phosphates de chaux et de magnésie, se redissout complétement à froid ; mais il ne partage pas avec ces derniers sels la propriété de reprendre son premier état après avoir été précipité d'une solution alcaline à l'aide de la chaleur.

Sur la composition immédiate de l'urine.

L'urine est formée essentiellement par les principes des deux premières classes.

Elle contient une certaine proportion de tous les principes de la première classe. Les principes les plus nombreux qu'elle renferme sont deux de la deuxième classe, et ceux qui s'y trouvent en quantité prédominante sont les composés des deux premières tribus de cette classe. On ne trouve nulle part dans l'économie aussi abondamment que dans l'urine chacune des espèces de principes appartenant à ces deux tribus. C'est là qu'elles se rassemblent par suite des actes d'exosmose dialytique, caractérisant l'élimination rénale, après s'être formées par dédoublement désassimilateur des substances coagulables dans tel ou tel tissu, ou même dans plusieurs tissus simultanément, comme on le voit pour l'urée, etc.

Ce n'est pas le plasma sanguin qui est le *lieu* de la formation de ces principes. Ce n'est pas à l'aide et aux dépens des principes immédiats constituant ce plasma, qu'a lieu la formation des principes cristallisables, qu'on rencontre déjà dans ce fluide, et qu'on retrouve accumulés dans le liquide urinaire, comme principes excrétés. Ce n'est pas à l'aide et aux dépens de la plasmine et de la sérine qu'ils se forment.

Celles-ci, au contraire, sont les substances organiques assimilables, dont les molécules empruntées par les principes analogues de chaque élément anatomique remplacent les albuminoïdes qui se sont séparées de la substance de ces éléments par le dédoublement désassimilateur : acte qui a pour résultat la formation de ces principes cristallisables azotés des deux premières tribus de la deuxième classe (1).

Ces données montrent en fait ce que c'est que l'urine. Elle représente l'*expression générale*, la réunion synthétique par dissolution chimique des produits résultant de nombreux actes spéciaux, accomplis en des points divers et multiples de l'économie : actes que l'étude de l'urée uniquement ne peut à elle seule expliquer, comme semblent le croire encore divers auteurs. Or, en étudiant chacun de ces produits retirés de l'urine, le médecin doit pouvoir, dans chaque cas, remonter à l'acte normal ou troublé qui amène la formation du composé excrété en plus ou moins, autant qu'au *lieu* dans lequel il se passe. Là est tout l'intérêt de l'étude du liquide urinaire; là est la source des applications qu'on en peut faire, applications incessantes et nombreuses.

Ces données sont démontrées encore par l'examen des espèces de principes immédiats qui manquent dans l'urine, ou qui ne s'y trouvent qu'en proportion infiniment petite et par moments. Ainsi la cholestérine et la séroline y manquent. Il ne s'y rencontre que des traces de corps gras, principes réassimilables; aussi leur passage en quantité considérable dans l'urine est un fait pathologique, et un fait plus grave pour l'économie en général que celui de la simple augmentation des proportions d'un principe naturel des deux premières tribus, tels que l'urée, les urates, etc. Il en est de même pour le sucre, et à un plus haut degré encore, parce que c'est là un principe plus important encore, et surtout plus facilement réassimilable que les principes graisseux.

Enfin aussi, le passage dans l'urine des principes de la troisième classe, ou substances organiques coagulables, comme l'albumine, etc., qui y manquent absolument, ce passage, dis-je, est un fait plus anormal et plus grave encore que les précédents : ce que la nature et les qualités relatives à la possibilité de l'assimilation de ces principes concourent à faire saisir facilement autant que les données que nous venons de passer en revue.

Malgré le nombre des principes que renferme l'urine, c'est avec la sueur le plus simple à étudier de tous les fluides organiques, en raison du peu de substances coagulables qui s'y trouvent. Elle est pourtant un de ceux sur la constitution desquels il est le plus difficile de se faire une idée nette d'après ce que disent les ouvrages. C'est que, provenant de l'organisme et contenant les matériaux solides et liquides qui ayant servi

(1) Ch. Robin et Verdeil, *Chimie anatomique*, t. I, p. 233.

doivent être rejetés, elle varie incessamment de réaction acide ou alcaline et de nature avec chacune des variations de la circulation et de la digestion. Son étude expérimentale, qui fait partie de l'anatomie, c'est-à-dire de l'étude de l'organisation de l'homme, etc., suppose par conséquent connues les causes de ces variations, afin d'approprier les moyens d'étude à la nature des principes immédiats dont ces variations déterminent l'excrétion. Or, il se trouve que c'est toujours le contraire qui a été fait, que ce sont toujours des chimistes et jamais des médecins qui ont poursuivi ces analyses, par suite du vice de méthode qui consiste à considérer les instruments, les moyens dont on se sert pour atteindre un but, comme déterminant la nature des sciences, plutôt que le résultat général auquel conduisent les recherches.

Il est facile de constater expérimentalement qu'il n'y a ni acides sulfurique, phosphorique, ni potasse, ni ammoniaque, dans l'urine ; ces corps n'ont été obtenus que par décomposition chimique des principes retirés immédiatement de l'urine, tels que les sulfates, les phosphates, les chlorures, etc. Résumons dans le tableau suivant les données les plus précises que nous possédons sur la *composition immédiate de l'urine*.

Composition immédiate de l'urine.

PRINCIPES DE LA PREMIÈRE CLASSE.

N°	Principe	Quantité	Total
1.	Eau (pour 1000 grammes d'urine)	965,00 à 940,00	
2.	Azote en dissolution (en centimètres cubes)	7,00 à 10,00	
3.	Oxygène en dissolution (en centimètres cubes)	9,05 à 1,00	
4.	Chlorure de sodium, en vingt-quatre heures, 10 grammes et pour 1000 grammes d'urine	3,00 à 8,00	
5.	Chlorure de potassium (traces notab es).		
6.	Chlorhydrate d'ammoniaque	1,50 à 2,20	
7.	Silice	0,03 à 0,04	
8.	Carbonate de chaux	accidentels ou parfois à l'état normal dans l'enfance.	
9.	Carbonate de magnésie		
10.	Carbonate de potasse		
11.	Carbonate d'ammoniaque (pathologiquement)	Traces à 6,00	
12.	Carbonate et bicarbonate de soude (accidentels).		12,00 à 18,50
13.	Sulfate de potasse	3,00 à 7,00	
14.	Sulfate de soude		
15.	Sulfate de chaux		
16.	Azotates alcalins (des traces).		
17.	Phosphate neutre de soude et urico-sodique	2,50 à 4,30	
18.	Phosphate acide de soude		
19.	Phosphate basique de soude (temporairement)		
20.	Phosphate de potasse?		
21.	Phosphate de magnésie	0,50 à 1,00	
22.	Phosphate acide de chaux (traces)	0,20 à 1,30	
23.	Phosphate basique de chaux ou des os		
24.	Phosphate ammoniaco-magnésien	1,50 à 2,40	
25.	Fer (des traces à un état encore indéterminé).		

PRINCIPES DE LA DEUXIÈME CLASSE.

1. Acide carbonique dissous (en centimètres cubes)...	45,00 à 50,00		
2. Lactate de potasse, pour 1000 (douteux)...... 3. Lactate de soude et de chaux (douteux)........	1,50 à 2,60		
4. Acide urique (accidentel, ou des traces)........ 5. Urate de potasse.......................... 6. Urate de soude neutre et acide............... 7. Urate de chaux............................. 8. Urate d'ammoniaque neutre et acide........... 9. Urate de magnésie.......................... 10. Oxalurate d'ammoniaque (parfois des traces).....	1,00 à 1,60		
11. Acide hippurique (accidentel et traces normales).. 12. Hippurate de chaux........................ 13. Hippurate de soude......................... 14. Hippurate de potasse........................	1,00 à 1,40	30,00 à 48,00	
15. Acide succinique (traces normales, ou accidentel).			
16. Inosate de potasse.			
17. Pneumate de soude.			
18. Oxalate de chaux..........................	traces à 1,10		
19. Urée (en vingt-quatre heures, 23 à 30 gram. p. 1000).	15,00 à 23,00		
20. Allantoïdine (chez le fœtus).			
21. Cystine (accidentelle, traces à l'état normal).			
22. Leucine (traces).			
23. Créatine.................................	1,40 à 2,60		
24. Créatinine...............................	0,20 à 0,40		
25. Xanthine (traces).			
26. Guanine (traces).			
27. Indican (normalement des traces).			
28. Margarine, oléine, etc. (corps gras)............	0,10 à 0,20		
29. Inosite.			
30. Sucre du foie, parfois normalement des traces et jusqu'à...............................	0,10 à 0,20		

PRINCIPES DE LA TROISIÈME CLASSE.

1. Urobiline................................. 2. Mucosine vésicale.........................	0,10 à 0,50

Il a été question, page 561, du *mucus urinaire*. Notons de suite que le fer et la silice retirés de l'urine calcinée s'y trouvent à un état qui n'est pas encore bien déterminé. Paquelin et Jolly pensent avoir prouvé que dans l'urine, aussi bien que dans les fèces, le fer éliminé par ces matières n'est pas à l'état de phosphate tribasique de protoxye de fer, comme il l'est au contraire dans le sang, etc. (1873). Dans l'urine, du reste, la quantité de fer est si minime qu'elle n'a pu encore être dosée.

On peut en dire autant, du reste, des azotates, qui proviennent certainement des traces de ceux qui existent dans certains aliments, sauf le cas où, ingérés thérapeutiquement, ils passent dans l'urine sans s'altérer.

Des gaz de l'urine.

Proust, Brande, Marcet, Vogel, Icery et Hutin ont indiqué la présence de l'acide carbonique et de l'azote dans l'urine humaine. M. Delavaud a signalé, de son côté, que lorsqu'on fait bouillir de l'urine fraîche il se dégage de l'acide carbonique troublant l'eau de chaux. Suivant cet expérimentateur, l'acide carbonique maintiendrait en dissolution les phosphates urinaires (1).

Planer, et surtout Morin, Cl. Bernard, ont aussi étudié le même sujet. Morin, pour extraire les gaz de l'urine, a suivi le procédé employé par Magnus pour l'extraction des gaz du sang (2).

La moyenne de quinze expériences a conduit Morin à obtenir les nombres suivants : 100 volumes d'urine donnent 2^{vol},44 de gaz.

100 volumes de ce gaz contenaient	Acide carbonique..	65,40
	Oxygène.........	2,74
	Azote...........	31,86

Pour avoir les quantités absolues de ces gaz, il suffit de multiplier ces différents nombres par le volume du gaz; on trouve ainsi les résultats suivants, en les rapportant à un litre d'urine et en les exprimant en centimètres cubes :

	c. c.
Acide carbonique	15,057
Oxygène	0,658
Azote	7,773

Ces chiffres se trouvent trop faibles, puisque l'urine n'a jamais été complètement épuisée. En tenant compte du gaz restant dans l'urine, que l'expérience lui a permis d'estimer à un cinquième du volume total environ, ce qui n'influe pas sur les proportions relatives, puisque le poids d'un gaz dissous est toujours proportionnel à la pression que ce même gaz exerce sur le liquide, Morin a trouvé les nombres suivants représentant en centimètres cubes les quantités de gaz qu'un litre d'urine de la nuit contient à l'état normal :

	c. c.
Acide carbonique	19,620
Oxygène	0,824
Azote	9,589

(1) Voy. aussi Mialhe, *Du rôle chimique de l'acide carbonique dans l'économie animale* (*Bulletin de l'Acad. de médecine*. Paris, août 1856). Voy. encore, sur la composition de l'urine, Bergeret(*De l'urine*. Paris, 1868, in-12) et A. Flint (*Physiologie of man*. New-York, 1870, in-8, p. 192).

(2) Morin, *Sur les gaz libres des urines* (*Journal de pharmacie et de chimie*. Paris, 1864, in-8). Ce procédé a le grand avantage d'empêcher toute espèce de décomposition qui pourrait venir fausser les résultats. L'urine a toujours été préservée du contact de l'air pendant son émission au moyen d'un appareil spécial en caoutchouc muni d'un tube étroit; les premières urines rendues n'étaient jamais recueillies, elles servaient à chasser l'air contenu dans le tube.

Lorsqu'on ingère une grande quantité de liquide, d'eau par exemple, l'urine, se formant rapidement, dissout beaucoup moins d'acide carbonique; elle retient une proportion plus forte d'oxygène; l'azote varie peu. Une analyse faite sur les gaz de l'urine du matin, recueillie une heure après l'absorption d'un litre d'eau de groseilles, lui a donné les nombres suivants : pour 100 volumes d'urine, on a trouvé 1vol,86 pour le gaz.

100 volumes de ce gaz contenaient	CO^2	49,61
	O	5,51
	Az	44,85

Ce qui, pour 1 litre d'urine, donne en centimètres cubes :

	c. c.
CO^2	9,372
O	1,024
Az	8,347

Si l'on jette un coup d'œil sur les résultats de toutes ces expériences, on constate que les limites, entre lesquelles l'acide carbonique oscille sont assez considérables.

En notant avec attention toutes les conditions qui pouvaient apporter quelque modification aux phénomènes dont l'économie est le siége, Morin s'est aperçu que toutes les fois que les actes respiratoires se trouvaient activés par une longue course, faite peu de temps avant le repos de la nuit, les urines se trouvaient contenir plus d'acide carbonique le lendemain matin. Il devenait donc intéressant de vérifier plus exactement ces faits et d'instituer dans ce but des expériences tout à fait comparables.

Pendant une période de quatre jours et une autre de deux jours, on fit les six expériences suivantes : on prenait au repas du matin les mêmes aliments en quantité égale, solides et liquides. On avait soin d'uriner avant ce repas, et les urines expérimentées étaient recueillies une heure après avoir mangé. Trois fois on resta en repos avant et après le repas; les autres fois on fit une longue course, également avant et après le repas, de manière à activer le plus possible les actes respiratoires. Les résultats obtenus furent les suivants, ramenés à 100 volumes d'urine et calculés pour 100 volumes de gaz extrait de l'urine :

Volumes du gaz.	Acide carbonique.	Oxygène.	Azote.
Urines rendues après le repos.			
1,95	54,55	2,27	43,18
1,97	60,76	3,80	35,44
2,61	62,93	1,89	35,18
Urines rendues après la marche.			
3,45	73,56	1,65	24,79
2,53	66,67	1,32	32,01
3,51	75,21	1,42	22,77

Les urines provenant des expériences où l'on avait marché étaient beaucoup plus abondantes. En cherchant les quantités de gaz contenues dans un litre de chacune de ces urines, Morin a trouvé les nombres suivants, qui expriment des centimètres cubes :

Urines du repos.

Acide carbonique.	Oxygène.	Azote.
10,637	0,442	8,220
11,669	0,648	6,981
13,026	0,391	7,282

Urines de la marche.

Acide carbonique.	Oxygène.	Azote.
25,378	0,569	8,552
16,867	0,333	8,098
26,398	0,498	7,992

En prenant les moyennes on arrive aux nombres ci-dessous :

	Acide carbonique.	Oxygène.	Azote.
Urines du repos.......	11,877	0,493	7,494
Urines de la marche....	22,380	0,466	8,214

L'acide carbonique existe en quantité plus considérable dans les urines rendues après la marche. L'oxygène rejeté par les urines représente la quantité de ce gaz qui, dissous dans le sang et venant à arriver dans les reins par l'artère rénale, a traversé les capillaires sans servir à l'assimilation; il est emporté par les urines en vertu de sa solubilité propre; rien de plus naturel qu'il se trouve en plus faible quantité dans les urines expulsées après la marche, puisque les phénomènes d'assimilation ont été plus considérables. L'azote provient de celui qui est charrié par le sang, et sa proportion augmente dans les urines de la marche.

De la quantité des principes fixes éliminés par l'urine.

Les *principes fixes* ont été trouvés par A. Becquerel, dans les vingt-quatre heures, de 39gr,521 en moyenne pour les hommes, de 34gr,211 pour les femmes, ce qui donne comme moyenne générale 36gr,866 en vingt-quatre heures.

Ces moyennes, déjà dissemblables suivant le sexe, ne sont plus constamment les mêmes suivant les individus. Les oscillations peuvent être de 36 à 41 chez l'homme, de 32 à 36 chez la femme, ce qui donne pour termes moyens, dans les deux sexes, les nombres 38 et 34. La quantité des principes solides imprime à l'urine des qualités variables; selon qu'ils sont dissous dans plus ou moins d'eau, l'urine est plus ou moins dense et plus ou moins foncée en couleur.

Les causes qui en déterminent l'*augmentation* sont :

1° Une alimentation abondante et azotée ;

2° L'introduction dans l'économie d'une quantité d'eau anormale ; car alors les reins non-seulement se débarrassent de cette quantité insolite de liquide, mais encore cette excrétion inaccoutumée détermine une augmentation des matières éliminées tenues en dissolution. Becquerel a vu en pareil cas cette somme s'élever à 43 et 45 grammes pour 1000 d'urine ;

3° La polydipsie, qui rentre dans le cas précédent. Une femme faible et délicate, atteinte de cette maladie, a donné, au lieu de 34 grammes, chiffre moyen dans le sexe féminin, 43gr,659 ;

4° Les flux d'urine, qui ont lieu quelquefois sous l'influence d'affections nerveuses et spécialement d'accès hystériques. Chez une chlorotique, la somme des matériaux solides rendus en un jour qu'elle eut plusieurs accès d'hystérie et un flux d'urine, s'éleva presque du double de la quantité qui existe ordinairement dans la chlorose (43gr,083) ; après la guérison, la moyenne fut de 35gr,545 ;

5° Le diabète.

La quantité des principes fixes éliminés *diminue* beaucoup plus fréquemment dans les maladies. Cette diminution a lieu :

1° Sous l'influence de la fièvre, des phlegmasies aiguës, des désordres fonctionnels un peu intenses, des accès des maladies du cœur et du poumon, des maladies du foie, etc. ; et l'urine offre également alors des qualités différentes suivant la proportion variable de l'eau ; le plus ordinairement, l'eau diminue en plus forte proportion que les principes solides, et alors l'urine est plus dense et plus foncée en couleur. Mais il arrive aussi que l'eau a très-peu diminué, ou que même elle n'a pas sensiblement varié ;

2° Sous l'influence de causes débilitantes ;

3° Sous celle de l'épuisement déterminé par les maladies chroniques.

Quelquefois la somme des matières dissoutes dans l'eau reste normale dans les maladies.

Les différences dans le régime apportent certainement de notables différences dans ces quantités, car les auteurs anglais admettent généralement qu'il sort par l'urine de 48 à 72 grammes de principes fixes par vingt-quatre heures, soit de 32 à 60 pour 1000. Ce total se compose de 12 à 18 parties de composés d'origine minérale et de 36 à 54 de principes d'origine organique, ce qui, pour 1000 parties, donne de 8 à 15 des premiers et de 24 à 45 des seconds.

Berzelius et Lehmann sont arrivés par leurs analyses à des chiffres plus élevés encore ; ils ont trouvé, en effet, comme moyenne, 67 à 68 parties fixes par 1000, composées de 15,15 à 18,50 de principes d'origine minérale et de 48,24 à 48,75 de principes d'origine organique.

Hangton a constaté que, par rapport à chaque kilogramme du poids du corps, la quantité d'urine était, par vingt-quatre heures, de 9gr,300;

Celle de l'eau	8,940
Celle des principes fixes	0,390
Celle des chlorures	0,039
Celle de l'urée	0,190

Beaucoup d'auteurs ont recherché quelle est la quantité des cendres que laisse la calcination du résidu de l'urine évaporée (1) ; mais ces analyses, faciles à faire, n'ont aucune valeur physiologique, les bases des urates, etc., se trouvant ainsi mêlées aux phosphates, aux sulfates, aux chlorures et à quelques autres principes qui sont exclusivement d'origine minérale. (Voy. aussi la note p. 773).

Sur les principes de la première classe dans l'urine.

De l'eau éliminée par l'urine.

Un adulte bien portant rend en moyenne en vingt-quatre heures 1282gr,634 d'eau par l'urine. Les oscillations autour de ce chiffre sont assez considérables dans l'état de santé parfaite, et, pour admettre une modification morbide de la quantité d'eau éliminée par les reins, il faut que celle-ci soit au-dessous de 800 ou au-dessus de 1500. Voici quelles sont les conditions dans lesquelles la quantité d'eau peut augmenter et atteindre et même dépasser 1500 : 1° en résultat de l'introduction d'une grande quantité de liquide dans l'économie par les voies digestives, et alors la quantité d'eau rendue dans l'espace de vingt-quatre heures est généralement en rapport avec la proportion d'eau avalée ; 2° quand il y a polydipsie : chez une femme de vingt-trois ans, le terme moyen de la quantité d'eau rendue en vingt-quatre heures s'est trouvé être de 2056gr,341 ; 3° dans le diabète, où la quantité d'eau va quelquefois à plusieurs litres; 4° dans un accès d'hystérie ou d'accidents nerveux quelconques ; ce qui n'est pas constant. Les conditions qui font *diminuer* la quantité d'eau sont plus fréquentes, et les voici : ainsi la fièvre et toutes les circonstances capables de déterminer un mouvement fébrile, spécialement les inflammations aiguës et chroniques ; les maladies du cœur et du foie, surtout si elles sont capables d'amener une perturbation générale de l'organisme; les maladies, de quelque nature qu'elles soient, qui déterminent des troubles généraux, sont dans ces cas. Il en est de même

(1) Voy. *Chimie anatomique*. Paris, 1853, t. II, p. 155.

des sueurs abondantes dues à la chaleur, à l'exercice en plein air et aux maladies. Il en est de même aux approches de la mort (A. Becquerel).

Des principes salins de la première classe en général.

De tous les principes d'origine minérale rejetés par l'urine, le plus abondant est le chlorure de sodium. Elle en renferme de 3 à 8 parties pour 1000 selon la quantité et la nature ou le mode de préparation des aliments. Elle en élimine ainsi de 8 à 10 grammes par vingt-quatre heures. Toutes les fois qu'on augmente la quantité de sel marin qui est ajoutée aux aliments de chaque jour comme condiment, on voit la proportion augmenter dans toutes les sécrétions, mais surtout dans l'excrétion urinaire.

Pourtant le chlorure de sodium éliminé n'est pas seulement celui qui est contenu dans les aliments ingérés chaque jour, soit comme partie constituante, soit surajouté comme condiment.

Une portion vient encore de celui qui a temporairement fait partie de la substance organisée des éléments anatomiques et du plasma sanguin ; car, en supprimant tout le sel marin des aliments, sa quantité diminue graduellement ; mais après quelques jours cette diminution s'arrête, et l'on voit l'urine des vingt-quatre heures en contenir de 2 à 3 grammes, c'est-à-dire une quantité qui dépasse de beaucoup le poids du sel marin contenu dans les aliments ingérés chaque jour dans ce genre d'expériences. Cette désassimilation en excès s'accompagne naturellement d'un affaiblissement graduel. Ce fait démontre la nécessité d'ajouter du chlorure de sodium aux aliments. On se rend compte, d'après ce qui précède, de la diminution graduelle, jusqu'à disparition presque complète parfois, du chlorure de sodium dans l'urine, durant la pneumonie et autres affections inflammatoires qui exigent la diète sans boissons alcalines. Il en sera question encore à propos de l'urée.

La presque totalité des sels de potasse existant dans l'urine est représentée par le chlorure de potassium qui vient du sang, mais dont une portion sans doute a temporairement fait partie de la substance musculaire, car on sait que les muscles renferment proportionnellement plus de ce sel que tous les autres tissus.

Les phosphates de chaux et de magnésie se retrouvent dans l'urine, même lorsque depuis longtemps il n'y a eu aucune ingestion de matière en contenant. Après un jeûne prolongé, les sulfates, les phosphates, etc., ont toujours la prépondérance sur les autres sels à base alcaline. L'urine laisse par évaporation et calcination un charbon acide qui renferme de l'acide phosphorique libre.

L'urine contient environ de 1 à 2 parties pour 1000 de chlorhydrate d'ammoniaque provenant du sang, où il est arrivé après s'être formé par désassimilation des substances azotées et double décomposition de chlorures cédant leur base aux acides urique, hippurique, etc., produits en même temps que l'ammoniaque.

Le sang renferme seulement environ 0,28 pour 1000 de sulfate de potasse, des traces de sulfates de soude et de chaux. L'urine en contient beaucoup plus, puisque cette quantité varie normalement de 3 à 7 parties pour 1000. Ce sont des sulfates de potasse et de soude, en quantité presque égale avec des traces de sulfate de chaux, dans lesquels l'acide et les bases sont à peu près à parties égales, à un dixième près ou environ.

Ces faits tendent à montrer que le rein élimine rapidement la presque totalité des sulfates dès qu'il en arrive dans le plasma sanguin, soit par suite de leur formation par désassimilation de quelques-uns des principes immédiats sulfurés de la substance des éléments anatomiques, soit par suite de leur introduction par l'intermédiaire des aliments.

Ces données tendent aussi à prouver que ces composés ne font que passer dans l'économie sans y jouer aucun rôle essentiel, quand ils y entrent avec les aliments et qu'ils en sortent aussitôt comme principes excrémentitiels, ou de désassimilation quand ils se sont formés dans les tissus. Les physiologistes anglais qui, depuis Bence Jones (1846), se sont beaucoup occupés des conditions qui font varier l'excrétion urinaire de ces composés ont en effet constaté que la quantité des sulfates augmente notablement après les exercices violents, sous l'influence d'une alimentation azotée; elle augmente, en un mot, dans toutes les circonstances qui entraînent une augmentation de la proportion de l'urée. Bence Jones a vu aussi que toute augmentation de la quantité des aliments, soit animaux, soit végétaux, détermine un accroissement de leur proportion dans l'urine. Il en est de même lorsqu'on ingère expérimentalement ou comme médicaments de l'acide sulfurique, des sulfures, des sulfates, et aussi du soufre en nature (Krauss).

Le carbonate de chaux et le carbonate de soude se trouvent dans les urines rendues alcalines par l'ingestion d'une grande quantité d'eaux minérales alcalines, et de fruits dont les tartrates, les malates, etc., passent à l'état de carbonates dans le sang.

Des phosphates de l'urine en particulier.

C'est par l'urine surtout que sont éliminés les phosphates introduits dans l'organisme par des aliments végétaux et animaux, le pain surtout. Ce sont surtout les *phosphates de soude* qui sont importants sous ce rapport; ce sont aussi ceux qui prédominent, ainsi que le montrent les chiffres inscrits dans le tableau (p. 762); voyez aussi page 754, et, parmi eux, le phosphate acide ordinairement. On peut même dire que c'est le seul des phosphates de soude qu'il y ait dans les urines très-acides.

Parmi les phosphates désignés d'une manière générale, sous le nom de *phosphates terreux*, l'un des plus importants est le phosphate de magnésie, dont l'urine contient constamment 1 partie pour 1000 environ. Il vient du sang, qui l'emprunte, soit aux aliments, soit secondairement aux nombreux tissus qui en renferment (1).

La constance de l'existence de ce sel dans l'urine est démontrée par ce fait, que toute urine additionnée d'ammoniaque donne un précipité blanchâtre floconneux de phosphate ammoniaco-magnésien en groupes rayonnés (fig. 20), qui se précipite au fond du verre, et peu à peu ces

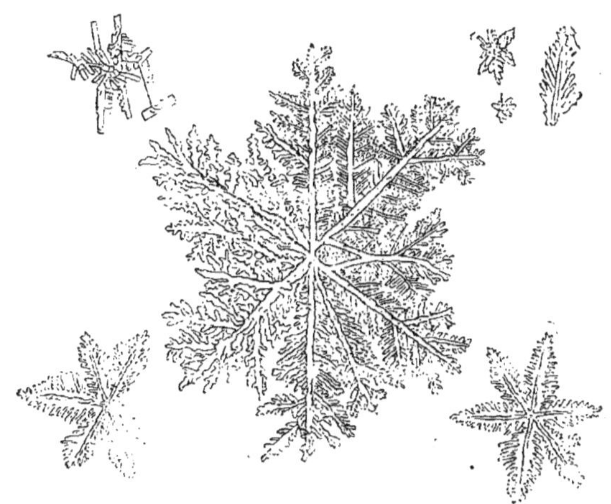

FIG. 20. — Phosphate ammoniaco-magnésien précipité rapidement des urines rendues alcalines par l'ammoniaque.

étoiles cristallines deviennent en quelque sorte le centre de formation des prismes tabulaires caractéristiques de ce phosphate. Ce dernier se produit aussi dans toute urine abandonnée à elle-même, jusqu'à ce que survienne la fermentation ammoniacale. Dans l'expérience précédente,

(1) Ses formes cristallines, sa solubilité, etc., prouvent que dans les liquides de l'économie, y compris le sperme et les calculs urinaires, ce n'est pas le phosphate dont la base est représentée par 3 équivalents de magnésie ($3MgO.PhO^5+7HO$) qui existe dans l'économie, si ce n'est toutefois dans les os, l'ivoire, et quelques incrustations. C'est au contraire celui dont la base est représentée par 1 équivalent de magnésie et 2 équivalents d'eau ($MgO,2HO.PhO^5+14HO$), peut-être le phosphate moins étudié, dont la base est $2MgO.HO$.

l'analyse du précipité montre qu'il contient aussi du phosphate de chaux. Au bout de quelques jours, il s'y dépose aussi des grains arrondis isolés ou accumulés de carbonate de chaux. Des grains de carbonate se forment tout de suite en même temps que les cristaux précédents, si au lieu d'ammoniaque pure on se sert de carbonate de cette base.

Les phosphates monobasique et bibasique de magnésie jouent un rôle important dans l'économie, en raison de la propriété qu'ils ont de se combiner à l'ammoniaque qu'ils fixent et saturent. Dans les diverses humeurs, aussi bien que dans l'urine, ils s'emparent de l'ammoniaque au fur et à mesure qu'il s'en forme, et en neutralisent ainsi les effets en l'empêchant d'être jamais libre, sauf le cas où accidentellement il s'en produit trop, comme lors du dédoublement ammoniacal de l'urée.

L'ammoniaque, remplaçant l'eau du phosphate bibasique, donne naissance à du phosphate tribasique (phosphate *triple* de quelques auteurs) d'ammoniaque et de magnésie ou phosphate ammoniaco-magnésien : $(AzH^3 . HO) 2MgO . PhO^5 + 12HO$.

On ne saurait trop insister sur la présence constante d'un sel toujours prêt à s'emparer de l'ammoniaque aussitôt que, soit par les actes désassimilateurs normaux ou anormaux, par fermentation ammoniacale de l'urée ou par putréfaction, il y a tendance à la production d'ammoniaque dans l'économie.

Bien que le phosphate de magnésie soit peu soluble, l'urine en renferme une quantité assez petite pour qu'il puisse être considéré comme directement dissous dans l'eau de ce liquide. Jamais cette quantité ne s'élève assez chez l'homme pour que ce phosphate se dépose à l'état cristallin, comme il le fait au contraire assez souvent sur quelques herbivores, tel que le lapin, quand son urine est neutre ou acide.

Il existe constamment dans l'urine normale des traces appréciables de phosphate ammoniaco-magnésien dont je viens d'indiquer le mode de formation dans l'économie (1). Sa quantité s'élève parfois à 1 ou 2 pour 1000. Il cristallise et forme une couche brillante à la surface de l'urine, ou ses cristaux se déposent au fond du vase lorsque sa quantité s'élève au-dessus de 2 pour 1000. Ce fait est constant dans les urines rendues ammoniacales ou le devenant promptement à l'air; mais il est certain qu'on trouve aussi des cristaux de phosphate ammoniaco-magnésien dans les dépôts d'urines rougissant le tournesol, ainsi que l'ont constaté Beale et plusieurs autres observateurs anglais.

Bien que peu soluble dans l'eau, il l'est assez pour que la quantité que

(1) Quelques auteurs le désignent sous le nom de *double phosphate*, et d'autres sous celui de *triple phosphate*.

l'urine en contient puisse être considérée comme directement en dissolution dans l'eau urinaire. Du reste, les chlorures à base alcaline favorisent sa dissolution, tout liquide saturé d'un sel devenant par ce fait un dissolvant pour quelque autre.

Il existe toujours un peu de phosphate de chaux des os ou tribasique dans l'urine; sa quantité peu s'élever normalement jusqu'à 1 pour 1000 et même au delà. Ce sel y est tenu en dissolution par les chlorures et les phosphates à base alcaline, et peut-être aussi accessoirement par l'acide carbonique de l'urine.

Dans certaines urines tout à fait normales, il existe un rapport tel entre ces derniers et les phosphates de chaux et de magnésie, que, sous l'influence de la chaleur, une réaction réciproque a lieu entre ces deux ordres de sels, et il y a dépôt blanc, nuageux, puis floconneux de phosphates terreux basiques en même temps que l'acidité du liquide augmente (1).

Il est probable que, dans les urines très-acides, il existe une petite quantité de phosphate acide de chaux, comme il y en a dans celle des carnivores; mais sa présence chez l'homme n'est pas encore nettement démontrée.

Les phosphates viennent directement du sang, et ils arrivent dans celui-ci par les aliments d'une part, et d'autre part ils lui reviennent après avoir fait partie des os, des cartilages et d'autres tissus qui abandonnent par désassimilation une portion de la quantité de ces sels qu'ils renferment (2).

L'élimination excrétrice en quantité exagérée des phosphates de chaux et de magnésie n'est pas un fait rare; Icery l'a souvent constatée, soit sur des malades de l'hôpital, soit sur lui-même, trois ou quatre heures après les repas. Elle lui a paru presque toujours coïncider avec une diminution de l'acidité de l'urine. On la reconnaîtra, sans le secours de l'analyse chimique, aux caractères suivants : l'urine, faiblement acide, se

(1) Regnauld et Devilliers, *Sur les hydropisies chez les femmes enceintes* (*Archives génér. de méd.*, 1848, t. XVII, p, 289). Il faut se garder de prendre ce précipité pour de l'albumine. Quand ce sont des phosphates qui blanchissent l'urine, le trouble ne se manifeste que lorsque l'ébullition commence et non avant comme dans le cas de l'albumine; de plus, la réunion des phosphates en flocons est tardive et leur précipité a lieu rapidement. Enfin le précipité des phosphates se dissout instantanément quand on ajoute une ou deux gouttes d'acide chlorhydrique, tandis qu'à dose bien plus grande il laisse intact le dépôt d'albumine.

(2) Le phosphate neutre de soude renferme exactement la moitié de son poids d'acide, le phosphate tribasique de chaux 54,80 pour 100 et le phosphate ammoniaco-magnésien 28,98 seulement. Ces nombres montrent que les analyses dans lesquelles on juge de la variation des quantités des phosphates, par celles du poids de l'acide phosphorique sans tenir compre des bases, c'est-à-dire de la nature réelle de chaque phosphate, ne donnent que des résultats fort peu approximatifs.

trouble à la température de l'ébullition, qu'il faut quelquefois prolonger pendant deux ou trois minutes, et recouvre avec rapidité sa transparence première lorsqu'elle est complétement refroidie. De toutes les substances qu'elle renferme naturellement, les phosphates acides sont en effet les seuls qui puissent lui communiquer ces caractères. On n'a pas distingué les urines de cette espèce de celles qui, légèrement acides, contiennent des bicarbonates à la suite de l'ingestion des fruits, etc., et précipitent aussi par l'action de la chaleur ; nous avons vu qu'il existe entre elles des différences facilement appréciables. Les urines phosphatiques dont il vient d'être question ne contiennent jamais la moindre trace de carbonates.

Les phosphates des aliments semblent être la source principale de ceux qu'on trouve dans l'urine, car ils diminuent durant l'abstinence. Ils diminuent d'un tiers quand le régime végétal vient remplacer le régime animal (Haugthon). Leur quantité diminue aussi notablement durant la grossesse (Donné). Il y en a peu pendant l'enfance ; l'exercice physique augmente leur quantité (Byasson).

Les phosphates, après avoir diminué pendant les maladies fébriles, le choléra, l'albuminurie, etc., augmentent beaucoup de quantité lors de la production des urines dites critiques. Dans l'atrophie aiguë du foie, M. Bouchard a vu leur quantité augmenter au point de correspondre à 11 grammes d'acide phosphorique en vingt-quatre heures (1).

Des principes immédiats de la deuxième classe dans l'urine.

Les principes de la première classe existant dans l'urine ne lui appartiennent pas spécialement. Une portion, de beaucoup la plus petite, se compose de ceux qui, de l'intestin, ne font que passer par le sang pour être excrétés par le rein, et de l'excès de ceux qui ayant fait partie de la substance organisée, en sortent par désassimilation. Pour cesser de faire partie de cette substance, il faut que les principes de la première classe, comme ceux de la troisième, passent à un autre état chimique que celui sous lequel ils y existaient. Ceux qui sont salins en sortent en cédant une partie de leur base aux acides d'origine organique qu'ils saturent au moment même où ils se forment par dédoublement désassimilateur des substances coagulables ; puis, au fur et à mesure que ces divers sels arrivent ainsi molécule à molécule, dans le sang où ils conservent ou prennent leur état neutre et basique au contact des carbonates de cette humeur, qu'ils décomposent en mettant en liberté leur acide carbonique. Les uns et les autres de ces sels sont alors rejetés comme principes formés par

(1) Bouchard, *Tribune médicale*, 1873, p. 122 et suiv.

désassimilation et au même titre en tant que devenus inaptes à remplir directement un rôle utile dans l'économie. C'est de la sorte que s'établit une certaine solidarité entre les principes salins des deux classes, quant à la quantité.

Quoi qu'il en soit, l'urine en tant qu'excrétion ne reste pas moins constituée essentiellement par les principes immédiats de la deuxième classe, qui représentent toujours plus du double de la quantité des principes qu'elle renferme. Formée par une dissolution de principes cristallisables seulement, ce qui la sépare complétement des autres humeurs, elle offre de plus cette particularité que ceux de la deuxième classe y prédominent de beaucoup sur ceux de la première, et que parmi les précédents ce sont les principes d'origine organique non salins, ou voisins des alcaloïdes animaux, qui l'emportent sur les sels à acides organiques (1).

Les principes des autres tribus de la deuxième classe, c'est-à-dire graisseux et sucrés, manquent dans l'urine normale, ou du moins elle n'en contient que des traces, et leur présence, en proportion notable, est caractéristique d'un état pathologique (2).

De l'acide urique dans les urines normales.

Normalement, il n'existe pas d'acide urique libre, non combiné ou conjugué, dans l'urine de l'homme (p. 755), car par évaporation de ce liquide, il ne se dépose aucun cristal de ce corps. Toutefois, dans un grand nombre de conditions accidentelles, elle en retient une petite quantité en dissolution, pendant qu'une proportion généralement plus grande se dépose, soit dans les canalicules du rein, les bassinets, les uretères, la vessie ou seulement dans les vases qui reçoivent l'urine. Mais encore, dans ces circonstances, ce n'est même pas du sang que vient l'acide urique, mais bien des urates eux-mêmes qui existent dans le sang (3), et c'est dans l'urine une fois excrétée qu'ils se forment (p. 753). Ce n'est donc que lors de l'étude des sédiments urinaires que je parlerai de ce principe accidentel (4).

(1) Sur le lieu et le mode de formation de ces principes et sur leur passage dans l'urine, voyez *Chimie anatomique*, t. II, p. 379.

(2) Les seuls principes non azotés d'origine organique contenus dans l'urine sont l'acide carbonique, les sels des acides paralactique $C^6H^6O^6$ (si tant est que l'urine en contienne), oxalique $C^4H^2O^8$, formique $C^2H^2O^4$ (parfois des traces) et succinique $C^8H^6O^8$, puis l'inosite ou *inosine* $C^{12}H^{12}O^{12}.4HO$ et la glycose $C^{12}H^{12}O^{12}$.

(3) L'existence de traces évidentes d'urates dans le sang normal a été constatée par Garrod (1849), ainsi que dans le sang des goutteux, en même temps que celle de l'urée. Les remarques faites plus loin, sur la prétendue formation de l'urée dans le rein, s'appliquent encore à l'acide urique que l'on a dit aussi être fabriqué par le rein.

(4) On a vu à quel état l'acide urique précipité comme il a été dit plus haut

L'acide urique est sans saveur et sans odeur, insoluble dans l'alcool et l'éther, et exige, d'après Henry, plus de 1700 parties d'eau froide pour se dissoudre et au moins 1100 d'eau bouillante. Sa solution aqueuse et bouillante rougit très-faiblement le papier de tournesol. A la distillation sèche, il se décompose d'une manière compliquée et fournit plusieurs produits, tels que le carbonate d'ammoniaque, l'urée, les acides cyanique, cyanhydrique. Sous l'influence de l'oxyde plombique, il prend deux molécules d'oxygène et trois molécules d'eau, et se convertit en urée, en allantoïde et en acide oxalique (Liebig et Wœhler), ainsi que l'exprime l'équation suivante :

$$\text{Acide urique } C^{10}H^4AzO^6 + 2O + 3HO = \begin{cases} C^2H^4Az^2O^2, \text{ urée.} \\ C^4H^3Az^2O^2, \text{ allantoïne.} \\ 2\ (C^2O^3), \text{ acide oxalique.} \end{cases}$$

On admet hypothétiquement d'après cela, que, dans certaines conditions, l'acide urique, en traversant le système capillaire, s'oxyde d'une manière analogue et donne lieu aux mêmes produits ; à la suite d'ingestion d'urates potassique et ammoniacal, Wœhler et Frerichs ont en effet trouvé dans l'urine de l'oxalate de chaux et de l'urée en excès. Si alors l'allantoïde n'y apparaît pas, cela tient, dit-on, aux promptes métamorphoses que subit ce corps, qui peut lui-même fixer les éléments de 5 molécules d'eau et se changer en oxalate d'ammoniaque : $C^4H^3Az^2O^2 + H^5O^5 = 2\ (AzH^4O + C^2O^3)$. Une oxydation plus complète conduirait même à sa réduction en acide carbonique et urée.

Chez un homme atteint de néphrite albumineuse chronique, Icery a vu l'apparition de l'oxalate calcaire, coïncider avec l'abaissement du chiffre de l'acide urique qui avait d'abord été excrété en grande proportion. Ce fait n'offre rien d'étrange et d'inexplicable lorsqu'on se rappelle les actions rapportées plus haut et indiquant la possibilité de la transformation dans le système capillaire de l'acide urique en oxalate alcalin.

La propriété que possède l'acide urique d'être changé, par l'action oxydante de l'acide azotique, en de nouveaux produits qui tous, sous

existe dans l'urine. Berzelius, Thenard, Vigla, Quevenne, Becquerel, ont avancé qu'il s'y trouvait à l'état libre ; Proust, Rayer et Donné ont émis une opinion contraire et ont cherché à prouver qu'il était généralement en combinaison avec une base alcaline. Les raisons qu'a fait valoir Proust peuvent se résumer ainsi : l'urine, à l'instant de l'émission, renferme très-souvent une quantité d'acide urique très-supérieure à celle qui se dissoudrait dans un égal volume d'eau ; l'acide urique, en se combinant avec un alcali, devient sensiblement soluble et se précipite de ses dissolutions sous l'influence des acides les plus faibles ; tous les animaux chez lesquels se rencontre cet acide le déposent toujours uni à l'ammoniaque et à la soude ; les sédiments de la plupart des urines acides renferment de l'ammoniaque ; l'évaporation de l'urine par la machine pneumatique détermine la précipitation, non pas de l'acide urique libre et cristallisé, mais d'une poudre amorphe composée principalement d'urate d'ammoniaque et d'urate de soude.

l'influence des vapeurs ammoniacales, se convertissent en murexide peut être utilisée pour constater la présence des urates et de l'acide même dans les dépôts de l'urine. Le murexide est, en effet, parfaitement reconnaissable à sa belle couleur d'un rose pourpre et à sa cristallisation en prismes à quatre pans ayant le reflet des ailes de cantharides. On dissout dans quelques gouttes d'acide azotique une petite quantité du sédiment urinaire et l'on évapore le mélange avec précaution jusqu'à siccité. Lorsqu'il renferme de l'acide urique, il laisse un résidu rose, qui, humecté d'eau et exposé ensuite à des émanations ammoniacales, prend une belle couleur rouge pourpre. Cette expérience est également praticable sous le microscope (1).

Des urates urinaires.

Il existe des urates dans l'urine dans la proportion de 1 à 1 1/2 pour 1000. Ils y sont en dissolution soit directement, soit à l'aide des chlorures et des phosphates alcalins. L'urine en contient à peu de choses près autant qu'elle en peut dissoudre, car dès que l'évaporation en chasse une petite quantité d'eau, ils se déposent ; ils se déposent aussi en même temps que du chlorhydrate d'ammoniaque et du phosphate ammoniaco-magnésien, dès qu'on ajoute un peu d'ammoniaque à l'urine. Nous étudierons plus tard les conditions qui font que l'urine est excrétée sursaturée de ces sels et les laisse déposer.

Le plus abondant de ces composés est l'urate de soude, puis vient celui d'ammoniaque; et enfin il y a des traces d'urates de potasse, de chaux et de magnésie.

On reconnaît la présence des urates dans l'urine en les décomposant par l'addition à ce liquide d'une faible quantité d'acide azotique ou chlorhydrique ; on verse le mélange dans un petit tube de verre et on l'abandonne au repos. Au bout de quelque temps, il se produit un précipité rougeâtre, granulé, qui est de l'acide urique qui fixe en se déposant une partie de la matière colorante, et qui, examiné au microscope, se montre formé uniquement de cristaux en prismes rhomboédriques ou lamelles losangiques.

(1) Le murexide ou *purpurate d'ammoniaque* de Prout est considéré théoriquement comme le sel ammoniacal d'un *acide purpurique* qui n'a pas été isolé. Dans la réaction de l'acide azotique sur l'acide urique il se produit de l'alloxane et de l'alloxantine qui forment le murexide par fixation d'ammoniaque. Les recherches de E. Hardy (*Annales de physique et de chimie*, 1864, et *Chimie biologique*, 1871, p. 454) montrent que lorsque la température est portée à 260 degrés après évaporation de l'acide azotique, la coloration caractéristique écarlate est due principalement à l'alloxane anhydre, puis après l'addition d'ammoniaque à l'isoalloxanate de cette base. L'acide isoalloxanique est un isomère de l'acide alloxanique.

Les résultats de cette expérience sont obtenus plus promptement et deviennent encore plus certains lorsqu'on emploie, de préférence à tout autre acide, l'acide acétique, et qu'on place au fond du tube quelques fragments très-ténus d'une mince lame de verre. En opérant ainsi, il est toujours facile de retrouver l'acide urique, quel que soit le degré de

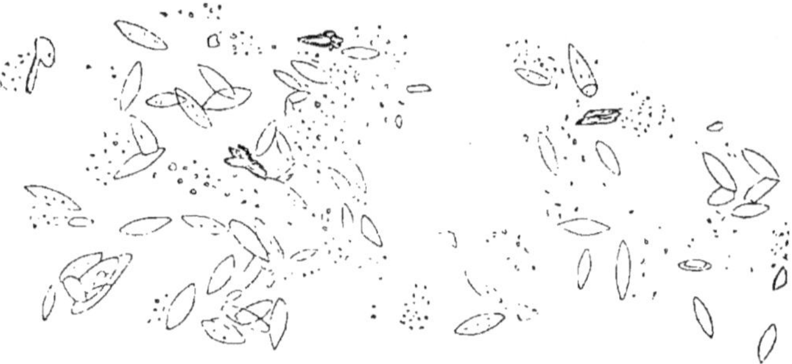

FIG. 21. — Cristaux d'acide urique précipité par l'acide acétique.

dilution de l'urine; mais il ne faut pas se hâter de procéder à l'examen de la liqueur, car ce n'est souvent qu'après deux ou trois heures que se déposent de petits cristaux aisément reconnaissables à l'inspection microscopique (fig. 21).

D'après les analyses de Becquerel, la moyenne de l'acide urique des urates sur 1000 parties d'urine à la densité de 1017 est de $0^{gr},326$ et la somme des urines rendues dans l'espace de vingt-quatre heures est de $0^{gr},598$. La quantité de ces principes de l'urine augmente sous l'influence d'une alimentation très-azotée, d'un genre de vie trop sédentaire; mais c'est surtout dans les maladies qu'elle est susceptible d'éprouver de notables variations.

L'accroissement de la quantité des urates est en général déterminé par les affections du cœur et du foie, les phlegmasies aiguës, les troubles fonctionnels un peu intenses, la fièvre, quelle que soit la cause qui lui ait donné naissance. Dans ces cas, la proportion d'acide urique des urates excrétés pendant les vingt-quatre heures, est en moyenne de $1^{gr},04$, et peut s'élever jusqu'à $1^{gr},70$ (Becquerel). Comme il arrive presque toujours alors que la quantité d'eau excrétée est moindre qu'à l'état normal, les urines devenues ainsi très-denses, très-chargées, laissent souvent précipiter, en se refroidissant, l'excès de leurs urates, qui, entraînant une partie de la matière colorante, constituent des dépôts amorphes, grisâtres, rosés ou briquetés (1).

(1) Ces dépôts d'urates étaient autrefois considérés comme de l'acide urique; mais ils se redissolvent lorsqu'on chauffe l'urine, ce que ne fait pas l'acide urique lorsqu'il a formé un sédiment.

L'augmentation des urates (avec ou sans dépôts d'acide urique libre) paraît coïncider plus intimement encore avec les affections goutteuses rattachées à ce qu'on nomme diathèse urique, maladies dans lesquelles on voit cet acide se précipiter de l'urine à l'état cristallin. Un pareil phénomène s'observe d'ailleurs dans d'autres conditions morbides.

Toutes les fois que l'urine est très-chargée d'urates, elle précipite immédiatement par l'addition d'un acide, comme les acides azotique, chlorhydrique, etc.; lorsqu'elle n'en contient qu'une quantité moyenne, elle conserve sa transparence, mais laisse déposer peu à peu de petites granulations cristallines sur les parois du vase où elle est enfermée. La diminution des urates se remarque dans toutes les maladies qui s'accompagnent d'une grande débilité : la chlorose, l'anémie en général, sont les causes les plus communes de l'abaissement du chiffre des urates au-dessous du type normal.

D'après M. Méhu, tous les urates et l'acide urique n'existent qu'en très-minime proportion dans la plupart des urines des polyuriques, quelquefois même on n'arrive pas à en déceler la présence. C'est ainsi qu'en opérant sur l'urine naturelle d'un polyurique, en l'additionnant simplement de 2 pour 100 de son volume d'acide chlorhydrique fumant, on n'obtient ordinairement pas la moindre trace d'acide urique quand la quantité d'urine rendue s'élève à 20 ou 30 litres. Bien que dans un cas la quantité d'urine rendue chaque jour ne dépassât pas 2 à 3 litres, l'addition de 2 pour 100 d'acide chlorhydrique à l'urine et un repos de vingt-quatre heures dans un endroit frais, ne donnaient pas non plus d'acide urique.

L'acide urique étant un acide bibasique donne deux séries de sels, les uns neutres, les autres acides, moins solubles que les premiers (1). L'acide carbonique est assez énergique pour enlever aux urates neutres, à base alcaline, la moitié de celle-ci et les urates acides restant se déposent. Il n'est pas impossible qu'il joue un rôle de ce genre dans la production des sédiments d'urates (Méhu).

On peut constater par l'analyse que les urates prennent part à la composition immédiate de la substance des ligaments articulaires et de tous les autres tissus fibreux. C'est là où ils se forment par dédoublements désassimilateurs des principes azotés non cristallisables de ces tissus; de là ils passent dans le sang et excrétés, c'est à l'état de la nutrition dans ces tissus qu'il faut remonter lorsque, accidentellement produits en quantité exagérée, ils se déposent dans l'urine (2).

(1) Le plus soluble de tous les urates est l'urate de *lithine*; de là vient qu'on a proposé l'emploi de celle-ci contre les gravelles uriques.

(2) Ces faits familiers en France depuis 1852 montrent que c'est par erreur que

Oxalurate d'ammoniaque.

Parmi les produits d'oxydation de l'acide urique, on compte l'*acide oxalurique* ($C^6H^4Az^2O^8$) susceptible de se dédoubler lui-même en acide oxalique et en oxalate d'urée, quand il fixe deux équivalents d'eau. Des traces du sel ammoniacal de cet acide, l'oxalurate d'ammoniaque, ont été signalés dans l'urine normale.

Oxalate de chaux des urines.

La présence de l'oxalate de chaux dans l'urine n'est pas constante, mais on peut trouver à l'état normal une quantité de ce sel qui peut s'élever jusqu'à 1 pour 1000 environ. Étant un des moins solubles dans l'eau, il se dépose à l'état cristallin, et il en reste seulement des traces tenues en dissolution par les chlorures et les phosphates alcalins. Dans les urines qui en contiennent, il n'est pas rendu toujours à l'état cristallin dès le moment de la miction, mais il passe de l'état liquide à l'état solide lors du refroidissement de l'urine, et ses cristaux augmentent de volume du jour au lendemain.

L'oxalate de chaux est un sel très-répandu dans les végétaux. Les familles dans lesquelles on observe le plus de cristaux de cet oxalate, sont les polygonées, les juglandées, les aurantiacées, etc.

Sa présence ou celle d'autres oxalades a été démontrée dans les feuilles d'oseilles, d'*Oxalis* et dans les tomates. Braconnot en a trouvé dans les épinards, Fourcroy et Vauquelin dans le bananier.

Parmi les médicaments dans lesquels on a signalé l'existence de l'oxalate de chaux, on peut citer les racines d'ache, d'asclépias, d'arrête-bœuf, de bistorte, de curcuma, de carline, de dictame blanc, de fenouil, de gentiane rouge, de gingembre, d'iris de Florence, de mandragore, d'orcanette, de patience, de saponaire, de tormentille, de valériane et de zédoaire, les bulbes de la scille, les écorces de cascarille, de cannelle, de sureau et de simarouba. La rhubarbe contient, d'après Henry et Guibourt, une proportion considérable d'oxalate de chaux.

D'après ce qui précède, on comprend sans peine que l'oxalate de chaux se présente parfois dans l'urine des personnes en santé. (1).

M. Hapfner (*De l'urine*, thèse. Paris, 1873, p. 11) en attribue la priorité à Bartels (1865). Voy. Ch. Robin et Verdeil, *Chimie anatomique*. Paris, 1853, in-8, t. II, p. 353 à 358. Il n'est plus nécessaire de discuter l'hypothèse d'après laquelle les urates, etc., se seraient formés dans la cavité des vaisseaux, des capillaires surtout, par combustion des principes albuminoïdes du sang.

(1) Voy. Gallois, *De l'oxalate de chaux dans les sédiments de l'urine*. Paris, 1859, in-8, p. 13 à 16. Voy. aussi : Donné, *Cours de microscopie*, 1844.

Aujourd'hui, on sait que l'ingestion de ces substances alimentaires est suffisante pour expliquer le passage de l'oxalate de chaux dans l'urine. On sait aussi qu'on peut observer passagèrement, dans l'urine, des octaèdres d'oxalate de chaux chez les personnes des deux sexes, depuis l'enfance jusqu'à l'âge le plus avancé, et cela sans qu'il y ait aucun trouble apparent de la santé. Ainsi l'existence d'une petite quantité de ce sel, dans le produit de la sécrétion rénale, n'implique nullement un trouble fonctionnel.

Sous ce rapport comme sous celui de la stabilité, l'oxalate de chaux est comparable aux sels d'origine minérale qui ne font que traverser l'économie, et la quantité introduite puis rejetée est ordinairement assez peu considérable pour qu'il reste probable que ce sel ne joue pas un rôle physiologique bien important ; et cela même en admettant que les oxalates ingérés passent au moins en partie à l'état de carbonates comme le font les citrates, les malates, etc. Mais nous verrons que cette quantité peut comme pour les urates devenir relativement assez grande pour que les cristaux qui se déposent, adhérant les uns aux autres, produisent des masses calculeuses.

Ce fait se lie à cette particularité que l'oxalate de chaux se montre aussi parfois dans l'urine alors que les aliments ne contiennent pas d'oxalates ni de l'acide oxalique tout formés. Il suffit, par exemple, ainsi que l'a constaté le premier M. Donné de boire des vins mousseux pour que des cristaux d'oxalate de chaux se montrent dans l'urine lorsqu'auparavant elle n'en contenait pas. Sous ce dernier point de vue, l'oxalate de chaux reste lié aux principes cristallisables d'origine organique, se formant par désassimilation.

Les hypothèses indiquées pour expliquer la production de ce sel dans l'économie, alors que les aliments n'en contiennent pas, sont plus nombreuses encore que celles par lesquelles on a tenté de se rendre compte du mode de formation de l'acide urique. Plusieurs de ces hypothèses sont en opposition les unes avec les autres, aussi me contenterai-je de vous en citer quelques-unes comme exemple, d'autant plus que toutes consistent en explications sans démonstration. Aucune même ne prend pour point de départ le mode de formation des oxalates dans les plantes.

Golding Bird admet que l'urée est susceptible de se convertir dans le sang en acide oxalique, en ammoniaque et en oxygène.

Lehmann (1) pense que l'oxalate de chaux des urines peut provenir des aliments de nature végétale, qui contiennent de l'acide oxalique, et que

(1) Lehmann, *Lehrbuch der physiologischen Chemie*. Leipzig, 1853, 2e édit., t. I, p. 46.

le même résultat est produit par des bières riches en acide carbonique, par les carbonates doubles et par les alcalis combinés aux acides organiques. Quant aux aliments azotés, il ne les croit pas susceptibles d'engendrer de l'acide oxalique dans l'économie. Indépendamment de l'oxalate provenant des *ingesta*, Lehmann reconnaît qu'il s'en forme de toutes pièces dans certains états pathologiques, et il attribue sa formation à un trouble des fonctions respiratoires, surtout quand ce trouble est dû à un emphysème pulmonaire déjà bien dessiné, ou seulement même à une diminution dans l'élasticité du poumon, à la suite des catarrhes répétés. Les affections inflammatoires ou tuberculeuses de cet organe amènent bien moins souvent un semblable résultat (1).

L'*acide urique* et l'*allantoïne* ont été essayés par Wœhler et Frerichs, pour résoudre la question de savoir si l'acide urique se transforme dans l'organisme vivant de la même manière que cela a lieu avec le peroxyde de plomb, en urée, acide oxalique et allantoïne (2). On a souvent supposé l'existence de cette dernière transformation ; on a basé là-dessus des théories sur la présence des calculs muraux. Mais la démonstration expérimentale de ce fait manque totalement ; la transformation de l'acide par le peroxyde de plomb indique bien la possibilité d'une semblable transformation, mais n'est pas une preuve qu'elle ait lieu effectivement dans l'organisme vivant.

Wœhler et Frerichs ont donné à un lapin, dont on avait déjà à plusieurs reprises analysé l'urine, 2^{gr},5 d'urate de potasse. L'urée, dont la quantité était auparavant très-faible, et à peine même quelquefois appréciable, a été trouvée alors en quantité très-notable. Sa quantité était au moins quintuplée. Cette expérience a été répétée quatre fois avec le même résultat. On a ensuite injecté dans la jugulaire d'un chien une solution de 1^{gr},5 d'urate d'ammoniaque. Dans l'urine, on n'a pas remarqué de sédiment d'acide urique, mais on a rencontré d'abondants cristaux d'oxalate de chaux.

(1) Quant au rôle des fonctions respiratoires, par rapport aux boissons riches en acide carbonique, aux carbonates doubles ou aux sels à acide végétal, Lehmann l'explique en disant que l'acide carbonique qui, dans ces circonstances, arrive en excès dans le sang, ou s'y développe aux dépens des sels à acide organique, doit mettre obstacle à l'absorption de l'oxygène et empêcher que l'oxydation du sang ne soit complète. L'oxygène est également absorbé avec difficulté, quand il y a un obstacle partiel à l'échange des gaz dans le poumon, comme dans l'emphysème, pendant la grossesse, et c'est toujours le défaut d'oxydation du sang qui amène la production de l'oxalate calcaire. Dans les maladies qui s'accompagnent d'une dépression du système nerveux, telles que l'épilepsie par exemple, s'il passe de l'oxalate de chaux en excès dans l'urine, c'est encore à cause de l'influence que les nerfs exercent sur les fonctions respiratoires. Tous les points de cette hypothèse ne sont pas admissibles.

(2) Wœhler et Frerichs, *Journal l'Institut*. Paris, in-4, 1848.

Un homme, qui avait pris le soir 4 grammes d'urate d'ammoniaque, a rendu le lendemain matin une urine d'un poids spécifique de 1032, et d'où s'est déposé un sédiment blanc grisâtre. Ce sédiment consistait principalement en oxalate de chaux, auquel était mélangée une faible quantité d'oxalate d'ammoniaque. Dans une autre expérience, où l'on a administré 4gr,5 d'urate d'ammoniaque, il s'est formé de même un sédiment qui consistait en oxalate de chaux et quelques lamelles d'épithélium. Cette urine avait aussi un poids spécifique très-élevé et renfermait beaucoup d'urée.

Ainsi on a reconnu déjà deux des produits de la décomposition de l'acide urique, savoir : l'acide oxalique et l'urée; mais c'est en vain qu'on a cherché l'allantoïne. En conséquence, on a donné à un homme 4 grammes d'allantoïne, afin de connaître les produits de la transformation de cette substance. On s'attendait à ce qu'elle donnerait, comme quand on la chauffe avec une lessive de potasse, de l'oxalate d'ammoniaque ; mais il n'en a rien été. On n'a pas trouvé d'acide oxalique dans la vessie, et l'allantoïne ne s'y est pas rencontrée comme telle.

Les auteurs concluent de ces expériences que l'acide urique se transforme dans l'organisme vivant de la même manière qu'il le fait à l'extérieur, sous l'action du peroxyde de plomb; qu'il se forme dans ce cas de l'urée, de l'acide oxalique, et probablement aussi de l'allantoïne, dont toutefois on ne peut démontrer la présence, parce qu'on ne connaît pas les produits de sa décomposition ultérieure. Ils pensent que ce fait, d'un autre côté, jette des lumières sur le mode de formation des calculs oxaliques, qui se présentent comme une oxydation des produits de la transformation de l'acide urique (1).

Owen Rees pense que l'oxalate de chaux n'existe point primitivement dans l'urine, mais qu'il s'y forme *d'une manière secondaire, en vertu d'une simple transposition moléculaire qui s'opère entre les éléments constitutifs de l'acide urique ou des urates.*

M. Gallois admet que c'est dans la masse sanguine qu'il faut chercher la source de l'acide oxalique qui est excrété par les urines. C'est là que les reins le puisent tout formé, comme ils y puisent l'acide urique et l'urée, et il se produirait dans le torrent circulatoire, aux dépens de l'acide urique ou de ses éléments. L'acide oxalique (et par suite l'oxalate de chaux) semble, d'après lui, dériver de l'acide urique; il paraît résulter

(1) D'après Maclagan, la plus grande partie de l'acide oxalique des urines serait fournie par les aliments non azotés qui sont mal assimilés ; mais il admet néanmoins avec Beneke que les aliments azotés dont l'assimilation est imparfaite contribuent aussi à la formation de l'acide oxalique, puisque l'oxalate continue à se déposer dans l'urine, alors qu'on a beaucoup restreint l'usage des matières non azotées. (Beneke, *Zur Entwiklunggeschichte der Oxalurie.* Goettingen, 1852.)

d'une combustion plus avancée de ce dernier corps ou des éléments qui devaient servir à le constituer ; de telle sorte que, toutes les fois qu'il y a, dans l'économie, de l'acide urique ou des éléments propres à le former, il peut se produire de l'acide oxalique sous l'influence d'une oxydation plus complète, ou au moins d'un phénomène analogue, qui se passerait dans le sang (1).

En fait, nous pouvons dire d'une manière certaine que les urates se forment par dédoublement des principes coagulables azotés et des sels des tissus fibreux et lamineux, que l'acide urique que nous voyons parfois dans les urines provient de la décomposition d'une portion de ces urates. Mais quant à la portion d'oxalate de chaux qui, dans certains cas, se produit dans l'économie, nous ne savons pas encore si elle se forme de la même manière que les urates ; nous ne savons pas non plus si ce sel provient au contraire du dédoublement de quelqu'un des principes cristallisables d'origine organique, soit azotés, tels que l'urée, les urates, ou non azotés, tels que la glycose, l'inosite, etc.

Acide hippurique et hippurates des urines.

L'acide hippurique existe surtout dans l'urine des herbivores, à l'état d'hippurates alcalins (p. 757, note 2) ; on en doit la découverte à Liebig, qui l'a également retrouvé à cet état dans l'urine humaine. Celle des enfants en contient normalement, mais celle des hommes adultes peut en manquer temporairement.

Icery a vu que lorsque, après avoir abandonné au repos pendant plusieurs heures de l'urine mélangée à une petite quantité d'acide chlorhydrique, on vient à examiner sous le microscope le précipité qui s'est produit, on constate assez souvent, parmi de nombreuses granulations cristallines d'acide urique, quelques cristaux d'acide hippurique ; ceux-ci se présentent sous la forme de longs prismes incolores à quatre faces, terminés par des sommets dièdres. En suivant ce procédé, il a reconnu bien des fois la présence des hippurates dans les urines normales ou pathologiques ; mais l'acide ne se montrait que d'une manière passagère et disparaissait d'un jour à l'autre (2).

Les hippurates alcalins et calcaires existent habituellement dans l'urine de l'homme, et même, d'après Hallwachs et Weissmann, en quantité presque aussi considérable que les urates, puisqu'il peut y en avoir jusqu'à 2 pour 1000. Seulement leur plus grande solubilité fait qu'ils ne se

(1) Gallois, *loc. cit.*, 1859, p. 103.

(2) Icery, *loc. cit.*, 1854, p. 73. Il sera question à propos des *dépôts urinaires*, de ceux que forme cet acide et des altérations correspondantes de l'urine.

déposent que très-rarement. Parfois aussi dans les urines fébriles et dans les urines diabétiques, ainsi que l'a montré Lehmann, il existe de l'acide hippurique libre qui en augmente l'acidité. Pourtant c'est surtout lorsque l'homme est soumis à un régime principalement végétal que la proportion des hippurates s'accroît dans son urine.

L'acide benzoïque, les benzoates (Ure), arrivent dans l'urine à l'état d'acide hippurique lorsqu'ils traversent l'économie. Il en est de même de l'essence d'amandes amères, de l'éther benzoïque, de l'acide cinnamique, des baumes, etc. Les analogies qui existent entre la composition de l'acide hippurique et celle de la tyrosine, portent à croire que ces deux principes se forment par désassimilation des mêmes tissus, pour de là passer dans le sang, qui à son tour les élimine par le rein ; mais jusqu'à présent on ne sait dans quel tissu on rencontre des hippurates. Cependant on a signalé leur présence dans les capsules surrénales (1).

Il est probable qu'il y a normalement des traces de formiates dans l'urine normale, si réellement il y en a dans le sang et dans la sueur, comme l'ont indiqué divers auteurs. Cet acide gras, du reste, se trouve dans quelques plantes alimentaires. Il est certain qu'il y a du formiate de soude dans l'urine (2) pendant la durée du dédoublement dans le sang de l'hydrate de chloral en chloroforme et en acide formique (O. Liebreicht, Personne).

Berzelius a signalé en outre la présence de l'acide butyrique ($C^8H^8O^4$), ou peut-être plutôt des butyrates, dans les traces de corps gras qu'on retire de l'urine.

Des inosates, des sarco-lactates, des succinates et des formiates.

On n'a jamais noté la présence des inosates dans l'urine, mais l'existence constante de l'inosate de potasse dans le tissu musculaire et dans le sang, porte à penser qu'il doit passer des traces de ce sel dans l'urine.

Les sarco-lactates existent, dit-on, dans l'urine. Tous très-solubles, y compris le sarco-lactate de chaux, ils sont directement en dissolution dans l'eau urinaire. Ils se forment dans les muscles, où on les trouve en quantité notable (3). O. Schultzen a trouvé des proportions très-notables de

(1) Wœhler et Frerichs, *Journal l'Institut*. Paris, 1848, in-4, p. 146. D'après Lautemann, l'acide quinique ($C^7H^{12}O^6$) compte parmi les acides dont les sels passent à l'état d'hippurates dans l'économie, après que leur acide s'est réduit d'abord à l'état d'acide benzoïque ($C^7H^6O^2$). Ce serait là une des sources de l'acide hippurique de l'urine des herbivores. Mais d'après Hallwachs l'acide hippurique se produit même lorsque l'alimentation est purement animale.

(2) Byasson, *Comptes rendus des séances de l'Acad. des sciences*, Paris, 1871, t. LXXIII, p. 743.

(3) Les lactates retirés des muscles ne sont pas semblables à ceux qu'on obtient

sarcolactates dans les urines ictériques et albumineuses pendant les empoisonnements par le phosphore.

La fermentation et l'hydrogénation de l'acide malique et même de l'acide tartrique et de leurs sels, donne lieu, comme on le sait, à la production d'eau et d'acide succinique ($C^8H^6O^8$). Il n'y a par conséquent pas lieu d'être étonné de voir cet acide ou ses sels se rencontrer en petite quantité, non toujours mais souvent dans les urines normales (Meissner), surtout lorsque des fruits et le vin interviennent dans l'alimentation. Les laitues, les armoises en contiennent naturellement. Les sels de cet acide sont probablement aussi un produit de désassimilation de divers tissus, car Gorup-Besanez en a trouvé dans la rate, le thymus et la glande thyréoïde du bœuf. Il y en a aussi dans le liquide de l'hydrocèle. L'ingestion du malate de chaux et des asperges amène l'élimination d'une petite quantité de succinates dans les urines pendant un jour ou deux, avec des carbonates (Koch). Il en est de même après celle de l'acide benzoïque (Meissner et Shépard) sans qu'il y ait un rapport constant entre la quantité de substance introduite et celle des succinates éliminés.

De l'urée urinaire.

Il résulte des recherches de Lecanu que, dans l'état normal, la quantité d'urée excrétée par un individu quelconque, pendant des périodes telles que les influences extérieures s'exercent sur lui à peu près de la même manière, se maintient constante et régulière ; que les proportions variables de ce principe rendues dans des temps égaux, par des individus différents, sont en rapport avec le sexe et l'âge, plus fortes chez les hommes que chez les femmes, plus fortes chez celles-ci que chez les vieillards et les enfants (1), mais non à la quantité d'urine rendue.

Voici les résultats des analyses de Lecanu pour 1000 parties d'urine.

	Moyenne.	Maximum.	Minimum.
Hommes	28,8	33,0	21,1
Femmes	19,1	28,3	9,9
Vieillards	8,1	12,2	3,9
Enfants de huit ans	13,4	16,4	10,4
Enfants de quatre ans	4,5	5,3	3,4

avec l'acide lactique ($C^6H^6O^6$) obtenu par fermentation de la lactose et des autres sucres. Les lactates des muscles contiennent un équivalent d'eau de cristallisation de moins que les autres ; ils sont presque tous moins solubles, etc. : aussi on les appelle des *sarcolactates* ou *paralactates* (Strecker). Ceux de l'urine sont des paralactates. L'acide retiré des lactates musculaires, sous les noms d'acide *paralactique* ou *sarcolactique*, diffère également sous quelques rapports analogues de l'acide lactique de fermentation ou ordinaire. Voy. la note, p. 175, sur les acides lactique et acétique montrant que l'étude des *lactates* urinaires demande à être reprise aujourd'hui.

(1) Lecanu, *Journal de pharmacie*, nov. et déc. 1839.

Ces chiffres se rapportent aux urines d'individus bien portants et recevant une alimentation richement azotée. Dans ces conditions, chez les hommes robustes et d'un grand appétit, la moyenne peut s'élever et se maintenir à 31, 32 et même 33 pour 1000, c'est-à-dire à environ 50 centigrammes par kilogramme du corps et à 36 et 38 grammes (O. Franque, Roux, 1872) pour les urines des vingt-quatre heures (1). Une alimentation purement végétale fait tomber ces derniers chiffres à 24 et 28 grammes, toutes conditions égales d'autre part (Lehmann, O. Franque), tandis qu'avec une alimentation purement animale elle s'élève à 50 et 60 grammes pour vingt-quatre heures (Rabuteau et autres opérateurs). Les recherches de J. Vogel conduisent à une moyenne de 23 grammes pour 1000.

On se rend compte par là de ce qui fait que dans les hôpitaux l'analyse des urines donne un chiffre bien moins élevé (15 à 18 grammes pour vingt-quatre heures, 10 à 14 par litre. A. Becquerel). Pour une alimentation mixte ordinaire, avec le peu d'exercice qu'on prend en général dans les villes, la moyenne de l'urée varie de 15 à 20 grammes par litre (voy. p. 238), mais atteint 30 grammes chez quelques sujets.

En Angleterre, la moyenne d'urée est de 2 décigrammes par kilogramme du poids du corps chez l'adulte. D'après Uhle, elle est de 4 à 6 décigrammes de treize à seize ans, de 8 de huit à onze ans et 1 gramme de trois à six ans. Peu abondante au moment de la naissance, elle augmente graduellement, surtout après le sevrage (2). Les recherches de Bischoff et Voit donnent 0,33 par kilogramme chez le chien.

(1) Roux s'est assuré que, contrairement à l'opinion admise depuis Lehmann et A. Becquerel, mais conformément à celles de Lecanu et de Rabuteau (1868 et 1870), la quantité d'eau ingérée n'amenait aucune augmentation dans le chiffre de l'urée. Dès lors, l'augmentation du liquide produite par l'ingestion du café, et surtout du thé, peut être considérée comme sans influence. Ces deux substances ont toujours produit, chez lui, une augmentation dans la quantité d'urée et de chlorure de sodium rejetés par les urines. L'augmentation, le jour où l'on prend du café, est très-considérable, mais elle ne dure pas. En continuant l'ingestion de cette substance, sans rien changer d'ailleurs aux autres conditions, le chiffre revient peu à peu au chiffre normal. Mais, dans aucune de ses expériences, il n'est descendu, comme dans celles de M. Rabuteau (*Comptes rendus et Mém. de la Société de biologie*, 1870, p. 80) et autres expérimentateurs, au-dessous de la moyenne normale (*Comptes rendus des séances de l'Académie des sciences*, 1872). Lehmann indique 31 à 32 grammes pour 1000, et Neubauer et Vogel, 22 à 25 pour une alimentation mixte chez les individus bien portants.

(2) L'urée dans l'urine est combinée en certaine proportion au chlorure de sodium, et ce composé cristallise en octaèdres lors de l'évaporation du liquide. L'augmentation de la quantité du sel marin dans les aliments entraîne une augmentation dans la proportion d'urée excrétée; il en est de même, d'après Parkes, lorsqu'on administre des alcalins. D'après Voit et Pettenkoffer, le travail musculaire diminue plutôt qu'il n'augmente la quantité de l'urée dans les urines; mais Byasson a montré qu'il l'augmente au contraire et qu'il en est même ainsi du travail intel-

D'après Frerichs, la quantité d'urée formée est, avec une alimentation parfaitement exempte d'azote, tout aussi considérable que dans l'abstinence complète. Un chien qui, au troisième jour de jeûne, produisait sur 1000 parties 1,02 d'urée, a rendu, pendant qu'il a été alimenté avec de l'huile et de l'amidon :

Le premier jour, sur 100 grammes.	1,04	grammes d'urée.
Le deuxième jour.	0,90	—
Le troisième jour.	1,07	—

Un chien a excrété, le troisième jour de l'alimentation à l'amidon pur, 2gr,16 d'urée; le quatrième, 2gr,20 ; le troisième, 2gr,01, et sur 100 parties en moyenne, 0gr,98 d'urée.

La quantité d'urée qu'éliminent les carnivores, quand on les nourrit uniquement de matières animales, est à celle que fournissent ces mêmes animaux pendant l'abstinence et la diète sans azote, comme 6 : 1 ; il ne peut donc plus rester de doute sur l'emploi des composés albuminoïdes ingérés en excès dans l'alimentation ; ils donnent ainsi comme produit secondaire une grande quantité d'urée. C'est la même chose avec la majeure partie des aliments non azotés, avec cette différence seulement qu'ici la portion secondaire manque et qu'il ne se forme que la proportion d'urée qui correspond au renouvellement de la substance dans l'acte nutritif. *Le rôle d'agent de la respiration, suivant l'expression de Liebig, peut donc être tout aussi bien exercé par un aliment azoté que par un aliment dépourvu d'azote ;* par conséquent, l'attribuer exclusivement à ce dernier est un raisonnement qui, dit Frerichs, n'est pas soutenable.

Le *renouvellement des principes du sang est, sous le rapport de son intensité, dans un rapport intime avec le degré de concentration du plasma de ce liquide.* A mesure que ce degré s'abaisse, on voit diminuer la quantité de l'urée éliminée. Ce rapport a été d'ailleurs démontré de la manière la plus évidente par une seconde série d'expériences sur le même chien qui avait déjà servi dans la première. L'animal, par un jeûne prolongé, une alimentation avec des matières non azotées, un séjour dans l'atmosphère d'un cellier, était extrêmement abattu et son sang était de-

lectuel (Byasson, thèse, 1868). D'après Guill. Kaupp : 1° l'augmentation de sel ingéré détermine une diminution de la quantité d'urine, de 10 centimètres cubes par gramme de sel marin ; 2° l'urée augmente avec la quantité de sel, à peu près de 0,04 par gramme de sel; 3° les autres matières fixes de l'urine, autres que le chlorure sodique et l'urée, diminuent à mesure que le sel ingéré augmente (1856). Rabuteau a confirmé ces faits, tant à l'aide du chlorure de sodium que de l'eau de mer. Au contraire, le carbonate de potasse, l'iodure de potassium, les arsénicaux et même le bromure de potassium diminuent l'élimination de l'urée. Suivant lui, il y aurait des traces de bromures dans l'urine normale (Rabuteau, *Comptes rendus et Mém. de la Soc. de biologie*, 1869 à 1871).

venu pauvre en principes solides. Il excrétait alors, au total, en vingt-quatre heures, le deuxième jour du jeûne, seulement $1^{gr},40$ d'urée, le troisième et le quatrième, $0^{gr},83$, tandis que dans la première série il en fournissait encore le troisième jour $3^{gr},22$, et le quatrième $2^{gr},80$, c'est-à-dire au moins le double.

Il y a déjà plusieurs années que Becquerel était arrivé à des résultats identiques sur ce sujet, mais par une voie différente. Il a trouvé en effet que, dans toutes les affections qui se distinguent par la pauvreté du sang, l'urine présentait une composition qu'il désignait par le nom d'urine anémique et remarquable par la faible proportion de son urée (1).

Prout, Barruel et Kane ont prouvé que l'urée se rencontrait toujours dans l'urine diabétique ; MM. Bouchardat et Henry, qu'elle était excrétée, pendant les vingt-quatre heures, en quantité aussi considérable que chez les individus sains. De plus, M. Bouchardat a fait voir que le poids de l'urée rendue par les diabétiques, dans un temps donné, était proportionnel à la somme des aliments azotés introduits dans l'économie.

L'urée n'est pas un résidu des matériaux fournis par la digestion qui auraient été incomplétement assimilés ; elle provient de la désassimilation des éléments anatomiques mêmes et se forme d'une manière constante et régulière; car elle continue à être expulsée avec l'urine pendant les maladies, pendant les jeûnes prolongés, et lorsque la nourriture est exclusivement composée de substances qui ne renferment pas trace d'azote. Lassaigne, en effet, l'a retrouvée dans l'urine d'un supplicié mort après dix-huit jours d'une abstinence absolue d'aliments solides (2).

L'absence de notions justes sur la nature des actes de l'organisme, la confusion entre les propriétés des éléments, celles des tissus et les fonctions, ont conduit à une hypothèse erronée sur le mode de production de l'urée. Considérant les principes immédiats excrétés comme un résultat de l'accomplissement des fonctions, tandis qu'ils dépendent, au contraire, de l'état de la nutrition, les chimistes ont pris à tort l'urée pour un produit de la combustion des substances azotées qui serait opérée par la fonction de respiration. Mais aucun composé n'est fabriqué dans cet acte, où, comme dans l'urination, il n'y a qu'expulsion de principes

(1) Frerichs, *Journal l'Institut*. Paris, 1848, in-4, p. 307. Des analyses faites par Hepp ont montré que la proportion de l'urée, ainsi que celle du chlorure de sodium, diminue à peu près constamment après un bain simple ou minéralisé.

(2) Marchand a constaté, dans une série d'expériences faites sur un chien maigre qui, d'abord nourri avec d'abondantes quantités de lait, ne prit ensuite pendant quinze jours que du sucre et de l'eau, que la proportion d'urée, qui était au début de 3 pour 100, était descendue le sixième jour à 2,8 pour 100, seulement, puis le dixième jour à 2,4, et enfin à 1,8 le quinzième jour, alors que le chien se trouvait sans force et dans un état de maigreur extrême.

formés pendant la désassimilation nutritive. Or l'urée, ainsi que nombre d'autres principes de la même classe, se forme par dédoublement durant la désassimilation, l'un des côtés du double acte continu de la nutrition (1).

La quantité de l'urée augmente dans les maladies aiguës fébriles. O. Henry est un des premiers qui ait attiré l'attention sur ce sujet (2) dans un cas de rhumatisme articulaire aigu. Sigmund a noté l'augmentation de l'urée dans le cours de plusieurs maladies inflammatoires, telles que la méningite, la pneumonie, la pleurésie, phthisie, rhumatisme articulaire aigu, au début de la fièvre typhoïde (3). Vogel (4) a constaté que : 1° dans la fièvre typhoïde et l'infection purulente, pendant le cours de l'état fébrile, la quantité d'urée contenue dans l'urine augmente beaucoup et coïncide avec l'affaiblissement de toute l'économie et principalement des muscles de la vie animale ; 2° l'augmentation de l'urée dans la fièvre typhoïde indique donc une perte de la masse des principes azotés de l'économie ; 3° dans la convalescence, après la disparition de la fièvre, malgré l'augmentation de l'alimentation azotée et de la quantité totale d'urine évacuée, le chiffre de l'urée tombe au-dessous de l'état normal et revient ensuite à ce chiffre lorsque la convalescence est complète.

(1) Il n'y a pas à s'occuper de l'hypothèse des auteurs qui, contrairement à Prévost et Dumas, ont prétendu que l'urée et l'acide urique se formaient dans le rein. Bischoff, Voit et Gréhant ont montré que le poids d'urée excrété en un temps donné est égal à celui qui est formé et versé dans le sang, par les tissus en un même temps si l'on enlève les reins, toute cette urée se retrouve dans le sang. Si on lie les uretères, il en est de même. Si on lie un seul uretère, le sang de la veine rénale correspondante ramène toute l'urée que le rein aurait dû excréter et elle en fournit autant que l'artère correspondante (Gréhant, *Sur l'excrétion de l'urée*, thèse in-4, 1870, et *Journal de l'anatomie et de la physiologie*. Paris, 1870, p. 318). Il importe de rappeler, à propos de ces expériences, que l'urée introduite directement dans le sang ou ingérée avec les aliments, ne subit pas de décomposition ultérieure dans les capillaires et s'élimine par le rein (voy. p. 238, où il faut ajouter comme fait confirmatif, qu'après Marchand qui a trouvé 0,177 d'urée pour 1000 dans le sang, Picard en a retiré 0,160). Rabuteau a montré qu'une portion de l'urée ingérée avec de l'eau à jeun s'élimine d'abord rapidement, et la plus grande partie peu à peu, dans les vingt-quatre heures, mais sans avoir d'effet diurétique, contrairement à ce qu'on a dit depuis (Manthner). Il a fait remarquer que d'ailleurs les chiens qui rendent beaucoup plus d'urée que les lapins nourris de végétaux, rendent proportionnellement bien moins d'urine. Il a vu aussi qu'alors que normalement l'urée salivaire varie de 0,36 p. 1000 (Picard) à 0,60 environ p. 1000 (Rabuteau), sur l'homme, elle s'élève à 1,176 après qu'on en a ingéré 5 grammes (Rabuteau, *Comptes rendus et Mém. de la Soc. de biologie*, 1871, p. 183. Voy. aussi p. 634).

(2) O. Henry, *Archives générales de médecine*, 1829, t. XX, p. 165. L'augmentation de la quantité d'urée excrétée dans les maladies est désignée, assez peu exactement du reste, sous le nom d'*azoturie*.

(3) Sigmund, *Archiv für physik. und pathol. Chemie und Mikroskopie*. Wien 1852.

(4) Vogel, *Henle's und Pfeufer's Zeitschrift fur rationnelle Medizin*, Heidelberg, 1854.

Ringer (1) a observé que l'urée augmente dans l'urine pendant l'accès des fièvres intermittentes; cette augmentation débute avant que le thermomètre indique l'élévation de la température; elle est à son maximum à la fin du stade de froid, c'est-à-dire au moment où la chaleur est la plus élevée: elle est strictement proportionnelle à l'élévation de température et dans aucun rapport constant avec la quantité d'eau éliminée. Le sulfate de quinine peut supprimer l'accès et ses symptômes, mais à l'heure accoutumée, pendant *deux* jours, les excrétions urinaires présentèrent les mêmes modifications.

Sigmund (2) a trouvé qu'après la section du pneumogastrique la quantité d'urée excrétée augmentait de 2 à 3 grammes par jour, en même temps qu'il survenait de l'agitation et l'élévation dans le nombre des pulsations.

Durante (3) a constaté toujours une augmentation dans la quantité de l'urée dans: 1° l'*embarras gastrique fébrile;* 2° la *fièvre synoque;* 3° la *courbature fébrile;* 4° la *varioloïde;* 5° la *pneumonie lobaire franche;* 6° la *pneumonie du sommet droit;* 7° la *broncho-pneumonie;* 8° la *pleuro-pneumonie;* 9° la *bronchite généralisée;* 10° le *rhumatisme articulaire aigu;* 11° le *rhumatisme polyarthritique fébrile*, et 12° l'*érysipèle de la face.*

Il résulte des expériences de Rayer, Christison, Guibourt, Martin-Solon, que, dans la maladie de Bright, accompagnée d'hydropisie, la diminution de l'urée coïncide avec la présence de l'albumine dans l'urine. Icery l'a vue descendre à 4gr,47 et 5 dans l'urine rendue en vingt-quatre heures, qui était de 1455 grammes dans le premier cas, et de 1074 dans le second.

La *diminution* de la quantité d'urée dans les *urines albumineuses* a été constatée, et paraît être un des caractères habituels de certaines formes de la maladie de Bright. Si l'on s'en rapporte aux tableaux de Becquerel, la proportion de l'urée aurait été chez les albuminuriques de 11 à 6,8 et 5 pour 1000. Cette proportion peut varier considérablement suivant les conditions morbides. Prout et Bostock ont trouvé chacun l'urée en excès dans plusieurs cas de diabète non sucré chez des femmes hystériques, qui, à la suite de vomissements incessants, ne pouvaient prendre de nourriture; les urines, analysées par M. Bouchard, ont donné 3 pour 1000 d'urée, par vingt-quatre heures (4). Bouchardat l'a

(1) Ringer, *Société médico-chirurgicale de Londres*, 28 juin 1859.
(2) Sigmund, *Archiv für path. Anat. und Physiol.* Berlin, 1853.
(3) Durante, Thèse inaugurale, Paris, 1862.
(4) Bouchard, *Tribune médicale.* Paris, 1874, p. 158. M. Bouchard a constaté que tous les vomissements, quelle que soit la maladie qui les cause, contiennent de 0gr,20 à 0gr,40 d'urée pour 1000, voy. p. 632.

vue réduite à $1^{gr},56$ dans un cas d'*hippurie*, et Icery de 1 à $2^{gr},24$ chez un polydipsique.

Dans les *hydropisies sans albuminurie*, la quantité d'urine diminue toujours et descend parfois à 300 et 200 grammes pour vingt-quatre heures ; elle réaugmente avec la diminution de l'anasarque dès que les mouchetures, les vésicants, la digitale amènent celle-ci (Lorain). La quantité de l'urée tombe au chiffre de 1 à 12 pour 1000 ou de 1 à 20 grammes par vingt-quatre heures et se tient le plus souvent au-dessous de 10 grammes. Les liquides ascitiques donnent alors seulement de 0,19 à 0,97 d'urée pour 1000 (voy. p. 362) et le sang recueilli à l'autopsie laisse de $0^{gr},60$ à $1^{gr},48$ d'urée pour 1000 (1).

De la créatine, de la créatinine et de l'allantoïne urinaires.

La créatine et la créatinine sont, après l'urée, les plus importants des principes cristallisables neutres ou alcaloïdes d'origine organique en dissolution dans l'eau ordinaire. Il y a de 1 à 2 1/2 pour 1000 de la première, et 1/2 pour 1000 seulement de la seconde. Tudichum dit avoir retiré 2,82 de créatine en moyenne de l'urine rendue en vingt-quatre heures par un homme en bonne santé.

La créatine est, en réalité, un produit de désassimilation de la substance musculaire, et peut-être aussi du cerveau (Lerch. W. Müller). Il est clair, par suite, que la créatine qu'on trouve dans l'urine des herbivores prend origine dans les muscles, et que, résorbée par les vaisseaux comme une matière inutile dans l'organisme, elle est séparée de nouveau du sang par les reins. Ce n'est donc pas plus que l'urée une des substances qui servent à l'assimilation ; on doit la considérer uniquement comme un principe excrémentitiel (2).

Lorsqu'on évapore l'urine sans l'avoir rendue alcaline, elle se détruit. L'urine putréfiée ne présente ni urée, ni créatine, mais elle contient de la créatinine en quantité assez notable, parce que, pendant l'ébullition et la putréfaction, la créatine perd 2 équivalents d'eau et passe ainsi à l'état de créatinine. De là vient que beaucoup d'auteurs disent que l'urine ne contient pas de créatine, mais seulement de la créatinine, ce qui n'est pas, en fait (3).

(1) Lorain et Torteil (dans Torteil, thèse. Paris, 1873). D'après Lorain, la sérosité obtenue par ponction du scrotum et des cuisses donnerait chez ces hydropiques 26 pour 1000 d'urée (p. 18).

(2) Ainsi, quoiqu'elle ait été trouvée dans le bouillon de viande et découverte pour la première fois par M. Chevreul dans cet extrait, ce n'est pas en réalité un principe nutritif de ce bouillon ou de cette viande, puisqu'elle ne contribue en rien à l'assimilation (Heintz, 1847). Ces remarques s'appliquent également à la créatinine.

(3) Tous ces faits depuis longtemps déterminés par Chevreul, Liebig, Verdeil,

De là vient que parfois on obtient de la créatine là où l'on croyait ne trouver que de la créatinine. Voit et Halenke ont retiré d'une urine fraîche 0 gr. 125 pour 100 de créatinine, et 0,057 pour 100 de créatine. Au bout de 28 jours, la même urine, devenue alcaline, ne contenait plus que 0,019 pour 100 de créatine; au bout de 34 jours, il n'y avait plus de créatine; enfin, au bout de 50 jours, on y trouvait encore 0,01 pour 100 de créatinine.

Dans l'urine normale, la quantité de créatine l'emporte toujours de la moitié ou environ sur celle de la créatinine. Mais la créatinine est excrétée en plus grande quantité pendant les affections fébriles, la pneumonie, le typhus (1) et toutes les maladies (Voit, Méhu) où le corps, tenu à la diète, s'amaigrit considérablement, en consommant sa propre substance, c'est-à-dire durant lesquelles les phénomènes de dédoublement désassimilateur amènent la formation des composés dont il est ici question. La quantité de la créatine et de la créatinine diminue dans l'urine sans toutefois se réduire à zéro, à mesure qu'on remplace la viande par les aliments ternaires, la gélatine, ou qu'on tient les animaux à la diète (Voit) (2). Leur quantité augmente ensuite proportionnellement à la masse de viande ingérée. La quantité d'urée rendue offre des variations de même ordre (p. 788) (3). Mais la créatine et la créatinine n'augmentent pas de quantité, que l'animal reste au repos ou qu'il fasse beaucoup d'exercice, quel que soit son régime (Meissner).

La liqueur allantoïque du veau n'est, comme on le sait, que l'urine du fœtus; aussi l'urine de l'animal, après sa naissance, contient de l'allantoïne en quantité notable et constante (4).

Marcet, etc. (voy. Ch. Robin et Verdeil, *Chimie anatomique*, 1853, t. II, p. 480 et 489) ont été confirmés depuis par Voit. Ce dernier a démontré, de plus, expérimentalement que la créatine ne se transforme pas en urée et en sarcosine, que son ingestion n'amène pas une augmentation de la quantité d'urée dans l'urine contrairement à ce qu'avait avancé Munk. La créatine et la créatinine avalées ou injectées dans le tissu cellulaire se retrouvent dans l'urine, la créatine parfois à l'état de créatinine. Ces expériences prouvent en même temps qu'on ne saurait, avec Schottin (1860), attribuer les accidents dits de l'*urémie* à une accumulation de créatinine dans le sang.

(1) D'après Schottin (1860), dans l'albuminurie, et du 2e au 3e septénaire de la fièvre typhoïde, l'urine contient plus de créatinine qu'à l'état sain.

(2) D'après Schottin (1860), cette diminution de la créatine et de la créatinine dans l'urine (et en même temps dans le sang), se manifesterait aussi pendant la durée des épanchements séreux, lesquels contiennent de ces principes.

(3) Aussi ces expériences ne prouvent pas que la créatine urinaire soit empruntée à la viande des aliments et non à celle des muscles de l'animal observé.

(4) Wœhler, *Journal l'Institut*. Paris, 1849, in-4. Avec le contenu de plusieurs vessies pleines d'urine de veau, on peut se procurer plusieurs grammes d'allantoïne. On évapore l'urine, sans la laisser bouillir, jusqu'à consistance de sirop, puis on l'abandonne au repos pendant plusieurs jours. Dans cet intervalle de temps, l'allantoïne

On n'a pas encore recherché ce principe dans l'urine du fœtus et du nouveau-né humains. Parkes pense l'avoir observé dans l'urine des enfants. Frerichs l'a trouvé dans l'urine d'un chien offrant des troubles respiratoires consécutifs à l'injection d'huile dans les veines, et on l'a signalé dans l'urine humaine après l'ingestion de fortes doses d'acide tannique. On ne sait encore dans quel tissu se forme ce composé pour arriver de là dans le sang et passer ensuite dans l'urine, comme tous les autres principes cristallisables d'origine organique formés par désassimilation.

Sur quelques principes cristallisables azotés de l'urine.

La leucine (1) est un des principes immédiats dont on rencontre des traces dans le tissu et le suc pancréatique, dans les glandes salivaires et la salive, la thyréoïde et le thymus, les capsules surrénales, les ganglions lymphatiques, le foie, le poumon, le rein et même la substance cérébrale grise. Elle doit certainement se rencontrer constamment dans l'urine comme partie constituante de ce qu'on appelle encore parfois les extraits aqueux et alcoolique. On ne l'a encore retirée de l'urine que dans quelques circonstances morbides, telles que l'ictère grave, la fièvre typhoïde, la variole, etc. (Frerichs, Staedler, Thudichum, Beale).

Des tissus précédents elle passe dans le sang, où elle a été décelée par l'analyse, et de là dans l'urine. Elle est assez soluble dans l'eau pour qu'elle puisse être considérée comme directement en dissolution dans ce principe.

Les remarques précédentes s'appliquent également à la *tyrosine* ($C^{18}H^{11}AzO^{6}$); seulement son insolubilité dans l'eau et sa solubilité dans les solutions alcalines aussi bien que dans celles qui sont légèrement acides, portent à penser qu'elle est dissoute dans les solides et les liquides de l'économie par l'intermédiaire des sels prenant part à la constitution de la substance organisée. Elle se forme comme la leucine pendant la décomposition lente des principes albuminoïdes; aussi a-t-elle été découverte d'abord dans le fromage. On la rencontre normalement en petite

cristallise, mélangée de beaucoup de phosphate de magnésie et d'un corps amorphe, gélatineux, qui consiste principalement en urate de magnésie. On étend l'urine avec de l'eau froide, et on la décante avec le précipité gélatineux qu'on a enlevé de dessus les cristaux. Après avoir lavé ceux-ci à plusieurs reprises avec de l'eau froide, on chauffe avec un peu d'eau jusqu'à ébullition, au moyen de quoi les cristaux de phosphate de magnésie blanchissent en abandonnant de l'eau et restent insolubles. On ajoute ensuite un peu de bon charbon de sang, on chauffe pendant quelque temps et l'on filtre tout bouillant. Il convient d'ajouter à la liqueur filtrée et encore chaude quelques gouttes d'acide chlorhydrique pour s'opposer à la précipitation d'une petite portion de phosphate de magnésie dissous. Par refroidissement, l'allantoïne cristallise à l'état incolore.

(1) Voy. *Chimie anatomique*, t. III, p. 421, et pl. XLII et XLIII.

quantité dans le tissu de la rate, du poumon, du pancréas et du foie. Comme la leucine, elle se forme en quantité assez considérable dans ce dernier pendant l'*ictère grave*, le typhus, etc. (Frerichs, Thudichum). On l'a retrouvée dans le sang des veines sus-hépatiques et dans la bile dans ces mêmes circonstances. C'est aussi dans des conditions de ce genre seulement que jusqu'à présent elle a été retirée de l'urine (Frerichs, Staedler), où elle cristallise facilement en aiguilles groupées ou isolées, ou en octaèdres minces et allongés, très-fragiles, dérivant du prisme droit à base carrée. Elle peut y former des sédiments directement apercevables à l'aide du microscope (voy. p. 547).

Parmi les composés voisins de l'acide urique ($C^{10}H^4AzO^6$), on rencontre normalement, dans les *extraits aqueux et alcooliques* de l'urine, des traces de *xanthine* ($C^{10}H^4Az^4O^4$), d'*hypoxanthine* ($C^{10}H^4Az^4O^2$) et de *guanine* ($C^{10}H^5Az^5O^2$). Tous ces principes représentent des produits du dédoublement désassimilateur des substances organiques azotées; ils sont formés simultanément ou successivement; ils ont une constitution analogue, en raison de l'analogie de composition des composés générateurs dont ils proviennent. La xanthine forme quelquefois des calculs (1). On en retire 1 gramme environ de 300 litres d'urine humaine normale. Elle y arrive du sang qui l'emprunte aux tissus dont elle est un des principes de désassimilation et dans lesquels l'analyse la décèle. Tels sont le foie, la rate, le thymus, le pancréas, les muscles et le cerveau dont on peut en extraire de petites quantités (Scherer). Elle y est dissoute comme la tyrosine, car elle est comme elle insoluble dans l'eau, mais soluble dans les liquides, soit alcalins, soit acides. Bence Jones l'a trouvée à l'état de granules dans les dépôts urinaires d'un enfant.

Les remarques précédentes s'appliquent également à l'hypoxanthine.

L'hypoxanthine se rencontre dans les muscles des mammifères, dans le foie, la rate et le thymus. Elle augmente de quantité dans le foie pendant l'ictère grave; on la trouve alors dans l'urine. Scherer en a retiré aussi de l'urine des leucocythémiques (2).

La guanine, qui existe en très-petite proportion dans le foie et dans le pancréas, passe certainement dans le sang et dans l'urine chez l'homme comme chez d'autres animaux; mais bien que sa présence ait été signalée

(1) C'est dans un calcul de ce genre qu'elle a d'abord été décrite en 1807 par Marcet, sous les noms d'*acide ureux* et d'*oxyde xanthique*.

(2) Ce composé a été appelé aussi *sarcine*, mais à tort, ce nom étant depuis longtemps celui d'une espèce d'algue parasite assez commune dans l'économie humaine. Il ne faut pas confondre avec l'hypoxanthine (*sarcine* de quelques auteurs) la *sarcosine* ($C^6H^7AzO^4$). La créatine, en fixant deux équivalents d'eau dans les solutions alcalines bouillantes, se dédouble en ce composé et en urée. Ce dédoublement chimique est un de ceux qui ont lieu avec production de chaleur (Berthelot).

dans l'urine humaine, le fait demande encore à être plus nettement constaté.

Quant à la taurine ($C^4H^7AzO^6S^2$) que l'on dit avoir extrait du poumon, du sang, etc., parce qu'il est probable qu'elle provenait d'un dédoublement (voy plus haut p. 87 et 88) du pneumate de soude (1), celle qu'on a retirée de l'urine des ictériques indique le passage accidentel du taurocholate de soude dans le sang, puis dans l'urine (voy. p. 658, note 2).

Nous étudierons plus tard les concrétions vésicales et rénales que forme la cystine ($C^6H^6Az^4O^4S^2$) ; mais il est probable que l'urine en contient constamment des traces. Elle est certainement un produit du dédoublement désassimilateur des substances coagulables sulfurées des éléments anatomiques; produit qui, des tissus, passe dans le sang et s'élimine par les reins. Jusqu'à présent son existence n'a été signalée que dans le foie d'un ivrogne mort du typhus et dans le rein du taureau. Mais Julien Müller l'a trouvée dans l'urine alcaline d'un enfant. F. Loel (2) en a retiré de 1,33 à 1,50 de l'urine acide rendue en vingt-quatre heures de plusieurs adultes d'une même famille. Cette urine contenait des chlorures en quantité normale, mais était pauvre en urates et en urée. Bien qu'insoluble dans l'eau, la cystite est dissoute par les carbonates alcalins, par l'ammoniaque surtout, par plusieurs acides minéraux et par l'acide oxalique.

Des corps gras neutres et des sucres de l'urine.

A l'état de santé, l'urine contient toujours une faible proportion de matières grasses qui, d'après les analyses de MM. Chevreul et Dumesnil, seraient formées d'oléine et de stéarine. On peut quelquefois les isoler à l'aide de l'éther ou reconnaître directement leur présence dans l'urine par l'examen microscopique. On voit, pendant le cours de certaines maladies, ces matières grasses passer en quantité si considérable que l'urine offre l'aspect lactescent d'une émulsion. Nous aurons à revenir sur ce fait.

D'après Petters, il existerait des traces d'acétone ($C^6H^6O^2$) dans le sang et dans l'urine chez les glycosuriques, et ce serait ce principe qui donnerait à l'urine diabétique son odeur particulière.

On sait que l'inosite ($C^{12}H^{12}O^{12}$) peut être extraite des tissus du cœur, du poumon, du foie, du cerveau, de la rate et des reins, dans lesquels elle se rencontre à l'état de dissolution directe. Cloetta, Wohl, Lebert,

(1) Voy. *Chimie anatomique*. Paris, 1852, t. II, p. 460 et suiv., art. ACIDE PNEUMIQUE et PNEUMATE DE SOUDE.

(2) F. Loel, *Beobachtungen über die Cystinbildung* (*Annalen der Chemie und Pharmacie*, 1855, in-8, t. XCVI, p. 247).

Neukomm et M. Gallois l'ont trouvée dans l'urine, soit seule, soit en même temps que l'albumine ou la glycose.

On pourrait croire que l'homme emprunte l'inosite aux aliments dont il se nourrit, à la chair musculaire par exemple, dont il fait un usage si fréquent, et à certains légumes, tels que les haricots verts ou d'autres encore, dans lesquels l'analyse chimique a démontré l'existence de l'inosite. Mais l'expérience prouve que cela n'a pas lieu (1).

L'inosite qui se produit dans l'organisme ne semble point être directement empruntée, le plus ordinairement, aux aliments ingérés, et elle ne résulte pas non plus d'une transformation de la glycose.

Comme la dextrine et la glycose, elle paraît pourtant pouvoir être l'un des produits qui résultent de la transformation de la matière glycogène. Ce qui le prouve, c'est qu'on peut, dans certains cas, en piquant le plancher du quatrième ventricule du cerveau, déterminer artificiellement l'inosurie, comme on détermine artificiellement la glycosurie (Gallois). Mais il est d'autres principes encore qui peuvent par dédoublement en produire.

Quand une urine albumineuse est en même temps inositique, il est important de chercher attentivement si elle ne contient pas actuellement de la glycose, ou si le malade qui l'a rendue n'a pas été antérieurement diabétique. Quand l'une ou l'autre de ces conditions se réalise, il est naturel d'invoquer encore, comme origine de l'inosite, la transformation de la matière glycogène. Quand il n'en est point ainsi, et que l'inosurie persiste, on doit examiner de temps en temps l'urine pour voir si la glycose s'y montre, et il est probable qu'à un moment donné on parviendrait à l'y découvrir. Mais lors même qu'on n'y réussirait point, l'hypothèse récemment émise sur l'origine de l'inosite ne serait point dénuée de fondement. En effet, en piquant la moelle allongée sur un animal, on fait quelquefois apparaître dans l'urine de l'albumine et du sucre, ce qui prouve que la lésion d'un même point des centres nerveux provoque dans certains cas le passage de ces deux corps dans l'urine. Or, si dans cette expérience, le sucre excrété provient de la matière glycogène, il est facile de comprendre qu'aux dépens de la même substance il peut se former de l'inosite au lieu de glycose. Mais, le plus souvent, les urines albumineuses ne renferment point d'inosite (Gallois).

Il résulte enfin des recherches de M. Gallois que l'inosurie ne doit

(1) M. Gallois pense que si l'on ingérait ce corps sans mélange, on le retrouverait en partie dans l'urine; mais il faudrait, pour que l'expérience réussît, que la quantité d'inosite introduite dans l'appareil digestif fût plus considérable que celle qui existe dans les aliments animaux et végétaux (les *haricots verts* en renferment en effet, mais 1 partie pour 10 000 seulement).

point être considérée comme une maladie proprement dite, mais seulement comme un symptôme (1).

Chez les animaux qui ingèrent tous les jours plusieurs grammes d'inosite avec leurs aliments, les reins, dans les conditions ordinaires de la santé, n'éliminent pourtant point une quantité appréciable de cette substance, qui est modifiée sans doute en traversant le tube digestif.

La présence de la *glycose* dans l'urine, dans diverses conditions normales, appellerait ici l'étude de la *glycosurie normale;* mais, comme l'étude de la *glycosurie morbide* ne peut réellement pas être séparée de la première, il ne sera question de l'une et de l'autre qu'à propos des altérations de l'urine.

Des principes colorants normaux et accidentels de l'urine.

De l'urobiline.

Il ne paraît plus douteux aujourd'hui que la matière colorante de l'urine ne soit le corps appelé *urobiline* par Jaffe (2). Cette matière, parfaitement

(1) Il existe un agent chimique très-sensible, qui donne avec l'inosite une couleur rose caractéristique, et qui permet, à l'aide d'une manipulation facile, et en opérant sur une petite quantité de liquide, de déceler la présence de cette substance dans l'urine; ce réactif est une solution de 16 grammes de mercure dans 32 grammes d'acide azotique; il peut être appliqué indifféremment à la recherche de l'inosite dans toutes les urines de l'homme sain ou malade, et dans celle de plusieurs animaux; il est applicable aussi à la recherche de l'inosite dans d'autres liquides de l'organisme, et il est doué d'une sensibilité remarquable, qui permet d'apporter beaucoup de précision dans les essais. On ne saurait objecter que la coloration rose du résidu est due à la simple oxydation du mercure, car la coloration produite par cette oxydation ne ressemble en rien à celle qui résulte de la présence de l'inosite, et, de plus, elle ne se manifeste qu'à une température très-élevée, tandis que la couleur rose de l'inosite se produit à la chaleur du bain-marie, disparaît par le refroidissement, et se montre de nouveau sous l'influence d'une faible chaleur. L'acide urique et l'urée ne produisent rien de semblable. On en peut dire autant de l'amidon, du sucre de lait, de la mannite, du glycocolle, de la taurine, de la cystine et de la matière glycogène du foie (voy. Gallois, *De l'inosurie*, 1863). Si l'on verse quelques gouttes du réactif mercuriel dans de l'eau albumineuse, on remarque que le liquide se colore en rose, et si l'on évapore à siccité, on obtient un résidu coloré, qui peut masquer jusqu'à un certain point la coloration spéciale de l'inosite; aussi est-il indispensable que le liquide dans lequel on recherche l'inosite soit débarrassé de l'albumine. La glycose noircit en présence du réactif mercuriel.

(2) Elle a été bien décrite d'abord par Méhu qui l'avait retirée de l'urine d'un sujet atteint de maladie du foie et présentant la coloration rouge acajou particulière des urines dites *hémaphéiques* (d'après la supposition de leur coloration par l'*hémaphéine*, composé qui lui-même n'existe pas, voy. p. 666, note 1). Il ne lui avait pas donné de nom propre (*Chimie médicale*. Paris, 1871, p. 206), et la considérait comme la matière colorante propre de l'urine, venant du foie, mais différente de la bilirubine. Peu après, Jaffe l'a retirée de l'urine normale par un procédé plus simple (voy. *Archives générales de médecine*. Paris, 1873, t. XXI, p. 100), basé sur le traitement successif de l'urine par l'ammoniaque, et de la solution de chlorure de zinc auquel se fixe la matière colorante de l'urine; on l'en sépare ensuite par

isolée, ressemble extérieurement à la *bilirubine* (p. 666); mais elle n'a pas un pouvoir colorant aussi intense; soluble comme elle dans les alcalis caustiques, cette solution ne verdit pas à l'air, c'est-à-dire ne passe pas à l'état de *biliverdine*. De plus, ses dissolutions ne cristallisent pas; elle se dissout facilement dans l'eau, surtout si elle est alcalinisée, et l'alcool, auxquels elle donne la couleur de l'urine; elle ne produit pas de vapeurs nitreuses avec l'acide azotique; elle devient d'un rouge hyacinthe vif à son contact, et ne donne pas la série des colorations propres aux principes colorants biliaires (1). Elle n'a aucun des caractères de l'indican, ni des matières bleuâtres, violacées, mal définies, produites (2) par l'action des acides minéraux sur les taurocholates et choléates. C'est elle qui se fixe aux urates et à l'acide urique qu'elle colore. C'est elle aussi qui, produite en excès, donne les couleurs rouge vif, ou rubis, ou acajou foncé à l'urine durant certaines affections du foie, diverses formes dyspnéiques, d'affections cardiaques et pulmonaires graves, etc. On attribuait cette coloration à la matière colorante du sang (*hémaphéine*), parce que l'acide azotique ne donne pas à ces urines les teintes successives qu'il fait prendre à la biliverdine, etc.; mais, déjà, dans la première édition de cet ouvrage, j'avais spécifié (p. 723) que c'est la matière colorante propre de l'urine qui est alors produite en excès, et cause cette coloration. M. Méhu pensait que cette matière colorante propre venait du foie.

Ces données se trouvent confirmées et précisées par les recherches de Maly, qui, en faisant agir l'amalgame de sodium tant sur la bilirubine que sur la biliverdine, a obtenu un composé rouge brun (*hydrobilirubine*), reconnu par Jaffe et par Stokvis (1873) comme identique avec l'*urobiline* (3).

l'action successive de l'ammoniaque, de l'acétate de plomb et de l'alcool contenant de l'acide sulfurique. Sa quantité dans l'urine normale n'est pas encore bien déterminée ; durant les affections saturines elle devient dix à vingt fois plus considérable (Bouchard. 1873).

(1) D'après Heinsius et Campbell, le produit final de l'action de l'acide azotique nitreux sur les principes colorants biliaires serait précisément l'*urobiline*.

(2) Chromogènes de Frerichs et de G. Staedler, *Ueber die Umwandlung der Gallensäuren in Farbestoff* (*Archiv für Anat. und Physiologie*. Berlin, 1856, p. 55). Voy. la note p. 676.

(3) L'urobiline ne se trouve pas toute formée dans la bile; mais d'après Jaffe elle offre le même spectre d'absorption et les autres caractères principaux du corps retiré des fèces de l'homme par van Lair et Masius sous le nom de *stercobiline*, et qu'on retrouve dans l'intestin. Il en est de même du produit artificiel (hydrobilirubine) obtenu par réduction de la biliverdine. Il n'est donc pas impossible que l'urobiline soit produite par modifications digestives de la bilirubine et de la biliverdine; que la portion excrétée par l'urine vienne de celle qui est absorbée dans le tube digestif; que dans les cas où la bilirubine et la biliverdide se trouvent avec elle dans l'urine, c'est que celles-ci ont été résorbées sans avoir été modifiées par

L'urine normale présente une légère fluorescence (Schœnbein, Bence Jones, etc.). L'*urobiline,* comme la chlorophylle et les principes de la bile (traités par l'acide sulfurique), est fluorescente non-seulement après l'action de la lumière solaire, mais après celle de la lumière artificielle. Dans la partie verte du spectre solaire, elle donne une bande d'absorption très-nette, placée entre les raies *b* et F de Frauenhöfer.

L'urobiline jaune rougeâtre isolée, dissoute dans les liquides appropriés, donne au contact de l'acide chlorhydrique une belle coloration violette, ou bleue, ou rouge violacé, alors qu'il n'y a ni indican, ni albumine dans l'urine. Les urines désignées sous le nom d'*urines hémaphéiques* ne donnent pas d'indigotine ni aucune matière colorante bleue comparable à celle-ci (1). L'acide sulfurique donne à peu près la même teinte que l'acide chlorhydrique.

De là, M. Méhu conclut que la coloration violacée produite par l'action de l'acide chlorhydrique sur l'urine ne suffit pas à elle seule pour faire affirmer la présence de l'indican (2).

les actes digestifs. C'est en prenant part à ces actes que ces principes biliaires deviennent autres qu'ils n'étaient et excrémentitiels sous forme de bilirubine dont les variations dans l'urine qu'elle colore et dans le sang, sont liées à l'état de la digestion et à la quantité d'eau éliminée par le rein.

(1) Voy. Arthur Hill Hassall, *On the frequent occurrence of Indigo in human Urine, and on its chemical, physiological and pathological Relations* (*Philosophical Transactions*, 1854, p. 297).

(2) C'est évidemment de cette matière et peut-être parfois aussi de l'indirubine impures qu'il s'agit dans la description des produits qui ont reçu les noms suivants : Thudichum appelle *urochrome* la matière colorante de l'urine. Ce corps, selon lui, peut être isolé à l'état pur, et alors il est jaune, très-soluble dans l'eau, moins dans l'éther, et encore moins dans l'alcool. Sa couleur reste jaune lors même que la proportion soluble est augmentée, ce qui infirme l'hypothèse de Vogel, d'après laquelle l'urine en santé comme en maladie noircirait quand il y a augmentation de la matière colorante. L'urochrome donnerait, à l'analyse, une résine rouge composée surtout d'*uropitine* ($C^{12}H^{10}N^{2}O^{6}$) et d'*acide omicholique* mêlé de matières noires indéterminées, d'*uromélanine* ($C^{12}H^{7}NO^{4}$) et d'autres produits. Par un simple procédé d'oxydation probablement, l'urochrome passerait à l'état de matière colorante rouge, l'*uréchytrine*. La matière colorante de l'urine impure a reçu encore les noms d'*urrosacine*, *urohaematine* (de οὖρον, urine et *haematine,* Harley), *matière rosacée* et *acide rosacé* (Proust), *matière rose des urines* et *acide rosacique* (Vauquelin), *purpurate d'ammoniaque* ou *de soude* (Proust), *uroérythrine* (Simon), *purpurine* (Golding Bird). Quant à la matière colorante retirée du sérum sanguin par Simon sous le nom d'*hémaphéine*, et considérée par quelques auteurs (Gubler, etc.) comme étant le même principe que celui qui colore l'urine, elle est reconnue depuis longtemps par tous les chimistes comme n'étant pas un principe immédiat, mais un mélange impur de composés mal déterminés. Rien ne justifie plus, à côté de ce que l'on sait de l'urobiline, l'expression d'*urines hémaphéiques* donnée aux urines fortement colorées par celle-ci ; rien surtout ne justifie encore l'hypothèse qui veut que la coloration qu'elle donne aux urines fébriles résulte d'une *destruction exagérée des globules rouges* caractérisant un ictère hémaphéique avec passage de leur matière colorante dans l'urine. D'autre part, l'*hémacyanine* du sérum sanguin n'est sans doute rien autre que l'indican dont A. Carter a signalé la présence dans le sang (1864).

D'après Schunck, la *matière indigogène*, *indican* ou *indicane* (the indigo producing body) se rencontrerait à peu près dans toutes les urines ; il suffit à cet auteur que l'urine donne une coloration rouge ou violacée par l'acide chlorhydrique, pour que la présence de l'indigo soit mise hors de doute ; aussi conclut-il à l'existence de cette matière dans l'urine normale de presque tous les individus. D'après Hassall (1854), au contraire, l'urine des individus en bonne santé n'en renferme pas, ou tout au moins cette urine ne contient pas d'indigo bleu, et la présence de l'indigo bleu est un phénomène tout pathologique.

M. Méhu n'a jamais vu de matière bleue toute formée dans l'urine des individus *en bonne santé*. Neubauer (1) en a cité un cas, mais la matière bleue, qu'il regarde comme de l'indigotine, était encore ici un produit de l'action des acides azotique et chlorhydrique sur l'urine brute. Dans l'état actuel de nos connaissances, s'il est possible de regarder l'indican comme un principe à peu près normal de l'urine, il n'est pas juste de dire que la présence de l'indigotine et de l'indirubine *libres* soient des produits qui n'aient aucune signification ; bien au contraire, on ne les a observées que dans des maladies graves de la moelle épinière et autres, et jamais chez des individus en pleine santé.

Indirubine ou *matière rouge*. — L'urine qui renferme l'indirubine et l'indigotine donne directement, par l'emploi des dissolvants neutres (alcool, éther, chloroforme), deux matières colorées, l'une bleue cristallisable (*indigotine*), l'autre rouge incristallisable, jouissant d'un grand pouvoir colorant (*indirubine*).

L'éther et le chloroforme, simplement agités dans un tube de verre avec l'urine à examiner, mettront aisément en évidence la présence de ces matières colorées, et si rapidement que l'essai peut se faire au lit du malade (2).

La matière rouge se dissout facilement dans l'alcool, l'éther, le chloroforme. Quand elle est pure, ses dissolutions ont l'aspect d'une solution concentrée du plus beau carmin dans l'ammoniaque (3).

(1) Neubauer, *Anleitung zur qualitativen und quantitativen Analyse des Harns*, 1867, p. 42, et *Annalen der Chemie und Pharmacie*, t. XC, p. 120.

(2) C'est un résultat pratique qui n'est pas sans intérêt pour la clinique et qui démontrera sans doute que les urines colorées en rouge ou en bleu, sont moins rares qu'on ne le suppose généralement. On trouvait quelquefois de l'indigotine libre, parfois assez nettement cristallisée, dans des urines pathologiques, mais on ne possédait aucun moyen de manifester la présence de la matière rouge ou indirubine de Schunck. L'emploi direct de l'éther ou du chloroforme vient combler cette lacune (Méhu, *Bulletin de thérapeutique médicale et chirurgicale*, sept. 1871).

(3) Méhu a cru l'avoir obtenue cristallisée, mais il a dédoublé ce produit en une matière cristallisée incolore encore indéterminée et en une matière rouge incristallisable dans tous les dissolvants qu'il a expérimentés.

Pure, cette matière ne paraît pas sensiblement soluble dans l'eau, mais l'eau ammoniacale la dissout un peu, ce qui explique sa dissolution dans l'urine putride. Aussi, quand l'urine brute a été filtrée deux ou trois fois, puis neutralisée par un acide, en la filtrant de nouveau, le filtre se colore en rose ou en rouge ; cette expérience montre bien l'influence dissolvante de l'alcali sur la matière rouge et la moindre solubilité de celle-ci dans une liqueur neutre ou acide.

L'eau faiblement ammoniacale dissolvant à peine la matière rouge, Méhu a pu en faire usage pour dépouiller celle-ci d'une matière résineuse jaunâtre qui l'accompagne assez souvent. Comme la matière rouge est soluble dans l'alcool à 30 ou 40 degrés, il est aisé de la séparer au moyen de ce dissolvant des matières grasses qui sont à peine solubles dans l'alcool faible.

L'acide sulfurique dissout la matière rouge, sans se colorer sensiblement ; en étendant la dissolution avec de l'eau distillée, la substance colorée se dépose apparemment inaltérée (Méhu).

Indigotine ou *matière bleue.* — La matière bleue est moins soluble dans l'alcool que la matière rouge ; elle se dissout assez difficilement aussi dans le chloroforme et l'éther, colorant ces liquides en bleu, ou en violet

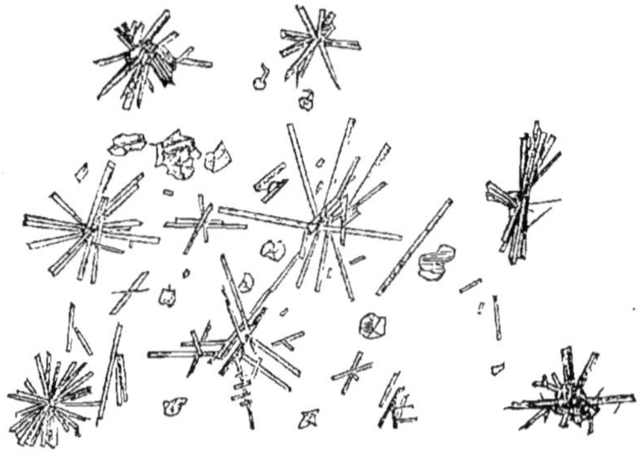

FIG. 22. — Cristaux d'indigotine (*).

plutôt qu'en bleu, quand on ne réussit pas à avoir de la matière bleue absolument débarrassée de toute trace de matière rouge, ce que montre alors l'examen microscopique (Méhu).

Sa solution alcoolique, mêlée ou non à celle de la matière rouge, aban-

(*) Cette figure représente des cristaux obtenus en faisant cristalliser très-lentement dans l'alcool l'indigotine amorphe que M. Méhu avait extraite de l'urine d'un paraplégique. Les cristaux d'indigotine obtenus par sublimation de l'indigo du commerce sont d'aspect différent, bien qu'il soit possible qu'ils appartiennent au même système cristallin. (Je dois cette figure à l'obligeance de M. Méhu.)

donnée à une évaporation extrêmement lente, donne des cristaux prismatiques. Ces cristaux sont bleus, presque noirs s'ils sont épais. Ils se montrent sous la forme de prismes droits très-allongés, dont les extrémités sont assez fréquemment taillées en biseau ; leurs arêtes sont elles-mêmes quelquefois remplacées par de petites facettes. Tantôt ils sont isolés, tantôt groupés en masses irrégulières, autour desquelles de longues aiguilles prismatiques apparaissent disposées comme les rayons des oursins, ou sous la forme très-fréquente d'étoiles d'un volume assez considérable.

La matière bleue se dissout dans l'acide sulfurique concentré, surtout à l'aide d'une douce chaleur, comme cela a lieu avec l'indigo. Cette solution est bleue; elle est décolorée par le chlore et par les vapeurs nitreuses. Étendue d'eau, elle dépose la plus grande quantité de ses principes colorés, absolument comme le fait la solution sulfurique d'indigo dans les mêmes conditions.

La solution de la matière bleue dans l'alcool ordinaire ou dans l'alcool méthylique, obtenue à l'aide de la chaleur, est rapidement décolorée par quelques bulles de chlore ou de vapeurs nitreuses (Méhu) (1).

Ces matières sont le produit du dédoublement d'un corps incolore, sirupeux, soluble dans l'eau, l'alcool et l'éther, qu'Edw. Schunck (2) a nommé *indican*, et Heller *uroxanthine* (*indigose*, Gubler). Au contact des acides minéraux, l'indican se dédouble en plusieurs autres produits parmi lesquels figurent en première ligne la matière bleue (*indigotine* de Schunck, *uroglaucine* de Heller, *mélanourine* de Braconnot, *urocyanine* d'Aloys Martin), et la matière rouge (*indigo rouge* ou *indirubine* de Schunck et *urrhodine* de Heller).

En même temps que ces deux matières colorantes, il se produit un sucre particulier (*indiglycine*) non fermentescible, réduisant énergiquement l'oxyde de cuivre, enfin quelques acides volatils (ac. acétique, formique) et d'autres produits d'une mince importance jusqu'à présent. (Voyez les formules de la réaction, p. 674.)

Schunck a essayé d'appliquer aux deux matières colorantes de l'urine

(1) La matière bleue et la matière rouge se séparent très-difficilement l'une de l'autre. Le meilleur moyen de les séparer consiste à rendre *très-lente* l'évaporation de leur solution commune dans l'alcool ; la matière bleue se dépose alors cristallisée et suffisamment adhérente aux parois du vase, pour que l'on puisse enlever la matière rouge par des lavages au chloroforme ou à l'alcool très-affaibli. La matière rouge semble aider à la dissolution de la matière bleue, car celle-ci isolée est moins soluble dans leurs dissolvants communs ; voilà pourquoi il est si difficile d'extraire, à l'état de cristaux, la matière bleue de la solution violette produite par leur mélange (Méhu).

(2) Edw. Schunck, *On the occurence of indigo in Urine* (*London, Edinburgh and Dublin Philosophical Magazine*, *fourth series*, 1857, t. XIV, p. 288). Laking, *Indican in the Urine* (*Saint-George's Hospital Reports*, 1871-1872, t. VI, p. 97).

l'étude qu'il a faite de la matière indigogène (indican) des plantes qui fournissent l'indigo, et c'est de cette étude qu'il a conclu la complète identité de la matière bleue de l'urine avec l'indigotine. Mais jusqu'à présent, la petite quantité de matières colorées de l'urine qu'il a été possible de se procurer a toujours fait obstacle à la complète vérification, sur l'urine elle-même, de tous les termes de sa théorie (1).

Les urines qui deviennent brunes ou noires (*mélanurie*) au contact de l'air, avant ou après la putréfaction ou après l'ébullition avec de l'acide azotique, renferment toujours de l'indican avec de l'indigotine, ou celle-ci seulement avec de l'indirubine. Ce sont certainement les proportions diverses de ces deux dernières matières qui font qu'alors les urines sont *noires* au lieu d'être bleuâtres.

J'ai constaté dans des urines recueillies au Sénégal par M. Bérenger-Féraud, que des traces de ces principes et surtout des globules sanguins colorent celles de la *fièvre paludéenne* dite soit *mélanurique*, soit *hématurique*, maladie qu'il ne faut pas confondre avec la *fièvre jaune* (2).

Dans les cas de mélanose rénale ou peut-être aussi de déversement dans le sang par les lymphatiques de granules mélaniques venant de mélanoses cutanées, on peut trouver les urines rendues noires par la mélanine, apercevable à l'état de granules extrêmement fins, insolubles dans l'acide sulfurique. Suivant Eiselt, le pigment mélanique pourrait dans ces cas-là permettre de diagnostiquer les mélanoses internes.

VINGT-SIXIÈME LEÇON

DES MODIFICATIONS ACCIDENTELLES ET MORBIDES DE L'URINE.

L'étude des principaux modes d'altérations que peuvent présenter la composition et par suite les caractères extérieurs de l'urine est restée obscure tant que les principes immédiats constituant la substance orga-

(1) La matière bleue que l'on rencontre dans l'urine peut être constituée par du bleu de Prusse, d'après les observations de E. Julia (*Archives générales de médecine*, 1823, t. II, p. 104) et de Cantin (*Journal de chimie médicale*, 1833, t. IX, p. 104). Aucune de ces observations n'est assez précise pour que la question puisse être considérée comme résolue. Braconnot (*Annales de chimie et de physique*, 1825, t. XXIX, p. 252) a décrit une matière bleue retirée de l'urine d'un malade qui avait eu des vomissements bleus. Il a donné à cette matière colorante de l'urine le nom de *cyanourine*. Il s'est assuré que cette matière bleue ne contenait pas d'acide urique, et qu'elle jouait, vis-à-vis des acides énergiques, le rôle de base faible. Il s'agissait là probablement de la matière colorante de la bile.

(2) Bérenger-Féraud, *Bulletin de l'Acad. de médecine*, 1874, p. 66.

nisée n'ont pas été étudiés anatomiquement ; tant qu'on ne connaissait pas dans quels éléments anatomiques se formaient les principes immédiats composant l'urine ; tant qu'on ne savait pas que chaque espèce de ces éléments est le siége, par sa désassimilation nutritive, de la formation d'un ou de plusieurs de ces principes immédiats que l'excrétion urinaire vient exprimer au dehors. Au contraire, le médecin au courant de cette partie de l'anatomie et de la physiologie peut remonter à la lésion élémentaire, au trouble nutritif originel d'après la détermination des espèces de principes immédiats rejetés en plus, en moins, ou accidentellement. D'un autre côté, par ces connaissances seules il peut éviter de considérer comme signe d'une lésion du rein, des voies génitales, etc., ces variations fréquentes de couleur, d'état floconneux et autres de l'urine et de ses dépôts ; variations qui sont normales pour certains individus, ou qui le deviennent pendant la durée de tel ou tel régime, ou qui ne sont qu'un épiphénomène inévitable de quelque changement dans l'activité circulatoire, après l'ingestion de divers aliments, un exercice violent, quelque trouble digestif, un mouvement fébrile, etc., variations n'ayant aucune conséquence spéciale en dehors de l'effet des causes originelles que je viens d'énumérer.

Il est utile d'étudier à part les urines dont les modifications ne s'accompagnent pas de troubles de la santé, et celles dont la composition peut être changée par suite de l'arrivée dans cette excrétion de principes immédiats qui normalement n'existent ni dans ce liquide, ni dans le sang, mais qui sont accidentellement ingérés comme aliments, médicaments ou poisons. Les urines envisagées durant certains états morbides accompagnés de fièvre ou autres accidents généraux demandent aussi un examen particulier, quelques unes d'entre elles du moins.

D'autre part, la composition de l'urine peut être changée par l'addition de principes qui ne lui appartiennent pas, mais qui, existant dans le sang, passent accidentellement de cette humeur constituante dans le produit excrété que nous étudions. Ce fait indique en général un état local du cerveau, du foie, du rein ou un trouble dans la composition du sang, plus grave que celui qui amène les altérations de l'urine signalées en premier lieu.

A cet égard, il faut de plus distinguer nettement les cas dans lesquels les principes qui passent dans l'urine sont cristallisables, appartiennent aux principes récrémentitiels de la deuxième classe comme les graisses et les sucres, de ceux dans lesquels ce sont des substances coagulables du sang qui passent dans l'urine, avec ou sans les globules sanguins eux-mêmes.

A. — Sur quelques-unes des circonstances accidentelles qui causent les changements de réaction de l'urine.

A la suite de bains simples, d'acide qu'elle était, l'urine devient généralement alcaline. Après un bain alcalin, elle conserve le plus souvent sa réaction acide. A la suite de bains simples ou minéralisés, la densité de ce liquide est presque constamment diminuée (Willemin, 1864).

Une mutilation considérable et des désordres de sensibilité et de mouvement (convulsions), qui compromettent la vie de l'animal, font changer complétement l'apparence des urines. Si sur les herbivores elles étaient troubles et alcalines avant l'expérience, elles deviennent bientôt après claires, acides et sucrées. D'autres fois elles contiennent des quantités notables d'albumine (1).

Chez les lapins, les urines deviennent acides après la résection des nerfs pneumogastriques ; sans doute parce qu'alors, la digestion étant arrêtée, les animaux présentent des urines acides, comme quand ils sont soumis à l'abstinence ; particularité qu'on observe aussi dans la bile qui devient acide pendant l'abstinence, d'alcaline qu'elle était auparavant. Sous l'influence de l'abstinence, les urines des herbivores (lapins, chevaux), qui habituellement sont troubles, alcalines, chargées de carbonates calcaires à l'état de fins granules ou d'aiguilles réunies en groupes sphéroïdaux, en sablier, etc. (fig. 23), et pauvres en phosphates et en urée, prennent les caractères des urines des carnivores (2). On comprend, en effet, que les urines des animaux à jeun soient semblables à celles de vrais carnivores, puisqu'alors les phénomènes de la nutrition s'accomplissent seulement aux dépens des principes azotés du sang. Les urines des animaux soumis pendant quelques jours à l'abstinence contiennent de l'urée en si grande abondance que quelquefois cette substance se cristallise par le simple refroidissement

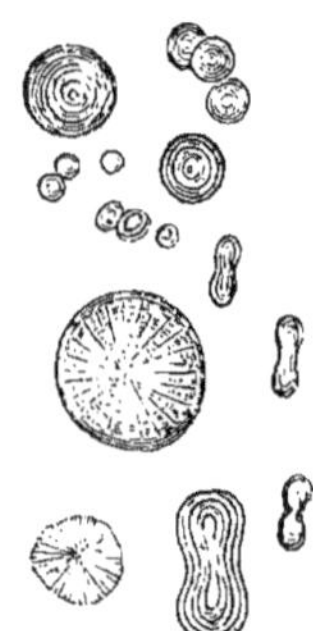
Fig. 23. — Carbonate de chaux de l'urine des Herbivores.

(1) Après la lésion limitée au plancher du quatrième ventricule, la glycose se montre dans l'urine sans que celle-ci soit modifiée dans sa réaction. Seulement, la quantité des urines augmente en général, et ordinairement les phosphates disparaissent presque complétement pendant tout le temps que le sucre s'y rencontre.

(2) Constamment la réaction du contenu de l'intestin est *acide* chez les carnivores, et *alcaline* chez les herbivores, quand ces animaux sont soumis à leur alimentation habituelle, et elle est alcaline chez les premiers si on les soumet à un régime purement végétal, tandis qu'elle devient acide chez les seconds si on les nourrit avec de la viande (Cl. Bernard).

du liquide (1) (Cl. Bernard). Il en est de même dans l'alimentation insuffisante (Chossat). Dans tous les cas, il suffit d'ajouter directement de l'acide azotique aux urines, pour voir le nitrate d'urée se précipiter.

Plusieurs auteurs, dit M. Andral, admettent que les maladies de la moelle épinière ont le pouvoir de modifier la sécrétion des reins, de telle sorte qu'elles rendent l'urine alcaline. A cet égard, une confusion évidente a été faite : lorsque, chez un individu atteint d'une affection du prolongement rachidien, la vessie n'est point devenue malade, l'urine qu'elle contient y arrive acide, et en sort telle ; mais si, au contraire, la membrane muqueuse de la vessie est devenue le siége d'une production purulente, alors l'urine s'altère dans ce réservoir et devient alcaline. Or, cette circonstance se présente assez souvent, en raison de la fréquence des affections de la vessie, vers une époque plus ou moins avancée des maladies de la moelle épinière. Les lésions de la vessie sont, en effet, le seul état morbide que M. Andral ait vu rendre l'urine alcaline, non pas celle qui sort des reins, mais celle qui a séjourné dans la vessie. L'altération que l'urine subit alors est un phénomène purement chimique ; mise en contact avec le pus ou le mucus morbides fournis par la vessie, elle se décompose et devient ammoniacale (2).

On sait que dans ces circonstances l'urine prend une odeur ammonia-

(1) Lors de l'entrée en convalescence seulement et durant quelques maladies (p. 808), l'urine peut devenir momentanément alcaline, par suite de modifications circulatoires du rein amenant l'exagération de l'état alcalin normal, mais passager, signalé p. 720, 2°, et dû à une supersécrétion temporaire du phosphate de soude (p. 810-811). Mais on voit par ce qui précède combien est grave l'erreur des médecins qui admettent encore que l'*urine des individus à l'état d'abstinence est alcaline* (voy. Nisseron, *De l'urine*. Paris, thèse in-4, 1869, p. 88). L'urine des ruminants, des chevaux, des lapins et de plusieurs autres herbivores, est normalement alcaline. M. Cl. Bernard a montré qu'en dehors de l'alimentation, c'est-à-dire durant l'abstinence, l'urine offrait les mêmes caractères chez tous les animaux, et que, dans ces conditions les urines de chien, de cheval, de lapin, d'homme, etc., étaient toutes *acides*, *limpides et d'une couleur jaune ambrée*. Chez les herbivores, il a vu que les carbonates et l'acide hippurique disparaissaient de l'urine sous l'influence de l'abstinence, et qu'alors l'urée se montrait en très-forte proportion. *Chez les carnivores*, l'acide urique disparaît également dans l'abstinence, et l'urée seule persiste en très-grande quantité. On voit de cette manière que tous les animaux privés d'aliments et vivant de leur propre substance deviennent *carnivores*. L'urée est alors le seul principe de l'urine qui corresponde à cette nourritnre (Cl. Bernard, *Journal l'Institut*, 1848, in-4, p. 64). (Voy. p. 809.)

(2) Andral, *Recherches sur l'état d'acidité ou d'alcalinité de quelques liquides du corps humain* (*Comptes rendus des séances de l'Académie des sciences*. Paris, in-4, 1848, t. XXVI, p. 649). D'après les observations récentes de Testi (Bologne, 1872), l'urine émise de huit à vingt-quatre heures après les commotions cérébrales serait toujours neutre. J'ai observé deux fois le même fait presque aussitôt après l'accouchement. Ce fait est important à noter en raison du passage assez rapide de l'urine à l'état ammoniacal sur les nouvelles accouchées, si elle n'est pas rejetée naturellement par cathétérisme (Blot, 1874).

cale qui n'est pas franche et souvent d'une fétidité extraordinaire dès son évacuation, surtout lorsqu'en même temps elle est albumineuse, avec ou sans indigotine (1) :

Ainsi dans les maladies, les modifications nombreuses que l'urine subit dans sa composition ne lui ôtent pas son acidité ; et, si elle se perd, c'est par des influences toutes spéciales, que j'exposerai tout à l'heure. Quelque multipliées qu'aient été sur ce point les observations de M. Andral, il n'a pu trouver un cas dans lequel, par l'influence de la maladie elle-même, l'urine se soit échappée de la vessie à l'état de liquide alcalin (2). Il est évident qu'il y a eu erreur dans l'observation de ceux qui ont dit que, dans la fièvre typhoïde, l'urine devenait alcaline. Déjà cette assertion avait été combattue par M. Rayer, et on lit, dans son ouvrage sur les *Maladies des reins* (1839), « qu'ayant recherché la nature de la réaction de l'urine dans cinquante cas de fièvre typhoïde, il n'en avait été trouvé aucun où elle fût devenue alcaline. » Les recherches personnelles de M. Andral l'ont conduit au même résultat. Quelle que fût la forme qu'ait revêtue la maladie, quelle que fût aussi sa gravité, et jusque dans sa période adynamique la plus avancée, il a toujours trouvé l'urine très-franchement acide. Dans les mêmes cas où le liquide avait séjourné longtemps dans la vessie, et où celui qu'il examinait en avait été extrait par le cathétérisme, il conservait, le plus ordinairement, son acidité. L'opinion que, dans les fièvres graves, l'urine devient alcaline, lui paraît bien plutôt avoir été émise sous l'influence de certaine idées théoriques que par suite d'une attentive observation des faits, sauf lors de l'entrée en convalescence (voy. p. 811 et suiv.) (3).

Sur les causes de l'alcalinité des urines.

L'urine alcaline, au moment de l'émission, est en général transparente quand elle n'a pas séjourné longtemps dans la vessie et que des matières étrangères à sa constitution ne s'y trouvent pas mélangées ; mais elle ne tarde pas à devenir louche et à se troubler dans toute son étendue, même avant son complet refroidissement (Donné). Aussi les nuages qui peuvent se former dans une urine alcaline et limpide disparaissent-ils bientôt au

(1) M. Méhu a étudié une urine de ce genre qui saturait jusqu'à 80 pour 100 de son volume d'une solution d'acide oxalique à 10 pour 1000.

(2) Les indications de la note 3, p. 806, et des p. 812 et suiv. montrent que ces faits ne contredisent pas les observations de M. Donné (*Cours de microscopie*, 1844, p. 252), prouvant que certains états morbides généraux ou diathésiques et des altérations du rein amènent la production d'une urine directement alcaline.

(3) Pendant le choléra, M. Burguières a examiné l'urine trouvée dans la vessie après la mort ; elle avait son acidité normale. Dans un cas où au lieu d'urine il a rencontré dans la vessie une très-petite quantité de mucus blanchâtre, cette matière était neutre (Burguières, *Études sur le choléra-morbus observé à Smyrne*, Paris, 1849, p. 77).

milieu du trouble qui s'empare de toute la masse liquide ; le sédiment et le crémor se dessinent au contraire d'une manière manifeste et apparaissent constamment au bout d'un temps assez court. Les sels qui contribuent à leur donner naissance sont ordinairement le phosphate ammoniaco-magnésien, le phosphate de chaux, et les carbonates de magnésie et de chaux. A ces substances salines, il faut joindre les urates de chaux et de magnésie, qui très-souvent les accompagnent et se déposent sous forme de globules plus ou moins noirs. Les modifications de transparence de l'urine à réaction neutre n'offrent rien de spécial ; elles sont analogues à celles qui appartiennent à l'urine alcaline.

L'acide malique qui existe combiné à des bases dans la plupart des fruits rouges ou acides, et tous les principes carbonés neutres susceptibles de se transformer en carbonates alcalins, rendent, peu de temps après leur ingestion, l'urine neutre ou alcaline, suivant les quantités plus ou moins grandes de ces substances qui ont été introduites dans l'économie ; cet effet toutefois est momentané et n'apparaît ordinairement que dans une portion des urines émises pendant les vingt-quatre heures. On sait que Wœhler a trouvé que les sels neutres formés d'un acide d'origine végétale combiné à la potasse ou à la soude éprouvent, soit sur l'homme, soit chez les chiens, une décomposition de laquelle résultait du carbonate potassique ou sodique, qui s'échappe par l'urine et lui communique la propriété de faire effervescence au contact des acides (1).

C'est donc à une pareille décomposition qu'on doit attribuer l'alcalinité de ce liquide, toutes les fois qu'on fait un usage abondant de fruits tels que les cerises, les pommes, etc., qui renferment du malate et du citrate de potasse que l'oxygène ramène à l'état de carbonate de même base. Il est d'ailleurs parfaitement prouvé qu'en variant l'alimentation d'un animal, on peut à volonté rendre son urine acide ou alcaline ; ainsi, pour ne citer que deux exemples, M. Chevreul le premier a constaté que l'urine des chiens nourris seulement avec des substances non azotées était toujours alcaline, et M. Cl. Bernard a rendu acide celle des herbivores en leur donnant une nourriture exclusivement animale (voy. p. 807).

Chez l'homme, il existe *trois espèces d'alcalescence de l'urine*, se manifestant chacune dans des conditions différentes. De ces alcalescences, deux seulement sont dues à l'excrétion d'un principe immédiat déterminé ; le troisième se développe à la suite de la décomposition de l'urée (2).

1° *Alcalescence due à la présence d'un bicarbonate de soude, de*

(1) Il peut en même temps se produire un peu d'acide succinique, ou mieux des succinates, voy. p. 786.

(2) Icery, *Études sur les variations des éléments naturels de l'urine*. Paris, 1854, in-4, thèse, p. 24 et suiv.

chaux ou de potasse. — Elle se montre toutes les fois qu'on ingère suffisamment des eaux alcalines, comme celles de Vichy, ou leurs analogues naturelles ou artificielles, et lorsque des composés hydrocarbonés susceptibles de passer, pendant la digestion, à l'état de carbonate alcalin, sont pris en quantité suffisante pour que le produit de leur transformation se trouve en excès dans l'urine. Un régime purement végétal peut l'amener par les mêmes causes, ainsi que cela est habituel chez les herbivores. Cette alcalescence, dont le mode de production est parfaitement connu depuis les travaux de Wöhler, n'a pas été distinguée avant Icery de celle que détermine le phosphate de soude, avec laquelle on l'a étudiée sous le titre d'*alcalinité de l'urine par les alcalis fixes.*

Toute urine excrétée après l'ingestion d'aliments capables de passer dans l'économie à l'état de carbonates alcalins à base fixe, se montre avec les caractères suivants : La quantité de carbonate éliminée peut être proportionnellement inférieure à celle des composés à réaction acide. Alors l'urine transparente et colorée rougit encore un peu le papier bleu de tournesol; chauffée dans un tube de verre, elle prend, soit immédiatement, soit au bout de quelques minutes, un aspect nuageux, et recouvre avec rapidité sa transparence primitive, aussitôt qu'elle est abandonnée à la température ordinaire; filtrée bouillante, elle fournit un dépôt entièrement composé de phosphate de chaux et de magnésie. Si elle est alors portée de nouveau à l'ébullition et rendue alcaline par l'addition du phosphate de soude neutre, elle laisse précipiter du carbonate terreux.

Si le carbonate alcalin est éliminé en proportion plus considérable : l'urine, toujours colorée et limpide, présente une réaction neutre ou franchement alcaline; chauffée à 100 degrés, elle se trouble et donne un précipité en partie soluble par le refroidissement. Après quelques minutes de repos à une basse température, elle laisse un résidu constitué tout entier par des carbonates de chaux et de magnésie; filtrée et soumise en cet état à l'action de la chaleur, elle dépose des phosphates calcique et magnésique complétement solubles dans la liqueur refroidie. Tels sont les caractères à l'aide desquels on pourra reconnaître la présence dans l'urine d'un bicarbonate résultant des modifications de certains principes alimentaires, et distinguer l'alcalescence qu'il produit de celle que détermine le carbonate d'ammoniaque ou le phosphate de soude.

L'alcalinité par le bicarbonate de potasse ne se montre que passagèrement et apparaît toujours peu de temps après les repas où prédominent les sels à acides d'origine végétale. L'acide carbonique qui existe normalement dans l'urine n'est pas précipité à l'état de carbonate terreux, lorsque, immédiatement après l'émission, on rend la liqueur alcaline par addition de phosphate basique de soude et qu'on élève sa température :

un tel phénomène ne se manifeste que dans l'urine excrétée à la suite de l'ingestion de sels neutres à acides hydrocarbonés, urines contenant par conséquent une proportion plus ou moins grande de bicarbonate de potasse (voy. la note 2, p. 752).

2° *Alcalescence par le phosphate de soude.* — Elle s'observe rarement en dehors de conditions morbides notées plus loin et des circonstances indiquées pour certaines heures dans l'état normal (p. 752, 2°). Elle est indépendante de l'alimentation ; elle ne va pas jusqu'à déterminer un dépôt troublant l'urine, comme le fait a lieu au contraire normalement dans l'urine alcaline carbonatée, *jumenteuse*, des herbivores. Elle apparaît parfois aussi à la suite d'exercices violents.

Toutes les urines rejetées alcalines, transparentes, plus ou moins colorées, se troublant à l'ébullition et redevenant limpides par le refroidissement, doivent leur alcalinité à la présence d'un phosphate alcalin. Ces urines perdent de leur alcalinité et tendent à acquérir une réaction neutre, aussitôt qu'elles abandonnent une partie des matières salines qu'elles tiennent en dissolution, et le précipité qu'elles produisent par la chaleur est uniquement formé de phosphates de chaux et de magnésie.

Quelle que soit la cause première de l'alcalescence de ces urines, voici les caractères qui les feront distinguer de toutes les autres : elles sont toujours limpides et colorées avec plus ou moins d'intensité; elles se conservent un certain temps à l'air libre, sans éprouver cette série de modifications physiques qui se développent avec tant de rapidité quand l'urée est une fois entrée en fermentation ; elles deviennent troubles, opaques, à 100 degrés, et reprennent facilement leur transparence aussitôt qu'elles sont refroidies; enfin le précipité qu'elles donnent lorsqu'on les soumet à l'ébullition ne produit pas d'effervescence au contact d'un acide (Icery).

Les deux sortes d'urines alcalines précédentes (mais surtout les suivantes, 3°) sont moins bien tolérées par la vessie que les urines acides ou neutres. Toutes deux ont une odeur urineuse plus forte que celle des urines acides, mais qui n'a rien d'ammoniacal. Toutes deux passent en quelques heures à l'état ammoniacal au dedans comme au dehors de la vessie; état d'abord peu prononcé, mais progressant rapidement. Il en est de même des urines rendues après l'usage des asperges. L'urée, du reste, se trouve ici dans des conditions de dissolution et de mélange toutes différentes de celles où elle est dans le sang.

Le dédoublement ammoniacal de l'urée au sein des urines précédentes, produites alcalines par le rein (*dédoublement direct* ou *sans fermentation*) n'a rien de plus surprenant que celui de l'asparagine (voy. p. 817) qui a lieu incontestablement dans le rein. C'est ce que montrent les cas dans lesquels l'usage des asperges cause des accidents du côté du rein d'une part et de l'autre les affections rénales qui empêchent ce dédoublement (p. 750). Dans bien des cas on peut constater que l'état ammoniacal est survenu dans la vessie en l'absence de bactéries, de même aussi qu'on trouve des urines émises ammoniacales qui montrent des bactéries au sortir de l'urèthre sans cathétérisme antérieur (p. 815). On ne peut donc admettre avec M. Pasteur que jamais l'urine ne devient ammoniacale sans l'introduction d'un ferment extérieur. Il est difficile également d'admettre que ces germes peuvent être accidentellement introduits dans le sang qui les transporte dans les reins, où ils se mélangent avec l'urine (1).

3° *Alcalescence par le carbonate d'ammoniaque.* — Toujours le résultat d'une modification chimique, elle se développe, soit dans la vessie, soit à l'air libre (*dédoublement par fermentation* de l'urée sous l'influence d'un ferment, voy. p. 816). Elle répand une odeur ammoniacale plus ou moins franche ou au contraire fétide. L'urine non mélangée de matières étrangères à sa composition normale peut séjourner plus d'un jour dans une vessie saine, sans rien perdre de son acidité. Les hystériques en offrent des exemples souvent signalés (Bouillaud, Verneuil, etc.).

Les urines qui sont alcalines lors de leur émission, mais colorées et transparentes, d'aspect ordinaire en un mot, ne renferment pas de *carbonate d'ammoniaque*, et doivent leur alcalinité à du *phosphate de soude* ou *de potasse* (voy. p. 811).

Le pus jaunâtre, visqueux, neutre et inodore, n'a pas d'action sur

(1) *Comptes rendus de l'Acad. des sciences*, 1874, t. LXXVIII, p. 46. On ne saurait comprendre, en effet, comment l'organisme, les vaisseaux, fermés à l'introduction de tout germe (voy. p. 255, et Pasteur, *Comptes rendus*, 1863, t. LVI, p. 1193 ne seraient pas fermés à leur issue, sauf le cas d'hématurie, par les vaisseaux du rein constitués semblablement à ceux du poumon et de l'intestin. *Si l'état ammoniacal des urines n'est pas plus fréquent, c'est que l'acidité habituelle de ce liquide nuit au développement de ces germes ou que ceux-ci ne peuvent vivre normalement qu'à la faveur d'un liquide urinaire neutre ou ayant un commencement d'alcalinité* (Pasteur) ; mais il est facile de constater que dans les urines nettement acides les bactéries (avec ou sans cellules de la levûre et *filaments de mycéliums*) forment de très-petits flocons grisâtres apercevables à l'œil nu, aisés à saisir et à observer sans le microscope, de un à trois jours avant l'apparition de toute trace d'odeur ammoniacale et de la disparition de l'acidité. L'introduction d'un ferment par les sondes et les instruments lithotriteurs admis par M. Pasteur n'est pas impossible. Il ne serait même pas difficile de constater si leur présence sur ces instruments est réelle. Seulement cette introduction, comme cause exclusive du passage de l'urine à l'état ammoniacal dans la vessie, n'est nullement démontrée. L'arrivée directe de ces germes par l'urèthre n'est pas probable. Les fistules vésico-intestinales font passer l'urine par le rectum plus que les fèces par l'urèthre et l'état ammoniacal de l'urine n'a pas été noté alors. D'autre part, on voit plus souvent les urines rendues ammoniacales par les malades qui n'ont pas été sondés que par ceux qui l'ont été (Ricord, Gosselin, Blot, etc., *Bulletin de l'Académie de médecine*, 20 janvier 1874, p. 57 et suiv.).

l'urine normale acide placée à l'abri de l'oxygène de l'atmosphère, ni quand il est recouvert par cette urine ; mais le pus fétide, mélangé, quoique en petite proportion, à de l'urine, ne tarde pas, dans les mêmes circonstances, à lui faire éprouver tous les phénomènes de la décomposition ammoniacale. Si l'urine se trouve, dans la vessie, en contact avec du pus alcalin, ou si elle est sécrétée alcaline, par une des causes précédentes (1°, 2° et note 2, p. 807), elle subit, au bout d'une à quelques heures dans la vessie, les changements qui accompagnent et dénotent le dédoublement de son urée en deux équivalents de carbonate d'ammoniaque par fixation de quatre équivalents d'eau (1).

D'autre part, l'expérience montre que lorsqu'au pur dédoublement chimique de l'urée en présence des corps rendant l'urine alcaline, vient s'ajouter l'influence des *Leptothrix*, leur action en tant que ferment hâte la production ammoniacale et la décomposition d'autres principes urinaires azotés. Cette décomposition et aussi celle du mucus ne sont pas douteuses en face des nombreuses variétés de l'odeur des urines rendues alcalines par le carbonate d'ammoniaque.

Dans les cas d'injections expérimentales ou de résorptions urineuses à l'action toxique proprement dite du carbonate d'ammoniaque s'ajoute inévitablement cette action des bactéries, en tant que ferment, amenant la continuation dans l'économie du dédoublement ammoniacal de l'urée injectée, la décomposition de celle du sang et des autres principes analogues. D'où la manifestation d'accidents septiques s'ajoutant aux effets toxiques précédents ; là certainement est la cause des différences à cet égard, offertes à MM. Gosselin et A. Robin par les injections chez des lapins, des urines additionnées d'ammoniaque d'une part et d'urine émise ammoniacale d'autre part.

Toute urine qui, encore acide et transparente, a subi cependant un

(1) Dans les urines albumineuses, ou non, rendues très-fétides dans certains cas de maladies graves du foie, de la moelle épinière, du rein ou de la vessie, l'urée peut ne plus exister, ou à peu près, toute ou presque toute s'étant dédoublée d'après la réaction suivante : urée $C^2Az^2H^4O^2 + 2HO = 2CO^2 + 2AzH^3$. Les alcalis et les acides hydratés déterminent aussi ce dédoublement à chaud, ce qui a permis de considérer l'urée comme une véritable carbonamide. Tous ces faits relatifs à l'alcalinité des urines sont importants en raison de ce que les chirurgiens ont spécifié depuis longtemps (voy. Littré et Robin, *Dictionnaire de médecine*. Paris, 1873, 13e édit., p. 1626, 2e col.; voy. aussi Gosselin et A. Robin, *Comptes rendus des séances de l'Académie des sciences*. Paris, 1874, t. LXXVIII, p. 43) que l'urine acide normale ne possède aucune propriété phlogogène (*fièvre urineuse*) ni septique et ne provoque pas la gangrène dans les cas d'infiltration urineuse, tandis que devenue ammoniacale elle provoque même à faible dose des suppurations sanieuses graves. Au contraire, la résorption des sérosités épanchées dans le tissu lamineux par rupture de la séreuse qui les contient, ne cause aucun accident, même lorsqu'il s'agit de la synovie (voy. Tillaux et Gillette, *Union médicale*. Paris, 1873, t. II, p. 993).

commencement de décomposition, et par suite renferme déjà du carbonate d'ammoniaque, soumise à la température de l'ébullition, donne un précipité plus ou moins abondant de phosphates terreux et ammonique entièrement solubles par le refroidissement. Ce dépôt ne contient jamais de carbonate de chaux, sel constamment soluble dans l'urine acide. Si le carbonate d'ammoniaque résultant de la fermentation partielle de l'urée a été produit en quantité assez grande pour que son acide ne puisse se dissoudre complétement dans la liqueur, l'addition à celle-ci de quelques gouttes d'un acide énergique déterminera une effervescence plus ou moins manifeste et toujours en rapport avec l'excès d'acide carbonique susceptible de devenir libre; mais le dépôt lui-même, recueilli sur un filtre et desséché, ne dégagera pas, au contact d'un acide, la moindre bulle de gaz.

Toute urine sécrétée acide et devenue alcaline, soit dans les uretères et dans la vessie, soit hors de ce réservoir, par formation du carbonate ammonique, ou, ce qui revient au même, par la décomposition de l'urée, se comporte de la manière suivante : chauffée dans un tube de verre, elle se trouble immédiatement et fournit un précipité blanc, floconneux, insoluble presque en entier à une basse température, et composé de phosphate et de carbonate calciques et surtout de phosphate ammoniaco-magnésien. Les cristaux de ce dernier sont souvent alors, soit en totalité, soit partiellement, très-petits, presque aciculaires et réunis en amas de la forme dite en *feuille de fougère*, étoilée, etc. (fig. 18, p. 771). Les urines de cette espèce s'offrent généralement sous des apparences qui, à défaut de toute analyse chimique, empêcheraient de les confondre avec celles dont l'alcalinité est due à un phosphate neutre de soude ou à un bicarbonate alcalin (1).

Que leur alcalescence se produise avant ou après l'émission, elles sont presque toujours décolorées, d'un aspect louche, et renferment plus ou moins de cristaux de phosphate ammoniaco-magnésien, qu'il est aisé de reconnaître à l'inspection microscopique. Mais il peut arriver qu'elles ne précipitent pas de matière saline appréciable et qu'elles conservent la plus grande partie de la couleur et de la limpidité qu'elles offraient à l'état acide; on les distingue alors par l'insolubilité du dépôt qu'elles forment

(1) On a proposé de se servir, pour apprécier la nature de l'alcalescence des urines, du papier de tournesol qui, après avoir été bleui et desséché, se maintiendrait bleu ou repasserait au rouge, selon que sa couleur primitive aurait été modifiée par un alcali fixe ou par un alcali volatil. Ce moyen, comme Icery l'a fait voir, est inefficace, lorsque l'urine a conservé sa transparence et n'a pas encore précipité les phosphates qu'elle renferme; plus tard il devient parfaitement inutile, car les changements qui se produisent alors ne peuvent laisser aucun doute sur l'altération de l'urée et de la présence du carbonate d'ammoniaque.

sous l'influence de la chaleur. Les urines devenues alcalines dans la vessie, quand elles sont purulentes ou chargées de mucus, ce qui est assez fréquent, sont rendues visqueuses par l'action du carbonate d'ammoniaque sur le mucus et sur les leucocytes.

Il résulte des recherches de MM. Gosselin et A. Robin, que chez les calculeux qui rendent des urines ainsi alcalines, il y a 1 gramme environ de carbonate d'ammoniaque quand elles sont encore presque neutres et jusqu'à 6 grammes lorsque l'alcalinité ammoniacale est très-prononcée.

Quand un rétrécissement de l'urèthre ou d'autres causes empêchent que toute l'urine soit chassée de la vessie, elle se trouve bientôt dans les conditions voulues pour que survienne le dédoublement ammoniacal de l'urée ; une fois commencé, la portion d'urine alcaline qui reste amène rapidement la même altération des urines versées par les uretères.

Les urines arrivés à l'état ammoniacal, surtout quand beaucoup de mucus les accompagne, doivent être examinées au microscope au sortir de l'urèthre ou de la sonde, parce que parfois alors elles montrent déjà des *Leptothrix* (*Bactéries*) ; depuis longtemps Rayer, Davaine et Ordonez ont insisté sur ce fait, récemment encore produit comme nouveau.

Modifications des urines morbides neutres ou alcalines abandonnées à elles-mêmes.

L'introduction répétée des bougies ou des sondes dans l'urèthre, une ou plusieurs séances de lithotritie font, sur quelques individus, que leur urine cesse d'être rendue acide et sort neutre ou plus ou moins alcaline. Les calculs rénaux et vésicaux produisent souvent aussi le même effet (1). Or on sait que dans ces circonstances, fait sur lequel M. Gosselin a insisté avec raison, toutes les opérations sur les voies urinaires étant beaucoup plus souvent suivies d'accès fébriles graves que lorsque les urines sont acides (voy. p. 813), on est obligé de leur rendre préalablement leur acidité par l'usage à l'intérieur de l'acide benzoïque ou du benzoate de soude.

Quand elles sont claires lors de la miction, ces urines abandonnées à elles-mêmes, au lieu d'attendre plusieurs jours pour perdre leur limpidité, subissent d'un sujet à l'autre les modifications de transparence indiquées page 759, au bout d'une heure à un jour environ. La matière qui les trouble, les rend nuageuses (*Leptothrix*), reste en suspension pendant des jours sans se déposer (comme le font au contraire les urates par exemple ou le mucus), et sans se rassembler non plus à la surface en *cremor*. Elle augmente au contraire toujours de quantité, et

(1) Les causes sont évidemment ici des troubles circulatoires dans le rein, de l'ordre de ceux indiqués p. 806, note 3, mais pathologiques par leur plus grande intensité et leur permanence. L'état *ammoniacal ou non* (p. 811, 2°) des urines n'a pas été noté dans ces cas avec le soin que mérite le fait.

la chaleur ne fait pas disparaître la substance en suspension. Lorsque l'urine ayant encore son odeur ordinaire, un peu fade pourtant ou à peine ammoniacale, le brouillard pâle, encore transparent, à peine saisissable, qui modifie sa limpidité et lui donne une opalescence particulière est composé de *Leptothrix* surtout à l'état de spores (microzymas). Déjà elle offre parfois à sa surface quelques cristaux de phosphate ammoniaco-magnésien. En même temps ou dans les heures et les jours suivants il s'en dépose au fond du vase avec ou sans cristaux d'acide urique, avec des granules fins et des globules hérissés de pointes formés par divers urates, accompagnés de mucus, de leucocytes et de cellules épithéliales en quantité variable d'un cas à l'autre. Peu d'heures après se montrent des magmas grisâtres très-petits formés de la réunion de *Leptothrix* à deux ou plusieurs spores (microzymas) articulées (*ferment ammoniacal* de Pasteur et Van Tieghem, 1864), avec d'autres longs de 2 à 8 centièmes de millimètre, tout à fait immobiles, tous dépourvus de mouvements propres mais doués d'un mouvement brownien très-vif. On y voit de plus quelques filaments à l'état de *vibrions*, bi- ou tri-articulés, longs de $0^{mm},01$ au plus, doués d'un mouvement propre de locomotion, soit rectiligne, soit sautillant, soit sinueux ou se recourbant; souvent la surface des grains d'urates se hérisse de Leptothrix plus ou moins longs (1).

Quand l'urine devient très-ammoniacale ou lorsqu'elle l'est déjà lors de miction, tous les Leptothrix sont immobiles, la plupart assez nettement articulés, et l'on ne voit plus de filaments à l'état de *vibrions* mobiles.

B. — Modifications de l'urine par des principes immédiats accidentels.

Examinons maintenant quels sont les corps qui, n'existant normalement ni dans le sang ni dans l'urine, peuvent être rencontrés dans celle-ci lorsqu'ils viennent à être ingérés dans le tube digestif, sous la peau, etc.

1° *Matières ingérées qu'on ne peut pas retrouver dans l'urine.* — Ce sont : l'éther sulfurique, le camphre, l'huile de Dippel, le musc et les matières colorantes de la cochenille, du tournesol, du vert de vessie et de l'orcanette. Le fer est compris dans cette catégorie d'après Wœhler. Suivant Becquerel, une bonne partie du fer administré aux chlorotiques passe par les urines.

(1) Pour l'examen de ces urines, voy. Ch. Robin, *Traité du microscope*. Paris, 1871, p. 589. En laissant sécher l'urine, ou simplement passer à l'état sirupeux entre les lames de verre de la préparation, ces filaments deviennent immobiles; mais tous ceux qui étaient doués de mouvements propres les reprennent, tels qu'ils étaient d'abord, lorsqu'on réajoute de l'eau à la préparation, fût-ce après plusieurs jours de demi-dessiccation.

2° *Composés que l'on retrouve dans l'urine, mais sous un autre état chimique.* — Cyanure ferrico-potassique, converti en cyanure ferroso-potassique, tartrates, citrates, cyanates (Rabuteau), acétates alcalins, convertis en carbonates, sulfures de potassium convertis en sulfates. Le soufre passe dans l'urine à l'état de sulfates et de sulfures; l'iode à celui d'iodures; les acides oxalique, tartrique, gallique, succinique et benzoïque, à celui d'oxalates, de tartrates, de gallates, succinates et benzoates (Wœhler). L'essence d'amandes amères y passent à l'état d'acide hippurique et d'hippurates et les malates à l'état de carbonates et de succinates; l'asparagine à l'état d'aspartate d'ammoniaque (1) et la salicine de salicylates; la santonine à l'état d'acide chrysophanique.

Ingérée en grande quantité (5 à 6 grammes) par l'homme, l'*alloxantine* n'a pas été retrouvée comme telle dans l'urine. L'alloxane elle-même n'a pu être signalée. L'urine était très-riche en urée, et par conséquent il est présumable qu'il y a eu transformation de l'alloxantine en cette substance. Trois grammes d'*urée* administrés à un homme ne se sont pas transformés en carbonate d'ammoniaque. L'urine est restée acide comme auparavant et l'urée en a été séparée sans altération.

Ure a montré que l'acide benzoïque et les benzoates alcalins font reprendre à l'urine alcaline sa réaction acide en passant dans l'économie à l'état d'acide hippurique; c'est de la sorte qu'il empêche le dépôt des phosphates terreux (2). L'acide quinique est dans le même cas. L'acide nitro-benzoïque ingéré dans l'estomac se retrouve dans l'urine, mais à l'état d'acide nitro-hippurique. (Bertagnini; Wœhler et Frerichs, 1848.)

3° *Matières que l'on retrouve dans l'urine sans qu'elles aient subi le moindre changement* (3). — Ce sont les carbonate, chlorate, azotate, sulfate de potasse, bromure et iodure de potassium (en partie décomposé), cyanure jaune ferroso-potassique, borate de soude, chlorure de baryum, silicate de potasse, tartrate ferrico-potassique; beaucoup de matières colorantes, comme celles des corps suivants: sulfate d'indigo, gomme-gutte, rhubarbe, séné (Gubler), garance, bois de Campêche, betteraves, baies d'airelle, mûres, merises; beaucoup de matières odorantes en partie altérées, l'essence de térébenthine qui sent la violette, les principes odorants du genièvre, de la valériane, de l'asa fœtida, de l'ail, du castoréum, du safran, de l'opium et les principes stupéfiants du bolet des

(1) D'après Hilger (1873), durant l'alimentation avec des asperges on trouve dans l'urine surtout du succinate d'ammoniaque ou du moins de l'acide succinique et de l'ammoniaque et des sels des acides hippurique et benzoïque. L'hydrate de chloral fournit à l'urine des carbonates et des formiates alcalins (Byasson, Lissonde).

(2) Ure, *Journal de pharmacie*, 1841.

(3) Voy. A. F. Orfila, *De l'élimination des poisons*, thèse de Paris, 1852, in-4, et surtout Rabuteau, *Élém. de toxicologie*, Paris, 1873-1874, in-12, p. 9 et *passim*.

Kamtschadales. Orfila a constaté le passage de l'arsenic et de l'antimoine; il s'opère même très-rapidement, et c'est par la voie de l'excrétion rénale qu'a lieu surtout l'élimination de ces deux métaux. Cantu a trouvé le mercure dans l'urine, et Quevenne le sulfate de quinine (1). Wœhler a montré aussi que les sels qui sont éliminés par l'urine activent, pour la plupart, la production de ce liquide. Le plomb, le cuivre et le bismuth y passent lentement, en petite quantité.

Aux principes immédiats accidentels précédemment indiqués, il faut ajouter encore l'alcool, qui, introduit dans le sang par absorption intestinale, se fixe en partie au cerveau et au foie, surtout pour être éliminé ensuite peu à peu, sans préjudice pour la plus grande portion qui est excrétée plus promptement et surtout par le rein et aussi par la peau et le poumon. L'alcool ingéré est ainsi éliminé en totalité et en nature, et se retrouve dans l'urine comme dans l'exhalation pulmonaire, etc., de sorte qu'il ne peut être considéré comme un aliment (Lallemand, Perrin et Duroy), ni surtout comme un aliment dit *respiratoire*, c'est-à-dire destiné à être brûlé par combustion respiratoire.

Le passage de l'alcool dans l'urine par le rein ne modifie pas sensiblement la composition de l'urine en ce qui concerne l'urée; mais le rein sécrète davantage sous son influence (Perrin, Rabuteau) (2).

Martini a montré qu'en même temps que l'ingestion de la santonine fait voir les objets colorés en jaune verdâtre ou avec les couleurs complémentaires de celle-ci l'urine est verte, jaune verdâtre ou d'un jaune orangé. Ces faits ont été confirmés par Leroy (d'Étiolles). Mialhe a vu de plus que sous l'influence des alcalis cette urine devient d'un rouge orangé très-caractéristique et que la santonine directement traitée par les oxydants donne un composé d'un jaune verdâtre que les alcalis colorent aussi en rouge orangé foncé (3).

(1) La quinine, la morphine, la strychnine et la plupart des autres composés cristallins organiques ne passent qu'en partie dans l'urine, l'autre portion passant à tel ou tel état chimique encore indéterminé.

(2) L'analyse démontre qu'après l'usage de l'alcool il y a moins d'acide carbonique exhalé qu'avant. Elle montre aussi qu'il n'existe dans le sang aucun produit intermédiaire de transformation, tel que l'aldéhyde, l'acide acétique, ni aucune combinaison spéciale plus riche en acide carbonique, dont la présence pourrait expliquer jusqu'à un certain point la fixation de l'oxygène du sang, et partant la diminution dans l'élimination de l'acide carbonique. Il demeure donc établi que l'usage des boissons alcooliques, par cela qu'il s'accompagne d'une diminution dans l'exhalation d'acide carbonique, ralentit dans la même mesure l'activité de la production de la chaleur animale; fait qu'il ne faut pas confondre avec les changements apportés dans la distribution de celle-ci par le sang, comme conséquence de l'augmentation du nombre des battements du cœur causée par l'alcool (Perrin, *De l'influence des boissons alcooliques*. Paris, 1864, in-8, p. 34).

(3) Mialhe, *Comptes rendus des séances de l'Académie des sciences*. Paris, 1858, t. XLVII.

De la rapidité avec laquelle les principes immédiats accidentels passent du tube digestif dans l'excrétion urinaire.

Suivant Westrumb, deux ou dix minutes sont suffisantes pour que le cyanure de potassium passe dans l'urine. Stelberger a fait chez un enfant, atteint d'extrophie de la vessie, des expériences sur le temps que diverses substances mettent à effectuer le passage : la garance et l'indigo annonçaient leur présence dans l'urine en quinze minutes, la rhubarbe et l'acide gallique en vingt, le bois de Campêche en vingt-cinq, le principe colorant de l'airelle en trente, celui des merises et le principe astringent de la busserole en quarante-cinq, la pulpe de casse en cinquante-cinq, le cyanure ferroso-potassique en soixante, le rob de sureau en soixante-quinze minutes (voy. la note p. 748).

Toutes ces substances commencèrent à diminuer dans l'urine ; la garance au bout d'une heure et un quart, la teinture de rhubarbe au bout d'une heure et un tiers, la busserolle au bout d'une heure et trois quarts, l'airelle au bout de deux heures, l'acide gallique au bout de deux heures et demie, la casse au bout de quatre heures. Elles disparurent tout à fait de l'urine, le cyanure ferroso-potassique au bout de quatre heures moins un quart, l'indigo au bout de quatre heures et demie, la rhubarbe au bout de six heures vingt minutes, le bois de Campêche au bout de sept heures et un quart, la busserolle au bout de sept heures vingt minutes, l'airelle au bout de neuf heures et un quart, la garance au bout de neuf heures, l'acide gallique au bout de onze, la casse au bout de vingt-quatre heures.

Lorsqu'une certaine quantité d'iodure de potassium est arrivée dans le sang, on observe bientôt le passage de cette substance dans la salive et dans l'urine. Mais, dès le lendemain, cette dernière n'en offre plus de traces, et l'on pourrait croire alors qu'il n'en existe plus dans l'organisme. On se tromperait évidemment, car il y en a encore dans le sang une certaine quantité, trop faible pour passer dans l'urine, mais pouvant encore se manifester dans le liquide parotidien où on le constate toujours. Il résulte de cela que l'iodure de potassium peut séjourner dans l'organisme pendant très-longtemps après l'ingestion de cette substance. En effet, les glandes salivaires rapportent ce sel dans le canal, font qu'il se trouve incessamment soumis à une nouvelle absorption qui la ramène toujours au même point, et qui le fait circuler ainsi presque indéfiniment entre l'estomac et les glandes salivaires. C'est ainsi que M. Cl. Bernard en a constaté dans ces organes au moins trois semaines après que les urines n'en présentaient plus la moindre trace (1853).

C. — Modifications des urines durant certains états morbides.

Les caractères des urines dans la *période fébrile* des maladies sont en général les suivants : diminution de leur abondance dans la pneumonie et le rhumatisme articulaire aigu ; maintien presque normal de la quantité dans la fièvre typhoïde ; réaction acide ; coloration intense par la bilirubine ; excès d'acide urique et diminution de l'eau ; augmentation de densité ; augmentation constante des principes d'origine organique (dits matières extractives) ; augmentation absolue ou relative de la quantité d'urée ; diminution constante du chlorure de sodium (1).

Les urines de la *période de défervescence* sont caractérisées par l'augmentation de la quantité d'urine, des principes inorganiques et du chlorure de sodium ; la diminution de la coloration des principes organiques, du chiffre de l'urée ; la disparition des sédiments urinaires ; quelquefois par la réaction alcaline. La quantité de l'urée et, plus constamment encore, des principes d'origine organique marche dans la défervescence dans un sens inverse avec la quantité de chlorure de sodium.

Pendant les fièvres intermittentes quotidienne, tierce, quarte, etc., les urines sont d'une acidité normale, claires et abondantes au début du frisson ; elles sont rouges, moins abondantes, plus acides, pendant la période d'état ; elles deviennent louches et comme épaissies, en même temps qu'elles prennent une coloration brune, dans la période de déclin. Cette coloration brune concentrée surtout vers le fond du verre est formée en grande partie d'un sédiment jaune brun d'urate de soude. En même temps l'acidité de l'urine diminue beaucoup pendant cette période, diminution allant même jusqu'à la neutralité.

Les variations présentées par la masse urinaire portent sur celles de l'eau, de l'urée, des chlorures, des principes cristallins d'origine organique. Ringer a noté que l'augmentation de l'urée précédait de quelques instants l'accroissement de la température, par suite se produisait avant le frisson, et que son maximum avait lieu au moment du passage de celui-ci à la période de chaleur.

D'après Müller, c'est au moment le plus fort de l'accès, pendant la chaleur, que l'urée est en plus grande quantité ; la quantité de cette dernière décroît avec l'abaissement de la température, résultat en opposition avec l'opinion des anciens, qui regardaient la production de l'urée comme l'expression du déclin de la fièvre. A cette opinion se rangent Hirtz, Moos, Uhle, Wackmitth, Ranke, Redenbacher, Jochmann, et Traube.

Au début des *fièvres graves*, les urines sont peu abondantes et très-

(1) Hœffner, *De l'urine dans quelques maladies fébriles*. Paris, 1872, thèse in-4.

acides. Leur coloration se rapproche de celle du bouillon de bœuf plus ou moins foncé, bien différente de la coloration rougeâtre des urines de l'état fébrile proprement dit. Elles sont transparentes, et donnent rarement un sédiment de mucus. Elles ont une odeur urineuse prononcée, et Rayer a constaté une densité moyenne de 1014.1 à 1016,4. Portées à l'ébullition, elles donnent un précipité plus ou moins abondant d'albumine, et l'acide nitrique par le contact prolongé et le repos y fait apparaître de l'acide urique, un coagulum d'albumine en quantité variable, et enfin, au fond, directement en contact avec la couche d'acide nitrique, une substance bleuâtre considérée comme de l'indigotine (Nisseron).

Ces particularités s'observent également durant le choléra (Hassall, etc.)

Durant les deuxième et troisième septénaires, la densité de l'urine qui reste plus ou moins colorée est, d'après Rayer, en moyenne 1008,4. Il n'est pas rare de voir la quantité de l'albumine augmenter dans cette période, si les phénomènes morbides prennent un caractère de plus grande gravité ; elle diminue s'ils s'abaissent. Alors, lorsque surtout l'éruption des taches rosées lenticulaires de la fièvre typhoïde se fait en abondance, on constate souvent que l'abaissement dans la quantité de l'albumine coïncide avec la réduction d'une plus grande quantité d'urates et d'acide urique. La coloration foncée de l'urine diminue d'intensité à mesure que le malade approche de la convalescence ; en même temps, les urines deviennent moins acides et vont quelquefois jusqu'à devenir neutres et alcalines. La densité est alors, d'après Rayer, de 1022. L'albumine diminue petit à petit et ne tarde pas à disparaître complétement.

D'après Gubler et Martel, l'albumine manque dans l'urine des enfants durant les fièvres graves qui déterminent son apparition chez l'adulte.

Parmi les modifications remarquables que présentent les urines dans diverses maladies du cœur avec ou sans accidents dyspnéiques ou rhumatismaux, il faut citer les variations de couleur et de quantité de principes. D'un jour à l'autre elles peuvent passer de l'état clair et limpide comme de l'eau à l'état rouge fébrile ou rouge brun le plus foncé.

Des particularités analogues s'observent aussi chez les goutteux et les individus atteints de gravelle, avec coliques néphrétiques. Avant les crises que causent celles-ci, l'urine est claire comme de l'eau ou comme de l'urine d'enfant. Elle prend une couleur anologue à celle des urines fébriles durant les crises; elle est d'un rouge brun, plus ou moins foncé avec ou sans hématies après celles-ci, puis jaunâtre, d'un aspect huileux ou louche, ce qui coïncide souvent avec la présence de quelques leucocytes très-peu grenus se séparant par le repos, et enfin elles deviennent de teinte citrine, pâle ou verdâtre dans les intervalles des accès. Les changements qui surviennent parfois en quelques heures dans ces aspects, montrent bien qu'ils sont subordonnés à des influences vaso-motrices rénales amenant des variations sécrétoires en corrélation avec celles de la circulation du rein.

D. — Altérations de l'urine par des principes de l'économie qui ne sont pas excrétés normalement par le rein.

Signalons actuellement les altérations de l'urine dues au passage au travers du rein de principes qui ne se trouvent pas habituellement dans l'urine, bien que normalement ils prennent part à la constitution du sang.

Du passage des matières colorantes de la bile dans l'urine.

La biliverdine et la bilirubine (voy. p. 666) passent souvent dans l'urine et déterminent dans son aspect les modifications suivantes. Celle-ci devient légèrement verdâtre lorsque les matières colorantes sont peu abondantes et quand le liquide est vu en masse à la lumière réfléchie; elle est d'un jaune orangé verdâtre par lumière transmise. Elle peut arriver à être d'un jaune safran, vert plus ou moins franc, d'un brun verdâtre ou même noir verdâtre lorsque la biliverdine est abondante comme dans certains ictères. Il ne faut pas confondre ces cas avec ceux où, sans qu'il y ait de la matière colorante biliaire dans l'urine, celle-ci devient très-foncée avec une teinte acajou, rouge orangée, rouge vif ou brunâtre; tels sont les urines de certains emphysémateux, d'individus atteints de dyspnée à la suite de maladies du cœur, etc., chez lesquels la coloration est due à la présence de l'*urobiline* en excès (voy. p. 800).

Ce sont celles-ci et non les *urines ictériques* qui, soit immédiatement, soit après exposition à l'air, deviennent parfois d'un rouge vif ou rouge de sang ou hyacinthe vif au contact de l'acide azotique sans prendre les teintes indiquées ci-après.

On distinguera toujours facilement les cas précédents de ces derniers dans lesquels l'urine est colorée par sa propre matière colorante en excès accompagnée ou non de sang (1). L'acide azotique ou mieux le mélange

(1) Nous avons déjà vu (p. 799) qu'avant la détermination précise de la nature du principe colorant de l'urine, ces urines-là étaient confondues avec les urines ictériques, ou données comme caractérisant un ictère particulier, l'ictère hémaphéique; le mélange de leurs caractères dans les descriptions rendait celles-ci confuses; les différences d'action de l'acide azotique étaient attribuées à une modification exercée sur la biliverdine par l'air, le sang ou l'urine même, lui enlevant dans ce cas la propriété de rougir, etc., et non dans celui de l'ictère ordinaire. Les données précédentes et celles déjà exposées page 798 et suiv. rendent inutiles de plus longs détails sur les différences qu'il y a entre ces urines *urobiliques* et les *urines bilieuses* ou *ictériques*, tant pour ce qui regarde les principes colorants de chacune que sous le point de vue de la provenance de ceux-ci et sous le rap-

nitroso-nitrique ajouté à l'urine bilieuse, en effet, la fait passer au vert, puis au bleu, au violet et au rouge et peu à peu enfin au jaune sale. Lorsque l'urine est albumineuse et surtout si en même temps elle a été exposée à l'air, le précipité déterminé par l'acide azotique reste d'un vert bleuâtre sans prendre les autres teintes (1).

Les dépôts d'urate de soude des *urines bilieuses* sont d'un rouge brique foncé ou d'une teinte rosée vive, qui tranche sur la coloration brune ou verdâtre du liquide. Les épithéliums et les filaments des tubes urinipares qui souvent les accompagnent sont teintés en jaune par la matière colorante biliaire. L'action tinctoriale de la biliverdine s'exerce aussi d'une manière très-prononcée sur les linges et le papier trempés dans l'urine.

Les urines ictériques ou bilieuses, outre des principes colorants, contiennent aussi des sels à acides biliaires (taurocholates, etc.), mais en quantité qui n'est pas en rapport avec celle des premiers et toujours très-petite. Quelques auteurs pensent que cela tient à ce qu'ils se forment en quantité moindre dans le foie qu'à l'état normal, d'autres qu'après leur résorption intra-hépatique, ils se décomposent rapidement dans le sang (2).

L'urine ictérique est généralement peu abondante et alors elle paraît épaisse ; parfois on voit que sa surface est brillante et irisée comme si elle était couverte d'une légère couche d'une matière grasse. Cet aspect huileux qui se voit durant l'*ictère grave* est loin d'être constant. L'urine ictérique est ordinairement claire ; ce n'est que dans l'ictère fébrile qu'elle laisse le plus souvent précipiter des sédiments d'urates, qui se reconnaissent à une teinte vive rouge-brique ou rosée. On observe rarement d'autres précipités tels que l'épithélium teint en jaune, des voies urinaires et des reins, plus rarement encore et seulement quand l'ictère a atteint un très-haut degré, des flocons muqueux d'un jaune brun, ou des dépôts de principes colorants friables et d'un brun noir, qu'on rencontre parfois en grande quantité dans les reins à l'intérieur des tubes (Frerichs).

Becquerel a constaté que dans l'ictère idiopathique non fébrile et non

port sémiologique. Les premières sont des urines dans lesquelles l'un de leurs principes naturels est excrété en excès ; les secondes renferment un principe que le rein n'élimine pas naturellement.

(1) Les alcalis caustiques et leurs carbonates ne rougissent pas les urines bilieuses comme ils le font pour la matière colorante de la santonine, de la rhubarbe et du séné. Celle-ci passe dans l'urine et lui donne une couleur analogue à celle des urines bilieuses (Gubler, 1873), mais la réaction précédente, qui est aussi celle de l'ammoniaque et de la potasse (Hardy) sur l'acide chrysophanique, les distingue aisément.

(2) Pour ce qui concerne leur recherche, voyez page 659.

accompagné de troubles fonctionnels, les urines conservaient leur densité normale et la quantité ordinaire de leurs principes; que si l'ictère s'accompagne de symptômes généraux et de mouvement fébrile, les urines augmentent de densité et peuvent laisser déposer de l'acide urique (1).

Du passage de la glycose dans les urines.

Nous avons déjà vu (page 82) comment M. Cl. Bernard a montré que (2) :

1° Il existe du sucre à l'état normal dans le sang et dans le foie. La glycémie est un phénomène physiologique constant. Le sucre se détruit si rapidement dans le sang après la mort, que l'examen, pour être concluant, doit porter sur le liquide sortant tout chaud de la veine ou de l'artère. La production du sucre est une résultante des phénomènes interstitiels, un témoin de la nutrition, qui ne disparaît que lorsque cette action d'ordre organique ou vital s'éteint.

2° Le diabète, caractérisé par la glycosurie, a pour condition nécessaire l'exagération préalable de la glycémie. Le sucre du sang double à peu près de quantité. Lorsqu'il a atteint ces proportions, il est éliminé par le rein. De là résulte que chez les diabétiques, au *summum* même de l'état morbide, la quantité de sucre du sang n'est pas supérieure à ce maximum que le liquide sanguin peut tolérer. Le surplus, lorsqu'il se forme, disparaît immédiatement par les urines. C'est pourquoi il peut y avoir des proportions énormes de glycose dans le liquide urinaire, jusqu'à 70 pour 1000. Il n'y en a jamais normalement plus de 2 à 3 pour 1000 dans le sang. Il s'élimine par le rein dès que sa proportion dépasse 2.50 à 2,60 (3).

3° L'action du système nerveux s'exerce sur la glycogenèse par le foie qui est l'organe sécréteur normal de cette matière; elle agit toujours par l'intermédiaire des phénomènes de circulation. Cette influence nerveuse,

(1) Becquerel, *Séméiotique des urines*. Paris, 1841, in-8, p. 412.

(2) On sait que le sucre de diabète a été retiré des urines à l'état pur et cristallisé pour la première fois par M. Chevreul (*Note sur le sucre de diabète. Bulletin de la Société philomatique*, 1815, in-4, p. 148, et *Annales de chimie*, 1815, t. XCV). Le premier il en a déterminé les caractères comparativement au sucre de raisin. Dans cette urine, il a constaté aussi la présence de l'urée et de l'acide urique qu'on avait dit ne plus y exister.

(3) J'ai suivi rigoureusement dans l'interprétation des faits concernant la production du diabète, l'exposé qu'en a donné M. Cl. Bernard. Après avoir lu les objections que divers auteurs ont faites à ses expériences, il sera facile de voir qu'elles ne tiennent pas en face de la réalité. L'argumentation de M. Cl. Bernard surtout montre nettement sous quels rapports elles manquent de base (voy. Cl. Bernard, *Cours de médecine expérimentale, le Diabète. Revue des cours scientifiques*, juillet 1873).

qu'on a longtemps considérée comme spéciale, sans analogue, entièrement *sui generis*, trophique, est en réalité une influence ordinaire, une action du genre de celle qui modifie tous les phénomènes sécréteurs. Tant qu'il y a du sucre dans le foie il y en a dans le sang, et tant qu'il y en a dans le sang il en existe dans le foie (1).

Si l'on pique dans un espace très-limité le plancher du quatrième ventricule, la production du sucre s'exagère et l'animal devient diabétique. Cet espace est compris entre l'origine des nerfs vagues et celle des nerfs acoustiques.

On sait que le foie reçoit trois espèces de nerfs :

1° Des rameaux du grand sympathique. Ceux-ci proviennent du plexus cœliaque, et cheminent vers le foie en suivant les divisions de l'artère hépatique; 2° Des rameaux du pneumogastrique gauche et quelquefois du pneumogastrique droit; 3° Des rameaux des nerfs phréniques qui vont se distribuer aux parois des veines sus-hépatiques.

En piquant les origines du pneumogastrique, M. Cl. Bernard obtint le phénomène de la glycosurie. Il coupa alors les pneumogastriques, pour savoir si le diabète cesserait. Il n'en fut rien ; le diabète persista malgré la section des vagues au cou. L'action ne consistait donc point en une excitation des pneumogastriques transmise par ces cordons nerveux jusqu'au tissu hépatique. Il électrisait le bout périphérique des nerfs coupés sans modifier aucunement la glycogenèse; au contraire, en galvanisant leur bout central, il amena une production exagérée du sucre. L'excitation nerveuse se faisait donc par action réflexe sur la moelle.

Les voies de transmission par le pneumogastrique étant éliminées, l'action n'avait plus d'autre chemin que la moelle. Les régions supérieures

(1) Les animaux à température variable qui s'engourdissent complétement accumulent préalablement de la matière glycogène dans leur foie, même dans d'autres tissus. Alors il n'y a pas trace de sucre dans les liquides de l'animal. Plus tard, quand l'animal se réveille, sort de la vie végétative latente pour rentrer dans la vie animale, le sucre apparaît en quantité très-notable. Il en est de même dans le fœtus de mammifères. La glycogenèse n'est plus localisée ici, elle est généralisée ainsi que M. Cl. Bernard l'a établi; la glycémie est extrême, et en plein développement le fœtus est diabétique (voy. *Comptes rendus de l'Académie des sciences*, 1850, t. XXXI, p. 659). Les jeunes animaux chez lesquels la nutrition est plus active ont plus de sucre que les animaux adultes. Les larves d'insectes, les chenilles, les vers à soie, accumulent dans leurs tissus de la matière glycogène, mais on ne constate point de sucre au premier moment; ce n'est que lorsque le développement de la mouche, du papillon, commence à s'accomplir que le sucre apparaît comme une conséquence nécessaire des phénomènes de combustion. Dans l'œuf des oiseaux, il en est encore de même; il y a d'abord accumulation de glycogène, formation de sucre pour servir aux phénomènes d'évolution organique; tous ces phénomènes, dans lesquels la glycogenèse apparaît comme une condition indispensable, sont des phénomènes normaux, ainsi que l'a montré Cl. Bernard (voy. *Cours de médecine expérimentale. Revue des cours scientifiques*. Paris, juillet 1873, in-4, p. 44).

de la moelle pouvaient seules être mises en cause : car, en dépassant la première vertèbre dorsale, il ne produisait plus le phénomène. L'excitation efficace se transmet donc par la moelle jusqu'à la hauteur de la première paire rachidienne et, à partir de ce point, elle suit la seule route qui conduise au foie, le grand et le petit splanchniques, branches du sympathique (1). L'action nerveuse est donc toujours transmise, finalement, au tissu hépatique.

Si l'on examine l'état des viscères chez un animal qui a subi la piqûre diabétique, on voit que la circulation y est considérablement activée. L'influence nerveuse paraît donc s'exercer par l'intermédiaire de la circulation. On sait du reste que les cellules hépatiques, foyers de matière glycogène, se trouvent entourées d'une sorte de réseau sanguin ; la circulation devenant plus active dans le réseau, le contact sanguin avec les cellules mieux assuré, l'action est plus énergique sur la matière glycogène, la transformation devient plus abondante, et le sucre produit est immédiatement entraîné. L'augmentation de rapidité de la circulation du foie accroît la glycémie. Lorsque celle-ci dépasse un certain degré, la *glycosurie* apparaît ; le *diabète* est constitué. Les choses se passent, on le voit, comme si l'on avait injecté directement dans les veines d'un animal une trop grande quantité de sucre de diabète.

Le rein élimine le sucre quand il est en excès et le laisse subsister dans le sang lorsqu'il s'y trouve en petite quantité comme il le fait pour tous les principes cristallisables, comme il le fait pour le chlorure de sodium, par exemple, introduit par l'alimentation, et expulsé au dehors ; mais il en reste toujours une quantité constante qui ne subit pas de changement. Les choses se passent comme si le rein n'entrait en jeu que lorsque la susceptibilité de l'organe est excitée au delà d'un certain degré par les principes surabondants dans le sang.

C'est toujours dans le foie que se trouve la source du diabète soit morbide, soit artificiel, provoqué par le curare, la morphine, et par la

(1) Les actions réflexes motrices par rapport aux vaisseaux, à l'intestin, à la vessie, à l'utérus, sont transmises par les rameaux du grand sympathique, nerf principalement moteur, mais seulement pour le système des muscles non soumis à la volonté. On sait aujourd'hui que ces actions motrices s'exercent aussi bien et autant sous l'influence de la transmission d'impressions des nerfs de la vie animale, que lorsque l'impression s'exerce sur les terminaisons des fibres grises et se transmet par elles. Aussi les impressions douloureuses ou autres des nerfs blancs amènent-elles des modifications vaso-motrices ou circulatoires (et par suite des troubles *nutritifs* ou *trophiques*), et des lésions correspondantes, aussi bien que celles qui ont lieu dans l'intestin, la vessie, le rein, etc. Ce fait est des plus évidents lorsque, par exemple, l'impression de sapidité spéciale et brûlante causée par le piment amène une supersécrétion sudorale telle, que la peau peut ruisseler, dans toutes les régions où se distribue la cinquième paire, mais bien au delà aussi sur le cou et le thorax. Les influences des impressions cutanées sur l'intestin sont de cet ordre.

piqûre. Le mécanisme de la production consiste dans un accroissement de la circulation de l'organe entraînant un accroissement dans la formation du sucre. Les diabètes artificiels présentent ces deux caractères essentiels : d'être *temporaire* et d'être *progressif*.

L'animal ne devient pas subitement diabétique : il ne l'est pas constamment au même degré. La quantité de sucre des urines apparaît après quelque temps, s'accroît successivement, atteint un maximum, puis diminue et disparaît enfin. Cette marche croissante et décroissante que suit le sucre des urines est parallèle à celle qui s'observe pour le sang : le sucre y augmente lentement ; lorsqu'il a atteint un niveau convenable, il passe dans les urines, y augmente pendant quelque temps d'une manière progressive, puis disparaît.

Le diabète artificiel est toujours temporaire. Il dure environ cinq heures chez le lapin, et dans les cas les plus exceptionnels, vingt-quatre heures. Chez le chien, la limite extrême de sa durée est quarante-huit heures. Il cesse avec l'influence toxique ou avec la cicatrisation de la plaie qui a suscité la congestion du foie, laquelle s'observe aussi sur les hommes diabétiques (Andral).

Cette différence de durée sépare seule le diabète morbide de l'homme de celui que nous réalisons expérimentalement. Tous les autres caractères sont les mêmes. Le sucre, dans les deux cas, présente une parfaite identité de caractères physiques, densité, polarisation rotatoire ; de caractères chimiques, réactions, fermentation, composition des urines ; de caractères physiologiques, polyurie. Il n'y a réellement pas d'autres distinctions à établir que celle-ci : chez l'homme, les phénomènes du diabète morbide sont permanents ; chez l'animal, les phénomènes du diabète artificiel sont passagers.

Quelques médecins ont séparé les deux phénomènes : réservé le nom exclusif de *diabète* à celui qui est permanent, appliqué le nom de *glycosurie* à celui qui est transitoire. Cette distinction n'a évidemment rien d'essentiel. Quant à son mécanisme, le passage du sucre dans les urines est le même dans les deux cas, et la physiologie n'a aucune raison sérieuse de les séparer. Même au point de vue pathologique, on trouve tous les intermédiaires, toutes les transitions entre le diabète permanent et celui qui est passager. On a signalé des malades qui sont diabétiques intermittents ; on a même observé que certains individus chez qui la maladie doit se confirmer plus tard et revêtir ses caractères avérés, commencent par cette période intermittente de glycosurie fugitive. D'après Brücke (de Vienne), il y a toujours du sucre dans l'urine normale (1).

(1) Voy. Brücke, *Ueber das Vorkommen von Zucker im Urin gesunder Menschen*, 1858.

Beaucoup d'observateurs ont combattu cette opinion, et Seegen a cherché (2) à établir la proposition contraire, à savoir que le sucre n'existe pas dans l'urine normale (3).

M. Cl. Bernard pense que l'urine renferme normalement des traces de sucre; mais, dans l'urine normale rendue pendant une alimentation azotée ou pendant une alimentation dans laquelle il entre peu de matières féculentes ou sucrées, il n'a jamais pu constater d'une manière certaine la présence des plus faibles quantités de sucre. Il en est tout autrement quand l'alimentation contient des matières féculentes ou sucrées en excès, et que l'absorption intestinale se trouve en même temps augmentée par une circonstance quelconque. Il a signalé depuis déjà bien longtemps le passage de traces très-appréciables de sucre dans l'urine des animaux alimentés avec le sucre. Le sucre apparaît ainsi dans l'urine des chiens quand ils en ingèrent en excès. L'alimentation féculente fait passer des traces de sucre dans l'urine des chiens préalablement mis à jeûn et affamés. D'ailleurs, la glycémie subit des oscillations nombreuses; il est naturel que ces variations puissent parfois se manifester dans le liquide urinaire. On ne peut pas dire que d'une manière absolue *il existe toujours du sucre dans l'urine normale*. Mais, dans une foule de cas, il y en a des traces; il existe une sorte de glycosurie fugitive, qui établit ici comme partout un passage insensible et insaisissable entre l'état physiologique et l'état pathologique. Toutefois, le phénomène glycosurique n'a réellement un caractère pathologique bien avéré que lorsqu'il est devenu permanent.

M. Cl. Bernard a démontré qu'il existe beaucoup de sucre dans l'urine

(2) J. Seegen, *Zur Frage über den Zückergehalt des normals Harn*, 1872.

(3) Chez l'homme et chez les animaux, il est extrêmement difficile, pour ne pas dire impossible, de déceler directement de très-faibles proportions de sucre. Il faut donc nécessairement avoir recours à la concentration et rechercher dans le liquide concentré la présence du sucre, soit par la fermentation, soit par les réactifs réducteurs cupro-potassiques ou autres, soit en reprenant par l'alcool et en formant un saccharate de potasse, soit en précipitant le sucre de sa solution alcoolique par de l'éther. On peut encore suivre un procédé que M. Cl. Bernard a employé pour le sang, pour le foie et pour les liquides organiques. Ce procédé consiste à ajouter du charbon animal en très-grande quantité au liquide dans lequel on veut rechercher le sucre, de manière à faire une sorte de pâte ou de magma qui n'est plus liquide. On jette le tout sur un filtre et l'on y verse de l'eau, en petite quantité à plusieurs reprises, de façon à entraîner le sucre et à le séparer du charbon par des lavages successifs. On opère de même pour séparer la matière glycogène et l'obtenir directement à un état de pureté presque complète. Les urines renferment normalement une matière ou des matières réductrices encore indéterminées qui peuvent tromper et faire croire à sa présence. En outre, cette propriété réductrice ou décolorante de l'urine existe beaucoup plus marquée chez l'homme, les chiens, les lapins, nourris de viande ou à jeun, que chez l'homme et les animaux nourris de matières végétales herbacées ou féculentes. La matière réductrice se montre donc en plus forte proportion précisément dans les urines qui ne doivent point renfermer de sucre. (Voy. Cl. Bernard, *Leçons de physiologie expérimentale*, 1855, t. I, p.67.

des fœtus de vache, de chien, etc., avant l'époque où le foie en produit. Ce sucre n'existe plus dans l'urine au moment de la naissance. Il ne vient pas du foie, mais il se produit dans les divers tissus et surtout dans le tissu musculaire au moment de son développement fœtal. Il est entraîné par la circulation et il est éliminé par le rein. Par là il arrive dans l'urine et dans le liquide de l'allantoïde qui communique avec la vessie chez les ruminants, etc. L'eau de l'amnios en contient aussi, mais peu; mais ce sucre dévie la lumière polarisée à gauche, comme le sucre de canne et non à droite comme le sucre du foie; cependant il fermente très-facilement, brunit avec la potasse, et réduit les sels de cuivre. Il diffère beaucoup du sucre de lait, que Prout disait avoir vu dans le liquide allantoïdien. Ce sucre ne présente ce changement de déviation de la lumière polarisée que dans les liquides précédents, comme lorsqu'un acide a agi sur la glycose ; mais, pris à sa source dans les muscles et le poumon de l'embryon, il dévie à droite comme le sucre du foie. Il disparaît complétement dans la vessie, l'allantoïde et l'amnios vers le sixième mois de la gestation chez la vache.

En dehors des circonstances précédentes, la glycose ne se rencontre pas d'une manière constante à l'état normal dans les urines de l'enfant, pas plus que dans celles de l'adulte et du vieillard (1). Il y en a dans l'urine des femmes en couches, d'un certain nombre de nourrices et de femmes enceintes (Blot, 1856). Il se montre chez les nourrices toutes les fois qu'on supprime brusquement l'allaitement (De Sinéty, 1873).

Le sucre peut encore passer dans l'urine à la suite d'une cause traumatique, comme des chutes sur la tête, surtout s'il y a fracture du rocher et des os du crâne. On a publié l'observation d'un carrier devenu diabétique à la suite d'une chute, et qui avait cessé de l'être quand il fut guéri de la plaie de la tête. On peut s'expliquer ce phénomène par la lésion du bulbe rachidien, dont la piqûre amène le diabète.

Enfin, M. Cl. Bernard a démontré encore que l'urine devenait sucrée à la suite de l'éthérisation, de l'empoisonnement par le curare, de contusions cérébrales, de certaines apoplexies.

MM. Reynoso et Johnson ont constaté que, dans l'asthme, la pleurésie, les tubercules pulmonaires et la bronchite, le sucre se trouve dans l'urine, mais c'est toujours en très-faible quantité. On a aussi observé la glycosurie passagère durant la période de réaction du choléra.

G. Harley a démontré que l'injection de substances irritantes dans le

(1) Il est reconnu aujourd'hui que les auteurs qui ont avancé le contraire avaient employé des moyens défectueux, en ce que le réactif lui-même se modifiait de manière à faire croire à la présence du corps cherché. Voyez, entre autres, sur ce sujet, Gueneau, *De la glycosurie passagère*. Paris, 1866, thèse in-4, p. 11, etc.

système de la veine porte amène l'apparition du sucre dans les urines, ce qui peut expliquer le diabète qu'on voit parfois survenir chez ceux qui abusent des liqueurs alcooliques.

Charcot, Vulpian, Philippeaux, Gueneau, Proust, ont signalé des diabètes passagers liés à la production d'anthrax, de phlegmons diffus, quoique la plupart des auteurs n'aient pas pu examiner l'urine avant le début de ces affections. Les cas de variole dont Guéneau a examiné les urines avant, pendant et après la période de suppuration, font penser que dans ces cas comme dans l'anthrax, comme dans le phlegmon diffus, l'apparition du sucre est liée étroitement aux phénomènes qui accompagnent la fièvre de suppuration. Beale dit avoir trouvé de la glycose dans l'urine, dans des cas de pneumonie et de bronchite très-intense, ce qui viendrait corroborer l'opinion de Mariano Semmola, qui l'a trouvée dans les dyspnées brusques. Quelques observateurs assurent l'avoir rencontrée dans quelques affections du foie, et aussi consécutivement dans certaines maladies de l'estomac, des ganglions lymphatiques du mésentère.

Cette glycosurie disparaît naturellement en même temps que les causes passagères qui l'ont amenée.

La glycosurie morbide s'accompagne toujours de diabète ou polyurie, surtout lorsque la quantité de sucre est considérable, et cela au point qu'on a cité des cas dans lesquels les malades rendaient jusqu'à 25 et même 40 litres d'urine par vingt-quatre heures. Cette quantité diminue dans les jours ou les semaines d'épuisement qui précèdent la mort.

Comme dans le diabète confirmé ordinaire, la quantité d'urine rendue varie généralement de 5 à 8 et 10 litres par vingt-quatre heures; on voit que la proportion des principes solides qu'elle emporte en dissolution peut s'élever à 1 kilogramme et plus. Le sucre en représente les deux tiers environ.

L'urine des diabétiques est un peu plus claire et plus transparente que l'urine normale; elle ressemble à une décoction d'orge. Quelquefois elle a une odeur particulière, qui a été comparée à celle des violettes, des pommes, du foin, etc... Elle a une saveur douce, sucrée; elle est insipide quand le sucre de diabète peu abondant est combiné avec le chlorure de sodium. L'urine diabétique, évaporée lentement au soleil ou au bain de sable, devient sirupeuse, collante au doigt comme le sirop ordinaire, en même temps que sa couleur passe au jaune foncé. Elle laisse sur les objets sur lesquels elle s'est desséchée des taches d'aspect sirupeux, ou brillants comme de la gomme sèche. Elle a toujours une densité plus grande que celle de l'urine ordinaire; aussi l'aréomètre peut donner, sinon la certitude, du moins des soupçons sur la présence du sucre dans l'urine. Dans l'urine ordinaire, l'aréomètre marque en moyenne 1018 degrés, tandis que dans l'urine diabétique, il oscille entre 1020 et 1047 ou même 1060 et 1074 degrés.

Les urines diabétiques dévient, à droite, la lumière polarisée. Non-seulement Biot a donné, par la découverte de ce fait, la possibilité de constater la présence du sucre dans l'urine, mais encore de le doser, en établissant que la déviation est proportionnelle à la quantité de sucre dissous.

L'urine diabétique est presque toujours acide après son émission ; quelquefois on la trouve neutre, mais l'alcalinité est un fait rare et exceptionnel. Son caractère chimique le plus important est la présence de la glycose en quantité souvent considérable. La proportion de sucre dans cette urine est sujette à de nombreuses variations ; elle peut s'élever jusqu'à 130 pour 1000 ; ordinairement, elle est plus considérable quelques heures après le repas qu'avant.

L'urée s'y trouve en quantité normale ; souvent même elle existe en plus grande proportion en raison du régime animal que presque tous les malades sont obligés de suivre. Quant à l'acide urique, on le voit assez souvent en plus grande quantité dans l'urine diabétique que dans l'urine normale, et ses cristaux plus ou moins colorés s'y déposent à l'état pulvérulent (1).

La glycosurie diabétique peut se compliquer d'albuminurie, ce qui constitue un pronostic fâcheux. Il faut alors séparer l'albumine de l'urine avant de chercher le sucre de celle-ci.

Dans tous les cas, ces urines s'altèrent à l'air en quelques heures ou, au bout de deux ou trois jours, se troublent en raison des modifications indiquées plus haut (p. 759), prennent une odeur plus ou moins aigre, et des cellules du ferment, des mycéliums de *Penicillium*, etc., se développent dans le liquide et à leur surface, avec des vibrions (*Leptothrix*), etc.

De l'albumine dans les urines.

Examinons maintenant l'état des urines contenant des principes de la troisième classe ou substances organiques coagulables.

L'albumine (2) peut se montrer dans l'urine dans des conditions très-diverses. Lorsque le rein, les uretères ou la vessie sont enflammés, l'urine devient albumineuse comme le sérum du pus, en même temps que les

(1) Pour la recherche du sucre dans les urines, voyez les indications de la note, page 744.

(2) Voy. p. 64-65 ce qu'on doit entendre par ce terme. En dehors des cas où la fibrine passe dans l'urine, on n'y a trouvé aucun autre composé coagulable que le mélange appelé *albumine* et le mucus (voy. p. 560). Quant à la *caséine* que l'on a prétendu avoir extrait des urines dites *laiteuses* ou chyleuses (voy. Ch. Robin et Verdeil, *Chimie anatomique*, t. III, p. 343) on sait aujourd'hui que ce n'est autre chose que de l'*albumine*.

leucocytes la troublent et lui donnent l'aspect purulent. Le *sang*, en passant dans l'urine, entraîne également une certaine quantité d'*albumine* du sérum.

L'albumine peut passer seule des vaisseaux dans des urines présentant toutes les apparences possibles dans diverses conditions pathologiques (1) durant lesquelles elles représentent des cas d'*albuminurie passagère;* telles sont les fièvres éruptives, les érysipèles, et même aussi sur des sujets qui n'offrent aucun phénomène morbide. Mais c'est dans la *maladie de Bright* ou *néphrite albumineuse* que sa présence dans ce fluide est un fait général, constant, qui ne présente pas d'exceptions. Les urines, dans la *néphrite albumineuse* (albuminurie permanente) contiennent cependant presque toujours des globules de sang en petite quantité, principalement dans la forme aiguë, et elles ont alors une teinte un peu brune. Les globules sanguins, vus au microscope, sont souvent légèrement dentelés; on trouve parfois aussi dans ces urines un dépôt épithélial et muqueux qui leur donne l'aspect du bouillon sale. Les urines peuvent présenter cet aspect pendant tout le cours de la maladie.

Généralement leur couleur est pâle verdâtre. Leur densité est notablement diminuée et varie souvent entre 1006 et 1014 ou en moyenne 1011. Ce caractère a été signalé dès l'origine par Bright, Christison et Rayer; il a été l'un des premiers signes physiques bien connus de l'albuminurie. Le microscope permet de voir souvent, dans l'urine albumineuse, des filaments cylindriques provenant des tubes urinifères, et dont nous aurons à parler plus tard (2).

La quantité d'albumine excrétée accidentellement varie, mais peut cependant être appréciée et ramenée à des chiffres moyens (3). D'après Frerichs (4), la quantité de l'albumine dans l'urine et pesée après dessiccation, varie de 2,5 à 15,0 pour 1000. La perte d'albumine, ramenée à l'état sec, est, dans les vingt-quatre heures, dans quelques cas de

(1) Il n'est pas rare de voir durant les maladies du cœur, surtout lorsqu'elles se compliquent d'albuminurie, les urines varier beaucoup de quantité et surtout de coloration d'un jour à l'autre et même d'une période à l'autre du jour. Ces particularités coïncident avec des troubles circulatoires dont le malade n'est pas toujours aussi frappé qu'il l'est par l'émission d'une urine des plus foncées après en avoir rendu qui étaient presque incolores, ou *vice versa*. Des particularités de ce genre s'observent aussi parfois dans la néphrite albumineuse chronique; la quantité d'albumine varie naturellement aussi en même temps.

(2) Les différentes méthodes employées pour déceler la présence de l'albumine dans l'urine sont fondées sur le fait de la coagulation de cette substance par la chaleur, l'alcool ou l'acide azotique. Il faut y ajouter la polarimétrie. Voy. la note p. 744.

(3) Becquerel, *Recherches physiologiques et pathologiques sur l'albumine du sang et des divers liquides organiques* (*Archives générales de médecine*, 1850, p. 52, t. XXII, et Lorain, *De l'albuminurie*, Paris, 1860, in-8, p. 40 et suiv.).

(4) Frerichs, *Die Bright'sche Nierenkrankheit*. Braunschweig, 1851, in-8, p. 60.

maladie de Bright, de 6 à 12 grammes. Voici les chiffres donnés par Frerichs, d'après plusieurs observations : 2,74; 4,72; 5,30; 5,96; 6,10; 6,34; 11,80; 13,75; 15,02. Becquerel a trouvé : 2,5; 2,6; 3,4; 5,9; Schmidt : 4,4; 9,20; 11,0; 12,5; 12,70; 23,8 (1).

La quantité de l'urine est très-diminuée dans certaines formes de la maladie de Bright avec atrophie des reins et ordinairement graves par la rapidité de leur marche. La moyenne serait, en pareil cas, d'environ 700 grammes (Becquerel, Martin-Solon, Frerichs).

La *diminution de la quantité d'urée* dans les urines albumineuses a été constatée, et paraît être un des caractères habituels de certaines formes de la maladie de Bright. Cette diminution est très-variable. On ne saurait donner le chiffre exact de ces variations. Si l'on s'en rapporte aux tableaux de Becquerel, qui n'a, il est vrai, analysé les urines que dans peu de cas, la proportion de l'urée aurait été, dans l'état sain, d'environ 17 pour 1000, et, chez les albuminuriques, de 11 à 6,8 et 5 pour 1000. Cette proportion peut varier considérablement suivant les conditions morbides amenant l'*albuminurie*. L'admirable *Traité des maladies des reins* de Rayer, contient nombre de résultats nouveaux alors, souvent signalés sans indication de la source à laquelle ils ont été puisés.

Le premier signe de l'*albuminurie aiguë* est la diminution de la masse urinaire. Rayer a remarqué que les émissions d'urine sont plus fréquentes qu'à l'état sain, surtout pendant la nuit, mais que la quantité rendue en vingt-quatre heures est toujours moindre que celle des boissons. Tandis qu'à l'état normal la quantité d'urine rendue en vingt-quatre heures est de 1250 grammes environ, dans l'albuminurie aiguë on l'a vue descendre jusqu'à 384 grammes et même 194 par jour. Les urines des malades, à cette période, tiennent généralement des globules du sang en suspension, ce qui leur donne une coloration rougeâtre; on ne peut constater leur présence qu'à l'aide du microscope. Les globules sanguins peuvent s'y trouver en si grande quantité qu'ils forment un dépôt sédimenteux au fond du vase (2). La présence des globules san-

(1) L'urine peut devenir temporairement albumineuse, après l'ingestion de beaucoup d'albumine d'œuf; mais après cinq à six heures il n'y en a plus lorsque la quantité ingérée était égale environ à celle que contiennent cinq à six œufs (Cl. Bernard). L'injection dans les veines d'une certaine quantité d'eau, d'albumine d'œuf et même du sérum rend aussi l'urine albumineuse (Magendie, Kiernlf, Cl. Bernard). L'urine devient très-albumineuse dans les derniers temps de la vie des lépreux (Bœck, Daniellsen).

(2) On distingue cette hématurie rénale du sang venant de la vessie ou de l'urèthre en ce que ce dernier est généralement accompagné de caillots. L'état mousseux des urines n'a pas ici une grande importance, le mucus pouvant le déterminer mieux encore en l'absence de l'albumine, voy. p. 560.

guins, donnant à l'urine une couleur rougeâtre, l'a fait comparer, par certains auteurs, à de la lavure de chair (*lotura carnis*). Elle est toujours acide et a une densité au-dessus de la moyenne, jamais au-dessous.

L'odeur de l'urine (Rayer) est faiblement urineuse, mais au bout de vingt-quatre heures elle en prend une particulière qu'il compare à celle du bouillon de bœuf. Le microscope y montre beaucoup d'hématies, des leucocytes, et toujours quelques cellules d'épithélium (1).

Le caractère rouge et sanguinolent des urines albumineuses, à l'état aigu, se rencontre fréquemment aussi pendant les albuminuries survenant à la suite de la scarlatine, et en général des fièvres éruptives, mais surtout dans celles causées par l'impression de l'humidité, et donnant lieu au développement brusque de l'anasarque avec albuminurie. Cependant, ce qui domine alors dans le sédiment urineux, ce sont les cellules épithéliales. Au bout de quelques jours, l'urine, ne contenant plus de globules sanguins, reprend sa couleur citrine presque normale. Quoique la présence en excès des globules sanguins ne soit pas en rapport avec la terminaison de l'affection, ni même avec le plus ou moins de douleur lombaire, il n'est pas rare de voir augmenter l'hématurie concurremment aux recrudescences de la maladie. Souvent on voit apparaître, durant un, deux ou trois jours, des globules sanguins dans l'urine pendant que les autres symptômes de l'affection sont plus ou moins amendés, et qu'un paroxysme peut coïncider avec la coloration ordinaire

(1) Ludwig a supposé que le volume des vaisseaux émergeant des glomérules du rein se prêtait à une augmentation de pression du sang artériel dans celui-ci, de telle nature que l'eau et les principes du plasma filtreraient au travers des parois des capillaires glomérulés, à l'exception des graisses et des albuminoïdes. Durant son trajet dans les canalicules rénaux le liquide filtré céderait aux lymphatiques qui les entourent une partie de son eau et se concentrerait de manière à fournir l'urine à 40 pour 1000 de principes cristallins fixes, au lieu des 15 à 16 que contient en moyenne le plasma. L'état acide du liquide exsudé serait cause (*Stockvis*) de la non-transsudation des albuminoïdes A cet égard Kühne a déjà objecté avec raison que l'urine peut sortir alcaline du rein sans être albumineuse (c'est ce qui a lieu normalement chez les herbivores), et que chez les albuminuriques elle est ordinairement acide. Quant à l'hypothèse de l'influence de la pression du sang artériel dans les glomérules, elle tombe devant ce fait que rien d'analogue anatomiquement ne se voit dans le riche réseau qui entoure les follicules sudoripares, et pourtant ils donnent une humeur dépourvue de principes albuminoïdes comme l'urine, mais d'une composition très-différente néanmoins. Les phénomènes excrétoires dont ils sont le siége varient en outre autant que ceux du rein quant à la quantité, etc., et cela sous les influences des impressions nerveuses les plus diverses réagissant sur les vaisseaux, aussi bien que sous l'influence des modifications du sang. Ici donc, au delà des influences physiques générales, concernant le cours du sang, il y a comme dans les cas des glandes à prendre surtout en considération les actions moléculaires. Comme dans les parenchymes glandulaires certains principes seulement du plasma passent, et s'il n'y a pas formation de principes spéciaux comme dans celles-ci il y a les actions chimiques, qui font qu'emprunté alcalin le liquide sort acide (voy. la note p. 730).

de l'urine. La quantité d'albumine excrétée est en effet loin d'être proportionnelle à la coloration rouge ou brune de l'urine.

Certains pathologistes, Martin Solon entre autres, ont dit que la pesanteur spécifique de l'urine était alors diminuée. Rayer, à part quelques cas rares, l'a trouvée la même qu'à l'état normal.

Dans l'albuminurie chronique, l'urine, au moment de l'émission, est presque toujours légèrement acide; quelquefois elle est neutre, et peut alors déposer du phosphate ammoniaco-magnésien. Le plus souvent pâle, décolorée et limpide, on la voit dans plusieurs cas devenir plus trouble et plus louche, sans pour cela être plus colorée. Elle a quelquefois l'aspect de petit-lait tenant en suspension dans sa masse des flocons blanchâtres. Tantôt ce sont des cellules épithéliales, facilement reconnaissables au microscope, dans d'autres cas, c'est du mucus avec des leucocytes, etc., qui sont cause de cet aspect. Parfois aussi les urines ou le dépôt de ces éléments sont colorés en bleu (voy. p. 802). En même temps que cette coloration caractéristique, qui fait soupçonner d'avance l'existence de l'albuminurie, on constate une diminution notable dans la densité des urines (1008 ou environ), et une augmentation souvent considérable (2 litres à 2 litres et demi) dans leur quantité (Rayer, Gregory, Martin Solon) avec diminution de la proportion d'urée jusqu'à 6 pour 1000.

Dans le choléra l'urine est constamment albumineuse (Michel Lévy, Bouchut, etc.); elle conserve cet état longtemps après la cessation de l'attaque cholérique (Hassal, 1854). Presque toujours le liquide offre des cylindres provenant des canalicules des reins. Ces moules sont abondants, et englobent souvent dans leur épaisseur différentes formes de dépôts urinaires, telles que des urates, des cristaux d'oxalate de chaux, etc. (1).

La diphthérie (Wade, Bouchut, etc.), l'érysipèle, diverses affections cérébro-spinales, l'*ictère grave*, les maladies infectieuses, la cystite cantharidienne, beaucoup d'empoisonnements et d'autres états morbides encore s'accompagnent d'albuminurie plus ou moins abondante ou persistante.

Variétés de l'albuminurie.

D'après Icery (2), l'oxyde de cuivre, tenu en dissolution dans de la potasse caustique, donne lieu, au contact de l'albumine, à une *coloration*

(1) Au bout d'un certain temps de repos, les urines subissent d'autres changements : souvent, il y a augmentation des dépôts, particulièrement d'acide urique, d'urates ou d'oxalate de chaux; le liquide devient trouble, haut en couleur; il s'y développe graduellement des champignons et, souvent, il se forme sur sa surface une pellicule de couleur bleue plus ou moins marquée (voy. p. 803).

(2) Icery, *loc. cit.*, 1854, p. 7.

d'un beau rouge violet, et produit un précipité noir, floconneux, plus ou moins abondant. Ces deux effets ne se manifestent pas en même temps. La coloration violette apparaît à froid, aussitôt que l'oxyde de cuivre se trouve en présence de l'albumine. Le précipité, au contraire, ne se montre dans une liqueur dont la température est au-dessus de 40° à 50° centigrades qu'au bout de quelques heures, et même alors il est toujours incomplétement formé; mais il suffit, pour déterminer son apparition, de chauffer la liqueur à la flamme de la lampe à alcool pendant une ou deux minutes. Ce précipité, constitué par du sulfure et du phosphure de cuivre, est le résultat de l'action de l'oxyde cuivrique sur le soufre et le phosphore abandonnés par l'albumine, qui, sous l'influence de l'hydrate potassique, se transforme et passe à l'état de protéine. Pour que cette double réaction se produise, il est indispensable de se servir d'un excès du liquide *alcalino-cuivreux.* Quand le cuivre n'est pas employé en proportion suffisante, la liqueur, d'abord d'une teinte violacée, se décolore peu à peu par la chaleur, et reprend bientôt sa transparence primitive en abandonnant les composés salins formés; il suffit alors d'ajouter une nouvelle quantité du réactif pour lui redonner la couleur qu'elle présentait avant d'être soumise à l'ébullition, et pour compléter la précipitation de tout le soufre et de tout le phosphore de l'albumine (1).

Le blanc d'œuf, le sérum du sang, l'urine albumineuse de la maladie de Bright et tous les produits de sécrétion normale contenant de l'albumine, fournissent avec la liqueur alcalino-cuivreuse les caractères indiqués plus haut. Mais l'urine albumineuse des femmes enceintes ne donne lieu à aucune modification au contact de ce réactif, bien qu'elle coagule manifestement et abondamment par l'acide azotique et la chaleur. Icery en conclut : 1° que l'*albumine* urinaire n'a pas une composition entièrement semblable à celle de l'albumine du sang; 2° qu'elle ne se présente pas dans tous les cas avec les mêmes caractères chimiques; 3° que l'albumine rendue sous l'influence de la maladie de Bright accompagnée d'anasarque diffère essentiellement de celle qui est contenue dans l'urine des femmes enceintes ou qui est sécrétée d'une manière accidentelle et passagère; 4° qu'il est toujours possible, par l'inspection seule des urines

(1) A l'aide de ce réactif, dont l'emploi est d'une extrême facilité, on peut reconnaître, dans un liquide, des traces de matière albumineuse qui auraient échappé à l'action de la chaleur et de l'acide azotique. On le prépare en versant goutte à goutte, dans de la potasse liquide et concentrée, une solution de sel cuivrique, jusqu'à ce qu'on obtienne une liqueur d'une belle nuance bleu foncé. Afin d'opérer le mélange exact des deux substances et d'éviter la précipitation de l'oxyde de cuivre, il faut, à chaque goutte nouvelle qu'on laisse tomber, agiter vivement le vase qui renferme la dissolution potassique.

à l'aide du *réactif spécial* ci-dessus, de distinguer ces deux espèces d'albumines (1).

Passage de la plasmine et formation de la fibrine dans l'urine.

Il est des conditions morbides dans lesquelles c'est la plasmine même qui passe dans l'urine, s'y dédouble, donne lieu à la formation de la fibrine qui se coagule et de la métalbumine qui se mêle au liquide, avec ou sans sérine ayant passé en même temps que la plasmine.

Le mucus vésical peut être mélangé de lambeaux de pseudo-membranes réellement fibrineuses. C'est dans les cas où l'on a appliqué de larges vésicatoires, lorsqu'il survient en même temps une cystite cantharidienne. Il y a alors une véritable exsudation de fibrine sous forme de pellicules grisâtres ou un peu rougeâtres que l'on trouve du reste chez les individus morts dans des conditions de ce genre à la face interne de la vessie et en particulier à la face interne des uretères. Parfois, dans ces conditions, il y a de ces lambeaux qui sont rejetés et qui se déposent en même temps que le mucus vésical. Dans d'autres circonstances ce mucus peut être mélangé de véritable fibrine qui provient des reins, lorsqu'il y a hématurie ; on voit alors des flocons de la fibrine qui s'est coagulée dans l'urine. Ils ont la forme de cylindres quand la fibrine s'est coagulée dans l'uretère ; ils ont celle de masses globuleuses ou irrégulières, floconneuses, de configurations diverses, lorsque la coagulation a eu lieu dans la vessie. Il est toujours facile par les réactions indiquées (page 524) de distinguer ces véritables caillots des flocons de mucus qui ont des caractères essentiellement différents. Alors même que les plaques fibrineuses ont perdu l'état fibrillaire et pris l'aspect grenu plus ou moins prononcé, avec ou sans ramollissement, comme cela est fréquent dans les cas de cystite cantharidienne.

La fibrine à l'état de lambeaux pseudo-membraneux rejetés avec l'urine pendant la cystite cantharidienne et même plusieurs semaines après montre encore sous le microscope les épithéliums et les leucocytes granuleux ou non, englobés lors de la coagulation de ce principe. Il n'est pas rare de voir ces lambeaux pris pour des fragments de muqueuse ou de produits morbides développés aux dépens de celle-ci, par ceux qui regardent encore comme caractère essentiel de l'état d'organisation l'aspect strié ou fibrillaire que prennent en se coagulant diverses substances organiques. C'est là une erreur grave en fait et par ses conséquences

(1) La matière coagulable désignée sous le nom d'*albumine* étant un mélange de métalbumine et de sérine (voy. p. 65) en proportions variables d'un liquide à l'autre, hors du plasma sanguin, les différences de réactions signalées par Icery n'ont rien que de naturel.

dans le cas particulier dont je parle, dont il faut se garantir (1). Du reste, dans ces circonstances, la fibrine est fournie par les vaisseaux de la paroi des uretères et de la vessie et non par ceux du rein.

Il est des cas d'urine fibrineuse dans lesquels rendue claire elle se prend en une masse gélatineuse tremblottante, incolore ou jaunâtre dont on peut séparer la fibrine à l'aide d'une baguette de verre. Parfois même au bout d'un jour ou deux cette dernière se rétracte assez pour se séparer seule du liquide. Dans l'un et l'autre cas après l'enlèvement de la fibrine, il reste une urine incolore ou jaune pâle, très-transparente, très-albumineuse. La fibrine ainsi enlevée est blanche, élastique, striée sous le microscope; cet instrument montre qu'elle englobe des hématies retenues en séries ou en petits amas, qui par place seulement sont assez abondantes pour colorer en rose ou en rouge le caillot. L'acide acétique rend cette fibrine homogène, comme dans toutes les autres sortes de caillots fibrineux. Outre les globules rouges et des leucocytes en quantité variable elle renferme parfois des corpuscules grisâtres ou jaunâtres, arrondis ou ovoïdes, finement grenus, non attaqués par l'acide acétique, isolés ou rangés en séries, larges de 1 centième à un dixième de millimètre environ. Il m'a été impossible de déterminer nettement l'origine et la nature de ces aglomérations.

Après s'être rétractés au bout d'un jour ou deux de repos et même moins, ces caillots fibrineux blanchâtres ou rosés flottent dans l'urine en prenant parfois une disposition filamenteuse ou celle de vésicules prolongées ou non en filaments et d'un aspect bizarre du volume d'un pois à celui d'une noisette. Le caillot est plus volumineux et ne prend pas ces dispositions singulières lorsque l'urine est rejetée assez chargée d'hématies pour être colorée en rouge, bien que la fibrine en se coagulant lui donne l'aspect gélatiniforme dont j'ai parlé plus haut (2). Dans ces di-

(1) Voyez aussi *Chimie anatomique*, t. III, p. 227, *b*.

(2) Depuis la publication de ces faits (1866), M. le docteur Blin (de Saint-Quentin) m'a envoyé des caillots vésiculeux semblables aux précédents observés dans les conditions. Une dame âgée de cinquante-neuf ans avait été atteinte d'une hématurie dite essentielle. Pendant longtemps l'hématurie ne s'accompagnait que d'un peu de douleur dans les reins et de ténesme vésical. Elle cessait momentanément, pour être remplacée par une sécrétion muqueuse dans les urines. Après un an environ, les pertes de sang par l'urine sont devenues bien moins fréquentes et moins abondantes, mais elles ont été remplacées par un dépôt muqueux, tantôt visqueux, tantôt d'apparence terreuse. Les urines ont quelquefois offert une odeur de putrilage au moment même de leur émission. Des douleurs violentes se sont déclarées dans la fosse iliaque gauche, à la région lombaire du même côté. A certains intervalles, de quinze à trente jours, la malade rendait dans ses urines, soit des caillots plus ou moins décolorés (les uns sous forme de flocons vésiculeux, les autres lamelleux ou filamenteux), soit des mucosités épaisses et qui semblaient avoir séjourné longtemps dans les voies urinaires.

verses conditions la fibrine est parfois prise pour du mucus lorsqu'on se borne au simple examen à l'œil nu et sans étudier l'action de l'acide acétique. Ces formes d'hématuries ne sont pas toujours graves, surtout lorsque la fibrine et l'albumine arrivent seules dans l'urine, les globules sanguins restant dans les tubes urinipares qu'ils remplissent ainsi que le montrent les autopsies, lorsqu'on peut en faire après des accidents de ce genre. Du reste, comme on le voit, l'étude de ces faits se rapporte à celle des hématuries.

E. — Des altérations de l'urine par le mélange d'éléments anatomiques étrangers à l'appareil urinaire.

Les dépôts morbides décrits précédemment peuvent être accompagnés de globules sanguins ; mais ceux-ci existent fréquemment comme partie principale de dépôts, soit en assez grande quantité pour former une couche au fond du vase, après le repos, soit peu abondants, restant en suspension dans l'urine, qu'ils colorent plus ou moins, et visibles seulement au microscope (albuminurie, etc.). La présence ou l'absence des filaments chassés des tubes urinipares, la nature des épithéliums qui accompagnent les hématies et se déposent dans les urines sanguinolentes, permettent souvent de déterminer si le sang vient du rein ou de la muqueuse vésicale.

Du sang dans les urines.

On sait aujourd'hui que l'hématurie est un symptôme d'affections diverses, au même titre que l'albuminurie, et qu'il n'y a pas d'*hématurie essentielle*. La quantité de sang peut être si petite qu'il faut le microscope pour en retrouver des traces indiquées par la présence de quelques hématies. C'est ce que l'on voit dans les urines des fièvres éruptives, typhoïdes, de la fièvre jaune, etc.

Dans les cas désignés comme *hématurie proprement dite*, les urines sont d'une couleur rougeâtre ou rouge plus ou moins foncé suivant la quantité de sang qu'elles renferment. Tantôt ce sang y est complétement délayé, et lui donne seulement une teinte analogue à celle de l'eau du pédiluve après une saignée du pied, quelquefois celle d'un rouge noirâtre ; tantôt, en même temps aussi, quand l'hémorrhagie a été un peu abondante, le sang peut, comme je l'ai dit plus haut, se présenter à l'état de caillots décolorés ou non, selon le temps qu'ils ont séjourné à l'intérieur des voies urinaires, ou affecter des formes différentes eu égard au lieu où ils se sont formés.

Les urines sont presque toujours acides au moment même de leur émission ; elles rougissent fortement le papier bleu de tournesol. Dans quelques cas, elles se montrent immédiatement alcalines, mais seulement quand elles contiennent une quantité considérable de sang, et dans ce cas elles présentent une couleur presque noire. Alors même qu'elles sont acides, abandonnées à elles-mêmes, elles rendent assez vite le sang plus ou moins noir ou brunâtre. Toujours elles deviennent plus promptement alcalines que les urines normales : elles se troublent ou se coagulent par la chaleur, et précipitent par l'acide azotique. Le linge qu'on y trempe prend une couleur rouge dont l'intensité est en rapport avec l'abondance de l'hémorrhagie.

Elles laissent déposer un sédiment rougeâtre composé de mucus et surtout de globules du sang, que montre le microscope. Ce sédiment ne se dissout pas lorsqu'on l'expose à l'action de la chaleur, ce qui le distingue du sédiment formé par des urates, car celui-ci disparaît, au contraire, lorsqu'on chauffe l'urine refroidie (1).

Dans la *maladie bronzée hématique des nouveau-nés* (2), l'urine, d'une densité de 1012 à 1018 (Pollak), faiblement acide, un peu albumineuse, est rougie ou rendue d'un ton brun-chocolat par des hématies. Elle laisse déposer ceux-ci avec des épithéliums teintés par l'hématosine, et des cylindres formés d'épithéliums et surtout de globules rouges qu'on retrouve dans les tubes du rein.

Les urines rendues rouges par du sang venant du rein, de la vessie ou l'urèthre, deviennent d'un rouge brun ou noir en moins de vingt-quatre heures. Le sang qui séjourne dans l'urèthre, quelle que soit sa provenance, noircit bien plus promptement encore.

Le sang qui vient du rein ou de la vessie peut se coaguler, soit dans les uretères, soit dans la vessie. Ces caillots deviennent cause de dysurie plus ou moins prolongée ou même de véritable rétention d'urine (3).

(1) Il se distingue bien des urines qu'un sédiment d'urates colorés fait appeler urines briquetées ; car dans celles-ci l'acide azotique, de même que la chaleur, dissolvent parfaitement le dépôt formé pendant le refroidissement, et de plus elles ne teignent nullement en rouge l'étoffe qu'on y plonge. L'*hématurie endémique* des pays chauds est souvent compliquée de gravelle urique. Elle se rencontre bien plus souvent chez l'homme ou l'enfant que chez la femme même, ce qui tient sans doute à une différence très-grande ordinairement dans les habitudes, dans l'hygiène, dans le régime et peut-être aussi dans la rareté relative des affections des voies urinaires chez cette dernière.

(2) Voy. Pollak, *Ueber Nierenblutung in Säuglingsalter* (*Wiener medicinische Press*, 1871, n° 18) ; Charrin, *Société de médecine de Lyon*, 16 décembre 1872, et thèse, n° 442. Paris, décembre 1873 ; Parrot, *Sur deux cas de tubulhématie rénale* (*Société anatomique*, 27 décembre 1872, et *Archives de physiologie*, 1873.)

(3) On sait qu'il est des cas dans lesquels la quantité du sang versé par la vessie ou amené du rein par les uretères peut l'emporter sur celle de l'urine, qu'il y ait

Dans les uretères et dans l'urèthre, ils peuvent prendre un état vermiforme, qui a parfois trompé des médecins. L'examen de leur structure montre aisément quelle est leur nature réelle (voy. la note p. 562, touchant l'influence de l'urine sur es hématies).

Du sang à plasma lactescent dans les urines.

Quand il y a *hématurie avec production des urines dites chyleuses*, celles-ci se séparent en deux couches. L'une, inférieure, contient du sang ; l'autre, supérieure, blanchâtre, d'apparence laiteuse, et même de couleur rosée ou de chair pâle plus ou moins épaisse, comprend quelquefois toute ou presque toute la hauteur du liquide dans le vase qui le renferme. Cette urine, blanche ou d'un blanc laiteux à reflets rougeâtres, est manifestement acide; elle rougit le papier de tournesol. Si on la soumet à l'action de la chaleur, elle donne un coagulum blanc ou blanc jaunâtre ; l'acide acétique ne lui fait éprouver aucune espèce de changement, et surtout ne fournit point de grumeaux.

Quand on traite à plusieurs reprises par l'éther sulfurique les urines chyleuses, elles reprennent presque leur apparence normale, c'est-à-dire qu'elles recouvrent leur transparence et présentent à l'œil nu une couleur citrine franche, ou bien encore une teinte rosée, variable quant à son intensité. L'éther s'empare de la matière grasse qui s'y trouve contenue, on la sépare au moyen d'une pipette, ou par la décantation au moyen d'un flacon à tubulure inférieure, on évapore jusqu'à siccité dans une capsule et on laisse refroidir. On obtient un résidu de matière d'un jaune sale tachant le papier à filtre comme le ferait de l'huile (1).

Ces urines n'ont ni le même aspect ni la même composition à toutes les heures de la journée. Quand l'affection ne présente que peu de gravité, celles du matin, généralement, ont presque les caractères des urines normales; elles sont de couleur citrine sans apparence de cremor à leur surface, bien qu'elles donnent encore un coagulum sensible par la chaleur et l'acide azotique. Ce sont celles du milieu du jour et surtout celles du soir qui présentent manifestement cette couche crémeuse (2).

ou non des calculs rénaux ou vésicaux. Le sang forme alors des caillots pouvant remplir entièrement ou partiellement la vessie et dont l'élimination exige l'intervention chirurgicale.

(1) Les urines qui restent après le traitement par l'éther sulfurique (comme les urines albumineuses dans la maladie de Bright) donnent par la chaleur un coagulum blanc ou jaunâtre; ce coagulum se forme immédiatement, si l'on agit avec de l'acide azotique. Si l'on évapore jusqu'à consistance sirupeuse le liquide restant, et qu'on y ajoute de l'acide azotique, on obtient parfois encore des cristaux de nitrate d'urée.

(2) On ne confondra jamais ces urines avec les urines purulentes : dans celles-ci, c'est un véritable sédiment bien distinct, d'un blanc mat, qui se forme au fond du

Parfois l'affection est tout à fait bénigne, c'est à peine si l'urine présente un cremor très-mince qui surnage : il n'y a ni douleur ni difficulté dans la miction, nulle gêne dans quelque fonction que ce soit. Quelquefois, au contraire, l'urine abandonnée à elle-même se sépare en deux couches distinctes, l'inférieure plus ou moins foncée suivant la quantité de sang qu'elle contient ; la supérieure, blanchâtre ou rosée, épaisse, comprenant parfois la moitié, ou plus, de la hauteur du liquide : c'est alors surtout que se montrent les douleurs vives et les douleurs néphrétiques. D'autres fois encore l'urine est tellement peu coulante que le malade éprouve la plus grande difficulté à l'évacuer, et que dans le vase où elle est recueillie elle se prend en gelée plus ou moins ferme (1). Ce sont ces deux dernières formes vraiment morbides de la chylurie qui, si l'on ne parvient pas à les enrayer, produisent l'affaiblissement et le marasme chez les malades. La quantité de graisse retirée à l'aide de l'éther dans ces cas-là peut s'élever jusqu'à près de 40 pour 1000, mais en général elle n'est que de 3 à 15 pour 1000. Cette matière grasse isolée est neutre, et une partie seulement est soluble dans l'alcool (2). La fibrine des caillots colorés ou non en rouge entraîne toujours beaucoup de leucocytes.

On sait aujourd'hui que le sang des personnes qui ont vécu dans les pays tropicaux est parfois envahi par des filaires microscopiques. Ces animaux peuvent exister pendant des mois et des années sans qu'on observe des accidents. Ils peuvent, dans d'autres cas, donner lieu à des maladies graves, et finalement causer la mort (Lewis).

Les phénomènes morbides causés par cette altération du sang sont probablement dus à l'arrêt du sang dans les vaisseaux causé peut-être lui-même par l'agrégation accidentelle des hématozoaires. Il en résulte ou des obstructions ou des ruptures de leurs parois ; en sorte que le contenu des capillaires doit s'échapper par les voies d'excrétion. L'hu-

vase par le repos, et non un cremor qui surnage. Quand elles sont simplement opalines, elles ont parfois un peu à l'œil nu l'aspect louche que prennent les urines qui au moment de passer à l'état alcalin se remplissent de *Leptothrix* ou de vibrions. L'examen à l'aide du microscope empêchera facilement toute confusion à cet égard.

(1) Cet état de coagulation ayant lieu dans la vessie a été observé et il devient cause de dysurie ou de rétention (Waters, Beale). Parfois il se forme des caillots filamenteux rendus difficilement.

(2) Voyez sur ces questions Cl. Bernard et Lecomte, dans Bernard, *Liquides de l'organisme*. Paris, 1859, t. II, p. 143 ; Beale, *De l'urine*, trad. franç. Paris, 1865, in-12, p. 319. La petite proportion de l'urée (7 à 11 pour 1000. Lecomte) et des autres principes fixes montre qu'il y a là un état général, ou au moins de l'excrétion urinaire, qui est morbide. On a signalé aussi la présence de la glycose dans ces urines ou du moins la réduction par elles de la liqueur cupro-potassique Nisseron, *loc. cit.*, 1869, p. 158). M. le docteur Foncervines (de Saint-Denis-Réunion) a trouvé 1012 pour la densité d'urines chyleuses dont il m'a communiqué l'observation.

meur ainsi rejetée peut servir de véhicule, hors des voies circulatoires, à quelques filaires, ainsi que cela a été démontré pour l'excrétion urinaire et pour les sécrétions lacrymales et des glandes de Meibomius. Cela peut se reproduire à de longs intervalles, aussi longtemps, en somme, que les filaires existent dans le sang.

Il est de règle que l'état dit chyleux de l'urine ne constitue qu'un des *symptômes* de cet état de la circulation, bien qu'il soit le plus caractéristique que nous possédions actuellement.

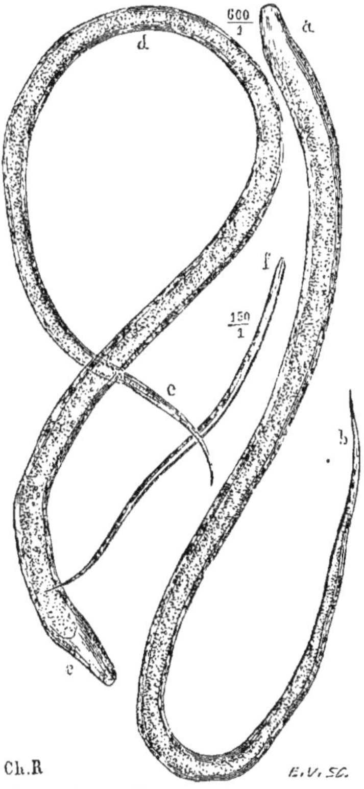

FIG. 24. — Filaires du sang humain dans l'hématurie chyleuse (*).

C'est au mois de juillet 1872 que M. Lewis les a découverts, en examinant au microscope le sang d'un Hindou atteint de diarrhée. Il reconnut qu'ils étaient de même nature que ceux qu'il avait observés deux ans auparavant dans l'urine chyleuse et décrits dans un précédent mémoire formant un appendice au sixième rapport du commissaire sanitaire près le gouvernement de l'Inde. Il en a vu aussi sur des Européens. Il les a rencontrés dans l'urine de tous les individus atteints de chylurie accompagnée de plus ou moins d'hématurie, qu'il a examinés au nombre d'une vingtaine (1).

M. le docteur Foncervines, médecin de la marine, m'a envoyé de l'île de la Réunion l'observation d'un cas de chylurie observé sur un officier,

(1) M. Lewis a rapporté l'histoire des malades atteints de chylurie sur lesquels il a constaté la présence des entozoaires dans le sang. Dans une observation leur nombre, dans chaque goutte tirée par piqûre, était considérable : Lewis en a trouvé jusqu'à douze. L'auteur tâche d'évaluer leur nombre dans la totalité du fluide sanguin et arrive au chiffre approximatif de 140 000. Il n'y a pas de relation absolue entre leur nombre dans le sang et leur nombre dans l'urine. Suivant Busk ces nématoïdes appartiendraient aux *filariens*. (*On a hæmatozoon inhabiting human blood its relation to Chyluria and other diseases. Sur un hématozoaire du*

(*) *a*, extrémité céphalique d'une filaire retirée d'un caillot fibrineux urinaire sec, mais après ramollissement ;— *b*, son extrémité caudale ; — *c*, *d*, *e*, autre filaire retirée d'un autre caillot ; — *f*, autre filaire de la même urine vue à un faible grossissement.

avec le papier ayant servi à filtrer 100 grammes d'urine laiteuse et rougeâtre, qui s'était prise en gelée. Cet envoi ne m'est parvenu que deux ans plus tard; néanmoins, en immergeant pendant un jour des bandes de la portion rougeâtre du filtre dans l'eau pure ou acidulée d'acide acétique, j'ai retrouvé deux à trois filaires dans la moitié des préparations microscopiques obtenues en raclant le caillot ramolli (fig. 24, *ab* et *cde*). Ce sont des larves non sexuées de filaires ou de strongles, telles que celles qu'on observe lorsqu'on voit éclore les œufs de ces nématoïdes ou de certains ascaridiens. Celles que j'ai observées avaient une longueur de 0^{mm},25, une épaisseur de 0^{mm},008 en arrière de l'extrémité céphalique. Celle-ci est à peine plus renflée (*a*, *c*) pour se terminer en cône émoussé, tandis que le corps, après s'être peu à peu rétréci légèrement, se termine en pointe aiguë (*b*, *e*) (1). Ces embryons larvaires manquent encore de bouche, de tube digestif et d'anus. Leur tégument homogène, résistant, relativement épais, limite la cavité du corps remplie de fins granules, les uns grisâtres, les autres un peu jaunes.

Les faits qui précèdent montrent que désormais les fèces, les urines et le sang devront être attentivement examinés chez tous les sujets atteints d'hématurie lactescente afin d'arriver à déterminer l'espèce de nématoïde dont les larves arrivent à déterminer la rupture des capillaires du rein. En outre, cet organe, le foie surtout, et les glandes lymphatiques du mésentère devront nécessairement être étudiés de même lorsque des autopsies de sujets hématuriques pourront être faites.

sang de l'homme, son rôle dans la chylurie et autres maladies, par I. R. Lewis. Calcutta, 1872, et *Journal de l'anatomie et de la physiologie*. Paris, 1873, p. 324). On voit par là que désormais sur tout individu atteint de chylurie on devra non-seulement rechercher les filaires dans les dépôts urinaires, mais encore examiner quelques gouttes du sang tirées par piqûre. Ces filaires de l'homme sont comme celles observées sur le chien, etc., des larves non sexuées d'espèces dont on ne peut encore donner le nom avec certitude.

(1) Les larves observées par Lewis étaient longues de 0^{mm},32 et épaisses de 0^{mm},9. Elles offraient une expansion membraneuse mousse du tégument à l'extrémité de la queue qui manquait ici. Les considérant comme une espèce, mais à tort Lewis les nomme *filaria sanguinis humani*, dénomination qui ne saurait être adoptée dès qu'il s'agit de larves non sexuées dérivant d'individus sexués non encore spécifiés. Wucherer le premier (*Gazeta medica da Bahia*, 1868 et 1869, et *Archives de médecine navale*; Paris, 1870, t. XIII, p. 141) a constaté la présence de ces vers dans les dépôts urinaires et sur le papier ayant servi à filtrer l'urine des sujets atteints d'*hématurie intertropicale*. Dans son travail se trouve citée une lettre de Leuckart indiquant que ces vers, à lui envoyés, sont probablement des embryons de strongles. Wucherer dit avoir trouvé, bien que rarement dans les urines hématuriques des œufs obtus à l'un de leurs pôles, à coque de couleur marron dont Leuckart lui a signalé l'existence dans certaines urines. Je n'ai pu les rencontrer dans les produits envoyés par M. Foncervines. Wucherer ne donne pas les dimensions des vers qu'il a observés et n'indique pas leur présence dans le sang. Il se borne à dire qu'ils sont transparents, à contenu finement grenu, tête obtuse et queue pointue, comme ceux de la figure 22.

L'altération des urines qui les fait dire *urines graisseuses*, ou improprement *urines laiteuses* ou *chyleuses* et décrite aussi sous le nom de *chylurie*, de *galacturie*, etc., doit être étudiée à propos du passage du sang dans l'urine. Elle ne constitue en effet qu'une des formes de l'hématurie (1), forme dans laquelle le plasma sanguin, passant de toutes pièces dans l'urine, dénote sa présence par sa couleur blanche, couleur dont j'ai indiqué antérieurement les causes (pages 92 à 94, et 117 à 118). Ici seulement, cet état laiteux du plasma, au lieu de ne persister que pendant quelques heures de la journée, est devenu accidentellement permanent, excessif, constitue l'état morbide dit *piarrhémie*, dont l'*hématurie graisseuse* est un symptôme. Malgré que souvent la couleur blanche de l'urine masque la couleur rouge des hématies, la coexistence de celle-ci avec la graisse en émulsion est constante. C'est donc avec raison que cette affection a reçu de Rayer le nom d'*hématurie graisseuse* (2), et d'autres auteurs celui d'*hématurie avec urines* dites *chyleuses* (3).

Ainsi la coloration blanche de l'urine par la graisse en émulsion vient du passage, dans l'urine, de très-fines gouttes de graisse que le sérum du sang tient normalement en suspension, et qui le rendent opalin ou *laiteux* à certains moments de la digestion. Elle indique un état du foie causé probablement lui-même par la présence des filaires dans les capillaires hépatiques, amenant production en excès, et d'une manière continue, des substances qui donnent au sérum du sang son état laiteux déjà indiquées p. 143. De plus la graisse est moins abondante à jeun qu'aussitôt après le repas (Cl. Bernard et Leconte). Les granulations en suspension dans l'*urine laiteuse* sont d'une finesse excessive, trop petites pour paraître jaunes au centre, comme le font les gouttes ordinaires de graisse vues au microscope. Elles sont par leur aspect tout à fait semblables à celles qu'on trouve dans le sérum du *sang laiteux*. La coexistence du sang à sérum lactescent et de l'état laiteux des urines a été constatée plusieurs fois.

La chylurie est ordinairement consécutive à l'hématurie proprement

(1) La présence constante d'hématies dans les urines dites chyleuses le prouve à côté d'autres faits encore ; elle montre de plus l'impropriété des termes *diabète lymphatique* (Nisseron), *lymphurie* et *lymphorrhée néphrétique* proposés pour désigner cette hématurie, et le peu de fondement de l'hypothèse qui voudrait qu'il s'agît ici d'une lymphorrhagie rénale (Gubler) dans laquelle les hématies viendraient de la lymphe et non d'une hémorrhagie. De plus quand la *lymphe* est *lactescente* elle est généralement trop pauvre en principes graisseux pour pouvoir en donner à l'urine autant qu'elle en contient (voy. p. 283 et suiv). L'origine parasitique de l'hématurie prouve plus encore que la maladie ne provient pas de varices lymphatiques du rein.

(2) Rayer, *Comptes rendus et Mémoires de la Société de biologie*. Paris, 1850, in-8, p. 55.

(3) Juvenot, *Recherches sur l'hématurie endémique dans les climats chauds et sur la chylurie*, thèse de Paris, 1853, in-8, p. 20 à 31.

dite simple ou compliquée de gravelle urique. Tantôt on la voit alterner avec le pissement de sang ou bien l'accompagner; tantôt celui-ci a disparu depuis longtemps déjà, que les urines se montrent laiteuses encore, ou qu'elles le deviennent pour la première fois. Les pathologistes disent que la chylurie peut être primitive ou consécutive; c'est-à-dire qu'elle peut, quoique rarement, survenir spontanément sans dérangement préalable dans la santé (1); mais le plus habituellement pourtant son apparition est précédée de douleurs très-vives surtout dans les lombes, quelquefois aussi de nausées, moins communément de vomissements. Chez quelques personnes elle donne lieu à de véritables coliques néphrétiques. Quand elle est établie depuis quelque temps, les douleurs disparaissent presque toujours pour ne plus revenir qu'à de longs intervalles, lors de quelque recrudescence par exemple, si toutefois elles reviennent. Il est assez rare que les urines conservent constamment leur apparence laiteuse. Il y a de temps à autre, sinon cessation complète de la maladie, du moins une rémission dans l'abondance du sang et de la lactescence ou même retour des urines normales.

VINGT-SEPTIÈME LEÇON

DES SÉDIMENTS ET DES CALCULS URINAIRES.

Des lésions des voies urinaires coexistant ou non avec divers dépôts salins ou encore l'action de ceux-ci sur les organes urinaires peuvent amener la génération en excès de leucocytes, la desquamation épithéliale ou la supersécrétion de mucus venant compliquer la nature du dépôt.

La constitution de l'urine peut être modifiée par l'augmentation morbide de la quantité des éléments anatomiques ou du mucus venant des parois altérées de l'appareil urinaire; éléments qui, sans appartenir normalement à l'urine, tombent dans ce fluide en trop petit nombre pour y former un dépôt, tandis que dans les cas dont je parle ils la troublent plus ou moins et y forment un sédiment après quelque temps de repos.

(1) Il s'agit alors des *urines graisseuses* proprement dites de Rayer, de la *pimélurie*, dérivant sans doute aussi de la *pimélhémie* ou *piarrhémie*, car de certaines heures à d'autres de la journée l'urine peut être *laiteuse* ou claire. Mais quoiqu'albumineuse elle ne contient pas de globules rouges du sang (Ball, Chalvet, *Comptes rendus et Mémoires de la Société de biologie*, 1869, p. 148). Comme dans le rein la lymphe ne peut devenir *laiteuse* qu'en empruntant de la graisse à un plasma *laiteux* lui-même (p. 143); s'il s'agissait ici d'une *lymphurie* (Gubler), elle serait toujours d'origine piarrhémique. En tout cas il serait encore nécessaire de suivre les malades, d'examiner à diverses reprises leurs urines claires et laiteuses et aussi de voir si leur sang contient des larves de filariens.

Parmi les plus fréquentes modifications accidentelles de l'urine comptent celles qui consistent en une augmentation ou une diminution dans la quantité d'un seul ou de plusieurs des principes qui la composent habituellement. Dans l'un et l'autre de ces cas les principes peu solubles d'origine organique comme d'origine minérale, peuvent passer de l'état liquide à l'état solide et produire des dépôts, soit sous forme de sédiments, soit sous forme de graviers et de calculs.

Ces derniers une fois constitués sont autant de corps étrangers doués de caractères propres, exigeant une description séparée.

A. — Sédiments dus à l'augmentation de quantité de certaines parties constituantes de l'appareil urinaire.

L'urine tient normalement en suspension : 1° un peu de *mucus vésical*, produit naturellement par la vessie (voy. p. 561); 2° quelques *cellules épithéliales* pavimenteuses englobées dans ce mucus et venant de la vessie et de l'urèthre, avec ou sans *épithélium nucléaire* de la vessie ; 3° souvent des *leucocytes*, en très-petit nombre (voy. p. 561). Ces divers éléments se retrouvent dans tous les autres dépôts urinaires, en quantité variable selon leur nature; l'exagération de leur quantité caractérise certaines maladies et quelques espèces distinctes de dépôts (1).

Des sédiments épithéliaux.

L'épithélium du rein et celui des bassinets seront toujours cités par les anatomistes comme exemples de la réunion en un seul point et parfois en suspension dans le même liquide du plus grand nombre des variétés d'épithélium qu'on puisse songer à examiner simultanément.

Sur les sujets morts de maladies autres que celles des reins, on trouve en effet, dans les calices et les uretères :

1° Des épithéliums nucléaires sphériques ou ovoïdes ;

2° Des cellules épithéliales sphériques à un ou à deux noyaux (quelquefois même trois ou quatre, volumineux ou non) ;

3° Des cellules prismatiques, soit d'égal volume aux deux bouts, soit courtes, triangulaires, soit allongées, mais ayant une extrémité mince, effilée, plus ou moins longue, filamenteuse, terminée en pointe aiguë;

(1) Je devrais décrire en premier lieu les filaments blanchâtres à peine visibles à l'œil nu ou même invisibles qui se forment dans les replis de la muqueuse du canal de l'urèthre et sont rejetés avec les premières gouttes d'urine, surtout pendant la durée des blennorrhagies et dans les premières semaines qui suivent sa guérison, ainsi que chez les graveleux et les calculeux ; mais ce que j'en ai dit p. 473, suffit pour qu'on puisse facilement les reconnaître. Seulement ils n'englobent pas ordinairement ici des spermatozoïdes ; ce sont plus souvent des leucocytes disposés en amas serrés et quelques cellules épithéliales qui les rendent opalins, grisâtres ou blancs. Ils sont ordinairement finement striés dans le sens de leur longueur, et ils le deviennent encore davantage au contact de l'acide acétique.

4° Des cellules pavimenteuses à angles aigus ou mousses, ayant 1 ou 2 centièmes de millimètre de large, ou atteignant 5 à 6 centièmes et même plus dans un ou deux sens. C'est à cette variété de cellules qu'il faut rattacher celles qui sont tantôt larges, tantôt étroites au niveau du nucléus, et qui se terminent en pointe plus ou moins allongée à leurs deux extrémités, de manière à prendre la forme d'un fuseau et à ressembler, au premier coup d'œil, aux corps fibro-plastiques fusiformes. Tantôt c'est l'une de ces variétés qui prédomine sur les autres, tantôt c'est une autre variété; mais toutefois, en général, la variété pavimenteuse l'emporte en quantité, et la variété nucléaire est la moins abondante.

On ne peut saisir les conditions qui déterminent ces particularités; cependant toutes les fois que le rein, au lieu d'être ferme, rénitent, élastique, est mou, s'affaisse en quelque sorte sous son propre poids, comme dans certaines formes de fièvres puerpérales, etc., la variété nucléaire est plus abondante qu'à l'ordinaire, et les cellules, les pavimenteuses surtout, sont plus petites, ont des bords moins nettement déterminés. Beaucoup de cellules ne sont représentées que par un noyau entouré par une masse de matière amorphe, irrégulière, qui l'entoure totalement ou semble seulement appendu à une partie de sa périphérie.

Ce qui donne encore à cette réunion d'épithéliums en suspension dans l'urine prise sur le cadavre un aspect des plus variés, c'est leur état de groupement et d'isolement d'une part, et la structure intérieure de chaque cellule d'autre part. On voit, en effet, beaucoup de fragments de gaînes épithéliales plus ou moins longues, simples ou bifurquées une et même plusieurs fois, flottant dans l'urine des bassinets lors même que le rein a été enlevé avec précaution et sans être comprimé. Tantôt ces gaînes sont formées d'épithélium nucléaire dont les éléments sont contigus ou, au contraire, séparés par une certaine quantité de matière amorphe granuleuse, non partagée ou segmentée en cellules. Ceci s'observe surtout dans les cas où il y a eu quelque trouble de la sécrétion urinaire. Dans les circonstances contraires, les gaînes épithéliales sont surtout formées de cellules pavimenteuses petites ou de moyen volume, à noyau volumineux, quelquefois avec nucléole, souvent dépourvues de celui-ci, et presque toujours très-régulières, fort élégamment disposées.

L'aspect que présente l'ensemble des cellules dans chaque tube ou sur leurs lambeaux déchirés est souvent modifié par ces changements séniles ou accidentels (sans être essentiellement morbides) des cellules; changements désignés sous le nom de dilatation vésiculiforme. On trouve, en effet, des cellules, soit isolées, éparses au milieu des autres, soit groupées en nombre variable qui sont devenues plus grosses que celles qui les avoisinent et en même temps claires, limpides, dépourvues complétement ou presque entièrement des granulations grisâtres dont les cellules normales sont uniformément parsemées. Tantôt leur noyau conserve son aspect ordinaire; d'autres fois, bien que rarement, il a perdu la totalité ou une partie de ces granulations. Lorsque ces cellules ont été isolées par dilacération ou se trouvent seules au milieu des cellules normales d'une gaîne, elles sont ordinairement sphériques; si elles sont réunies en certain nombre, elles sont élégamment polyédriques par pression réciproque.

Enfin les cellules pavimenteuses, prismatiques ou sphériques, peuvent offrir un aspect particulier, rare dans les autres régions de l'économie, par suite de l'accumulation dans leur épaisseur d'une quantité plus ou moins grande de gouttelettes claires, assez pâles, mais à bords très-nets et bien marqués, superposées les unes aux autres. Elles sont très-régulièrement sphériques, n'ont pas le pouvoir réfringent des gouttes graisseuses et varient de volume de 1 à 6 millièmes de millimètre.

Elles remplissent quelquefois la totalité d'une cellule, et alors en masquent le noyau ou l'ont fait disparaître. Le plus souvent elles n'ont envahi qu'une partie de la masse de la cellule, et laissent encore voir le noyau. Celui-ci peut, quoique rarement, devenir granuleux lui-même, mais ce sont des granulations plus petites et plus foncées qu'il renferme. Cet état des cellules s'observe dans celles qui sont réunies en gaînes, et déjà sur des sujets de douze à quatorze ans aussi bien que chez les adultes.

Une dernière particularité que présentent souvent les cellules du rein consiste en la présence, dans leur épaisseur, de granules d'hématosine. Ces granulations sont rarement arrondies, mais plutôt polyédriques, à angles et arêtes mousses. Elles n'existent le plus souvent qu'en petit nombre dans les cellules, et ne les remplissent pas comme elles le font souvent pour les cellules épithéliales pulmonaires lorsqu'un épanchement sanguin a eu lieu dans cet organe. Elles se distinguent facilement par leur teinte d'un brun rouge foncé à la périphérie, rouge clair au centre et par leur pouvoir réfringent assez considérable. Du reste, le nucléus conserve son aspect ordinaire; et il est fort rare de voir les cellules distendues ou déformées par suite de ce dépôt accidentel d'hématoïdine dans leur épaisseur.

C'est à ces éléments d'épithélium tenus en suspension, après la mort, par l'urine des bassinets, que celle-ci doit son aspect trouble, pouvant aller jusqu'à prendre la teinte gris jaunâtre du pus, sans qu'il y ait pourtant des leucocytes. Il est commun, du reste, de voir des éléments anatomiques de petit volume, comme diverses espèces de cellules, donner au liquide qui les tient en suspension lorsqu'elles sont en grande quantité une teinte analogue à celle du pus; souvent on s'exposerait à être induit en erreur lorsqu'on ne tient compte que de l'aspect extérieur dû à la lumière que réfléchissent les éléments anatomiques en suspension, sans recourir à l'examen direct de ceux-ci (1).

Les gaînes épithéliales des tubes urinipares signalées plus haut, et qu'on trouve fréquemment dans les bassinets sur le cadavre, ou qu'on expulse assez facilement en comprimant le rein pour faire suinter l'urine par les mamelons, se rencontrent quelquefois dans les urines. Leur présence est moins commune que celle des cylindres granuleux, et on ne les trouve qu'en petit nombre. J'en ai observé sur des enfants atteints de scarlatine, mais aussi dans la vessie d'individus morts de pleurésie avec épanchement purulent, de tubercules pulmonaires et de maladies indéterminées; aussi je crois que leur issue est moins exclusivement liée à la scarlatine, l'érysipèle, etc., que ne semble l'indiquer Lehmann. Funke les a figurées d'après une observation faite dans un cas de fièvre typhoïde. Elles se distinguent aisément des filaments de matière amorphe, soit hyalins peu granuleux, soit très-granuleux, par la disposition polyédrique des cellules juxtaposées, par l'uniformité de l'écartement de leurs noyaux, par la finesse et l'uniformité de volume de leurs granulations. Il arrive quelquefois que les gaînes épithéliales ainsi expulsées contiennent des granulations dans leur cavité centrale, qu'elles sont remplies en un mot par un filament granuleux semblable à ceux qu'on trouve libres. On distingue alors facilement la couche de cellules polyédriques enveloppant le filament granuleux. L'acide acétique gonfle celui-ci et en fait sortir la substance à l'extrémité de la gaîne épithéliale, qui quelquefois se rompt, mais dont en général les cellules sont seulement pâlies, tandis que leur noyau devient très-évident (2).

Dans les cas de maladies de la vessie, ce sont les épithéliums de sa muqueuse qui, mêlés aux globules sanguins et à des leucocytes, forment des sédiments avec le mucus qui les accompagne (voy. p. 561). Les épithéliums papillaires ou végétations fongueuses du col vésical peuvent être reconnus d'après les caractères de cet épithélium, quand ces végétations se détachent de leur surface et forment des sédiments dans l'urine. Les cellules sont tantôt isolées, tantôt encore réunies en lambeaux ou en gaînes

(1) J'ai dû signaler l'existence de ces diverses variétés d'épithélium, parce que quelques-unes, devenues ou non granuleuses, se déposent parfois dans l'urine rendue pendant la durée de certaines maladies du rein et des bassinets. La détermination de leur présence dans l'excrétion devient ainsi un moyen aidant au diagnostic du siége du mal, lorsqu'on s'est souvent familiarisé avec leur examen comparativement aux éléments de l'épithélium vésical. Elles prennent, en effet, part à la constitution de divers sédiments, avec des hématies, des leucocytes et du mucus souvent visqueux qui les englobe et qui forme la partie la plus volumineuse du dépôt.

(2) Ces gaînes épithéliales tubuleuses, ou avec leur cavité remplie de la matière grenue dont il va être question, méritent seules, dans les dépôts urinaires, le nom de *tubuli*.

papillaires, ayant à l'œil nu l'aspect de petits flocons grisâtres, nageant dans une urine foncée ou sanguinolente. Parfois même on voit en outre des papilles ou des faisceaux de papilles contenant une anse vasculaire et couvertes de leur épithélium. Dans ces conditions, les cellules libres ou juxtaposées sont souvent en partie granuleuses, comme gonflées et sphéroïdales. Beaucoup ont une portion de leur substance superficielle soulevée en ampoule hyaline (1).

Sédiments purulents.

J'ai peu de choses à ajouter ici à ce que j'ai dit à propos du pus en général, rien n'étant plus facile que de distinguer les leucocytes des autres sédiments par l'emploi du microscope.

La présence des *dépôts purulents*, complique souvent les précédents, ou *vice versa*, bien qu'ils puissent exister indépendamment les uns des autres. Ils forment une couche blanche ou jaunâtre qui se sépare nettement au fond du vase, ou rendent l'urine tout à fait trouble au moment de l'émission. Les premiers se rencontrent dans les affections dites *catarrhes de la vessie;* les seconds indiquent plutôt une pyélite; car, à moins que le rein ne soit distendu ou creusé par quelque calcul, il est rare que ces tubes suppurent, et que par conséquent le pus vienne du rein. Les globules peuvent venir aussi de la vessie enflammée d'une manière intense, mais ils sont alors habituellement accompagnés de mucus (voy. p. 561), ou bien ils viennent d'abcès iliaques et rétro-utérins, etc., ouverts dans la vessie. Dans ces *dépôts purulents*, les globules n'ont ordinairement plus leur petit volume habituel (p. 562), mais ils ont pris les caractères des globules du pus phlegmoneux. Il est rare que des dépôts pathologiques précédents ne soient pas accompagnés de quelques gouttes graisseuses éparses. S'ils sont en partie formés de cristaux, de phosphate ammoniaco-magnésien, leur couleur tend à la couleur blanchâtre.

Dans les urines rendues légèrement louches par un petit nombre de leucocytes, sans qu'il y ait cystite proprement dite, chez certains calculeux et graveleux ils sont resserrés, grisâtres, peu grenus. Le dépôt qu'ils forment est mobile, plus gris ou demi transparent que bleuâtre; le mélange de cristaux d'acide urique le rend un peu rougeâtre s'ils sont un peu abondants. Ces urines restent en général longtemps acides sur ce dépôt (voy. p. 813).

Lorsque l'urine contient du pus, il n'est pas rare de la voir légèrement

(1) On reste toujours frappé de la rapidité avec laquelle l'urine, à mesure qu'elle est excrétée dans ces cas-là, devient alcaline et de l'intensité de son odeur ammoniacale. Les globules rouges du sang qui se mêlent alors aux épithéliums sont cependant conservés, avec les modifications de forme que l'urine leur fait subir, sans être autant gonflés que le sont les leucocytes. (Voy. p. 852).

troublée par des leucocytes tenus en suspension dans sa masse. Cette teinte louche (que les malades comparent parfois à celle du bouillon) et à reflet lactescent a souvent été cause d'erreurs : l'acide nitrique versé y précipite en effet une certaine quantité d'albumine, qui provient du sérum du pus (voy. p. 831-832). L'urine, dans ces cas-là, est toujours acide. Quand elle est alcaline, le pus se présente sous la forme d'une masse généralement gélatiniforme et filante, adhérant fortement aux parois du vase qui la contient. Cette masse glaireuse a été prise souvent pour du mucus, mais elle est un peu plus opaque. Du reste, quand il y a du pus et du mucus dans les urines alcalines, ils se confondent en cette masse filante (1). Cette consistance glaireuse est due à la réaction sur les globules du pus, du carbonate d'ammoniaque que dégage l'urée décomposée, réaction semblable à celle que donne l'ammoniaque elle-même.

Des filaments granuleux des tubes urinipares et de l'urine.

Il est beaucoup d'individus adultes, quelle que soit la cause de leur mort, chez lesquels on trouve un certain nombre de conduits de la substance tubuleuse du rein dont la cavité est remplie d'une matière amorphe finement granuleuse qui en reproduit la disposition sous forme d'un cylindre demi-solide, friable, ainsi que Henle (1842) l'a signalé d'abord chez les albuminuriques.

Souvent cette matière s'arrête au niveau de la jonction de la substance tubuleuse avec la corticale ; d'autres fois, et surtout dans l'albuminurie, les fièvres typhoïde et puerpérale, le choléra, etc., ou même dans d'autres affections, sans que la sécrétion urinaire ait été modifiée en rien, elle se prolonge dans les conduits de la substance corticale. Mais elle ne se voit jamais dans les *glomérules de Malpighi*, ni dans les interstices des tubes du rein ; la substance amorphe que l'on trouve quelquefois, surtout à la suite des maladies inflammatoires du rein dans ces régions, est bien différente de celle qui remplit les tubes, tant par sa ténacité que par une moindre quantité de granulations moléculaires.

La matière accumulée dans les tubes du rein sous forme de petits cylindres n'est pas identique dans tous les cas.

A. Elle peut être formée de fines granulations grisâtres, de volume uniforme, généralement peu cohérentes, se dissociant assez facilement. Presque toujours l'épithélium du tube qui renferme ces cylindres fine-

(1) Toutes ces particularités dont la priorité a parfois été attribuée à des écrits récents, sont très-nettement exposées par M. Donné (*Cours de microscopie*, 1844, p. 272) qui a bien étudié les différences des dépôts dans les urines alcalines comparativement à celles qui sont acides. Il a vu que parfois dans les premières le corps des globules de pus est liquéfié ou presque invisible.

ment granuleux est conservé; il présente le plus souvent la forme nucléaire sphérique, ou celle de cellules pavimenteuses très-petites, moins régulières que dans les tubes qui sont vides de cette matière granuleuse. Ordinairement les cellules épithéliales sont en même temps tellement remplies de granulations moléculaires, grisâtres, que leur noyau est en grande partie masqué, difficile à voir ou même totalement caché. Dans ce cas, les angles des cellules sont mousses, arrondis, sans que pourtant celles-ci soient plus volumineuses qu'à l'état normal, ou le soient d'une manière très-notable. L'acide acétique pâlit beaucoup ces cellules et les granulations grisâtres qu'elles renferment; mais il attaque moins et ne fait que gonfler un peu la matière que contient la cavité des tubes eux-mêmes.

Cet état des cellules coïncidant avec la présence de matière amorphe dans le tube qu'ils limitent, s'observe ordinairement dans les cas de mort par suite d'éclampsie et quelquefois de choléra. Dans ces circonstances en particulier, on trouve que ce sont les tubes de la substance corticale qui sont tous ou presque tous remplis par ces cylindres finement granuleux et par leurs cellules remplies de granulations grisâtres. Aussi, ordinairement cette substance en reçoit une teinte d'un gris blanc ou d'un blanc jaunâtre, uniforme, mat, qui tranche sur la couleur de la substance tubuleuse. Cette dernière est plus rouge, à peu près semblable à ce qu'elle est à l'état normal, bien que quelquefois elle partage un peu la teinte générale que la substance corticale reçoit de l'accumulation de cette matière amorphe dans tous ou presque tous ses tubes. En outre, on observe que les tubes des pyramides de Ferrein ne sont plus, comme à l'ordinaire, tapissés par un épithélium régulier. La substance qui les remplit est en contact direct avec leur paroi propre, hyaline, homogène comme à l'ordinaire; et dans l'épaisseur de la première, surtout après l'action de l'acide acétique, on aperçoit quelques éléments d'épithélium du rein, généralement en petite quantité.

B. Le plus souvent les tubes du rein sont remplis d'une matière amorphe ordinairement parsemée de granulations, les unes grisâtres, les autres jaunâtres foncées, ayant au plus 3 à 4 millièmes de millimètre et en moyenne 1 à 2 millièmes.

Tandis que les cylindres finement granuleux décrits précédemment se rencontrent rarement dans les urines, sortis des tubes urinifères, ces derniers sont fréquemment expulsés avec elles, et ce sont eux surtout qui ont été décrits souvent au nombre des sédiments urinaires.

Ces cylindres ou filaments sont pleins, et non creux ou tubuleux; ils sont droits ou flexueux, selon leur longueur; cylindriques ou quelquefois resserrés, plus étroits sur un ou deux points de leur étendue, larges de

2 à 3 centièmes de millimètre, rarement 4 centièmes. Leurs extrémités sont ordinairement irrégulières, déchirées; plus rarement l'une d'elles est arrondie, renflée ou non. Ils se composent d'une substance amorphe, homogène, très-transparente. Le plus souvent cette substance est remplie des granulations signalées plus haut, de manière qu'elles se touchent; le cylindre est alors foncé, peu transparent, ainsi que l'a bien décrit Simon (1). Il est commun de trouver les granulations abondantes, surtout dans la partie centrale du cylindre, de manière à laisser une couche périphérique de matière amorphe épaisse de 2 à 3 millièmes de millimètre, dépourvue de granulations (2).

A côté de ces cylindres dans lesquels les granulations sont assez uniformément distribuées, quoiqu'elles ne soient pas d'un volume égal, on en trouve quelquefois dans lesquels les granules sont écartés les uns des autres avec de la matière transparente interposée à eux ; ou bien ils sont accumulés en quelques points, tandis que le reste du cylindre n'en renfermant pas ou presque pas, reste très-pâle et transparent plus ou moins, selon qu'elles manquent tout à fait ou non.

Cette disposition a été bien décrite par Simon. Il y a même quelquefois des cylindres tellement pauvres en granulations ou qui en sont tellement privés qu'ils sont très-transparents, difficiles à apercevoir, si ce n'est lorsque, pris dans le bassinet, il y a des cellules d'épithélium rénal accumulées autour d'eux, qui les font se dessiner en clair sur le champ opaque et granuleux que présentent les cellules. Il est probable que ce sont eux que Lehmann considère comme espèce à part qu'il croit être la *membrane propre des tubes urinaires* expulsée. Il les a rencontrés dans l'urine sur des sujets atteints de la forme chronique de la maladie de Bright, avec altération graisseuse du rein (3). Funke les a exactement figurés sous les noms de *cylindres urinaires* et de *corps hyalins en forme de tube*, non plus chez les albuminuriques, mais dans un cas de phthisie aiguë avec tubercules miliaires (4).

(1) Franz Simon, *Ueber eigenthümliche Formen im Harnsediment bei Morbus Brightii* (*Arch. für Anat. und Physiol. von J. Müller*, 1843, p. 28, pl. II, fig. 4).

(2) C'est, je crois, ce qui a fait donner par Simon le nom de *tube* à ces cylindres, et celui de *contenu* de ces tubes aux filaments moins granuleux, moins foncés, dans lesquels les granulations occupent la matière amorphe jusqu'à sa surface même.

(3) Lehmann, *Lehrbuch der physiologischen Chemie*. Leipzig, 1850, in-8, t. II, p. 393. Il décrit trois espèces de filaments dans les urines : 1° les gaînes épithéliales signalées plus haut ; 2° les filaments granuleux ; 3° les filaments pâles indiqués ici.

(4) O. Funke, *Atlas der physiologischen Chemie*. Leipzig, 1853, in-8, p. 34, atlas in-4, pl. XIV, fig. 2. Il figure les trois formes de filaments décrites par Lehmann. Sans se prononcer sur la nature des filaments pâles, l'exactitude de ses figures, faites toutefois à un trop faible grossissement, et les noms qu'il leur donne

Dans l'épaisseur de ces cylindres, on trouve presque toujours des noyaux libres d'épithélium rénal, soit finement grenus, soit dépourvus de granulations presque complétement, et alors clairs, transparents. Il y a aussi assez souvent des cellules proprement dites de cet épithélium. Bien que, hors le cas d'hématurie proprement dite, je n'aie jamais vu dans leur épaisseur les globules du sang dont parlent Lehmann et Funke, il est fort possible qu'il s'en trouve quelquefois, puisqu'il n'est pas rare d'y observer des grains d'hématosine, qui seront décrits plus loin.

On y voit, dans quelques circonstances, des leucocytes signalés par Simon sous le nom de globules de mucus; mais l'action de l'acide acétique sur les filaments du rein me porte à croire que lui et ses successeurs ont quelquefois donné ce nom aux épithéliums nucléaires décrits plus haut, car ces derniers sont bien plus fréquents que les leucocytes. L'acide acétique gonfle en effet les cylindres et les pâlit en attaquant une partie de leurs granulations, sans toutefois les faire disparaître. Il met ainsi en évidence des épithéliums nucléaires et même des cellules qui auparavant n'étaient pas visibles. Le contour des noyaux devient plus foncé, et ils sont un peu resserrés par ce réactif; tandis que les leucocytes, lorsqu'il y en a, sont pâlis, et on aperçoit alors le noyau ou les deux noyaux qu'ils renferment ordinairement.

Tous ces cylindres granuleux, lorsqu'on les observe dans les tubes urinipares, peuvent être isolés en certain nombre par dilacération, bien que pour la plupart ils restent ordinairement dans la cavité du tube même. On peut constater alors que les cylindres granuleux sont plus petits que les gaînes épithéliales, parce qu'ils en remplissent la cavité. Dans de rares circonstances ordinairement morbides, ou seulement dans un petit nombre de tubes, les cylindres granuleux de la substance corticale sont immédiatement contigus à la paroi propre de ceux-là, sans interposition de l'épithélium. Ce fait est commun dans la substance tubuleuse et peut même, quoique rarement, être observé dans des conditions normales.

Les filaments ou cylindres remplissant les tubes urinipares dont il est question ici se rencontrent surtout dans la substance tubuleuse; ils s'y trouvent non-seulement dans des conditions morbides, mais on peut les observer sur des sujets adultes ou de douze à quatorze ans morts de maladies quelconques n'ayant aucunement affecté la sécrétion urinaire. Il est vrai qu'il y a moins de tubes qui en renferment que dans les cas d'albuminurie, de fièvre typhoïde, de choléra, de fièvre puerpérale, d'é–

portent à croire qu'il ne les regarde pas comme des parois propres de tubes urinipares, mais bien pour ce qu'ils sont, c'est-à-dire des filaments formés surtout de matière amorphe pâle avec fort peu de granulations foncées.

clampsie, etc. ; mais on les voit dans les tubes du rein des animaux domestiques, tués pour l'usage de la viande de boucherie (mouton, bœuf, porc) : on peut donc les considérer comme normaux ou au moins accidentels, sans être morbides à proprement parler. Chez les mammifères domestiques, ils sont toujours plus finement granuleux que dans notre espèce.

Dans un certain nombre d'affections du rein, dans divers empoisonnements avec albuminurie ou non, dans l'empoisonnement par le phosphore, les tubes du rein se remplissent de granulations graisseuses maintenues agglutinées en cylindres par une substance muqueuse hyaline. Cette substance n'est pas albumineuse, contrairement à ce que disent beaucoup d'auteurs, car elle n'est pas gonflée par l'acide acétique ni dissoute comme le coagulum d'albumine. Dans les dépôts urinaires, ces cylindres se retrouvent à l'état de fragments plus ou moins longs à extrémités généralement mousses, à contour net. Ils sont foncés, jaunâtres et grenus dans leur intérieur comme tous les corps riches en granules de graisse. Ces derniers sont sphériques, à contour net, à centre brillant, larges de 2 à 8 millièmes de millimètre, contigus ou un peu écartés, parfois avec eux sont quelques noyaux ou des cellules de l'épithélium rénal. Leur aspect foncé, jaunâtre et grenu les rend faciles à apercevoir dans les dépôts urinaires et les distingue bien des filaments dont je viens de parler.

Il arrive quelquefois que l'on trouve à la coupe du rein la substance tubuleuse ou la corticale et plus souvent le niveau de leur jonction parsemés de taches ou de traînées d'un pourpre noirâtre se fondant insensiblement sur les bords avec la substance saine. Lorsqu'on cherche à l'aide du microscope à reconnaître la cause de cette coloration, il est facile de voir qu'elle est due à des granulations d'hématosine amorphe, larges de 1 à 8 millièmes de millimètre environ, éparses dans la substance des cylindres granuleux. Il en existe souvent en même temps dans l'épaisseur des cellules épithéliales, mais en petite quantité dans chaque cellule, et moins que dans les cylindres eux-mêmes.

Il peut se faire que l'état des malades, la coloration noirâtre de l'urine ou la présence de très-fines granulations très-foncées, brunâtres (1), tant dans ce liquide que dans les cylindres grenus déposés par celui-ci (et dans les leucocytes du sang) portent à penser à une mélanose rénale, rendant possible et probable le passage de ses granules dans l'urine. Il importerait alors de traiter les filaments par l'acide sulfurique, afin de s'assurer de la nature mélanique réelle des granules observés, en rai-

(1) Voy. p. 804, et Nepveu, *Gazette médicale*, Paris, 1873, p. 355, observ. V; *ibid.*, 1874, p. 59.

son de leur insolubilité dans cet acide qui au contraire dissout les autres principes colorants (1), etc. Il est utile, dans ces conditions, d'enlever à la préparation le plus possible de son urine avant d'ajouter l'acide sulfurique.

De l'expulsion des cylindres granuleux avec les urines.

Nous venons de voir que l'accumulation d'une matière amorphe granuleuse, ou de granulations accumulées les unes contre les autres sous forme de cylindre remplissant un certain nombre de tubes urinipares, est un fait normal. S'il est accidentel, il se rencontre trop souvent et dans des circonstances trop variées, et même sans que la sécrétion urinaire soit troublée, pour qu'il soit possible de considérer la présence des cylindres comme caractérisant essentiellement un état morbide quelconque.

Leur situation et leur nature montrent que, pour arriver aux bassinets, l'urine doit filtrer en quelque sorte au travers de cette matière amorphe dans les tubes qui en renferment.

Or, leur présence dans l'urine tient à ce qu'il en est quelques-uns d'entraînés de temps à autre, probablement par suite de réplétion et distension d'un tube urinifère par l'urine.

Ce fait est aussi normal que leur présence dans les tubes. Il est peu de sujets, quel que soit leur genre de mort, chez lesquels, si l'on fait deux ou trois préparations de l'urine troublée par les épithéliums en suspension dans les bassinets, on n'observe des cylindres ou fragments de cylindre granuleux plus ou moins longs. Lorsqu'on n'en rencontre pas, il suffit souvent de comprimer le rein pour en faire sortir avec l'urine qu'on voit sourdre par les mamelons du rein. On en trouve aussi quelquefois dans l'urine de la vessie des cadavres, mais plus difficilement que dans les bassinets.

On en rencontre aussi assez fréquemment dans les dépôts rougeâtres d'urate de soude et d'ammoniaque, communs en hiver ou après un léger mouvement fébrile, lors même qu'ils ne s'accompagnent d'aucun dérangement permanent.

Il est vrai, du reste, qu'ils sont rejetés plus abondamment lorsque la sécrétion urinaire ayant été ralentie, comme dans la rougeole, la scarlatine, la fièvre typhoïde, la dysenterie, le choléra, etc., elle vient à reprendre avec une certaine activité lors de la convalescence. Leur expulsion est enfin, à ce qu'il paraît, soumise à des conditions très-variables,

(1) Voy. Ch. Robin, art. MÉLANOSE du *Dict. encyclopéd. des sc. médicales*, 1873, et ci-dessus p. 274 en note. Jusqu'à présent aucun auteur n'a rendu certaines, par ces réactions, les observations sur la présence de la mélanine dans l'urine.

car on les observe dans les affections les plus diverses (phthisies, affections aiguës ou chroniques du rein, etc.), et on ne les trouve d'une manière régulière et constante dans aucune maladie, ainsi que l'ont signalé plusieurs observateurs.

Le peu de régularité de leur production dans la maladie de Bright, dont on les a d'abord considérés comme un caractère constant, a déjà été noté, mais toutefois par des auteurs qui ont peut-être exagéré leur rareté (1). Je les ai rencontrés dans diverses sortes de dépôts urinaires, qui m'étaient apportés par des malades se croyant atteints de pertes séminales, chez d'autres atteints de gravelle urique, chez des diabétiques (2).

Dans les urines normales, dont j'observais les nubécules après les avoir laissées se déposer et après décantation de la partie claire surnageante, je n'ai pas rencontré les filaments granuleux dont il est ici question. Toutefois je n'ai pas fait d'essais assez nombreux pour dire qu'on ne les trouve pas en dehors de toutes conditions morbides ; je suis même porté à croire, d'après la fréquence de leur présence dans les bassinets, indépendamment de toute perturbation de la sécrétion urinaire, que leur issue est tout aussi naturelle que leur production et leur présence dans les tubes urinipares de la substance tubuleuse, chez l'homme et divers animaux domestiques.

De la nature des cylindres ou filaments des tubes urinipares au point de vue de leur composition.

La matière amorphe, qui, dans les filaments du rein, est parsemée de granulations moléculaires et englobe des épithéliums, n'a point les caractères de la fibrine. Elle n'est pas striée ou fibrillaire comme la fibrine récemment coagulée; elle n'est pas si finement grenue, ni aussi uniformément granuleuse que la fibrine anciennement coagulée, ayant perdu sa disposition fibrillaire.

On ne comprend vraiment pas qu'une hypothèse aussi peu fondée en fait que celle de la nature fibrineuse de ces filaments et de leur analogie avec les fausses membranes du croup ait pu être émise (Henle, Scherer, Virchow) et adoptée encore (Lehmann, Funke, etc.). Il est probable que, s'ils eussent été observés d'abord dans le rein, tant chez les individus morts sans troubles urinaires que chez les animaux domestiques, dont

(1) Frick, *Renal affections, their diagnosis and pathology*. Philadelphia, 1850, in-12, p. 82; Becquerel, *Recherches sur la nature des lésions élémentaires des reins* (*Archives générales de médecine*. Paris, 1855, in-8, t. V, p. 402).

(2) Ces diverses sortes de filaments pleins reçoivent à tort le nom de *tubuli* dans les descriptions des dépôts urinaires de divers écrits, voy. p. 850, note 2.

un grand nombre étaient bien portants, on n'eût point tant insisté sur la prétendue *nature croupale* de ces filaments.

Ils n'ont également rien de la finesse et de l'uniformité d'aspect granuleux que présente l'albumine coagulée; il ne se trouve, d'autre part, jamais dans le rein une seule des conditions qui amènent la solidification de l'albumine. Aussi l'hypothèse de leur nature albumineuse n'est pas plus fondée que celle de leur nature fibrineuse et croupale.

La substance amorphe, homogène de ces cylindres, avec ses granulations rares ou abondantes, de volume uniforme ou varié, distribuées également ou inégalement, offre les caractères des *substances amorphes* accompagnées de granulations diverses qu'on rencontre sous différentes formes dans un grand nombre de produits de sécrétion et d'excrétion.

Il faut donc se borner à constater ces analogies, ces conditions d'expulsion normales et morbides, tout en reconnaissant les lacunes qui restent à combler touchant la détermination de la nature de ces corpuscules au point de vue de leur composition immédiate, plutôt que d'émettre des hypothèses qui sont insoutenables devant l'examen et la comparaison des faits les plus élémentaires. Parmi ces lacunes, il faut signaler celle qui concerne le mode de production de cette substance amorphe et des granulations qu'elle englobe.

Les filaments des tubes urinipares et des urines, soit granuleux comme à l'ordinaire, soit plus rarement hyalins et transparents, parce qu'ils ne renferment qu'un très-petit nombre de granulations, ne ressemblent en rien à la paroi propre des tubes dont ils sortent. Ils s'en distinguent d'abord par la parfaite transparence et l'homogénéité de la paroi propre des tubes urinipares sans qu'on voie jamais traces de granulations dans leur substance (1).

En outre, ces tubes s'aplatissent et se plissent ou se recourbent d'une façon toute particulière qu'on n'observe pas sur les filaments; on peut aussi constater sur les bords de ceux-ci deux lignes très-nettes, parallèles, longitudinales, écartées de 2 à 3 millièmes de millimètre, indiquant l'épaisseur de la paroi propre et se montrant en outre transversalement ou obliquement partout où le tube est plissé. Ce sont là autant de caractères qui n'ont pas d'analogues sur les filaments granuleux. Enfin, l'acide acétique ne dissout, ne gonfle, ni ne rend striés les tubes propres; il ne fait que les pâlir un peu, en rendant aussi plus pâles les bords de leur paroi; tandis qu'il gonfle, pâlit beaucoup et rend presque diffluents les cylindres granuleux.

(1) Voy. sur tous ces faits, Ch. Robin, *Mémoire sur l'épithélioma des reins, et sur les minces filaments granuleux des tubes urinipares expulsés avec les urines* (*Gazette des hôpitaux*. Paris, 1855, p. 186, 194 et 202).

Dans les urines muqueuses, purulentes ou non, dans celles surtout qui, ayant ces caractères et qui succèdent aux hématuries, on trouve parfois en assez grand nombre des filaments qui offrent les caractères suivants. Ils sont incolores, cylindroïdes, à bords irrégulièrement onduleux, striés ou plissés longitudinalement. Ils ont la largeur des tubes du rein, et ressemblent à la gaîne hyaline de ces tubes, en la supposant plissée dans le sens longitudinal. Mais l'acide acétique qui les resserre un peu, augmente notablement cet état strié, et montre qu'il s'agit là de filaments de mucus concret et non de tubes, de fibrine ni d'autres principes.

On en trouve parfois aussi qui sont formés surtout par des globules rouges, avec des épithéliums, etc. (voy. p. 640).

Sur les dépôts que forment divers corps de nature organique.

Des produits venant d'autre part que de l'appareil urinaire peuvent être accidentellement versés dans la vessie ou ailleurs, et se mêler à l'urine. Ce sont : 1° le sperme (p. 475 et suiv.); 2° des *poils* venant de kystes pileux du bassin; 3° des débris de *fœtus* dans certains cas de grossesse *extra-utérine;* 4° des helminthes ou leurs enveloppes (*Échinocoques*) provenant du rein ou de perforations intestinales. Souvent l'acide urique incruste ces corps étrangers (2°, 3° et 4°).

La sarcine (*Merismopœdia* ou *Sarcina ventriculi*), algue microscopique formée de groupes divers de petites cellules polyédriques à quatre faces (1), a été observée non-seulement dans l'urine d'émission, mais encore dans la cavité même de la vessie.

Ordoñez m'a montré les urines d'un malade atteint d'un catarrhe vésical, dont la couleur variait du jaune foncé jusqu'à la teinte acajou noirâtre, et d'une densité de 1018 à 1031. Elles offraient les particularités suivantes : elles donnaient un dépôt considérable de mucus, avec un grand nombre de leucocytes et de cristaux de phosphate ammoniaco-magnésien. En outre, bien que sensiblement alcalines au moment de leur émission, et le devenant de plus en plus au contact de l'air, elles renfermaient un grand nombre de spores qui donnaient au sédiment une couleur foncée noirâtre analogue à celle de certains dépôts sanguins. Les spores étaient pour la plupart de la grandeur des globules du sang, mais un certain nombre atteignaient un diamètre de 10 millièmes de millimètre. Elles étaient d'un brun jaunâtre très-foncé comme certaines spores des ustilaginées, mais elles étaient ovalaires. Leur surface était lisse, sans

(1) Voy. Ch. Robin, *Histoire naturelle des végétaux parasites de l'homme*. Paris, 1853, p. 331, et atlas, pl. XII, fig. 1.

ponctuations ni réticulations. De plus, ces spores se divisaient très-nettement en deux valves, lorsqu'au bout de quelques jours d'exposition du liquide à l'air, elles venaient à germer. Elles donnaient ainsi naissance à un filament de mycélium incolore, long de un à plusieurs millièmes de millimètre, large de 4 à 6 millièmes.

Ordoñez m'a montré des préparations faites à l'aide du dépôt de plusieurs urines analogues. Dans l'un de ces cas, on avait diagnostiqué un cancer mélanique (voy. p. 856) auquel on attribuait la coloration particulière des urines. Il s'est assuré directement que cette coloration et les spores coexistaient au moment même de l'émission du liquide.

Comme Rayer et Davaine, Ordoñez a constaté aussi la présence de Bactéries (*Leptothrix*) dans l'urine, au moment même de la miction, chez trois individus atteints de catarrhe vésical consécutif à un rétrécissement de l'urèthre (p. 815). L'urine rendue était trouble, d'un jaune paille ; la réaction était légèrement alcaline au moment de l'émission, et devenait rapidement bien plus prononcée. L'aspect trouble était dû à la présence d'un nombre considérable de bactéries et à des leucocytes. Ces parties étaient alors peu à peu entraînées par le mucus formant un dépôt abondant avec des cristaux de phosphate ammoniaco-magnésien et des grains sphéroïdaux de carbonates calcaires.

Déjà, dans la première édition de ce livre (p. 745), j'ai dit qu'il faut distinguer ces cas-là de ceux dans lesquels des *Leptothrix* semblables aux précédents se développent rapidement en abondance dans les urines, en leur donnant une teinte opalescente ou louche particulière, avant qu'elles ne deviennent alcalines (1), surtout lorsque rendues neutres elles prennent en peu de temps la première de ces réactions (voy. p. 769 et 812). De la levûre (forme du *mycelium* des *Penicillium*, d'après H. Hoffmann) et des Leptomitus fructifiés ou non, et ordinairement plus ou moins ramifiés s'y développent aussi, à l'exclusion les uns des autres ou non, selon la composition du liquide, sa température, etc.

(1) On ne saurait trop insister sur la nécessité de se servir de la solution de *rosaniline* ($C^{40}H^{21}Az^3O^2 + 2H^2O^2$) ou *fuschsine* pour étudier les bactéridiens ou vibrioniens dans tous les liquides animaux ou dans les expériences sur les fermentations (voy. Ch. Robin, *Anatomie cellulaire*. Paris, 1873, p. 455 et 538). Par la manière intense dont elle les colore et fait qu'ils arrêtent la lumière, elle montre mieux leur épaisseur (qui est un peu plus grande qu'elle ne semble quand ils ne sont pas colorés), et particulièrement leur état articulé ou non ; elle met surtout nettement en évidence ainsi plusieurs autres sortes de cryptogames à cellules ou à filaments mycéliaux plus gros, accompagnant partout les premiers et qui le plus souvent passaient inaperçus, dans les amas de ceux-ci, en raison de leur grande pâleur. A ces divers égards, on peut considérer cette solution comme un réactif indispensable dans ces études.

B. — Des sédiments urinaires dus à l'excès de certains des principes constitutifs de l'urine.

Sédiments composés par les urates alcalins.

Le plus fréquemment observé de tous les dépôts urinaires est celui qui est désigné sous les noms d'*urate d'ammoniaque* et d'*urate de soude*. Il est composé d'un mélange d'urate de potasse, d'urate de soude et d'urate d'ammoniaque, contenant parfois même des traces d'urate de chaux et d'urate de magnésie (voy. aussi p. 755). 100 parties de ce dépôt donnent de 90 à 95 parties d'acide urique, le reste est représenté par la potasse, la soude et l'ammoniaque qui lui sont combinées. Parfois c'est la potasse qui prédomine, mais le plus souvent c'est la soude. L'ammoniaque n'entre que pour un à deux dans ces 5 à 10 parties de bases et de phosphates combinées à l'acide urique.

Dans ces conditions de mélange, ces urates ne cristallisent pas et ils se déposent en granules microscopiques, sphéroïdaux, larges de 0^{mm},001 à 0^{mm},005, agglutinés souvent en séries ou en petits amas par du mucus (fig. 25). Un fort grossissement montre que chacun d'eux résulte de la cohérence de très-petites aiguilles juxtaposées.

L'augmentation de la quantité de ces principes et leur passage à l'état solide offre accidentellement chez l'homme un exemple de la séparation du sang par le rein de principes formés par désassimilation, qui chez les oiseaux, les reptiles et les poissons sont régulièrement éliminés presqu'à l'exclusion de l'eau, de manière à former la partie principale d'une urine pâteuse, demi-solide. Du reste, bien que ne s'observant pas chez tous les individus, ce sédiment peut être considéré comme presque aussi normal que celui du carbonate de chaux des urines de lapin et de cheval, tellement sont légères les modifications de la circulation, de l'exercice physique ou de l'alimentation qui en amènent la production. Sa couleur varie du blanc au jaunâtre, au blanc rosé et même au rouge, par suite d'union moléculaire des sels à de l'urobiline en quantité presque nulle ou considérable (voy. p. 799). La coloration rouge brique foncé ou acajou de ces dépôts s'observe surtout dans les cas de maladie du foie. Ce dépôt a été pris à l'œil nu pour du sperme ou du pus, et des malades ont été traités en conséquence.

Il est de fait qu'à l'œil nu le dépôt de ces urates est parfois blanc ou jaunâtre, lactescent, *puriforme* ou *spermatoïde*. Mais l'étude à l'aide du microscope et les réactions propres aux urates permettent de lever rapidement tous les doutes que suscite parfois sur sa nature le seul examen à l'œil nu. Pour cela, on place un peu du dépôt sur la lame porte-objet; après l'avoir recouvert de la lamelle mince et porté sous l'objectif, on ajoute une goutte d'acide acétique, chlorhydrique ou azotique. L'acide fort produit un sel soluble avec les bases alcalines des urates et l'acide urique se dépose au bout de quelques minutes sous les yeux de l'observateur avec ses formes cristallines caractéristiques (1).

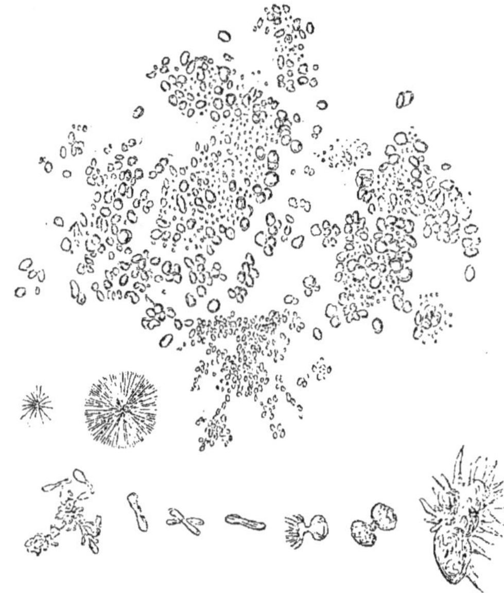

Fig. 25. — Urate de soude et d'ammoniaque.

Ce dépôt se montre dans l'urine de presque toutes les mictions pendant des mois et des années, sans interruption, chez les hommes obèses, prenant peu d'exercice, ainsi que chez les grands mangeurs et buveurs. Il se forme aussi avec persistance chez beaucoup de personnes atteintes de dyspepsie idiopathique ou symptomatique, avec ou sans tendance à l'hypochondrie ou à la nosomanie.

Les principales circonstances qui le font apparaître dans l'urine des personnes où il ne se produit pas habituellement sont : tout excès dans l'alimentation et les boissons alcooliques, une marche forcée ou quelque autre exercice violent. Le développement d'un coryza, d'une bronchite ou de toute autre affection, dès qu'elle amène un mouvement fébrile, suffit pour le faire survenir, alors qu'il n'existait pas auparavant. Dans ce

(1) Voy. p. 778 et les figures ci-après, p. 866. Voy. aussi *Chimie anatomique*. Paris, 1853, t. II, art. URATE DE SOUDE, p. 423 et suiv., et pl. XVIII.

cas, on peut constater que le dépôt n'est pas dû, à proprement parler, à l'augmentation de la quantité des urates rendue à chaque miction, mais bien à la diminution de la quantité d'eau qui les tenait en dissolution auparavant. En d'autres termes, presque toutes les fois que quelque état fonctionnel fait diminuer la quantité d'urine excrétée, par diminution de la proportion d'eau éliminée, les urates, manquant de leur dissolvant, se déposent, sans qu'ils soient nécessairement plus abondants qu'à l'état normal, sans que leur élimination ait diminué comme celle de l'eau. Les choses peuvent en venir au point que leur quantité, par rapport à celle de l'eau, est telle qu'en se déposant ils rendent l'urine boueuse, sans aller toutefois jusqu'à la rendre pâteuse comme chez les vertébrés ovipares.

Dans le plus grand nombre de cas, l'urine claire, au moment de son émission, laisse déposer les urates au bout de quelques heures, dès qu'elle se refroidit. Elle devient alors opaline, puis trouble, et peu à peu les urates se rassemblent au fond du vase et une petite quantité reste adhérente à ses parois latérales. Lorsque les urates sont peu abondants, l'urine reste souvent plusieurs heures opaline, demi-transparente en raison de la lenteur avec laquelle les sels se rassemblent au fond du vase.

Ce passage de l'état liquide à l'état solide se faisant molécule à molécule, la portion des urates qui, en se solidifiant, se trouve au contact même des parois du vase, sans interposition de substances molles, lui adhère par juxtaposition immédiate. La difficulté que l'on éprouve alors à détacher la couche profonde du dépôt est ordinairement assez considérable et proportionnelle à la cohésion naturelle aux sels déposés.

Ce passage de l'état liquide à l'état solide des urates pendant le refroidissement de l'urine est assez lent pour que, si l'urine contient du mucus, celui-ci forme une couche transparente au fond du vase, tantôt mince, tantôt épaisse, sur laquelle se dépose le sédiment. Dans ces cas-là, ce dernier n'adhère pas au vase.

En agitant l'urine, la portion de ce sédiment qui n'adhère pas aux parois du vase se délaye facilement dans le fluide qu'il trouble, et il se précipite de nouveau assez rapidement, en une heure au moins. Les sédiments spermatiques et purulents se précipitent plus lentement. Ces dépôts d'urates sont parfois floconneux, lorsque les granules sont très-fins et réunis en amas par du mucus. Celui-ci reste en masses homogènes amorphes après l'action de l'acide chlorhydrique employé pour amener la cristallisation de l'acide urique et déterminer ainsi la nature des sels formant les granules en les décomposant. On peut, en chauffant l'urine troublée par ces urates, lui rendre sa transparence, et le sédiment se réforme de nouveau pendant le refroidissement.

Lorsque les urates sont abondants, soit d'une manière absolue, soit relativement à la quantité de l'eau urinaire, ils peuvent se déposer dans la vessie; alors les urines, ou du moins le dernier jet, sont déjà troubles au moment de leur émission. Ce passage de l'état liquide à l'état solide des urates peut même s'observer parfois dans les tubes urinipares, dans lesquels leurs granules sont épars ou accumulés de manière à les distendre et à rendre rougeâtres certaines portions de la substance tubuleuse du rein. C'est ce qui arrive dans les reins des nouveau-nés lors des modifications qu'apporte à la circulation et à l'excrétion urinaire le passage de la vie fœtale à la respiration atmosphérique ou pulmonaire.

On trouve fréquemment divers corps avec les granules d'urates; mais ils ne sont généralement pas assez abondants pour en changer les caractères. Le plus souvent, ce sont des cristaux d'oxalate de chaux, ou bien des cristaux d'acide urique, ou plus rarement des globules plus ou moins nombreux, arrondis, foncés, larges de un ou plusieurs centièmes de millimètre, hérissés de pointes pyramidales et formés d'urate acide de soude ou d'ammoniaque (fig. 25, p. 863). Ces divers corps peuvent être seuls ou exister tous trois ensemble. Dans les urines neutres ou alcalines, le dépôt d'urates peut être accompagné de cristaux de phosphate ammoniaco-magnésien et même de granules de carbonate ou de phosphate de chaux. Dans les uns et les autres de ces cas, on peut voir des leucocytes et quelques cellules épithéliales au milieu des granules d'urates et des cristaux que je viens de nommer.

Sédiments d'acide urique.

Après les dépôts d'urates, les plus communs sont ceux que forme l'acide urique. La masse du sédiment est rarement aussi volumineuse que celle du précédent. Il est souvent réduit à quelques groupes cristallins épars

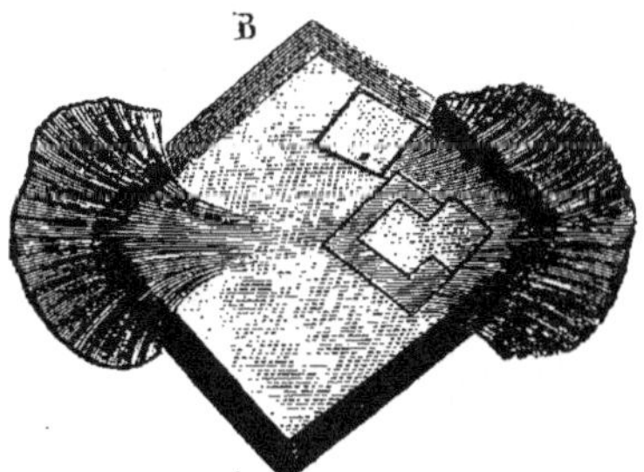

FIG. 26. — Cristal d'acide urique avec groupes d'aiguilles cristallines s'irradiant à ses extrémités.

contre les parois du vase (fig. 26 et 27). Sans être un produit normal, une légère excitation par le vin, la fièvre, même légère, suffisent pour en amener l'apparition ; il en est de même de la présence de corps étrangers dans la vessie. Aussi le trouve-t-on souvent en petite quantité, compliquant beau-

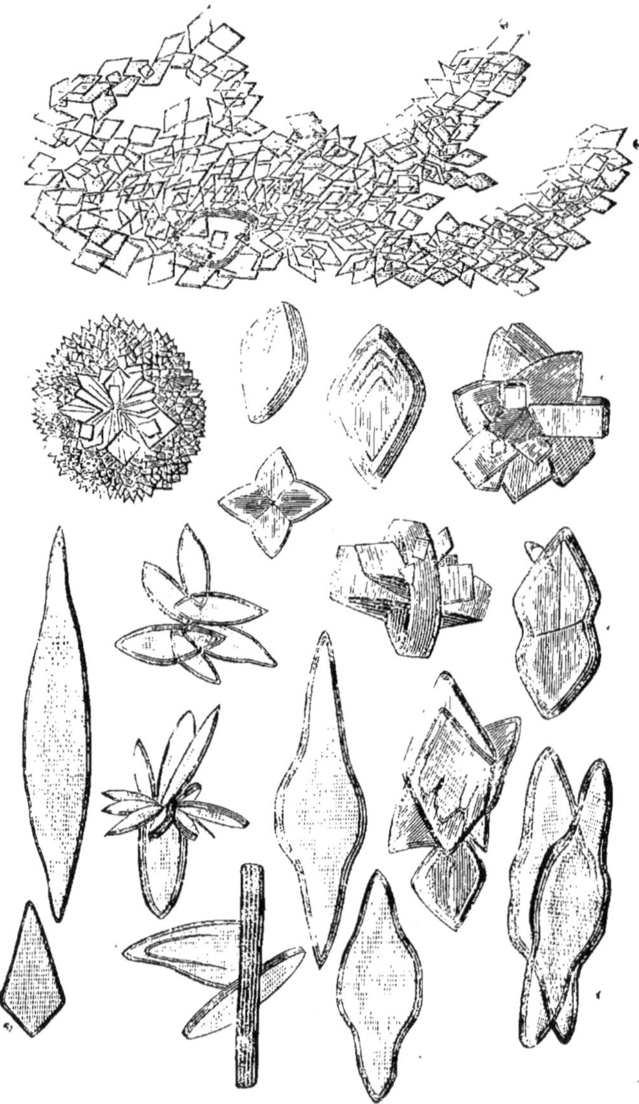

FIG. 27. — Formes diverses des cristaux d'acide urique dans les sédiments.

coup de sédiments. Ce n'est guère que pendant certaines maladies du foie, chez quelques diabétiques et choréiques, les rhumatisants, les goutteux et chez ceux où il est assez abondant pour former du sable ou des calculs, qu'on le voit sous forme de dépôts rouge-brique avec toutes ses variétés de cristallisation et de couleur.

Chez les grands mangeurs ou buveurs, il se rencontre souvent, mais en petits groupes cristallins épars, rarement assez nombreux pour former une couche continue, contre les parois ou au fond du vase.

Tous les corps étrangers qui restent un ou plusieurs jours dans la vessie favorisent ce passage à l'état libre et cristallisé de l'acide urique, comme le fait pour divers corps une baguette de verre séjournant dans une solution saline saturée. L'acide urique encroûte alors ces corps, tels sont les sondes, les poils dans la pili-miction, etc., et les hérisse d'amas cristallins très-durs.

Dans les sédiments uriques, les cristaux peuvent être accompagnés d'une quantité plus ou moins grande d'urates pulvérulents, de cristaux d'oxalate de chaux ou de grains d'urate acide d'ammoniaque à surface hérissée de pointes aiguës, d'un aspect curieux (fig. 25, p. 863).

L'urine dans laquelle se dépose l'acide urique rougit toujours le papier bleu de tournesol, ainsi que sa solution dans l'eau ; elle contient aussi souvent un excès d'urée. En général, plus est foncée la couleur de ce fluide, plus est foncée la couleur du dépôt d'acide urique. Le poids spécifique de ces urines est ordinairement supérieur à 1020 ; l'urine pâle des enfants à la mamelle, dans laquelle ce dépôt est assez fréquent, fait exception à cette règle. Ce dépôt a lieu cependant aussi parfois sous forme d'un sable jaune cristallin, et en même temps alors l'urine, pâle comme de l'eau, a une densité de 1006 seulement ou environ.

Dans l'urine, l'acide urique à l'état de cristaux disséminés est souvent en petites paillettes (fig. 28) à sa surface et au fond du vase, ou surtout contre ses parois. Elles sont apparentes à l'œil nu ou à la loupe, mais il faut le microscope pour distinguer leur forme rhomboïdale. Elles sont dures et cassantes ; celles qui ne sont pas isolées sont groupées en rosace, en masses sphéroïdales, en étoiles ou de manières diverses (fig. 27) qu'il serait trop long et peu utile de décrire (1).

Sur les graveleux et les sujets ayant des calculs dans le rein ou dans le bassinet, les urines, ordinairement sanguinolentes, plus ou moins brunes, renferment souvent, outre les éléments anatomiques et des cristaux qui les colorent, de petits calculs uriques, globuleux, d'un rouge brun foncé, à surface lisse ou mamelonnée. Il peut y en avoir qui sont déprimés d'un ou de plusieurs côtés ou rendus irréguliers par des saillies cristallines à leur surface. Leur épaisseur varie de $0^{mm},03$ à $0^{mm},10$.

(1) Voy. *Chimie anatomique*, t. II, p. 395 et suiv., et pl. XI à XIII.

Accumulés en amas ou en couches sablonneuses ou en petits graviers, ces dépôts ont une couleur rouge-brique, et leurs caractères chimiques sont les suivants : 1° ils sont facilement solubles dans les alcalis, surtout dans la potasse; 2° si on les chauffe avec de l'acide azotique dans une capsule de porcelaine, qu'on évapore jusqu'à siccité, et qu'on ajoute une goutte d'ammoniaque, on obtient la belle coloration rouge-pourpre, violacée, du murexide (p. 776-777); 3° calcinés à l'air libre, ils brûlent sans laisser de résidu.

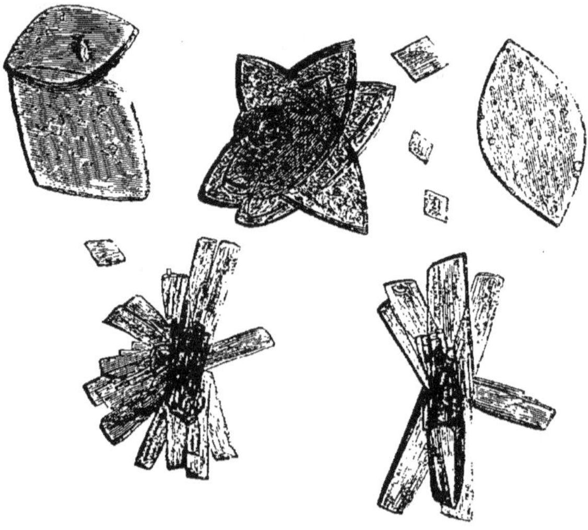

Fig. 28. — Cristaux d'acide urique vus soit de face, soit de côté.

Sous l'action d'une chaleur modérée, le dépôt d'acide urique ne se dissout pas; les cristaux deviennent seulement un peu plus opaques. Ils deviennent aussi plus nets quand ils sont débarrassés ainsi par la chaleur ou par les acides acétique et chlorhydrique (voy. p. 778), des granules d'urate de soude et d'ammoniaque qui leur adhèrent parfois.

Sédiments d'acide hippurique et hippurie.

M. Bouchardat a fait connaître, sous le nom d'*hippurie* (1), les modifications que subit l'urine lorsque, sous l'influence du régime lacté et

(1) Voy. *Chimie anatomique*. Paris, 1853, t. II, p. 440 et suiv.; et Bouchardat, *Comptes rendus des séances de l'Académie des sciences*. Paris, 1840, in-4°, t. XI, p, 447, et *Annuaire de thérapeutique*. Paris, 1842, p. 290. Millon (*Études de chimie organique. Mémoires de la Société des sciences de Lille*, 1849) a également retiré de l'urine une quantité d'acide hippurique correspondant à 10 et 11 grammes d'hippurates par litre.

dans quelques états névropathiques et autres, l'acide hippurique et les hippurates augmentent de quantité outre mesure. Il a obtenu jusqu'à 2,23 d'acide hippurique en décomposant les hippurates de 1000 parties d'urine. Alors l'odeur propre de l'urine disparaît presque tout à fait, ou elle en acquiert une très-faible légèrement aromatique. La proportion des phosphates, des chlorures, des urates et de l'urée diminue très-notablement. La densité de ces urines peut descendre vers 1006 et 1008, et leur acidité est faible ou ordinaire, leur couleur pâle ou normale. Elles sont parfois un peu albumineuses. On a constaté aussi cette diminution de l'urée et des urates, lorsqu'on détermine expérimentalement l'augmentation de la quantité des hippurates dans l'urine, en administrant de l'acide benzoïque ou des benzoates (1).

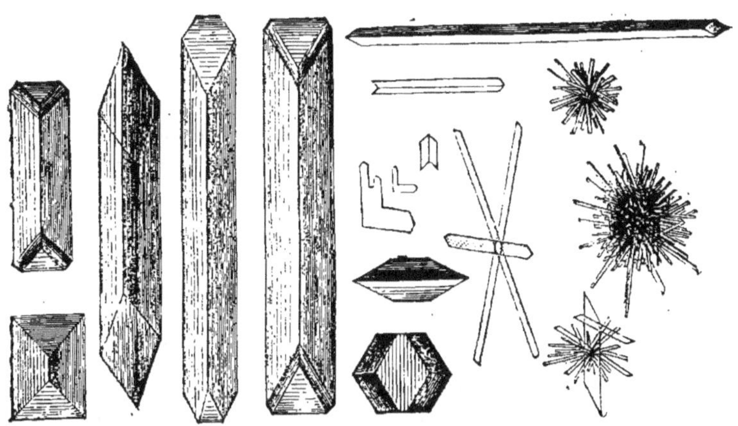

FIG. 29. — Cristaux d'acide hippurique.

Bird a trouvé dans l'urine d'un ivrogne un sédiment composé d'acide hippurique (2). Verdeil et moi avons rencontré un dépôt d'acide hippurique dans les urines d'un homme de trente ans, vigoureux, qu'un travail de bureau forçait à ne pas prendre d'exercice, mais qui continuait à prendre une nourriture azotée. Les urines peu acides déposaient aussi un peu de phosphate ammoniaco-magnésien et des urates. Ce dépôt d'acide hippurique était plus abondant quand le sujet prenait des excitants,

(1) Ces derniers, comme on le sait depuis les observations faites par Ure (1841), se retrouvent dans l'urine à l'état d'acide hippurique et d'hippurates en quantité proportionnelle à celle des composés benzoïques ingérés. Ce fait est en rapport avec ce qu'on observe sur les herbivores, dont l'urine naturellement riche en hippurates est pauvre en urée et en urates; voyez ci-dessus, p. 757.

(2) Bird, *London med. Gaz.*, 1844.

comme du vin, du café et des liqueurs (1). L'acide hippurique se rencontre tant en dissolution qu'à l'état solide, cristallisé. Il conserve dans l'urine sa réaction acide, laquelle est faible.

L'urine peut contenir en même temps quelques rares octaèdres d'oxalate de chaux (2).

Lorsque l'urine contient de l'acide hippurique cristallisé, elle se trouble par l'agitation, puis laisse précipiter rapidement un sédiment mobile, blanc à peine grisâtre, d'aspect minéral, qui pour une seule miction peut avoir un demi centimètre d'épaisseur dans le vase qui la contient. Le sédiment tombe moins vite quand des urates en font partie en quantité notable. Il est composé de petits prismes longs de quelques centièmes de millimètre, incolores ou d'un jaune d'ambre plus ou moins pâle. Les plus volumineux sont à 4 faces, bien reconnaissables, et quelques-uns un peu plus gros vers le milieu qu'aux extrémités, tendent à la forme bipyramidale; d'autres sont en forme de clou sans tête. La plupart plus petits presque circulaires, à extrémités tronquées ou aiguës, sont en groupes stelliformes ou par irradiation autour d'un centre (tels que dans la fig. 29). Ils sont très-lentement solubles dans l'acide acétique, ce qui les distingue des phosphates calcaires. L'acide chlorhydrique les dissout en peu de minutes sous les yeux de l'observateur; il en est de même de l'acide azotique. L'ammoniaque ne les dissout que très-lentement.

Pour déterminer avec plus de précision la nature des sédiments qui ont ainsi les formes cristallines de l'acide hippurique (3), on décante le liquide et on chauffe une petite portion du dépôt dans un tube. Quand toute l'eau s'est évaporée et que la substance brunit, elle répand l'odeur bien reconnaissable d'acide benzoïque telle que celle de l'urine de vache ou de cheval qu'on fait bouillir. En chauffant davantage, il s'y ajoute une odeur d'acide cyanhydrique très-caractéristique (vers 240 degrés). On obtient aussi l'odeur d'acide benzoïque en chauffant le sédiment encore humide avec un peu d'acide azotique ou chlorhydrique jusqu'à réduction à l'état sirupeux ou au delà.

Abandonnée à elle-même, l'urine qui contient ces dépôts devient fétide au bout de deux à huit jours, ammoniacale et alors un peu alcaline, mais sans jamais l'être beaucoup. L'odeur benzoïque très-caractéristique d'urine d'herbivore altérée s'ajoute ensuite à l'odeur ammoniacale et tend à l'emporter sur celle-ci les jours suivants. Dans ces conditions, il se produit des cristaux de phosphate ammoniaco-magnésien, formant parfois le quart de

(1) Ch. Robin et Verdeil, *Chimie anatomique et physiologique*, t. II, p. 441.

(2) Il se développe des cellules du ferment et des *bactéries* dans cette urine tenue à la température de 10 degrés un jour ou deux au plus après son émission, de un à quatre jours et plus avant qu'elle devienne alcaline et ammoniacale.

(3) Voy. *Chimie anatomique*, 1853, atlas, pl. XLIV, fig. 1.

la masse du dépôt. Il y a souvent en même temps quelques granules d'urates avec des *Leptothrix* et une sorte de gangue organique hyaline finement grenue en flocons microscopiques agglutinant faiblement ces derniers et les cristaux déposés (1). Ces cristaux pâlissent peu à peu dans l'urine devenant ammoniacale, perdent la netteté de leurs arêtes et prennent alors l'aspect qu'ils ont quand ils commencent à se dissoudre.

Sédiments d'oxalate de chaux.

Nous avons vu (p. 780) les circonstances dans lesquelles l'oxalate de chaux apparaît normalement et accidentellement dans l'urine; on a donné le nom d'*oxalurie* à ce dernier fait (2).

Dans les cas morbides, l'excrétion de l'oxalate de chaux, au lieu d'être la maladie principale, n'est qu'un épiphénomène, qui accompagne des maladies très-diverses, temporairement au moins, sans que sa présence ait une signification déterminée.

Cependant si l'oxalurie se rencontre dans des états morbides très-variés, il est quelques affections avec lesquelles elle coïncide plus souvent qu'avec toutes les autres. Ce sont les dyspepsies avec ou sans hypochondrie, les maladies de la colonne vertébrale et de la moelle épinière, le rhumatisme chronique, les maladies chroniques de la plèvre et du poumon. Il faut noter de plus que jusqu'à présent on n'a pas vu encore de sédiment formé exclusivement de cristaux d'oxalate de chaux, ni même dans lesquels ces cristaux fussent prédominants sur ceux des autres corps l'accompagnant.

Qu'ils soient rares ou nombreux, ils ne sont que surajoutés dans des urines acides, souvent riches en urée, aux sédiments d'urates et plus souvent encore d'acide urique que nous venons d'étudier. Ils ne sont que très-rarement assez abondants pour en modifier la couleur, etc., de manière à faire connaître leur présence avant l'examen à l'aide du microscope.

Les cristaux d'oxalate de chaux n'existent point tout formés dans sperme frais; ils ne sont point susceptibles de s'y déposer non plus en vertu d'une formation secondaire. D'où il résulte que ceux qu'on observe dans l'urine des personnes atteintes de spermatorrhée ne peuvent provenir de la liqueur spermatique. Jusqu'à présent la formation de l'oxa-

(1) Les malades disent que leurs urines sont troubles et rejetées blanchâtres, les dernières gouttes surtout, pendant la miction par le sédiment déjà formé dans la vessie et que de plus l'émission est alors suivie de picotements uréthraux douloureux. Il suffit à certains d'entre eux de se tenir à la diète pendant une demi journée pour voir l'acide hippurique remplacé, plus ou moins complétement, par un dépôt d'urate de soude lorsque l'urine est refroidie. Celle-ci est alors très-acide.

(2) Voy. Gallois, *De l'oxalate de chaux dans les sédiments de l'urine*. **Paris**, 1859, in-8, p. 22 et suiv.

late calcaire dans l'urine des sujets atteints de pertes séminales n'a point été expliquée d'une manière satisfaisante. Il y est souvent seul sans être accompagné d'urates, etc. En guérissant la spermatorrhée, on fait cesser presque toujours l'excrétion de l'oxalate de chaux, qui était sous la dépendance des pertes séminales, et l'on n'a presque jamais alors à s'occuper sérieusement du symptôme oxalurie (1).

Les cristaux d'oxalate de chaux sont des octaèdres dérivant du type cubique. Ils s'éteignent complétement dans la lumière polarisée, comme e sel marin, mais ils en diffèrent en ce qu'ils sont insolubles dans l'eau. Leur transparence permettant de voir à la fois les angles supérieurs et les angles inférieurs, il en résulte des figures bizarres dont on a quelquefois peine à se rendre compte. Mais en les faisant rouler par des courants de liquides, on comprend facilement comment la lumière réfractée de diverses manières, au niveau des arêtes, donnant des teintes plus foncées à celles-ci, peut leur faire figurer, soit une croix, soit un quadrilatère ou un rhombe. Il y a quelquefois de ces cristaux allongés et étroits ou aplatis; d'autres dont les arêtes ou les angles sont tronqués et remplacés par de petites facettes de décroissement. Sur ces derniers, dans certaines positions, l'intérieur est transparent, l'extérieur est noir, de sorte que chaque cristal ressemble à un cube transparent placé au milieu d'un cadre noir.

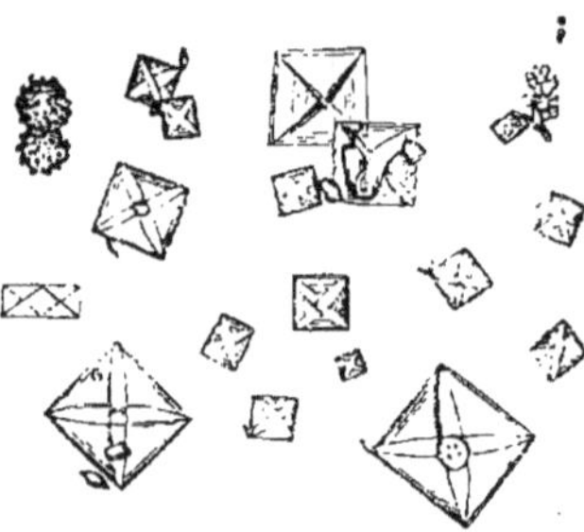

Fig. 30. — Oxalate de chaux.

La forme dite *en enveloppe de lettre* tient à ce qu'un octaèdre à base carrée se présentant par sa face supérieure, l'œil ne voit qu'une surface carrée, dans laquelle seraient inscrites quatre diagonales, qui ne sont autre chose en réalité que les arêtes de la pyramide supérieure. Si ce cristal, au lieu d'être vu debout, est vu couché, on aperçoit, au lieu

(1) Pour chercher l'oxalate de chaux dans une urine, il suffit de la laisser déposer de douze à vingt-quatre heures, dans un petit flacon cylindrique haut et étroit, ou dans un verre à expérience, et de puiser au fond du vase à l'aide d'une pipette. Une goutte du liquide, échappée de la pipette, est placée entre deux lames de verre, en ayant soin qu'elle ne déborde point la plaque supérieure, et c'est la préparation ainsi obtenue qu'on soumet à l'examen microscopique.

d'une forme d'enveloppe de lettre (fig. 30), un losange muni d'une seule diagonale transversale (1).

Il n'y a guère que le chlorure de sodium et certains cristaux de phosphate ammoniaco-magnésien qui, par leurs formes, se rapprochent des octaèdres d'oxalate calcaire. Or il sera facile de lever tous les doutes en opérant sous le microscope. On fera tomber, entre les deux lamelles de verre, une goutte d'acide acétique, et on verra disparaître immédiatement les cristaux de sel marin et ceux de phosphate ammoniaco-magnésien, tandis que les octaèdres d'oxalate de chaux resteront parfaitement inaltérables. Si l'on avait à sa disposition assez de cette poudre cristalline, on la chaufferait sur une lame de platine, et en la traitant alors par un acide, on la verrait se dissoudre avec effervescence. C'est l'oxalate de chaux qui se transforme en carbonate, et si l'on élève davantage la température, les petits octaèdres d'oxalate calcaire se transforment en chaux vive, ce dont on s'assure en les humectant avec de l'eau distillée, quand ils sont refroidis, et en plongeant dans cette eau un papier de tournesol rouge, qui est immédiatement ramené au bleu.

Il y a des cristaux d'oxalate de chaux qui ne sont point des octaèdres, mais qui pourtant en dérivent. Ce sont des prismes à quatre pans, terminés par deux pyramides opposées, et à quatre faces, qui font suite aux côtés du prisme. On peut se faire une idée de la forme de ces cristaux en concevant une figure formée par un octaèdre dont les deux pyramides seraient séparées par un cube interposé à leurs bases.

Ces cristaux sont toujours très-petits; ils ont généralement 8 millièmes de millimètre de longueur, et à peu près 4 millièmes de millimètre de largeur. Si on les fait rouler sous le microscope, il arrive que quelques-uns d'entre eux, se plaçant sur l'un de leurs sommets, présentent l'autre à l'œil de l'observateur; dans cette position, ils ont exactement l'apparence de cristaux octaédriques, placés dans une position analogue; mais lorsqu'ils retombent et se couchent sur l'une de leurs faces, l'apparence octaédrique disparaît (2).

Golding Bird a décrit sous le nom de cristaux en sablier (*dum-bell*) ou en forme d'*haltères* des cristaux qui ressemblent le plus souvent à deux

(1) Les cristaux d'oxalate de chaux sont remarquables par leur aspect limpide et brillant et par leurs arêtes vives. Quoiqu'on les rencontre souvent dans des urines très-foncées en couleur, ils sont très-rarement colorés eux-mêmes. Ils sont insolubles dans l'eau froide et chaude, dans l'urine chauffée, dans l'acide acétique, dans l'ammoniaque, dans l'acide nitrique étendu. Ils se dissolvent au contraire sans effervescence dans les acides azotique et chlorhydrique assez concentrés.

(2) M. Davaine a eu occasion d'observer cette forme cristalline particulière de l'oxalate de chaux, chez un malade atteint de gravelle oxalique et dont l'urine contenait beaucoup de cristaux d'oxalate de chaux octaédriques.

reins opposés par leur concavité ; ils sont quelquefois si étroitement réunis qu'ils paraissent circulaires. Leur surface est finement striée, et ils sont probablement produits par l'accolement de menues aiguilles, présentant une structure analogue à celle des amas cristallins sphéroïdaux ou *en sablier* (fig. 21, p. 806) de carbonate de chaux. Bird décrit encore, comme des modifications de ces cristaux, de simples lames ovales dans lesquelles il n'a pu apercevoir ni stries, ni apparence de structure, jusqu'à ce qu'elles fussent examinées avec la lumière polarisée. Dans quelques-uns de ces cristaux, il a pu découvrir une sorte de noyau. Le carbonate de chaux présente aussi parfois des formes analogues (1). Les cristaux en sablier existent rarement seuls dans une urine; ils sont ordinairement mélangés aux octaèdres ordinaires, qui finissent souvent par les remplacer tout à fait.

Avec des cristaux ou des groupes de ces différentes formes d'oxalate, ou remplaçant même ces derniers, j'en ai rencontré parfois qui étaient en forme de bissac, à extrémités tellement élargies, à centre si court et si étroit qu'ils avaient la forme de *boutons de manchette* larges de $0^{mm},01$ à $0^{mm},03$ au plus. J'en ai rencontré enfin qui avaient la figure qu'on obtiendrait en faisant tourner un groupe en sablier, suivant son grand axe, autour du milieu de celui-ci comme centre. En d'autres termes, ils représentaient des plaques biconcaves (comme des hématies à milieu très-déprimé), à centre brillant. Ils étaient larges de $0^{mm},01$ à $0^{mm},02$. Les plus gros seulement présentaient de fines stries rayonnant autour du centre de la dépression de chaque face. Les autres étaient homogènes.

Sédiments de carbonate de chaux.

Le carbonate de chaux ne forme jamais à lui seul des sédiments, mais il accompagne souvent, dans les urines alcalines, le phosphate ammoniaco-magnésien, le mucus et le pus dans les cas de catarrhe vésical chronique particulièrement. Il est toujours en petite quantité.

On reconnaît facilement, sous le microscope, les grains noirs ou jaunâtres très-foncés qu'il forme. Ils sont isolés ou réunis au nombre de deux ou davantage, et ils forment alors parfois des plaques larges de plusieurs centièmes de millimètre. Isolés, ils mesurent de 5 à 20 millièmes de millimètre. Ils sont striés du centre vers la périphérie. Quelques-uns de ces grains sont parfois en forme d'haltères (2). Ils se dissolvent au contact des acides avec dégagement de gaz et en laissant une gangue homogène, conservant la forme des grains (fig. 21, p. 806).

(1) Voy. *Chimie anatomique*. Paris, 1853, in-8, t. II, et atlas, pl. V, *m, n, p, q, r, t*.
(2) Voy. *Chimie anatomique*, t. II, et atlas, pl. III, fig. 2.

Sédiments de phosphate tribasique de chaux.

Le *phosphate de chaux des os* se rencontre ordinairement en grains amorphes microscopiques. Il forme un sédiment blanchâtre, grisâtre ou jaunâtre, se dissolvant lentement dans les acides, sans donner d'acide urique, à moins d'être mêlé aux urates, ni de gaz carbonique. Sa présence coïncide souvent avec celle de calculs de même espèce.

Il est fréquemment, mais non toujours, associé au phosphate ammoniaco-magnésien dans les urines alcalines et au carbonate de chaux. C'est en effet dans les affections qui amènent un état alcalin de l'urine qu'on voit se précipiter ce sel ; telles sont l'ostéomalacie, diverses maladies de la moelle épinière, les altérations de la muqueuse vésicale, ses fongus papilliformes, etc... Cette variété de sédiment est une des plus rares.

Parfois, surtout après quelques jours de repos de l'urine, le dépôt de phosphate de chaux est composé de petites sphères foncées, striées en rayonnant à partir du centre ; d'autres fois ce sont des amas en forme de sablier ou d'*haltères*, dont les deux portions renflées sont striées en rayonnant à partir de la portion médiane rétrécie.

Le carbonate de chaux qui l'accompagne souvent, mais toujours en petite quantité, se dissout rapidement dans les acides, avec un dégagement de gaz que ne donnent pas les grains de phosphate.

Sédiments de phosphate ammoniaco-magnésien.

Le *phosphate ammoniaco-magnésien*, qui se montre en petite quantité normalement chez quelques personnes, dans les urines très-faiblement acides, neutres ou alcalines, peut se produire et se déposer abondamment chez les paraplégiques, dans certains cas morbides d'altération du rein par des calculs, ou dans quelques circonstances moins graves rendant les urines alcalines. Ses dépôts abondants ressemblent beaucoup à ceux du pus, tant qu'on se borne à les examiner à l'œil nu. Ils composent parfois une couche épaisse d'un centimètre et plus, blanche ou d'un blanc jaunâtre, se dissociant facilement par l'agitation du liquide qu'elle trouble.

Indépendamment de la forme si caractéristique de ses cristaux (fig. 31), on le distingue encore à ce que ceux-ci se dissolvent facilement, sans dégagement de gaz, au contact de l'acide acétique, même étendu, sans donner lieu à la formation de cristaux d'acide urique.

Mais il importe de savoir que les sédiments finement grenus d'urates alcalins blanchâtres accompagnent souvent ce phosphate.

Les grains amorphes ou en sablier du phosphate de chaux se dissolvent aussi dans cet acide, mais bien plus lentement que ceux du phosphate ammoniaco-magnésien. Les grains arrondis de carbonate de chaux se dissolvent aussi vite que les cristaux de phosphate ammoniaco-magnésien, mais avec dégagement de bulles de gaz qui semblent suinter de la surface de ces globules calcaires foncés.

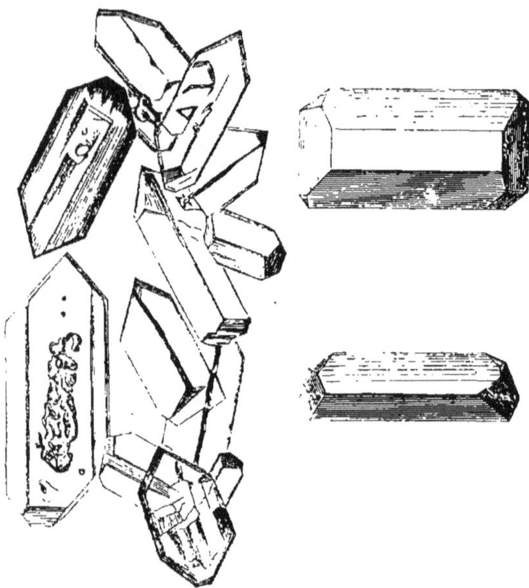

FIG. 31. — Phosphate ammoniaco-magnésien.

Les urines alcalines ammoniacales, laissant déposer ce sel, sont ordinairement d'un jaune pâle, plus ou moins riches en mucus ou flocons finement grenus sous le microscope. Par le repos, ce dernier forme souvent une couche au fond du vase, couche à la surface de laquelle est superposé le phosphate ammoniaco-magnésien, qui, ainsi mélangé au mucus, forme un sédiment blanchâtre ressemblant à du pus.

Indépendamment du phosphate et du carbonate calcaires qui s'y trouvent parfois en même temps, mais en petite proportion, il y a souvent des globules de pus et des cellules épithéliales. Ce sel et le précédent, accompagnés d'urates alcalins qui parfois prédominent, concourent à former les incrustations de la face interne de la vessie ou des épithéliums papilliformes végétaux (fongus) du bas-fond de cet organe; incrustations qui peuvent arriver à une couche friable mais épaisse de un ou plusieurs millimètres à la surface de toute la muqueuse.

Sédiments de cystine.

La cystine, en raison de son insolubilité, forme parfois la partie principale ou du moins une portion importante de sédiments peu épais, grisâtres ou blanchâtres, que donne l'urine de quelques sujets ayant ou non

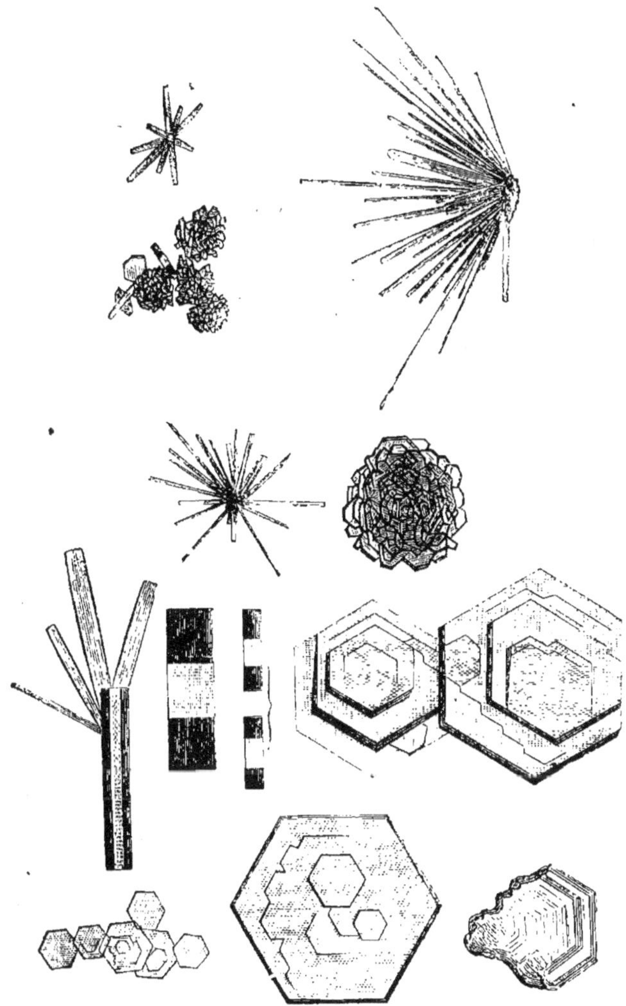

FIG. 32. — Cristaux de cystine.

les graviers ou des calculs de cystine. Elle est accompagnée ordinairement de granules d'urates alcalins, parfois d'acide urique, avec ou sans globules de pus. Elle est facilement reconnaissable par la forme de ses cristaux, qui sont des lamelles hexagonales ou des prismes à six pans, réfractant fortement la lumière (fig. 32), tout à fait incolores et solubles dans l'ammoniaque, sous les yeux de l'observateur, ce que ne fait pas l'acide urique.

C'est là une forme de sédiments des plus rares, sinon celle qui l'est le plus. Les urines cystineuses que j'ai observées étaient louches, jaunâtres, alcalines et d'une forte odeur ammoniacale bien que rendues depuis quelques heures seulement.

Elles ont donné au bout de peu de temps de repos un sédiment relativement lourd, d'aspect minéral, d'un blanc pur presque nacré, même lorsque son épaisseur ne dépassait pas 1 millimètre. Un peu d'urate de soude et un peu de mucus finement grenu sans leucocytes, ni cellules épithéliales. Le dépôt blanc était formé principalement de fines aiguilles incolores, courtes, isolées et d'autres réunies, soit en croix, soit en groupes étoilés ou en houppes. Quelques cristaux, mais très-peu nombreux, étaient à l'état de petites lamelles hexagonales (1). Il y avait, de plus, quelques cristaux de phosphate ammoniaco-magnésien.

C. — **Des calculs urinaires.**

Je n'ai plus à revenir sur ce que j'ai déjà dit (pages 303 à 312) touchant les conditions qui amènent certains principes immédiats à passer de l'état liquide par dissolution à l'état solide, puis de l'état de particule solide microscopique à l'état de masse entraînant des troubles fonctionnels ou des lésions par dilatation, atrophie et ulcération au fur et à mesure qu'a lieu leur augmentation de volume. Je n'ai rien non plus à ajouter à l'exposé des notions qui lient l'étude des calculs à celle de l'humeur aux dépens de laquelle ils se forment.

(1) Le précipité chauffé dans un tube avec cinq à six fois son volume d'ammoniaque se dissout. La solution évaporée redonne de la cystine, mais généralement en aiguilles, avec des cristaux de phosphate ammoniaco-magnésien. C'est surtout chez les individus atteints de calculs cystineux qu'on rencontre ces dépôts contenant de la cystine; mais on peut constater la présence des cristaux de cystine, sans qu'il y ait des calculs dans la vessie. Ordoñez m'en a montré dans une urine légèrement alcaline, chez un dyspeptique atteint de catarrhe vésical. Elle déposait du mucus troublé par des leucocytes avec quelques cristaux de phosphate ammoniaco-magnésien et des grains foncés jaunâtres de carbonate calcaire. Avec ces corps existaient d'assez nombreuses lamelles hexagonales, incolores, formant une couche grisâtre quand elles étaient réunies en quantité suffisante. Insolubles dans les réactifs qui dissolvent les précédents, elles furent bientôt dissoutes par l'ammoniaque; puis, en évaporant ce liquide, les lamelles hexagonales très-caractéristiques de la cystine se reformèrent et devinrent facilement reconnaissables sous le microscope.

Les données auxquelles je fais allusion permettent de se rendre compte facilement des variétés de forme, de volume, de consistance, de couleur et surtout de structure par superposition successive de couches, de même nature ou hétérogènes, que présentent ces concrétions.

On distingue les calculs urinaires en *rénaux*, *uretériques*, *vésicaux* et *uréthraux*, suivant le siége qu'ils occupent. Les calculs urinaires qu'il importe surtout de connaître au point de vue thérapeutique sont, d'une part, ceux des reins, et, d'autre part, ceux de la vessie et de l'urèthre : les premiers, parce qu'ils sont l'objet d'un traitement médical ; les seconds, parce qu'ils sont l'objet d'un traitement chirurgical.

La grosseur des calculs vésicaux, d'un grand intérêt pour le praticien, varie depuis les plus petites granulations qui sortent avec l'urine, sous la forme de sable, jusqu'à des masses énormes dont le poids s'élève à plusieurs kilogrammes, puisqu'on en cite une qui pesait jusqu'à 2 kilogrammes 900 grammes. Ils ne sont pas toujours solitaires ; quand ils sont multiples, on n'en trouve ordinairement que deux ou trois. Mais on rapporte des cas où leur nombre s'élevait à plusieurs centaines.

En général ovoïdes, ils peuvent affecter les formes les plus bizarres. La plupart sont ternes, quoique lisses ; quelques-uns cependant semblent comme vernis, et sont aussi doux au toucher que l'ivoire. Il y en a qui offrent des aspérités, des tubercules, des épines simples ou rameuses : les premiers sont ceux qu'on désigne sous le nom de *mûraux* ou *mûriformes*. Leur dureté présente des différences infinies, depuis une mollesse voisine de l'état pâteux jusqu'à une consistance égale ou même supérieure à celle du marbre. Ils sont tantôt homogènes, tantôt, et le plus souvent, formés de couches disposées concentriquement et d'une épaisseur égale ou non. Ces couches peuvent être toutes de nature semblable, ou être, au contraire, de composition, de couleur et de consistance différentes. Elles peuvent être aréolaires, être immédiatement contiguës ou un peu écartées les unes des autres par plaques et après dessiccation, du moins, etc. Toutes ces particularités influent beaucoup sur les caractères extérieurs des calculs et sur ceux dits de structure.

Très-souvent ils se déposent autour d'un corps étranger, qui en constitue le *noyau*. Ce noyau peut être un gravier descendu des reins, du mucus, un caillot de sang, une aiguille, une épingle, une balle de fusil, un fragment d'os, une portion de sonde et de bougie, un morceau de bois, un fétu de paille, une masse de charpie, un tuyau de pipe, un tube de verre, un haricot, un pois, des poils, une plume, un caillou, etc.

Quant aux calculs uréthraux, tous ceux qui dépassent 11 à 14 millimètres de diamètre ne peuvent sortir du canal qu'à la faveur d'une incision, ou d'une ouverture qu'eux-mêmes se frayent. En séjournant dans l'urèthre, ils peuvent y acquérir des dimensions énormes, et devenir la cause de lésions considérables.

Toutes les particularités que je viens de mentionner rapidement étant exposées longuement dans tous les traités classiques, je ne dois pas insister sur elles. Mais ce qui touche à la composition immédiate de ces concrétions, se lie intimement à la connaissance de la constitution et des altérations de l'urine ; il en est de même des moyens que le médecin doit employer pour déterminer la nature chimique des graviers et des calculs qui lui tombent entre les mains. Je vais traiter ce sujet en me guidant sur les recherches faites d'après mes conseils, sous les yeux de Verdeil et les miens, dans notre laboratoire, par mon élève et ami Samuel Bigelow.

Sur la composition immédiate des calculs urinaires.

Examinons d'abord quels sont les principes qui entrent dans la composition des calculs urinaires :

Principes d'origine organique.

1. Acide urique.
2. Urate d'ammoniaque.
3. — de chaux.
4. — de potasse.
5. — de soude.
6. — de magnésie.
7. Oxalate de chaux.
8. Xanthine.
9. Benzoate d'ammoniaque.
10. Oxalate d'ammoniaque.
11. Cystine.
12. Matière animale muqueuse (1).

Principes d'origine minérale.

1. Carbonate de chaux.
2. — de magnésie.
3. Silice.
4. Oxyde de fer.
5. Phosphate de fer.
6. — ammoniaco-magnésien.
7. — de chaux.
8. Chlorhydrate d'ammoniaque.

Parmi ces principes, il y en a qui ne forment jamais la partie principale d'un calcul, dont il n'y a que des traces plus ou moins considérables, tels sont les sels de fer, qui, en quantité minime, sont assez fréquents dans les calculs d'acide urique. La silice est dans le même cas aussi, mais très-rarement, et en très-petite proportion. On cite pourtant l'analyse d'un calcul composé exclusivement de ces corps ; nous n'avons jamais pu en trouver. L'étiquette d'un calcul du musée Dupuytren porterait à croire qu'il en existe dans cette collection, mais Bigelow a constaté qu'il y avait eu erreur dans l'analyse. Le carbonate de chaux s'y voit assez rarement, même en petite quantité ; quelquefois cependant il forme la partie principale d'un calcul. Il en est d'autres qui sont très-rares, tels sont ceux de xanthine.

Sur 200 calculs, Bigelow en a trouvé 113 dans lesquels entrait l'acide

(1) Voyez plus haut, page 310.

urique, soit pur, soit associé à d'autres principes, comme vous le montrent les tableaux suivants (1).

Acide urique pur		27
— —	essentiellement avec des traces d'urate d'ammoniaque	12
— —	avec 20 à 75 pour 100 d'urate d'ammoniaque	14
— —	avec des traces d'urate de magnésie	3
— —	avec des traces d'urate de soude	7
— —	avec 5 pour 100 d'urate de soude	1
— —	avec des traces d'urate de potasse	4
— —	avec 25 pour 100 de matières animales	1
— —	avec des traces d'urate de chaux	15
— —	avec oxalate de chaux, 25 pour 100	1
— —	avec carbonate de chaux, 5 pour 100	2
— —	avec phosphate ammoniaco-magnésien, traces	6
— —	— 75 pour 100	1
— —	avec phosphate de chaux, traces	15
— —	avec oxyde de fer, traces	4
	TOTAL	113

Ainsi dans plus de la moitié des calculs, l'acide urique était soit pur, soit comme principe dominant, soit en quantité notable combiné avec d'autres principes.

Parmi ces 113 calculs, il y en avait qui contenaient en combinaison

Avec l'acide urique.	L'urate d'ammoniaque Et l'oxalate de chaux, ainsi que le carbonate de chaux	5
Acide urique	L'urate d'ammoniaque Et l'oxalate de chaux	4
Acide urique	L'urate d'ammoniaque Et l'oxyde de fer	11
Acide urique	L'urate d'ammoniaque Le phosphate ammoniaco-magnésien Et le phosphate de chaux	8
Acide urique	L'urate de chaux Le phosphate de chaux Et le phosphate ammoniaco-magnésien	6
Acide urique	L'urate de soude — de potasse — de chaux	2

Urates.

Urate de magnésie pur	2
— intimement mélangé avec du phosphate de chaux et du phosphate ammoniaco-magnésien	1
Urate d'ammoniaque pur	1
— avec oxalate de chaux, déposés ensemble	1
	5

(1) Samuel Lee Bigelow, *Recherches sur les calculs de la vessie et sur leur analyse microchimique*, thèse de Paris, 1852, in-4, p. 18 et suiv., avec 4 planches.

Oxalate de chaux.

Oxalate de chaux pur	4
Oxalate de chaux principalement avec des traces d'urate d'ammoniaque, d'urate de magnésie, de phosphate de chaux et de phosphate ammoniaco-magnésien	11
	15

Cystine.

Cystine pure	1

Phosphate de chaux et phosphate ammoniaco-magnésien.

Phosphate de chaux pur	6
Phosphate ammoniaco-magnésien pur	4
Phosphate de chaux, de 75 à 95 pour 100, avec le phosphate ammoniaco-magnésien et carbonate de chaux	9
Phosphate ammoniaco-magnésien, de 75 à 95 pour 100, avec phosphate et carbonate de chaux	10
	29
Phosphate de chaux, de 30 à 60 pour 100, avec phosphate ammoniaco-magnésien et carbonate de chaux	10
Phosphate ammoniaco-magnésien, de 30 à 60 pour 100, avec phosphate de chaux et carbonate	8
	47
Combinaison de ces mêmes principes pour former la couche externe des calculs d'acide urique, d'urates et d'oxalate de chaux	51
Combinaison de ces mêmes corps pour former des couches concentriques	11
TOTAL	109

Parmi ces 109 calculs, dans la formation desquels entraient ces deux phosphates, il y en avait qui contenaient au moins :

5 pour 100 de carbonate de chaux	13
20 pour 100 de carbonate de chaux	1
75 pour 100 de carbonate de chaux	1
Des traces d'urates	6

Dans les collections ci-dessous citées, les oxalates, les urates et les phosphates sont aux autres principes des calculs dans les rapports suivants :

	Oxalates.	Urates.	Phosphates.
Musée huntérien	::1:13.5	::1:2.45	::1:2
Guy's hospital	::1:3	::1:4	::1:3
Collection de Woods	::1:3	::1:1.18	::1:7
Hôpital de Norwich	::1:2.9	::1:3	::1:7.6
De Marcet	::1:3	::1:2.7	::1:3.2
De Manchester	::1:10.33	::1:2.2	::1:8.5
De Bristol	::1:3.33	::1:1.33	::1:10.89
Swabia (Kapp)	::1:1.43	::1:1.21	::1:10.1
	1400:1.4	1:1.87	1:1.5

Sur 600 calculs analysés par Vauquelin et Fourcroy, on trouvait :

1re espèce.	Acide urique		1/4
2e	—	Urate d'ammoniaque	rare.
3e	—	Oxalate de chaux	1/5e
4e	—	Cystine	rare.
5e	—	Oxyde xanthique (ou xanthine), trouvé une fois par Marcet et une fois par Laugier	très-rare.
6e	—	Calculs fibrineux	1 fois
7e	—	Acide urique et phosphate terreux en couches distinctes	12
8e	—	Acide urique et phosphates terreux mêlés	15
9e	—	Urate d'ammoniaque et phosphate en couches distinctes	30
10e	—	Urate d'ammoniaque et phosphates mêlés indistinctement	40
11e	—	Phosphates terreux en couches fines ou mêlés, environ	15
12e	—	Oxalate de chaux et acide urique en couches distinctes	30
13e	—	Oxalate de chaux et phosphate terreux en couches distinctes	15
14e	—	Oxalate de chaux, acide urique ou urate d'ammoniaque et phosphates terreux	60
15e	—	Silice, acide urique, urate d'ammoniaque et phosphates terreux	1/300

Examinons actuellement quels sont les corps qui servent de noyaux à ces diverses espèces de concrétions urinaires.

Sur la composition du noyau des calculs.

Cent d'entre les calculs précédents étaient pourvus de vrais noyaux, y compris les corps étrangers sur lesquels étaient déposées des concrétions pierreuses. Les noyaux sont tous formés de principes qui diffèrent de ceux qui entrent dans la composition du corps du calcul.

Les calculs sans noyaux peuvent se classer ainsi :

1re catégorie, comprenant ceux qui sont disposés en couches concentriques, du centre jusqu'à la périphérie ;

2e catégorie, ceux dont la portion, formant le centre, avait déjà acquis un volume assez considérable pour mériter à elle seule le nom de calcul, avant que la présence de ce dernier dans la vessie eût provoqué la formation de sa couche d'enveloppe ;

3e catégorie, ceux qui sont composés d'un seul principe.

Reste pour les calculs pourvus de noyaux :

1° Ceux qui contenaient un corps étranger autour duquel s'était produit le dépôt calculeux ;

2° Ceux dans lesquels l'arrêt dans l'accroissement du calcul central avait eu lieu de bonne heure pour laisser former tôt ou tard autour de lui un dépôt chimiquement différent.

1° Noyaux formés par des principes de l'urine.

Acide urique pur	8
Acide urique et urate d'ammoniaque	12
Urate d'ammoniaque pur	4
Urate d'ammoniaque avec urate de magnésie, phosphate ammoniaco-magnésien et phosphate de chaux	6
Urate de magnésie pur	3
Carbonate de chaux avec traces de phosphate de chaux et de matière animale	2
Phosphate ammoniaco-magnésien avec traces de phosphate de chaux	6
Oxalate de chaux pur	6
Oxalate de chaux combiné avec les urates, phosphates de chaux, oxydes de fer, matières animales, telles que mucus et sang	37
Phosphate de chaux avec traces de phosphate ammoniaco-magnésien	3
	87

2° Noyaux formés par des substances étrangères à l'urine.

Une épingle de fer de 46 millimètres	1
Une aiguille à tête en os, de 80 millimètres de longueur, qui traversait le calcul et le dépassait de chaque côté	1
Tête d'une flèche de fer, 70 millimètres de longueur	1
Morceau de branche de pommier, 54 millimètres de longueur	1
Morceau de sarment de vigne, 80 millimètres de longueur	1
Épingle de cuivre, 40 millimètres de longueur	1
Morceau de tuyau de pipe en terre, 27 millimètres de longueur	2
Bout de sonde de métal blanc très-oxydé et en fragments, de 120 millimètres de longueur	1
Noyaux perdus	4
	13

Un des deux calculs formés sur le morceau de tuyau de pipe contenait 75 pour 100 de carbonate de chaux, avec 20 pour 100 de phosphate de chaux, 5 pour 100 de matières animales; l'autre contenait 20 pour 100 de carbonate avec 60 du phosphate ammoniaco-magnésien, et 20 du phosphate de chaux.

Les autres de ces calculs étaient composés de phosphate de chaux et de phosphate ammoniaco--magnésien, contenant tous des traces d'urate d'ammoniaque et de carbonate de chaux.

Il arrive parfois, quoique rarement, de trouver un noyau, ou même un calcul d'oxalate de chaux, emboîté dans une couche extérieure plus ou moins épaisse d'acide urique.

Caractères physico-chimiques des divers calculs en particulier.

En comparant les données qui précèdent sur la composition des calculs urinaires à celles que nous possédons déjà sur les autres sortes de concrétions, l'on voit que l'urine est le seul liquide dans lequel les calculs sont composés de principes d'origine organique, tant salins qu'acides et alcaloïdes. Ceux que viennent produire les sels d'origine minérale sont bien plus rares dans cette *excrétion* que les précédents, et ceux qui sont formés de substances coagulables y manquent toujours ; le cas excepté, bien entendu, où soit des caillots sanguins, soit des pseudo-membranes fibrineuses des parois vésicales restent dans la vessie.

Au contraire, dans les *sécrétions* salivaire, lacrymale, pancréatique, prostatique, etc., où les principes de la deuxième classe ne sont qu'en très-minime quantité, et où ce sont des substances coagulables qui jouent le rôle de dissolvant à l'égard des principes d'origine minérale qui sont assez abondants, ces derniers forment assez souvent des concrétions; et cela, soit parce qu'ils dépassent certaines proportions, soit parce que les substances organiques diminuent de quantité ou s'altèrent simplement, de manière à cesser de remplir leur rôle de dissolvant. Parmi les sécrétions, la bile riche en principes de la deuxième classe et en matière colorante, mais dépourvue d'albuminoïdes, donne seule des calculs formés soit de cholestérine, principe cristallin de la deuxième classe, soit de biliverdine, etc.

Étudions maintenant les caractères qui permettent de distinguer l'une de l'autre chaque espèce des calculs urinaires.

1° *Calculs composés d'acide urique.*

Ils sont jaunâtres, ou d'un jaune rougeâtre, surtout lorsqu'ils sont mouillés; ils donnent, lorsqu'on les scie, une poussière analogue à la sciure d'acajou, qui laisse dégager une odeur d'acide cyanhydrique si on la chauffe peu à peu dans des vases ouverts; elle brûle sans résidu, quand on élève la température jusqu'au rouge; elle ne dégage pas d'ammoniaque avec les alcalis, mais elle forme, par trituration avec les alcalis puissants, des composés onctueux, et se dissout facilement dans ceux qui sont étendus et en excès; elle peut alors en être précipitée par les acides sous la forme de flocons blancs, qui, recueillis sur un filtre, ne tardent pas à donner des paillettes brillantes.

Ils sont décomposables par l'acide azotique, et laissent un résidu rouge quand on évapore l'acide à siccité.

L'acide urique pur forme de petites lamelles cristallines blanches, douces au toucher, sans odeur ni saveur, rougit facilement le papier de tournesol, et se combine avec les bases. On reconnaît l'existence de l'acide urique dans un calcul, comme dans l'urine, notamment à la propriété de se dissoudre dans l'acide azotique, et de donner une coloration d'un rouge violet lorsqu'on évapore cette solution en présence de l'ammoniaque.

2° *Calculs d'urate d'ammoniaque.*

L'urate d'ammoniaque forme très-rarement des calculs sans être combiné avec d'autres principes, c'est lui pourtant qui en fait partie plus souvent que tout autre urate; dans presque la moitié des analyses de Bigelow, nous l'avons rencontré, parfois même en quantité assez notable.

Il est d'un gris de cendre quand il forme un calcul ou une couche calculeuse; il brûle sans résidu et dégage une forte odeur d'ammoniaque dans les dissolutions alcalines; il se comporte d'ailleurs comme l'acide urique avec ces dissolutions : il présente aussi, avec l'acide azotique, les mêmes phénomènes que l'acide urique. Ce principe est plus soluble dans l'eau que les urates à bases fixes, et il possède encore des propriétés qui le distinguent facilement d'eux; les urates de potasse et de soude, par exemple, laissent un résidu après l'action de la chaleur; c'est l'urate acide d'ammoniaque et non l'urate neutre qui compose ces calculs.

3° *Calculs d'urate de magnésie.*

Quoique l'urate de magnésie ne constitue que rarement le principe dominant d'un calcul, encore est-il que la rareté de sa présence, même en quantité assez notable, a été beaucoup exagérée par les auteurs. Sur 157 analyses, Bigelow l'a trouvé 27 fois, ou près d'un sixième, et, entre autres, une fois comme exclusif d'un très-gros calcul, sauf des traces de phosphate de chaux, de carbonate de chaux et de phosphate ammoniaco-magnésien; il l'a rencontré assez souvent en proportion considérable. Après l'urate d'ammoniaque, c'est l'urate de magnésie qui se trouve le plus souvent comme principe accessoire dans les calculs vésicaux. Quoi qu'on en dise, il est beaucoup moins soluble que l'urate d'ammoniaque : ainsi l'argument dont on s'est servi pour expliquer sa plus grande rareté dans les calculs, savoir celle de sa plus grande solubilité dans l'eau, tombe de lui-même.

4° *Calculs d'urate de chaux.*

Cet urate est beaucoup moins soluble dans l'eau que tous les autres; il ne se trouve jamais en quantité considérable dans les calculs. Il se rencontre quelquefois, combiné avec l'oxalate de chaux; mais le plus souvent, quand il existe, c'est en combinaison et en très-petite proportion seulement avec les autres urates et avec le phosphate de chaux.

5° *Calculs d'urate de potasse.*

Le sel, libre de toute combinaison avec d'autres sels, est soluble dans près de 400 fois son poids d'eau froide, et encore beaucoup plus soluble dans l'eau chaude ; par l'addition d'un peu de potasse caustique, il devient très-facilement soluble dans peu d'eau.

A cause de sa grande solubilité, cet urate entre très-rarement dans la composition des calculs et toujours en très-petite quantité.

6° *Calculs d'urate de soude.*

Ce sel fait aussi partie des calculs urinaires ; il est rare cependant qu'il s'y rencontre en quantité considérable, quoiqu'il prédomine dans les concrétions goutteuses; il ressemble, sous plusieurs rapports, à l'urate de potasse.

7° *Calculs d'oxalate de chaux.*

M. Civiale (1) déclare que, chez beaucoup de graveleux, l'acide urique et l'oxalate de chaux paraissent à la suite l'un de l'autre, et qu'il a souvent observé cette alternance, sans avoir jamais pu la rattacher à aucune circonstance spéciale. Quelquefois la succession est rapide et dure peu ; dans d'autres cas, au contraire, le passage d'une substance à l'autre est moins brusque; mais une fois la prédominance établie pour l'un des principes, elle persiste plus ou moins longtemps. Pour cet auteur, la gravelle d'oxalate de chaux, beaucoup moins rare qu'on ne le pense généralement, existe à l'état pulvérulent et à l'état cristallin ; il a soigneusement décrit les formes diverses et souvent bizarres que présentent les graviers d'oxalate calcaire. Il ajoute que les formes particulières qu'ils affectent ne lui paraissent pas exercer d'influence appréciable sur la production des accidents.

Prout, qui n'a jamais observé la gravelle oxalique sous la forme de poudre, a rencontré dans trois cas des graviers qui avaient une apparence cristalline bien prononcée, et dont la surface était couverte d'octaèdres aplatis. Marcet en a également observé trois cas.

Les calculs d'oxalate de chaux ne sont point particuliers à l'espèce humaine. En effet, Fourcroy avait découvert de l'oxalate calcaire dans des calculs de rats, et Lassaigne (2) ayant analysé six petites concrétions trouvées dans la vessie de plusieurs de ces animaux, annonça qu'elles étaient composées d'oxalate de chaux. Il en a aussi trouvé sur le chien.

(1) Civiale, *Traitement médical et préservatif de la pierre et de la gravelle.* Paris, 1840, in-8, p. 17.
(2) Lassaigne, *Journal de chimie médicale*, 1828, t. V, p. 633.

Ce sel a été rencontré aussi dans certains calculs du cheval, et particulièrement dans ceux que MM. Bouley et Reynal (1) désignent sous le nom de calculs blancs jaunâtres. Ces concrétions, assez fréquentes et solitaires, acquièrent un diamètre considérable. Leur forme est sphérique ; il s'en trouve aussi de triangulaires. Elles présentent des protubérances mamelonnées qui rendent leur surface rugueuse. Elle le devient plus encore par le dépôt de cristaux d'oxalate de chaux.

Chez l'homme, on a trouvé des concrétions d'oxalate de chaux dans le rein et dans la vessie, et elles forment deux variétés. Celles qui sont petites à la surface lisse se désignent sous le nom de calculs en grains de chènevis, et Martres et Prévost (2) disent en avoir observé. Mais le plus souvent les calculs d'oxalate calcaire sont d'un volume assez considérable, et leur surface mamelonnée a été comparée à celle de la mûre, d'où le nom de calculs mûraux, qui leur a été appliqué.

Cet oxalate existe quelquefois à l'état de pureté dans les calculs urinaires de l'homme, mais il en est rarement ainsi, et presque toujours il y est associé à d'autres matières salines. Il peut arriver, dans ce cas, que le noyau de la concrétion urinaire ait une composition différente de celle de la substance corticale, et que celle-ci soit formée elle-même de plusieurs couches distinctes, de composition différente. Le nombre des couches alternantes est ordinairement de deux ; mais, dans certains cas, il est plus considérable. Simon parle d'un calcul volumineux qui était formé principalement de phosphate terreux, avec de petites quantités d'urates d'ammoniaque et de soude, alternant par couches. Ce calcul présentait un noyau de la grosseur d'une noix, qui avait l'aspect d'une mûre, et qui était constitué par de l'oxalate de chaux. Au centre de celui-ci, on trouva un nucléole du volume d'un gros pois, composé presque entièrement d'acide urique.

Marcet donne la figure d'un calcul dont les couches extérieures étaient formées d'un mélange de phosphate ammoniaco-magnésien et de phosphate de chaux. Celles qui étaient immédiatement au-dessous étaient composées d'oxalate de chaux ; les troisièmes étaient du phosphate de chaux, et enfin le noyau était une concrétion d'acide urique.

Brugnatelli a décrit des calculs dont les couches extérieures sont constituées d'un mélange d'oxalate et de phosphate de chaux, tandis que la partie centrale, de couleur de chair, consistait en acide urique et en phosphate de chaux, sous forme de lames très-minces et à peine perceptibles à l'œil nu. Il en cite un autre dont les couches extérieures

(1) Bouley et Reynal, *Dictionnaire de médecine vétérinaire*, art. Calcul.
(2) Martres et Prévost, *Annales de physique et de chimie*, 1817, t. VI, p. 221.

étaient de l'urate d'ammoniaque enveloppant une série de couches brunâtres d'oxalate de chaux; ces dernières enfermaient à leur tour un noyau blanc et pur de phosphate de chaux. Enfin, un troisième calcul avait sa couche extérieure composée d'un mélange d'urate d'ammoniaque et d'une matière de couleur rose. Au-dessous se trouvait une couche blanche de phosphate de chaux, puis une couche jaune d'acide urique, et au centre, un noyau d'oxalate de chaux.

Les calculs d'oxalate de chaux sont gris, et plus souvent d'un brun foncé, en raison probablement de la matière animale qui les accompagne, presque toujours disposés en couches ondulées, présentant à la surface des tubercules rarement aigus et le plus souvent arrondis, analogues à ceux des mûres, ils donnent, lorsqu'on les calcine, un résidu blanc ardoisé, facile à reconnaître par cette couleur ardoise prononcée et constante; la chaux s'y reconnaît par sa saveur âcre, et le carbonate de chaux par l'effervescence qu'il produit avec les acides. Ce résidu, quand il n'est composé que de chaux, équivaut à peu près au tiers du poids du calcul; il est soluble dans l'acide chlorhydrique concentré, qu'il colore en brun foncé. Ce phénomène est dû probablement à l'existence d'une assez grande quantité de matière animale dans les calculs d'oxalate de chaux. Un calcul du musée Dupuytren, contenant peu de matière animale colorante, présente un aspect cristallin, et il est composé de gros cristaux blancs, transparents, séparés par une couche mince et peu foncée de matière animale colorante. Cette espèce est excessivement rare (Bigelow).

8° *Calculs de cystine.*

Ces calculs sont très-rares, il n'en existe qu'un seul dans la collection du musée Dupuytren. Ils sont formés exclusivement par la cystine qui se reconnaît facilement à ses propriétés chimiques.

Elle s'obtient à l'état de pureté en dissolvant dans l'ammoniaque les calculs pulvérisés, filtrant la dissolution, puis l'évaporant. Ce principe immédiat se sépare alors en petits cristaux prismatiques à six pans ou en lamelles hexagonales (fig. 19) qui ne retiennent pas d'ammoniaque.

La cystine est une substance légère, cristalline, sans odeur, insoluble dans l'eau et dans l'alcool, mais se dissolvant facilement dans l'ammoniaque. Elle joue, par rapport aux acides, le rôle d'une base faible; elle s'y dissout facilement, mais ne forme pas de combinaisons stables. Jetée sur des charbons ardents, la cystine développe une odeur alliacée, analogue à celle qu'exhale l'acide arsénieux; il a été prouvé qu'elle contient du soufre ($C^6H^6Az^4O^4S^2$).

Elle est soluble dans les acides azotique, phosphorique, chlorhydrique et oxalique ; les autres acides végétaux ne la dissolvent pas. Ses solutions sulfurique et phosphorique ont l'aspect d'une masse gommeuse, déliquescente ; on peut la précipiter par le carbonate d'ammoniaque.

Elle est très-soluble dans l'éther sulfurique, mais surtout dans l'ammoniaque, et se dépose en cristaux hexagonaux par l'évaporation de l'éther, qui la tient en dissolution. Elle est insoluble dans l'eau et dans l'alcool.

En résumé, les calculs composés de cette substance se comportent d'une manière si différente de ceux composés des principes dont nous venons de parler, qu'on ne pourrait jamais se tromper sur leur nature. L'aspect cristallin, la consistance cireuse, la nature et la couleur jaunâtre des calculs composés de cette substance, son odeur particulière alliacée, sa solubilité dans l'éther et la forme de ses cristaux suffiront à la faire reconnaître.

9° *Calculs de phosphate ammoniaco-magnésien.*

Les calculs de ce phosphate sont blancs, à gros cristaux aisément reconnaissables sous le microscope, cristallins, demi-transparents, vitrifiables par une chaleur rouge, par conséquent à celle du chalumeau. Ils laissent dégager de l'ammoniaque par la trituration avec les alcalis, et, ne s'y dissolvant point ; ils se dissolvent très-facilement, au contraire, dans les acides acétique, chlorhydrique, sulfurique, etc. (1)

10° *Calculs de phosphate de chaux.*

Les calculs de phosphate de chaux sont blancs, opaques, non cristallisés, non vitrifiables, ne perdant presque rien par la calcination, ne laissant pas dégager d'ammoniaque par leur trituration avec les alcalis ; ils sont insolubles dans ces substances, et forment avec elles un magma épais, donnant lieu à un grand dégagement de calorique ; dans les acides, ils sont solubles, mais moins facilement que le phosphate ammoniaco-magnésien.

11° *Calculs de carbonate de chaux et de carbonate de magnésie.*

Les calculs, principalement ou exclusivement composés de carbonate de chaux, sont très-rares chez l'homme, mais non chez les herbivores.

(1) Qu'ils proviennent de la vessie ou du rein en causant des coliques néphrétiques, ils laissent en général une gangue albuminoïde amorphe après la dissolution. Celle-ci met parfois aussi en évidence des lambeaux d'épithéliums à cellules bien reconnaissables, souvent très-grands, des flocons de mucus retenant des leucocytes inclus entre les groupes cristallins. Dans les parties brunes ou rougeâtres de ces calculs, le microscope montre en outre des amas de globules rouges du sang.

Quand ils existent, le carbonate prédominant est ordinairement accompagné d'une petite quantité de phosphate de chaux, de carbonate de magnésie et d'urate de chaux. Ils sont d'un blanc pur ou jaunâtre, faciles à écraser, parfois même très-friables après dessiccation. Leur volume varie entre celui de petits graviers et celui d'un pois ou d'une noisette. On les observe surtout chez les personnes soumises pendant longtemps à un régime composé de fruits et de légumes, ou soumis à un traitement alcalin prolongé.

Les calculs de carbonate de magnésie sont encore plus rares. On ne connaît que celui qu'a observé M. Raoul Leroy (d'Étiolles). Il était gros comme un œuf de pigeon, mamelonné à l'extérieur, d'un blanc éclatant à l'intérieur, très-friable. L'analyse a montré qu'il était composé de carbonate de magnésie presque pur (1).

12° *Calculs de xanthine.*

Les calculs de xanthine sont les plus rares de tous. Ils n'ont été analysés encore que par Marcet (1817) et par Wohler. Ils sont d'un brun clair, blanchâtre par places. Ils ont presque la consistance des calculs uriques. Leur cassure est d'un ton mat et les montre formés de couches concentriques qui prennent un aspect cireux par le frottement.

Ils sont solubles dans l'eau, et la solution rougit le papier de tournesol; ils sont aussi solubles dans la potasse, l'ammoniaque et dans les alcalis carbonatés. Ils sont décomposés par l'acide azotique et laissent un résidu jaune après évaporation jusqu'à siccité; résidu qui ressemble à celui que laisse l'acide urique, traité de la même manière sans l'addition d'ammoniaque. (Voy. p. 776.)

13° *Calculs fibrineux.*

Marcet a fait l'analyse d'une espèce de calcul appelé *fibrineux*, à cause de ses propriétés. Il avait une couleur brune jaunâtre, semblable à celle de la cire d'abeille, dont il avait à peu près la densité. Sa surface était inégale, mais non rugueuse au toucher; sa texture était plus fibreuse que stratifiée, et ses fibres allaient en rayonnant du centre à la circonférence; il était un peu élastique; exposé à la flamme d'une lampe à alcool, il brûlait, noircissait en répandant une odeur animale particulière, et finissait par laisser du charbon. Il était soluble dans l'eau et dans l'acide chlorhydrique; l'acide azotique le dissolvait également, mais la dissolution ne produisait pas de matière jaune ou rouge lorsqu'on l'évaporait; ce qui prouve que le calcul n'était formé ni par l'oxyde xanthique ni par l'acide urique.

(1) Leroy (d'Étiolles) fils, *De la gravelle et des calculs*. Paris, 1861, in-8, p. 93.

La production de pseudo-membranes réellement fibrineuses dans les cas de cystite cantharidienne et leur expulsion après qu'elles se sont détachées des parois vésicales (page 837), donnent lieu de croire à la possibilité du séjour de ces corps étrangers dans la vessie. Par suite, ils peuvent à la longue passer à l'état de concrétions plus ou moins dures que Marcet a peut-être eues sous les yeux (1).

14° *Calculs de silice.*

La silice se rencontre très-rarement, même en minime quantité, dans les calculs vésicaux. Bigelow ne l'a constatée dans aucune de ses analyses, quoique nous l'ayons cherchée avec le plus grand soin dans un calcul du musée Dupuytren, où, dans une analyse antérieure, on disait l'avoir trouvée en quantité très-notable (2).

Elle a été décrite comme présentant le même aspect que l'oxalate de chaux, si ce n'est qu'elle est moins colorée; elle est facile à distinguer en ce qu'elle ne perd rien par la calcination, et que le résidu est insipide, inattaquable par les acides, et vitrifiable par les alcalis.

Elle n'a jamais été trouvée seule, si ce n'est une fois, par M. Lassaigne, dans un calcul de l'urèthre d'un agneau.

Analyse immédiate des calculs urinaires.

L'analyse des calculs vésicaux, comme toute autre analyse chimique, présente deux problèmes à résoudre, celui qui concerne la *quantité* des principes et celui qui touche à leur *qualité*. Pour le médecin et le physiologiste, l'analyse qualitative des calculs suffit en général si elle est combinée à une analyse quantitative approximative. Il est beaucoup de cas dans lesquels les praticiens sont obligés de fixer ou du moins devraient savoir déterminer la composition d'un petit gravier, d'un débris de calcul, parce que cette connaissance peut avoir une influence sur le traitement qu'il fait subir au malade. Il serait donc très-important d'avoir un procédé simple qui permît au médecin de déterminer facilement la composition d'un calcul, sans être nécessairement chimiste.

(1) Des lambeaux d'épiploon, de vessie de porc et d'autres tissus animaux, plus ou moins tassés par les efforts d'expulsion m'ont été envoyés plusieurs fois, après avoir été rendus par des simulateurs, des femmes surtout, qui les avaient introduits dans l'urèthre et la vessie. Les procédés à suivre pour déterminer leur nature sont ceux que l'on remplace pour étudier tous les tissus en général. (Voy. Ch. Robin, *Du microscope et des injections*. Paris, 1871, p. 554 et suiv.). Ces lambeaux sont généralement donnés comme constitués par la muqueuse vésicale expulsée, ce qui en fait n'a jamais été vu.

(2) Il n'est pas très-rare de trouver de la silice sous forme de sable et de graviers plus ou moins gros dans les urines des simulateurs, hommes ou femmes, rendus après leur introduction par l'urèthre.

Nous allons indiquer en quelques mots les procédés que nous croyons les meilleurs; procédés fort simples et qui peuvent être appris en très-peu de temps par les médecins auxquels l'emploi du microscope n'est pas étranger.

Voici donc la marche à suivre pour procéder à ces analyses.

On agit sur trois portions de calcul : l'une, A, sert à déterminer d'une manière générale la nature du calcul comme organique, inorganique ou mixte, et ensuite les bases qui pourraient se trouver combinées avec des composés d'origine organique.

Une autre, B, est destinée à séparer les principes qui sont solubles dans les acides.

La troisième enfin, C, est employée pour découvrir les principes qui sont solubles dans l'eau seule sans être décomposés.

Portion A. — On prend une petite portion de calcul qu'on réduit en poudre : on la pèse, et on la met ensuite dans une capsule de platine pour la soumettre à l'action d'une chaleur élevée. Si tout est dissipé par la chaleur, c'est une preuve qu'il s'agit d'un calcul composé de principes d'origine organique, soit de l'acide urique pur, soit de l'urate d'ammoniaque, soit de la cystine, etc. S'il en reste une portion, on la pèse de nouveau, afin de savoir à combien pour 100 s'élève la perte par la chaleur; on l'examine ensuite chimiquement, pour déterminer la nature du résidu.

On détermine si la portion brûlée se composait en partie ou en totalité d'acide urique pur ou combiné à des bases terreuses; on le fait en chauffant une portion de la substance primitive sur une spatule de platine avec un peu d'acide nitrique; on y ajoute quelques gouttes d'ammoniaque, pour neutraliser l'acide, et on l'évapore graduellement à siccité. Si cette portion contient la moindre trace d'acide urique ou d'urate, l'acide urique est transformé en murexide, facilement reconnaissable par sa belle couleur rouge ou pourpre, plus ou moins foncée, selon qu'elle contient une portion plus ou moins considérable d'acide urique ou d'urates.

A l'aide de ce simple procédé et un peu d'expérience dans les essais de ce genre, on arrive très-vite à reconnaître la composition générale du calcul, c'est-à-dire la classe à laquelle appartient le produit morbide. Il reste à faire les opérations analytiques que nous allons exposer pour déterminer d'une manière rigoureuse les principes qui le composent.

Portion B. — On la broie dans un mortier en agate jusqu'à ce qu'elle soit réduite en poudre très-fine, on la met dans une capsule de platine à laquelle on ajoute de l'acide chlorhydrique concentré, et on la fait bouillir; car le calcul pourrait contenir de l'oxalate de chaux, sans qu'il en eût apparence, et cet oxalate n'est soluble que dans l'acide chlorhydrique bouillant.

Les autres principes, tels que le carbonate et le phosphate de chaux, ainsi que le phosphate ammoniaco-magnésien, sont solubles dans l'acide chlorhydrique froid; le premier et le dernier sont très-solubles dans l'acide acétique; mais il vaut mieux que tous entrent dans la même dissolution.

On filtre la dissolution, afin de se débarrasser des composés d'origine organique qu'elle pourrait contenir, tels que de la matière animale; tels que l'acide urique qui aurait pu exister primitivement pur dans le calcul ou mis en liberté par la décomposition des urates sous l'influence de l'acide chlorhydrique s'emparant des bases des urates. Il ne faut pas s'en occuper à cet endroit de l'analyse, puisque notre troisième portion C est destinée à nous montrer ces composants organiques; ainsi on filtre pour s'en débarrasser, et puis on étend la solution qui reste avec de l'eau distillée.

Maintenant arrive la partie de l'analyse qui pourrait au premier abord paraître complexe et difficile, mais un peu d'expérience dissipe ces idées. Il s'agit de déterminer et de séparer les principes que contient la solution. Quand on connaît la marche à suivre pour analyser un calcul, on est à même d'analyser tous les calculs d'origine organique ou mixtes.

On se demande d'abord ce que pourrait contenir la dissolution, et on reconnaît que ce sont les composants suivants : l'oxalate de chaux, les phosphates de chaux, le carbonate de chaux, qui aurait été transformé en chlorure de calcium, le phosphate ammoniaco-magnésien, et les bases des urates décomposés par l'acide chlorhydrique, telles que la soude, la potasse, la magnésie, etc.

Elle pourrait contenir tous ces principes ensemble, ou bien un seul, tel que l'oxalate de chaux; et, dans ce cas, la dissolution serait de couleur très-foncée, d'un brun caractéristique, provenant des matières animales colorantes que contiennent en quantité considérable ces calculs. Si c'est le carbonate, nous aurons un dégagement du gaz acide carbonique par l'addition de l'acide chlorhydrique. Le composant pourrait être le phosphate de chaux seul ou combiné avec le phosphate ammoniaco-magnésien, ou *vice versa*. Dans ce cas, la dissolution serait à peine décolorée, ou enfin un de ces corps, qui formerait partie principale, serait combiné avec des traces ou des proportions plus ou moins considérables d'une partie ou même de tous les autres composants. Ainsi on voit la nécessité non-seulement de constater l'existence de tel ou tel principe, mais aussi la non-existence ou la présence en proportion plus ou moins considérable de tous les autres. Arrivé à ce point, il faut suivre la même marche pour l'analyse de tous les calculs vésicaux, et cette marche, la voici :

1° On ajoute graduellement de l'ammoniaque, en ayant soin de s'arrêter aussitôt que l'acide est neutralisé. On est averti de ce fait par l'aspect trouble que prend le liquide, apparence causée par le commencement du dépôt des cristaux, qui ne tarderont pas à se précipiter. On peut aussi constater la neutralisation par l'emploi du papier rouge de tournesol, qui sera ramené au bleu aussitôt que la liqueur deviendra un peu alcaline.

Cette précaution d'y verser l'ammoniaque graduellement est très-importante, parce que, si l'on en verse rapidement et en excès, la cristallisation n'a pas le temps de se réaliser; l'oxalate de chaux tombe en amas amorphe, sans forme régulière, et le phosphate ammoniaco-magnésien, quoiqu'il prenne une forme cristalline bien reconnaissable, n'acquerra pas sa forme type.

Quand l'acide est neutralisé, les cristaux tombent ensemble (car nous supposons un calcul complexe); ce sont l'oxalate de chaux, le phosphate de chaux et le phosphate ammoniaco-magnésien; le carbonate de chaux est transformé en chlorure de calcium et reste en solution. Il est inutile de s'occuper des bases des urates, telles que la soude, la potasse, etc., puisqu'il nous reste la portion C, qui est destinée à la détermination des principes d'origine organique.

2° Pour constater la présence des sels dont nous avons supposé l'existence et pour les séparer, afin de les examiner isolément, il faut ajouter de l'acide acétique en excès; il dissoudra le phosphate de chaux et le phosphate double, laissant libre et intact le précipité d'oxalate de chaux, qui est insoluble dans cet acide.

Il va sans dire que si tout le précipité est redissous par l'excès d'acide acétique, il ne sera plus question de l'oxalate de chaux, dont l'absence est ainsi prouvée, et nous serons arrivés au troisième point.

3° Il faut maintenant aller à la recherche du carbonate de chaux. Il n'est pas précipité des eaux mères, comme nous l'avons déjà dit, par un excès d'ammoniaque, tandis que le phosphate calcaire et le phosphate ammoniaco-magnésien sont précipités. Ainsi il faut ajouter encore de l'ammoniaque en excès pour précipiter de nouveau ces deux sels; on filtre, laissant le précipité de ces deux substances sur le filtre, pour l'examiner plus tard. On prend la liqueur qui a passé par le filtre, et qui contient le chlorure de sodium, s'il y en a, et on y ajoute de l'oxalate d'ammoniaque; la chaux s'unit avec l'acide oxalique et forme un nouvel oxalate de chaux, qui se précipite; l'ammoniaque forme, avec l'acide chlorhydrique qui s'y trouve, du chlorhydrate d'ammoniaque, qui reste en solution. On examine ensuite, pour constater les caractères chimiques de l'oxalate de chaux. S'il ne se forme pas de précipité par l'oxalate d'ammoniaque, on a la preuve qu'il n'existait pas, dans la solution du calcul, de chlorure de calcium venant du carbonate de chaux.

4° Pour déceler la présence du phosphate de chaux, qui est précipité par le même réactif que le double phosphate, il faut le séparer en ses éléments, savoir, l'acide phosphorique et la chaux, pour se débarrasser du double phosphate ou ammoniaco-magnésien. On reprend le précipité qu'on vient de laisser sur le filtre, précipité consistant en phosphate de chaux et en double phosphate, et on le dissout de nouveau dans de l'acide acétique; puis, pour décomposer le sel de chaux en conservant le phosphate ammoniaco-magnésien, on ajoute encore à la solution nouvelle de l'oxalate d'ammoniaque; la chaux que contient le phosphate se combine encore avec l'acide oxalique que l'oxalate d'ammoniaque renferme et forme un oxalate de chaux qui se précipite; l'acide phosphorique reste en solution, où on le cherche après l'avoir filtré, pour se débarrasser du nouvel oxalate.

5° Pour séparer du liquide qui reste le phosphate ammoniaco-magnésien, il faut simplement ajouter un peu d'ammoniaque, qui le précipitera. On l'examine ensuite, comme nous l'indiquerons plus loin, et il faut le recueillir dans un filtre, comme nous l'avons fait pour tous les autres précipités successivement, afin de le sécher et de le peser ensuite. On détermine ainsi d'une manière approximative la proportion de chaque principe qui existait dans le calcul.

6° Il reste la liqueur dont on a précipité le dernier composant, et dans lequel on a laissé l'acide phosphorique provenant de la décomposition du phosphate de chaux.

Pour compléter les preuves de l'existence de la chaux à l'état de phosphate, il faut rechercher l'acide phosphorique. On ajoute du chlorure de magnésium et de l'ammoniaque dans cette liqueur; par une double décomposition, le phosphate ammoniaco-magnésien se forme et se précipite; on le recueille et on l'examine comme le précédent.

7° On sèche et on pèse les produits divers qu'on vient de recueillir, sur les filtres, pour évaluer leurs proportions relatives dans le calcul.

Portion C. — C'est la portion qu'on soumet à l'action de l'eau bouillante pour en extraire l'acide urique et ses composés, si toutefois les procédés indiqués à propos de la portion A sont venus donner des indices de leur présence; sinon il serait inutile de faire cette opération.

Tous les urates, ainsi que l'acide urique, sont solubles dans une quantité suffisante d'eau bouillante sans être décomposés, et chacun se dépose séparément en cristaux de formes spécifiques, aisées à distinguer, quoiqu'ils se trouvent tous réunis dans la même dissolution.

Il faut réduire cette portion du calcul en poudre, la plus fine possible, par trituration dans un mortier d'agate ; on la met dans une assez grande capsule de platine avec deux ou trois cents fois son poids d'eau distillée. Il faut la faire bouillir pendant quinze ou vingt minutes et la filtrer chaude. En se refroidissant, elle laisse tomber les cristaux, qui sont à peine solubles dans l'eau froide, et qui peuvent être séparés, examinés et analysés avec la plus grande exactitude. C'est lorsqu'il s'agit de la recherche des composés d'origine organique des calculs, que ressortent le mieux les avantages puissants de cette manière d'agir.

Autrefois, avant l'emploi du microscope, comme Bigelow l'a fait pour les analyses des calculs, on croyait les principes dont nous venons de parler trop peu solubles dans l'eau pour qu'on pût arriver à des résultats exacts par ce procédé ; aussi cette partie importante des analyses présentait de grandes difficultés, difficultés qui disparaissent entièrement devant les moyens que nous avons institués.

Les difficultés auxquelles je viens de faire allusion sont relatives à la presque impossibilité d'attribuer exactement à chaque acide la quantité de base avec laquelle il était combiné, lorsqu'on a déterminé, d'une part le poids des acides pris en masse et celui des bases ensemble d'autre part.

Il serait assez facile de constater, par la décomposition chimique d'un calcul composé d'urates à bases différentes, combien il contenait d'acide urique, de chaque base. Mais ce n'est pas cette question qui intéresse le médecin et le physiologiste ; cela ne nous montrerait pas dans quelles proportions ils étaient d'abord unis, puisqu'ils peuvent se combiner en plusieurs proportions différentes, comme nous allons le voir.

La cystine et le xanthine qui se rencontrent très-rarement dans les calculs, demandent un procédé d'analyse à part déjà indiqué (p. 890-891).

Détermination à l'aide du microscope des principes immédiats des calculs.

Nous avons vu que les différents principes qui se précipitent ensemble d'une dissolution gardent chacun ses formes et ses caractères distinctifs, que ceci est vrai des précipités qui ont lieu par suite de l'emploi des réactifs chimiques, aussi bien que pour ceux qui s'effectuent par le refroidissement après solution à chaud, sans l'aide d'aucune action chimique.

Nous allons maintenant revenir sur ce qui précède et suivre pas à pas les réactions chimiques que nous y avons étudiées, pour examiner à l'aide du microscope chaque principe dont il a été fait mention.

Portion A. — C'est la portion qui a subi l'action de la chaleur, il est inutile de s'y arrêter pour examiner au microscope les bases terreuses qui auraient pu rester.

Portion B. — Nous avons ici dissous ensemble par l'acide chlorhydrique, et ensuite précipité par l'ammoniaque les principes suivants : l'oxalate de chaux, le carbonate de chaux, le phosphate de chaux et le phosphate ammoniaco-magnésien. Nous les avons ensuite isolés par les procédés chimiques que nous avons indiqués, puis nous avons précipité et recueilli chaque principe séparément.

L'oxalate de chaux précipité par un excès considérable d'ammoniaque forme immédiatement un précipité blanc, homogène, qui ne tarde pas à roubler le fond du vase. Il se précipite et tombe bien plus lentement si l'on ne fait qu'ajouter assez d'ammoniaque pour neutraliser à peine le liquide de la dissolution. L'oxalate de chaux se précipite sous trois formes cristallines différentes.

1° et 2°. Précipité par un grand excès d'ammoniaque, il présente, sous le microscope, un amas de points cristallisés très-noirs, avec des petits prismes de 0,008 de millimètre de largeur, taillés en biseau qui se réunissent souvent en forme de fer à cheval et en X. Cette poussière noire est très-caractéristique et n'est donnée par aucun autre principe.

3° Précipité lentement, ayant soin de ne pas ajouter trop d'ammoniaque, on obtient la forme cristalline distinctive de l'oxalate de chaux. Ce sont des octaèdres réguliers, limités par huit triangles équilatéraux; ils ont le plus souvent de 0,006 à 0,008 de millimètre.

Toutes ces formes résistent à l'action de l'acide acétique; mais ils sont dissous par l'acide chlorhydrique concentré, et disparaissent du champ du microscope. On peut faire reparaître dans le champ toutes les formes cristallines successivement. Signalons encore une expérience destinée à démontrer d'une manière positive l'existence de l'oxalate de chaux. On prend du précipité sur une spatule de platine et on le calcine dans la flamme d'une lampe à alcool ; il reste du carbonate de chaux sur l'instrument. On met le résidu sur un verre porte-objet, et on y ajoute de l'acide acétique et de l'oxalate d'ammoniaque. Il disparaît en se dissolvant avec dégagement de bulles de gaz acide carbonique ; en ajoutant de l'oxalate d'ammoniaque, on voit apparaître dans le champ du microscope les cristaux qui caractérisent l'oxalate de calcaire.

Carbonate de chaux des calculs.

Le carbonate de chaux n'a pas de forme cristalline régulière. Du reste, il est assez facilement reconnu par le développement du gaz acide carbonique au contact des acides ; sa dissolution dans l'eau donne aussi une reaction alcaline ramenant au bleu le papier rouge de tournesol.

Le carbonate de chaux présente quelques particularités quant à la manière dont il se précipite et quant à sa forme cristalline sous le microscope. Il tombe moins vite que l'oxalate de chaux, et son précipité forme un nuage plus floconneux que celui de cette substance.

Phosphate de chaux des calculs.

Le phosphate de chaux n'a pas de forme cristalline proprement dite, quoique les apparences qu'il présente sous le microscope soient toujours les mêmes. Il donne une poussière qui diffère essentiellement de celle de l'oxalate par l'absence des prismes en fer à cheval, etc., que présente l'oxalate de chaux qui a été précipité brusquement. De plus, sa couleur est plus claire, plutôt jaunâtre que noire, et, fait précieux, ces indices sont toujours les mêmes et très-constants.

Pour exclure toute autre substance, car c'est pour ainsi dire par exclusion qu'on détermine la nature des principes dont il s'agit ici, il faut faire pénétrer une goutte d'oxalate d'ammoniaque entre le verre mince qui couvre le précipité et le verre épais qui le contient. On voit se transformer en cristaux d'oxalate de chaux les amas de phosphate de chaux qui y existaient préalablement. En ajoutant un sel de magnésie avec de l'ammoniaque, tous deux s'unissent à l'acide phosphorique qu'avait laissé dans la dissolution la décomposition du phosphate, il se forme alors dans le champ du microscope des cristaux du phosphate ammoniaco-magnésien facilement reconnaissable. Il flotte longtemps avant de se précipiter.

Phosphate ammoniaco-magnésien (double ou triple phosphate).

Le phosphate ammoniaco-magnésien se dissout comme le phosphate de chaux par l'acide acétique. Il se précipite de sa dissolution dans cet acide par l'addition de l'ammoniaque. Son précipité est blanc et floconneux, nageant assez longtemps dans les eaux mères.

Il présente plusieurs formes cristallines différentes, suivant que les cristaux sont précipités brusquement par l'addition immédiate d'un grand excès d'ammoniaque, suivant qu'ils se précipitent lentement par l'addition graduelle de seulement assez d'ammoniaque pour neutraliser l'acide par lequel il est tenu en dissolution, ou enfin suivant qu'il tombe pendant le refroidissement de l'eau bouillante dans laquelle il peut se trouver dissous.

La première forme est constante et toujours la même. Les cristaux se présentent en feuilles arborescentes (fig. 18, p. 771); ces cristaux sont minces et demi-transparents, et ne présentent jamais ni faces ni angles réguliers.

La seconde forme est aussi très-reconnaissable ordinairement à la simple vue. Les cristaux paraissent comme formés par l'association de l'octaèdre, au prisme droit. Il est aussi soluble dans l'eau bouillante, et sa dissolution donne une réaction alcaline marquée.

Les cristaux qui se précipitent très-lentement de l'eau sont plus gros et présentent des formes, des faces et des angles beaucoup plus variés et complexes. Ce sont des cristaux de la seconde forme, des cristaux semblables aux précédents, et en plus grande partie encore l'association de deux tétraèdres ou celle de l'octaèdre régulier avec l'hexaèdre, combinaison qui, dans certains cas, a reçu le nom de *cubo-octaèdre*.

Les cristaux des deux derniers groupes sont plus transparents, quoique infiniment plus épais que ceux qui sont arborescents. Du reste, il est toujours facile de constater leur nature sous le microscope ; en dissolvant dans l'acide acétique les cristaux, puis en les précipitant de nouveau rapidement par l'ammoniaque, ils tombent infailliblement sous la forme arborescente (fig. 20, p. 771).

On peut encore prendre deux ou trois cristaux qu'on met dans un verre de montre, on y ajoute un petit morceau de potasse caustique, et l'on couvre le verre avec du papier rouge de tournesol un peu humecté d'eau distillée. Les cristaux sont décomposés, l'ammoniaque devient libre et change en bleu la couleur rouge du papier réactif. On prend d'autres cristaux qu'on brûle sur une spatule de platine ; on met le résidu, qui consiste en carbonate de magnésie et en acide phosphorique, sur un verre porte-objet. On le dissout par l'addition d'une goutte d'acide chlorhydrique ; on le place alors sous le microscope et l'on ajoute de l'ammoniaque ; une recomposition s'opère et a pour résultat la réapparition du double phosphate qui tombe de nouveau sous la forme cristalline déjà connue.

Acide urique des calculs.

L'acide urique présente une plus grande quantité de formes cristallines que tout autre principe des calculs vésicaux. Ces formes dérivent du rhomboèdre, et sont toutes facilement reconnues avec un peu d'expérience (1).

Quand beaucoup de cet acide est dissous dans l'eau bouillante, il se dépose par le refroidissement presque constamment en petites paillettes blanches cristallines, qui étincellent quand on les regarde par transparence dans le verre où se trouve la dissolution.

La forme que présentent ces paillettes est la même dans presque tous

(1) Voy. *Chimie anatomique*, 1853, t. II, p. 395 et suiv., et atlas, pl. XIII XVII.

les calculs ; ce sont soit des losanges, soit des prismes rhombiques auxquels s'ajoutent souvent des facettes régulières. Elles varient depuis $0^{mm},15$ jusqu'à 2 ou 3 millimètres de longueur ; elles sont toutes transparentes, et polarisent très-bien la lumière (fig. 33).

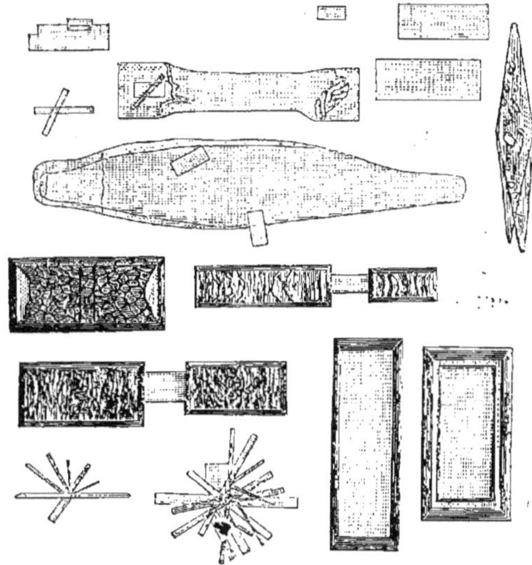

FIG. 33. — Acide urique pur hydraté.

Quand il n'y a pas un excès considérable d'acide urique dissous dans l'eau, il arrive que les cristaux tombent beaucoup plus lentement, prennent un volume bien plus considérable et des formes plus tranchées. Quand toutefois les cristaux d'urate ou d'acide urique ne se déposent pas promptement dans l'eau mère, il faut mettre une goutte du liquide sur un verre porte-objet ; il n'y a plus qu'à la laisser dessécher pour que les cristaux types paraissent ; si petite que soit la quantité de ces substances que contient l'eau, elle la laisse déposer par l'évaporation.

Ils gardent souvent aussi une couleur jaune foncée, très-brillante, ou d'un jaune paille ; quelquefois, mais rarement, ils sont d'un rouge foncé, éclatant. Ces cristaux consistent en losanges à facettes très-distinctes et en prismes rhomboédriques qui sont aussi pourvus de facettes ; souvent aussi ce sont des prismes à six faces.

Passons à l'analyse de ces cristaux. On en prend quelques-uns qu'on brûle sur une spatule de platine. Ils ne laissent pas de résidu. On en met d'autres, on y ajoute une goutte d'acide azotique ; on l'évapore graduellement, en ayant soin d'ajouter une ou deux gouttes d'ammoniaque avant que tout soit évaporé. La belle couleur écarlate qui indique la formation et la présence du murexide ne tarde pas à apparaître.

Pour continuer, on met des cristaux sur un verre porte-objet, on les place sous le microscope, et on y ajoute de l'acide chlorhydrique ou de l'acide acétique. Les cristaux ne sont pas modifiés par ces réactifs; tandis que, s'il s'agissait de l'urate d'ammoniaque, tout aurait disparu, et l'on aurait eu également la couleur rouge après l'action de l'acide azotique et de l'ammoniaque.

On ajoute ensuite de la soude, de l'ammoniaque ou de la potasse aux cristaux qui ont résisté aux acides. Les cristaux d'acide urique sont dissous, disparaissent au bout d'un instant, et l'on voit se former dans le champ du microscope soit des groupes d'aiguilles, soit des amas amorphes, soit des sphérules à contour noir et à centre jaune, formes caractéristiques des urates de soude, de potasse ou d'ammoniaque. Pour éviter la moindre possibilité d'erreur, on y ajoute ensuite une goutte d'acide acétique, et l'on voit immédiatement disparaître les nouveaux cristaux d'urates, puis se reformer dans le champ de l'instrument les cristaux primitifs d'acide urique.

Urate acide d'ammoniaque des calculs.

L'urate d'ammoniaque se dissout dans l'eau bouillante plus facilement, et en proportion plus considérable que tout autre des principes d'origine organique qui rentrent dans la composition des calculs vésicaux.

Le précipité qui se forme par le refroidissement de l'eau présente un caractère physique qui, au premier coup d'œil, le distingue de tout autre urate et de l'acide urique. C'est un aspect floconneux, qui est plus marqué que dans les dépôts de toute autre substance connue. Les flocons nagent longtemps avant de se précipiter au fond du vase. Le plus souvent ils ont une couleur blanche, pure ; il arrive quelquefois pourtant qu'ils sont colorés en jaune paille tendre, jamais en jaune ni en rouge.

Examiné au microscope, ce précipité présente deux formes cristallines, distinctes l'une de l'autre. On peut les rencontrer toutes deux à la fois ou séparément. La première se présente sous l'aspect d'amas amorphes presque toujours légèrement colorés en jaune paille tendre. Cette variété se montre lors de la précipitation rapide qui a lieu quand l'eau est très-chargée de cet urate. La deuxième présente la forme type des cristaux de l'urate d'acide d'ammoniaque. Elles consistent en longues aiguilles réunies en quantité énorme pour former des globes cristallins. Il y a toujours de ces aiguilles qui sont isolées dans le champ du microscope en plus ou moins grand nombre; elles sont foncées, noirâtres (fig. 34).

Pour examiner ces différentes formes de l'urate acide d'ammoniaque, il faut en mettre quelques portions dans une capsule de platine ou dans un verre de montre, et y ajouter un peu de potasse caustique. On couvre le verre de morceaux de papier rouge de tournesol, humecté d'eau distillée. L'urate est décomposé par la potasse, et l'ammoniaque se dégage en ramenant au bleu le papier réactif.

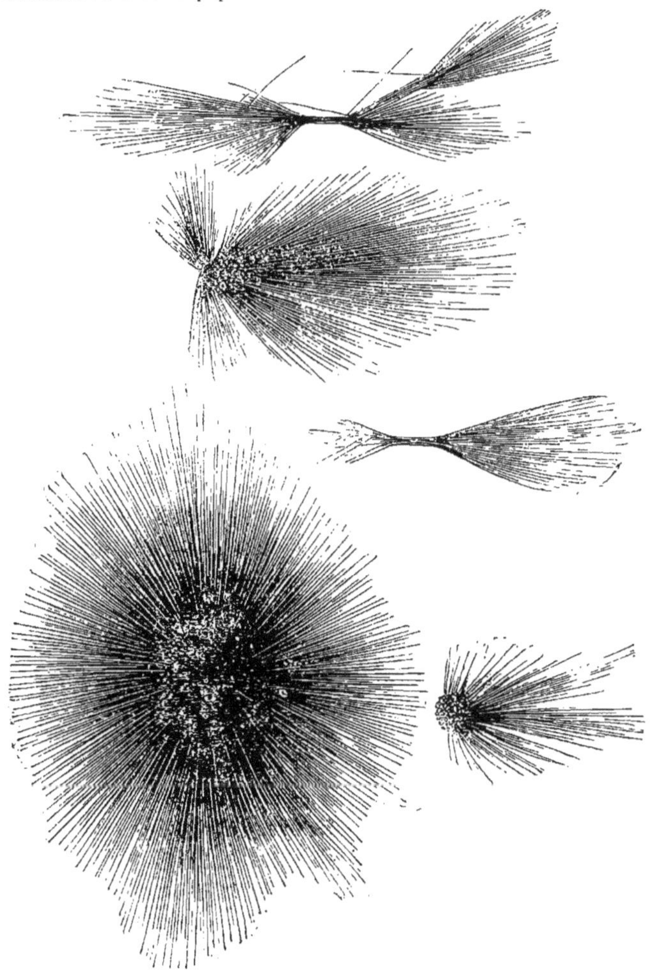

FIG. 34. — Urate acide d'ammoniaque cristallisé en aiguilles diversement groupés.

On brûle quelques cristaux sur une spatule de platine, tout est dissipé par la chaleur. On en chauffe encore quelques-uns avec de l'acide azotique et de l'ammoniaque ; la couleur du murexide ne tarde pas à paraître. Ces deux procédés nous ont prouvé l'existence de l'acide urique et de l'ammoniaque, et par la chaleur nous avons démontré qu'il n'existait pas de bases terreuses.

Maintenant on met des cristaux ou des amas amorphes sous le microscope; on y ajoute de l'acide acétique, tout disparaît à l'instant même, et l'on voit se déposer des lamelles d'acide urique; cristaux dont l'identité peut être constatée à l'aide des moyens indiqués plus haut (p. 863). Introduisant ensuite de l'ammoniaque, les aiguilles ou les amas amorphes se présenteront aussitôt à la place des cristaux d'acide urique qui ont été transformés de nouveau en urate acide d'ammoniaque.

Le sulfate de chaux n'a jamais été signalé dans les calculs urinaires; il importe cependant de noter qu'il cristallise en aiguilles fines, groupées à peu près de la même manière que celles de l'urate acide d'ammoniaque; mais, pour un même grossissement, ces aiguilles sont deux à trois fois plus épaisses que celles de ce dernier. Elles ne sont pas aussi solubles dans l'eau bouillante, et surtout l'acide acétique ne décompose pas le sel avec mise en liberté d'acide urique à l'état cristallin, comme il le fait pour les urates.

Urate de soude des calculs.

Ce principe se rencontre très-rarement dans les calculs vésicaux, et encore plus rarement en proportion considérable; il se dissout comme les autres urates dans l'eau bouillante, moins facilement que l'acide urique, et plus facilement que l'urate de chaux ou que l'urate de magnésie. Il ne forme pas un précipité aussi floconneux que l'urate d'ammoniaque; il tombe, au contraire, assez vite au fond du vase, sous l'aspect de poussière un peu sablonneuse. Au lieu de deux formes de cristaux, comme l'urate d'ammoniaque, celui-ci en a trois distinctes.

Sous le microscope, la première est une poussière amorphe incolore (voy. le haut de la figure 25, p. 863).

Dans la deuxième, quand l'eau est fortement chargée d'urate, il est sous forme de globules réguliers à contours très-foncés et à centre jaune. Quelquefois il sort, d'une partie de la périphérie de ces amas ronds, un assemblage d'aiguilles pareilles à celles qu'on reconnaît comme type des cristaux de l'urate de soude (voyez le bas de la même figure).

La troisième, qui est la vraie forme cristalline de l'urate de soude se présente quand la cristallisation a pu se faire très-lentement; elle consiste en prismes taillés en biseau et réunis en amas plus ou moins considérables; ces amas sont sphéroïdaux le plus ordinairement. Les prismes isolés se rencontrent aussi, mais rarement; ils sont demi-transparents et polarisent faiblement la lumière. Les amas sphériques dus à la réunion des prismes sont tellement noirs, qu'on voit à peine les bouts des cristaux qui dépassent leurs contours.

Pour constater d'une manière irrécusable la vraie nature de ces prismes, on en prend quelques-uns et on les brûle sur une spatule de platine. Il reste sur la spatule un résidu blanc qui fond à une chaleur élevée; on y ajoute une goutte d'eau qui dissout le résidu composé de carbonate de soude. Cette dissolution ramène au bleu le papier rouge de tournesol. On verse cette goutte sur un verre porte-objet, on y ajoute une goutte de chlorure de platine, puis on l'évapore avec beaucoup de précautions sur une lampe à alcool. Avant que le liquide ne soit entièrement évaporé, on le ramène sous le microscope, où l'on constate la formation de prismes larges, d'une longueur variable, très-transparents, et qui possèdent à un haut degré le pouvoir de polariser la lumière.

Ces prismes se sont formés par une double décomposition qui a eu lieu entre le sel de platine et la soude; c'est le réactif le plus délicat qui soit connu pour déterminer l'existence de la soude. Ces prismes sont très-solubles dans l'eau; ensuite on agit sur quelques-uns d'entre eux à l'aide de l'acide azotique et de l'ammoniaque, comme nous l'avons dit à propos de l'acide urique et de l'urate d'ammoniaque.

Avec l'acide acétique, on voit disparaître les cristaux d'urate de soude sous le microscope, et bientôt se montrent les lamelles d'acide urique.

Urate de potasse des calculs.

Tout ce que je viens de dire sur l'urate de soude, quant à sa forme cristalline et à sa manière d'être générale, se rapporte aussi à l'urate de potasse.

C'est le chlorure de platine qui sert de réactif pour distinguer nettement la soude de la potasse. Nous venons de voir que la soude combinée à ce sel forme des prismes réguliers taillés en biseau qui polarisent la lumière. La potasse donne avec lui des octaèdres réguliers; ces cristaux ne polarisent pas la lumière.

Les octaèdres formés avec la potasse sont très-peu solubles dans l'eau; les prismes transparents donnés par la soude sont au contraire très-solubles dans l'eau.

L'urate de soude et l'urate de potasse peuvent exister ensemble dans un calcul, mais en très-petite quantité.

Urate de chaux des calculs.

Au point de vue de sa fréquence dans la composition des calculs vésicaux, cet urate vient le troisième. Il ne forme jamais la partie principale d'une concrétion; pourtant il y est assez rarement en très-petite quantité. Nous avons vu qu'il est souvent associé au carbonate de chaux dans les calculs où domine ce composé.

Il est soluble dans l'eau bouillante, mais moins facilement que toutes les autres formes d'urates; il se précipite et tombe très-vite au fond du vase en poussière sablonneuse, qui s'attache partiellement aux parois sous l'aspect de couche homogène.

Il se présente sous deux formes cristallines distinctes :

1° C'est en amas amorphe que se montre l'urate de chaux, précipité de l'eau qui en contenait en quantité considérable;

2° Les cristaux qui se produisent par le dépôt lent de cette substance, sont des prismes taillés en biseau, demi-transparents, réunis ensemble de manière à former des groupes sphériques d'où sortent les bouts des prismes; ou bien ils sont en forme d'éventail; ou encore ils figurent deux éventails attachés l'un à l'autre par leurs centres d'irradiation.

Pour faire l'analyse de ces cristaux, il faut les mettre sur une spatule de platine et les brûler; il reste une portion sablonneuse au toucher, qui se dissout dans l'acide chlorhydrique. C'est le carbonate de chaux qui dégage, pendant sa dissolution, du gaz acide carbonique. Pour constater que le résidu contient de la chaux, il faut avoir recours simplement aux moyens indiqués plus haut (pages 806 et 867).

Ensuite il faut soumettre ces cristaux à l'action de l'acide acétique; on les voit disparaître du champ du microscope, pendant que se forment des cristaux d'acide urique. Par l'action de l'acide azotique et de l'ammoniaque, la couleur écarlate, indice de la présence du murexide, démontre l'existence de l'acide urique.

Urates de magnésie des calculs.

On trouve deux espèces d'urates de magnésie dans les calculs vésicaux. La première est l'urate ordinaire, dont l'existence est déjà connue depuis longtemps; la seconde, que Bigelow a découverte, est le *bi-urate hydraté de magnésie*. Celui-ci diffère essentiellement du premier par les proportions de sa base et de l'acide urique ; il en diffère encore d'une manière très-marquée, par la quantité considérable d'eau de cristallisation qu'il contient, eau dont le premier est privé. Le bi-urate se rencontre très-rarement dans les calculs; Bigelow ne l'a trouvé que deux fois sur plusieurs centaines d'analyses.

Urate de magnésie. — Après l'urate d'ammoniaque, c'est l'urate de magnésie qui, de tous les urates, entre le plus souvent dans la composition des calculs vésicaux; comme ce sel, il forme rarement à lui seul le principe fondamental d'un calcul, mais souvent il existe en quantité très-notable.

L'urate de magnésie est plus facilement soluble dans l'eau bouillante que l'urate de chaux, et moins facilement que les autres urates. Il se précipite, par suite du refroidissement de l'eau, sous forme de poussière blanche, moins floconneuse que celle de l'urate d'ammoniaque, et moins sablonneuse que l'urate de chaux. Ce précipité tombe assez vite au fond du vase. Examiné au microscope, on constate que cet urate offre deux variétés de formes : la première consiste en amas amorphes; et la seconde, qui représente le type de cristallisation de l'urate de magnésie, consiste en prismes taillés ou non en biseau, et réunis le plus souvent en grand nombre, pour former des amas sphéroïdaux (fig. 35, B.).

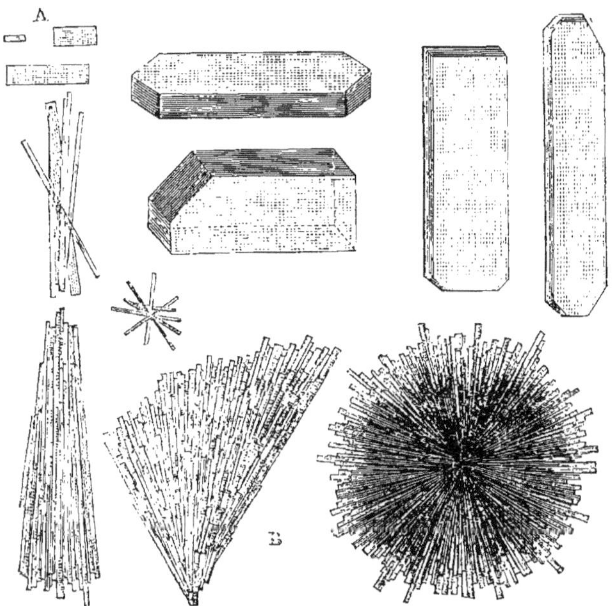

FIG. 35. — Urate de magnésie des calculs urinaires.

Ces prismes se rencontrent aussi dans le champ du microscope isolément; ils sont plats (A), demi-transparents, et possèdent la faculté de polariser la lumière : ils ont à peu près $0^{mm},10$ de largeur, et une longueur variable.

Il arrive quelquefois que les globes de prismes se forment à la surface de l'eau où ils surnagent; alors il n'est pas rare d'en rencontrer d'un blanc nacré, d'une texture soyeuse, ressemblant à de petits morceaux de satin blanc ; ils peuvent atteindre 1 millimètre de largeur.

Pour analyser ces cristaux, on en calcine d'abord sur une spatule de platine ; il reste un résidu blanc de carbonate de magnésie.

On met ce résidu sur un verre porte-objet, et on le dissout par l'addition d'une goutte d'acide chlorhydrique. On ajoute ensuite à la dissolution une goutte de phosphate de soude et d'ammoniaque, et l'on voit paraître immédiatement dans le champ du microscope les cristaux arborescents du phosphate ammoniaco-magnésien, formés par la double décomposition qui a eu lieu entre les sels qui se trouvaient ensemble dans la dissolution ; voici pour la base.

Afin de constater l'existence de l'acide urique combiné à la magnésie, on agit de la même façon que pour tous les autres urates et l'acide urique : on met quelques cristaux sur une spatule de platine, on y ajoute de l'acide azotique, et on l'évapore avec soin en présence de l'ammoniaque.

Il va sans dire que l'examen des précipités amorphes de tous les urates se fait aussi de cette manière.

Dans le cas où se trouvent réunis ensemble plusieurs urates, même avec de l'acide urique libre, ce qui arrive souvent, il faut employer successivement les procédés que j'ai indiqués pour chaque principe, afin de constater l'existence de toutes les bases, telles que l'ammoniaque, la potasse, la soude, la chaux, etc. Ensuite, par l'examen des cristaux et de l'aspect général que présente le précipité sous le microscope, on peut faire, avec un peu d'expérience, une évaluation quantitative assez exacte des différents principes.

Bi-urate hydraté de magnésie. — Bigelow n'a trouvé qu'une seule et unique forme cristalline pour cet urate. Ses cristaux présentent des différences très-notables à côté des cristaux d'urate de magnésie, tant au point de vue de leur forme que par leur manière d'agir au contact des réactifs chimiques. Les cristaux sont des prismes à quatre faces, à angles réguliers. Ils ont ordinairement près d'un millimètre au moins de largeur et de $0^{mm},30$ à $0^{mm},50$ de longueur. Dans le principe, ils sont transparents, d'une couleur paille claire (couleur de baume de Canada), ressemblant, à s'y tromper, à une des formes cristallines de l'acide hippurique. Mais ces derniers sont solubles dans l'eau, tandis que les cristaux de cet urate y sont insolubles.

Exposés pendant quelque temps à l'air, ces cristaux deviennent opaques et acquièrent une couleur d'un blanc mat. Ce phénomène a lieu par suite de la perte de l'eau de cristallisation que contient, au moment de sa formation, ce genre de cristaux. Soumis à l'action de la chaleur, ils éclatent avec bruit et sautent avec violence en l'air : aussi faut-il avoir grand soin de commencer par une chaleur très-basse, pour chasser graduellement l'eau. Alors le résidu, après la calcination, garde la forme du cristal primitif; il est blanc, et présente les mêmes réactions chimiques que ce qui reste après la calcination des cristaux de l'urate magnésien de la première espèce.

Soumis à l'action de l'acide acétique ou de l'acide chlorhydrique ordinaire, agents qui décomposent si promptement la première sorte d'urate de magnésie, ces cristaux restent intacts. Si l'on y ajoute de l'acide chlorhydrique concentré, on voit, sous le microscope, qu'au bout de quelques instants les cristaux perdent leur transparence, et prennent une couleur jaunâtre, qui ne tarde pas à devenir d'un noir très-foncé, si l'action de l'acide continue. Au bout de deux ou trois minutes, commencent à se déposer autour des cristaux de très-petites lamelles d'acide urique. Le cristal de bi-urate de magnésie perd peu à peu sa forme et se casse en fragments qui ressemblent, au toucher, à des fragments de pierre ou de gravelle. Ces fragments ne sont pas dissous; ils restent noirs et de forme irrégulière dans le champ du microscope.

VINGT-HUITIÈME LEÇON

DES LIQUIDES AMNIOTIQUE ET ALLANTOÏDIEN. — DE L'EXHALATION PULMONAIRE.

Nous terminerons l'étude des produits excrétés par l'examen de trois d'entre eux qui tous offrent des particularités remarquables au point de vue de la physiologie du moins, indépendamment des applications qu'on peut faire à la pathologie de cet ordre de connaissances. Ces produits sont le liquide amniotique, celui de l'allantoïde et l'exhalation pulmonaire.

TROISIÈME ESPÈCE. — DU LIQUIDE AMNIOTIQUE OU EAUX DE L'AMNIOS.

Les cellules minces, pâles, larges, nettement pavimenteuses de l'épiderme embryonnaire, se retrouvent dans l'amnios, dont les éléments diffèrent des cellules polyédriques, moins larges, plus granuleuses, appartenant à la portion du blastoderme qui compose le *chorion*. Celui-ci et l'amnios du reste sont formés d'une seule rangée de ces cellules très-sensiblement distinctes, cellules qui, dans chacune de ces membranes, adhèrent fortement l'une à l'autre. Ces différences sont déjà manifestes alors que l'amnios est encore en continuité de substance vers le dos de l'embryon avec l'autre portion plus grande du feuillet blastodermique externe qui constitue le chorion et va se séparer du précédent (1).

Cette séparation faite, l'amnios est encore immédiatement appliqué contre la surface du corps de l'embryon, avec l'épiderme duquel il se continue vers l'ombilic; épiderme formé aussi à cette époque d'une seule rangée de cellules épithéliales. Mais peu à peu dans la cavité de l'amnios est produit un liquide interposé au corps de l'embryon et à cette membrane qui va toujours grandissant par multiplication segmentaire de ses cellules. La production de ce liquide tend ainsi à repousser et appliquer de plus en plus l'amnios contre le *pédicule* des organes sortant par l'ombilic, et à faire passer cet épais pédicule à l'état de *cordon* en le rétrécissant et l'allongeant.

Ce liquide constitue l'*eau de l'amnios* ou *liquide amniotique* des physiologistes, ou simplement les *eaux* en terme d'obstétrique.

Caractères physiques et chimiques du liquide amniotique.

La quantité absolue de l'eau de l'amnios va en augmentant avec le volume de l'*œuf* jusqu'à la fin de la grossesse, en même temps que s'accroît aussi le corps du fœtus; et cela contrairement à ce qu'admettent quelques auteurs. En d'autres termes, cette quantité ne diminue pas après avoir présenté un maximum à une époque donnée.

Cette quantité chez la femme varie beaucoup d'un sujet à l'autre, elle ne paraît pas dépasser un litre ni rester au-dessous d'un demi-litre.

Par rapport au volume du fœtus, la proportion du liquide amniotique est d'autant plus grande que le premier est plus jeune et plus petit. J'en ai trouvé 69 centimètres cubes dans un œuf dont l'embryon était long de 18 millimètres, et 25 centimètres cubes dans un œuf contenant un embryon long de 8 millimètres et demi.

Le liquide amniotique est le seul des fluides de l'économie qui, peu après son apparition jusqu'au moment de son évacuation, l'emporte au point de vue de la quantité sur celle du sang de l'individu qui le produit. Ce fait est la conséquence de son accumulation incessante, jusqu'au moment où il s'échappe en entier.

Tschernow a constaté que la masse du liquide diminue par rapport au poids du corps avec l'âge du fœtus, de manière que le poids de celui-ci étant 1, celui du liquide est d'abord de 4,8 à 3,9 et devient à la fin 0,9 à 0,2. Par rapport au poids du corps, la proportion du liquide est, en un mot, beaucoup plus considérable dans la première moitié de la grossesse que dans la seconde.

(1) Voy. *Anatomie et physiologie cellulaires*. Paris, 1873, p. 297.

Le liquide pris autour de très-jeunes embryons de chat présente l'aspect du sérum du sang. Il en est de même pour celui des œufs encore plus petits. Ce fluide est d'abord incolore, plus tard jaunâtre, mais toujours plus clair que le liquide allantoïdien. Le plus souvent il est entièrement clair, parfois légèrement trouble, quand l'enveloppe des embryons est recouverte de beaucoup de kystes à contenu trouble, blanchâtre, beaucoup plus filant et épais que le liquide allantoïdien. Sa densité varie de 1,006 à 1,011. Il est légèrement alcalin; Tchernow ne l'a trouvé neutre qu'une fois.

Sur les œufs humains contenant de jeunes embryons, il est toujours limpide, absolument hyalin; il en est de même sur la vache, la brebis, etc. Il est d'abord fluide comme l'eau, à peu de chose près; plus tard il prend une teinte légèrement citrine ou verdâtre, analogue à celle des sérosités. Vers le sixième mois ou plus près de l'époque de la grossesse, il devient un peu muqueux et filant, soit grisâtre, soit opalescent, trouble, jaunâtre, mêlé de flocons muqueux, gris, jaunâtres ou noirâtres. Au moment de la rupture des membranes, il est quelquefois fortement coloré en jaune-verdâtre sale, par le mélange d'une certaine quantité de méconium. Il l'est surtout beaucoup lorsque l'œuf à terme ou à peu près sort entier contenant le nouveau-né mort ou vivant.

Il est inodore sur les œufs de deux à trois mois ou au-dessous; mais plus tard il prend une odeur fade analogue à celle de certains mucus et parfois fétide, quand il a été mélangé de méconium, lors même que le fœtus n'est pas mort. Sa fétidité est fréquente, lorsque l'enfant est mort depuis un certain temps. Ce fluide a une saveur légèrement salée, un peu fade d'abord.

Chez les femmes, sa densité varie entre 1018 et 1009. Ce dernier chiffre est celui de sa densité à l'époque de l'accouchement. C'est dans les premiers mois que cette densité est plus grande, fait qui coïncide avec la présence d'une quantité plus considérable de principes immédiats constitutifs autres que l'eau.

Par le repos, il donne parfois un léger dépôt grisâtre composé de cellules épithéliales cutanées, et même du rein ou de la vessie. Il contient de plus quelques leucocytes avec de petits flocons de mucosine. On y trouve également des noyaux des cellules épidermiques fœtales, hypertrophiés et détachés (1).

L'action conservatrice du liquide amniotique sur ces éléments est digne d'être signalée. Elle s'exerce également sur les embryons restant plongés

(1) Ch. Robin, *Sur une particularité du développement des cellules épidermiques superficielles chez le fœtus* (*Journal de la physiologie de l'homme et des animaux*, Paris, 1861, in-8, p. 228, avec 1 pl.).

dans cette humeur lors de l'expulsion abortive d'œufs entiers; elle constitue le meilleur liquide conservateur dans lequel on puisse laisser l'embryon ou ses parties en attendant le moment de les soumettre à la dissection. Ce liquide reste très-longtemps avant de répandre une odeur putride quand il est exposé à l'air, et celle-ci est toujours faible. L'examen de sa composition nous rend compte de cette particularité, car il ne renferme que fort peu de principes donnant des produits ammoniacaux comme l'urée. Ces faits sont importants à noter lorsqu'il s'agit d'un liquide qui séjourne normalement pendant des mois au sein de l'économie dans les conditions de température et autres qui suffisent pour amener l'altération ammoniacale de l'urine des adultes.

L'eau de l'amnios est, d'un fœtus humain à l'autre, soit neutre, soit faiblement alcaline. Parfois pourtant elle est très-légèrement acide du huitième au neuvième mois (1).

Vogt a vu l'ébullition y déterminer la production de flocons albuminoïdes ou l'amener à l'état d'un liquide mucilagineux (2); l'acide azotique y produit parfois une coagulation analogue, tantôt assez manifeste, sans qu'il y ait pourtant prise en masse, tantôt presque nulle ou nulle. Presque toujours l'acide acétique y cause un précipité gélatiniforme, soluble dans un excès d'acide tel qu'en donne la mucosine délayée dans une grande quantité de liquide, fait qui paraît avoir été ncté pour la première fois par Scherer (3).

Composition immédiate du liquide amniotique humain.

L'analyse a démontré la présence des principes immédiats suivants dans le liquide amniotique du fœtus humain.

PRINCIPES DE LA PREMIÈRE CLASSE.

Eau	991,00 à 975,00
Chlorures de sodium et de potassium	2,40 à 5,95
— de calcium	traces.
Carbonate de soude	traces.
Sulfate de soude	traces.
— de potasse (Rees)	traces.
Phosphates et sulfates calcaires et magnésiens	0,14 à 1,72

(1) Le liquide amniotique des chiens de cinquante jours est brunâtre, transparent, neutre, sans odeur, et donne 1,67 d'urée pour 1000.

(2) Vogt, *Vergleichende Untersuchung zweier Amnios Flüssigkeiten* (*Archiv für Anat. und Physiol.* Berlin, 1837, in-8, p. 69).

(3) Scherer, *Chemische Untersuchung der Amniosflüssigkeit der Menschens* (*Zeitschrift für wissenchaftliche Zoologie*. Leipzig, 1848, t. I, p. 88).

PRINCIPES DE LA DEUXIÈME CLASSE.

Lactate de soude (Vogt, Regnauld).....	traces.
Urée..........................	2,00 à 3,50
Graisse (Rees, Mack)................	0,13 à 1,25
Créatine, créatinine (Scherer, Robin et Verdeil)........................	non dosées.
Glycose (Cl. Bernard)...............	non dosée.

PRINCIPES DE LA TROISIÈME CLASSE.

Albumine et mucosine..............	0,82 à 10,77

Majewski a constaté que la quantité des principes fixes croît depuis les premiers temps de la grossesse jusqu'à la fin.

D'après Tschernow, ces principes augmentent surtout pendant la première moitié de la grossesse, où la quantité de liquide est elle-même à son summum relativement au poids du corps. Il en est encore ainsi pour les composés d'origine organique, avec cette différence que leur proportion atteint son maximum à la fin de la grossesse. Le contraire arrive pour les principes d'origine minérale. Pourtant les variations sont ici très-petites, et leur quantité reste sensiblement constante. L'auteur explique ces faits par la nature endosmotique de ces substances. Au commencement de la vie fœtale, la production du liquide amniotique paraît être plus rapide qu'à d'autres époques. Or si l'albumine ou les produits de sa décomposition traversent plus difficilement les capillaires que ne le font les composés minéraux, il faut qu'avec l'accroissement de l'eau la quantité relative des substances d'origine organique diminue, tandis que celle des principes inorganiques reste invariable (Tschernow).

L'eau de l'amnios ne renferme pas de sels ammoniacaux, mais il s'y forme des carbonates et de chlorhydrates de cette base quand elle commence à s'altérer. Cette altération, du reste, se produit lentement et les embryons se conservent longtemps sans putréfaction dans ce liquide, tant que l'amnios n'est pas ouvert et le liquide non exposé directement au contact de l'air.

Pendant les premiers mois de la vie fœtale, l'urine contient un peu de glycose qui passe dans les liquides amniotique et allantoïdien, aussi bien chez les carnassiers que chez les herbivores. Ce principe disparaît généralement vers le milieu de la gestation ou un peu après, comme l'a montré M. Cl. Bernard. Dans les œufs humains, il disparaît avant même la fin de la première moitié de la grossesse. Dans la plupart des cas (à l'exception des embryons de chat), Tschernow a trouvé dans le liquide amniotique du sucre, en moindre quantité, il est vrai, que dans le liquide allantoïdien, ainsi que l'avait déjà vu M. Cl. Bernard. Il a constaté comme Majewski que la proportion de sucre des liquides amniotique et allantoïdien augmente avec la durée de la grossesse. Dans les œufs contenant des fœtus de porc longs de 7 centimètres, j'ai trouvé le liquide amniotique neutre, limpide, incolore, non visqueux, très-coulant, sans mucosine, mais contenant des traces très-sensibles de glycose et d'albumine.

La quantité d'urée contenue dans le liquide amniotique est toujours inférieure à celle que donne le liquide allantoïdien, mais elle croît à mesure que le fœtus se développe (Majewski). Elle est apportée dans l'amnios par l'urine fœtale, à moins que les organes sudoripares n'en donnent. Tschernow suppose que la plus grande partie de l'urée contenue dans l'amnios y est apportée de l'allantoïde par endosmose. Une fois, en effet, il a trouvé dans le liquide allantoïdien d'un fœtus mort à terme, autant d'urée que dans le liquide des fœtus vivants, bien que l'embryon mort fût, d'après sa taille, incapable de fournir une telle quantité d'urée. De sorte qu'il ne reste plus que l'hypothèse consistant à admettre que le liquide allantoïdien du fœtus mort a reçu par endosmose son urée des fœtus restants. Ce cas anormal, où il y avait plus d'urée là que dans les liquides sains, plus même qu'il n'y en a dans le liquide amniotique, l'auteur l'explique en supposant que les membranes sont plus facilement endosmotiques sur le fœtus mort que sur le fœtus vivant.

Toutes ces considérations ne sont applicables, comme on le voit, qu'aux animaux chez lesquels l'allantoïde persiste pendant toute la durée de la grossesse, mais non aux primates.

On ne sait pas encore nettement d'où viennent les traces d'albumine que renferme le liquide amniotique. Quant à la mucosine, elle est sans doute produite par les cellules épidermiques même celles de l'amnios surtout, toujours humectées par le fluide étudié ici.

D'après Tschernow, l'albumine du *liquide amniotique* se transforme sous l'influence de la chaleur en une matière soluble susceptible de passer au filtre. En chauffant le liquide amniotique au bain-marie, on détermine à sa surface la formation d'une pellicule (1). La proportion de cette matière augmente au commencement de la grossesse, diminue ensuite, puis s'accroît à la fin. Néanmoins, peu de temps avant la naissance, elle décroît sensiblement. Si on compare le poids du mucus contenu dans le *liquide amniotique*, avec le poids du fœtus, on arrive au rapport de 1 pour 1000 au commencement de la grossesse, de 3 pour 1000 à la fin; fait d'où l'auteur tire la conclusion inacceptable que le *liquide amniotique* nourrit le fœtus. Il a trouvé que la proportion d'albumine du

(1) Tschernow, *De liquorum embryonalium in animalibus carnivoris constitutione chemica*. Dorpati Livoniæ, 1858.

liquide amniotique de l'homme est moindre que ne l'avait indiqué Majewski (22,88 pour 1000), et il tient beaucoup à ses propres résultats, d'autant plus que Scherer n'en a guère trouvé plus de 7 pour 1000. Peut-être le cas étudié par Majewski était-il pathologique, ou bien la quantité de liquide sur laquelle il a opéré était-elle trop peu considérable.

Quant aux composés inorganiques, il y a plus d'acide phosphorique que d'acide sulfurique. Ni les recherches de Tschernow ni celles de Majewski ne tendent à faire admettre un accroissement des phosphates vers la fin de la grossesse. Le plus souvent le liquide amniotique contient un peu plus de chlorures que celui de l'allantoïde. La proportion plus grande de ces matières semble dépendre de la nourriture prise par l'animal peu de temps avant sa mort. On y trouve toujours du fer chez les carnivores, tandis qu'il manque complétement, d'après Majewski, chez les herbivores. Il n'y en a que des traces dans les embryons des porcs.

L'eau de l'amnios du veau est claire, opalescente d'abord, puis jaunâtre, visqueuse, d'une saveur salée; elle est alcaline au papier de tournesol rougi par un acide. D'abord fluide, elle devient visqueuse et gluante et parfois est colorée par le méconium dans le dernier mois de la gestation (1). Elle ne renferme pas d'allantoïne; elle ne contient pas non plus d'acide hippurique, ni des hippurates. M. Stas a reconnu que les sels d'origine minérale sont les mêmes que ceux de l'urine de vache (2). Il a observé de plus qu'elle est saturée d'acide carbonique et contient du bicarbonate de potasse. Elle contient également de l'albumine et du mucus, pris par quelques auteurs, soit pour de la fibrine, soit pour de la caséine (voy. p. 757).

M. Stas a constaté la présence de l'urate acide d'ammoniaque dans l'amnios du poulet et il a vu que le cloaque en renfermait toujours avant qu'il y en eût dans la cavité de l'amnios.

Sur l'origine et sur le rôle du liquide amniotique.

La présence dans le liquide amniotique de l'urée, de la créatine et de la créatinine (3), jointe aux faits précédents, montre qu'il contient de l'urine fœtale au moins dès le troisième mois chez l'homme; de plus, on retrouve ces principes dans celle-ci et dans le sang du fœtus. Ces données sont déjà suffisantes pour prouver que ce liquide ne remplit qu'un rôle purement physique de protection et ne sert en rien à la nutrition et à l'ac-

(1) Lassaigne, *Annales de physique et de chimie*. Paris, 1821, t. XVII, p. 300.
(2) Stas, *Sur les liquides de l'amnios et de l'allantoïde* (*Comptes rendus des séances de l'Académie des sciences*. Paris, 1850, in-4, t. XXXI, p. 630).
(3) Voy. *Chimie anatomique*, t. II, p. 480, 489 et 499.

croissement du nouvel être. C'est ce que prouvent encore les rapports anatomiques de l'amnios avec l'allantoïde chez les ruminants et la comparaison de la composition de ces deux liquides. Les faibles proportions de l'albumine qu'il contient et les variations de sa quantité montrent aussi que ce n'est pas là un liquide nutritif comparable au lait, au blanc d'œuf par exemple ou au contenu de la vésicule ombilicale, etc. La disposition de l'épiderme et de la matière sébacée du fœtus, à compter du troisième mois environ, s'oppose du reste à toute absorption de ce liquide par la peau (1).

Les principes immédiats formés par désassimilation et que l'urine verse dans le liquide amniotique sont trop peu abondants à cet âge pour qu'il ait une action malfaisante sur la peau protégée comme je viens de le dire. Il est certain que la totalité de l'eau amniotique n'est pas de l'urine, car dans les premiers temps du développement il existe en trop grande quantité par rapport au volume du corps de l'embryon (voyez plus haut page 780), pour que les reins de celui-ci puissent produire tant de liquide. Il est certainement fourni alors par l'amnios empruntant les matériaux nécessaires aux capillaires des organes vasculaires qu'il tapisse, tels que le chorion allantoïdien. Malheureusement la science ne possède pas encore d'analyse indiquant la composition immédiate de ce liquide avant l'âge de trois mois à trois mois et demi chez l'homme, époque à laquelle le liquide allantoïdien n'existe plus depuis longtemps. On sait cependant qu'avant cette époque il ne contient que des traces de substances albuminoïdes insuffisantes pour le rendre alibile. Mais eût-il ces qualités et pût-il être dégluti, que l'état du tube digestif ne permettrait pas qu'il fût absorbé ou digéré comme le lait.

La présence d'un liquide amniotique chez les oiseaux, analogue à celui des mammifères, montre au reste que cette humeur n'est pas sécrétée par les vaisseaux maternels pour arriver dans l'amnios par transsudation. L'absence d'allantoïne et les autres particularités de sa composition comparativement au liquide allantoïdien, montrent aussi que les eaux amnio-

(1) Ce n'est jamais un liquide comparable à l'eau de l'amnios qui remplit l'estomac fœtal; aussi n'est-ce pas sans étonnement que l'on voit encore dans l'état actuel de la science des médecins admettre que le liquide amniotique est nourricier, dégluti et digéré par le fœtus (Morrigia, 1873). Lors de l'accouchement, le liquide amniotique peut être plus ou moins troublé et coloré par du méconium rendu par le fœtus pendant le travail. Il est comme mucilagineux quand le fœtus, mort avant le deuxième mois, s'est dissocié et liquéfié dans ce liquide. Il renferme beaucoup de mucosine, et souvent il est filant, lorsque plus tard le fœtus mort y a macéré pendant des semaines. Les cellules épithéliales et des gouttes graisseuses le troublent parfois alors et son odeur est désagréable (voy. p. 911). Divers auteurs parlent aussi de particules terreuses le troublant et incrustant le fœtus ; mais la nature de ces matières est encore à déterminer.

tiques ne sont pas une transsudation du premier, origine à laquelle de plus il ne serait permis de songer que chez les ruminants, etc., et non chez l'homme. Les follicules sudoripares sont encore assez peu enroulés à l'époque de la naissance pour porter à croire que l'excrétion sudorale n'a réellement pas encore lieu et ne concourt pas à la constitution du liquide amniotique.

QUATRIÈME ESPÈCE. — DU LIQUIDE ALLANTOÏDIEN.

Pendant que la vésicule ombilicale s'isole de l'intestin, on voit naître, de l'extrémité postérieure cloacale de ce même intestin, une petite vésicule d'abord ronde, puis pyriforme, très-vasculaire, destinée à jouer un rôle très-important : c'est l'*allantoïde*. Elle présente bientôt à sa surface des vaisseaux (*vaisseaux allantoïdiens*). Ils sont au nombre de trois : deux artères qui proviennent de l'aorte formant, plus tard, deux branches de l'iliaque interne (*artères ombilicales*) et la veine ombilicale croisant la face inférieure du foie.

La formation de l'ombilic cutané des parois ventrales divise bientôt l'allantoïde en deux portions, l'une interne, l'autre externe, séparées par une partie moyenne. La portion interne formera la *vessie urinaire;* la partie moyenne, l'*ouraque* ou le pédicule canaliculé de l'allantoïde : elle concourt ainsi à la formation du cordon ombilical.

La *portion externe* devient très-importante : elle constitue à elle seule l'*allantoïde* proprement dite et quoiqu'elle se comporte diversement d'une espèce à l'autre des vertébrés, elle offre néanmoins, chez tous ceux qui la possèdent, un caractère commun (1).

Qu'elle doive servir à l'échange des gaz seulement, comme chez les oiseaux, ou à l'absorption de tous les principes assimilables, comme chez les mammifères, elle prend un accroissement rapide auquel participent ses vaisseaux. Elle gagne l'enveloppe extérieure de l'œuf ou chorion, s'applique à sa face interne, se déploie sur toute l'étendue de cette paroi, se soude à elle, et constitue dès lors, pour l'œuf, une nouvelle membrane située entre l'amnios et l'enveloppe externe dite *chorion de l'œuf*. Enfin des villosités croissent à la surface de celui de ses feuillets qui est appliqué au chorion, pénètrent dans la cavité de celles qui existaient déjà sur cette enveloppe extérieure de l'œuf, et donnent à cet organe sa vascularité.

Chez la femme et chez les autres mammifères, il est facile de reconnaître que le tissu de l'allantoïde s'enfonce dans la cavité des villosités

(1) On observe une allantoïde et un amnios chez les mammifères, les oiseaux et la plupart des reptiles ; il n'y en a pas chez les batraciens ni les poissons.

choriales, en quelque sorte en masse, c'est-à-dire en conservant dans les terminaisons de ces villosités la même texture, le même type quant à la subdivision des capillaires et à la configuration de leurs mailles qu'au dehors d'elles (1). Ce fait est très-frappant aussi dans les ruminants quand on compare les réseaux de l'allantoïde, qui sont interposés aux villosités, aux capillaires des extrémités de ces dernières. Ce sont les mêmes flexuosités onduleuses des capillaires, la même forme de leurs mailles. Sur ces animaux comme chez la femme, les plus gros vaisseaux dans le pédicule des villosités sont entourés de tissu lamineux, tels que nous l'avons signalé plus haut; celui-ci est parcouru entre la paroi propre ou choriale de la villosité et les deux troncs vasculaires principaux par des capillaires flexueux formant des mailles analogues à celles de l'allantoïde étalée en membrane et à celle des terminaisons des villosités.

A toutes les époques de la grossesse et au moment de la délivrance, on retire facilement des villosités non oblitérées leurs capillaires flexueux et la même couche de tissu lamineux à fibres longitudinales pâles qui est interposée à ces conduits et à la paroi du tissu chorial; tissu qui, formant la trame de l'allantoïde, a pénétré avec les autres éléments de cette membrane dans la cavité des villosités du chorion à mesure qu'elle s'étalait à la face profonde de ce dernier. On peut facilement constater aussi que, dans les modifications accidentelles des cotylédons placentaires, les villosités sont oblitérées par l'hypertrophie directe de ce tissu existant déjà normalement le long des vaisseaux et que les capillaires s'atrophient en même temps (2).

Il n'est pas rare de trouver la matière amorphe gélatiniforme analogue à celle du cordon qui existe entre les fibres du tissu interposé au chorion et à l'amnios, accumulée en certains points de la face fœtale du placenta; elle s'y enkyste ordinairement. Ces kystes, dont le nombre varie, dépassent rarement le volume de la moitié d'un œuf de pigeon. Leur paroi est formée de tissu lamineux ou fibreux à faisceaux plus ou moins serrés. Elle est souvent tapissée à sa face interne par de petits bourgeons ou mamelons blanchâtres plus ou moins saillants, pédiculés même quelquefois, qui sont composés d'une trame fibreuse accompagnée de beaucoup de matière amorphe assez tenace. Celle-ci est elle-même parsemée

(1) Ces vaisseaux et le tissu lamineux qui les accompagne ne s'avancent pas toujours jusqu'au fond de la cavité de chaque division des villosités, dont l'extrémité vide, claire, dépasse alors plus ou moins les dernières anses vasculaires.

(2) Voy. Ch. Robin, *Recherches sur les modifications graduelles des villosités du chorion et du placenta* (*Comptes rendus et Mémoires de la Société de biologie*. Paris, 1854, in-8, p. 63, et *Archives générales de médecine*. Paris, 1854), et *Sur la structure intime de la vésicule ombilicale et de l'allantoïde* (*Journal de la physiologie*. Paris, in-8, 1861, p. 328).

de granulations graisseuses jaunâtres, très-rapprochées les unes des autres; granulations auxquelles elle doit en partie sa couleur blanche. Le contenu de ces kystes n'a rien de celui des kystes hématiques anciens ou récents. Il est transparent, gélatiniforme ou opalin, de consistance muqueuse, souvent un peu filant. Il est homogène, sans traces d'éléments anatomiques quelconques dans son épaisseur; seulement on y trouve des flocons grisâtres formés d'une substance demi-solide, finement striée, comme la matière de certains mucus concrets. Ils sont parfois accompagnés de granulations graisseuses qui les rendent blanchâtres, et le contenu du kyste en reçoit une teinte opaline, plus ou moins prononcée, surtout lorsque des granules semblables flottent dans le liquide même.

Caractères du liquide allantoïdien.

Chez l'homme, la cavité de la *portion externe* de l'allantoïde disparaît de très-bonne heure. Sur les ruminants, le porc, etc., cette portion prend la forme d'une poche allongée en boyau, interposée au chorion et à l'amnios, conservant pendant toute la vie intra-utérine une cavité pleine du liquide appelé *allantoïdien*. Cette cavité est tapissée d'épithélium polyédrique. Les parois sont formées d'un tissu lamineux vasculaire, mou, demi-transparent, analogue à celui du cordon ombilical.

Le liquide allantoïdien disparaît chez l'homme en même temps que la cavité de la vésicule allantoïde, c'est-à-dire du vingt-cinquième au trentième jour, autant qu'on en peut juger dans l'état actuel des faits observés, et par suite il ne peut être étudié.

Chez les pachydermes, les ruminants, etc., sa quantité va toujours en augmentant jusqu'à l'époque du part. Par rapport au volume de l'œuf, elle est d'autant plus grande que le fœtus est plus jeune, son augmentation étant comme l'accroissement de l'allantoïde, très-considérable durant les premières époques de la vie embryonnaire.

Il est d'abord clair, limpide, inodore, d'une saveur douceâtre et fade. Plus tard il se trouble, devient jaunâtre, puis brunâtre et prend une odeur fétide particulière. Vers les extrémités de la poche, celle-ci traverse le chorion et forme des diverticules, parfois séparés du reste de la vésicule, dans lequel le liquide se trouble plutôt, devient d'un jaune-verdâtre pâle, avec dépôt pulvérulent, sablonneux, d'oxalate de chaux et d'urates.

Dans les derniers temps de la gestation, il se forme à la face interne de l'allantoïde de la jument des saillies molles, blanchâtres, contenant une masse brunâtre ou grisâtre et friable; ces saillies se pédiculisent, puis se détachent et deviennent libres dans le liquide et portent le nom d'*hippomanes*. Elles renferment beaucoup d'oxalate de chaux.

D'après Tschernow, chez les mammifères domestiques le liquide allantoïdien existe en plus grande quantité dans les premiers temps de la grossesse que plus tard et diminue graduellement. Au commencement, sa densité est de 1,008 et à la fin de 1,025. Sa réaction est toujours alcaline et n'est neutre qu'à la fin de la grossesse.

La couleur de ce fluide est plus foncée que celle du liquide amniotique; seulement sur les embryons les plus jeunes cette couleur est celle du sérum sanguin ; chez les plus âgés elle est jaunâtre. Il l'a vue une fois rougeâtre, quoique transparente ; parfois brune, d'un brun jaunâtre et transparent; d'un brun foncé et limpide. Il n'est jamais muqueux, ni filant.

L'eau de l'allantoïde de la vache en particulier est transparente, citrine, d'abord, puis d'un jaune fauve, d'une saveur légèrement amère et salée, d'une densité de 1,007 à 1,009 et rougissant le tournesol (1). D'abord fluide, elle devient visqueuse vers le sixième mois.

Sur la composition immédiate du liquide allantoïdien.

La composition du liquide allantoïdien est encore imparfaitement connue au point de vue de l'analyse quantitative. On y a trouvé les principes suivants :

Eau.
Carbonates terreux et alcalins (Dulong et Labillardière).
Chlorure de sodium.
Sulfate de soude.
Phosphate de soude.
— de chaux.
— de magnésie.
Chlorhydrate d'ammoniaque.
Lactate de soude.
Oxalates ?
Urée (Dulong et Labillardière).
Allantoïne (2).
Glycose (Cl. Bernard, Stas).
Albumine.
Mucosine.

Ce liquide renferme d'abord 989,59 d'eau, puis 949,77. Il est donc toujours plus riche en principes fixes que le liquide amniotique. Les principes d'origine organique s'y accroissent, tandis que les corps d'origine minérale restent stationnaires, et même sont à leur minimum vers la fin de la grossesse.

L'albumine y existe en quantité moindre que dans l'humeur amnio-

(1) Lassaigne, *Annales de physique et de chimie*. 1821, t. XVII, p. 297.
(2) Voy. *Chimie anatomique*. Paris, 1853, t. II, p. 536.

tique. Elle augmente avec le développement du fœtus et atteint son maximum peu de temps avant la naissance. Elle ne forme jamais de pellicule quand on fait chauffer le liquide, mais elle se coagule en flocons.

Il y a toujours du sucre dans le liquide allantoïdien et sa quantité augmenterait avec le développement du fœtus, selon Majeswski, contrairement à l'opinion de Cl. Bernard, qui, le premier, a constaté la présence de ce principe dans ce fluide, et qu'il en a plus que celui de l'amnios.

Il y a plus d'urée dans le liquide allantoïdien des carnivores que dans celui des herbivores; c'est le contraire pour le sucre. La quantité de l'urée augmente du début jusqu'à la fin de la grossesse, de sorte qu'alors elle représente la plus grande partie des substances d'origine organique du liquide. Il renferme toujours du fer qui varie peu, mais ni fibrine, ni caséine; l'albumine même y manque sur la vache (1).

Si l'on compare l'urine du fœtus avec celle de l'animal né, on trouve qu'avant la naissance l'urine est plus concentrée que le liquide allantoïdien. Elle contient trois fois autant de principes d'origine organique, tandis que ceux d'origine minérale y manquent. (Tschernow.)

Chez les oiseaux, le liquide allantoïdien contient des urates et de l'urée.

Les analogies qui existent entre la composition de ce liquide et celle de l'urine des jeunes animaux (voy. plus haut p. 759) montrent que cette dernière excrétion vient se mélanger au liquide allantoïdien par le canal de l'ouraque. Mais, comme le fait remarquer Bischoff, ce dernier n'est pas l'urine même du fœtus. Sa quantité n'est pas en rapport avec le développement des reins. L'allantoïde a déjà un volume relativement grand et du liquide à une époque où les corps de Wolff ne font que paraître et où les reins n'existent pas encore. Le liquide allantoïdien est donc très-probablement produit par les parois vasculaires de la poche de même nom qui le contient, et à mesure que l'urine est sécrétée, elle se mêle à lui par l'ouraque (en quelque sorte accidentellement), comme aussi partiellement avec l'eau de l'amnios par l'urèthre. La présence de l'allantoïne dans l'urine du veau montre que ce principe est un produit de désassimilation des tissus apporté par l'urine dans le liquide allantoïdien. Mais l'existence, dans l'allantoïde des oiseaux, d'un fluide d'une composition analogue à celui de l'allantoïde des mammifères, ne permet pas d'admettre, avec Bischoff et autres, que la liqueur allantoïdienne est produite par la mère et qu'elle transsude à travers les membranes de l'œuf.

On voit, d'après ce qui précède, que les usages des liquides allantoïdien et amniotique sont principalement des usages mécaniques de pro-

(1) A. Majewski, *De substantiarum quæ liquoribus amnii et allantoïdis insunt.* Dorpati Livoniæ, 1858, in-4.

tection, et secondairement ils servent à étendre l'urine fœtale; ce qui, de celle-ci, ne peut être contenu dans la vessie vient se déverser dans la cavité de l'amnios chez l'homme, et surtout dans celle de l'allantoïde chez les animaux sur lesquels persiste la cavité de cet organe.

CINQUIÈME ESPÈCE. — DE L'EXHALATION PULMONAIRE OU HALEINE.

L'exhalation pulmonaire et branchiale est, par l'origine et par la nature de son principe immédiat fondamental, analogue aux *excrétions* des autres parenchymes non glandulaires, telles que celle du rein et des organes sudoripares. En présence de ces données, son état gazeux, qui n'est tel que chez les animaux à respiration pulmonaire, ne constitue pas un motif suffisant pour en faire reporter l'étude loin de celle des produits que nous venons de passer en revue.

Le poumon excrète de l'acide carbonique, de l'eau, des traces de substances azotées coagulables, et accidentellement divers principes volatils, tels que l'alcool, les essences, etc., au même titre que le rein et les organes sudoripares excrètent de l'urée, des urates, des sudorates, etc., et accidentellement aussi de l'alcool, des essences, etc.

L'acide carbonique, à son tour, est un principe immédiat de la deuxième classe, formé par désassimilation dans l'épaisseur des éléments anatomiques, au même titre que l'urée, l'allantoïne, les urates, les sudorates, etc. Il est apporté par le sang dans le parenchyme pulmonaire qui ne fait que le séparer de cette humeur, comme ont été séparés aussi les principes, préexistant comme lui, de l'urine, du liquide allantoïdien et de la sueur (1). L'exhalation pulmonaire contient, il est vrai, une partie des gaz atmosphériques ingérés dans les voies respiratoires, et dont l'autre portion a pénétré dans le sang, en devenant ici une des conditions physiques et mécaniques de l'*excrétion;* mais ce fait ne s'observe que sur les animaux à respiration pulmonaire, et n'existe pas chez ceux qui respirent par des branchies et par la peau. Cette partie des gaz rendus tels quels à l'atmosphère, ne constitue pas le produit excrété ; elle ne fait que lui servir de véhicule, mélangée qu'elle est avec lui.

Caractères généraux de l'haleine.

On donne le nom d'haleine au mélange gazeux qui sort des poumons pendant l'expiration. C'est de l'air privé d'une partie de son oxygène qui a été remplacé par un volume à peu près égal d'acide carbonique, avec de la vapeur d'eau, tenant en dissolution et en suspension des substances organiques qu'elle emporte.

(1) Voyez, sur ce point, *Chimie anatomique*. Paris, 1853, t. II, p. 86 et suiv.

Composition de l'exhalation pulmonaire (température, 29 à 37 degrés, en général 35°,5).

	Air inspiré pour 1000 (1).	Gaz expirés.	Différence.
O	20,93	16,75 à 18,00	—4,18 à 2,93
Az	79,07	79,07 à 79,17	+0,00 à 0,10
CO^2	0,0004	2,90 à 4,00	+2,90 à 4,00
HO	0,0006	4,00 à 4,10	+4,00 à 4,10
Hydrogène	0,0	traces.	
Matières animales	0,0	traces.	

L'air inspiré est neutre; le produit de l'expiration est rendu légèrement acide par l'acide carbonique. Il en est de même du produit liquide correspondant rejeté dans l'eau par les animaux à respiration branchiale.

Gréhant a montré que le volume de l'air contenu dans les deux poumons *après l'expiration*, chez des hommes âgés de dix-sept à trente-cinq ans, varie entre $2^l,19$ et $3^l,22$. Le volume de l'air en va-et-vient dans chaque inspiration et expiration ordinaires varie de 400 centimètres cubes à 500 centimètres cubes (1).

Quand on inspire un demi-litre d'air, le tiers environ est, par l'expiration correspondante, rendu à l'atmosphère, avec deux tiers d'air vicié; les deux autres tiers d'air pur restent distribués uniformément dans les bronches. L'expulsion de cet air, dans les expirations suivantes d'air vicié, se fait de telle sorte qu'il en reste encore un peu dans le poumon à la dixième expiration. En divisant le volume de l'air pur introduit dans les poumons par le nombre qui mesure leur capacité, on obtient le coefficient de ventilation, c'est-à-dire l'indication de ce que l'air vicié laissé dans les poumons après l'expiration a reçu d'air pur (Gréhant).

Le coefficient de ventilation est proportionnel à la grandeur de l'inspiration; il augmente et diminue quand le volume des poumons diminue ou augmente, si l'inspiration reste constante. Les gaz mélangés à l'air inspiré pénètrent comme lui jusqu'au fond des culs-de-sac respirateurs.

De la transpiration pulmonaire.

Le poids de vapeur d'eau exhalé en une minute, lorsque la respiration conserve son rhythme habituel, que la température extérieure est voisine

(1) A chaque inspiration il entre un demi-litre d'air, soit 480 litres par heure qui, de 10 à 15 degrés, contiennent 2 à 3 grammes environ de vapeur d'eau, tandis que le même volume de l'air expiré correspondant contient à 36 degrés, environ de 20 à 25 grammes de l'eau de *transpiration* pulmonaire; en retranchant les 2 à 3 grammes que contenait l'air inspiré, on voit que la respiration fait perdre de 17 à 23 grammes d'eau par heure ou à peu près 470 à 550 grammes par vingt-quatre heures. La sueur en donne environ 1000, et l'urine de 1300 à 1400.

de 20 degrés, est environ $0^{gr},387$ (1). En vingt-quatre heures, le poids d'eau exhalé est $557^{gr},3$, si l'exhalation pendant la nuit est aussi active que pendant le jour. Il faut en retrancher le poids de la vapeur d'eau qui se trouve dans l'air extérieur inspiré et qui revient avec les produits de l'expiration.

Aussi la véritable perte d'eau effectuée par les poumons varie beaucoup, car rien n'est variable comme la température et l'état hygrométrique de l'atmosphère. L'air sec et froid n'apportera point d'eau dans les poumons; l'air chaud à 37 degrés et saturé de vapeur d'eau n'enlèvera point d'eau à ces organes. Si l'air était plus chaud que 37 degrés et saturé, il y aurait, au contraire, un dépôt de rosée sur les parois des bronches: entre ces conditions extrêmes, tous les cas intermédiaires peuvent être observés (Gréhant) (2). Valentin a noté de grandes différences dans le poids de vapeur d'eau exhalé par des personnes de taille et de constitution différentes; ainsi un jeune homme, grand et fort, qui pesait 87 kilogr., exhalait 537 grammes d'eau en vingt-quatre heures, tandis que Valentin lui-même n'en exhalait que 400 grammes.

L'atmosphère froide peut abaisser assez la température de l'air (3) expiré pour que le mélange extérieur ne soit pas capable de contenir toute la vapeur d'eau que le premier renferme, d'où formation de brouillard. Le même phénomène se produira d'une manière plus manifeste encore si l'air froid est en même temps humide. Si, au contraire, le mélange des gaz expirés et de l'air qui les reçoit, est capable de contenir toute la vapeur d'eau qu'ils enlèvent aux poumons, il n'y aura point passage de la vapeur à l'état de gouttelettes brumeuses (4).

(1) Un adulte dont le poumon a une capacité de 3 litres après une expiration ordinaire, peut, après une inspiration moyenne, expulser 2 litres d'air durant une expiration prolongée et, par suite, réintroduire la même quantité d'air. Quand la température de l'air inspiré est de 20 degrés, celle de l'air expiré est de 35 degrés et il est saturé de vapeur. A 6 degrés au-dessus de 0, l'air expiré a une température de 29,8 seulement. En s'échauffant dans le poumon, l'air inspiré augmente de volume et l'air expiré occupe plus de place que l'air inspiré.

(2) La température de l'haleine s'élève dans les fièvres, s'abaisse dans la période algide du choléra et l'agonie avec celle des poumons.

(3) Le vent du sud et les autres causes de saturation de l'atmosphère amènent un malaise général par les raisons suivantes. De même que l'acide carbonique en excès dans l'atmosphère s'oppose proportionnellement à la sortie de celui du sang dans le poumon, de même l'humidité de l'air inspiré s'oppose à la sortie par évaporation de l'eau pulmonaire. La quantité de sueur produite augmente il est vrai, comme lorsqu'on diminue cette perte d'eau en diminuant le nombre des mouvements respiratoires, mais non proportionnellement. Dans une atmosphère non saturée d'eau, la plus grande évaporation sudorale et pulmonaire permet d'ingérer plus de boissons sans inconvénients et se prête à une plus active élimination des principes de désassimilation.

(4) Voy. Gréhant, *Recherches physiques sur la respiration de l'homme* (*Journal d'anatomie et de physiologie*. Paris, 1864, p. 527 et suiv.).

L'examen de la vapeur pulmonaire condensée montre qu'elle est presque exclusivement formée d'eau à laquelle il se joint une petite quantité de matière azotée qui se putréfie dans les vases où l'on a renfermé de l'air expiré (Dupuytren et Thénard, etc.). Cette altération et surtout celle de la sueur est des plus manifestes par son odeur partout où il y a accumulation d'un grand nombre d'hommes sans renouvellement suffisant de l'air, ce qui caractérise l'*encombrement* (1).

Brunner et Valentin ont démontré l'existence d'une matière organique dans la vapeur expirée par la manière dont elle rougit l'acide sulfurique pur que traverse l'haleine; mais sa quantité est si petite, qu'ils n'ont pu donner un chiffre certain touchant sa quantité proportionnelle.

Cette substance peut au moment où elle sort des poumons être déjà altérée et odorante à des degrés divers, elle constitue alors des *miasmes* d'origine pulmonaire. Or on sait que si les substances organiques sont altérées, elles transmettent aux matières analogues saines, par simple contact, le genre d'altération qu'elles présentent, ou un genre d'altération analogue. Aussi sont-ce les substances coagulables altérées tenues en suspension dans l'air par la vapeur d'eau qui déterminent l'altération des substances azotées saines. C'est encore en vertu de cette propriété des substances organiques de transmettre, par simple contact de molécule à molécule, l'altération qu'elles offrent, que se communiquent aux individus sains qui absorbent les miasmes les affections des malades qui émettent ces derniers. Il y a là une contagion par ces substances altérées, en suspension dans la vapeur d'eau, comme lors de la transmission des affections virulentes par un mucus ou autre humeur ayant accidentellement acquis l'état virulent (2).

L'exhalation aqueuse pulmonaire en se déposant sur les parois des appartements et sur les corps, poreux ou non, qui les tapissent, les im-

(1) Voy. A. Gautier, *Chimie appliquée à la physiologie*. Paris, 1874, t. I, p. 213. L'air chaud renouvelé est moins pénible que l'air moins chaud non renouvelé, autant en raison de la présence de ces substances qu'en raison de l'accumulation de l'acide carbonique.

(2) Par leur nature chimique les principes essentiels de l'haleine, acide carbonique, eau et oxygène, se prêtent au passage et au maintien des substances coagulables à l'état d'altération dit miasmatique. Mais il n'en est pas de même pour l'urine; on n'a pas encore cité d'exemple de virulence de cette excrétion alors même qu'elle pouvait contenir pathologiquement plus ou moins de mucus ou de sérine et de métalbumine (p. 832), la proportion de chlorures, de phosphates et autres principes qu'elle renferme la rendant un liquide conservateur en quelque sorte à l'égard de ces albuminoïdes comme des leucocytes et des hématies, et s'opposant par suite aux modifications *virulentes* des premiers par des actes moléculaires qui n'ont rien de mystérieux (voy. les notes, p. 21 et 27). Elle ne peut que devenir toxique par formation de composés ammoniacaux (voy. p. 234 et 813) et *infectieuse* si des cellules du ferment (*bactéries*, etc.) sont introduites dans le sang avec elle.

prègne de ces substances altérées, de sorte qu'elles y persistent malgré le renouvellement de l'air, de manière à vicier incessamment l'air frais qu'on y amène, tant qu'il reste encore de ces matières, tant qu'on ne les a pas décomposées.

Déjà de Blainville, rangeant l'exhalation pulmonaire parmi les *produits médiats*, avait dit qu'elle constitue un excrément aériforme formant « des miasmes non-seulement plus abondants, mais encore plus putrides que ceux qui se trouvent à la surface de la peau. Cette nature miasmatique de l'air respiré est surtout très-marquée dans celui que rendent les malades atteints de certaines affections où les éléments eux-mêmes de l'organisme semblent entrer en décomposition. C'est là, selon moi, la véritable cause de la contagion de ces maladies; car on conçoit très-bien que les individus qui viennent à absorber un air chargé d'excréments gazeux éminemment putrides en reçoivent une influence délétère. Les foyers de contagion se forment par l'accumulation de ces excréments dans une atmosphère chaude qui n'est renouvelée ni par la ventilation ni par l'action des arbres et de la végétation en général (1). »

Des matières en suspension dans l'haleine et de leur influence.

D'après M. J. Lemaire, dans l'état de santé après un nettoiement convenable de la bouche et du pharynx, si le produit de l'expiration est rendu par la bouche de manière à en condenser l'eau dans un tube à boule entouré de glace, le liquide ne donne pas lieu à la production d'un dépôt de vibrioniens. Dans le cas contraire, il en entraîne de ceux de l'enduit gingival (voy. p. 549) tant à l'état de corps reproducteurs (de *microzyma* sans doute) que de complet développement. M. Lemaire pense qu'il n'y a pas d'autres matières organiques (il ne dit pas les y avoir recherchées à l'aide des agents coagulants, etc.) que celles représentées par ces êtres, dans l'eau de l'haleine de l'atmosphère des maisons, des marais, etc.; mais avec addition ici de ceux qui comme poussière viennent des corps ambiants, y compris la surface du corps de l'homme dont les desquammations montrent en effet quelques courtes *bactéries*, mais bien moins que ne semble le dire M. Lemaire (2).

Mais, comme dans toutes les poussières de l'air inspiré il y a quelques-uns de ces *vibrioniens* à divers états d'évolution (voy. p. 247) si l'on n'a pas filtré au coton l'air inspiré, on ne peut pas ne pas en retrouver par moments au moins dans l'air expiré. Si de plus les vibrioniens de l'en-

(1) De Blainville, *Cours de physiologie*. Paris, 1833, in-8, t. III, p. 342-343.
(2) Lemaire, *Comptes rendus des séances de l'Académie des sciences*. Paris, 1867, t. LXV, p. 494 et 639.

duit buccal sont entraînés par celui-ci, on ne comprend pas qu'ils soient emportés à l'exclusion de quelques-unes des granulations azotées solubles dans l'acide acétique et dans l'ammoniaque, plus petites qu'eux, qui les accompagnent dans le dépôt et dans ce mucus buccal. En condensant l'eau de l'air confiné des salles de casernes, M. Lemaire a vu que le liquide était incolore, limpide, de même odeur que celle éprouvée en entrant dans la salle, de saveur légèrement piquante, sans réaction appréciable sur les papiers réactifs. L'eau condensée de l'air pur a l'odeur et la saveur de l'eau fraîche. M. Lemaire n'y a vu de bactéries que quarante-huit heures après la condensation, tandis qu'il y en avait de deux à six heures dans celle qui venait de l'air des chambres de caserne et leur nombre augmentait ensuite rapidement. Mais en admettant même que les derniers venus de ces infusoires se développent à l'aide de la substance des premiers, ceux-ci ne peuvent pas augmenter de masse et de nombre à l'aide et aux dépens de l'eau seule, c'est-à-dire en l'absence de principes azotés. Dans cette eau condensée, les infusoires augmentent de nombre avec le temps, et augmentent par suite la quantité de *substances organiques* du liquide, mais ce n'est pas à l'eau, à l'acide carbonique et à l'air seuls qu'ils empruntent leurs éléments, leur azote du moins et leurs sels (1).

En fait, voici ce qu'on observe. Tyndall a montré, à l'aide de son *aéroscope électrique illuminant*, que des poussières visibles dans l'air inspiré, il y en a qui, au début de l'expiration, sont rejetées avec l'haleine, puis diminuent, et bientôt, avant la fin de l'expiration, il est impossible d'y retrouver aucune espèce de particule en suspension. Il en est ainsi dès le début de l'expiration si l'air inspiré a traversé une poignée de ouate appliquée sur les lèvres et les narines, parce qu'elle intercepte toutes les matières flottantes emportées par l'air vers les poumons. Si celles-ci n'ont pas été ainsi arrêtées, l'expérience précédente montre qu'elles se déposent dans les culs-de-sac respirateurs, en grande partie du moins (2).

J'ai constaté de mon côté que, dans l'eau pulmonaire, examinée dès qu'elle est recueillie liquide, il y a toujours de fines particules de poussière, quand l'air a été inspiré par les narines et expiré par la bouche avec condensation de la vapeur, de manière qu'elle n'englobe pas

(1) Il n'est pas douteux que dans les expériences sur le développement des infusoires, tant végétaux qu'animaux où l'on prive l'eau de ces composés minéraux, calcaires et siliceux et où l'on empêche leur arrivée par les poussières : 1° on les prive de principes nécessaires à ce développement, sinon complétement, au moins au delà de certaines phases de celui-ci ; 2° on doit par suite obtenir des résultats autres que si on laissait arriver ou que si on introduisait cet aliment.

(2) Tyndal, *Poussières et maladies* (*Revue des cours scientifiques*. Paris, 1870, n° 15, p. 238).

des poussières extérieures. Il n'y en a pas si l'on introduit l'air au travers de la ouate. Ces particules sont minérales pour la moitié environ (larges de 0mm,001 à 0mm,004), les autres sont de très-rares *bactéries* très-courtes, quelques *microzymas*, et, très-rarement, de petites spores ovoïdes. Il est donc certain que les plus grosses et les plus lourdes particules des poussières (1) restent dans les bronches et dans les canalicules respirateurs. Il est depuis longtemps connu que les particules de charbon, de silice et autres de nature minérale, pénètrent au travers de l'épithélium, du tissu pulmonaire et dans ses lymphatiques (voy. p. 255).

Les particules organiques végétales et animales qui sont filamenteuses sont certainement rejetées avec le mucus bronchique ou avec celui dont elles suscitent la production dans les canalicules respirateurs. On peut le constater dans les crachats rendus par ceux qui sont employés dans les ateliers de diverses industries bien connues, de ceux qui manient les feuilles de platane et autres très-pileuses déterminant des coryzas et des bronchites, et même des accidents pulmonaires proprement dits.

Quant aux spores, aux Protococcus, aux Palmellées, aux bactéries et aux autres corps reproducteurs, désignés sous le nom de *germes* (2) dans les poussières, l'organisme sain leur est complétement fermé d'après M. Pasteur (voy. p. 255 et 812). Tyndall, au contraire, se met du côté de ceux qui, depuis Kircher et Linnée, disent que ces corpuscules sont *les germes des maladies* épidémiques qu'ils pénètrent peu à peu au travers de la muqueuse respiratoire, et produisent des troubles plus ou moins graves, en y développant une vie parasite ; que ce sont eux qui représentent le virus, le ferment du choléra, de la variole, etc. Il n'est pas impossible,

(1) Voyez Ch. Robin, *Du microscope et des injections*. Paris, 1849, p. 207 et 208, et l'édition de 1871, p. 529, 821, 926 et 998. Tyndall considère les poussières comme principalement formées de matières organiques. Toutefois les poussières tombées renferment certainement près de 50 pour 100 de parties minérales au dehors comme dans les appartements, fait déjà signalé à Tyndall par le docteur Percy.

(2) Voy. Ch. Robin, *Du microscope, etc.*, 1871, p. 821. Pour les biologistes, l'expression de *germes* si souvent employée est absolument sans signification, si l'on ne spécifie pas, comme il est possible de le faire aujourd'hui, s'il s'agit d'une spore, d'un mycélium, d'un ovule ou d'un *enkystement* animal Ceux qui les comptent par myriades dans les poussières confondent les *mycrozymas* avec diverses sortes de particules minérales ou azotées du même volume. L'observation montre vite ce qu'il y a d'excessif à cet égard sous la plume de beaucoup d'auteurs, car on n'a guère plus d'une dizaine d'espèces de spores à la fois dans les poussières, variant avec les saisons et les contrées. Ce n'est qu'en supposant que les *microzymas* sont les spores d'un nombre considérable d'espèces qu'on peut arriver à la multiplicité de celles-ci admise par les panspermistes dans les poussières de l'air ingéré. Mais cette multiplicité spécifique n'est pas prouvée (voy. p. 254, note 1). Quant aux infusoires animaux (monadiens, engléniens, etc.) qui se trouvent parfois, bien que rarement, dans les poussières et aux corps reproducteurs des autres infusoires, voy. *loc. cit.*, 1871, p. 821.

en effet, que certaines spores dures des poussières ne puissent pénétrer dans le poumon, comme le font les granules de noir de fumée et de charbon en poudre. Il serait possible de le constater dans certaines conditions, mais le fait n'a pas été suivi comme pour les charbons.

Si maintenant les *Leptothrix* aux états de *microzyma* et de *bactérie*, qui existent en effet dans toute poussière de l'air ingéré représentent *la fraction* de celle-ci *qui peut devenir mortelle pour nous*, et constituent le *germe*, *ferment* ou *virus* des maladies épidémiques, celui des maladies infectieuses des salles de chirurgie et d'accouchement. On ne comprend pas que les phthisiques et autres malades atteints de lésions ulcéreuses des voies respiratoires puissent résister pendant des mois et des années, comme ils le font, à cette arrivée permanente de ces *germes* morbifiques; car leur pénétration n'est pas plus empêchée ici que sur les plaies cutanées et utérines, et celle-ci, dans les épidémies de choléra, de variole, etc., est là certainement plus favorisée que sur les sujets sains.

A ces données et à celles indiquées p. 249 et suivantes qui montrent qu'on ne saurait considérer les *bactéries* comme d'espèces nombreuses, dont chacune serait un *agent virulent* distinct aussi bien qu'un *virus de la putréfaction*, il n'est pas inutile d'ajouter que rien ne rend compte dans cette dernière hypothèse de ce qui fait que des agents virulents aussi peu dissemblables ont des actions si différentes dans les cas suivants par exemple; c'est-à-dire comment il se fait que les liquides virulents des pustules vaccinales et varioliques rendent inaptes le plus souvent à être affecté par les agents vaccinal et variolique, comme il en est de même pour les humeurs syphilitiques par rapport à une deuxième atteinte de syphilis constitutionnelle, et ainsi encore pour quelques autres maladies virulentes, tandis qu'il n'en est pas de même des agents virulents blennorrhagique, diphthéritique, charbonneux, etc. (1).

(1) Pour se nourrir et se développer, les *bactéries*, dans l'économie prennent aux principes immédiats de celle-ci une portion de leurs composants et laissent libres les autres, comme le fait la levûre à l'égard du sucre dans la formation de l'alcool, de l'acide carbonique, de la glycérine, etc. Mais elles ne forment et ne représentent pas un virus comme les glandes à venin forment et renferment l'échidnine (page 580), comme la pancréatine est un ferment, etc. Ce qu'on appelle souvent action vitale des ferments n'est autre que la prise de molécule à molécule par les cellules cryptogamiques d'une portion des éléments du corps fermentescible qu'elles s'assimilent, acte moléculaire ou chimique qui place le reste dans les conditions voulues pour le dédoublement (avec ou sans fixation) en d'autres composés; comme en alcool, acide carbonique, glycérine et acide succinique (Pasteur), quand il s'agit du sucre, par exemple (voyez Berthelot, *Chimie organique fondée sur la synthèse*; Paris, 1860, t. II, p. 654 et suivantes). Outre cela, les cellules des *ferments* ont besoin de phosphates et de composés azotés pour se nourrir et s'accroître, mais ce n'est pas la *force vitale* spécifique qui découlant de cet accroissement agirait sur le sucre, la substance des fibres muscu-

Nous avons indiqué p. 247, 256 et 816 quelles sont les formes principales sous lesquelles se présentent les végétaux microscopiques du groupes des bactéridiens. Il suffit il est vrai à quelques observateurs au microscope de les voir, soit régulièrement cylindriques, soit articulés, moniliformes pour les considérer comme représentant là des espèces différentes, et autant qu'il y a d'affections morbides générales, alors même que leur diamètre est égal (entre 0mm,001 et 0mm,002). Mais les botanistes ne peuvent accepter ces déterminations comme ayant une valeur scientifique, car dans le premier développement sporique de diverses mucédinées et oïdiées on voit les filaments mycéliaux (isolés ou groupés), principalement articulés devenir graduellement cylindriques quand ils s'allongent pour redevenir ou non, suivant les cas, articulés à leur extrémité terminale, s'ils produisent des *spores-conidies* (Tulasne) avant d'arriver à un développement ultérieur véritablement adulte avec fructifications thécasporées. En fait nous ne connaissons bien des *bactéridiens* que leur état mycélial, ne permettant pas ici plus que pour les autres cryptogames d'établir de vraies déterminations spécifiques, mais nous ne

laires, les composés coagulables du plasma sanguin, pas plus que ce n'est par une force de cet ordre (mais par un acte d'union avec modifications isomériques) qu'agissent la pepsine, la pancréatine, l'échidnine, etc. On sait en outre aujourd'hui que la destruction du sucre, la production de l'acide carbonique et celle de l'alcool ne sont pas des propriétés appartenant exclusivement aux cellules de la *levûre* (*Mycoderma cerevisiæ*, etc.), mais que d'autres cryptogames les possèdent (voy. J. Duval, *Journal d'anatomie et de physiologie*; Paris, 1873, p. 405 et 406), et que les cellules des fruits non altérés des phanérogames à certaines périodes de leur évolution maturative amènent ce dédoublement alcoolique de la glycose, *sans qu'on trouve à leur intérieur de ferment alcoolique* (Lechartier et Bellamy, *De la fermentation des fruits*, *Comptes rendus des séances de l'Académie des sciences*; Paris, 1872, t. LXXV, p. 1204; et Pasteur, *ibid.*, 1054). La permanence dans les spores cryptogamiques pendant leur accroissement et leur multiplication du phénomène chimique qui est temporaire dans les cellules de ces fruits en voie de maturation, tel est certainement ce qui des premières fait des ferments. Si, d'autre part, on tient compte de ce fait : 1° qu'il faut par des aliments convenables entretenir cette multiplication des cellules pour que la fermentation ait lieu; 2° que la quantité de sucre décomposée est toujours proportionnelle à celle du ferment dans le rapport de cent du premier pour un à deux du second, on reconnaîtra que toutes les fois que l'arrivée des infusoires végétaux ou animaux a lieu dans les conditions voulues de température, etc., leur action sur les corps (cristallisables ou non), qui les entourent (et les imbibent nécessairement plus ou moins) est un fait chimique quand il s'agit de la décomposition du sucre par exemple, aussi bien que lorsqu'il s'agit de sa formation, et ainsi de tous les autres. Dans l'un et l'autre cas ce sont des actes chimiques de même ordre bien que de sens inverse. Il est certain que chaque espèce doit, corrélativement à sa constitution moléculaire propre, amener la décomposition de tel principe à l'exclusion de tel autre. Mais de là à l'attribution des actions virulentes et leurs analogues, si spécifiques, à des êtres semblables entre eux devant tous nos moyens d'observation, il y a loin, surtout en face des actions de l'ordre de celles de la pepsine et de la pancréatine et alors que la constitution chimique des substances non cristallisables des êtres organisés est encore si peu connue.

connaissons pas encore exactement les phases évolutives et de reproduction proprement dite nécessaires pour cela. D'autre part, plusieurs chimistes donnent comme d'espèces distinctes des bactéridiens identiques sous le microscope, parce que l'un développé dans une solution d'urée joue le rôle de ferment relativement à l'urée dans laquelle on le porte, tandis que son semblable développé dans quelque autre composé fermentant n'amène pas la formation de carbonate d'ammoniaque à l'aide de l'urée dans laquelle on le place. Mais il y a derrière ce fait plusieurs conditions inconnues, qu'il serait nécessaire de déterminer avant d'admettre que ces microphytes sont des végétaux doués de propriétés spécifiques exceptionnelles, qu'ils ne se distinguent les uns des autres que par ces propriétés même quand ils ne sont pas distincts botaniquement

Ces faits et l'opposition qui existe encore (p. 928) sur diverses de ces questions, entre des savants d'égale notoriété en ce qui touche la précision de leurs observations, montrent que la solution de la question relative à l'influence réelle des poussières dans l'haleine ou sur les plaies est loin d'être complète (1).

En tout cas, je dois citer encore les observations du docteur Cunningham, médecin du service sanitaire du gouvernement de l'Inde, faites dans les conditions de climat et de maladies régnantes les plus favorables au genre de démonstrations dont il s'agit. Je traduis de son travail (2) quelques-unes des conclusions qui se rattachent au sujet traité ici.

(1) Ces faits rendent probable que l'action de ces vibrioniens et de leurs analogues sur l'économie est celle que j'ai indiquée ailleurs (*Du microscope, etc.*, 1871, p. 929 et, Littré et Robin, *Dictionnaire de médecine*, 1873, art. VIBRIONIEN, p. 1672). Si la présence des cryptogames constitue un épiphénomème grave en raison de leur action comme ferment et parfois comme véhicule mécanique des liquides virulents, on n'est pas encore en droit de leur attribuer toute l'action en tant que cause de telle ou telle maladie; on n'est surtout pas autorisé à le faire sans se préoccuper des modifications graduelles offertes par la substance organisée dans chaque individu, des différences naturelles d'une espèce animale à l'autre, selon qu'elle est ou non susceptible d'être atteinte par tel ou tel virus, contrairement à ce que font tant des auteurs qui écrivent sur ces questions.

(2) D. Douglas Cunningham, *Microscopic examinations of air*. Calcutta, in-4 avec 14 planches et fig. dans le texte, sans date. Les observations sur lesquelles ce travail est fondé sont de février à septembre 1872. Je l'ai reçu le 9 février 1874 après départ de Calcutta du 8 janvier de cette année, alors que ce qui précède était imprimé. Les expériences ont été faites dans le voisinage de cette ville. Ce travail est le plus complet que j'aie lu sur l'examen des poussières aériennes fait dans les conditions les plus diverses, selon qu'elles sont flottantes ou déposées, question dont je ne peux m'occuper ici. Les figures sont de beaucoup les plus parfaites qui aient été publiées sur ce sujet, comme nombre des objets représentés et exactitude. Tous les botanistes pourront d'après elles déterminer à quels groupes cryptogamiques appartiennent les spores et conidies recueillies. L'historique de la question très-étendu est impartial et je crois sans lacune; il en est de même de la discussion des doctrines afférentes, condensée en quelques pages d'une sobriété rigoureuse et des plus scientifiques. L'auteur ajoute (p. 53) que les résultats de ces observa-

Les infusoires animaux distincts, leurs *germes*, kystes ou œufs, sont presque entièrement absents de la poussière atmosphérique et même de beaucoup de spécimens des poussières déposées. Les *Cercomonas* et les *Amibes* qui apparaissent dans certains spécimens d'eau de pluie pure semblent être des *zoospores* développées aux dépens de filaments mycéliaux nés des spores communes dans l'atmosphère. Des bactéries distinctes peuvent à peine être découvertes parmi les corpuscules constituant la poussière atmosphérique, mais des particules très-fines, de nature incertaine, s'y trouvent presque toujours en abondance; elles apparaissent fréquemment dans les spécimens d'eau de pluie recueillie dans toutes les conditions voulues pour l'avoir dans toute sa pureté; elles semblent dans beaucoup de cas naître du mycélium développé des spores entraînées par l'air. Des bactéries distinctes se trouvent souvent parmi les particules qui tombent de l'air humide des égouts, bien qu'elles soient presque entièrement absentes de la poussière atmosphérique ordinaire.

Les spores et autres cellules végétales se présentent constamment dans la poussière atmosphérique et se rencontrent habituellement en nombre considérable. La plupart de celles-ci sont vivantes et susceptibles de croître et de se développer. Aucun rapport ne peut être établi entre le nombre des bactéries, spores et autres particules présentes dans l'air d'une part, et de l'autre l'apparition des diarrhées, dysentéries, choléra, fièvres diverses et dengue, non plus qu'entre la présence ou l'abondance d'aucune forme spéciale de ces particules et celle de la prédominance de l'une de ces maladies.

On ne peut rien dire de certain sur l'origine des bactéries; mais les expériences relatées dans ce travail ne sont pas absolument opposées aux croyances qui règnent sur la transmission des bactéries dans l'économie humaine par une voie où l'autre au moyen de l'atmosphère ; car dans le cas actuel on les observait parmi les particules de l'air humide des égouts. L'addition de poussières sèches dans les liquides putréfiables était suivie du développement rapide des bactéries et elles apparaissent dans des spécimens d'eau de pluie absolument pure.

Ces observations ne portent pourtant pas à croire qu'il y ait des particules atmosphériques représentant le germe de telle ou telle maladie. Mais on ne doit pas oublier qu'elles ont trait à des corps ne se distinguant l'un de l'autre qu'autant qu'ils sont dans l'air; reste la possibilité

tions correspondent presque entièrement aux miennes (*loc. cit.*, 1871, p. 549 et 821), si ce n'est qu'il a trouvé un plus grand nombre d'espèces de spores; aussi, avec moi, il se sépare de ceux qui, prétendent qu'il y a nombre de germes animaux dans les poussières. Les poussières recueillies sur les surfaces où elles se sont déposées peuvent renfermer des animaux microscopiques qui ne se trouvent pas dans l'air libre, ni dans celui des égouts (Cunningham).

de démontrer que beaucoup des particules les plus fines de la poussière aérienne seraient différentes l'une de l'autre, non extérieurement, mais par leurs actions ou leur développement (Cunningham).

Ces données, comme on le voit, éliminent la question de la multiplicité infinie des germes morbides, en réduisent le nombre aux seules bactéries et aux corpuscules larges de $0^{mm},001$ et au-dessous, dits *microzymas* et *mycrococcus;* mais sous ces termes du reste se rangent des corpuscules différents par leurs réactions chimiques, et cette réduction expérimentale laisse la question telle qu'elle se trouve indiquée p. 930.

Odeurs accidentelles de l'haleine.

Accidentellement, la vapeur pulmonaire se charge des principes volatils qui ont été ingérés dans le tube digestif, tels que ceux de l'ail, de l'alcool, du camphre, du musc, de l'hydrogène sulfuré des eaux minérales, des produits phosphorés volatils, du phosphore, etc.

L'haleine, dans l'état de santé, ne reçoit presque aucune odeur de la substance azotée qu'elle contient; mais, à mesure qu'ont lieu les progrès de l'âge, elle acquiert une odeur spécifique plus prononcée, quelquefois fade ou fétide. Chez la plupart des individus, elle prend le matin une odeur aigre ou désagréable, par suite de la putréfaction des résidus alimentaires interposés aux dents ou adhérents aux mucus buccal et pharyngien; putréfaction qui rend acides la muqueuse et son mucus en ce moment. Par l'usage et l'abus des boissons alcooliques, du tabac, de l'ail, de l'oignon et des aliments analogues, elle contracte l'odeur des produits volatils de ces corps, odeur plus ou moins modifiée par les substances qu'entraîne encore la vapeur d'eau. Elle devient fétide toutes les fois que pathologiquement le mucus ou autres substances se putréfient dans la bouche comme pendant le muguet, l'amygdalite, les abcès des parois buccales, la gangrène pulmonaire, etc. Chez quelques personnes, elle est naturellement d'odeur forte, fade, ou acidule (butyrique?), etc., ce qui est dû à l'état naturel d'altération qu'offrent individuellement les substances organiques entraînées par la vapeur d'eau (1).

Les circonstances sont nombreuses dans lesquelles on observe cette arrivée graduelle de l'haleine de l'état inodore à des modes divers de fétidité, se rattachant à des troubles de la nutrition amenant des formes d'altérations consécutives plus ou moins analogues à la putrescence, portant sur les portions de substances coagulables du sang entraînées par les gaz et la vapeur d'eau rendus à chaque expiration.

(1) Voyez, sur ce point, *Chimie anatomique*. Paris, 1853, t. III, p. 481, art. PRINCIPES ODORANTS.

Indépendamment de ces changements graduels observés d'âge en âge, il faut y joindre encore, comme causes de ces altérations, les lésions organiques de l'intestin, de l'utérus, le diabète, l'albuminurie, et plusieurs affections générales, telles que l'érysipèle, les fièvres éruptives, typhoïdes, etc. Dans ces circonstances, on parvient souvent à distinguer l'odeur propre à l'haleine ainsi modifiée de l'odeur putride particulière que lui communiquent le mucus et les autres substances qui s'altèrent à la surface des dents et de la langue, tant que dure pour le malade l'impossibilité de donner à la cavité buccale les soins qu'exige son hygiène.

Dans les cas d'affections de la vessie ou des reins avec odeur ammoniacale de l'urine, l'haleine prend une odeur analogue dite *urineuse*. Dans les cas d'abcès du foie ou d'autres organes de la cavité abdominale, etc., elle acquiert une odeur spéciale ressemblant à celle que répandent les macérations anatomiques, odeur qui peut même venir en aide au diagnostic lorsque celui-ci n'est pas encore porté. Cette odeur est due à ce que la vapeur d'eau et les gaz exhalés entraînent les principes volatils et les substances coagulables en voie de décomposition par dédoublement en leurs composants volatils (p. 23), qui donnent au pus son odeur, et qui se trouvent incessamment résorbées par les capillaires, tant que l'abcès n'est pas ouvert. Des phénomènes analogues s'observent dans les cas de rétention des matières fécales par occlusion intestinale, quelle qu'en soit la cause. Les substances organiques altérées, et les principes volatils qui leur donnent leur odeur, partiellement absorbés par l'intestin, sont ensuite exhalés par les poumons, se mêlent aux principes de l'haleine normale, et lui communiquent plus ou moins leur odeur propre (voy. p. 235) (1).

C'est à ce mécanisme qu'il faut peut-être attribuer l'odeur de pus que Velpeau et M. Sédillot ont trouvée quelquefois à l'haleine dans l'infection purulente. Dans l'infection putride, dans la période ultime de la gangrène, de la pourriture d'hôpital, de la fièvre puerpérale, l'haleine exhale une fétidité repoussante, *cadavéreuse*. Dans les formes dites adynamiques de la fièvre typhoïde, l'haleine est aussi viciée de la même ma-

(1) M. Maissiat un des premiers a insisté d'une manière spéciale sur les conditions normales et morbides et sur le mécanisme des variations de l'odeur de l'haleine de l'homme et des carnassiers qu'on modifie à volonté selon qu'on donne une alimentation animale ou végétale (voy. Maissiat, *Études de physique animale*. Paris, 1843, in-4, p. 245 et 264-265). Il a spécifié aussi le mécanisme du phénomène corrélatif inverse, concernant la pénétration des gaz odorants de l'atmosphère dans le sang, et de là dans les gaz intestinaux avec lesquels ils sont rejetés, ainsi que l'a noté Bichat. Il ne faut pas confondre l'odeur de l'haleine des carnassiers et des herbivores, avec celle de leur sébum, et peut-être aussi de leur sueur ou mieux avec celle que déterminent les réactions provenant du mélange inévitable de ces deux fluides.

nière; les anciens, frappés de ce fait, en tiraient un pronostic grave et en avaient fait le caractère *de la putridité*, dont cette maladie est le type le plus fréquent. Dans ce cas, il faut tenir compte de l'influence qu'exerce sur l'odeur de l'haleine l'état local de la bouche et du pharynx.

On pourrait encore rapporter à un phénomène analogue la fétidité qu'a parfois (Cazeaux) l'haleine des femmes qui portent dans l'utérus un fœtus mort. Il est probable qu'alors les composés volatiles issus du fœtus mort arrivent dans le sang en se dissolvant dans le liquide amniotique, et pénétrant par endosmose les vaisseaux utérins (1).

Dans la gangrène du poumon, tous les auteurs sont d'accord pour reconnaître une fétidité spéciale à l'haleine et aux crachats. Ce symptôme est plus important dans l'haleine que dans les crachats; car, d'après Trousseau, ceux-ci peuvent être inodores au début du mal, et surtout à la fin, lorsque la guérison doit survenir.

Cette odeur comme beaucoup d'autres émanations morbides est des plus pénibles pour le médecin et pour le malade lui-même. Déjà, Laennec a dit des crachats du début de la gangrène pulmonaire : « Leur odeur, n'est *pas encore celle de gangrène, mais elle exhale une fétidité fade presque aussi insupportable* » et nauséeuse. Plus tard, ajoute-t-il, « lorsque la maladie devient chronique et *surtout lorsqu'elle tend à la guérison*, les crachats deviennent jaunes, prennent la consistance et l'odeur du pus. De temps en temps cependant l'odeur gangréneuse y reparaît encore (2). » Cette dernière fétidité ne rappelle pas toujours, ni même souvent, d'après Grisolle, celle des gangrènes extérieures : « C'est plutôt une odeur de matières fécales ou de pourriture, une odeur de dents cariées. » On l'a aussi comparée aux émanations de la paille pourrie, etc.

Certains abcès hépatiques s'ouvrent dans les bronches par perforation. Le rejet soudain de matières purulentes brunes, d'*odeur ammoniacale*, est un signe de cette vomique jécorale. Assez souvent même, d'après M. Rouis, l'haleine prend, avant l'ouverture de l'abcès, une odeur infecte qui annonce l'irruption imminente du pus dans les bronches (4). Il est

(1) L'action conservatrice du liquide amniotique en rapport avec la composition permet un genre particulier d'altération, dite macération par les accoucheurs et les médecins légistes, qui n'est pas la putréfaction proprement dite Le liquide et les tissus du fœtus mériteraient d'être étudiés dans ces cas au point de vue de la présence ou de l'absence des bactéries de la putréfaction.

(2) Laennec, *Traité de l'auscultation médiate*, 4e édit., t. I, p. 556.

(3) A la formation d'acides gras volatils divers aux dépens des principes albuminoïdes se décomposant comme il a été indiqué p. 23, il faut ajouter ici sans doute la production d'une manière analogue d'ammoniaques composées, d'indol, etc., pouvant rendre compte de ces variétés de fétidité.

(4) Rouis, *Recherches sur les suppurations endémiques du foie*, 1860, p. 139

probable que dans ces cas les principes fétides du pus hépatique pénètrent dans l'arbre aérien en traversant par endosmose les parois de l'abcès et des bronches.

Dans la gangrène des amygdales et du pharynx, la fétidité est extrême et caractéristique, gangréneuse en un mot. Ce symptôme peut être d'une grande utilité pour le diagnostic de la maladie, chez les enfants surtout. Toutefois, ce caractère peut varier comme dans un cas de Valleix, où la fétidité était tout à fait stercorale; il peut même manquer complétement (fait de Rilliet et Barthez); enfin il existe dans d'autres maladies (la gangrène du poumon, de la bouche, l'angine pseudo-membraneuse parfois).

Lorsque les accidents syphilitiques prennent dans l'isthme du gosier la forme ulcéreuse, l'haleine acquiert une fétidité plus ou moins grande, mais non comparable à celle de la gangrène. Ce symptôme a peu d'importance pour le diagnostic du genre ou plutôt de la nature de la lésion; toutefois, il sépare nettement deux espèces, deux formes d'accidents syphilitiques du pharynx (1).

Chez certains sujets affectés d'amygdalite chronique, l'haleine présente une odeur désagréable, due sans doute au passage de l'air sur les concrétions blanchâtres, odorantes, développées dans les cryptes enflammées. Dans certaines formes lentes d'abcès péri-amygdaliens, l'haleine, suivant M. Lasègue, a quelquefois une fétidité spéciale (2).

Dans la stomacace, l'haleine et la salive, simplement fétides au début de la maladie, acquièrent ensuite l'odeur gangréneuse la plus caractéristique. Cette fétidité, qui se manifeste même avant l'apparition des lésions du noma, a été comparée à tort, par Richter, à celle que produit la stomatite mercurielle. C'est donc un élément de diagnostic assez caractéristique, bien qu'il puisse exister dans quelques formes graves de la stomatite ulcéro-membraneuse (Rilliet et Barthez).

(1) En effet, dans cette région les plaques muqueuses ne répandent aucune fétidité, tandis qu'à la surface de la peau elles sont le siége d'une sécrétion à odeur très-pénétrante (A. Guérin, *Leçons sur les maladies des organes génitaux externes*, 1864, p. 130). La peau qui, non plus que le poumon, ne sécrète quoi que ce soit à l'état normal (voy. p. 529-530), peut sécréter comme celui-ci un véritable mucus dans certaines conditions pathologiques. Aux cas indiqués déjà page 715, il faut ajouter celui de la sécrétion du mucus relativement fluide, peu visqueux des condylomes. Ces productions, qui pourtant sont dépourvues de follicules sudoripares, fournissent parfois ce liquide en grande quantité. Il tache et empèse le linge comme les autres mucus. Il entraîne des cellules épithéliales et contient souvent des leucocytes et des hématies; il s'altère et devient fétide rapidement. Un mucus filant, fluide, peu visqueux, tachant et empesant de même le linge, est sécrété aussi par la peau des régions périnéales et fémorales dans les cas d'intertrigo et d'états analogues de la peau et du pourtour de l'anus.

(2) Lasègue, *Traité des angines*, p. 221.

Dans la stomatite ulcéro-membraneuse, le plus souvent la fétidité est repoussante, mais non gangréneuse (Rilliet et Barthez).

On s'accorde généralement à trouver spéciale, *sui generis*, la fétidité de l'haleine dans la stomatite mercurielle.

Dans le diabète sucré, l'haleine, qui n'était d'abord que fade, et à laquelle on a voulu trouver une odeur de foin (Latham), devient acidule, fétide et repoussante. Cela tient au ramollissement fongueux des gencives, qui atteint presque tous les diabétiques et qui amène le déchaussement et la carie de leurs dents. [Marchal (de Calvi).]

Dans le scorbut, l'état fongueux des gencives et le mélange du sang avec les sécrétions buccales altérées communiquent à l'haleine une odeur fade et fétide qui n'a rien de caractéristique.

Dans la carie dentaire, l'haleine revêt une *fétidité aigre*, *spéciale*, très-désagréable. Il est cependant impossible de la décrire, faute de comparaison. La cavité dentaire contient, outre les produits de la carie, des détritus alimentaires mélangés aux sécrétions buccales : de plus, elle communique avec un air chaud et humide. Les meilleures conditions se trouvent réalisées pour produire des fermentations, et, par suite, des dégagements de principes odorants, probablement des acides gras volatils.

L'embarras gastrique, les gastralgies diverses, le début de certaines maladies graves, fièvre typhoïde, rougeole, etc., sont souvent accompagnés d'une odeur fade ou plus ou moins aigre de l'haleine. L'amas de résidus épithéliaux avec interposition de matière amorphe grenue, qui constituent les saburres, sont le siége des fermentations, origine de cette fétidité. Ces altérations sont de plus favorisées par ce fait que le nettoyage des dents par la brosse est suspendu par le fait de la maladie, ainsi que le balayage naturel, qui se fait par la mastication, cesse avec l'alimentation. Il faut donc tenir compte de la fétidité de cet enduit dans l'appréciation de celle qu'on attribue souvent à l'état saburral.

Dans l'état typhoïde, dans la période ultime de la fièvre puerpérale, de la tuberculose, de la méningite, de la dysentérie, etc., la langue, les dents et les gencives se recouvrent de dépôts noirâtres plus ou moins desséchés (fuliginosités). Ce sont les détritus buccaux, souvent mêlés de sang, qui ne sont plus entraînés par la salive, tarie, comme d'autres sécrétions, à ce degré de la maladie. Ils se putréfient, en communiquant à l'haleine une fétidité aigre spéciale. Il ne faut pas la confondre avec l'odeur cadavéreuse qui accompagne l'infection putride, les formes adynamiques de la fièvre typhoïde, la fièvre puerpérale, etc.

La plupart des dyspeptiques ont la bouche mauvaise, la langue sale, l'haleine fétide (1). D'après Beau, cette fétidité serait due, chez quelques

(1) Nonat, *Traité des dyspepsies*, 1862, p. 89.

personnes, à des altérations idiosyncrasiques de la salive et des mucosités buccales (1). Dans la dyspepsie acide de Chomel, l'haleine revêt le caractère général de la maladie ; elle possède une odeur acide ou aigre particulière très-prononcée. Chez les enfants atteints de vers intestinaux, on a signalé l'odeur alliacée acide ou fade de l'haleine.

L'acidité particulière de l'odeur de l'haleine des gastralgiques et des dyspeptiques indique la production par fermentation stomacale et intestinale d'acides gras volatils et autres, qui, absorbés, sont mis en liberté avec l'acide carbonique de l'haleine, même en l'absence de l'expulsion directe de gaz par éructation (2).

De l'oxygène de l'haleine.

Le volume des gaz expirés est moindre que celui de l'air inspiré *ramené à la même température*. Les expériences de Mayow, de Hales, de Robert Boyle, ont démontré qu'il y avait un déficit qui pouvait être évalué à 0,063. La perte peut être portée jusqu'à 1/24e, quand l'animal respire le même air, jusqu'à ce que son altération ne permette plus de le respirer davantage (Lavoisier, Davy, Goodwin, Allen, Pepys et Pfaff).

D'après Davy et Gay-Lussac, l'air inspiré contenant 21 parties d'oxygène sur 100, n'en contient plus que 16 ou 18 parties en sortant du poumon, ou, en d'autres termes, il y aurait un cinquième environ d'oxygène absorbé (3). C'était d'ailleurs le chiffre déjà donné par Menzies, qui évaluait la déperdition d'oxygène au quart. Dulong fait observer, avec raison, que cette déperdition doit être sensiblement variable suivant les diverses circonstances dans lesquelles se trouve placé le même individu.

(1) Beau, *Traité de la dyspepsie*, 1866, p. 19.

(2) La fermentation dans ces cas-là est prouvée par l'examen des matières vomies parfois, qui contiennent alors des cellules de la levûre, des Leptothrix, des mycéliums de *Leptomitus* et autres (voy. p. 629 et suiv.).

(3) Si l'on fait une inspiration d'un demi-litre d'air, on expire 360 centimètres cubes qui contiennent 18,9 d'oxygène pour 100. Si l'on fait suivre cette expiration d'un mouvement prolongé qui rejette 1^{l},3 d'air, celui-ci renferme seulement 16,2 d'oxygène pour 100. Ces différences si grandes dans la composition de l'air expiré aux diverses époques de son expulsion tiennent seulement à ce que la première portion de l'air expiré renferme une partie de l'air inspiré plus grande que les portions suivantes. L'air inspiré est conduit dans toutes les vésicules, l'entrée de l'air dans ces petites cavités est la cause du murmure vésiculaire, si la grandeur de l'inspiration devient double, une quantité double d'air se répand dans les bronches et dans leurs extrémités, le *murmure* devient plus intense (Gréhant). L'organisation des canalicules respirateurs (vésicules) se prête à la rapide absorption des gaz et des vapeurs. Quant aux liquides pulvérisés, s'ils sont bien mélangés à l'air inspiré, ils pénètrent avec lui dans les bronches, leur vapeur arrive jusque dans les vésicules, les parties liquides plus denses ne vont peut-être pas aussi loin (Gréhant). Les poussières solides sont arrêtées en partie dans les fosses nasales par les mucosités qui les tapissent et dans la trachée. Il est certain toutefois que les poussières charbonneuses, métalliques et siliceuses vont jusque dans le poumon.

Quant à la quantité absolue d'oxygène enlevée dans une inspiration, elle varie suivant la quantité d'air qui a été inspirée. Davy, après une inspiration de 614cc,916 d'air, trouva 23cc,803 d'oxygène de moins dans l'air expiré. Après une inspiration de 1983cc,6, il vit que 150cc,753 d'oxygène avaient disparu. Après une inspiration de 2796cc,875, la perte d'oxygène s'élevait à 198cc,36, Pour une inspiration moyenne l'absorption est de 19cc,572 (Abernethy), 24cc,70 (Allen et Pepys), 29cc,50 (Dalton).

On a calculé, pour un temps donné, la quantité d'oxygène absorbée en raison de 1 kilogramme de l'animal. D'après MM. Regnault et Reiset, dans sept expériences faites sur le même chien, la moyenne d'oxygène consommée a été en poids 1gr,183, *maximum* 1,393, *mininum* 1,016. On voit déjà que, pour le même animal, il y a des différences assez considérables pour des temps égaux et semblables.

Si certains animaux, comme le chien, prennent plus d'un gramme d'oxygène pour 1 kilogramme de l'animal en une heure, d'autres, comme les lapins, restent un peu au-dessous de 1 gramme. Pour l'homme le chiffre est de 1 gramme par heure pour 1 kilogramme de l'individu. Cela donne alors 75 grammes par heure, et 1 kilogramme 800 grammes par vingt-quatre heures (1).

Proportion d'acide carbonique exhalée dans chaque expiration.

Sur 100 parties de gaz rendues à chaque expiration, il y a de 3 à 5 parties d'acide carbonique (Albernethy, Davy, Proust, Dumas et Gay-Lussac, Coutanceau, Dulong, Despretz, Legallois, Apjohn, Bostock).

Cette proportion est variable, suivant beaucoup de circonstances. Ainsi, Coathupe a trouvé 4 pour 100 d'acide carbonique dans l'air rejeté par l'adulte ; les extrêmes sont 1,90 et 7,98 pour 100. Il a vu, comme Proust, que cette quantité varie suivant les heures du jour.

Lorsque la respiration est fréquente, la quantité d'acide carbonique expulsée à chaque expiration est beaucoup moins abondante qu'après une expiration lente ; mais la quantité d'acide carbonique émise par des respirations fréquentes, pendant un temps un peu prolongé, est plus forte que celle qui est rejetée par des expirations lentes (Vierordt, 1845).

A chaque expiration, quelle que soit sa durée, correspond une valeur

(1) Spallanzani a prouvé que fixer de l'oxygène est une propriété de toute matière organisée et même des substances organiques, comme la fibrine et autres principes voisins. Il a prouvé aussi qu'*abandonner de l'acide carbonique est une autre propriété* de toute *matière organisée*, qu'elle manifeste même dans le vide. L'exhalation de l'acide carbonique est donc un fait aussi universel que celui de l'absorption de l'oxygène ; voy. p. 130.

constante d'acide carbonique égale à 2,5 pour 100 de l'air rendu, à laquelle s'ajoute encore comme complément une nouvelle quantité d'acide carbonique exactement proportionnelle à la durée de la respiration. Les expériences de Horn confirment ces données.

D'après Lavoisier et Seguin, la quantité d'acide carbonique exhalée serait 296,157 centimètres cubes par jour; MM. Andral et Gavarret sont arrivés à peu près aux mêmes résultats, et pour eux, en vingt-quatre heures un homme élimine 240 grammes de carbone (1).

Prises à doses modérées et dans les conditions habituelles, on pourrait dire hygiéniques, les boissons alcooliques ont pour effet constant de diminuer la quantité d'acide carbonique exhalé par les poumons. Cette diminution, qui progresse durant les trois premières heures qui suivent l'ingestion varie de 5 à 22 pour 100 suivant la richesse alcoolique respective des liqueurs (Proust, Vierordt, Perrin).

Rapport entre l'oxygène absorbé et l'acide carbonique exhalé.

Pour savoir si tout l'oxygène absorbé pourrait être retrouvé dans l'acide carbonique exhalé, il faut chercher si le poids de l'oxygène contenu dans l'acide carbonique excrété par le poumon égale le poids de l'oxygène consommé; ou bien si le volume de l'acide carbonique exhalé est égal au volume d'oxygène enlevé, puisque l'on sait qu'un volume d'acide carbonique représente exactement le volume de l'oxygène qui entre dans sa composition, à température égale. L'observation démontre que ces deux valeurs se suivent quelquefois, mais avec des fluctuations plus notables qu'on ne l'a cru cependant longtemps, et sans que l'oxygène de l'acide carbonique représente tout l'oxygène enlevé.

La quantité d'oxygène contenue dans l'acide carbonique exhalé est, pour le même animal, inférieure à celle de l'oxygène pris à l'air de 0,62 jusqu'à 1,64 pour 100, suivant le régime auquel il est soumis. Il est bien loin d'être constant, comme l'avaient admis Brunner et Valentin (Regnault et Reiset).

Il y a *presque toujours un déficit* du côté de l'oxygène rendu à l'air à l'état de combinaison au carbone; les exceptions à cette loi tiennent à de rares particularités du régime exclusivement végétal.

Ce déficit est plus grand chez les carnivores que chez les herbivores. Le poids de l'oxygène enlevé à l'air étant représenté par 1000, celui de l'oxygène contenu dans l'acide carbonique n'était que de 745 dans sept

(1) La quantité de carbone éliminée en vingt-quatre heures est, pour le cheval, 2500 grammes; pour le lapin, 25 grammes; pour le cochon d'Inde, 6 grammes; pour le pigeon, 7 grammes; pour le chien 33 grammes; pour le chat, 17 grammes; pour le grand-duc, 15 grammes.

expériences sur les chiens (Regnault et Reiset); tandis que la moyenne sur six lapins s'élève à 919. Le chiffre de l'oxygène contenu dans le gaz carbonique rendu est encore plus élevé chez les oiseaux granivores. Il est de 927 chez les poules, et quelquefois 998. Chez les petits oiseaux, la proportion d'oxygène de l'acide carbonique n'était pas aussi grande que chez les poules : elle ne s'éleva qu'à 700 ou 800. La proportion pour les grenouilles est 698, et pour les insectes 791 (1).

Lorsque les animaux sont à l'état d'inanition, le rapport entre l'oyxgène contenu dans l'acide carbonique et l'oxygène total consommé est à peu près le même que celui que l'on observe pour le même animal soumis au régime de la viande ; il est cependant, en général, un peu plus faible. L'animal, à l'inanition, ne fournit à la respiration que des gaz venant de sa propre substance, qui est de la même nature que la chair qu'il mange lorsqu'il est soumis au régime de la viande. Tous les animaux à température fixe présentent donc, lorsqu'ils sont à l'inanition, la respiration des animaux carnivores (voy. p. 806).

Ainsi la privation de nourriture a le double résultat de diminuer la quantité absolue d'oxygène absorbé, ainsi que la quantité d'acide carbonique exhalé, eu égard à l'oxygène enlevé (2).

Dans un milieu riche en oxygène, mais qui reste cependant composé d'oxygène et d'azote, la quantité absolue d'oxygène enlevé et le rapport entre cet oxygène et l'acide carbonique exhalé ne changent pas sensiblement. Déjà Lavoisier avait vu que l'acide carbonique excrété n'était pas plus abondant quand un animal respirait dans l'oxygène pur que

(1) Le rapport entre la quantité d'oxygène contenu dans l'acide carbonique et la quantité totale d'oxygène pris à l'air paraît dépendre beaucoup plus de la nature des aliments que de la classe à laquelle appartient l'animal. Lorsque les animaux se nourrissent de grains, l'oxygène de l'acide carbonique éliminé l'emporte parfois sur la quantité de celui qui est pris à l'air. Quand ils se nourrissent exclusivement de viande, ce rapport est plus faible et varie de 620 à 800 d'acide carbonique rejeté pour 1000 volumes d'oxygène absorbé. Avec le régime des légumes, le rapport est en général intermédiaire entre celui que l'on observe avec le régime de la viande et celui que donne le régime dans lequel domine le pain. Ce rapport est à peu près constant pour les animaux de même espèce qui sont soumis à une alimentation parfaitement uniforme, comme cela est facile à réaliser pour les chiens ; mais il varie notablement pour les animaux d'une même espèce, et pour le même animal soumis au même régime, si l'on ne règle pas son alimentation.

(2) Dans l'étude des sources et de la quantité d'acide carbonique excrété à l'état gazeux par le poumon, ou à l'état liquide par les branchies, il importe de tenir compte de ce fait que ces sources peuvent être au nombre de deux. En effet si la plus grande partie de l'acide carbonique rejeté par le poumon vient de celui qui est produit par désassimilation dans l'intimité des éléments anatomiques, il en est une portion petite, mais dont il y a lieu de tenir compte, chez les herbivores surtout, qui provient de celui qui est formé dans la cavité digestive, puis est absorbé, avec les autres matières volatiles ou non. Celui-ci est produit, soit par

dans l'air atmosphérique. Plus tard Allen et Pepys avaient cru à tort que cette quantité était plus considérable.

De l'exhalation d'azote.

Il est aujourd'hui incontestable que l'air qui sort du poumon après une expectoration est plus chargé d'azote que celui qui y entre (Berthollet, Collard de Martigny, Despretz, Lassaigne et Yvan, Marchand, Boussingault, Barral, Regnault et Reiset.)

Voici les résultats fournis par les expériences de ces derniers :

1° Lorsque les animaux à température fixe, mammifères et oiseaux, sont soumis à leur régime alimentaire habituel, ils dégagent toujours de l'azote; mais la quantité de ce gaz exhalée est très-petite ; elle ne s'élève jamais à plus de 2 centièmes du poids de l'oxygène total consommé, et le plus souvent elle est moindre que 5 millièmes.

2° Lorsque les animaux sont à l'état d'inanition, ils absorbent souvent de l'azote, et la proportion de l'azote retenu varie entre les mêmes limites que celle de celui qui est exhalé dans le cas où les animaux sont soumis à leur régime habituel. L'absorption de l'azote s'est montrée presque constamment chez les oiseaux à l'état d'inanition, mais très-rarement chez les mammifères.

3° Lorsque après avoir été plusieurs jours à l'état d'inanition, l'animal est soumis à une alimentation très-différente de son régime habituel, il absorbe souvent encore de l'azote pendant quelque temps; probablement jusqu'à ce qu'il se soit fait à son nouveau régime; il rentre alors dans le cas général et dégage de l'azote. Ce fait n'a été constaté que sur des poules qui, après avoir été plusieurs jours à l'état d'inanition, échangeaient leur régime de grain pour un régime de viande seule.

4° Lorsque l'animal est souffrant par suite du régime alimentaire auquel il est soumis, ou peut-être par d'autres causes, il retient encore de l'azote. Cette absorption de l'azote a été constamment observée dans les expériences faites sur un canard malade qui mourut quelque temps après.

fermentation de certains aliments, soit sécrétion gazeuse du tube digestif (Ch. Robin et Verdeil, *Chimie anatomique*. Paris, 1853, t. II, p. 95). La priorité de la détermination de ce fait appartient je crois à M. Maissiat qui a insisté sur lui d'une manière spéciale, et a insisté aussi sur l'influence qu'a la pression propre de l'acide carbonique extérieur sur la sortie de l'acide carbonique du sang et de l'intestin. (Maissiat, *loc. cit.*, 1843, p 245).

VINGT-NEUVIÈME LEÇON

DES PRODUITS MÉDIATS EN GÉNÉRAL ; DU MÉCONIUM, DU CHYME ET DES FÈCES EN PARTICULIER.

D. — Quatrième division. — Des produits médiats.

L'étude de l'hygrologie doit se terminer par l'examen des parties constituantes de l'économie qui ont reçu le nom de *produits médiats*. De Blainville qui, le premier, a fait rentrer l'étude des fèces dans l'anatomie générale sous le nom de *produits médiats*, s'explique ainsi sur ce sujet :

» Avant tout je diviserai les *produits* en deux grandes sections : la première comprendra les *produits normaux* et la seconde les *produits anormaux*. Parmi les produits normaux, les uns, que nous nommons *immédiats*, sortent de toutes pièces de l'économie, et méritent peut-être seuls le nom de *produits ;* les autres, que je nommerai *médiats*, résultent du mélange de substances introduites dans l'économie avec des liquides sortis de celle-ci ; mélange dans lequel les substances qui y concourent ont subi des modifications particulières qui en font des espèces de produits nouveaux (1).

Il les range en *aériformes* ou *gazeux* et en *liquides* et *solides*, qui sont le *chyme* et les *matières fécales*. Il faut y joindre le *méconium*.

Les produits médiats aériformes sont pour de Blainville les exhalations pulmonaires et les gaz intestinaux. Mais ces derniers seulement appartienent réellement aux produits médiats. L'origine des principes essentiels rejetés par le poumon, celle de l'acide carbonique surtout, montre que l'exhalation du parenchyme pulmonaire est une *excrétion*, et qu'elle doit être rapprochée des *excrétions* produites par les autres parenchymes non glandulaires, tels que le rein et l'allantoïde. Ce n'est que chez les animaux à respiration aérienne que l'acide carbonique sort mêlé aux fluides avec lesquels est arrivé l'oxygène, et il n'y a pas d'action réciproque des gaz qui sortent du poumon et de ceux qui, introduits, reçoivent cet acide pour être expulsés avec lui. Au contraire, aucune des parties gazeuses liquides ou solides qui concourent à constituer les produits médiats ne se trouve dans ceux-ci telle qu'elle a été, soit sécrétée par les glandes ou les muqueuses, soit ingérée dans l'organisme.

(1) De Blainville, *Cours de physiologie*. Paris, 1833, in-8, t. II, p. 15, et t. III, p. 340.

PREMIÈRE ESPÈCE. — DU MÉCONIUM.

Le premier des *produits médiats*, observés dans l'ordre de leur apparition durant l'évolution individuelle, est le *méconium*.

Le nom de *méconium* (*méconium animal*, Bordeu) est donné, par analogie de couleur et de consistance avec le suc de pavot, aux matières qui s'accumulent dans les intestins du fœtus des mammifères, à compter de la fin du troisième mois de la gestation, et que l'enfant rend presque immédiatement après sa naissance.

Du premier méconium. — Le contenu de l'intestin du fœtus est visqueux, grisâtre, entièrement composé de mucus et d'épithélium prismatique jusqu'à la fin du troisième mois (1). A compter de cette époque, il commence à être légèrement teinté en jaune par la bile, vers le haut de l'intestin grêle, à compter de la dernière portion du duodénum. Du quatrième au sixième mois, la coloration devient plus prononcée, mais reste toujours d'un jaune clair et ne dépasse guère la valvule iléo-cæcale ou le cæcum. Ces épithéliums sont, soit des cellules isolées, soit surtout des gaînes encore entières reproduisant la forme des villosités dont elles se sont détachées, ou des lambeaux de celui qui tapisse l'estomac et le gros intestin. La substance ainsi composée est pâteuse, molle; aucun liquide n'accompagne le mucus fluide neutre ou légèrement acide que renferme dès lors l'estomac ne sortant pas de la cavité gastrique.

Lehmann a noté que, du cinquième au sixième mois, le contenu de l'intestin grêle du fœtus est neutre ou très-faiblement acide. L'extrait éthéré donne des acides margarique et oléique et une graisse saponifiable. On peut y constater la présence de la matière colorante de la bile. On en retire aussi une matière analogue à la caséine, des traces d'une substance coagulable par la tannin et de sulfates alcalins. Le reste est formé de mucus et d'épithélium dans la proportion de 89 à 96 pour 100 des parties qui restent après la dessiccation. La quantité de ces épithéliums morts et desquamés, se colorant en brun verdâtre ou jaunâtre au contact de la biliverdine, comme le sont tous les éléments sur qui les phénomènes de rénovation moléculaire ont cessé, va toujours en augmentant, et nulle part *ailleurs chez les fœtus*, on n'en trouve une semblable accumulation.

Du méconium proprement dit. — Du septième au neuvième mois, le méconium est déjà semblable, à peu de chose près, à ce qu'il est après la naissance. Il forme une sorte de pâte homogène, visqueuse, foncée, d'un brun verdâtre, parfois presque noir, ordinairement sans odeur, ou

(1) Il conserve ces caractères pendant toute la grossesse au-dessus de l'abouchement du canal cholédoque, chez tous les mammifères.

parfois d'une odeur fade et sans saveur. Lehmann l'a trouvé ordinairement de réaction faiblement acide, rarement neutre et se putréfiant rapidement ; d'après Höfle, il détermine promptement le passage de l'alcool à l'état d'acide acétique.

Il importe de noter que ces caractères n'appartiennent qu'au méconium contenu dans le gros intestin, à compter du cæcum. La ténacité et la teinte foncée diminuent même sensiblement à compter de l'S iliaque; au-dessus du cæcum, il devient moins consistant et moins visqueux en remontant vers le duodénum. Là, de plus, sa couleur passe au gris jaunâtre puis au jaunâtre; elle est pauvre en granules de biliverdine, et ses épithéliums desquamés n'y sont pas colorés par celle-ci.

La coloration d'un vert foncé que présente le méconium, dans l'intestin, avant la naissance, montre nettement que le propre de la bile n'est pas d'être sécrétée incolore ou avec une teinte jaune qui passerait au vert au contact de l'air seulement, par oxydation de sa matière colorante.

On n'a pas cherché jusqu'à présent dans le méconium la pancréatine qui rougit par le chlore, pour voir si le suc pancréatique, dont la présence dans l'intestin fœtal a été admise théoriquement, concourt à le constituer, et si par suite la sécrétion biliaire susciterait l'entrée en action du pancréas. On sait que la sécrétion biliaire a lieu d'une manière continue ou à peu près continue, et qu'elle augmente temporairement sous l'influence de la présence des aliments qui lui servent de stimulants par action réflexe, fait analogue à ce qui a lieu pour les autres sécrétions. Ce sont certainement les épithéliums et le mucus qui, en s'accumulant dans l'intestin du fœtus, suscitent la sécrétion de la bile dès que le foie biliaire est suffisamment développé. Sous ce rapport, on ne saurait considérer la bile fœtale comme sécrétée sans stimulant, de la même manière que le sont les humeurs *excrétées*, telles que l'urine et la sueur. Ici la bile ne remplit, non plus que plus tard, le rôle d'*excrétion* anticipée, si l'on peut dire ainsi, mais bien au contraire, elle a pendant des mois un des usages qu'après la naissance elle remplira chaque jour à l'égard des matières alimentaires séjournant dans l'intestin; en d'autres termes, elle exerce sur ces épithéliums et ce mucus qui, dans le tube digestif comme à la surface de la peau, se produisent et tombent incessamment dès l'âge embryonnaire comme après la naissance, une action conservatrice de l'ordre de celles qu'exerce le liquide amniotique (p. 912). John Davy attribue à la matière colorante biliaire une propriété antiputride sur le méconium (1).

(1) Davy, *Medico-chirurgical Transactions*, London, 1844, in-8, vol XXVII. Il faut toutefois remarquer que dans la partie supérieure du duodénum le méconium reste toujours grisâtre, formé comme il vient d'être dit (p. 944) et dépourvu de

Composition du méconium.

Au moment de la naissance, il est brun ou brun verdâtre, pâteux, visqueux, tenace, adhérent aux doigts ou aux linges, qu'il tache fortement ; l a une saveur fade, et non amère comme la bile. Il présente ces caractères à partir du sixième mois de la vie intra-utérine (1). D'après J. Davy, sa densité, lors de son expulsion, dépasse 1150.

Le méconium offre, comme véhicule en quelque sorte, un mucus transparent tenace qui tient en suspension tous les éléments dont il va être question. Par lui-même, ce mucus est peu caractéristique, parce que la plupart des matières muqueuses, quelle que soit leur origine, offrent la même transparence et le même aspect finement strié que l'on peut constater ici. Ces stries sont ordinairement parallèles entre elles, rectilignes ou onduleuses, rapprochées les unes des autres en certains points, et elles s'écartent çà et là de manière à disparaître complétement par places. Il est, du reste, difficile de donner, par une description, une idée nette de ces dispositions à qui ne les a pas vues. Elles disparaissent totalement ou presque totalement par la dessiccation.

Dans ce mucus se voient d'abord beaucoup de granulations moléculaires grisâtres, très-petites, éparses d'une manière à peu près uniforme, quelques granulations graisseuses, larges de 1 à 6 millièmes de millimètre

matière colorante biliaire (voy. aussi p. 679). Les faits précédents et les suivants, pour tous les points essentiels, s'appliquent aussi au méconium des mammifères domestiques, sauf la teinte d'un vert jaunâtre plus vif des granules des principes colorants biliaires chez les herbivores. On n'y voit pas de poils ni de cristaux de cholestérine, mais quelques rares cellules épithéliales pavimenteuses larges, semblables à celles de l'œsophage et du premier estomac des ruminants, mais non à celles de la peau ni de l'amnios. Le liquide amniotique limpide de ces animaux manque du reste de ces cellules ; aussi rien n'autorise, d'après l'existence de ces cellules pavimenteuses dans le méconium, à admettre avec Moriggia (1873) que leur présence prouve que le liquide amniotique est dégluti par le fœtus. A partir du jéjunum on trouve dans le méconium du mouton des cristaux prismatiques, à quatre faces et à pointements à leurs deux extrémités, qui sont teintés en vert comme les cellules. Ils sont solubles dans l'acide azotique et insolubles dans l'acide acétique. Chez les fœtus de ruminants, le mucus de l'estomac (voy. p. 552) contient un peu de glycose, ainsi que l'a vu Moriggia (1873). Celui de la caillette est plus jaune et plus riche en mucosine que celui de la panse et sans albumine. Tous deux sont faiblement alcalins. (P. Cazeneuve).

(1) Bordeu, Bayen et Leury (dans Bordeu, *Analyse médicale du sang*, 1775, §§ 75 à 77. *Œuvres complètes*. Paris. 1818, in-8, p. 989 à 992), après avoir exactement décrit les caractères extérieurs du méconium, ont les premiers insisté sur ce que dans l'intestin ou lors de son évacuation, frais ou sec, il est insipide ou presque insipide, sans odeur ou parfois d'une odeur *terreuse* désagréable, qui devient fétide si on le dessèche à la chaleur et qu'il tache fortement le linge en vert olive. Bordeu ne l'a trouvé ni acide ni alcalin, et l'a vu rejeté par le vomissement dans un cas de rétrécissement du côlon gauche.

environ. Avant l'emploi des réactifs, elles peuvent déjà être reconnues par leur coloration jaunâtre, leur centre brillant et leur contour foncé. On rencontre encore dans le méconium les cellules et les lambeaux d'épithélium signalés ci-dessus.

A l'époque de la naissance, les cellules prismatiques qu'on y trouve sont tantôt isolées, tantôt juxtaposées en nombre plus ou moins grand. Elles sont généralement peu régulières, à bords moins nets que ceux des cellules prises à la surface même de la muqueuse ; elles sont en même temps plus granuleuses, et peu laissent encore voir leur noyau ovoïde. On distingue pourtant leur extrémité adhérente ou la plus étroite de l'extrémité libre un peu plus large qui était tournée vers la cavité de l'intestin. La plupart sont teintes en jaune verdâtre foncé par la matière colorante de la bile. Il est facile de reconnaître la nature de ces cellules, lorsque déjà on a vu les cellules semblables qu'on observe dans la bile prise dans la vésicule du fiel.

A partir du septième mois environ de la vie intra-utérine, on rencontre dans le méconium des cristaux de cholestérine ; ils n'existent généralement que trois fois sur cinq fœtus observés, mais on peut dire que leur présence est normale, tandis qu'elle se décompose dans l'intestin, et concourt aux actes digestifs pendant la vie extra-utérine. Lorsqu'ils existent dans le méconium, leur présence est très-caractéristique, et de plus ils sont assez nombreux pour être rencontrés facilement dans chaque préparation.

Dans le méconium, les cristaux de cholestérine sont généralement petits relativement à ce qu'ils sont dans la plupart des régions où on les trouve pathologiquement. Leur forme de lamelles transparentes losangiques, à bords et angles très-nets, leur superposition et imbrication en nombre plus ou moins considérable, les font reconnaître au premier coup d'œil, avant même qu'il soit besoin de recourir à l'emploi des réactifs chimiques.

La partie constituante qui prédomine dans le méconium et le caractérise essentiellement, se compose de grains ou grumeaux des matières colorantes de la bile (*biliverdine*). Cette matière, qui à l'état normal, durant la vie extra-utérine, existe à l'état liquide seulement, mêlée intimement au fluide biliaire, se trouve ici à l'état solide ou demi-solide, en petits grains isolés et distincts ; mais le mucus intestinal qui les tient en suspension reste incolore. Ils sont parfois seulement maintenus agglutinés les uns aux autres par ce mucus, mais il est facile de les isoler.

Ces granules ou grumeaux de matière colorante sont globuleux quelquefois, ovoïdes le plus souvent ou polyédriques à angles arrondis. On peut d'un sujet à l'autre les trouver la plupart polyédriques ou au contraire presque tous ovoïdes ou sphéroïdaux. Ils sont remarquables par leur couleur d'un beau vert lorsqu'ils sont vus par lumière transmise sous le microscope. Quelquefois ils offrent une teinte jaunâtre ou mieux jaune verdâtre. Pour être nettement constatée, cette couleur, qui est très-caractéristique en ce que nulle autre partie du corps ne la présente, doit être examinée à la lumière blanche des nuages. Vus à la lumière jaune orangé de la lampe, ils prennent une teinte violacée ou grise à reflets violets qui est moins caractéristique. Le contour de ces grains ou grumeaux est net, plus pâle que le centre ; celui-ci est généralement homogène, quelquefois un peu granuleux.

Le diamètre de ces grains est de 5 à 30 et même 40 millièmes de millimètre; la plupart ont de 10 à 20 millièmes. Ce seul caractère suffit pour empêcher de les confondre avec quelque variété des granules de la chlorophylle que ce soit. Beaucoup ont de 2 à 10 millièmes; ceux qui ont 40 millièmes de millimètre sont rares. Ils sont souvent agglutinés par du mucus, avec quelques granules graisseux.

L'emploi de l'acide nitrique permet de constater, sur ces grains placés sous le microscope, les changements de couleur qu'il détermine dans la matière colorante de la bile ; toutefois c'est la coloration violacée qui est seule nettement reconnaissable. Cette réaction, dont l'usage est du reste inutile pour reconnaître la nature de ces corps, doit être observée à l'aide de la lumière blanche des nuages, et non avec celle de la lampe.

Chez les enfants nés depuis douze à vingt-quatre heures et ayant déjà pris le sein, le méconium est encore tenace, mais d'un gris verdâtre. On y trouve les mêmes éléments que dans tout autre méconium, même les cristaux de cholestérine, seulement les granules verts de matière colorante y sont peu abondants. La couleur grisâtre est due principalement à la présence d'un grand nombre de cellules épithéliales pavimenteuses, pâles, la plupart sans noyaux, quelquefois plus foncées par suite de la présence d'un grand nombre de granulations jaunâtres. Ces cellules sont généralement étalées, quelques-unes plissées ; rarement elles sont imbriquées. Leur grande analogie avec celles qu'on voit à cet âge à la surface de l'épithélium pharyngo-œsophagien ne permet pas de douter qu'elles ne proviennent de ces organes dont elles ont été détachées et entraînées par les premiers mouvements de déglutition (1).

(1) Ce sont sans doute ces premières matières fécales que Fœrster a prises pour du méconium véritable ; après avoir considéré les cellules épithéliales pavimenteuses comme partie principale du méconium, ce qui n'est vrai à aucune époque de la vie intra-utérine, il admet que le méconium vient de ce que le fœtus avale le liquide amniotique, et avec lui les cellules pavimenteuses de l'enduit sébacé tombées dans ce liquide (Fœrster, *Wiener medicinische Wochenschrift*, 1858) ; cette hypothèse est absolument en contradiction avec les faits. Voy. la note p. 945-946.

Flint a trouvé 6,425 pour 1000 de cholestérine dans le méconium, et pas de séroline ou stercorine (1).

Quant à l'oxyde de fer signalé par J Davy dans les cendres du méconium, il vient manifestement du fer de la matière colorante biliaire. Comme Leury, Bischoff a noté l'aspect rougeâtre et mucilagineux de la bile du fœtus et du nouveau-né et sa saveur douceâtre ou fade, mais non amère (2). Avant le septième mois de la vie intra-utérine, elle est de plus presque incolore et filante comme du mucus. Le canal hépatique et le canal cholédoque renferment seuls alors un liquide d'un vert jaunâtre, ce qui porte à croire que ce n'est que dans les derniers temps de la grossesse que la bile s'accumule dans la vésicule au lieu de couler directement dans l'intestin comme auparavant.

La saveur fade que possède le méconium, au lieu de l'amertume si caractéristique de la bile, rend indubitable l'absence dans le premier du *principe amer de la bile* (*taurocholates*, *glycocholates* ou *hyocholates*, suivant les espèces animales), qui à l'état d'impureté représentent le *picromel* de Thénard.

Les sels propres de la bile ne sont sécrétés et la cholestérine n'est décomposée en stercorine que lorsque les aliments viennent susciter les actes physiologiques et chimiques qui entraînent cette décomposition. Jusque-là, les sels d'origine minérale, la cholestérine et la biliverdine,

(1) Lassaigne le premier a signalé (1821) que la bile fœtale ne renferme pas le *picromel* qu'on trouve dans la bile de l'adulte. F. Simon, qui le premier a noté dans le méconium la présence des cellules épithéliales, des cristaux de cholestérine et des gouttes huileuses, indique dans le résidu les 16 parties de cholestérine, 10,40 de *résine biliaire* (mélange de principes colorants et autres) et de matières extractives, 4 parties de *vert* biliaire, 6 de picromel, 34 de *matière caséeuse* et 26 de mucus, cellules et matières albuminoïdes (*Archiv für Pharm.*, avril 1840, in-8, p. 39). John Davy, pas plus que Lassaigne, n'y a trouvé le principe amer de la bile, mais seulement 727 parties d'eau, 436 de mucus et d'épithélium, 7 de cholestérine et de margarine, et 30 de matière colorante de la bile et d'oléine. Lehmann en a extrait par l'eau un peu de matière coagulable par le tannin, mais non par les sels métalliques, et y a noté l'absence de sulfates (*Physiologische Chemie*, Leipzig, 1853, in-8, t. II, p. 116). Bouillon-Lagrange (1813) a montré que le méconium renferme 700 parties d'eau pour 1000 et pas de matière propre de la bile. Il y signale la présence de petits poils, et note les observations de Girard (de Lyon) et de Montègre à cet égard ; mais leur présence était certainement accidentelle et doit être rattachée au mélange des poils de duvet venant de la peau du fœtus ; car le méconium pris dans l'intestin ou quand il est rejeté sans contact avec la peau, ne montre jamais de poils, même sur le mouton. Lassaigne (*Annales de physique et de chimie*, 2e série, Paris, 1821, in-8, t. XVII, p. 304) a trouvé dans la bile du fœtus de vache et dans son méconium de la matière résineuse verte, une autre jaune, du mucus, du chlorure de sodium, du carbonate de soude et du phosphate de chaux. J. Davy indique encore la présence d'un peu de phosphate de magnésie et des traces de carbonates dans le méconium. Nul n'en signale la quantité.

(2) Bischoff, *Développement de l'homme*, 1842, trad. franç. par Jourdan. Paris, 1843, in-8, p. 502.

sont seuls versés dans l'intestin. Ces faits montrent l'intérêt qu'offrirait une bonne analyse de la bile cystique du fœtus ou des nouveau-nés (1).

DEUXIÈME ESPÈCE. — DU CHYME.

Lorsque la digestion d'un repas composé est avancée, on trouve dans l'estomac : 1° une partie des matières albuminoïdes que l'action successive de l'acide et de la pepsine du suc gastrique a dissociées, réduites à l'état pulpeux, mais non encore dissoutes; 2° des matières qui ont déjà subi la liquéfaction (albuminose), qui imbibent les précédentes et que le filtre pourrait en séparer ; 3° des portions d'aliments non attaquées, bien que réduites en petites parcelles; 4° des matières sucrées, des matières gélatineuses dissoutes ; 5° des matières grasses, les unes déjà dissociées, presque crémeuses, les autres ayant encore l'apparence huileuse.

On appelle *chyme* la partie pulpeuse de ce composé, et notamment celle que forment les matières azotées, gonflées, hydratées, ramollies par l'acide dilué du suc gastrique.

Le chyme se présente sous la forme d'une matière homogène (Beaumont). Cependant Magendie et M. Blondlot ont vu qu'il y a des variétés en rapport avec la nature de l'aliment.

Sa *couleur* varie en effet suivant l'espèce de celui-ci. En général il est moins coloré que l'aliment dont il provient. Sa *consistance* est variable depuis celle d'une crème jusqu'à celle d'un gruau épais. Celui qui provient de la digestion du beurre, des aliments gras et de l'huile ressemble à une riche crème (Beaumont). Celui qui provient des aliments féculents se rapproche davantage de l'apparence du gruau.

Le chyme est invariablement acide; sa saveur a cependant quelque chose de douceâtre et de fade, après quoi on retrouve un peu de la saveur des aliments dont il provient. Il ne faut pas oublier de plus que le suc gastrique coagule les albuminoïdes liquides dès qu'ils arrivent dans l'estomac, comme la caséine, le blanc d'œuf, etc.

C'est à la surface du contenu stomacal, et vers le pylore surtout, puis dans la première portion du duodénum, qu'on trouve la substance ainsi

(1) Voy. Ch. Robin et Tardieu, *Mémoire sur l'examen microscopique des taches formées par le méconium et l'enduit fœtal* (*Annales d'hygiène et de médecine légale*. Paris, 1857, in-8, t. VII) ; Gardien, art. MÉCONIUM du *Dictionnaire des sciences méd. en 60 vol.*, t. XXXI, Paris, 1819, in-8) ; Fourcroy, *Système des connaissances chimiques*. Paris, an IX, in-4, t. V, p. 405 ; Bouillon-Lagrange, *Examen du méconium des enfants et de celui des agneaux* (*Annales de chimie*. Paris, 1813, in-8, t. LXXXVI, p. 299), et suite de ce mémoire, t. LXXXVII, p. 19 ; Chevreul, art. MÉCONIUM du *Dictionnaire des sciences naturelles*. Paris, 1823, in-8, t. XXIX, p. 382.

composée. Elle change tout à fait d'aspect au delà de l'abouchement des conduits biliaires et pancréatiques (1).

Le chyme renferme des substances coagulables par la chaleur (albumine). On en retire aussi des substances non coagulables ainsi, appelées *peptones* (Lehmann, 1852). Il faut bien savoir que ces dernières sont toujours en petite quantité dans le chyme, seulement on admet que les peptones sont absorbées pour la plus grande partie par l'estomac lui-même à mesure qu'a lieu leur formation (Kühne). Aussi ne faut-il pas oublier que les caractères attribués aux peptones sont donnés d'après celles que l'on produit avec les sucs gastriques naturels ou artificiels hors de l'estomac et non tous d'après celles qu'on retire du chyme naturel (2). Dans ces conditions, quand on met en présence de la pepsine des matières protéiques placées dans de l'eau acidulée par l'acide chlorhydrique au millième, on les voit se gonfler d'abord, puis certaines d'entre elles se dissolvent entièrement, surtout si la température est comprise entre 30 et 40 degrés (3). Les solutions ainsi obtenues ou *peptones* sont solubles; leurs solutions sont facilement dialysables, tandis que les *albumines* liquides ne le sont pas; elles ne se coagulent pas par la chaleur (4).

Différents auteurs ont cherché à distinguer plusieurs groupes de ces matières. Malheureusement on les connaît fort peu et l'on n'a pas eu entre les mains de ces substances pures. Les opinions les plus contradictoires ont été émises sur leur constitution et leurs propriétés; on ne saurait donc créer actuellement de divisions bien nettes entre ces différents produits, il suffit de constater les caractères différentiels les plus importants qui les séparent des matières albuminoïdes dont ils dérivent (5).

(1) Quelques auteurs donnent toutefois aussi le nom de *chyme* au contenu du jéjunum, et surtout quand ce contenu est rendu blanchâtre par les graisses émulsionnées.

(2) Un des caractères de la digestion et des actes consécutifs, suivant la remarque qu'en a faite M. Chevreul, est de ramener à l'état *cru* les aliments cuits, sans quoi ils ne seraient pas assimilés. Aussi serait-il important de comparer les *peptones* obtenues des viandes crues avec celles que donnent les viandes cuites.

(3) Les matières qui se dissolvent facilement sont les *albumines* et la caséine coagulées, le gluten, les glutines, les légumines, les tissus musculaire et cellulaire, etc. Les tissus élastique et cartilagineux se dissolvent difficilement; la chitine paraît résister indéfiniment à l'action combinée de la pepsine et des acides.

(4) Les peptones ont sensiblement la même composition que les matières dont elles dérivent, comme il est facile de le constater par les analyses de Mulder :

	Albumine.	Peptone.
C	54,8	54,1
H	7,1	7,0
Az	14,1	14,7
O	23,0	24,2

(5) Voy. A. Bouchardat, thèse de concours, 1872, in-4, p. 40 et 89.

L'acide nitrique ne les précipite pas ou incomplétement, le précipité étant soluble dans un excès de réactif; elles ne précipitent pas par le sulfate de cuivre, le perchlorure de fer, le ferrocyanure de potassium; l'alcool donne dans les solutions concentrées des flocons solubles dans l'alcool faible. Au contraire, les peptones précipitent par le tannin, le sublimé corrosif, le nitrate de mercure, les acétates de plomb neutre et basique, le chlore, l'iode; elles possèdent les autres réactions des solutions d'albumine, elles dévient vers la gauche la lumière polarisée, d'après M. Corvisart. D'après ce même auteur, la fibrine-peptone précipiterait par le bichlorure de platine, tandis que l'albumine-peptone n'éprouverait aucune action.

Meissner (1) admet que le suc gastrique transforme les matières protéiques en plusieurs principes, la parapeptone, la métapeptone, la dyspeptone et la peptone. Les différences indiquées par cet auteur sont peu tranchées. M. L. Corvisart (2) a annoncé que la déviation de la lumière polarisée indique les différences suivantes pour les diverses peptones (3).

1° Toutes les peptones dévient à gauche le plan de polarisation; 2° cette déviation varie avec la peptone que l'on examine; chaque déviation de 1 degré dans l'appareil de Soleil correspond à :

0gr,080	Fibrine peptone....	dans 400 cent. cubes d'eau.
0gr,100	Musculine peptone..	
0gr,140	Albumine peptone...	

3° Les peptones ont exactement le même degré d'action sur la lumière polarisée que l'aliment azoté particulier dont elles émanent (4).

Au-dessous de l'abouchement du canal cholédoque le chyme devient jaunâtre par suite de son mélange avec la bile. Celle-ci détermine aussi la formation de caillots blanchâtres filamenteux, qui disparaissent plus loin.

On y retrouve encore les éléments anatomiques des matières ingérées dans l'estomac; mais au fur et à mesure qu'on prend celles-ci plus avant dans l'intestin grêle on les voit plus gonflés et plus pâles. Graduellement

(1) Meissner, *Jahresber. für gesammte Medicin*, 1859, 1860.

(2) L. Corvisart, *Bulletin de la Société chimique*, 1862, p. 79.

(3) Au contraire, d'après M. Ritter (thèse de Strasbourg, 1867), les différences entre les solutions chlorhydriques des matières albuminoïdes et les liquides produits par les digestions naturelles ou artificielles sont peu sensibles. Ces liquides présentent la plus grande analogie avec le corps décrit par Bouchardat (1842) et par Miahle (1846) sous le nom d'*albuminose*; ils n'en diffèrent que par l'absence de la coagulation par la chaleur, fait qui tient à ce que dans leur préparation l'action de l'acide n'a pas été prolongée assez longtemps. D'après Miahle, l'albuminose est endosmotique, tandis que l'albumine du sang de l'œuf n'est pas endosmotique (1851).

(4) Ces résultats sont en contradiction avec ceux observés par M. Hoppe Seyler (1865) quant à la caséine, le blanc d'œuf et le sérum du sang.

on rencontre de moins en moins les faisceaux de fibres lamineuses, puis les grains de fécule et les gouttes graisseuses; les faisceaux striés des muscles diminuent d'épaisseur et de longueur, ainsi que les tubes nerveux. D'autres éléments restent tels quels ou bien plus ou moins pâlis; ce sont ceux qu'on retrouve dans les fèces.

TROISIÈME ESPÈCE. — DES EXCRÉMENTS, FÈCES OU MATIÈRES FÉCALES.

Les matières fécales sont les résidus non absorbés des humeurs excrémento-récrémentitielles versées dans toute la longueur du tube digestif avec interposition des restes alimentaires non liquéfiés, sans addition d'aucun liquide excrémentitiel tel que l'urine, etc.

Sous ces divers rapports les fèces diffèrent essentiellement des liquides excrémentitiels composés de principes formés par désassimilation ne pouvant séjourner dans l'économie sans devenir nuisibles.

Les caractères extérieurs des fèces sont souvent changés par le déversement et par l'addition accidentels de ces mêmes humeurs excrémento-récrémentitielles, telles que la bile, le suc intestinal ou le mucus, mucus qu'il ne faut pas confondre avec ce suc. Rejetées alors à l'état liquide ou presque liquide, ces sécrétions sont toujours plus ou moins modifiées par leur propre mélange.

Le poids des excréments varie, par jour, de 150 à 200 grammes chez l'adulte. Il forme le dixième ou le douzième environ du poids des aliments solides et liquides, le septième ou le huitième de celui des aliments solides considérés seuls, le dix-huitième seulement environ si les matières ingérées ne sont que de la viande. Leur consistance est celle d'une pâte assez tenace et adhérant aux corps qu'elle touche, variant cependant sous ce rapport depuis l'état presque solide avec une certaine friabilité, jusqu'à celui de matière demi-liquide s'étalant sans couler. Elle est celle d'un liquide visqueux ou séreux mêlé ou non de parties solides ou demi-solides dans nombre d'états morbides, ou d'états accidentellement et volontairement déterminés à l'aide des purgatifs.

Leur pesanteur spécifique est moindre que celle de l'eau (1).

Leur saveur est ordinairement fade ou douceâtre; mais parfois elle

(1) Un homme de bonne constitution absorbe environ 4000 grammes de nourriture par jour; il expulse 1500 grammes de résidus, et il absorbe 2500 grammes de matières qui disparaissent en vingt-quatre heures, soit par les poumons, soit par la peau et le rein. C'est une perte de 100 grammes environ par heure. En réalité, cette perte n'est pas uniforme; elle atteint 125 grammes après le dîner et diminue progressivement pendant la nuit jusqu'au déjeuner du lendemain où elle égale 80 grammes environ. Après le déjeuner, elle s'active de nouveau, diminue pendant le repos et augmente pendant l'exercice; elle atteint 340 grammes pendant une

est un peu amère ; cette amertume est de même nature que celle de la bile, mais moins persistante. Elle paraît due soit à des traces de taurocholates qui ne sont pas décomposés, soit plutôt à des cholalates résultant de la décomposition intestinale des taurocholates. Cette décomposition est la conséquence même de l'action naturelle exercée par ces derniers, pendant qu'ils prennent part au rôle que remplit la bile dans l'intestin ; et on sait que les cholalates ont aussi une saveur amère. C'est cette amertume qui empêche divers animaux de se nourrir des excréments de l'adulte, tandis qu'ils recherchent ceux des jeunes enfants dont la bile ne renferme pas encore des taurocholates ou n'en contient qu'une petite quantité, allant ensuite graduellement en augmentant.

Les excréments ont une odeur *sui generis* qui n'est pas une odeur putride (1) ; il faut excepter les cas de rétention accidentelle des matières et ceux dans lesquels les aliments ont été ingérés en trop grande quantité et sont restés ainsi plus de vingt-quatre à quarante-huit heures sans être tous digérés. Cette odeur varie du reste un peu avec la nature des aliments, l'atmosphère dans laquelle on a séjourné pendant et après leur ingestion, la nature de l'exercice auquel on s'est soumis, etc. Elle est presque nulle chez les jeunes enfants et devient de plus en plus prononcée à mesure que les aliments azotés étant ingérés en plus grande proportion, exigent davantage l'intervention de la bile pour être liquéfiés. Aussi les excréments des chiens nourris d'os principalement, qui n'exigent pas

promenade en plein soleil. Elle est due à deux causes : à la respiration et à l'évaporation, par la surface totale, des corps, en tenant compte de cet élément essentiel (Janin). M. Durieu a découvert que tout individu conserve un poids invariable dans un bain dont la température est modérée, et que M. Durieu nomme *isotherme ;* il gagne et absorbe si la température est abaissée ; il perd, au contraire, si elle est élevée, et cette perte croît très-rapidement quand l'échauffement de l'eau augmente de 36 à 48 degrés. En résumé, pendant l'heure qui suit immédiatement un bain chaud, le corps humain ne fait plus des pertes de poids sensibles, et le plus souvent il reste stationnaire malgré l'évaporation et la respiration. Or, comme la quantité d'eau exhalée ne peut être moindre après qu'avant le bain, et qu'elle doit au contraire être plus grande à cause de l'état d'humidité de l'épiderme, on ne peut attribuer la diminution observée qu'à la moindre quantité d'acide carbonique expiré.

(1) Aux données employées p. 679, il y a lieu d'ajouter ici que le premier fait expérimental en quelque sorte, concernant l'action antiseptique de la bile qui ait été observé est celui dans lequel Cadet-Gassicourt (*Recherches sur la rupture des kystes hydatiques du foie*, thèse n° 50. Paris, 1856, p. 14) a vu que l'écoulement de bile dans un kyste en voie de traitement empêchait la décomposition putride, qui se manifestait dès que l'écoulement cessait. Dolbeau a ensuite proposé l'injection de bile comme moyen thérapeutique de ces mêmes kystes (*Sur les grands kystes hydatiques de la convexité du foie*, thèse. Paris, 1856, p. 24). Aug. Voisin a pratiqué l'injection de bile de bœuf dans ces kystes sur l'homme. Il a constaté que l'injection d'eau tiède laissait le liquide devenir rapidement fétide et que l'injection de bile faisait disparaître cette fétidité (*Bulletin de la Société anatomique*. Paris, 1857, p. 135).

l'intervention de la bile pour être digérés n'ont pas la couleur ordinaire des fèces et sont sans odeur ou presque sans odeur fécale.

Les modifications de certains principes de la bile (p. 680) semblent concourir à la production de cette odeur, sans qu'on sache pourtant encore lesquels, ni quelles sont les modifications subies, ni même bien quelle est la nature des principes volatils formés alors. On sait seulement que c'est au-dessous de l'abouchement des conduits biliaire et pancréatique que commence à se manifester l'odeur des excréments, et que du suc intestinal maintenu pendant quelques heures à 31 degrés avec du pain dégage cette odeur (Leuret et Lassaigne, 1825). Berzelius a vu également que des bols de rôti mâché mêlés d'albumine et tenus en digestion dans de la bile pendant douze heures avaient pris alors l'odeur d'excréments frais.

Plusieurs auteurs admettent que cette odeur est due à l'indol (C^8H^7Az) et à la naphtylamine ($C^{20}H^9Az$), produits de décomposition des substances albuminoïdes; mais des recherches spéciales demandent encore à être faites sur ce point. L'odeur fécale que prennent les albuminoïdes chauffés avec l'hydrate de potasse est due à l'indol (Leibig). D'après Gorup-Besanez, elle serait due à des acides gras volatils. La diffusibilité et la ténacité des odeurs fécales ont, en effet, quelque analogie avec celle des acides butyrique, acrylique, avique et autres se trouvant dans les sébums ordinaires ou nidorants spéciaux.

Il ne faut pas oublier toutefois que la bile maintenue longtemps pure dans l'étuve vers 40 degrés prend une odeur fécale assez caractéristique et plus encore quand on abandonne à une même température des calculs biliaires accumulés dans un flacon (p. 680); que d'autre part la bile du méconium qui manque des sels propres de cette humeur laisse celui-ci dépourvu de toute odeur fécale, malgré la longueur de son séjour au contact des cellules épithéliales de l'intestin, dont plusieurs viennent de l'œsophage et de l'estomac. Que cette odeur ne se développe pas au début de l'alimentation lactée des nouveau-nés, mais plus tard seulement.

On sait combien sont nombreuses et singulières les variétés que présente l'odeur acquise par les excréments dans les divers états morbides, tels que les péritonites, les entérites ulcéreuses ou non, les tumeurs et abcès de l'intestin ou des organes voisins et presque toutes les maladies générales; odeurs qui disparaissent avec le retour à la santé. Ce sont là autant de faits que le médecin est souvent obligé de prendre en considération, plus encore que le physiologiste.

La couleur des excréments est généralement d'un brun plus ou moins foncé, tirant au grisâtre ou au vert foncé avec des traînées de mucus grisâtre concret ou demi-concret à la surface des matières, mucus dont l'existence n'est pourtant pas constante. Leur teinte brune est souvent assez foncée pour paraître presque noire. D'autres fois elle tire au jaune ou au roussâtre.

Elle est due surtout aux principes biliaires colorants ou à leur action tinctoriale sur les résidus. Elle varie selon la nature des aliments dont les détritus se mêlent à la bile. C'est ainsi que cette couleur tire au gris verdâtre ou blanchâtre lorsque, toutes les autres conditions d'alimentation restant les mêmes d'autre part, le lait intervient pour une portion notable dans les boissons ingérées. Elle disparaît et les excréments prennent l'aspect de la terre glaise, lorsque dans les cas d'ictère la bile cesse de couler dans l'intestin. Voyez aussi p. 955 (1).

De la composition anatomique des fèces en général.

L'observation démontre deux ordres de parties dans les fèces. Une portion provient des aliments, et elle est considérable; une autre est formée par le résidu des humeurs que l'animal a ajoutées aux aliments pendant qu'ils parcourent le tube digestif. Le résidu alimentaire se compose des parties qui sont complétement réfractaires aux sucs digestifs et de celles qui, bien que fluidifiables, n'ont pas été liquéfiées, enfin de quelques matières rendues liquides qui n'ont pas été absorbées.

Ainsi on trouve dans les excréments : 1° des graines entières que leur enveloppe épidermique, inattaquable par le suc gastrique, a protégées, et qui n'ont pas toujours perdu la faculté de germer quand elles ont été avalées crues. Si elles ont été écrasées, elles abandonnent leur enveloppe, et plus ou moins de leur contenu amylacé ou huileux, au résidu excrémentitiel; 2° des parties résistantes des tissus animaux (ligaments jaunes, artérioles, etc.), et même des fragments microscopiques de faisceaux striés des muscles; 3° des fragments d'os, ou bien, si l'animal digère les os, des masses blanchâtres pouvant se réduire en poudre et composées de la partie terreuse des os. Fourcroy s'est assuré que la

(1) Dans quelques maladies, l'odeur des fèces (voy. p. 954) est abolie sans être remplacée dans certains cas de diabète, par exemple ; ce fait, d'après Bouchardat, indique une grande gravité de la maladie (*Annuaire de thérapeutique*, 1841, p. 194). Dans un grand nombre d'autres maladies, les caractères des selles traduisent tantôt un *état général de l'organisme*, tantôt un *état local de l'intestin*. Dans ce dernier cas, elles ont une signification analogue à celle des crachats dans les affections de l'arbre aérien. On peut étudier à ce point de vue l'entérite, la dysenterie, le cancer du rectum, la fièvre typhoïde. Dans la première, les selles acquièrent une fétidité plus grande qu'à l'état normal, sans quitter toutefois le caractère stercoral. Il se produit en outre un excès d'hydrogène sulfuré qui contribue à altérer l'odeur fécale proprement dite, qui n'est pas la même sur l'adulte que dans les diverses variétés d'entérites infantiles (voy. Maljean, *Sur le symptôme fétidité*, thèse. Paris, 1873, p. 38).

matière organique de l'os avait disparu dans ce résidu; et Blondlot a fait la remarque qu'il se comporte avec l'acide chlorhydrique comme les os calcinés. L'enveloppe calcaire des mollusques et des crustacés se retrouve aussi dans les excréments, lorsque les mammifères et les oiseaux qui les avalent entiers ne s'en débarrassent pas par le vomissement; 4° les matières colorantes vertes des végétaux; 5° le ligneux et l'épiderme des végétaux; ils forment une notable partie des excréments des herbivores; il y a aussi des portions du tissu cellulaire ou parenchymateux des racines et des fruits; 6° l'excès des matières grasses qui n'a pas pu être émulsionné dans le tube digestif; 7° l'amidon cru et même cuit, si les fruits, les graines et les tubercules le contenant n'ont pas été bien triturés.

Lorsque la quantité d'aliments introduits dans l'estomac excède le pouvoir digestif, soit qu'il y ait excès dans l'alimentation, soit que le pouvoir digestif ait subi quelque atteinte, on voit alors passer dans les excréments des substances qui d'ordinaire sont liquéfiées et absorbées. C'est ainsi que les enfants à la mamelle, lorsqu'ils prennent le lait en trop grande abondance, expulsent par les selles, au bout de vingt à vingt-quatre heures environ, des masses de caséum que leurs organes digestifs n'ont pu liquéfier. C'est ainsi que l'on voit, chez les convalescents, et dans les cas de lientérie, de diarrhée, des fragments de fruits et de légumes passer intacts dans les matières fécales.

Une autre partie des excréments est composée du reliquat des humeurs qui ont été versées dans toute l'étendue du tube digestif sur les substances ingérées. C'est ce qui, combiné avec le résidu des matières alimentaires, donne aux excréments de chaque animal les caractères qui les distinguent. On ne verrait pas une si grande variété dans les excréments, si leur apparence et leurs autres propriétés étaient déterminées seulement par la nature des aliments. Deux animaux ayant la même alimentation peuvent avoir des excréments tout différents. Ce qui démontre qu'une partie des fèces provient des humeurs que l'animal a versées dans son propre canal digestif, c'est que si les selles deviennent plus rares chez les individus soumis à l'abstinence, elles ne sont pourtant pas complétement supprimées. Il y a encore des évacuations dans les maladies aiguës, pour lesquelles on a ordonné une diète sévère. Enfin, les excréments qui s'amoncellent peu à peu dans le côlon et le rectum des animaux soumis à la torpeur hibernale, prouvent qu'une partie des fèces provient des humeurs biliaire, pancréatique et intestinale se modifiant réciproquement à la température du corps.

La portion qui provient des humeurs est surtout composée de certaines parties de la bile, des restes du suc intestinal et du mucus dans lequel sont en quelque sorte incorporés tous les autres matériaux des excréments. Les phénomènes observés chez les individus atteints d'anus contre nature montrent bien que le mucus et les restes du suc intestinal entrent pour une part notable dans la composition des fèces (1). Lorsque toute communication est interrompue entre les deux bouts de l'intestin, sa partie inférieure ne reçoit plus ni chyme, ni bile, ni suc pancréatique, et cependant les malades ont, de loin en loin, des selles dans lesquelles ils rendent des espèces de pelotes ou de cylindres tenaces, durs, de couleur grisâtre ou d'un blanc mat. Leur intérieur est parfois creusé de petites cavités, et parsemé de grains ou de taches brunâtres.

Le microscope montre que ces pelotes ou ces cylindres, bien décrits par Lallemand, sont formés de mucus contrété, ayant perdu son aspect strié, devenu grenu, ne se gonflant que lentement dans l'eau quand il est réduit en fragments. Il est parsemé de rares granulations graisseuses, parfois de quelques granules de biliverdine isolés ou en amas, et d'un petit nombre de cellules épithéliales généralement déformées, et plus ou moins granuleuses. Une constitution analogue se retrouve dans les concrétions fécales noires, assez tenaces, connues sous le nom de *scybales*, bien différentes des calculs intestinaux mentionnés plus loin. Toutefois en général le mucus concret, puis surtout la matière colorante de la bile à l'état de granules s'y voient plus abondamment que dans les excréments ordinaires.

Examen des fèces humaines à l'aide du microscope.

L'examen des matières fécales à l'aide du microscope fait connaître un grand nombre de particularités que le médecin est souvent appelé à prendre en considération dans la pratique de l'art, en médecine légale, etc.

Délayées dans l'eau et placées sous le microscope, les fèces montrent :

1° Un nombre considérable de fines granulations moléculaires, les unes grisâtres azotées, solubles dans l'acide acétique, d'autres plus nombreuses sont pâlies, mais non dissoutes par cet acide. Ces granulations plongées dans la substance amorphe agglutinative indiquée plus haut

(1) Cette matière est très-adhésive, fixe intimement les fèces en masse aux corps étrangers et fait qu'elles résistent ainsi à l'action de l'eau. Toutefois par l'agitation elle se délaye aisément dans celle-ci, la rend mucilagineuse comme de l'eau de gomme, mais le liquide ne s'éclaircit pas et ne laisse déposer que fort peu des particules précédentes, même après plusieurs semaines de repos. Cette matière, du reste, ne présente pas au contact de l'acide acétique les réactions du mucus, comme le font au contraire les traînées grisâtres de celui-ci à la surface des fèces. Il est probable que c'est le résidu de la substance coagulable du suc intestinal qui prend le plus de part à la constitution de celle-là. Elle demande du reste encore à être étudiée. L'acide acétique la gonfle et la rend transparente sans la dissoudre. Elle entre pour une part notable dans la constitution des fèces, même lorsqu'elles sont dures.

sont fort nombreuses, épaisses de $0^{mm},001$ à $0^{mm},003$ et douées d'un vif mouvement brownien quand elles sont mises en liberté. D'autres sont jaunâtres, réfractent la lumière à la manière des corps gras ; il en est enfin, souvent très-abondantes, qui sont irrégulières, plus grosses que les précédentes et dont la nature ne peut être déterminée ;

2° Des gouttes graisseuses généralement peu abondantes en dehors du régime lacté ou autres régimes dans lesquels la graisse entre pour une part notable. Leur volume varie depuis celui des globules de lait jusqu'à une largeur de plusieurs centièmes de millimètre ;

3° De nombreuses aiguilles, courtes ou longues, très-fines, jaunâtres, de nature graisseuse, qui sont des fragments des cristaux aciculaires de la stéarine, de la margarine, des acides stéarique et margarique, ou plutôt et surtout des stéarates et margarates que l'analyse retire des fèces.

4° Plusieurs auteurs avancent que la matière colorante biliaire contenue dans les portions inférieures du gros intestin, ne présente plus que rarement au contact de l'acide azotique la coloration caractéristique habituelle ; que cette réaction est presque toujours éteinte complétement dans les fèces, à l'exception des cas de flux biliaire par l'intestin, n'ayant pas laissé aux modifications qu'elle subit ordinairement le temps de s'accomplir. L'assertion ainsi formulée est trop absolue. Si les teintes bleues et violacées habituelles sont peu sensibles et surtout d'une durée très-courte, il est des fèces normales et de teinte foncée sur lesquelles la teinte rougeâtre, puis jaunâtre, par laquelle se termine la réaction azotique se manifeste après un certain nombre de minutes ou une demi-heure environ. Elle est suivie plus tard de l'apparition de la teinte jaune que l'acide azotique donne aux substances azotées en général.

Les matières calorantes biliaires dans les fèces sont ainsi plus ou moins modifiées chimiquement ; mais restent à l'état de granules (p. 947-748), et abondants surtout lorsque les excréments ont une teinte foncée presque noire.

5° Beaucoup de fragments de faisceaux musculaires, la plupart encore striés, flottent çà et là dans toutes les déjections fécales ordinaires. Tous sont colorés en jaune brunâtre par suite de l'action tinctoriale de la bilirubine et de la biliverdine. Les uns sont cassés nettement, les autres ont leurs extrémités mousses, coniques, quelques-uns sont réduits à une petite masse ovoïde ou sphéroïdale de 2 à 5 centièmes de millimètre de long ou à peu près. Ils paraissent être d'autant plus nombreux que les viandes ingérées étaient cuites davantage.

6° Indépendamment de ces éléments anatomiques, on retrouve parfois, mais non toujours, dans les fèces, des fibres élastiques du tissu lamineux et des ligaments. Lorsque des fragments de la *tunique élastique abdominale* des ruminants ont été ingérés (1), des lambeaux assez considérables de ce tissu et bien débarrassés de tous les autres, par l'action digestive, sont retirés des déjections par les hypochondriaques ou les malades qui les soumettent à l'examen du médecin. Il en est encore ainsi des fragments d'artères pris parfois pour des vers intestinaux.

7° On retrouve dans les fèces toutes les variétés de formes de vaisseaux que renferment les plantes qui ont servi d'aliment. Les cellules qui contiennent encore de la chlorophylle sont intactes, mais opaques, noirâtres, par suite des modifications qu'a subies cette dernière sans qu'elle soit liquéfiée. Indépendamment des cellules entières de divers organes végétaux, on voit beaucoup de fragments de cellules et des vaisseaux rayés et ponctués rompus par la mastication, des trachées déroulées ou non, etc. Toutes les cellules et les amas de cellules à couches concentriques et à conduits rayonnant à partir de la cavité centrale qu'on observe dans diverses poires où ils forment des grains durs, se retrouvent dans les excréments. Il en est de même des cellules dites ligneuses et libériennes. On ne rencontre des grains d'amidon dans les excréments normaux que lorsqu'on les a ingérés à l'état cru, autrement ils ont été liquéfiés, sauf toutefois dans les cas de diarrhée avec prompte expulsion des *ingesta*.

Les herbivores liquéfient de 45 à 60 de cellulose proprement sur 100 des composés cellulosiques des plantes alimentaires. Il est certain que l'homme digère aussi, mais moins sans doute, de la cellulose et de la pectose, car les fèces ne renferment plus les parois des cellules amylifères du pain, des pommes de terre et leurs analogues du parenchyme des fruits. On n'y retrouve également plus celle des champignons, sauf le cas où de trop gros fragments ont été ingérés; pour les *tubéracés*, ces morceaux renferment les sporanges et les spores intacts et il importe de ne pas prendre celles-ci pour des œufs d'helminthes.

8° Assez souvent on y voit des œufs d'helminthes, surtout ceux des *ascarides* (isolés ou en groupe d'une centaine et plus) et ceux des *trichocéphales* (2). On en constate la présence jusque dans les taches de fèces que le médecin légiste peut être appelé à soumettre à l'examen microscopique (3).

9° Il est fort rare d'observer des cellules ou des noyaux d'épithélium et surtout des leucocytes dans les excréments normaux; mais on en voit dans les selles diarrhéiques déterminées par toutes les affections inflammatoires de l'intestin.

(1) Elle tapisse le grand oblique et son tendon sur le bœuf et autres ruminants.
(2) Voy. Davaine, *Traité des entozoaires*. Paris, 1860, in-8, p. 51.
(3) Voy. Robin et Tardieu, *Annales d'hygiène et de médecine légale*. Paris, 1860, in-8.

10° Les *Leptothrix* à l'état de *microzymas* sont difficiles à distinguer au milieu des autres granulations de même volume très-abondantes dans les plus normales; toutefois leur insolubilité dans l'ammoniaque permet d'en reconnaître un assez grand nombre. A l'exception des cas de diarrhée indiqués plus loin, ceux qui sont à l'état de *bactéries* manquent assez souvent, et quand ils existent ils sont peu nombreux, courts et à deux à quatre articles pour la plupart; quelques-uns, mais rares en fait à côté de tous les autres corpuscules, sont à l'état bacillaire qu'on voit dans l'enduit gingival, etc. Il n'y en a pas qui aient les mouvements vibrioniens.

Dans les fèces, non plus que dans le rectum et le gros intestin des suppliciés on ne voit jamais d'infusoires animaux monadiens ou autres contrairement, à ce qu'avancent quelques auteurs (1).

11° On y retrouve souvent quelques cellules du ferment panaire, isolées ou en chaînettes simples ou ramifiées. On y observe aussi des cellules de la levure quand la veille on a ingéré de la bière ou du vin en voie de fermentation.

Par suite de ce qu'en général on ingère peu de fibres élastiques, de tous les éléments anatomiques animaux, ce sont les fragments de faisceaux musculaires dont on retrouve le plus dans la matière amorphe finement grenue qui prédomine dans les fèces. Viennent ensuite les granules de matière colorante biliaire. Parmi les cellules végétales on ne retrouve pas celles qui dans le pain, les pommes de terre, etc., contiennent des fécules, non plus que leurs analogues dans les fruits charnus. Il est certain que

(1) D'après M. Pasteur : « Son canal intestinal (celui du cadavre entier), là surtout où se forment les matières fécales, est rempli non plus seulement de germes, mais de vibrions tout développés, que Leeuwenoeck avait déjà aperçus. Ces vibrions ont une grande avance sur les germes de la surface du corps. Ils sont à l'état d'individus adultes, privés d'air, baignés de liquides, en voie de multiplication et de fonctionnement. C'est par eux que commencera la putréfaction du corps, qui n'a été préservé jusque-là que par la vie et par la nutrition des organes. » (*Comptes rendus des séances de l'Académie des sciences*. Paris, 1863, t. LVI, p. 1193.) Ces données sont applicables, dans de certaines limites, aux individus morts de maladies ; mais ce sujet demande encore à être examiné avec plus de soin sur les hommes et sur les animaux tués brusquement (voy. p. 975); car, si après la mort, des gaz commencent à se développer, comme sur le vivant par suite de la continuation des modifications chimiques du contenu intestinal, il est bien certain que la présence de la bile empêche la putréfaction de ce contenu et de son contenant. Le sang dans les vaisseaux, la rate, l'estomac, le foie et même parfois le poumon et le cœur se putréfient avant l'intestin lui-même, autant dans le cas de mort par maladie que par submersion. Il est très-exact de dire avec les médecins légistes que la putréfaction marche de la face au thorax puis aux viscères abdominaux chez les noyés, et dans les autres cas du niveau de l'estomac et de l'ombilic au thorax, au poumon et au cœur, puis aux intestins grêle et gros, mais non de l'intestin aux autres organes. C'est dans tous les cas par le sang des vaisseaux de la face ou des parois abdominales sus-indiquées qu'elle débute.

leur paroi de cellulose bleuissant par l'iode est liquéfiée comme les fécules, ainsi qu'on le voit arriver dans la ration des herbivores.

Caractères chimiques et composition des fèces.

Les excréments sont généralement neutres. Ils sont parfois un peu alcalins lorsqu'ils deviennent liquides par suraddition de bile et du suc intestinal proprement dit. Pourtant ils se sont montrés acides dans les cas où ils étaient rendus à la suite d'indigestions causées par excès d'aliments.

D'après l'analyse de Berzelius, la composition immédiate des matières fécales peut être donnée comme l'indique le tableau ci-contre :

Eau	753,00	
Chlorure de sodium	3,20	12,00
Sulfate de soude	1,60	
Carbonate de soude et sels de soude d'origine organique (lactates, acétates)	2,40	
Phosphate de magnésie et phosphate ammoniaco-magnésien	1,60	
Phosphate de chaux tribasique	3,20	
Matières extractives particulières (taurine, stercorine, excrétine, dyslisine, etc.)	27,00	
Principes colorants de la bile	9,00	
Albumine ?	9,00	
Mucus, graisse, matière animale particulière	120,00	
Résidus alimentaires insolubles	70,00	

Ces matières fécales n'étaient ni acides, ni alcalines (1).

Les recherches de Paquelin et Jolly (1873) conduiraient à faire admettre une quantité de phosphate double au moins de celle qui est indiquée dans le tableau précédent, et une quantité de protoxyde de fer s'élevant à 0,568 pour 1000. Ils n'indiquent pas à quel état de combinaison saline se trouve cet oxyde dans les fèces. En admettant 200 grammes de matières fécales rendues en vingt-quatre heures, cette quantité contiendrait 0,113 de protoxyde. Si les 1000 à 1100 grammes de bile versés durant le même temps contiennent réellement de 0,150 à 0,300 de sels de fer indiqués par les analyses (voy. 655 et 669) et fixés à la biliverdine, etc., comme à l'hématosine (c'est-à-dire à la manière d'un mordant, p. 662 en note), il devient probable que le fer des fèces vient

(1) Les débris d'aliments qu'on en sépare sur un linge après les avoir délayés dans l'eau, quand il en reste, se dessèchent aisément, mais conservent une odeur d'excréments dont on ne peut les dépouiller quelles que soient l'énergie et la continuité du lavage (Berzelius). Il est facile de voir que dans l'état actuel de nos connaissances sur le suc intestinal (p. 644) l'analyse des fèces est à refaire entièrement, surtout pour ce qui concerne la proportion et la nature des principes albuminoïdes, colorants, graisseux et cristallisables d'origine organique, tant pendant la durée d'une alimentation mixte ordinaire, que pendant celle d'une alimentation, soit principalement végétale, soit plus exclusivement animale.

de la sécrétion biliaire; il en vient sans doute un peu aussi de celui dont les aliments animaux et végétaux renferment de petites proportions, pouvant traverser l'intestin sans être absorbées (1).

Le chlorure et le sulfate de potassium existent aussi en petite quantité dans les fèces. Les composés martiaux médicamenteux des eaux minérales ou des aliments s'y retrouvent en partie, à l'état de sulfure de fer. même remarque pour le sous-azotate de bismuth.

L'analyse montre que les excréments normaux ne renferment, au moment où ils sont rendus, ni ammoniaque libre, ni carbonate d'ammoniaque. L'eau dans laquelle on les a fait bouillir contient de l'hydrogène sulfuré. Si l'on distille le tout, l'eau qui passe en contient aussi, et le résidu dans la cornue n'exhale plus que l'odeur des intestins de porc cuits Par la dessiccation, les excréments se convertissent en une masse légère d'un brun foncé. Chauffés lorsqu'ils sont secs, ils se charbonnent, se boursouflent, répandent de la fumée et une odeur de corne brûlée, puis prennent feu et brûlent longtemps avec une flamme claire, brillante et fuligineuse. Quand la flamme s'éteint, il ne reste pas de charbon, mais seulement 12 à 15 pour 100 d'une cendre grise difficile à rendre blanche par la calcination (Berzelius).

Le chlore blanchit les excréments. Les acides concentrés, principalement l'acide sulfurique et l'acide chlorhydrique, en dégagent une odeur excrémentitielle plus forte que celle qu'ils répandaient, puis une odeur fade, nauséabonde, de bile, sans trace d'odeur acétique. En même temps la masse devient noire et non violette (Berzelius).

M. Marcet (2) a démontré que les matières fécales contiennent des margarates de chaux et de magnésie, et non de l'acide margarique libre. Ils s'y trouvent en quantité deux à trois fois plus considérable quand le régime est purement végétal, que lorsqu'il est surtout composé de viandes. Il y a en outre plus ou moins de margarine, stéarine, oléine, etc., surtout dans les fèces des nourrissons.

Marcet a retiré des excréments un principe particulier, qu'il a nommé *excrétine* ($C^{78}H^{78}SO^{2}$). Ce composé provient, sans doute, de la décomposition de la taurine, dérivant elle-même de l'acide taurocholique, car il est sulfuré. Il renferme, en effet, presque autant de soufre que d'oxygène, c'est-à-dire 2,780 du premier, et 3,278 du second, et en outre 80,427 de carbone et 13,515 d'hydrogène. Il offre cette particularité

(1) Suivant Paquelin et Jolly le fer des excréments n'y est pas à l'état de phosphate, tandis que dans les globules il se trouve à cet état (p. 662) et s'élimine à un état de combinaison autre par le tube digestif. Pour la stercobiline, voy. p. 799 et 982.

(2) Marcet, *Philosophical Transactions*. London, 1854, in-4, p. 295, et 1857, p. 403-413

remarquable qu'il ne contient pas d'azote ni de phosphore. L'excrétine est très-stable, ne se décompose pas dans les fosses d'aisances ; son poids atomique est 578. Elle cristallise remarquablement bien, en prismes obliques à quatre pans, ordinairement disposés en aiguilles groupées en amas sphéroïdaux, s'irradiant à partir d'un centre commun. Elle est soluble dans l'alcool, mais surtout dans l'éther. Il y en a un centigramme par déjection de vingt-quatre heures.

Parmi les principes désignés en masse sous le nom d'*extrait alcoolique*, on a indiqué la taurine, que pourtant le microscope ne fait pas découvrir à l'état cristallin. Elle provient du dédoublement de l'acide taurocholique du taurocholate de soude, acide qui se décompose en taurine et en acide cholalique, se retrouvant lui-même dans les fèces à l'état de cholalates terreux et alcalins (1).

On cite les fèces des nourrissons, des typhiques, des dysentériques, et les matières diarrhéiques des phthisiques, etc., obtenues à l'aide des purgatifs comme renfermant encore les sels amers propres à la bile. La présence de l'urée n'est pas signalée dans les excréments normaux.

Parfois les excréments renferment de la glycose, ainsi que des lactates, des acétates et des butyrates et de l'acide butyrique. Il y a également de la caséine dans ceux des nourrissons.

Sur quelques principes des matières fécales en particulier.

Flint, Simon ni Marcet n'ont pu rencontrer la cholestérine dans les excréments. En la cherchant dans les fèces, Flint n'y a trouvé qu'une quantité considérable de séroline qu'il propose d'appeler *stercorine*, par cela même qu'on la trouve abondamment dans ces matières. Cette substance, traitée par l'acide sulfurique concentré, prend une couleur rouge, réaction qu'elle partage avec la cholestérine ; elle cristallise en aiguilles fines, offrant parfois çà et là des varicosités qui leur donnent l'aspect d'un chapelet (Boudet), dû à la présence de quelques globules gras (2).

La *stercorine* de M. Flint ne doit pas être confondue avec l'*excré-*

(1) La présence des cholalates et de la dyslisine indiqués dans les fèces demande à être confirmée, car Dalton, puis Flint, ont montré que les substances obtenues en faisant évaporer le contenu du gros intestin, traitant le résidu par l'alcool et précipitant par l'éther, n'ont pas d'action sur le réactif de Pettenkoffer (voy. p. 659).

(2) Becquerel et Rodier n'ont jamais rencontré la séroline dans une proportion supérieure à 0,60 sur 1000 parties de sérum sanguin. La moyenne, selon ces auteurs, est de 0,20 à 0,25. M. Flint serait porté à croire que la stercorine (séroline) n'existe pas dans le sang, comme principe constitutif, mais qu'elle est le produit de la transformation de la cholestérine, transformation occasionnée par les procédés opératoires.

tine (1) de Marcet. Celle-ci entre en fusion entre 95 et 96 degrés, et cristallise dans l'éther. La stercorine ou séroline entre en fusion à 36 degrés centigrades, et ne cristallise pas dans une solution éthérée (2).

La *stercorine* ou *séroline* n'existe dans aucun des liquides déversés dans l'intestin. Dans l'état normal, les fèces ne contiennent pas de cholestérine, mais de la stercorine (séroline), qui n'est qu'un produit dérivant de la cholestérine. Le fait de la disparition presque totale de la cholestérine dans les fèces serait déjà une probabilité en faveur de sa transformation en *stercorine*. La cholestérine existe dans le méconium ainsi que dans les fèces des animaux hibernants, parce que la production de la bile chez le fœtus et son écoulement dans l'intestin précèdent la formation des autres liquides digestifs, ainsi que l'introduction de tout aliment dans le canal intestinal. Mais aussitôt que les autres fluides digestifs ont été sécrétés, et que l'intestin a reçu des aliments, la cholestérine disparaît et la stercorine commence à se montrer. La même chose a lieu pendant la léthargie des animaux hibernants, c'est-à-dire lorsque la digestion est interrompue.

Ainsi, d'après Flint, la cholestérine n'existe pas dans les fèces normales, parce qu'elle s'est transformée en stercorine. A l'appui de sa manière de voir, l'auteur donne le fait suivant. Les matières fécales, décolorées, d'un ictérique, n'ont offert à l'analyse aucune trace de stercorine. Aussitôt que la jaunisse a commencé à disparaître et que la bile a repris son cours dans l'intestin, c'est-à-dire que les fèces ont repris leur couleur normale, la stercorine a reparu dans les garderobes. Enfin, M. Flint trouve une nouvelle preuve en faveur de son opinion, dans ce fait que la proportion de la stercorine rejetée pendant vingt-quatre heures (0gr,670) est presque égale à la quantité de cholestérine que l'on admet comme devant se produire quotidiennement (0gr,675).

En résumé il pense : 1° que la cholestérine provient surtout de la désassimilation de la matière nerveuse; 2° qu'elle est séparée du sang par le foie; 3° que, déversée à la partie supérieure du canal intestinal, elle se trouve transformée par le travail digestif en stercorine, et est ainsi rejetée par le rectum, dans la proportion de 0gr,675 pour les fèces de vingt-quatre heures (3).

(1) A. Flint, *Sur une nouvelle fonction du foie*, trad. franç. Paris, 1867, in-8, p. 67, et *Journal d'anatomie et de physiologie*, 1865.

(2) Voy. *Chimie anatomique*. Paris, 1853, t. II, et atlas, pl. XXXVI, fig. 2.

(3) Hinterberger donne arbitrairement le nom d'*excrétine* à un composé, $C^{20}H^{36}O$, retiré dasn la proportipn de 132 grammes pour 16 kilogrammes d'excréments (*Annalen der Chem. und Pharm.*, 1873) et qui est certainement différent du composé antérieurement appelé excrétine par Marcet. Mais on ne saurait dire s'il s'agit là du composé retiré par Marcet ou de quelque autre, tel que la *séroline* ou

Déjections diarrhéiques diverses (1).

Les déjections intestinales amenées par les purgatifs sont, ainsi que nous l'avons vu (p. 647), représentées surtout par le suc intestinal supersécrété (2); elles tiennent en suspension diverses sortes des résidus alimentaires indiquées ci-dessus.

La sécrétion, dite *exsudation capillaire*, dont on détermine la production par l'emploi des laxatifs, est, d'après C. Schmidt :

PRINCIPES DE LA PREMIÈRE CLASSE.

Eau	969,700
Chlorure de potassium	2,680
— de sodium	2,056
Sulfate de potasse	0,667
Chlorhydrate d'ammoniaque	1,960
Phosphate de soude	0,658
— de chaux	0,325
— de magnésie	0,232

PRINCIPES DE LA DEUXIÈME CLASSE.

Principes indéterminés dits extractifs	20,100

PRINCIPES DE LA TROISIÈME CLASSE.

Albumine	1,600

Les matières diarrhéiques ne sont pas autrement composées et contiennent seulement en outre des flocons de mucus plus ou moins abondants avec des leucocytes (p. 554), des granules biliaires colorants et avec ou sans débris alimentaires qui colorent, soit en brun, soit de diverses manières les déjections (3). Les *fèces bilieuses* diarrhéiques ou amenées par les purgatifs, vertes, filantes, d'une saveur amère, d'après le

stercorine même ; celle-ci en effet est un composé ternaire dont malheureusement la formule n'a pas encore été déterminée, ce qu'il serait nécessaire de faire comparativement à celle de la cholestérine ($C^{26}H^{44}O$) pour prouver péremptoirement qu'elle provient de cette dernière.

(1) Pour l'état des fèces dans l'*ictère*, voyez pages 667 et 679.

(2) Poiseuille et Bouchardat ont avancé que, sous l'influence des purgatifs, l'albumine du sang passait dans le canal intestinal. Mialhe a combattu cette assertion : ce qui a été considéré, dit-il, comme albumine, n'est autre chose que l'*albuminose ;* l'acide nitrique ne donne lieu à aucun précipité dans les liquides recueillis et filtrés, rendus après une purgation (1851). Cette matière albuminoïde n'est autre que celle qui prend part à la composition du suc intestinal (p. 645) et dont la nature n'est pas encore bien connue comparativement aux autres albuminoïdes des sécrétions.

(3) D'après Kühne les fèces contenant de l'*albumine* et du mucus donnent par l'eau de chlore la réaction rouge rosée du suc pancréatique, d'où l'on doit conclure qu'il y passe du suc pancréatique non altéré. Dans le typhus elles fournissent de l'*albumine* et beaucoup de chlorures alcalins, mais peu dans la dysenterie alors que l'albumine y abonde.

dire des malades, montrent beaucoup de matières colorantes de la bile, tant à l'état fluide que granuleux (p. 947-948).

L'analyse précédente n'indique pas l'existence des carbonates calcaires dans les déjections, pourtant nous avons vu (p. 645) qu'ils existent en assez grande quantité dans le suc intestinal. De plus, en ajoutant les acides chlorhydrique ou azotique aux matières diarrhéiques grisâtres, brunes ou verdâtres on amène un dégagement de gaz aussi abondant que celui que donne le suc intestinal traité de cette manière. Les flocons de mucus sont alors entraînés à la surface du liquide par l'acide carbonique.

Ces matières à réaction neutre ou plus ou moins faiblement alcalines montrent, peu d'heures après avoir été rejetées, des flocons formés de filaments mycéliaux, analogues à ceux des *Oidium*, et mêlés d'un grand nombre de spores sphériques ou ovoïdes épaisses de $0^{mm},005$ à $0^{mm},007$ environ. Dans certaines diarrhées dyspeptiques on trouve de vrais flocons ou lambeaux composés de la sorte. On y voit en même temps beaucoup de *Leptothrix* à divers degrés de développement (1).

Le phosphate ammoniaco-magnésien, dont l'existence dans les matières fécales est constante (voy. p. 554), se trouve à l'état cristallin en petite quantité à peu près dans toutes les déjections normales. Mais c'est surtout dans les cas de selles diarrhéiques, quelle qu'en soit la cause, que ce sel est abondant, et qu'on rencontre facilement ses cristaux (Andral, Bennett, Lebert), mais non dans le typhus seulement, comme le pensait Remak. On les retrouve aussi, à l'autopsie, retenus dans l'intestin par du mucus. Sur quelques sujets se soumettant à un mauvais régime, principalement végétal, j'ai vu ce phosphate à l'état de gros cristaux, ou de groupes de cristaux rendu si abondamment dans le mucus qui accompagnait les fèces qu'il était facile d'en recueillir à chaque fois plus d'un gramme, sous forme de poussière cristalline un peu grisâtre.

Nous avons vu (p. 963) que Berzelius a insisté sur l'absence d'ammoniaque et de carbonate d'ammoniaque dans les excréments normaux. Il ne paraît pas certain que leur présence ait été réellement constatée dans

(1) Depuis Leeuwenhoeck on a signalé fréquemment la présence des vibrions (bactéries) dans les matières de la diarrhée, et leur disparition lorsque les fèces reprennent leur consistance et leurs autres caractères normaux. M. Lebert, entre autres, a insisté dès 1845 sur leur présence dans les mêmes circonstances et pendant la dysenterie, et il a nettement indiqué le peu de valeur de ce fait, aux points de vue étiologique et symptomatologique (Lebert, *Physiologie pathologique*, 1845, t. I, p. 220). Toute diarrhée quelconque, avec ou sans coliques, montre, en effet, des myriades de courtes bactéries et de microzymas, depuis les premières jusqu'aux dernières déjections, soit liquides proprement dites, soit lientériques. Ces remarques s'appliquent naturellement aussi aux bactéries des écoulements des diverses sortes de coryzas et de bronchites épidémiques que l'on a cherché à considérer comme causés par les prétendues bactéries-virus.

les fèces et les vomissements, bien que quelques médecins en parlent comme si cette constatation avait été faite chez les individus dits *urémiques*, par exemple (voy. p. 237). Suivant Chalvet (1867), dans la plupart des maladies graves, les déjections intestinales peuvent subir la fermentation ammoniacale avant leur excrétion et les vomissements après quelques heures. Le fait mériterait d'être confirmé, d'autant plus que la présence de l'urée chez les albuminuriques a été signalée dans la proportion de 2,30 à 3,20 pour 1000 pour les déjections liquides et filantes, avec une quantité considérable de matière précipitée par l'ébullition et l'alcool (*albumine*). L'urine ne donnerait que 8,70 d'urée pour 1000 (1).

Les déjections diarrhéiques sont surtout importantes à étudier dans les diverses formes de *dyspepsies* dont le plus souvent elles peuvent seules faire reconnaître la cause anatomo-pathologique. Dans celles qui ont pour point de départ une altération du pancréas, les graisses se retrouvent sous forme huileuse ou de suif à la surface des excréments. En même temps, les faisceaux primitifs ou striés de muscles passent presque intacs et souvent sans être dissociés, c'est-à-dire sans être plus isolés les uns des autres qu'ils ne sont dans le chyme au sortir de l'estomac. Des lambeaux d'aponévroses, de tendons et de ligaments blanchâtres ou grisâtres, filamenteux, à fibres bien reconnaissables sous le microscope, s'y trouvent parfois et peuvent être pris pour des vers par les malades.

De plus, on voit aussi des lobules de tissu adipeux sphériques, lenticulaires, etc., larges d'un quart de millimètre à 2 ou 3 millimètres et plus, flottant çà et là ou adhérents aux flocons que forment les masses musculaires imparfaitement dissociées qui ont traversé le tube digestif. Ces lobules sont jaunâtres ou tout à fait blancs, en raison d'un certain degré de saponification déjà subi par leurs principes graisseux dans l'épaisseur même des vésicules adipeuses que le microscope fait encore reconnaître parfois au sein de ces petites masses. Dans ces conditions morbides, des fibres du tissu lamineux encore bien reconnaissables accompagnent parfois ces éléments. Elles peuvent aussi se rencontrer alors, formant des lambeaux filamenteux ou membraneux de ce tissu mal cuit et mal digéré. Mais on n'en voit jamais dans les excréments normaux.

Des corps blanchâtres ou jaunâtres, sphériques ou ovoïdes, ayant depuis le volume d'un pois jusqu'à celui d'une balle de fusil, à surface lisse ou à peine rugueuse, ayant la consistance du suif ou même des bougies stéariques, sont rejetés parfois dans les selles fluides ou muqueuses des phthisiques arrivés à une période avancée. Il peut y en avoir aussi dans les fèces d'individus rendus cachectiques par d'autres causes

(1) Guyochin, *Comptes rendus et mémoires de la Société de biologie*. Paris, 1870, p. 22. Observation recueillie dans le service de M. Vulpian.

encore. Ces masses sont plus légères que l'eau, formées de corps gras en petits amas cristallins et en gouttes sphéroïdales, parmi lesquelles des globules du lait ayant servi d'aliment sont souvent reconnaissables. Ces corpuscules microscopiques sont plus ou moins fortement agglutinés par contact immédiat ou par l'intermédiaire de mucus demi-concret, finement strié et granuleux.

Liebig, en soumettant les produits muqueux du catarrhe intestinal au dialyseur de Graham, a trouvé de l'*alloxane* ($C^8H^2Az^2O^8$) dans les portions qui, au contact du vase, avaient pris une couleur rouge après exposition à l'air. D'après Kühne, dans les matières diarrhéiques rougissant par l'eau chlorée (p. 637 et 646 en note), on trouverait de la tyrosine, parfois de la leucine et de l'indol, $C^{16}H^7Az$ (1).

Des évacuations alvines sanguinolentes, puriformes et colorées diversement.

Pendant la durée de la dysenterie, les matières évacuées sont de bonne heure sanguinolentes, soit uniformément, soit avec de petits caillots sanguins mêlés à des lambeaux de mucus demi-concret ou à des flocons glaireux. Ce mucus offre, sous le microscope, l'aspect que nous lui connaissons (p. 469); les hématies sont isolées ou réunies en série et en amas dans le mucus, sans présenter l'état crénelé ou frangé, ni la désagrégation en granules qu'ils subissent lorsque le sang a séjourné dans l'intestin grêle. Ils n'offrent pas de modification notable. Ces éléments sont accompagnés de leucocytes parfois assez abondants pour donner une coloration puriforme au liquide. On y voit aussi des cellules épithéliales prismatiques, généralement devenues ovoïdes, diversement gonflées parfois, et des noyaux libres d'épithélium.

Les cellules sont souvent chargées de granulations graisseuses; parfois ce sont des gaînes épithéliales entières des villosités de l'intestin grêle, à cellules plus ou moins granuleuses, qui sont mêlées à ces divers éléments, avec des cristaux de phosphate ammoniaco-magnésien et des vibrions. Le tout nage dans un mucus glaireux, homogène ou en flocons striés. La matière colorante de la bile y manque pendant la période d'état de la maladie, et elle réapparaît lors de l'approche de la guérison, quand les hématies et les leucocytes diminuent de nombre.

Dans les cas d'ulcérations chroniques du gros intestin, les leucocytes l'emportent sur les hématies dans le mucus des évacuations diarrhéiques, et donnent à celui-ci un aspect puriforme plus ou moins prononcé, uniformément ou par places.

(1) C'est un composé incolore, cristallisable, soluble dans l'eau bouillante, fusible à 52 degrés, qui ne forme pas des combinaisons stables avec les acides. On l'obtient par désoxydation des indigos bleu et blanc (voy. p. 955).

Consécutivement à l'ouverture dans l'intestin d'abcès de diverses régions de la cavité abdominale, du rein, de l'ovaire, etc., les leucocytes du pus rejetés peuvent être mêlés de sang et de mucus intestinal. Parfois le sang l'emporte sur le pus et constitue un caillot qui, formé d'abord dans le foyer, est de temps à autre rejeté dans l'intestin. Dans ces cas-là, il peut, en quelques points de ses bords ou à sa surface, être formé de fibrine grisâtre, retenant plus de leucocytes que d'hématies. Il est entouré ou non par du mucus intestinal, mais il n'en contient pas dans sa masse. Toutes ces particularités peuvent être mises à profit pour arriver à déterminer le point de départ de l'hémorrhagie.

Du pus proprement dit est souvent rejeté seul ou mêlé aux fèces, et avec une odeur plus ou moins fétide, à la suite d'abcès des ovaires, des ligaments larges, du foie, etc., ouverts dans l'intestin. Ses leucocytes offrent leurs caractères habituels et sont plus ou moins granuleux, selon la durée de leur séjour dans le foyer. Le microscope fait distinguer facilement ces éléments des divers détritus alimentaires.

On m'a apporté, dans un cas, du pus rejeté par l'anus, sans mélange de matières fécales, à la suite d'un phlegmon des ligaments larges qui, après une nuit de séjour dans un verre à pied, donna un dépôt gris jaunâtre, formé surtout de leucocytes presque tous granuleux. Le sérum qui surnageait avait la teinte verdâtre qu'il offre dans les cas de suppuration verte ou bleue.

Il arrive quelquefois que les matières fécales sont vertes, surtout chez les enfants qui ont pris du calomel. Quelques chimistes ont soutenu que la matière donnant cette coloration, et qui souvent n'est pas verte, mais orangée, au moment où elle sort de l'intestin, et qui devient verte par son exposition à l'air, n'est pas de la *matière biliaire* (1).

Golding Bird, qui n'a trouvé que des traces de matière biliaire dans les excrétions vertes des enfants, fait cependant remonter au foie la séparation de cette matière. C'est, dit-il, la matière colorante du sang qui a transsudé des capillaires de la veine porte dans les conduits excrétoires, et que les gaz ou les sécrétions intestinales ont fait tourner au vert. Cependant une analyse de ces évacuations vertes produites par le calomel, rapportée par Simon, avait montré, sur 100 parties d'extrait sec, 42 par-

(1) Kersten, de Freiberg, qui a observé cette forme de déjections chez les malades qui prenaient les eaux de Marienbad et de Carlsbad, pense que le sulfate de soude et le fer de l'eau minérale ont donné naissance dans le tube digestif à un sulfate de fer vert; mais ce cas ne rentre peut-être pas dans ceux que nous étudions. Frankl nie aussi la présence de la bile dans ces selles de couleur d'herbe, et il croit que c'est un produit de sécrétion muqueuse analogue à celui qui, dans certaines blennorrhagies, dans quelques inflammations vaginales, dans le coryza, teint le linge en vert.

ties et demie solubles dans l'alcool, savoir : bile, acide cholique, biliverdine, 21,4; graisse contenant de la cholestérine, 10,1; extrait alcoolique, 11 (1).

Il résulte bien, du reste, du rapport de Bennett, sur les expériences faites pendant deux ans par le comité spécial de la British Medical Association, dont il était président, comité nommé dans le but de déterminer *si les mercuriaux sont des cholalogues* que nul composé mercuriel n'augmente la sécrétion biliaire. Il en est de même de la podophylline et de l'extrait de *Taraxacum*. Les pilules bleues, le calomel, le sublimé, administrés à petites doses graduellement augmentées ou à haute dose, n'augmentent pas la production biliaire, soit qu'on détermine le ptyalisme, soit qu'il y ait purgation; car cependant, chez les chiens comme sur l'homme, ils amènent la supersécrétion salivaire et celle de l'intestin. Les purgations par le mercure ou par tout autre agent ont invariablement diminué la quantité de la bile versée auparavant par les chiens à fistules biliaires. Le nombre considérable et la variété des expériences qui ont conduit à ces résultats méritent certainement plus d'attention qu'on ne semble leur en avoir donnée jusqu'à présent. Les expériences dont il s'agit prouvent, en outre, que les mercuriaux n'ont aucune action directe sur la sécrétion ni sur le déversement de la bile comparable à celle qu'ont le suc gastrique et les acides dont il a été question déjà (p. 676-677).

On voit, d'après cela, qu'il y a lieu de vérifier la question de savoir si ce sont bien les matières colorantes biliaires qui teintent en vert les fèces de l'homme obtenues alors : si ces matières sont plus abondantes que dans les conditions ordinaires, ou si, sans être plus abondantes, elles n'ont pas fait que passer sans être modifiées avec le taurocholate de soude, comme on le voit, dit-on (voy. p. 967), durant certaines diarrhées ou après l'usage des purgatifs salins.

Déjections des cholériques.

Les déjections grisâtres ou blanchâtres liquides des cholériques sont

(1) Kühne adopte l'opinion qui veut que la coloration verte des fèces après l'usage des eaux ferrugineuses provient uniquement de la formation du sulfure de fer. Ce serait aussi le sulfure de mercure finement divisé dans la masse fécale qui la rendrait verte aussi après l'emploi du calomel. D'après M. Gontier les matières fécales jaunes des enfants bleuissent au contact de l'acide chlorhydrique et donnent de l'indigo, comme la matière colorante jaune ou rouge de l'urine (voy. p. 801).

(2) Voy. H. Bennett, *Report on the action of Mercury*, etc. (*Transactions of the British Association*, etc., 1868, et tirage à part. Edimbourg, 1869). Voyez aussi un résumé des travaux du Comité, dans H. Bennett, *Leçons cliniques, etc.*, trad. franç. Paris, 1873, t. I, p. 435 et surtout t. II, p. 678. Les mercuriaux, en fait, semblent donc agir sur les glandules intestinales comme les sels indiqués pages 644-645, mais en outre sur les glandes salivaires aussi.

composées principalement d'un fluide nullement visqueux, ne formant, dans quelques circonstances aucun sédiment par le repos, mais le plus souvent donnant un dépôt grisâtre, floconneux, ou de corpuscules pelliculeux composés :

1° De cellules épithéliales, isolées ou sous forme de lambeaux, réunies parfois en petits amas visibles à l'œil nu (1); ce sont elles qui forment avec des leucocytes, souvent rares, parfois nombreux (Andral 1845), cette matière blanche toute particulière, si souvent signalée, et assez semblable à une décoction de riz mal cuit. Cette matière, qui remplit l'intestin des cholériques en quantité parfois prodigieuse et qui constitue à elle seule les évacuations alvines dans le choléra confirmé, est formée par un liquide trouble que l'on rend transparent par la filtration ; au milieu de celui-ci sont suspendus en nombre plus ou moins considérable des grumeaux blanchâtres, parfaitement opaques, que ne colore pas la moindre parcelle de bile. Ils sont formés d'épithéliums prismatiques et nucléaires dont les éléments sont isolés ou juxtaposés. C'est à tort que Kuhne en nie l'existence.

2° De petits cristaux aciculaires d'acides gras (stéarique et margarique), soit isolés, soit en petits amas ordinairement peu nombreux.

3° Quelquefois de petits grains blancs, de consistance pâteuse, larges de un dixième de millimètre ou au delà. Ils sont formés d'une masse centrale d'aspect huileux, ou au contraire grenue, de consistance pâteuse, s'écrasant facilement en petits fragments, réfractant assez fortement la lumière et parsemée de petits cristaux d'acide stéarique. Il n'est pas rare de voir ces grains entourés d'une couche de cristaux aciculaires, d'acides stéarique et margarique, ou mieux de leurs sels comme feutrés ensemble.

4° Souvent on y trouve aussi des gouttes d'huile libres et des débris de tissus végétaux et animaux en petite quantité.

5° On y rencontre également des amas ou fragments de matière amorphe molle, finement et uniformément granuleuse, comme certains mucus concrets en montrent des exemples (2).

(1) M. Andral (*Comptes rendus des séances de l'Académie des sciences*. Paris, 1847, t. XXV, p. 229) a le premier montré que les déjections cholériques ne contiennent ni fibrine ni albumine. Toutefois, s'il est vrai qu'elles ne sont pas dues à une déperdition du sérum sanguin, elles ne représentent pas non plus du mucus abondamment sécrété comme le pensait M. Andral. M. Andral le premier a bien décrit la constitution des granules blanchâtres de ces déjections et montré l'absence des principes de la bile. Voyez aussi Pouchet, *Comptes rendus des séances de l'Académie des sciences*. Paris, 1849, t. XXVIII, p. 555.

(2) D'après Klob, dans le choléra la masse entière de ce qu'on appelle mucus intestinal est du *Zooglœa termo*, c'est-à-dire des amas de spores de *Leptothrix* ou *microzymas* dans leur gangue hyaline. (Voy. Ch. Robin, *Du microscope*, 1871,

6° On y observe quelquefois un petit nombre de leucocytes, isolés ; mais ils manquent souvent.

7° Il n'est pas rare d'y voir des globules du ferment.

8° Dans le plus petit nombre de ces liquides quelques-unes des parties constituantes ci-dessus sont englobées dans les flocons de mucus intestinal, concret ou demi-concret, flottant ou se déposant sous forme de petits feuillets grisâtres. Mais il n'y a pas d'autre mucus que celui-là qui prenne part à leur constitution.

Le liquide cholérique renferme généralement en suspension de 8 à 16 grammes de corpuscules solides pour 1000 grmmes d'humeur claire. Ce sont les corpuscules divers que je viens de décrire. Dans certains cas, on y trouve quelques gouttes d'huile, une très-petite quantité de matière amorphe et des œufs d'entozoaires (examen microscopique fait avec MM. Legros, Goujon et Papillon).

Le liquide filtré est toujours de consistance aqueuse, clair, transparent. limpide, tantôt presque incolore, tantôt légèrement ambré, d'autres fois enfin légèrement verdâtre. Son odeur est nulle la plupart du temps, quelquefois fade, plus rarement fétide, sa saveur faiblement alcaline et sa densité peu supérieure à celle de l'eau.

Sous le microscope, le liquide présente l'aspect le plus homogène. Il est constamment neutre aux réactifs colorés. La chaleur ne l'altère point et les acides azotique, acétique, n'y déterminent aucun coagulum ni aucun trouble. Sur plus de douze échantillons de provenances diverses, que nous avons examinés, un seul a louché par une addition d'acide nitrique. Cela seul suffirait pour absolument distinguer l'humeur cholérique du suc pancréatique et réfuter l'hypothèse de ceux qui, avec M. Baudrimont, admettent que ces deux fluides seraient pleinement assimilables l'un à l'autre. Le seul point de contact du suc pancréatique et de l'humeur cholérique n'est pas ailleurs que dans la présence constante d'une forte proportion de chlorure de sodium (1). Les sulfates y sont du reste encore en plus forte proportion.

p. 927.) Mais on sait que des bactéries, à l'état de *microzyma* surtout, peuvent se rencontrer aussi dans une gangue hyaline, d'aspect muqueux dans presque toutes les sortes d'infusions artificielles, comme entre les papilles linguales, dans certains cas morbides, etc. (Voy. Ch. Robin, *Anat. cellulaire*. Paris, 1873, p. 47, fig. 6, et *Dictionn. de médecine*, 13e édit. Paris, 1873, art. LEPTOTHRIX.) Les *micrococcus* des déjections et des infusions sont plus particulièrement des spores un peu plus grosses (0mm,002 à 0mm,003 que les microzymas (0mm,001 à 0,mm,002), et plus ordinairement articulées en courts filaments moniliformes.

(1) Papillon, *Sur les humeurs de provenance cholérique* (*Journal de l'anatomie et de la physiologie*. Paris, 1865). Le suc pancréatique, en effet, se coagule rapidement sous l'influence de la chaleur ou des acides. D'autre part, il émulsionne aisément les matières grasses entre 30 et 40 degrés. L'humeur cholérique mise en contact avec une petite quantité de graisse, le tout à la température de 30 à 40 de-

Les procédés de l'analyse stœchiologique n'y ont guère décelé que des principes cristallisables. Pourtant, elle renferme une matière incristallisable qui n'est précipitée ni par l'alcool, ni par le bichlorure de mercure, ni par aucun acide; mais qui apparaît très-nettement sous forme de résidu brunâtre amorphe et soluble dans l'eau, lorsqu'on évapore l'humeur à siccité et au bain-marie. (Comparer ces données à celles des pages 200 et 262).

Deux analyses ont donné à Papillon les résultats suivants :

Eau	981,2	971,5
Matière amorphe (albuminoïde)	0,4	0,8
Chlorures alcalins	6,9	8,5
Lactates alcalins	1,2	1,5
Sulfates alcalins	9,6	9,4
Phosphates alcalins	0,5	0,3
Pertes	0,2	
	1000,0	

Un de ces liquides, datant de plusieurs semaines et évaporé à siccité, laissa un dépôt au milieu duquel on aperçut, au microscope, plusieurs cristaux formés d'une combinaison d'urée et de chlorure de sodium (1).

grés, et agitant le tube renfermant le mélange, la graisse a paru s'émulsionner; mais en filtrant elle est restée sur le filtre et il a passé un liquide tout à fait clair. Dans une autre expérience, Papillon a maintenu l'émulsion pendant plusieurs heures à la température de 30 à 40 degrés, espérant qu'elle deviendrait plus intime et plus persistante. Il n'en a rien été, et l'on a pu, au moyen de la filtration, séparer les globules graisseux aussi aisément que dans le cas précédent. Or on sait que les émulsions véritables, telles que le lait, l'urine chyleuse, etc., passent au début de la filtration, à peu de chose près, tout entières au filtre.

(1) Des déjections alvines cholériques analysées par Corenwinder ne contenaient pas toujours de l'albumine ou en contenaient de faibles quantités, mais beaucoup de sel marin et en somme peu de matières fixes. Trois analyses ont donné les nombres indiqués ici :

Albumine.	Sel marin.	Eau.
2,80	3,84	987,60
Nulle.	3,80	989,60
0,86	5,04	981,80

Les liquides extraits des intestins lui ont fourni des proportions d'albumine comprises entre les nombres 15 et 22 pour 1000 (Journal *l'Institut*. Paris, 1849, in-4, p. 49). Miahle (*Comptes rendus des séances de l'Académie des sciences*. Paris, 1851, t. XXXIII) a montré que dans les déjections cholériques il n'y a pas d'albumine normale, mais ce qu'il nomme *albumine modifiée caséiforme*, pouvant arriver à être à l'état d'*albuminose*, non coagulable par la chaleur ni par les acides. Dans le rapport sur la choléra de 1854, à Londres, Hassal est arrivé par l'analyse à des nombres analogues à ceux de Corenwinder et à une description de la constitution des déjections qui se rapporte à celle de M. Andral Il décrit de plus, après Pouchet (1849) et Rayney, des vibrions en chaînettes ou en amas par myriades dans toutes les déjections riziformes au moment de leur issue et dans l'intestin après la

De même que Klob, j'ai assez rarement rencontré des *Leptothrix* dans les selles normales. Hallier affirme leur fréquence (voy. p. 961). Si leur présence dans les selles des cholériques n'est nullement pathognomonique, il n'en est pas moins certain que ces filaments moniliformes, quand ils se trouvent en masses considérables dans les selles des cholériques, en période de réaction surtout, comme l'ont vu Hassal puis Klob, proviennent du développement ultérieur de fines granulations (*microzymas* ou *Zooglœa termo*) en brins de *Leptothrix;* les ponctules devenus libres sur les bords des masses glaireuses deviennent mobiles par mouvement propre, puis subissent ce changement par multiplication linéaire, Thomé figure de ces brins, entremêlés de sporules. Le *Leptothrix* peut aussi s'anastomoser, se feutrer. Comme Hassal (1854), Klob l'a trouvé ainsi en grandes masses dans toutes les selles, dans toutes les matières vomies et dans l'intestin de tous les cadavres de cholériques; il en a observé des variétés nombreuses différant par la largeur et par la forme sphérique ou allongée ou en biscuit des chaînons, et par la longueur des intervalles transparents articulaires (1). Les déjections des cholériques contiennent souvent de grandes quantités de cellules du *ferment de la bière.*

mort (*Union médicale,* 1865, p. 560). Ces vibrions sont les *Lepthotrix* (voy. la 1re édition de ces leçons et Klob, *Gazette hebdomadaire,* 1868, p. 98). L'impossibilité où ils sont d'être répandus dans l'atmosphère par l'évaporation du liquide qui les renferme fut démontrée par Hassal en distillant avec soin, à une basse température, une certaine quantité de liquide riziforme qui était littéralement rempli de vibrions, et qui en était devenu opaque. Le fluide ainsi distillé fut aussi clair, aussi transparent que de l'eau, et le microscope employé avec un soin extrême n'y dévoila aucun vibrion. Il conclut de là que, lorsque des vibrions se trouvent dans l'atmosphère, ils ont dû s'y développer. On comprend l'importance de cette expérience en présence de ceux qui pensent que la simple évaporation de l'eau des étangs, etc. (voy. p. 226), peut suffire pour enlever des spores, etc. Mais ce que l'eau qui s'élève par évaporation ne fait pas, le vent le peut faire à la surface des corps solides et peut-être aussi à la surface de l'eau (voy. p. 931).

(1) Les *Leptothrix* sont, pour quelques phytophysiologistes, des productions algiformes n'ayant pas de développement ultérieur connu; Klob incline vers cette manière de voir; il resserre la série de son végétal entre le *Bacterium punctum* (*microzyma*) comme origine, et les formes *Bacterium termo* et *catenula* d'un côté, puis *Leptothrix* de l'autre, selon les cas, comme aboutissants; cependant il le croit spécifique. Pour Hallier, au contraire, le *Leptothrix* buccal, par exemple, procède du *Penicillium glaucum*, et peut y faire retour; ce n'est que le trait d'union entre l'état originel de *Micrococcus* moniliforme, et l'état d'*Oidium* ou la forme aérophytique *Penicillium*. D'après M. De Seynes (*Comptes rendus des séances de l'Acad. des sciences.* Paris, 1871, p. 72), les bactéries ne proviennent pas des *myceliums*, mais croissent en parasites sur ceux-ci. Selon Hallier, il en est des *Micrococcus* comme des *Leptothrix;* ils ont une origine variée; il dit avoir mêlé aux aliments d'un singe les fruits de diverses ustilaginées, du *Tilletia caries, Rhizopus nigricans*, de l'*Æcidium Euphorbiæ;* tous ont développé des *Micrococcus* dans l'intestin. Les *Micrococcus* ne sont donc pas plus pathognomoniques que les *Leptothrix* qui en émanent (*Gazette hebdomadaire,* 1868, p. 97). Ce sont ces diverses variétés de cryptogames (vibrioniens) que M. Hayem a retrouvés, même dans le liquide

A l'autopsie, les matières molles qu'on trouve dans presque toute la longueur de l'intestin sont formées, en grande partie, par l'épithélium desquamé, empâté ou humecté par une substance demi-liquide, peu abondante, finement grenue. Ces épithéliums sont à l'état de cellules isolées, et plus encore de lambeaux formés souvent par une ou plusieurs gaînes des villosités. Ces cellules conservent encore entier le plateau hyalin de leur extrémité libre, plateau qui parfois semble gonflé, plus épais qu'à l'état normal.

Dans le gros intestin, les cellules épithéliales sont moins abondantes, et quelques-unes sont chargées d'un certain nombre de granulations graisseuses. Quelques globules sanguins les accompagnent; la matière amorphe, grenue, demi-liquide, dans laquelle elles sont plongées, est là bien plus abondante. On n'y trouve pas ou presque pas de leucocytes (1).

de la diarrhée prémonitoire (*Union médicale*, 1873, t. II, p. 541). Ils sont là un épiphénomène comme dans les autres diarrhées (p. 967), et comme partout où des mucus (nasal, bronchique, etc.), ou du pus, des *fausses membranes* (muguet, diphthérite, etc.) s'altèrent au contact de l'air, depuis les ulcères de la jambe jusqu'à ceux de la gorge et de la cornée.

(1) Sur le cadavre, d'après Boehm (*Die Darmschleimhaut in der Cholera*), les cellules épithéliales se séparent les unes des autres, principalement dans la partie supérieure de l'intestin. Klob pense aussi que c'est de l'iléon surtout que l'épithélium se sépare en grandes lames. Reinhardt pensait qu'une bonne partie de l'épithélium se dissout dans l'intestin (Boehm), et qu'il commence à se dissoudre dès qu'il a franchi la valvule iléo-cæcale; Parker a fait la même remarque. Brubeiger (Virchow's *Archiv*, XXXVIII), dans 540 cas, n'en a, pour ainsi dire, jamais rencontré dans les selles. Mac Carthy et Dove ont fait la même remarque. Ces données se rapportent à des cas manifestement exceptionnels (p. 972). D'après Klob les cellules de l'épithélium intestinal sont troubles, grenues, gonflées; la zone marginale fait souvent défaut; elles sont *entourées* plutôt que *pénétrées* par les sporules. On peut trouver des lames épithéliales couvertes de *Zooglæa* en couche continue sur une face, quelquefois sur les deux faces à la fois (voy. *Gazette hebdomadaire*. Paris. 1868, p. 97). La commission des médecins de Londres de 1854 avait déjà conclu de ses expériences que la présence des *Vibrio bacterium* dans les déjections cholériques n'est qu'un épiphénomène morbide et non une des *causes tangibles* du choléra. Les cryptogames observés ici étant les mêmes que ceux dont il a été question page 247, c'est manifestement cette interprétation qui doit être adoptée et non celle qui voudrait que ces spores et ces mycéliums fussent le *contagium* ou le *poison cholérique*, le virus des maladies infectieuses, etc. Sur cette interprétation des faits, à laquelle se rattachent depuis longtemps tous les observateurs non prévenus, voyez aussi Guiard, thèse n° 16. Paris, 1874. Les données exposées page 247-256 le prouvent et s'appliquent exactement ici. En d'autres termes, ici comme dans tous les cas analogues, tant que persiste l'intégrité de l'état d'organisation des éléments anatomiques et l'intégrité chimique des principes coagulables des humeurs, les cellules cryptogamiques des poussières et autres, si elles viennent à être réellement introduites dans l'économie, ne font que traverser celle-ci, sans causer directement une altération quelconque. Mais, s'il survient quelque trouble de la rénovation moléculaire nutritive, si le mélange accidentel ou expérimental d'une substance altérée (virulente, etc.) cause l'une des altérations précédentes, l'infusoire trouvant les conditions voulues pour que soit possible sa propre nutrition

De la formation d'infusoires d'animaux dans l'intestin.

Il est incontestable que des animaux et des végétaux se produisent pendant le travail digestif de quelques animaux. Il en naît là comme partout où se trouvent des substances en voie d'altération, où ils sont de telle ou telle espèce, selon la nature chimique du milieu, sa température, etc. L'intestin, par ses liquides et sa température, offre, chez quelques-uns, toutes les conditions convenables à leur développement. Mais c'est émettre une grande erreur que de dire que le résultat essentiel de la digestion est la formation d'animalcules qui sont ensuite digérés; c'en est une aussi que d'avancer qu'il y en a normalement dans les fèces de l'homme, des carnassiers, etc.

Leuret et Lassaigne ont vu, dans l'estomac d'une grenouille ou d'un crapaud, huit ou dix heures après un repas, des globules arrondis, mais immobiles (*monades*). Dans l'intestin grêle, on retrouve par milliers des corpuscules analogues aux précédents, mais vivants, se contractant dans tous les sens et nageant dans toutes les directions. Ces auteurs auraient vu, comme Leeuwenhœck, ces animalcules se mouvoir dans le sang de la veine porte. Ce sont probablement des leucocytes produisant leurs expansions qu'ils avaient sous les yeux.

D'après Gruby et Delafond, les infusoires ne naissent aux dépens des aliments que pour être digérés et servir de pâture aux animaux dans le tube digestif desquels ils se sont développés; de sorte que ces infusoires ne passent point de toutes pièces dans le torrent de la circulation. Les ruminants ont quatre espèces d'animalcules vivants dans les deux premiers estomacs; mais dans le troisième et le quatrième, ainsi que dans les matières excrémentitielles, on ne trouve plus, disent-ils, que les carapaces de ces infusoires (*thécamonadiens?*). Le cheval a, dans le cæcum et la partie dilatée du côlon, sept espèces de ces animalcules; plus loin, dans la partie rétrécie du côlon et dans le rectum, il n'y a plus, d'après ces auteurs, que leurs carapaces vides.

En 1854, M. Davaine a constaté la présence d'un assez grand nombre de *Cercomonas* (*C. hominis*, Davaine) dans les matières fécales des cholériques et d'un malade atteint de fièvre typhoïde. Il y en avait plusieurs dans chaque goutte de liquide. Ils devenaient immobiles et se détruisaient lorsque les matières se refroidissaient.

à l'aide et aux dépens de l'organisme qui le porte, son rôle épiphénoménal se manifeste par son action dangereuse comme ferment (p. 930-931, en note, et surtout Ch. Robin, *Histoire naturelle des végétaux parasites, etc.* Paris, 1853, in-8, p. 278 et 287).

Malmsten, de Stockholm, a observé des Paramécies (*Paramecium coli*, Malmsten) dans les déjections liquides et purulentes de sujets atteints de diarrhée chronique avec ulcérations intestinales. Dans une autopsie faite sept heures après la mort, il reconnut qu'ils manquaient dans l'estomac et dans l'intestin grêle, mais étaient très-nombreux dans chaque goutte du mucus de tout le gros intestin. Ils ne vivaient que peu d'heures hors du tube intestinal, mais pouvaient être gardés en vie pendant vingt-quatre heures, quand on les maintenait à la température du corps humain.

M. Davaine a remarqué à juste titre que le fait de la mort de ces animaux lors du refroidissement des matières dans lesquelles ils vivent doit empêcher de les assimiler aux infusoires qui se développent dans une substance quelconque en voie de décomposion. Du reste, dans les infusions ordinaires, telles ou telles espèces disparaissent selon la température du milieu où le liquide est placé expérimentalement.

Des concrétions intestinales.

Indépendamment des fèces concrètes, *concrétions stercorales* ou *scybales* (voy. p. 958), on peut trouver, parmi les excréments ou dans le contenu intestinal, diverses sortes de parties solides dérivant des aliments ou des sécrétions propres à la muqueuse digestive. Ce sont : 1° le sable intestinal; 2° les calculs intestinaux ou stercoraux; 3° les égagropiles.

Du sable intestinal.

On peut quelquefois trouver dans les excréments une matière sableuse, que Laboulbène a fait connaître sous le nom de sable intestinal (1).

Cette matière ressemble beaucoup à du sable jaunâtre ou brunâtre, dont les grains les plus gros auraient les trois quarts d'un millimètre et même 1 millimètre de diamètre, et les plus petits 2 à 3 dixièmes de millimètre. La surface en est inégale et revêtue de prolongements en forme de cristaux irréguliers.

Ces grains sont formés par des particules siliceuses ou organiques végétales venues du dehors, composées de cellules non attaquées par les sucs digestifs; autour d'elles, comme autour d'un noyau de calcul vésical, des couches de matières azotées et du phosphate ammoniaco-magnésien se déposent comme sur un corps étranger quelconque séjournant dans le gros intestin.

Les granulations du sable intestinal sont donc analogues aux calculs vésicaux, ayant pour centre ou noyau un corps venu dans la vessie et

(1) A. Laboulbène, *Sur le sable intestinal* (*Bulletin de l'Académie de médecine*, nov. 1873, et *Archives générales de médecine*, déc. 1873).

encroûté de substances minérales ou uriques. Ce sable diffère, par sa composition, de la gravelle biliaire ou sable biliaire (Frerichs), et est formé tantôt de petits calculs tout à fait semblables, pour la structure, à ceux d'un plus grand volume, tantôt de dépôts pulvérulents et amorphes de matières colorantes de la bile et de cholestérine, seules ou mélangées.

Les granulations du sable intestinal ne peuvent être confondues avec les matières stercorales durcies qui ont été trouvées dans l'appendice iléo-cæcal. Le volume de celles-ci est variable; mais rarement il est au-dessous de la grandeur d'une lentille ou d'un grain de blé; souvent ce volume est plus considérable. Le sable intestinal ne peut être confondu avec le phosphate ammoniaco-magnésien cristallisé et qui sort du gros intestin chez les malades atteints de fièvre typhoïde, de dysenterie, etc., indiqué par Vauquelin, Berzelius, Donné, Lebert, etc. (1).

La matière sableuse intestinale diffère aussi des sels magnésiens cristallisés, rendus en nombre, mais à l'état isolé, et visibles seulement au microscope, chez les personnes purgées avec du sulfate ou du citrate de magnésie, chez celles qui ont fait usage de magnésie calcinée. Elle diffère encore du phosphate ammoniaco-magnésien à peu près pur et rendu quelquefois en grande quantité, par des sujets ayant une alimentation presque exclusivement végétale (2).

Le sable intestinal de si petit volume n'a, au premier abord, qu'une ressemblance éloignée avec les grosses concrétions intestinales dont Magnus Huss, Mosander et autres, ont rapporté des observations, et cependant il y avait là un noyau central formé par des substances végétales (cariopses d'avoine), de la silice, venues du dehors, et une masse enveloppante formée dans l'intestin. La matière sableuse elle-même a un noyau siliceux ou organique et une couche corticale phosphatée. Nous trouvons donc un mode de formation analogue.

Les concrétions dites *pierreuses*, se trouvent dans certaines variétés de poires, et parcourent l'intestin sans être digérées. Ces grains durs sont formés par la réunion en groupes de cellules ovoïdes et allongées (fig. 36, A, B), à parois très-épaisses et pourvues de canalicules rayonnant à partir de la cavité centrale, très-étroite, de chaque cellule par-

(1) Voyez Ch. Robin et F. Verdeil, *Traité de chimie anatomique et physiologique*, 1853, t. II, p. 314-316.

(2) Voici les renseignements que j'ai reçus à ce sujet : M. le docteur Privat a vu, aux eaux de la Malou (Hérault), une femme de la campagne qui rendait une matière terreuse, et semblable à de la cendre jaunâtre, dans ses garderobes. Cette femme ne mangeait pour aliment principal que du pain grossier, sans viande, sans aucun aliment azoté. Le changement de régime alimentaire la guérit rapidement. La matière cendrée renfermait exclusivement du phosphate ammoniaco-magnésien, en granules la plupart cristallins, qu'il m'a remis.

iculière. Les groupes qu'elles forment sont plongés dans les cellules du parenchyme du fruit (C, D, E). Ces granulations, d'origine végétale, ont la plus grande analogie extérieure avec celles du sable intestinal décrit par Laboulbène et sont parfois présentées au médecin par des malades qui les recueillent dans leurs fèces. Mais l'examen à l'aide du microscope les fait reconnaître aisément.

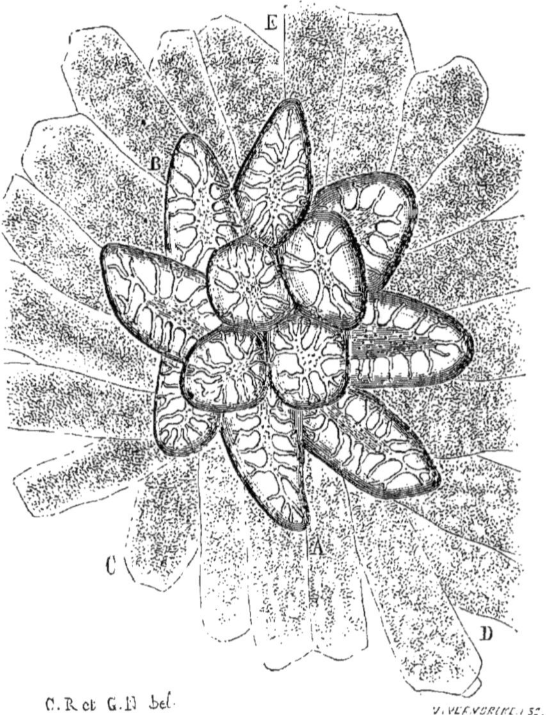

FIG. 36. — Concrétion d'une poire.

Le microscope fera distinguer aisément aussi, par leur structure, les graines de fraises, de framboises, de pavot et autres que les malades recueillent parfois, les prenant pour du sable biliaire ou intestinal.

Des calculs intestinaux.

Les concrétions de cet ordre ne diffèrent pas essentiellement des calculs en général. Ces calculs résultent du dépôt molécule à molécule de principes calcaires séparés tant des aliments que des sécrétions intestinales, passant de l'état de combinaison ou de dissolution à l'état libre et s'unissant les uns aux autres comme il a été dit page 306 et suivantes.

En s'accumulant autour de quelques corps solides introduits dans l'intestin, ils donnent naissance à ces *calculs stercoraux* ou *pierres stercorales* qui ont souvent causé des erreurs de diagnostic. Parfois le dépôt se forme autour d'un petit calcul biliaire qui a parcouru l'intestin après être sorti de la vésicule ou des conduits cholédoques. On a vu une balle, un grain de plomb, un noyau de prune, un fragment d'os, un petit morceau de bois, des calculs biliaires, etc., servir de noyau à des calculs stercoraux, qui d'autres fois se forment en quelque sorte de toutes pièces, et sans que nul corps solide ait provoqué le dépôt de la matière qui les compose. Ce sont tantôt des principes de la bile, tantôt des matières salines, tels que les phosphates de chaux, de magnésie, ammoniaco-magnésiens et le carbonate de chaux qui s'attachent ainsi aux corps étrangers introduits dans l'intestin. Les principes composant certaines des pierres stercorales viennent entièrement du dehors. On a cité des cas où l'usage prolongé de la magnésie calcinée ou de la craie à dose assez forte pour qu'elle ne pût être dissoute par les acides du tube digestif, avait donné naissance à des concrétions très-grosses, entièrement formées de magnésie et de son carbonate. Enfin le côlon des chevaux renferme très-fréquemment des calculs volumineux (bézoards), principalement formés de phosphate ammoniaco-magnésien : on en a vu du poids de 2 et 8 kilogrammes.

L'analyse des calculs intestinaux de l'homme a donné les résultats suivants, d'après Thompson (I), Children (II), Robiquet (III) et Lassaigne (IV) :

	I.	II.	III.	IV.
Phosphate ammoniaco-magnésien	5	5	—	—
— de chaux	46	46	30	4
Sels solubles (chlorure sodique, etc.)	—	25	—	1
Graisses neutres et acides	—	—	60	74
Matière animale	25	4	8	21
Résidus alimentaires végétaux	24	20	—	—

Ces calculs ont été observés, soit dans l'estomac, soit dans l'intestin grêle, mais surtout dans le gros intestin. Ils sont ordinairement sphériques ou ovoïdes, assez légers, souvent poreux. Leur couleur est blanchâtre quand ils sont composés par des carbonates de chaux et de magnésie ingérés comme médicaments, et alors ils manquent souvent de noyau et ne sont que rarement formés de couches distinctes. Dans les autres circonstances, ils sont constitués de couches emboîtées, les unes grisâtres, les autres brunes, couleur café ou de teinte ocreuse.

Les concrétions qui sont composées principalement par des matières grasses comme les deux dernières indiquées dans le tableau ci-dessus sont les plus rares. Elles peuvent atteindre le volume d'une noisette; elles sont généralement friables, à surface lisse, jaunâtres en dehors, blanches et grenues à l'intérieur. Elles se dissolvent dans l'alcool et laissent déposer des cristaux aciculaires, analogues à ceux des acides gras et ils brûlent à la manière de ces corps. On n'y a pas signalé la présence de la cholestérine, ni celle de la biliverdine, en dehors des cas où il s'agissait de calculs biliaires arrivés dans l'intestin.

En Irlande, en Norwége, en Suède, en Écosse, on trouve parfois des calculs dans lesquels les glumes, mal séparées de la farine d'avoine qui sert à faire le pain dans ce pays, se sont agglomérés comme les poils des égagrophiles. Du mucus, des phosphates et des principes graisseux accompagnent aussi ces matières dans ces calculs. Une des plus curieuses est celle qui est décrite et représentée par M. Huss et G. Mosander sous le titre de : *Calculus intestini coli hominis* (1). Il s'agit d'une masse allongée, mesurant, à l'état sec, 17 centimètres dans sa longueur et 6 centimètres dans sa partie la plus épaisse, arrondie vers le haut, terminée en pointe noueuse à l'extrémité opposée. Ce corps étranger était formé d'un calcul central arrondi, revêtu de mamelons calcaires; il remplissait le cæcum et pénétrait dans l'appendice vermiforme. On trouva qu'il était composé de fragments végétaux provenant de cariopses d'avoine et d'éléments minéraux organiques, répartis de la manière suivante :

Fragments de cariopse d'avoine	14,00
Phosphates de chaux et de magnésie	77,50
Sels à acides gras et autres solubles dans l'eau	5,20
Silice	0,70
Matières grasses et organiques	2,60
Fer et manganèse	traces.
	100,00

Nous avons déjà vu qu'il ne faut pas confondre les *scybales* (p. 968) avec les calculs intestinaux. Celles-là contiennent, entre autres matières constitutives, beaucoup des principes colorants biliaires qu'on retrouve dans les fèces, devenus foncés, etc., et arrivés graduellement dans l'intestin à l'état d'*urobiline* ou de *stercobiline* (voy. p. 799, note 3). Il ne serait même pas sans intérêt à cet égard de voir si dans le méconium humain ou des ruminants et durant la digestion, ce passage à l'état d'*urobiline* coïncide avec l'arrivée de la bilirubine, etc., à l'état de granules solides (p. 947-948). Quant aux calculs intestinaux, ces matières colorantes ne prennent qu'une part très-accessoire à leur consti-

(1) Dans le *Museum anatomicum Holmiense* (fasc. I, figures 1 et 2, in-folio. Holmiæ, 1855).

tution, bien que leurs principes calcaires, etc., en fixent souvent plus ou moins et soient diversement teintés par elles.

Des égagropiles humains.

On trouve parfois dans l'intestin de l'homme des agglomérations analogues aux volumineux corps étrangers qui se forment dans les voies digestives des grandes espèces d'animaux ruminants ou de solipèdes, connues sous les noms de *bézoards* ou d'*égagropiles*. Ces derniers offrent, tantôt une agglomération de poils feutrés, repliés en couches concentriques, recouverts ou non d'une enveloppe de mucus ou d'une croûte calcaire; tantôt ils se composent de matières végétales feutrées, associées à des phosphates. On les divise en : 1° simples; 2° encroûtés; 3° composés ou lithoïdes (1).

Bennett a donné un très-bon résumé de l'histoire des concrétions de cet ordre observées chez l'homme, sous le titre de *Concrétions fibreuses d'origine végétale* (2). Elles peuvent être ou non incrustées de sels calcaires et sont généralement formées par les poils longs d'un millimètre (plus ou moins) du caryopse de l'avoine et de l'orge. M. le docteur Prunières, de Marjevois, a observé un cas dans lequel après une journée de violentes coliques un adulte en a rendu avec les fèces successivement dix ou douze ayant 30 à 35 millimètres de diamètre. Envoyées à M. Broca, qui m'en a remis, j'ai pu déterminer que c'étaient des concrétions comparables en tout aux *égagropiles* par leur forme et leur feutrage, leur donnant une compacité et une ténacité remarquables. Seulement les poils qui les forment sont de nature végétale et elles sont d'une densité moindre que celle de l'eau. J'ai pu déterminer par comparaison que ces poils n'ont pas les caractères de ceux du duvet de l'épisperme des châtaignes; ils ont ceux des poils plus rigides, à paroi épaisse et canal central étroit des poils de l'épicarpe du caryopse de l'orge. Il a été reconnu depuis que la farine d'orge entrait dans l'alimentation de l'homme qui a rejeté ces concrétions. Il y a de plus avec ces poils une petite quantité de trachées, de vaisseaux ponctués et de fibres végétales diverses avec quelques cellules polyédriques très-grandes et des granules de matière colorante biliaire roussâtre. La masse entière des concrétions est d'un brun roussâtre ou fauve, presque noir à la superficie. Leur partie centrale representant une sorte de *noyau de calcul* est un peu friable parce qu'elle est composée presque entièrement de grandes cellules, telles que celles du parenchyme des fruits ou de l'albumine des plantes, à contenu grenu.

(1) Voyez Laboulbène, *Dictionnaire encyclopédique des sciences médicales*, t. IX, p. 223, 1868.

(2) H. Bennett, *Leçons cliniques*, trad. française. Paris, 1873, t. I, p. 358.

Tous ces éléments sont uniformément teints par la bile, et sont d'un jaune pâle sous le microscope.

Des noyaux de fruits pris pour des concrétions intestinales.

Indépendamment des noyaux de fruits divers servant de *noyau* à des calculs intestinaux, on peut en rencontrer qui ne sont pas incrustés de sels calcaires. C'est en général dans l'appendice iléo-cæcal, après qu'ils en ont déterminé la perforation suivie de mort, qu'on les observe. Il faut avant tout déterminer la nature de ces corps étrangers en examinant leurs coupes au microscope comparativement à celles des noyaux dont ils ont la forme, sauf à les soumettre à l'analyse chimique si cette étude montre que ce ne sont pas des noyaux de fruits. J'ai deux fois reconnu que des corps de ce genre étaient un noyau d'olive et un noyau de cerise après que l'analyse chimique était restée sans résultat, et cela en examinant le quart environ de la masse qui n'avait pas été détruite.

QUATRIÈME ESPÈCE. — DES GAZ INTESTINAUX.

De même que les fèces sont formées par un mélange d'humeurs naturellement sécrétées, avec des aliments venus du dehors qui les modifient plus ou moins, de même les gaz intestinaux sont aussi un mélange de fluides exhalés par la muqueuse digestive avec ceux qui se forment par décomposition de certains des principes alimentaires (1).

C'est donc à l'étude des *produits médiats*, en général, et à celle des matières fécales, en particulier, que se rattache l'examen de la constitution et des caractères des gaz intestinaux. Toutefois les gaz ainsi fournis par la muqueuse ne sont pas essentiellement sécrétés, c'est-à-dire ne sont pas des principes n'existant ni dans le sang artériel, ni dans le sang veineux et fournis par les parois qui les versent dans une cavité comme cela est pour les secrétions proprement dites, lactée, biliaire, pancréatique, etc. Il n'y a là qu'une issue par échange endosmo-exosmotique des gaz contenus dans le sang, de l'acide carbonique particulièrement, formé par décomposition désassimilatrice des éléments anatomiques (2).

(1) On est souvent frappé de la rapidité avec laquelle se produisent des tympanites énormes, soit durant certaines attaques d'hystérie, soit dans certaines formes de fièvres typhoïdes, puerpérales, etc., sur des individus tenus à la diète depuis longtemps. Ce sont là des faits qui portent à penser que les gaz intestinaux sont en quantité variable d'un cas à l'autre, exhalés exosmotiquement plus ou moins, suivant les modifications de la circulation de l'ordre de celles dont il a été question dans la note, page 514.

(2) De Blainville est le premier qui se soit servi du mot *dénutrition* pour désigner cette formation des principes excrémentitiels dans l'intimité des tissus, par opposition à la formation qui amène l'accroissement (De Blainville, *Cours de phy-*

Composition des gaz intestinaux.

MM. Chevreul, Magendie, Jurine, Baumès, Chevillot, ont fait des analyses desquelles il résulte que ces gaz sont : 1° l'azote; 2° l'acide carbonique; 3° l'hydrogène pur; 4° l'oxygène; 5° l'hydrogène protocarboné; 6° l'hydrogène sulfuré. Ces six gaz ne sont peut-être jamais réunis dans une même fraction du tube digestif; mais toujours plusieurs sont mélangés ensemble; il est rare qu'il n'y en ait qu'un.

Chevillot a vu l'*azote* former les 90 centièmes des gaz recueillis sur des cadavres épuisés par de longues maladies. M. Chevreul, au contraire, a trouvé une proportion bien plus faible chez trois suppliciés. L'azote serait, d'après ce dernier, en plus grande quantité dans l'estomac et dans le gros intestin que dans l'intestin grêle.

Le *gaz acide carbonique* se trouve aussi en grande proportion et dans toutes les parties du tube digestif. Jurine a prétendu que la quantité de ce gaz allait en décroissant depuis l'estomac jusqu'au rectum, mais les chiffres de Magendie et de M. Chevreul démontrent précisément le contraire. Les tables de Chevillot prouvent que la proportion de ce gaz va en diminuant de l'estomac à l'intestin grêle et en s'accroissant de l'intestin grêle au rectum.

L'*hydrogène pur* a été trouvé dans l'intestin grêle en une quantité plus grande que les deux gaz qui précèdent. Il y a moins de ce fluide dans le gros intestin (où il manque souvent) que dans l'intestin grêle. Chevillot ne l'a vu que 58 fois sur 69 sujets. Jurine s'était trompé en disant que sa quantité augmente de l'estomac au gros intertin.

L'*oxygène* se trouve surtout dans l'estomac, Chevillot l'a rencontré en diverses proportions dans l'intestin grêle; il manque le plus souvent dans le gros intestin. La proportion était de 2 à 3 centièmes pour l'intestin; de 2 à 8 centièmes pour l'estomac.

M. Chevreul n'a rencontré l'*hydrogène protocarboné* que dans le gros intestin. Sur 95 cadavres, Chevillot n'en a vu que 10 ayant ce gaz dans le gros intestin seul, excepté dans un cas. La proportion la plus considérable a été de 18 centièmes.

L'*hydrogène sulfuré* est le gaz qui existe en plus petite quantité dans l'intestin; dans les cas de mort violente ou à la suite de longues maladies, on n'en a trouvé que des traces.

siologie. Paris, 1829, t. I, p. 149). Mais cette expression réintroduite depuis comme nouvelle est manifestement impropre, car elle désigne la *cessation*, la *privation de la nutrition*, alors que la continuité de cette formation désassimilatrice, réduite ou non à un certain minimum, est une des conditions d'existence de la formation assimilatrice, et *vice-versâ*.

L'absence totale de gaz dans toute l'étendue du tube digestif des cholériques a été signalée par Delpech et Coste dans la relation de leur voyage en Angleterre, ayant pour but d'y étudier le choléra (1831), et depuis par Béraud.

Gaz de l'estomac.

Ce n'est que par exception qu'on en trouve dans l'estomac, et alors ils y arrivent par la déglutition ; on suppose du moins que telle est l'origine de ceux qui sont rendus sous forme d'éructations sans odeur ni saveur, après les repas pris rapidement. Ces gaz sont rejetés ainsi toutes les fois que les aliments ont été mâchés imparfaitement. Béraud n'a jamais rencontré de gaz dans l'estomac du chien et du lapin pendant des recherches faites dans le but de déterminer le siége des gaz intestinaux. D'autre part, des éructations plus ou moins abondantes ont lieu plus ou moins tôt après le repas ou après avoir pris simplement des liquides, du fer, du sulfate de quinine, des essences, etc., et lorsqu'on a fait abus du café ; il en est de même dans certaines formes de la gastralgie lors des mauvaises digestions sans vomissements avec éructations sulfhydriques, carboniques, acidules, etc., d'une odeur en rapport avec celle des aliments ingérés et qui indique une décomposition chimique réelle de ceux-ci.

Dans l'estomac d'un supplicié âgé de vingt-quatre ans, M. Chevreul a trouvé :

Oxygène	11,0
Acide carbonique	14,0
Hydrogène pur	3,6
Azote	71,4

Cette analyse montre bien qu'il y a ingestion d'air avec les aliments déglutis. Une analyse de Planer des gaz de l'estomac d'un supplicié a donné des résultats analogues à ceux de M. Chevreul. Il résulte d'autre part des analyses de Planer, que chez les chiens la quantité d'oxygène diminue et celle de l'acide carbonique augmente lorsque le régime est végétal au lieu d'être animal. Il a constaté aussi que de l'hydrogène se dégage du chyme composé de légumes cuits ayant séjourné cinq heures dans l'estomac du chien et placé sous une cloche, alors qu'il n'y en avait pas dans les gaz directement retirés de la cavité gastrique.

Gaz de l'intestin grêle.

On sait que par le fait de la réaction du chyme sur la bile et le suc pancréatique, il se dégage ordinairement des gaz. D'après Magendie, ce dégagement de gaz aurait lieu depuis l'orifice du canal cholédoque jusque vers le commencement de l'iléon; on n'en apercevrait aucune trace dans ce dernier intestin, ni dans la partie supérieure du duodénum, ni dans l'estomac. D'après Leuret et Lassaigne, il s'en dégage aussi dans une anse du duodénum comprise entre deux ligatures, mais la chose n'a pas lieu dans l'iléon, placé dans les mêmes conditions (1).

Il importe de spécifier ces faits, car c'est sans doute pour n'avoir expérimenté que sur l'iléon que Planer et Kühne admettent : que toute anse intestinale privée d'air, liée et replacée dans l'abdomen, ne fournit jamais trace d'air, mais un *mucus visqueux* et transparent; que tous les gaz de l'intestin grêle viennent tant de ceux qu'on a avalés avec les aliments et qui ont passé le pylore avec eux, que de ceux qui se dégagent par *décomposition* du chyme. Mais il n'est pas possible d'admettre que les quantités énormes de gaz de la tympanite des hystériques, des typhiques, etc., tenus depuis longtemps à la diète, soient ainsi en totalité le produit de cette décomposition du chyme. Du reste la présence habituelle de plus d'azote dans le gros intestin que dans le grêle chez le même sujet prouve que ces gaz ne font pas que cheminer sans endosmo-exosmose. Cette décomposition peut au contraire être pour beaucoup dans la production des gaz qui distendent l'intestin durant l'ictère, lorsque la bile ne vient plus remplir son rôle d'antiputride.

Il est un fait certain, que si on lie une anse du jéjunum après l'avoir vidée de son contenu, si l'on remet cette anse dans l'abdomen, on voit des gaz reparaître dans cette anse.

Nous avons déjà dit que la réaction du chyme avec la bile et le suc pancréatique produit des gaz, mais on sait que certains aliments farineux (haricots, pois, fèves, etc.) en font développer beaucoup par suite de la fermentation de la glycose sans doute et d'autres corps non encore déterminés. Certains gaz tels que l'hydrogène sulfuré, l'hydrogène carboné et l'hydrogène lui-même, ont certainement cette origine alimentaire. Il en est de même de l'empansement des animaux qui porte également à croire que les aliments fournissent une partie des gaz intestinaux. Si l'on recueille les matières de l'intestin, et si on les laisse dans une étuve à la température du corps, on obtient les mêmes gaz que ceux qu'on retire du canal intestinal. Ce fait rend compte de ce que Chevillot a vu que la proportion de certains gaz obtenus était différente, suivant qu'il les recueillait à une température basse ou à une température moyenne.

Il ne faut pas oublier d'autre part, que de même que les hydrogènes

(1) Burdach a vu que le chyme, s'écoulant d'un anus contre nature placé très-haut dans l'intestin grêle, contenait toujours beaucoup de bulles gazeuses. Sylvius, qui avait connaissance de ce phénomène, l'expliquait par une *effervescence* due à la rencontre de la bile et du suc pancréatique, qu'il croyait acide.

passent en partie de l'intestin dans le sang puis dans l'haleine, il ne peut pas ne pas y avoir exosmose inverse des gaz du sang dans l'intestin. C'est là certainement ce qui fait que les gaz odorants absorbés par le poumon passent en quantité suffisante dans l'intestin pour communiquer à ceux de ce dernier leur odeur propre.

L'analyse des gaz de l'intestin grêle des suppliciés a donné à M. Chevreul les résultats suivants :

	I.	II.	III.
	Trente-quatre ans.	Vingt-cinq ans.	Vingt-trois ans.
CO^2	24,4	40,0	25,0
H	55,5	51,1	8,4
Az	20,1	8,9	66,6

Les expériences de Planer prouvent du reste que pour l'air introduit dans l'intestin grêle, l'oxygène se trouve bientôt remplacé par un volume à peu près égal d'acide carbonique. C'est ce dernier aussi qui remplace, mais dans des proportions autres, l'hydrogène pur (2 vol. 1/2 pour 10) et l'hydrogène sulfuré qu'on introduit dans l'intestin.

L'absence d'oxygène prouve que la plus grande quantité d'acide carbonique trouvée dans les gaz du gros intestin des mêmes sujets n'est pas le résultat d'une combinaison avec le carbone de l'oxygène qui est dans l'estomac, qui se continuerait graduellement tout le long de l'intestin (1).

Gaz du gros intestin.

L'analyse des gaz du gros intestin des trois suppliciés indiqués ci-dessus a donné les résultats suivants à M. Chevreul :

	I.	II.	III.
CO^2	43,5	70,0	42,9
C^2H^4	5,5	11,6	11,2
Az	51,0	18,4	45,9

Il y avait de plus des traces d'hydrogène pur dans les gaz du second et d'hydrogène sulfuré dans tous. Comme pour les gaz des autres parties de l'intestin, les résultats des analyses publiées depuis ne diffèrent pas essentiellement des précédents. D'après Ruge, pourtant il y aurait depuis des traces jusqu'à 54 pour 100 d'hydrogène pur dans les gaz rejetés par l'anus.

Planer a constaté que dans les fèces abandonnées à elles-mêmes le dé-

(1) Les nombres précédents montrent aussi qu'on ne saurait admettre sans examen, avec Planer, que dans l'intestin grêle l'hydrogène pur et l'acide carbonique se forment à volumes presque égaux et se mêlent ainsi à ceux qui viennent de l'estomac.

gagement de l'acide carbonique surtout et de l'hydrogène carboné ainsi que d'un peu d'hydrogène pur continue pendant quelques jours.

Usages de gaz intestinaux.

Ils ont d'abord pour usage mécanique de répartir d'une manière uniforme l'excès de pression sur tous les viscères de l'abdomen, sujet dont M. Maissiat a surtout bien étudié les différentes faces dans le travail cité précédemment (page 934, en note).

La réaction élastique de ces gaz, combinée avec la pression des muscles abdominaux, favorise la circulation du sang dans la veine porte.

Ces gaz contribuent à maintenir dans le canal digestif les dimensions convenables. Ils favorisent incontestablement le cours des fèces : car il est plus facile à l'intestin, lorsqu'il se contracte, de pousser les matières dans un espace creux que dans un canal dont les parois se touchent. Ces gaz sont toujours prêts à occuper la place des substances solides ou liquides, à mesure que celles-ci changent de place. L'examen du canal intestinal des chiens nous donne la raison de la faible quantité de gaz qu'on y trouve. En effet, les parois de leur tube digestif sont très-épaisses et pourvues d'une grande quantité de fibres musculaires. Mais surtout on sait que le régime animal donne beaucoup moins lieu à leur formation que le régime végétal.

Il n'est pas prouvé qu'ils exercent une *action chimique* digestive sur les matières alimentaires. Graves leur attribue cependant cet usage, l'acide carbonique rendant solubles dans l'eau divers sels calcaires insolubles.

Quoi qu'il en soit, si ces gaz peuvent être utiles au travail de la digestion, il ne faut pas qu'ils s'accumulent en trop grande quantité, sans cela ils deviennent nuisibles. Une petite proportion de ces gaz est absorbée; une autre partie est transportée avec les fèces par le mouvement péristaltique, parvient avec elles jusque dans le rectum, d'où elle est expulsée par l'anus, soit avant, soit pendant la défécation, soit dans l'intervalle des évacuations.

FIN

ERRATA ET ADDENDA

Page 13 au n° 54 du tableau, *mettez* Méconium *avant* Chyme.

Page 44, ligne 24 *au lieu de* aussi bien si ces derniers étaient détruits, *lisez* aussi bien que si ces derniers étaient détruits.

Page 51, ligne 19, *ajouter* Ces couleurs du sang se rattachent à une même gamme; de sorte que la couleur du sang dit *brun*, *noir* ou *violacé* est celle du sang rouge, mais *montée avec du brun*. Le sang artérialisé par l'oxygène est dans la classification de M. Chevreul le 1er rouge 14e ton; dans l'azote il atteint le 17e ton et le 17e et demi dans l'acide carbonique (1).

Page 283, rapporter à la fin du tableau la première ligne de celui de la page 284.

Page 473, ligne 15, *au lieu de* chez ceux qu'une blennorrhagie, *lisez* chez ceux qu'une cystite ou une blennorrhagie.

Page 474, avant dernière ligne, *au lieu de* lorsqu'elle ne donne pas une blennorrhagie, *lisez* lorsqu'elle ne donne pas une uréthrite.

Page 475, ligne 1 de la note, *au lieu de* spermatorrhée par abstinence, *lisez* spermatorrhée par abstinence, cystite, etc.

Page 607, ligne 14, *au lieu de* (0,36 p. 1000. Picard), *lisez* à l'état normal elle en contient 0,36 p. 1000 d'après Picard et même 0,60 environ p. 1000 d'après Rabuteau, 1871)

Page 632, ligne 21, *au lieu de* l'albumine, *lisez* l'albuminose *et ajoutez* On y trouve de plus, parfois, de l'urée et du carbonate d'ammoniaque.

Page 913, 2e ligne du tableau, *au lieu de* 2,00, *lisez* 0,35 (Picard).

Page 971, ligne 4 de la note (1), *au lieu de* M. Gontier, *lisez* M. Gautier.

(1) Chevreul, *Comptes rendus des séances de l'Académie des sciences*, Paris, 1858, t. XLVII, p. 254.

TABLE DES MATIÈRES

FIN DE LA TABLE DES MATIÈRES.

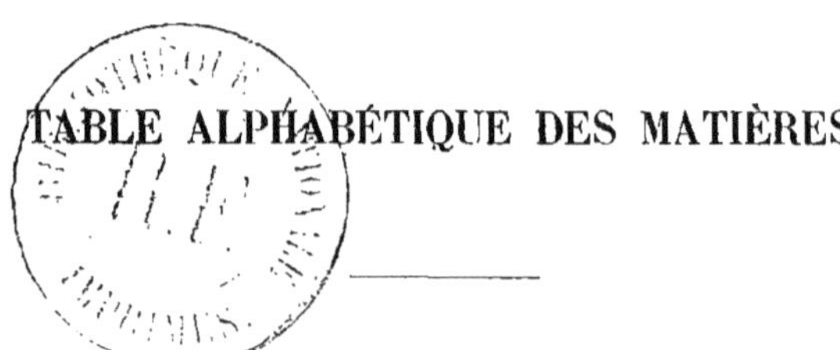

TABLE ALPHABÉTIQUE DES MATIÈRES

C

FIN DE LA TABLE ALPHABÉTIQUE DES MATIÈRES

PARIS. — IMPRIMERIE DE E. MARTINET, RUE MIGNON, 2

IIe Série, n° 7. Janvier 1874.

BULLETIN MENSUEL

DE LA

LIBRAIRIE J.-B. BAILLIÈRE ET FILS

Rue Hautefeuille, 19, à Paris, près le boulevard Saint-Germain.

CLINIQUE MÉDICALE

DE

L'HOTEL-DIEU DE PARIS

PAR

A. TROUSSEAU

PROFESSEUR DE CLINIQUE MÉDICALE DE LA FACULTÉ DE MÉDECINE DE PARIS,
Médecin de l'Hôtel-Dieu, Membre de l'Académie de médecine.

QUATRIÈME ÉDITION

PUBLIÉE PAR LES SOINS DE M. MICHEL PETER
Professeur agrégé à la Faculté de médecine, médecin des hôpitaux de Paris.

3 vol. grand in-8° avec portrait de M. le professeur TROUSSEAU. — Prix : 32 fr.

La *Clinique médicale de l'Hôtel-Dieu* a joui dès sa première édition d'un grand et légitime succès. Ce livre est devenu classique. Désigné par l'illustre professeur pour faire à la Clinique les additions que nécessiterait la marche de la science, M. Michel PETER, en conformité de ce vœu, a donné ses soins à cette quatrième édition. La tâche lui a été d'autant plus facile que, chef de clinique de Trousseau, ayant vécu dans l'intimité de la pensée scientifique du maître, il n'avait qu'à faire revivre ses souvenirs pour s'inspirer dans son travail.

Modifiée dans certains détails seulement, l'œuvre de Trousseau conserve intacte son originalité saisissante.

Les principales additions faites par M. Peter à la Clinique portent sur les points suivants :

TOME Ier. — Leçon sur la variole : marche de la température, — description histologique de la pustule varioleuse, d'après M. Vulpian, — altérations du sang, — lésions du larynx, — recherches de MM. Desnos et Huchard sur les complications cardiaques (endocardite, péricardite, myocardite). — Leçon sur la vaccine : recherches de M. Chauveau sur le virus du vaccin. — Leçon sur la scarlatine : marche de la température, — altérations du sang. — Leçon sur la rougeole : marche de la température, — altérations du sang. — Leçon sur l'érysipèle : marche de la température, — érysipèle des membranes muqueuses, — faits nombreux et probants de contagion. — Leçon sur la dothiénentérie : leucocytose, — altérations du rein, albuminurie et urémie possibles, — altérations du muscle cardiaque et de l'endocarde, — dégénérescence granuleuse et cireuse des muscles striés, — marche caractéristique de la température, — son parallélisme avec les lésions des plaques de Peyer, — forme spinale et cérébro-spinale. — Leçon sur le typhus : lésions du muscle cardiaque, — marche caractéristique de la température. — Leçon sur la diphthérie : recherches histologiques sur la fausse membrane, — réfutation de la doctrine qui considère comme croupale toute exsudation fibrineuse, — lésions nerveuses dans la paralysie diphthérique. — Leçon sur la contagion : recherches sur les microphytes et les microzoaires. — Leçon sur l'aphonie et la cautérisation du larynx : notions nouvelles fournies par le laryngoscope, — recherches sur l'asynergie vocale. — Leçon sur la phthisie pulmonaire : recherches micrographiques sur la granulation et le tubercule, — marche de la température dans la phthisie aiguë. — Leçon sur la pleurésie : marche de la température. — Leçon sur la paracentèse de la poitrine : application de l'aspiration pneumatique de Dieulafoy, — emploi du siphon de Potain pour les épanchements purulents. — Leçon sur le traitement de la pneumonie : emploi des substances alcooliques, — de l'acétate neutre de plomb.

Tome II. — Leçon sur la paracentèse du péricarde : application de l'aspiration pneumatique. — Leçon sur les maladies du cœur : application du sphygmographe. — Leçon sur l'épilepsie : lésions du bulbe dans la pathogénie de l'épilepsie, — zone épileptogène, — emploi du sphygmographe dans le diagnostic du vertige épileptique. — Leçon sur la tétanie : théorie de la température hyperpyrétique dans le tétanos. — Leçon sur la danse de Saint-Guy : maladies du cœur et chorée. — Leçon sur le tremblement sénile et la paralysie agitante : exposé des travaux de M. Charcot, sclérose en plaques disséminées. — Leçon sur la paralysie labio-glosso-laryngée : lésions des noyaux d'origine des nerfs bulbaires. — Leçon sur l'alcoolisme : accidents consécutifs aux traumatismes. — Leçon sur la rage : rôle de la contracture du diaphagme dans l'asphyxie terminale. — Leçon sur l'asthme : addition au traitement. — Leçons sur la coqueluche : fausses hémoptysies. — Leçon sur l'ataxie locomotrice : viscéralgies, — lésions des cellules des cornes antérieures de la moelle et arthropathies. — Leçon sur l'atrophie musculaire progressive : lésions des cellules des cornes antérieures de la moelle et atrophie musculaire. — Leçon sur l'aphasie : alogie, amnésie verbale et alalie. — Leçon sur la glycosurie : réfutation d'une réfutation de la glycogène hépatique.

Tome III. — Leçon sur le vertige : névropathie cérébro-cardiaque de Krishaber ou vertige à *sensibus lasis*. — Leçon sur l'ulcère simple : siége habituel de l'ulcère. — Leçon sur la diarrhée chronique : spécificité de certaines diarrhées et leur traitement. — Leçon sur la dyssenterie : influence nulle de la nature du sol, — paralysie consécutive. — Leçon sur les coliques hépatiques : traitement par les injections hypodermiques et les suppositoires. — Leçon sur les kystes hydatiques du foie : tumeur hydatique alvéolaire ou tumeur à échinocoque multiloculaire. — Leçon sur la goutte, recherche de l'acide urique dans le sang par l'expérience du fil de Garrod. — Leçon sur l'endocardite ulcéreuse : endocardite ulcéreuse puerpérale. — Leçon sur la leucocythémie : état particulier de la fibrine, — leucocythémie intestinale. — Leçon sur l'infection purulente puerpérale : infection purulente et diathèse purulente.

DICTIONNAIRE
DE MÉDECINE, DE CHIRURGIE, DE PHARMACIE

De l'Art vétérinaire et des Sciences qui s'y rapportent

TREIZIÈME ÉDITION ENTIÈREMENT REFONDUE

PAR

É. LITTRÉ
De l'Institut de France (Académie française et Académie des inscriptions et belles-lettres) et de l'Académie de médecine.

CH. ROBIN
De l'Institut de France (Académie des sciences) Professeur d'histologie à la Faculté de médecine, et de l'Académie de médecine.

OUVRAGE CONTENANT LA

SYNONYMIE LATINE, GRECQUE, ALLEMANDE, ANGLAISE, ITALIENNE ET ESPAGNOLE

ET LE GLOSSAIRE DE CES DIVERSES LANGUES

1873, 1 beau vol. gr. in-8 de 1800 pages à deux colonnes, avec 562 figures intercalées dans le texte. — 20 fr.
Demi-reliure maroquin, plats en toile. — 24 fr.
Demi-reliure maroquin à nerfs plats en toile, très-soignée. — 25 fr.

TRAITÉ D'HISTOLOGIE PATHOLOGIQUE

Par le Dr RINDFLEISCH
Professeur d'anatomie pathologique à l'Université de Bonn.

TRADUIT DE LA SECONDE ÉDITION ALLEMANDE ET ANNOTÉE

PAR LE DOCTEUR **Frédéric GROSS**
Professeur agrégé de la Faculté de médecine de Nancy.

1873. 1 grand vol. in-8 de 740 pages, avec 268 figures. — 14 fr.

Le *Traité d'histologie pathologique* de Rindfleisch a été écrit dans le laboratoire, à côté du microscope, et n'est pas une compilation de cabinet.

« Les recherches microscopiques, dit l'auteur, grâce auxquelles l'histologie normale vint compléter l'anatomie de Vésale, devaient nécessairement enrichir l'anatomie pathologique ; mais on s'aperçut bientôt que l'histologie pathologique avait à remplir, par rapport à l'anatomie pathologique, un rôle tout différent et plus important que l'histologie normale par rapport à l'anatomie normale. L'*histologie pathologique démontre que les altérations macroscopiques des organes, les augmentations et les diminutions de volume, les indurations, les ramollissements, les changements de couleur, etc., dépendent de certaines transformations de leurs parties élémentaires et les explique à l'aide de ces dernières.* Elle devient ainsi non-seulement une partie intégrante, mais la base proprement dite de l'anatomie pathologique. »

Tel est le point de vue auquel Rindfleisch s'est placé dans son ouvrage. Telle est la raison, dit-il, pour laquelle l'histologie pathologique y occupe le premier rang et l'anatomie pathologique seulement le second.

LA PATHOLOGIE CELLULAIRE

BASÉE SUR L'ÉTUDE PHYSIOLOGIQUE ET PATHOLOGIQUE DES TISSUS

Par Rudolf VIRCHOW
Professeur à la Faculté de Berlin, directeur de l'Institut pathologique de cette ville.

Traduit de l'allemand sur la troisième édition, par le docteur **Paul PICARD**

QUATRIÈME ÉDITION, revue et mise au courant de la science par le docteur **I. STRAUS**, chef de clinique médicale à la Faculté de médecine de Paris.

1874. 1 vol. grand in-8 de 600 pages, avec 150 figures. — 9 fr.

ENVOI FRANCO CONTRE UN MANDAT SUR LA POSTE.

GUIDE
DU MÉDECIN PRATICIEN

RÉSUMÉ GÉNÉRAL

de Pathologique interne et de Thérapeutique appliquée

PAR F.-L.-I. VALLEIX

Médecin de l'hôpital de la Pitié.

CINQUIÈME ÉDITION

ENTIÈREMENT REFONDUE ET CONTENANT L'EXPOSÉ DES TRAVAUX LES PLUS RÉCENTS

PAR LE DOCTEUR P. LORAIN

Professeur à la Faculté de médecine, médecin de l'hôpital de la Pitié.

Avec le concours de médecins civils et de médecins appartenant à l'armée et à la marine.

5 VOL. IN-8°, DE 950 PAGES CHACUN, AVEC FIGURES INTERCALÉES DANS LE TEXTE.

PRIX : 50 FRANCS.

TRAITÉ CLINIQUE ET EXPÉRIMENTAL
DES EMBOLIES CAPILLAIRES

Par V. FELTZ,

Professeur à la Faculté de médecine de Nancy, directeur des autopsies.

Ouvrage couronné par l'Institut. — Deuxième édition, revue et augmentée.

1 vol. in-8, XXIV-374 pages et 11 planches chromolithographiées comprenant 90 dessins. — 12 francs.

Ce travail se divise en six parties :

Dans la *première partie*, M. Feltz esquisse l'historique de la question en tenant compte des travaux publiés jusqu'à ce jour.

Dans la *seconde* se trouvent réunies des observations et des expériences tendant à démontrer que des embolies capillaires du système pulmonaire peuvent tantôt amener la mort dans un accès de dyspnée, tantôt provoquer des lésions caractéristiques, dont le premier terme est l'infarctus hémorrhagique et le dernier l'abcès, tantôt ne produire que des troubles fonctionnels passagers.

Dans la *troisième*, l'auteur essaye de montrer comment les embolies capillaires du système aortique peuvent déterminer des morts subites et rendre compte d'un grand nombre de lésions périphériques.

La *quatrième* renferme des faits relatifs aux embolies capillaires du système de la veine porte, quelques considérations sur l'infection purulente et sur ce que l'auteur appelle *embolies secondaires*.

La *cinquième* se rapporte aux obstructions capillaires par amas de poussières susceptibles de traverser tout le cercle circulatoire.

Dans la *sixième* et dernière, l'auteur a réuni tout ce qui a rapport à la genèse des embolies.

ENVOI FRANCO CONTRE UN MANDAT SUR LA POSTE.

ÉTUDES DE MÉDECINE CLINIQUE

FAITES

AVEC L'AIDE DE LA MÉTHODE GRAPHIQUE ET DES APPAREILS ENREGISTREURS

Par P. LORAIN

Professeur à la Faculté de médecine de Paris, médecin de l'hôpital de la Pitié, etc.

LE POULS

SES VARIATIONS ET SES FORMES DIVERSES DANS LES MALADIES.

1870, 1 vol. in-8 de XII-372 pages, avec 488 pl. graphiques. — 10 fr.

Après avoir commencé par exposer les généralités de la méthode et donné l'analyse des travaux contemporains qui ont trait au sujet, afin de permettre au lecteur de se rendre compte de l'ensemble des efforts tentés dans différents pays pour la solution de cet important problème, M. Lorain étudie en détail toutes les questions théoriques, physiologiques et mécaniques, et expose les expériences de laboratoire; il insiste sur l'usage pratique de l'appareil Enregistreur du pouls, c'est-à-dire sur la manière dont on doit se servir du sphygmographe, sur le moyen de mesurer les traces sphygmographiques et sur les influences diverses qui font varier la grandeur et la forme des traces, telles que l'émotion, l'exercice, la nourriture, le réveil, la taille, la douleur, l'élévation du bras, l'effort et le mode de respiration.

L'auteur arrive aux recherches cliniques ou étude du pouls au point de vue de sa forme et de son rhythme dans diverses maladies : il traite du pouls dans certaines maladies aiguës (fièvres typhoïdes, fièvres intermittentes, pneumonies, pleurésie, asthme, rhumatisme), dans la chlorose et la puerpéralité, dans les maladies des enveloppes du cerveau et du cerveau lui-même (maladies aiguës, albumineuses, méningite, ataxie, hémorrhagie cérébrale, paralysie), dans les intoxications diverses (plomb, mercure, charbon, tabac, alcool, tremblements musculaires), chez les vieillards, dans les maladies du cœur (insuffisance aortique, rétrécissement aortique, insuffisance mitrale, rétrécissement mitral, anévrysme de l'aorte, endocardite aiguë, etc.).

Dans un dernier chapitre, M. Lorain expose la thérapeutique des maladies du cœur, l'action de la saignée sur le pouls, l'action de la digitale sur le cœur; et les applications médico-légales des notions relatives au pouls.

Du même auteur :

Études de médecine clinique et de physiologie pathologique. Le Choléra, observé à l'hôpital Saint-Antoine. Paris, 1868, 1 vol. gr. in-8, 220 pages avec planches graphiques coloriées. 7 fr.

Ouvrage couronné par l'Institut (Académie des sciences).

De l'albuminurie. Paris, 1860, in-8. 2 fr. 50

TRAITÉ PRATIQUE D'AUSCULTATION

APPLIQUÉE

AU DIAGNOSTIC DES MALADIES DES ORGANES RESPIRATOIRES

Par le docteur E. MAILLIOT

Paris, 1874. 1 vol. grand in-8 de XIV-550 pages. — 12 fr.

ENVOI FRANCO CONTRE UN MANDAT SUR LA POSTE.

TRAITÉ DES MALADIES INFECTIEUSES

Par W. GRIESINGER

Professeur à la Faculté de médecine de l'Université de Berlin

TRADUIT ET ANNOTÉ PAR LE Dr G. LEMATTRE

Paris, 1868, in-8, VIII-556 pages. — 8 fr.

TRAITÉ DES FIÈVRES INTERMITTENTES

Par Léon COLIN

Médecin principal de l'armée, professeur à l'École nationale du Val-de-Grâce.

1 vol. in-8 de XVI-544 pages, avec 1 plan médical de Rome. — 8 fr.

COLIN (L.). **La variole**, au point de vue épidémiologique et prophylactique, par Léon COLIN, médecin principal de l'armée, professeur à l'École d'application de médecine militaire du Val-de-Grâce. 1 vol. in-8 de 159 pages avec 3 fig. de tracés. 3 fr. 50

ÉTUDE SYNTHÉTIQUE SUR LES MALADIES ENDÉMIQUES

Par le docteur J. ROCHARD

Directeur du service de santé de la marine à Brest

Paris, 1871. 1 volume in-8 de 90 pages. — 2 francs.

ANGLADA (Ch.) **Études sur les maladies éteintes et les maladies nouvelles**, pour servir à l'histoire des évolutions séculaires de la pathologie, par Ch. ANGLADA, professeur à la Faculté de Montpellier. Paris, 1869. 1 vol. de 700 pages. 8 fr.

BRIQUET. **De la variole**. Lecture suivie de la discussion à laquelle ce travail a donné lieu. Paris, 1871, in-8 de 56 pages. 1 fr. 50

DELPECH. **Le scorbut pendant le siége de Paris**, par A. DELPECH, membre de l'Académie de médecine et du conseil de salubrité. 1871, in-8 de 68 pages. 2 fr.

GIGOT-SUARD (L.). **L'Herpétisme**. Pathogénie, manifestations, traitement, pathologie expérimentale et comparée, par le docteur GIGOT-SUARD, médecin consultant aux eaux de Cauterets, médecin de l'hôpital de Levroux. 1870, 1 vol. gr. in-8 de VIII-468. 8 fr.

— **De l'asthme** et de son traitement par les eaux de Cauterets, précédé d'une introduction sur les maladies chroniques et les eaux minérales, par le docteur L. GIGOT-SUARD. Paris, 1873, in-8 de 200 pages. 2 fr. 50

FAVRE (Paul). **Des mélanodermies et en particulier d'une mélanodermie parasitaire**. Paris, 1872, in-8 de 104 pages. 2 fr. 50

GOURAUD (Xavier). **Des Crises**. Paris, 1872, in-8 de 94 pages, avec figures. 2 fr. 50

HANNE. **Essai sur les tumeurs intra-rachidiennes**. 1872, in-8, 85 pages. 2 fr.

LÉPINE (R.). **De l'hémiplégie pneumonique**, par le docteur R. LÉPINE, préparateur du cours de pathologie comparée et expérimentale à la Faculté de médecine de Paris. 1870, in-8 de 39 pages. 1 fr. 50

— **De la Pneumonie caséeuse**. Paris, 1872, in-8 de 140 pag. 3 fr.

MOLÉ (L.). **Signes précis du début de la convalescence dans les maladies aiguës**. Paris, 1870, grand in-8 de 112 pages, avec 23 figures. 3 fr.

PELLARIN (A.). **Hygiène des pays chauds**. Contagion du choléra démontrée par l'épidémie de la Guadeloupe, conditions hygiéniques de l'émigration dans les pays chauds et de la colonisation de ces pays. Paris, 1872, in-8 de 358 pages. 6 fr.

RAPHAEL. **Traité pratique de la pustule maligne**. 1872, 1 volume in-18 de 215 pages. 3 fr.

Paris. — Imprimerie de E. MARTINET, rue Mignon, 2.

OUVRAGES SUR LE SYSTÈME NERVEUX,
LES MALADIES NERVEUSES, LES MALADIES MENTALES, ETC.

ARCHAMBAULT. Note sur la suppression des quartiers de gâteux dans les asiles d'aliénés. Paris, 1853, in-8 de 31 pages. 75 c.

AZAM. De la folie sympathique provoquée ou entretenue par les lésions organiques de l'utérus et de ses annexes. Bordeaux, 1858, in-8 de 52 pages. 1 fr. 25

BACH (J.-A.). De l'anatomie pathologique des différentes espèces de goîtres, du traitement préservatif et curatif. Paris, 1855, in-4 de 130 pages et 1 planche. 2 fr. 50

BAILLARGER (J.). Recherches sur la structure de la couche corticale des circonvolutions du cerveau. Paris, 1840, in-4 de 42 pages avec 2 planches lithographiées. 1 fr. 50 c.

— Des hallucinations. Des causes qui les produisent, et des maladies qu'elles caractérisent. Paris, 1846, in-4 de 245 pages. 5 fr.

— Enquête sur le goître et le crétinisme ; rapport accompagné de trois cartes géographiques. 1873, in-8, XI-376 pages. 7 fr.

BARADUC. Etudes théoriques et pratiques des affections nerveuses. Paris, 1850, in-8 de 292 pages. 4 fr. 50 c.

BARBASTE. De l'homicide et de l'anthropophagie. Paris, 1856, in-8 de 584 pag. 7 fr. 50

BAZIN. Du système nerveux, de la vie animale et de la vie végétative. Paris, 1841, in-4, avec 6 planches. *Au lieu de* 8 fr. 3 fr.

BERGERET (L. F. E.). De l'abus des boissons alcooliques, dangers et inconvénients pour les individus, la famille et la société. Moyens de modérer les ravages de l'ivrognerie. Paris, 1870, In-12 de VIII-380 pages. 3 fr.

BELL (Ch.). The Anatomy of the brain. London, 1802, in-4, avec 12 pl. coloriées. 10 fr.

BERNARD (Cl.). Leçons sur la physiologie et la pathologie du système nerveux. Paris, 1858, 2 vol. in-8, avec figures. 14 fr.

BERTRAND. Traité du suicide dans ses rapports avec la philosophie, la théologie, la médecine et la jurisprudence. In-8. 5 fr.

BESNARD. Réflexions critiques sur l'ouvrage de M. Broussais : De l'irritation et de la folie. Paris, 1829, in-8, 52 p. 1 fr.

— L'entendement humain mis à découvert, d'après les principes de la physiologie et ceux de la métaphysique. Paris, 1820, in-12. 1 fr. 50 c.

— Doctrine de M. Gall, son orthodoxie philosophique. Paris, 1831, in-8, 336 p. 2 fr.

BLANCHE. Du danger des rigueurs corporelles dans le traitement de la folie. Paris, 1839, in-8. 1 fr.

BOUCHUT. De l'état nerveux aigu et chronique, ou nervosisme, maladie appelée névropathie aiguë cérébro-pneumogastrique, diathèse nerveuse, fièvre nerveuse, cachexie nerveuse, névropathie protéiforme, névrospasmie ; et confondue avec les vapeurs, la surexcitation nerveuse, l'hystéricisme, l'hystérie, l'hypochondrie, l'anémie, la gastralgie, etc. Paris, 1860, in-8 de 360 pages. 5 fr.

BOUILLAUD. De la congestion cérébrale apoplectiforme dans ses rapports avec l'épilepsie. Paris, 1861, in-8, 53 pages. 2 fr.

BRACHET. Recherches expérimentales sur les fonctions du système nerveux ganglionnaire, et sur leur application à la pathologie. *Deuxième édition*. Paris, 1837, in-8. (7 fr.) 3 fr.

BRIERRE DE BOISMONT (A.). Du délire aigu observé dans les établissements d'aliénés. Paris, 1845, in-4. 3 fr. 50 c.

— De l'emploi des bains prolongés et des irrigations continues dans le traitement des formes aiguës de la folie, et en particulier de la manie. Paris, 1847, in-4 de 62 pages. 1 fr. 50 c.

— Études médico-légales sur la perversion des facultés morales et affectives dans la période prodromique de la paralysie générale. Paris, 1860, in-8 de 28 pages. 1 fr.

BROUSSAIS. Cours de phrénologie. Paris, 1836, in-8 de 850 pages. *Au lieu de* 9 fr. 4 fr. 50 c.

BROWN-SEQUARD (E.). Propriétés et fonctions de la moelle épinière. Rapport sur quelques expériences de M. Brown-Séquard, par M. Paul Broca. Paris, 1856, in-8. 1 fr.

CABANIS (P.-G.). Rapports du physique et du moral de l'homme, et Lettre sur les causes premières, avec une Table analytique, par Destutt de Tracy. *Huitième édition*, augmentée de notes, et précédée d'une Notice historique et philosophique sur la vie, les travaux et les doctrines de Cabanis, par L. Peisse. Paris, 1844, in-8 de 780 pages. 6 fr.

CALMEIL. Traité des maladies inflammatoires du cerveau, ou Histoire anatomo-pathologique des congestions encéphaliques, du délire aigu, de la paralysie générale ou périencéphalite chronique diffuse à l'état simple ou compliqué, du ramollissement cérébral local aigu et chronique, de l'hémorrhagie cérébrale localisée récente ou non récente. 2 vol. in-8 de chacun plus de 700 pages. 17 fr.

CALMEIL. De la folie, considérée sous le point de vue pathologique, philosophique, historique et judiciaire, depuis la renaissance des sciences en Europe jusqu'au XIXe siècle; description des grandes épidémies de délire simple ou compliqué qui ont atteint les populations d'autrefois, et régné dans les monastères. Exposé des condamnations auxquelles la folie méconnue a souvent donné lieu. Paris, 1845, 2 vol. in-8. 14 fr.

CARRIERE. Du traitement rationnel de la congestion et de l'apoplexie par les alcalins, et en particulier par le bicarbonate de soude. Paris, 1854, in-8 de 32 pages. 1 fr. 25 c.

CASTEL. Exposition des attributs du système nerveux, réfutation de la doctrine de Ch. Bell, et explication des phénomènes de la paralysie, 2e *édit.* Paris, 1845, in-8. *Au lieu de* 5 fr. 1 fr.

CAZAUVIEILH. Du suicide, de l'aliénation mentale, et des crimes contre les personnes, comparés dans leurs rapports réciproques. Paris, 1840, in-8. *Au lieu de* 5 fr. 2 fr. 50 c.

CERISE (L.). Déterminer l'influence de l'éducation physique et morale sur la production de la surexcitation du système nerveux et des maladies qui sont un effet consécutif de cette surexcitation. Paris, 1841, 1 vol. in-4 de 170 pages. 3 fr.

CHAIROU (E.). Études cliniques sur l'hystérie. Nature, lésions anatomiques, traitement. Paris, 1870, 1 vol. in-8 de 143 pages. 3 fr.

CHARCELLAY. Rapport statistique sur les aliénés et les enfants trouvés de l'hospice général de Tours. Tours, 1842, in-4 de 97 pages. 2 fr.

CHARPENTIER. De la nature et du traitement de la maladie dite hydrocéphale aiguë, deuxième édition. Paris, 1837, in-8. 3 fr.

CHENEAU (P.). Recherches sur le traitement de l'épilepsie (haut mal, mal caduc, mal sacré, etc.). Paris, 1849, in-8 de 54 pages. 1 fr. 50 c.

CHEVILLARD (A.). Études expérimentales sur le fluide nerveux et solution définitive du problème spirite. Paris, 1869, in-8 de 38 pages. 1 fr. 25

COLLINEAU. Analyse physiologique de l'entendement humain. 1843, in-8. (7 fr.) 1 fr. 50

CORLIEU (A.). Etudes sur les causes de la mélancolie. Paris, 1861, in-8, 56 pag. 1 fr. 25 c.

CROSS (Ant.). Recherches physiologiques sur la nature et la classification des facultés de l'intelligence. Paris, 1857, in-4 de 68 pages. 2 fr.

DAGONET. Traité élémentaire et pratique des maladies mentales, par H. DAGONET, médecin en chef de l'asile de Sainte-Anne. Paris, 1862, 1 vol. in-8 de 816 pages. 10 fr.

— Asiles d'aliénés. Loi sur les aliénés. Paris, 1865, in-8 de 32 pages. 1 fr.

— Des impulsions dans la folie et de la folie impulsive. Paris, 1870, in-8 de 74 p. 2 fr.

— De la stupeur dans les maladies mentales et de l'affection désignée sous le nom de stupidité. Paris, 1872, in-8 de 76 pages. 2 fr.

— De l'alcoolisme au point de vue de l'aliénation mentale. 1873, 1 vol. in-8 de 111 pag. 2 fr. 50

DEMARQUAY et GIRAUD-TEULON. Recherches sur l'hypnotisme ou sommeil nerveux. Paris, 1860, in-8 de 56 pages. 1 fr. 50 c.

DESCOT (J.). Dissertation sur les affections locales des nerfs. 1825, in-8. (6 fr.) 1 fr.

DESMAISONS. Des asiles d'aliénés en Espagne; recherches historiques et médicales. Paris, 1859, in-8, x-176 pages. 4 fr.

DESMOULINS (A.). Anatomie du système nerveux des animaux à vertèbres, appliquée à la physiologie et à la zoologie. Paris, 1825, 2 vol. in-8, atlas in-4. 17 fr.

DUBOIS (d'Amiens). Histoire philosophique de l'hypochondrie et de l'hystérie. Paris, 1837, in-8. *Au lieu de* 7 f. 50 c. 2 fr.

DUJARDIN-BEAUMETZ et EVRARD. Note historique et physiologique sur le supplice de la guillotine. Paris, 1870, in-8 de 26 pages. 1 fr.

DU MESNIL. Les jeunes détenus à la Roquette et dans les colonies agricoles, par O. du Mesnil, médecin de l'asile de Vincennes. Paris, 1866, in-8 de 104 p. 2 fr. 50.

DURAND (de Lunel). Nouvelle théorie de l'action nerveuse, et des principaux phénomènes de la vie. avec supplément. Paris, 1843-1845, in-8. 4 fr.

DURAND (J.-P.) (de Gros). De l'hérédité dans l'épilepsie. Paris, 1868, in-8, 15 pages. 75 c.

ESQUIROL. Des maladies mentales, considérées sous les rapports médical, hygiénique et médico-légal. Paris, 1838, 2 forts vol. in-8, avec un atlas de 27 pl. gravées. 20 fr.

— Maison de Charenton. Inauguration de sa statue. Discours prononcés. Paris, 1862. In-8 de 56 pages avec portrait. 1 fr. 25

FALRET (J.-P.). Des maladies mentales et des asiles d'aliénés, leçons cliniques et considérations générales. Paris, 1864, 1 v. in-8 de LXX-796 p., avec un plan de l'asile d'Illenau. 11 fr.

— Du suicide et de l'hypochondrie. Paris, 1822, in-8. (10 fr). 6 fr.

— Observations sur le projet de loi relatif aux aliénés. Paris, 1837, in-8, 84 p. (2 fr.) 1 fr.

— Du délire. Paris, 1839, gr. in-8, 50 p. 2 fr. 50 c.

— De l'enseignement clinique des maladies mentales. Paris, 1850, in-8. 2 fr.

— Visite à l'établissement d'aliénés d'Illenau, et considérations générales sur les asiles d'aliénés. Paris, 1845, in-8, 96 pages avec 1 pl. 2 fr. 50

— De la congestion apoplectiforme et de l'épilepsie. Paris, 1861, in-8, 20 pages. 75 c.

— Recherches sur la folie paralytique et les diverses paralysies générales. Paris, 1853, in-4. 3 fr. 50

— La colonie d'aliénés de Gheell. Paris, 1862, in-8 de 40 pages. 1 fr.

FALRET (J.). Notice sur les asiles d'aliénés de la Hollande. Paris, 1862, in-8 de 20 p. 1 fr.
— Des divers modes de l'assistance publique applicables aux aliénés. Paris, 1865, in-8, 32 pages. 1 fr.
— De la séméiologie des affections cérébrales. Paris, 1860, in-8, 22 pages. 1 fr.
— Des aliénés dangereux et des asiles spéciaux pour les aliénés dits criminels. Paris, 1869, in-8, 50 pages. 2 fr.

FERRIER (A.). Introduction à l'étude philosophique et pratique de la phrénologie. Bruxelles, 1845, in-8 de 73 pages et 1 pl. col. 2 fr.

FERRUS (G.). Des aliénés. Paris, 1834, in-8, 315 pages avec planches et tableaux. 6 fr.
— De l'expatriation pénitentiaire. Paris, 1855, in-8. (3 fr.) 1 fr.

FEUCHTERSLEBEN (E. de). Hygiène de l'âme; traduit de l'allemand sur la *vingt-quatrième édition*, par le docteur Schlesinger-Rahier. 3e édition, précédée d'Études biographiques et littéraires. Paris, 1870, 1 vol. in-18 de 284 pages. 2 fr. 50

FLOURENS (P.). Recherches sur les fonctions et les propriétés du système nerveux dans les animaux vertébrés. *Deuxième édition*. Paris, 1842, in-8 de 516 pages. *Au lieu de* 7 fr. 50 c. 3 fr.

FOISSAC (P.). Hygiène philosophique de l'Âme, 2e édition revue et augmentée. Paris, 1863, in-8 de 571 pages. 7 fr. 50 c.

FOUILLOUX. Recherches sur la nature et le traitement de la danse de Saint-Guy. Lyon, 1847, in-8 de 125 pages. *Au lieu de* 2 fr. 1 fr.

FOVILLE fils (Ach.). Les aliénés. Etude pratique sur la législation et l'assistance qui leur sont applicables. Paris, 1870, in-8 de 208 pages. 3 fr.
— Étude clinique sur la folie avec prédominance du délire des grandeurs. Paris, 1871, in-4, 137 pages. 4 fr.
— Historique du délire des grandeurs. Paris, 1871, in-8 de 55 pages. 1 fr. 50 c.
— Moyens pratiques de combattre l'ivrognerie, proposés ou appliqués en France, en Angleterre, en Allemagne, en Suède et en Norwége. 1872. In-8 de 160 pages. 3 fr.
— Les aliénés aux États-Unis. Législation et assistance. 1873. In-8 de 118 pages. 2 fr. 50
— Démence. 1872. In-8 de 28 pages. 1 fr. 25

FROTSCHER. Descriptio medullæ spinalis ejusque nervorum. Erlangæ, 1788, in-folio avec 2 planches. 4 fr.

GALL. Sur les fonctions du cerveau et sur celles de chacune de ses parties, avec des observations sur la possibilité de reconnaître les instincts, les penchants, les talents, ou les dispositions morales et intellectuelles des hommes et des animaux, par la configuration de leur cerveau et de leur tête. Paris, 1825, 6 vol. in-8. *Au lieu de* 42 fr. 15 fr.

GALL et SPURZHEIM. Recherches sur le système nerveux en général, et sur celui du cerveau en particulier. Paris, 1809, in-4, fig., br. 5 fr.

GAMA. Traité des plaies de tête et de l'encéphalite, principalement de celle qui leur est consécutive. 2e édit. Paris, 1835, in-8. *Au lieu de* 8 fr. 2 fr. 50

GEORGET. Discussion médico-légale sur la folie, ou aliénation mentale. Paris, 1826, in-8. *Au lieu de* 3 fr. 50 c. 1 fr.
— De la folie; son siége, ses symptômes, ses causes, sa marche et sa terminaison, etc. Paris, 1820, 1 vol. in-8 de 511 pages. 6 fr.

GINTRAC (E.). Mémoire sur l'influence de l'hérédité sur la production de la surexcitation nerveuse, sur les maladies qui en résultent, et des moyens de les guérir. Paris, 1845, in-4, 189 pages. 3 fr. 50 c.

GIRARD (H.). Études pratiques sur les maladies nerveuses et mentales, accompagnées de tableaux statistiques, suivies du Rapport à M. le préfet de la Seine sur les aliénés traités dans les asiles de Bicêtre et de la Salpêtrière, et des Considérations générales sur l'ensemble du service des aliénés. 1 vol. in-8 de 423 pages. 12 fr.
— Considérations physiologiques et pathologiques sur les affections nerveuses dites hystériques. Paris, 1841, in-8. *Au lieu de* 2 fr. 50 c.
— Compte administratif, statistique et moral sur le service des aliénés du département de l'Yonne. Auxerre, 1846, in-8. 3 fr.

GOSSE. Essai sur les déformations artificielles du crâne. Paris, 1855, in-8 de 160 pages avec 7 planches. 4 fr.

GUARDIA (J.-M.). De l'étude de la folie. Paris, 1861, in-8 de 32 pages. 1 fr.

GUISLAIN (J.). Lettres sur l'Italie avec quelques remarques sur la Suisse. Paris, 1840, 1 vol. in-8 de 340 pages, avec 32 planches. 10 fr.

HERMEL. Recherches sur le traitement de l'aliénation mentale. Paris, 1856, in-8, 150 pages. — Sur la distinction à établir entre l'aliénation mentale et la folie. Paris. 1856, in-8 de 20 pages. 2 fr. 50 c.

HERPIN (Th.). Du pronostic et du traitement curatif de l'épilepsie. *Ouvrage couronné, par l'Institut de France.* Paris, 1852, in-8 de 600 pages. 7 fr. 50 c.

IERPIN (Th.). Des accès incomplets d'épilepsie. Paris, 1867, in-8, 207 pages. 3 fr. 50

IOFFBAUER. Médecine légale relative aux aliénés, aux sourds-muets, ou les lois appliquées aux désordres de l'intelligence; traduit de l'allemand par Chambeyron et augmenté de notes par MM. Esquirol et Itard. 1827, in-8. *Au lieu de* 6 fr. 2 fr. 50 c.

Ilenau. Geschichte, Bau, inneres Leben, Statut, Hausordnung und finanzielle Zustande der Anstalt Illenau. Karlsruhe, 1865, in-8 avec atlas de 24 planches, in-folio. 25 fr.

AHR. Du traitement homœopathique des affections nerveuses et des maladies mentales. Paris, 1854, in-12. 6 fr.

OBERT (de Lamballe). Études sur le système nerveux. Paris, 1838, 2 vol. in-8. 6 fr.

OIRE (A.). Mémoire statistique sur l'asile d'aliénés de Lomelet près Lille. Paris, 1852, in-8. *Au lieu de* 1 fr. 50 c. 50 c.

ORET. De la folie dans le régime pénitentiaire. Paris, 1849, in-4 de 88 pages. 2 fr. 50 c.

OSAT. Recherches historiques sur l'épilepsie. Paris, 1856, in-8. 2 fr.

OUSSET (P.). De l'aliénation et de la folie, leur distinction et leur classification. Paris, 1865, in-8 de 51 pages. 1 fr 50.

RAUSS et TELGMANN. Des anomalies nerveuses, trad. de l'allemand par M. de la Harpe. Paris, 1869, in-8 de 80 pages. 2 fr.

ABITTE (G.). Rapport statistique sur le service médical de l'asile privé (des aliénés) de Clermont (Oise). 1851, in-4. 2 fr.

- De la colonie de Fitz-James, succursale de l'asile privé d'aliénés de Clermont (Oise), considérée au point de vue de son organisation administrative et médicale. Paris, 1861, in-4, 35 pages avec 2 planches. 4 fr.

- De l'assistance des aliénés. Paris, 1865, in-8 de 29 pages. 1 fr.

AMARE-PICQUOT (F.-V.). Recherches nouvelles sur l'apoplexie cérébrale; ses causes, ses prodromes, nouveau moyen préservatif et curatif. Paris, 1860, in-8. 1 fr. 25 c.

ANDOUZY. Traité de l'hystérie. Paris, 1846, in-8. 7 fr.

AURENCET. Anatomie du cerveau dans les quatre classes d'animaux vertébrés, comparée et appliquée spécialement à celle du cerveau de l'homme. 1825, in-8 avec 5 pl. 2 fr. 50 c.

EFEBVRE-DURUFLÉ. Rapport présenté au conseil général du département de l'Eure, au nom de la commission des aliénés. Evreux, 1839, in-8 avec 4 planches représentant des hospices d'aliénés en France et en Angleterre. *Au lieu de* 3 fr. 50 c. 1 fr.

ELUT. L'Amulette de Pascal, pour servir à l'histoire des hallucinations. Paris, 1846, in-8 avec *fac-simile* de l'écriture de Pascal. 6 fr.

- Du démon de Socrate, spécimen d'une application de la médecine psychologique à celle de l'histoire. *Nouvelle édition*. Paris, 1856, in-18. 3 fr. 50 c.

- De l'organe phrénologique de la destruction chez les animaux, ou Examen de cette question : Les animaux carnassiers ou féroces ont-ils, à l'endroit des tempes, le cerveau, et par suite le crâne, plus large proportionnellement à sa longueur que ne l'ont les animaux d'une nature opposée? Paris, 1838, in-8. *Au lieu de* 2 fr. 50 c. 50 c.

- Qu'est-ce que la phrénologie? ou essai sur la signification et la valeur des systèmes de physiologie en général et de celui de Gall en particulier. Paris, 1836, 1 vol. in-8 de 438 pages. 6 fr.

ENTZ (Fr.). Des causes de l'encombrement toujours croissant des asiles d'aliénés, et des remèdes à y apporter. 1871, in-8 de 172 pages. 3 fr. 50

ÉPINE (R.). De l'hémiplégie pneumonique. Paris, 1870, in-8 de 39 pages. 1 fr. 25

EURET (F.). Du traitement moral de la folie. Paris, 1840, in-8. 6 fr.

- Des indications à suivre dans le traitement moral de la folie. Paris, 1846, in-8. 2 fr. 50 c.

EURET et MITIVIÉ. De la fréquence du pouls chez les aliénés. Paris, 1832, in-8 de 90 pages avec 1 pl. 1 fr. 50 c.

ISLE (E.). Du suicide. Recherches statistiques et médicales établissant la non-existence de la monomanie suicide. Paris, 1856, in-8. 7 fr.

OBSTEIN. De nervi sympathici humani fabrica, usu et morbis commentatio anatomico-physiologica. Parisiis, 1823, avec 10 planches. 6 fr.

OISEAU (Gust.). Quelques mots sur l'épilepsie. Paris, 1861, in-4 de 27 pages. 1 fr.

ORRY. De melancholia et morbis melancholicis. Paris, 1765, 2 vol. in-8. 7 fr.

UCAS. Traité physiologique et philosophique de l'hérédité naturelle dans les états de santé et de maladie du système nerveux, avec l'application méthodique des lois de la procréation au traitement général des affections dont elle est le principe. Ouvrage où la question est considérée dans ses rapports avec les lois primordiales, les théories de la génération, les causes déterminantes de la sexualité, les modifications acquises de la nature originelle des êtres et les diverses formes de névropathie et d'aliénation mentale. Paris, 1847-1850, 2 forts vol. in-8. 16 fr.

UNIER (L.). Compte rendu du service médical de l'asile départemental d'aliénés de Blois (Loir-et-Cher) pour l'année 1863. 1864, in-8 de 119 pages. 2 fr.

LUNIER (L.) Des aliénés, des divers modes de traitement et d'assistance qui leur sont applicables. Paris, 1865, in-8 de 24 pages. 1 fr. 25.
— Recherches sur la paralysie générale progressive, pour servir à l'histoire de cette maladie. Paris, 1849, in-8. 2 fr. 50 c.
LUYS (J.). Des maladies héréditaires. Paris, 1863, in-8 de 140 pages. 2 fr. 50 c.
MACLOUGHLIN (D.). Consultation médico-légale sur quelques signes de paralysies vraies et sur leur valeur relative. 2e édition. Paris, 1845, in-8. 2 fr. 50 c.
MAGENDIE. Mémoire sur quelques découvertes récentes relatives aux fonctions du système nerveux. Paris, 1823, in-8. *Au lieu de* 1 fr. 50 c. 50 c.
MANEC. Anatomie analytique. Tableau représentant l'axe cérébro-spinal chez l'homme, avec l'origine et les premières divisions des nerfs qui en partent. Paris, 1829, planche et texte grand in-fol. 1 fr. 50 c.
MARC. De la folie considérée dans ses rapports avec les questions médico-judiciaires. Paris, 1840, 2 vol. in-8. *Au lieu de* 15 fr. 5 fr.
MARCÉ (L.-V.). Traité pratique des maladies mentales, par le docteur L.-V. MARCÉ, médecin des aliénés de Bicêtre. Paris, 1862, in-8 de 670 pages. 8 fr.
— De l'état mental dans la chorée. Paris, 1860, in-4 de 38 pages. 1 fr. 50 c.
— De la valeur des écrits des aliénés, au point de vue de la séméiologie et de la médecine légale. Paris, 1864, in-8 de 32 pages avec 2 planches. 2 fr.
— Traité de la folie des femmes enceintes, des nouvelles accouchées et des nourrices, et considérations médico-légales qui se rattachent à ce sujet. Paris, 1858, 1 vol. in-8. 6 fr.
— Recherches cliniques et anatomo-pathologiques sur la démence sénile, et sur les différences qui la séparent de la paralysie générale. Paris, 1863, in-8 de 72 pages. 2 fr.
— Des altérations de la sensibilité. Paris, 1860, in-8 de 111 pages. 2 fr. 50 c.
MESNET (E.). Étude médico-psychologique sur l'homme dit le sauvage du Var. Paris, 1865, in-8 de 32 p. avec portrait. 1 fr. 50.
MICHÉA (F.). Du siége de la nature intime, des symptômes et du diagnostic de l'hypochondrie. Paris, 1843, in-4 de 81 pages. 2 fr. 50 c.
— Des hallucinations, de leurs causes, et des maladies qu'elles caractérisent. Paris, 1846, in-4 de 32 pages. 1 fr.
MONGERI (Louis). Notice statistique sur l'asile des aliénés Solimani à Constantinople. 1867, in-8 de 58 pages. 3 fr.
MOREAU (J.) de Tours. De l'étiologie de l'épilepsie et des indications que l'étude des causes peut fournir. Paris, 1854, 1 vol. in-4 de 175 pages. (6 fr.) 4 fr.
MOREL (B. A.). Traité des dégénérescences physiques, intellectuelles et morales de l'espèce humaine et des causes qui produisent ses variétés maladives. *Ouvrage couronné par l'Institut de France.* 1857, 1 vol. in-8 de 700 pag. et Atlas de 12 planches in-4°. 12 fr.
— Mélanges d'anthropologie pathologique et de médecine mentale. Swedenborg ; sa vie, ses écrits, leur influence sur son siècle, ou Coup d'œil sur le délire religieux. Rouen, 1859, in-8 de 64 pages. 2 fr.
— Le procès Chorinski. Étude médico-légale. Rouen, 1868, in-8, 32 pages. 1 fr.
— Souvenirs scientifiques d'un voyage dans le midi de la France et dans la Savoie. Rouen, 1860, in-8, 27 pages. 1 fr.
MOREL (B.-A.) et **FALRET** (Jules). Consultation médico-légale sur l'état mental de Jeanson, accusé d'incendie et de meurtre. Paris, 1869, in-8 de 110 pages. 2 fr.
MOTET (A.). Les aliénés devant la loi. Paris, 1866, in-8 de 48 pages. 1 fr. 25
— De la possibilité et de la convenance de faire sortir certaines catégories d'aliénés des asiles spéciaux et de les placer, soit dans des exploitations agricoles, soit dans leurs propres familles. Paris, 1865, in-8 de 22 pages. 1 fr.
MUNDY (J.). Sur les divers modes de l'assistance publique appliquée aux aliénés. Paris, 1865, in-4 de 60 pages. 1 fr.
NIEPCE (B.). Traité du goître et du crétinisme. Paris, 1851-1852, 2 vol. in-8. 9 fr.
PAIN (A.). De la statistique en matière d'aliénation mentale. De l'hygiène morale de la folie appliquée dans les grands asiles d'aliénés. Paris, 1861, in-8 de 16 pages. 50 c.
— Des divers modes de l'assistance publique appliquée aux aliénés. Paris, 1865, in-8 de 65 pages. 1 fr. 50.
PARCHAPPE. Recherches sur l'encéphale, sa structure, ses fonctions et ses maladies. Paris, 1836-1838, 2 parties, in-8. *Au lieu de* 7 fr. 3 fr. 50 c.
La 1re partie comprend : *Du volume de la tête et de l'encéphale chez l'homme* ; la 2e partie : *Des altérations de l'encéphale dans l'aliénation mentale.*
PARENT et **MARTINET.** Recherches sur l'inflammation de l'arachnoïde cérébrale et spinale. Paris, 1821, in-8. *Au lieu de* 7 fr. 50 c. 3 fr.
PARIGOT. Tableau analytique des maladies mentales. Gand, 1854, in-4 oblong. 2 fr.
PETIT (A.). Mémoire sur le traitement de l'aliénation mentale. Paris, 1843, in-8. 1 fr. 50 c.

HRENOLOGICAL Journal (the) and Miscellany. Edinburgh, 1823-1847, 20 vol. in-8, reliés. 120 fr.

INEL (Cas.). Du traitement de l'aliénation mentale aiguë en général, et principalement par les bains tièdes prolongés et les arrosements continus d'eau fraîche sur la tête. Paris, 1856, in-4. 5 fr.

- De la monomanie considérée sous le rapport psychologique, médical et légal. Paris, 1856, in-8 de 86 pages. 2 fr.

INEL (Scipion). Traité de pathologie cérébrale ou des maladies du cerveau. Paris, 1844, in-8. 3 fr.

INEL. Recherches d'anatomie et de physiologie pathologiques sur les altérations de l'encéphale. Paris, 1821, in-8 de 21 pages. 1 fr. 25 c.

OINCARÉ. Leçons sur la physiologie morale et pathologique, par le docteur POINCARÉ, professeur adjoint à la Faculté de médecine de Nancy. Paris, 1873, t. I, in-8 de 395 pages avec fig. intercalées dans le texte. 5 fr.

Tome II et dernier sous presse.

ORRY. État mental dans la chorée. Paris, 1859, in-8 de 7 pages. 50 c.

ORTAL (A.). Observations sur la nature et le traitement de l'apoplexie. 1811, in-8. 3 fr.

- Observations sur la nature et le traitement de l'épilepsie. Paris, 1827, in-8. 3 fr.

OTERIN DU MOTEL. Études sur la mélancolie et sur le traitement moral de cette maladie. Paris, 1859, in-4. 3 fr.

UEL (T.). De la catalepsie. Paris, 1856, 1 vol. in-4 de 118 pages. 3 fr. 50 c.

ACLE. De l'alcoolisme. Paris, 1860, in-8 de 122 pages. 2 fr. 50 c.

EMAK. Galvanothérapie, ou De l'application du courant galvanique constant au traitement des maladies nerveuses et musculaires, par REMAK, professeur à l'Université de Berlin. Traduit par MORPAIN. 1860, 1 vol. in-8, xx-467 p. 7 fr.

ENAUDIN. Notice statistique sur les aliénés du département du Bas-Rhin. Strasbourg, 1841, in-8. 2 fr.

- Études médico-psychologiques sur l'aliénation mentale. 1854, in-8 de 812 pages. 12 fr.

- Commentaires médico-administratifs sur le service des aliénés. Paris, 1863, in-8 de 344 pages. 5 fr.

EVOLAT (F.-B.). Aperçu statistique et nosographique de l'asile des aliénés de Bordeaux. Bordeaux, 1846, in-4 de 44 pages. 2 fr. 50 c.

EYNAUD-LACROZE (Ch.). De la névrite et de la périnévrite optiques considérées dans leurs rapports avec les maladies cérébrales. Paris, 1870, in-8 de 72 pages. 2 fr.

BES (F.). Exposé sommaire des recherches faites sur quelques parties du cerveau. Paris, 1839, in-8. 1 fr.

GAL (A.). Causes et pathogénie des névralgies. Paris, 1872. In-8 de 70 p. 2 fr.

OLANDO (L.). Osservazioni sul cervelletto. Turin, 1823, in-4, avec 3 planches. 3 fr.

Della struttura degli emisferi cerebrali. Turin, 1829, in-4, avec 10 planches. 6 fr.

Ricerche anatomiche sulla struttura del midollo spinale. Torino, 1824, in-8, avec 5 planches. 3 fr.

OTH. Histoire de la musculation irrésistible ou de la chorée épidémique. Paris, 1850, in-8. 3 fr. 50 c.

OUSSEL. Traité de la pellagre et des pseudo-pellagres, par le docteur Théophile Roussel. Ouvrage couronné par l'Institut de France. Paris, 1866, in-8 de 656 pages. 10 fr.

UFZ et DE LUPPE. Mémoire sur la maison des aliénés de Saint-Pierre-Martinique. Paris, 1856, in-8 de 56 pages. 1 fr. 25 c.

BLAIROLLES. Recherches d'anatomie et de physiologie pathologiques, relatives à la prédominance et à l'influence des organes digestifs des enfants sur le cerveau. Paris, 1827, in-8. 1 fr. 50 c.

INT-LAGER (J.). Études sur les causes du crétinisme et du goître endémique. Paris, 1867-1868, 2 vol. gr. in-8. 7 fr.

Séparément, 2e partie. 2 fr.

RLANDIERE. Traité du système nerveux dans l'état actuel de la science. Paris, 1840, in-8, avec 6 pl. 9 fr.

Examen critique de la classification des facultés cérébrales adoptée par Gall et Spurzheim, et des dénominations imposées à ces facultés. Paris, 1833, in-8, avec fig. 1 fr. 50 c.

HNEPF (B.). Des aberrations du sentiment. Paris, 1855, in-4. 1 fr. 50 c.

E (Germain). De la chorée, rapports du rhumatisme et des maladies du cœur avec les affections nerveuses et convulsives. Paris, 1850, in-4, 154 pages. 3 fr. 50 c.

GUIN (Ed.). Traitement moral, hygiène et éducation des idiots, et des autres enfants arriérés ou retardés dans leurs développements, agités de mouvements involontaires, débiles, muets, non sourds, bègues, etc. Paris, 1846, 1 vol. in-12 de 750 pages. 6 fr.

MERIE (E.). Des symptômes intellectuels de la folie. Paris, 1867, in-8, 104 p. 2 fr.

SIMON (Max). Du vertige nerveux et de son traitement. Paris, 1858, in-4, 150 p. 3 fr.

SOCIÉTÉ PHRÉNOLOGIQUE de Paris. Séance annuelle de 1841-1842. Paris, 1843, in-8. 2 fr.

— (Journal de la). Paris, 1832-1835. Collection complète, 3 vol. in-8. 15 fr.

SPURZHEIM. Observations sur la phrénologie, ou la connaissance de l'homme moral et intellectuel, fondée sur les fonctions du système nerveux. Paris, 1818, in-8, fig. 7 fr.

SWAN (J.). La névrologie, ou Description anatomique des nerfs du corps humain, traduit de l'anglais, avec des additions, par le docteur E. CHASSAIGNAC. Paris, 1838, in-4, avec 25 planches, cartonné. 24 fr.

TARDIEU (A.). Étude médico-légale sur la folie. Paris, 1872, 1 vol. in-8, XXII-610 pages, avec quinze fac-simile d'écriture d'aliénés. 7 fr.

TIEDEMANN (F.). Anatomie du cerveau, traduit de l'allemand par A.-J.-L. Jourdan, 1823, 1 vol. in-8 avec 14 pl. 5 fr.

TOPINARD (Paul). De l'ataxie locomotrice, et en particulier de la maladie appelée ataxie locomotrice progressive. Paris, 1865, in-8 de 570 pages. 8 fr.

TOURDES. Du goître à Strasbourg et dans le département du Bas-Rhin. Strasbourg, 1854, in-8 de 72 pages. 1 fr. 50 c.

TRÉLAT. Recherches historiques sur la folie. Paris, 1839, in-8. 3 fr.

TURCK (L.). Nouveau Mémoire sur la nature et le traitement de la folie. Paris, 1862, in-12. 75 c.

— L'Ecole aliéniste française, l'isolement des fous dans les asiles. Insuffisance de la protection que la loi accorde à l'aliéné. Paris, 1864, in-12. 75 c.

VALENTIN (G.). Traité de névrologie. Paris, 1843, in-8, avec fig. 4 fr.

VALLEIX. Traité des névralgies, ou affections douloureuses des nerfs. Paris, 1841, in-8 de 720 pages. 8 fr.

VICQ D'AZYR. Traité d'anatomie et de physiologie du cerveau. Paris, 1786, in-fol. avec 35 planches coloriées. 30 fr.

VINGTRINIER. Opinion sur la question de la prédominance des causes morales ou physiques dans la production de la folie. Rouen, 1841, in-8. 1 fr.

— Du goître endémique dans le département de la Seine-Inférieure et de l'étiologie de cette maladie. Rouen, 1854, in-8 de 80 pages. 1 fr. 50 c.

VOISIN (Aug.). De l'anesthésie cutanée hystérique. Paris, 1858, in-8. 1 fr. 50 c.

— De l'état mental dans l'alcoolisme aigu et chronique et dans l'absinthisme. Paris, 1864, in-8 de 100 pages. 2 fr. 50 c.

— De la méningo-myélite occasionnée par le froid. Paris, 1865, in-8, 31 pages. 1 fr.

— Contribution à la thérapeutique de l'épilepsie par les préparations de cuivre et de zinc, maintien des guérisons depuis dix ans et plus. In-8° de 15 pages. 75 c.

VOISIN (Aug.) et **LIOUVILLE** (H.). Études sur le curare. Paris, 1866, in-8, 17 p. avec figures et 2 tableaux. 1 fr. 25 c.

VOISIN (F.). Des causes morales et physiques des maladies mentales, et de quelques autres affections nerveuses, telles que l'hystérie, la nymphomanie, le satyriasis. Paris, 1826, in-8. 7 fr.

— Du traitement intelligent de la folie et application de quelques-uns de ses principes à la réforme des criminels. 1er Mémoire. Paris, 1847, in-8. 2 fr.

— De l'homme animal. Paris, 1839, in-8. 7 fr. 50 c.

— Études sur la nature de l'homme. Quelles sont ses facultés, quel en est le nom, quel en est le nombre, quel en doit être l'emploi ? Tome I : De l'homme considéré dans ses facultés morales. — Tome II : De l'homme considéré sous le rapport des facultés qu'il partage avec les animaux. — Tome III : De l'homme considéré dans ses facultés intellectuelles, industrielles, artistiques et perceptives. Paris, 1862-67, 3 vol. in-8. 22 fr. 50 c.

— Chaque volume, séparément. 7 fr. 50. c.

— Études sur la nature de l'homme. Du droit d'exercice et d'application de toutes les facultés de la tête humaine. Instincts conservateurs, sentiments moraux, facultés intellectuelles, industrielles, artistiques et perceptives. Paris, 1870, 1 vol. gr. in-8 de XII-177 pages. 3 fr. 50

VOISIN (F.). De l'identité de quelques-unes des causes du suicide, du crime et des maladies mentales. Paris, 1872, in-8 de 19 pages. 1 fr.

— De l'emploi des facultés instinctives, intellectuelles et morales. Nouvelles tables de la loi. Paris, 1869, in-8 de 26 pages. 1 fr.

— Mémoire en faveur de l'abolition de la peine de mort. Paris, 1870, in-8 de 20 p. 1 fr.

WOLKOFF (S. DE). Quelques considérations en réponse à l'examen de la phrénologie de M. Flourens. Paris, 1846, in-8. *Au lieu de* 50 c. 25 c.

ZAMBACO. Des affections nerveuses syphilitiques. *Ouvrage couronné par l'Académie de médecine.* Paris, 1862, 1 vol. in-8 de 596 pages. 7 fr.

Paris. — Imprimerie de E. MARTINET, rue Mignon, 2.

DE L'URINE, DES DÉPOTS URINAIRES ET DES CALCULS

DE LEUR COMPOSITION CHIMIQUE, DE LEURS CARACTÈRES PHYSIOLOGIQUES ET PATHOLOGIQUES ET DES INDICATIONS THÉRAPEUTIQUES QU'ILS FOURNISSENT DANS LE TRAITEMENT DES MALADIES

PAR LIONEL S. BEALE

Médecin de King's College Hospital, à Londres.

Traduit de l'anglais sur la seconde édition et annoté par les docteurs AUGUSTE OLLIVIER et GEORGES BERGERON.

1 vol. in-18 jésus de 540 pages, avec 136 figures. — 7 francs.

INTRODUCTION A L'ÉTUDE DE LA MÉDECINE EXPERIMENTALE

PAR CLAUDE BERNARD

Membre de l'Institut de France (Académie des sciences), professeur de physiologie au Collége de France et au Muséum d'histoire naturelle.

Paris, 1865, in-8 de 400 pages. — Prix : 7 fr.

Cet ouvrage présente le tableau des doctrines et des faits exposés par le professeur dans les cours du Collége de France et de la Sorbonne, depuis la dernière publication de 1859 jusqu'à la fin du deuxième semestre de 1865.

LEÇONS DE PATHOLOGIE EXPÉRIMENTALE

Par CLAUDE BERNARD.

1871, in-8 de 604 pages. — 7 francs.

Ces études, qui s'ajoutent naturellement à celles que l'auteur avait déjà publiées antérieurement, montrent l'unité et la constance de ses efforts dans le problème scientifique qu'il poursuit. Le principe que M. Claude Bernard a cherché à mettre en évidence, dans ces leçons, c'est que la pathologie et la physiologie ne se séparent réellement que dans leur étude scientifique, et qu'il n'est pas nécessaire d'aller chercher l'explication des maladies dans des forces ou des lois qui seraient d'une autre nature que celles qui régissent les phénomènes ordinaires de la vie.

LEÇONS DE PHYSIOLOGIE EXPÉRIMENTALE APPLIQUÉE A LA MÉDECINE FAITES AU COLLÉGE DE FRANCE

PAR CLAUDE BERNARD.

Paris, 1855-1856, 2 vol. in-8, avec 100 figures. — 14 fr.

LEÇONS SUR LES EFFETS DES SUBSTANCES TOXIQUES ET MÉDICAMENTEUSES

PAR CLAUDE BERNARD

Paris, 1857, 1 vol. in-8, avec 32 figures. — 7 fr.

LEÇONS SUR LA PHYSIOLOGIE ET LA PATHOLOGIE DU SYSTEME NERVEUX

PAR CLAUDE BERNARD.

Paris, 1858, 2 vol. in-8, avec 79 figures. — 14 fr.

LEÇONS SUR LES PROPRIÉTÉS PHYSIOLOGIQUES ET LES ALTÉRATIONS PATHOLOGIQUES DES LIQUIDES DE L'ORGANISME

Par Claude BERNARD

Paris, 1859, 2 vol. in-8, avec figures. — 14 fr.

MANUEL DE PHYSIOLOGIE

PAR J. MULLER

TRADUIT DE L'ALLEMAND SUR LA DERNIÈRE ÉDITION PAR A. J. L. JOURDAN.

DEUXIÈME ÉDITION REVUE ET ANNOTÉE PAR É. LITTRÉ.

Accompagnée de 320 figures intercalées dans le texte et de 4 planches gravées, 2 forts vol. grand in-8 de chacun 840 pages. — Prix : 20 fr.

ENVOI FRANCO CONTRE UN MANDAT SUR LA POSTE.

Paris. — Imprimerie de E. MARTINET, rue Mignon, 2.

JEANNEL, pharmacien à l'hôpital Saint-Martin à Paris. — *Copahu, Cubèbe, Dépuratif, Embaumements, Emollient, Éther, Extraits, Falsification, Fécule, Ferment, Fumigation, Gelée.*

KŒBERLÉ, professeur agrégé à Strasbourg. — *Aine, Bourses séreuses.*

LAENNEC (Th.). — *Glandulaire (Système).*

LANNELONGUE (O.), chirurgien des hôpitaux, agrégé. — *Cœliaque (Artère), Conjonctive, Conjonctivite, Cornée, Gencives.*

LAUGIER (S.), professeur à la Faculté de médecine. — *Abcès, Anus contre nature, Brûlure, Commotion, Contusion, Cuisse, Encéphale.*

LAUGIER (M.). — *Fesse.*

LE DENTU, agrégé à la Faculté de médecine de Paris. — *Cave (Veine), Effort, Face.*

LÉPINE (R.), D. M. P.— *Diphthérie.*

LIEBREICH. — *Accommodation, Amaurose, Astigmatisme, Cataracte.*

LORAIN (P.), médecin de l'hôpital Saint-Antoine, agrégé à la Faculté de médecine. — *Accouchement* (médecine légale), *Age, Allaitement, Anémie, Chlorose, Choléra, Diphthérie, Endémie, Epidémie.*

LUNIER, inspecteur général des Asiles d'aliénés. — *Crâne, Crétinisme, Folie.*

LUTON (A.), professeur à l'Ecole de médecine de Reims. — *Aorte, Auscultation, Biliaires (Voies), Catarrhe, Circulation, Cœur* (anat. et phys.), *Congestion, Dérivatifs, Dérivation, Dyspepsie, Entozoaires* (Pathol.), *Estomac.*

MARCÉ, agrégé à la Faculté de médecine de Paris. — *Catalepsie.*

MARCHAND (L.), agrégé à l'École de pharmacie. — *Baumes, Belladone, Café, Champignons*, etc.

MARTINEAU, D. M. P. — *Aphthes, Céphalalgie, Colique, Coma, Constipation, Crachats, Dermalgie, Emaciation, Epistaxis.*

MICHÉA, D. M. P. — *Démonomanie, Dynamomètre, Dynamoscopie, Extase.*

MOTET, D. M. P. — *Cauchemar.*

NÉLATON, membre de l'Institut, professeur à la Faculté de médecine. — *Artères.*

OLLIVIER, médecin des hôpitaux à la Faculté, et **BERGERON**, D. M. P. — *Aphonie, Argent, Calcul.*

ORÉ, professeur à l'École de Bordeaux. — *Aliment, Bains, Bégayement, Bronches, Déglutition.*

PAIN (A.). — *Asiles* (Asiles d'aliénés, Asiles de convalescents, Salles d'asile), *Douche.*

PANAS, chirurgien de l'hôpital Saint-Louis, agrégé à la Faculté. — *Articulations, Cicatrices, Cicatrisation, Épaule, Genou.*

RANVIER (L.), D. M. P.— *Capillaires (Vaisseaux), Epithélium.*

RAIMBERT. — *Charbon* (affections charbonneuses).

RAYNAUD, médecin des hôpitaux de Paris, agrégé à la Faculté de médecine. — *Albinisme, Artères* (maladies), *Azygos (Veine), Cachexes, Caves (Veines), Cœur* (anomalies, pathologie), *Diathèse, Erysipèle* (avec GOSSELIN), *Gangrène.*

REY médecin de la marine. — *Géographie médicale.*

RICHET, professeur à la Faculté de médecine. — *Anévrysmes, Carotide, Clavicule.*

RICORD, ex-chirurgien de l'hôpital du Midi, M. A. M. — *Antiaphrodisiaques, Aphrodisiaques.*

RIGAL (Aug.), D. M. P. — *Exutoires.*

ROCHARD (J.), médecin de marine. —*Acclimatement, Air marin, Beriberi, Climat, Dengue, Drainage chirurgical.*

ROUSSIN (Z.), agrégé à l'École du Val-de-Grâce — *Arsenic, Catalyse, Champignons, Cuivre, Désinfectants, Digitale, Empoisonnements.*

SAINT-GERMAIN (De), chirurgien des hôpitaux. — *Amygdales, Charpie, Circoncision, Crâne, Électricité, Encéphalocèle, Eponge.*

SARAZIN (C.), agrégé à Strasbourg. — *Ambulances, Appareil, Atrophie, Bandages, Caoutchouc, Caustique, Cautère, Cautérisation, Compression, Compresseur, Cou, Dent, Dentition.*

SÉE (G.), professeur à la Faculté de médecine de Paris. — *Asthme.*

SIMON (J.), médecin des hôpitaux. — *Atrophie musculaire progressive, Chorée, Contracture, Croup, Foie.*

SIREDEY, médecin des hôpitaux. — *Douche, Dysménorrhée, Emménagogues.*

STOLTZ, doyen de la Faculté de Strasbourg. — *Accouchement, Césarienne (Opération), Couches, Dystocie, Grossesse.*

TARDIEU, professeur à la Faculté de médecine de Paris. — *Air, Arsenic, Asphyxie, Avortement, Blessures, Digitale, Eaux minérales, Empoisonnement, Exhumation, Fœtus, Folie.*

TARNIER, chirurgien de la Maternité, agrégé à la Faculté. — *Céphalæmatome, Cordon ombilical, Embryotomie, Forceps.*

TROUSSEAU, professeur à la Faculté de médecine. — *Ataxie locomotrice progressive.*

VAILLANT (L.), répétiteur à l'École pratique des Hautes Études. — *Entozoaires, Éponge.*

VALETTE, professeur à l'École de Lyon. — *Coxalgie, Cystite, Cystocèle, Écrasement linéaire, Fractures, Hanche.*

VERJON, inspecteur des eaux de Plombières. — *Eaux minérales.* etc.

VOISIN (A.), médecin de la Salpêtrière. — *Amnésie, Aphasie, Curare, Épilepsie.*

VOICI LE BUT, L'ESPRIT ET LA FORME DU *NOUVEAU DICTIONNAIRE*

Son but. C'est de rendre service à tous les praticiens qui ne peuvent se ivrer à de longues recherches, faute de temps ou faute de livres, et qui ont)esoin de trouver réunis et comme élaborés tous les faits qu'il leur importe le connaître bien; c'est de leur offrir une exposition, une description déaillée et proportionnée à la nature du sujet et à son rang légitime dans 'ensemble et la subordination des sciences médicales.

Son esprit et sa forme. Le *Nouveau Dictionnaire* est une analyse des tra·aux des maîtres français et étrangers, empreinte d'un esprit de critique :clairé et élevé; c'est souvent un livre neuf, par la publication de matériaux nédits qui, mis en œuvre par des hommes spéciaux, ajoutent de l'originaiité à la valeur encyclopédique de l'ouvrage; enfin c'est surtout un livre ıratique. Les auteurs ont présent à l'esprit qu'ils écrivent pour des praiciens, en profitant de ce que l'observation a pu recueillir de véritablement pplicable : tout ce qui tient à la pratique de l'art, tout ce qui peut conribuer à rendre les opérations de la thérapeutique médicale et chirurgiale plus sûres et plus faciles, y est l'objet de développements étendus. ,'est dans cet esprit pratique qu'y sont présentées des notions de physio)gie, d'histoire naturelle, de chimie et de pharmacologie. Aucune des ranches des connaissances médicales n'est donc négligée.

Nous avons adopté le système des monographies, et nous avons exposé ans un seul chapitre, divisé en plusieurs articles, les diverses parties d'une ıême question, sans nous préoccuper de l'ordre alphabétique. Nous avons écrit au mot CŒUR, au mot ESTOMAC, au mot FOIE, presque toutes les maıdies dont ces organes sont le siége; nous avons rapporté au mot SEN-IBILITÉ toutes les altérations morbides de cette fonction, et nous avons éservé pour le mot FIÈVRE, non-seulement l'étude de la fièvre en général, ıais aussi celle des diverses espèces de pyrexies. C'est ainsi qu'à propos 'un organe ou d'une région, l'auteur décrit l'anatomie chirurgicale, les nomalies anatomiques et prépare le lecteur à lire avec fruit l'exposé des iverses lésions.

Ce qui constitue une innovation importante, c'est l'addition de figures essinées et gravées sur bois et intercalées dans le texte : premier exemple e l'iconographie appliquée à un répertoire encyclopédique des connaisances médicales. L'utilité des représentations figurées dans l'étude des ciences est évidente : la description la plus complète d'un objet ne saurait aloir le commentaire lumineux de son image, qui simplifie et facilite exposition, qu'il s'agisse de médecine opératoire, d'anatomie chirurgicale, 'anatomie pathologique, d'appareils, d'instruments, de physiologie, etc.

La publication d'un *Dictionnaire de Médecine et de Chirurgie* réclamait la coopéation d'une association de médecins et de chirurgiens dont le nombre fût assez conidérable pour que chacun pût y traiter des objets habituels de ses recherches.

Lorsqu'une publication est aussi avancée, le mieux est de signaler quelques-uns es articles avec le nom des auteurs qui les ont rédigés. Ils sont placés à la tête de la pratique dans les grands hôpitaux de Paris, de Strasbourg, de Bordeaux, etc., ou de l'enseignement dans les Facultés et les Écoles secondaires de médecine. C'est de ces efforts réunis qu'est sorti le *Nouveau Dictionnaire de Médecine et de Chirurgie pratiques*, si favorablement jugé dans la presse médicale.

En rendant compte des volumes parus, le rédacteur en chef de l'*Union médicale*, M. Amédée Latour, membre de l'Académie de médecine, qualifiait le Dictionnaire de « publication sérieuse, à laquelle collabore l'élite de nos confrères « de Paris et des départements, expression fidèle de l'état de la science et de l'art « à une époque donnée et par toute une génération. Là se trouvent précisément « le caractère et l'utilité du Dictionnaire, et par là s'explique son succès. »

Après avoir signalé quelques articles, M. Latour ajoute : « Ces monographies « alphabétiques sont rédigées avec concision, présentent fidèlement l'état de la « science, rappellent succinctement le passé et indiquent une bibliographie « suffisante.

« Tels sont les caractères estimables du Dictionnaire édité par J. B. Baillière « et qui lui ont assuré dès le début un succès qui va toujours croissant.

« AMÉDÉE LATOUR. »

(*Union médicale*, 1870.)

Le *Nouveau Dictionnaire de Médecine et de Chirurgie pratiques* se composera d'environ 30 volumes grand in-8 cavalier, de 800 pages. Prix de chaque volume, 10 fr.

Les tomes Ier à XVII sont en vente, et les volumes suivants se succéderont sans interruption de quatre mois en quatre mois.

Les volumes sont envoyés franco par la poste, aussitôt leur publication, aux souscripteurs des départements, sans augmentation sur le prix fixé.

AIDE-MÉMOIRE

DE PHARMACIE

VADE-MECUM DU PHARMACIEN

A L'OFFICINE ET AU LABORATOIRE

Par Eus. FERRAND

Pharmacien à Paris, ex-interne des hôpitaux de Paris.

1873, 1 vol. in-18 jésus de 700 pages avec 280 figures. Cartonné, 6 fr.

AIDE-MÉMOIRE

DE MÉDECINE, DE CHIRURGIE

ET D'ACCOUCHEMENTS

VADE-MECUM DU PRATICIEN

Par A. CORLIEU

Docteur en médecine, lauréat de l'Académie de médecine

DEUXIÈME ÉDITION, REVUE, CORRIGÉE ET AUGMENTÉE

1872, 1 vol. in-18 jésus de VIII-466 pages, avec 418 figures. Cartonné, 6 fr.

Envoi FRANCO par la poste contre un mandat

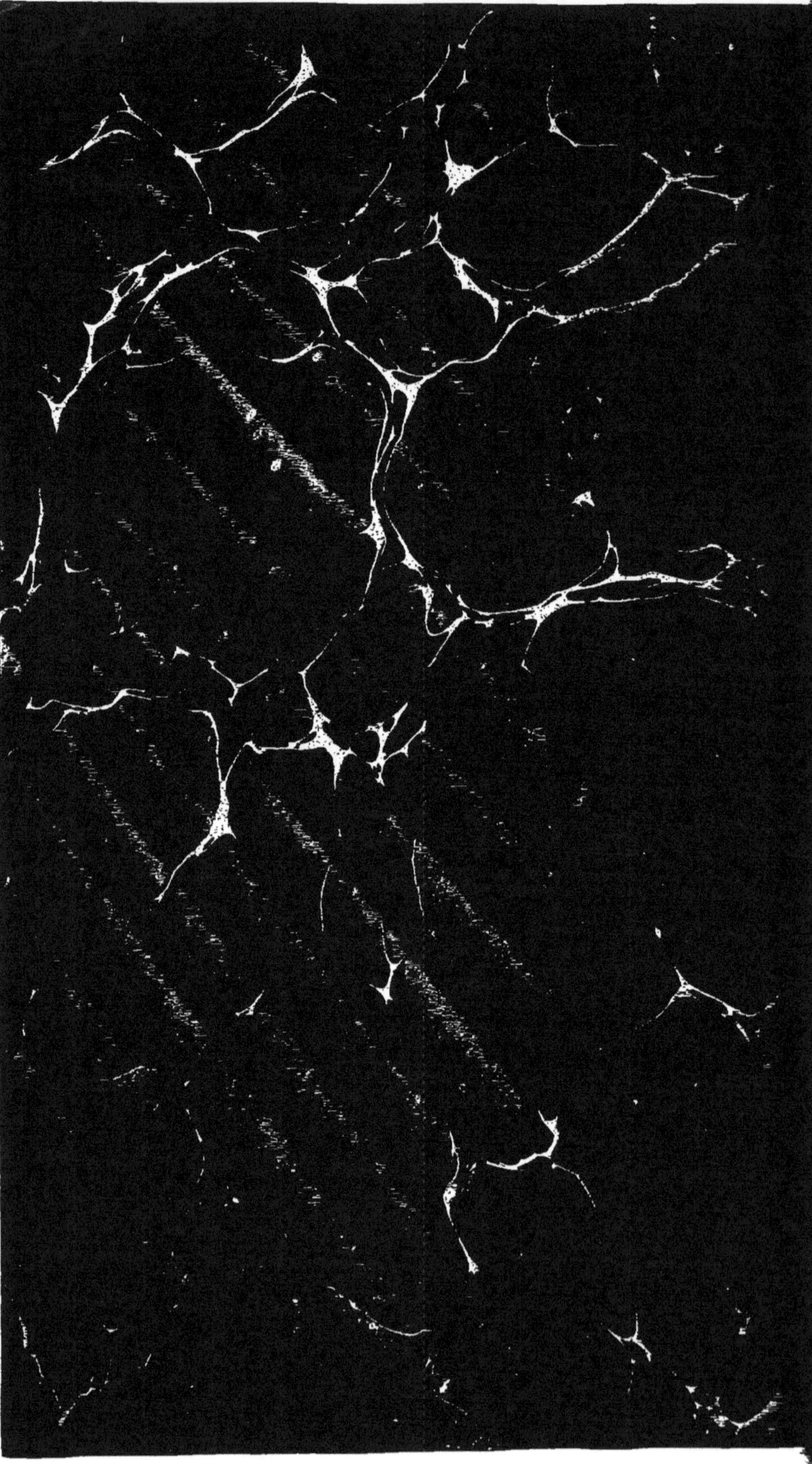

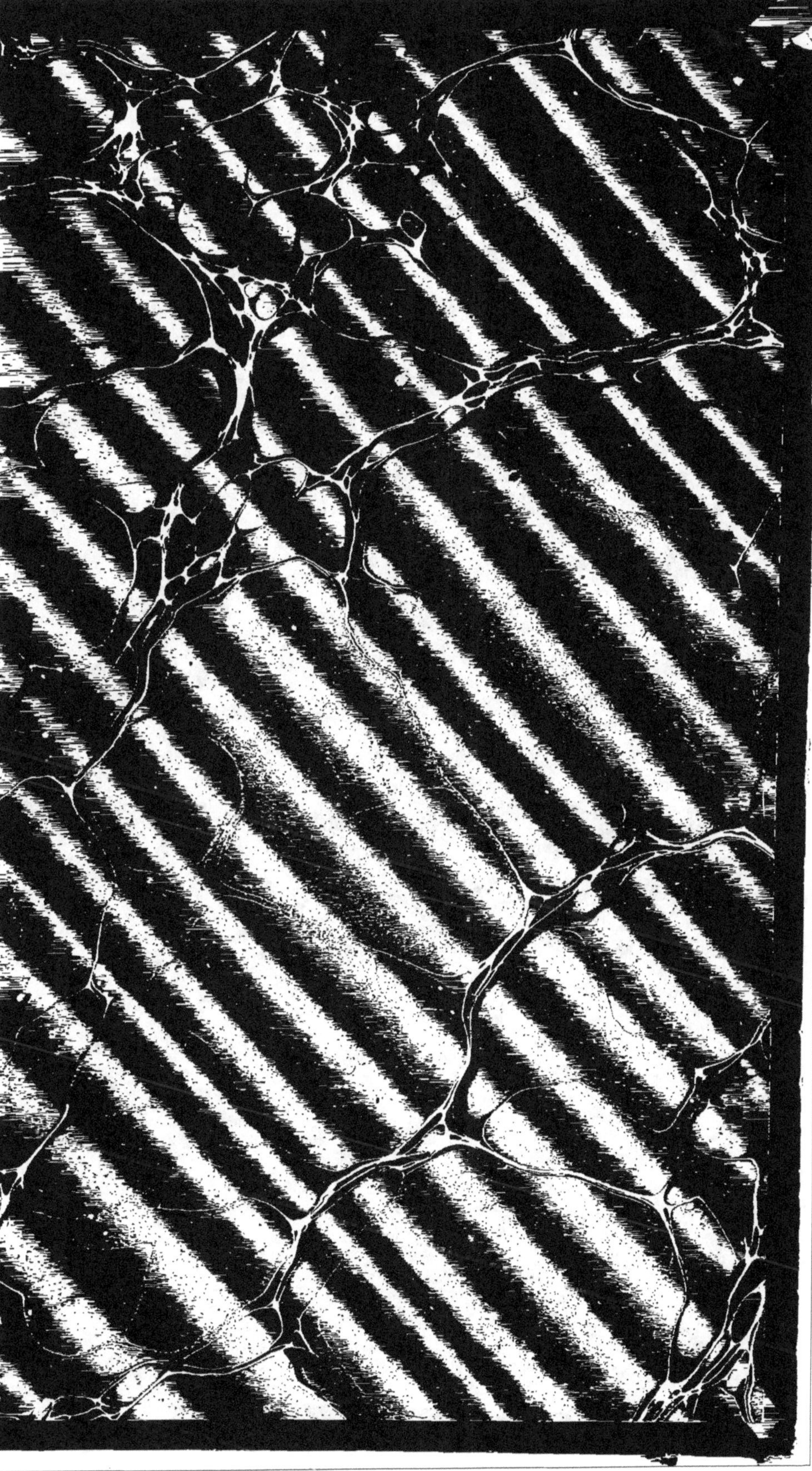

www.ingramcontent.com/pod-product-compliance
Lightning Source LLC
LaVergne TN
LVHW010110230826
846091LV00001BA/5

* 9 7 8 2 0 1 4 4 4 1 6 6 6 *